PONS
Fachwörterbuch
Medizin

PONS

Fachwörterbuch Medizin

Englisch - Deutsch
Deutsch - Englisch

von

P.H. Collin
Rupert Livesey
Liz Greasby
Eberhard Schick

Neubearbeitung 2000

Ernst Klett Verlag

Stuttgart · Düsseldorf · Leipzig

PONS Fachwörterbuch Medizin Englisch - Deutsch/Deutsch - Englisch

Von/by P.H. Collin, Rupert Livesey, Liz Greasby, Eberhard Schick

auf der Basis von/based on

English Medical Dictionary
first publishing by
Peter Collin Publishing Ltd

Warenzeichen
Wörter, die unseres Wissens eingetragene Warenzeichen darstellen, sind als solche gekennzeichnet. Es ist jedoch zu beachten, dass weder das Vorhandensein noch das Fehlen derartiger Kennzeichnungen die Rechtslage hinsichtlich eingetragener Warenzeichen berührt.

Die Deutsche Bibliothek - CIP Einheitsaufnahme

Ein Titeldatensatz dieser Publikation ist
bei der Deutschen Bibliothek erhältlich

1. Auflage 2000

Internet: www.pons.de
E-Mail: info@pons.de

Einbandentwurf: Ira Häußler, Stuttgart
Logoentwurf: Erwin Poell, Heidelberg
Computer typesetting by Tradespools Ltd, Frome, Somerset
Druck: Clausen & Bosse, Leck
Printed in Germany
ISBN 3-12-517991-2

Vorwort

Die erste Ausgabe des **PONS Fachwörterbuchs Medizin** wurde vollständig aktualisiert. Die ursprünglichen rund 12.000 Stichwörter und Wendungen aus den Bereichen Innere Medizin, Allgemeinmedizin, Krankenhauswesen, Krankenpflege, Pharmazie, Zahnheilkunde und weiteren medizinischen Teilgebieten wurden mit rund 3.000 Neueinträgen ergänzt.

Die Stichwörter werden in leicht verständlichem Englisch erklärt. Der Definitionswortschatz beschränkt sich auf die als Stichwörter aufgenommenen Termini und auf etwa 500 zusätzliche Wörter. Zahlreiche englische Anwendungsbeispiele verdeutlichen den Gebrauch der Begriffe. Kurze Erläuterungen sind jeweils Wörtern, die bestimmte grammatikalische Probleme aufwerfen, beigefügt. Unterschiede zwischen britischem und amerikanischem Sprachgebrauch werden berücksichtigt.

Wesentliche Grundbegriffe und Krankheitsbilder werden durch enzyklopädische Anmerkungen sowie Hinweise auf Symptome und Behandlungsmöglichkeiten vertieft. Wichtige anatomische Begriffe werden durch Abbildungen ergänzt. Darüber hinaus enthält das Wörterbuch Zitate aus einer Reihe englischsprachiger Fachzeitschriften, die dem Wöterbuchbenutzer einen Einblick in die Verwendung der Fachsprache in der medizinischen Praxis bieten.

Im deutsch-englischen Teil des Wörterbuchs sind die deutschen Fachbegriffe noch einmal als Glossar ihren englischen Entsprechungen gegenübergestellt. Der Anhang enthält weitere nützliche Informationen.

Aa

AA = ALCOHOLICS ANONYMOUS

A & E = ACCIDENT AND EMERGENCY *an A & E ward; A & E nurses*

Vitamin A *or* **retinol** *noun* vitamin which is soluble in fat and can be formed in the body from precursors but is mainly found in food, such as liver, vegetables, eggs and cod liver oil. **Vitamin A, Retinol**

COMMENT: Lack of Vitamin A affects the body's growth and resistance to disease and can cause night blindness or xerophthalmia. Carotene (the yellow substance in carrots) is a precursor of Vitamin A, which accounts for the saying that eating carrots helps you to see in the dark

A band *noun* part of the pattern in muscle tissue, seen through a microscope as a dark band **A-Streifen**

ABC *abbreviation for* Airway, Breathing and Circulation: the basic initial checks of a casualty's condition **ABC-Regel**; *(Atemwege freihalten, Beatmen, Circulation)*

abdomen *noun* space in front of the body below the diaphragm and above the pelvis, containing the stomach, intestines, liver and other vital organs **Abdomen, Bauch, Unterleib**; **acute abdomen** = any serious condition of the abdomen which requires surgery **akutes Abdomen**

◇ **abdomin-** *prefix* referring to the abdomen **abdomino-, Bauch-, Unterleibs-**

◇ **abdominal** *adjective* referring to the abdomen **abdominal, zum Bauch/Unterleib gehörig**; **abdominal aorta** *see* AORTA; **abdominal cavity** = space in the body below the chest **Bauchhöhle**; **abdominal distension** = condition where the abdomen is stretched (because of gas *or* fluid) **Bauchauftreibung, Blähung**; **abdominal pain** = pain in the abdomen caused by indigestion or more serious disorders **Bauchschmerzen**; **abdominal viscera** = organs contained in the abdomen (such as the stomach, liver, etc.) **Baucheingeweide**; **abdominal wall** = muscular tissue which surrounds the abdomen **Bauchwand, Bauchdecke**

◇ **abdominoperineal excision** *noun* cutting out of tissue in both the abdomen and the perineum **abdominoperineale Exzision**

◇ **abdominoscopy** *noun* internal examination of the abdomen, usually with an endoscope **Laparoskopie, Bauchspiegelung**

◇ **abdominothoracic** *adjective* referring to the abdomen and thorax **thorakoabdominal;** (NOTE: for other terms referring to the abdomen, see words beginning with **coeli-)**

COMMENT: the abdomen is divided for medical purposes into nine regions: at the top, the right and left hypochondriac regions with the epigastrium between them; in the centre, the right and left lumbar regions with the umbilical between them; and at the bottom, the right and left iliac regions with the hypogastric between them

abducens *or* **abducent nerve** *noun* sixth cranial nerve, which controls the muscle which makes the eyeball turn outwards **Nervus abducens**

abduct *verb* to pull away from the centre line of the body **abduzieren, seitwärts wegführen**; **vocal folds abducted** = normal condition of the vocal cords in quiet breathing **Abduktionsstellung der Stimmlippen**

◇ **abduction** *noun* movement where part of the body moves away from the midline or from a neighbouring part **Abduktion, Abspreizung**

◇ **abductor (muscle)** *noun* muscle which pulls a part of the body away from the midline of the body or from a neighbouring part **Abduktor, abziehender Muskel**
(NOTE: the opposite is **adducted, adduction, adductor)**

aberrant *adjective* not normal **aberrierend, abweichend**

◇ **aberration** *noun* action *or* growth which is not normal **Aberration, Abweichung**; **mental aberration** = slight forgetfulness *or* slightly abnormal mental process **Geistesverwirrung; Gemütsstörung, psychische Störung**

ablation *noun* removal of an organ *or* of part of the body by surgery **Ablatio, Abtragung, Amputation**; **segmental ablation** = surgical removal of part of a nail, as treatment for an ingrowing toenail **Nagelkeilexzision, Segmentresektion**

able *adjective* **after the injection he was able to breathe more easily** = he could breathe more easily **nach der Injektion konnte er leichter atmen**

(NOTE: opposite is **unable.** Note also that **able** is used with **to** and a verb)

◇ **ability** *noun* being able to do something **Fähigkeit**

abnormal *adjective* not normal **abnorm, abnormal, pathologisch**; **abnormal behaviour** = conduct which is different from the way normal people behave **auffälliges Verhalten**; **abnormal motion** *or* **abnormal stool** = faeces which are different in colour *or* which are very liquid **Stuhlanomalie, ungeformter Stuhl**

◇ **abnormality** *noun* form *or* action which is not normal **Anomalie, Missbildung; Auffälligkeit**

◇ **abnormally** *adverb* in a way which is not normal **ungewöhnlich;** *he had an abnormally fast pulse; her periods were abnormally frequent* (NOTE: for other terms referring to abnormality, see words beginning with **terat-)**

> QUOTE the synovium produces an excess of synovial fluid, which is abnormal and becomes thickened. This causes pain, swelling and immobility of the affected joint
> Nursing Times

> QUOTE Even children with the milder forms of sickle-cell disease have an increased frequency of pneumococcal infection. The reason for this susceptibility is a profound abnormality of the immune system in children with SCD
> Lancet

ABO system *noun* system of classifying blood groups **ABO-(Blutgruppen)system**; *see note at* BLOOD GROUP

abort *verb* (i) to eject the embryo *or* fetus and so end a pregnancy before the fetus is fully developed; (ii) to have an abortion **(i) fehlgebären; (ii) einen Schwangerschaftsabbruch durchführen lassen, abtreiben;** *the doctors decided to abort the fetus; the tissue will be aborted spontaneously*

◇ **abortifacient** *noun* drug *or* surgical instrument which provokes an abortion **Abortivum, Abtreibungsmittel**

◇ **abortion** *noun* situation where an unborn baby leaves the womb before the end of pregnancy, especially during the first twenty-eight weeks of pregnancy when it is not likely to survive birth **Abort, Fehlgeburt; Schwangerschaftsabbruch, Abtreibung;** *the girl asked the clinic if she could have an abortion; she had two abortions before her first child was born* **to have an abortion** = to have an operation to make a fetus leave the womb during the first period of pregnancy **einen Schwangerschaftsabbruch durchführen lassen; abtreiben**; **complete abortion** = abortion where the whole contents of the uterus are expelled **Abortus completus, einzeitiger Abort**; **criminal abortion** *or* **illegal abortion** = abortion which is carried out illegally **rechtswidriger Schwangerschaftsabbruch; Abtreibung**; **habitual abortion** *or* **recurrent abortion** = condition where a woman has several abortions with successive pregnancies **habitueller Abort**; **incomplete abortion** = abortion where part of the contents of the uterus is not expelled **Abortus incompletus, unvollständiger Abort**; **induced abortion** = abortion which is produced by drugs *or* by surgery **Abortus artificialis, Schwangerschaftsabbruch**; **legal abortion** = abortion which is carried out legally **legaler Schwangerschaftsabbruch**; **spontaneous abortion** = MISCARRIAGE; **therapeutic abortion** = abortion which is carried out because the health of the mother is in danger **therapeutischer Abort, indizierter Abort**; **threatened abortion** = possible abortion in the early stages of pregnancy, indicated by bleeding **Abortus imminens, drohender Abort**

◇ **abortionist** *noun* person who makes a woman abort, usually a person who performs an illegal abortion **Abtreibungsarzt/Abtreibungsärztin**

◇ **abortive** *adjective* which does not succeed **abortiv, unfertig, abgekürzt, gemildert**; **abortive poliomyelitis** = mild form of polio which only affects the throat and intestines **abortive Poliomyelitis**

> COMMENT: in the UK an abortion can be carried out legally if two doctors agree that the mother's life is in danger or that the fetus is likely to be born with severe handicaps

abortus fever *or* **brucellosis** *noun* disease which can be caught from cattle, or from drinking infected milk, spread by a species of the bacterium Brucella **Brucellose, Abortus-Bang-Infektion**

> COMMENT: symptoms include tiredness, arthritis, headaches, sweating and swelling of the spleen

above *adverb & preposition* higher than **über;** *his temperature was above 100 degrees; her pulse rate was far above normal; babies aged six months and above*

abrasion *noun* condition where the surface of the skin has been rubbed off by a rough surface and bleeds **Hautabschürfung, Schürfwunde**

COMMENT: as the intact skin is an efficient barrier to bacteria, even minor abrasions can allow infection to enter the body and thus should be cleaned and treated with an antiseptic

abreaction *noun (in psychology)* treatment of a neurotic patient by making him think again about past bad experiences **Abreaktion**

abscess *noun* swollen area where pus forms, and which is painful, and often accompanied by high temperature **Abszess;** *he had an abscess under a tooth; the doctor decided to lance the abscess* **acute abscess** = abscess which develops rapidly **heißer Abszess**; **chronic abscess** = abscess which develops slowly over a period of time **kalter Abszess;** (NOTE: plural is **abscesses)**

COMMENT: an acute abscess can be dealt with by opening and draining when it has reached the stage where sufficient pus has been formed; a chronic abscess is treated with drugs

absence *noun* not being here *or* there **Fehlen**; **in the absence of any other symptoms** = because no other symptoms were present **da andere Symptome fehlten/ nicht vorlagen**

◇ **absent** *adjective* not here *or* not there **fehlend, nicht vorliegend;** *normal symptoms of malaria are absent in this form of the disease; three children are absent because they are ill*

absolutely *adverb* really *or* completely **völlig; absolut, vollkommen;** *he's still not absolutely fit after his operation; the patient must remain absolutely still while the scan is taking place*

absorb *verb* to take in (a liquid) **absorbieren;** *cotton wads are used to absorb the discharge from the wound*

◇ **absorbable suture** *noun* suture which will eventually be absorbed into the body, and does not need to be removed **absorbierbare Naht**

◇ **absorbent** *adjective* which absorbs **absorbierend; absorbent cotton** = soft white stuff used as a dressing to put on wounds **Verbandwatte**

◇ **absorption** *noun* (i) action of taking a liquid into a solid; (ii) taking substances into the body, such as proteins *or* fats which have been digested from food, and are taken into the bloodstream from the bowels **(i) Absorption; (ii) Resorption**; **absorption rate** = rate at which a liquid is absorbed by a solid **Absorptionsgeschwindigkeit**; **percutaneous absorption** = absorbing a substance through the skin **Hautresorption**
(NOTE: the spellings: **absorb** but **absorption)**

abstain *verb* not to do something voluntarily **sich enthalten, abstinent leben;** *he abstained from taking any drugs for two months; they decided to abstain from sexual intercourse*

◇ **abstainer** *noun* person who does not drink alcohol **Abstinenzler**

◇ **abstinence** *noun* not doing something voluntarily **Abstinenz, Enthaltsamkeit;** *the clinic recommended total abstinence from alcohol or from drugs*

abulia *noun* lack of will power **Abulie, krankhafte Willenlosigkeit**

abuse

1 *noun*

(a) using something wrongly **Missbrauch**; **alcohol abuse** *or* **amphetamine abuse** *or* **drug abuse** = being mentally and physically dependent on taking alcohol *or* a drug regularly **Alkohol-, Amphetamin-, Drogen-/ Medikamentenmissbrauch**

(b) bad treatment of a person **Misshandlung; Missbrauch;** *child abuse or sexual abuse of children* (NOTE: no plural)

2 *verb*

(a) to use something wrongly **missbrauchen;** *heroin and cocaine are commonly abused drugs* **to abuse one's authority** = to use one's powers in an illegal *or* harmful way **seine Macht missbrauchen**

(b) to treat someone badly **misshandeln; missbrauchen;** *he had sexually abused small children*

a.c. *abbreviation for the Latin phrase* 'ante cibum': meaning 'before food' (used on prescriptions) **ante cibum, vor dem Essen**

acanthosis *noun* disease of the prickle cell layer of the skin, where warts appear on the skin or inside the mouth **Akanthose**

acaricide *noun* substance which kills mites **Akarizid, Milbenmittel**

acatalasia *noun* inherited condition which results in a defect of catalase in all tissue **Akatalasie**

accelerate *verb* to go faster **beschleunigen**

◇ **acceleration** *noun* going more quickly **Beschleunigung;** *the nurse noticed an acceleration in the patient's pulse rate*

accentuate *verb* to make stronger **verstärken**; *to accentuate pain*

accessory *adjective* (thing) which helps, without being most important **akzessorisch, zusätzlich**; **accessory nerve** = eleventh cranial nerve, which supplies the muscles in the neck and shoulders **Nervus accessorius, elfter Hirnnerv**; **accessory organ** = organ which has a function which is controlled by another organ **akzessorisches Organ, Nebenorgan**

accident *noun*
(a) something which happens by chance **Zufall**; *I met her by accident at the bus stop*
(b) unpleasant event which happens suddenly and harms someone's health **Unfall, Unglück**; *she had an accident in the kitchen and had to go to hospital; three people were killed in the accident on the motorway* **accident and emergency department (A & E)** = department of a hospital which deals with accidents and emergency cases **Notaufnahme**; **accident prevention** = taking steps to prevent accidents from happening **Unfallverhütung**; **accident ward** = ward in a hospital for victims of accidents **Unfallstation**
◇ **accidentally** *adverb*
(a) by chance **zufällig**; *I found the missing watch accidentally*
(b) in an accident **durch Unfall, Unfall-**; *he was killed accidentally*
◇ **accident-prone** *adjective* (person) who has awkward movements and frequently has minor accidents *or* who frequently causes minor accidents **für Unfälle anfällig, unfallgefährdet**

accommodation *noun (of the lens of the eye)* being able to focus on objects at different distances, using the ciliary muscle **Akkommodation**
◇ **accommodative squint** *noun* squint when the eye is trying to focus on an object which is very close **Strabismus accommodativus, akkommodatives Schielen**

accompany *verb* to go with **begleiten, einhergehen mit**; *he accompanied his wife to hospital; the pain was accompanied by high temperature*

according to *adverb* as someone says or writes **gemäß, nach, laut**; *according to the dosage on the bottle, the medicine can be given to very young children*

accretion *noun* growth of a substance which sticks to an object **Verwachsung, Anlagerung, Adhäsion**; *an accretion of calcium round the joint*

accumulate *verb* to grow together in a group **akkumulieren, sich anhäufen, sich ansammeln**; *large quantities of fat accumulated in the arteries*
◇ **accumulation** *noun* (i) act of accumulating; (ii) material which has accumulated **(i) Akkumulation; (ii) Ansammlung, Anhäufung**; *the drug aims at clearing the accumulation of fatty deposits in the arteries*

accurate *adjective* very correct **genau, exakt**; *the sphygmomanometer does not seem to be giving an accurate reading; the scan helped to give an accurate location for the operation site; the results of the lab tests should help the consultant make an accurate diagnosis*
◇ **accurately** *adverb* very correctly **genau, richtig**; *the GP accurately diagnosed a brain tumour*

acephalus *noun* fetus born without a head **Acephalus**

acetabulum *or* **cotyloid cavity** *noun* part of the pelvic bone, shaped like a cup, into which the head of the femur fits to form the hip joint **Acetabulum, Hüftgelenkpfanne**; (NOTE: plural is **acetabula**)
◇ **acetabuloplasty** *noun* surgical operation to repair *or* rebuild the acetabulum **Hüftpfannenplastik**

acetic acid *noun* acid which turns wine into vinegar **Essigsäure**

> COMMENT: a weak solution of acetic acid can be used to cool the body in hot weather; a strong solution can be used to burn away warts

acetone *noun* substance, smelling like nail varnish, formed in the body after vomiting or during diabetes **Azeton**
◇ **acetonuria** *noun* presence of acetone in the urine, giving off a sweet smell **Azetonurie**

acetylcholine *noun* substance released from nerve endings, which allows nerve impulses to move from one nerve to another, or from a nerve to the organ it controls **Azetylcholin**

acetylsalicylic acid *noun see* ASPIRIN

achalasia *noun* being unable to relax the muscles **Achalasie**; **cardiac achalasia** *or* **achalasia of the cardia** = being unable to relax the cardia *or* the muscle at the entrance to the stomach, with the result that food cannot enter the stomach **Ösophagusachalasie**; *see also* CARDIOMYOTOMY

ache
1 *noun* pain which goes on for a time, but is not very acute **Schmerz;** *he complained of various aches and pains; she said she had an ache in one of her front teeth used with other words to show where the pain is situated: see* BACKACHE, HEADACHE, STOMACH ACHE, TOOTHACHE
2 *verb* to have a pain in part of the body **schmerzen;** *reading in bad light can make the eyes ache; his tooth ached so much he went to the dentist*
◇ **aching** *adjective* with a continuous pain **schmerzhaft**

Achilles tendon *noun* tendon at the back of the ankle which connects the calf muscles to the heel, and which acts to pull up the heel when the calf muscle is tense **Achillessehne**
◇ **achillorrhaphy** *noun* surgical operation to stitch a torn Achilles tendon **Achillessehnennaht**
◇ **achillotomy** *noun* act of dividing the Achilles tendon **Achillotenotomie, Achillessehnendurchtrennung**

achlorhydria *noun* condition where the gastric juices do not contain hydrochloric acid, a symptom of stomach cancer or pernicious anaemia **Achlorhydrie, Anazidität**

acholia *noun* absence of bile **Acholie**
◇ **acholuria** *noun* absence of bile colouring in the urine **Acholurie**
◇ **acholuric jaundice** *noun* hereditary spherocytosis *or* disease where abnormally round red blood cells form, leading to anaemia, enlarged spleen and the formation of gallstones **hereditäre Sphärozytose, Kugelzellenanämie, familiärer hämolytischer Ikterus**

achondroplasia *noun* hereditary condition where the long bones in the arms and legs do not grow fully, while the rest of the bones in the body do so, producing dwarfism **Achondroplasie**

acid *noun*
(a) chemical compound containing hydrogen, which reacts with an alkali to form a salt and water **Säure;** *hydrochloric acid is secreted in the stomach and forms part of the gastric juices* **bile acids** = acids (such as cholic acid) found in the bile **Gallensäuren**; **inorganic acids** = acids which come from minerals, used in dilute form to help indigestion **anorganische Säuren**; **organic acids** = acids which come from plants, taken to stimulate the production of urine **organische Säuren**
(b) any bitter juice **bitterer Saft**

◇ **acidity** *noun*
(a) level of acid in a liquid **Azidität, Säuregrad;** *the alkaline solution may help to reduce acidity*
(b) acid stomach *or* form of indigestion where the patient has a burning feeling in his stomach caused by too much acid forming in the stomach **Magenübersäuerung, Hyperazidität**
◇ **acidosis** *noun*
(a) condition when there are more acid waste products (such as urea) than normal in the blood because of a lack of alkali **Azidose**; **metabolic acidosis** = acidosis caused by a defect in the body's metabolism **metabolische Azidose**
(b) = ACIDITY
◇ **acid stomach** = ACIDITY

acinus *noun* (i) tiny alveolus which forms part of a gland; (ii) part of a lobule in the lung **(i) Azinus; (ii) Lungenazinus;** (NOTE: plural is **acini)**

acne *or* **acne vulgaris** *noun* inflammation of the sebaceous glands during puberty, which makes blackheads appear on the skin, usually on the face, neck and shoulders, and these then become infected **Akne, Acne vulgaris;** *he suffers from acne; she is using a cream to clear up her acne*

acoustic *adjective* referring to sound *or* hearing **akustisch, Gehör-; acoustic nerve** *see* NERVE; **acoustic neurofibroma** *or* **acoustic neuroma** = tumour in the sheath of the auditory nerve, causing deafness **Akustikusneurinom**

acquired *adjective* (condition) which is neither congenital nor hereditary, and which a person develops after birth in reaction to his environment **erworben**; **acquired immunity** = immunity which a body acquires and which is not congenital **erworbene Immunität**; **acquired immunodeficiency syndrome** = AIDS *see also* CONGENITAL, HEREDITARY

acro- *prefix* referring to a point *or* tip **Akro-, die Körperenden betreffend**
◇ **acrocyanosis** *noun* blue colour of the extremities (fingers, toes, ears and nose) due to bad circulation **Akrozyanose**
◇ **acrodynia** *or* **pink disease** *noun* children's disease where the child's hands, feet and face swell and become pink, with a fever and loss of appetite, caused by allergy to mercury **Akrodynie, Feer-Krankheit**
◇ **acromegaly** *noun* disease caused by excessive quantities of growth hormone

produced by the pituitary gland, causing a slow enlargement of the hands, feet and jaws in adults **Akromegalie**

◇ **acromial** *adjective* referring to the acromion **akromial**; **coraco-acromial** = referring to both the coracoid process and the acromion **korakoakromial**

◇ **acromion** *noun* pointed top of the scapula, which forms the tip of the shoulder **Akromion, Schulterhöhe** *see illustration* SHOULDER, SKELETON

acronyx *noun* an ingrowing nail **eingewachsener Nagel**

acroparaesthesia *noun* condition where the patient suffers sharp pains in the arms and numbness in the fingers after sleep **Akroparästhesie**

acrophobia *noun* fear of heights **Akrophobie, Höhenangst**

acrosclerosis *noun* sclerosis which affects the extremities **Akrosklerose, Sklerodaktylie**

act *verb* to do something *or* to have the effect of **handeln; wirken, fungieren;** *the connecting tissue acts as a supporting framework; he had to act quickly to save his sister*

◇ **act on** *or* **upon** *verb*
(a) to do something as the result of something which has been said **handeln auf etwas hin, folgen;** *he acted upon your suggestion*
(b) to have an effect on **wirken;** *the antibiotic acted quickly on the infection*

ACTH = ADRENOCORTICOTROPHIC HORMONE

actin *noun* protein which, with myosin, forms the contractile tissue of muscle **Aktin**

◇ **actinomycosis** *noun* disease transmitted by cattle, where the patient is infected with fungus which forms abscesses in the mouth and lungs (pulmonary actinomycosis) or in the ileum (intestinal actinomycosis) **Aktinomykose, Strahlenpilzkrankheit**

action *noun* thing which is done *or* effect **Tat, Handlung; Wirkung;** *the injection will speed up the action of the antibiotic*

◇ **activate** *verb* to make something start to work **aktivieren, anregen;** *the muscle activates the heart; hormones from the pituitary gland activate other glands*

◇ **active** *adjective*
(a) *(of person)* lively *or* energetic **aktiv, agil, lebendig;** *although he is over eighty he is still very active* **active movement** = movement made by a patient using his own willpower and muscles **aktive Bewegung;**
(b) *(of disease)* which affects a patient, which is not dormant **aktiv;** *after two years of active rheumatoid disease*
(c) which acts, does something **wirksam**; **active ingredient** = main medicinal ingredient of an ointment *or* lotion (as opposed to the base) **Wirkstoff**; **active principle** = main medicinal ingredient of a drug which makes it have the required effect on a patient **Wirkstoff**

◇ **activity** *noun* what something does **Tätigkeit; Wirkung, Wirksamkeit;** *the drug's activity did not last more than a few hours* **antibacterial activity** = effective action against bacteria **antibakterielle Wirksamkeit**

actomyosin *noun* combination of actin and myosin, which forms the contractile tissue of muscle **Aktomyosin**

actual *adjective* real **eigentlich; tatsächlich; konkret;** *what are the actual figures for the number of children in school?*

◇ **actually** *adverb* really **wirklich;** *is he actually going to discharge himself from the hospital?*

acuity *noun* sharpness **Schärfe**; **visual acuity** = being able to see objects clearly **Sehschärfe**

acupuncture *noun* treatment originating in China, where needles are inserted through the skin into nerve centres to relieve pain **Akupunktur**

◇ **acupuncturist** *noun* person who practises acupuncture **Akupunkteur**

acute *adjective* (i) (disease) which comes on rapidly and can be dangerous; (ii) (pain) which is sharp and intense **(i) akut; (ii) heftig, stechend, akut;** *she had an acute attack of shingles; he felt acute chest pains; after the acute stage of the illness had passed, he felt very weak* **acute abdomen** = any serious condition of the abdomen which may require surgery **akutes Abdomen**; **acute bed** = hospital bed reserved for acute cases **Akutbett** (NOTE: the opposite is **chronic)**

◇ **acute yellow atrophy** *see* YELLOW

> QUOTE twenty-seven adult patients admitted to hospital with acute abdominal pains were referred for study
>
> Lancet

QUOTE the survey shows a reduction in acute beds in the last six years. The bed losses forced one hospital to send acutely ill patients to hospitals up to sixteen miles away
Nursing Times

acystia *noun* congenital defect, where a baby is born without a bladder **Azystie, Aplasie der Blase**

Adam's apple *noun* piece of the thyroid cartilage surrounding the voice box, which projects from the neck below the chin in a man, and moves up and down when he speaks **Adamsapfel**

adapt *verb* to change to fit a new situation **anpassen;** *she has adapted very well to her new job in the children's hospital; the brace has to be adapted to fit the patient*
◇ **adaptation** *noun* (i) changing something so that it fits a new situation; (ii) process by which sensory receptors become accustomed to a sensation which is repeated **(i) Anpassung; (ii) Adaptation; dark adaptation** *or* **light adaptation** = changes in the eye in response to changes in light conditions **Dunkel-Adaptation; Hell-Adaptation**

addict *noun* **drug addict** = person who is physically and mentally dependent on taking drugs regularly **Drogenabhängige(r), Drogensüchtige(r);** *a heroin addict; a morphine addict*
◇ **addicted** *adjective* **addicted to alcohol** *or* **drugs** = being unable to live without taking alcohol *or* drugs regularly **alkoholabhängig; drogenabhängig**
◇ **addiction** *noun* **drug addiction** *or* **drug dependence** = being mentally and physically dependent on taking a drug regularly **Drogenabhängigkeit, Drogensucht, Arzneimittelabhängigkeit**
◇ **addictive** *adjective* (drug) which is habit-forming *or* which people can become addicted to **Sucht auslösend, suchterzeugend;** *certain narcotic drugs are addictive*

QUOTE three quarters of patients aged 35-64 on GPs' lists have at least one major risk factor: high cholesterol, high blood pressure or addiction to tobacco
Health Services Journal

Addison's anaemia = PERNICIOUS ANAEMIA
◇ **Addison's disease** *noun* disease of the adrenal glands, resulting in general weakness, anaemia, low blood pressure and wasting away **Addison-Krankheit, Bronzehautkrankheit**

COMMENT: the most noticeable symptom of the disease is the change in skin colour to yellow and then to dark brown. Treatment consists of corticosteroid injections

additive *noun* chemical substance which is added, especially to food to improve its appearance or to prevent it going bad **Additiv, Zusatz;** *the tin of beans contains a number of additives; asthmatic and allergic reactions to additives are frequently found in workers in food processing factories*

adducted *adjective* brought towards the middle of the body **adduziert; vocal folds adducted** = position of the vocal cords for speaking **Adduktionsstellung, Phonationsstellung der Stimmlippen**
◇ **adduction** *noun* movement of a limb towards the midline of the body **Adduktion, Heranführen (zur Medianebene des Körpers)**
◇ **adductor (muscle)** *noun* muscle which pulls a part of the body towards the midline of the body **Adduktor**
(NOTE: the opposite is **abducted, abduction, abductor)**

aden- *or* **adeno-** *prefix* referring to glands **Aden-, Adeno-, Drüsen-**
◇ **adenectomy** *noun* surgical removal of a gland **Adenektomie, Drüsenexstirpation**
◇ **adenitis** *noun* inflammation of a gland **Adenitis, Drüsenentzündung**
◇ **adenocarcinoma** *noun* malignant tumour of a gland **Adenokarzinom, Drüsenkrebs**
◇ **adenohypophysis** *noun* front lobe of the pituitary gland which secretes several hormones which themselves stimulate the adrenal and thyroid glands, or which stimulate the production of sex hormones, melanin and milk **Adenohypophyse**

adenoid *adjective* like a gland **adenoid, drüsenähnlich**
◇ **adenoids** *plural noun* condition where growths form on the glands at the back of the throat where the passages from the nose join the throat, which prevent the patient breathing through the nose **Adenoide; enlargement of the adenoids** *or* **adenoid vegetation** = condition in children where the adenoidal tissue is covered with growths and can block the nasal passages or the Eustachian tubes **adenoide Vegetationen, Rachenmandelhyperplasie;** *removal of the adenoids is sometimes indicated*

◊ **adenoidal** *adjective* referring to adenoids **adenoid**; **adenoidal expression** = common symptom of child suffering from adenoids, where his mouth is always open, the nose is narrow and the top teeth appear to project forward **Facies adenoides, adenoider Habitus**; **adenoidal tissue** *or* **pharyngeal tonsils** = glands at the back of the throat where the passages from the nose join the throat **Rachenmandeln**

◊ **adenoidectomy** *noun* surgical removal of the adenoids **Adenotomie**

◊ **adenoidism** *noun* condition of a person with adenoids **Adenoidismus, adenoides Syndrom**; *the little boy suffers from adenoidism*

adenoma *noun* benign tumour of a gland **Adenom**

◊ **adenomyoma** *noun* benign tumour made up of glands and muscle **Adenomyom**

◊ **adenopathy** *noun* disease of a gland **Adenopathie, Drüsenerkrankung**

◊ **adenosclerosis** *noun* hardening of a gland **Adenosklerose**

◊ **adenosine triphosphate (ATP)** *noun* chemical which occurs in all cells, but mainly in muscle, where it forms the energy reserve **Adenosintriphosphorsäure, Adenosintriphosphat**

◊ **adenosis** *noun* any disease *or* disorder of the glands **Adenosis, Adenopathie, Drüsenerkrankung**

◊ **adenovirus** *noun* virus which produces upper respiratory infections and sore throats, and can cause fatal pneumonia in infants **Adenovirus**

adequate *adjective* enough **ausreichend**; *the brain must have an adequate supply of blood; does the children's diet provide them with an adequate quantity of iron?*

ADH = ANTIDIURETIC HORMONE

adhesion *noun* abnormal connection between two surfaces in the body which should not be connected **Adhäsion, Verwachsung, Verklebung**

◊ **adhesive** *adjective* which sticks **klebend, haftend**; **adhesive dressing** *or* **adhesive plaster** = dressing with a sticky substance on the back, so that it can stick to the skin **Heftpflaster**; **adhesive strapping** = overlapping strips of adhesive plaster, used to protect a lesion **Heftpflasterverband, Streifenverband**

adipose *adjective* containing fat *or* made of fat **adipös, fettreich, fettig; fettleibig**; **adipose tissue** = body fat *or* tissue where the cells contain fat **Fettgewebe**; **adipose degeneration** *see* DEGENERATION

> COMMENT: normal fibrous tissue is replaced by adipose tissue when more food is eaten than is necessary

◊ **adiposis dolorosa** *or* **Dercum's disease** *noun* disease of middle-aged women where painful lumps of fatty substance form in the body **Adipositas dolorosa, Dercum-Krankheit**

◊ **adiposogenitalis** *see* DYSTROPHIA

◊ **adiposuria** *noun* fat in the urine **Lipurie, Lipidurie**

◊ **adiposus** *see* PANNICULUS

aditus *noun* opening *or* entrance to a passage **Aditus, Zugang, Eingang**

adjuvant

1 *adjective* (treatment) which uses drugs, radiation therapy, etc. following surgery for cancer **adjuvant**

2 *noun* substance added to a drug to enhance the effect of the main ingredient **Adjuvans**

administer *verb* to give (a medicine) to a patient **verabreichen, darreichen, applizieren**; **to administer orally** = to give a medicine by the mouth **oral verabreichen**

◊ **administration** *noun*

(a) giving of a drug **Verabreichung, Applikation, Anwendung**; *administration of drugs must be supervised by a qualified doctor or nurse*

(b) management *or* running of a hospital, service, etc. **Verwaltung**; **medical administration** = the running of hospitals and other health services **Gesundheitsverwaltung**; *she has started her career in medical administration*

◊ **administrative** *adjective* referring to administration **Verwaltungs-, verwaltungstechnisch**; *most of the GP's spare time is taken up with administrative work*

◊ **administrator** *noun* person who runs (a hospital *or* district health authority, etc.) **Verwaltungsleiter/-in**

admit *verb* to allow (someone) to go in; to register a patient in a hospital **einlassen; aufnehmen**; *children are admitted free; he was admitted (to hospital) this morning*

◊ **admission** *noun* being allowed into a place **Einlass, Zutritt, Aufnahme**; **admission to the hospital** = official registering of a patient in a hospital **Krankenhausaufnahme**

> QUOTE 80% of elderly patients admitted to geriatric units are on medication
> Nursing Times

> QUOTE ten patients were admitted to the ICU before operation, the main indications being the need for evaluation of patients with a history of severe heart disease
> Southern Medical Journal

adnexa *plural noun* structures attached to an organ **Adnexe, Anhänge**

adolescence *noun* period of life when a child is developing into an adult **Adoleszenz, Pubertät, Jugend**
◇ **adolescent** *noun & adjective* (person) who is at the stage of life when he is developing into an adult **Jugendliche(r), Heranwachsende(r); Jugend-, Pubertäts-**

adopt *verb* to become the legal parent of a child who was born to other parents **adoptieren**
◇ **adoption** *noun* act of becoming the legal parent of a child which is not your own **Adoption; adoption order** = order by a court which legally transfers the rights of the natural parents to the adoptive parents **Adoptionsbeschluss; adoption proceedings** = court action to adopt someone **Adoptionsverfahren**
◇ **adoptive** *adjective* **adoptive child** = child who has been adopted **Adoptivkind; adoptive parent** = person who has adopted a child **Adoptivmutter, Adoptivvater**

> COMMENT: if a child's parents are divorced, or if one parent dies, the child may be adopted by a step-father or step-mother

◇ **adoptive immunotherapy** *noun* treatment for cancer in which the patient's own white blood cells are used to attack cancer cells **Eigenblut-Therapie**

> COMMENT: this technique was discovered in 1980 and can halt the growth of cancer cells in the body. Much of the more recent research has examined ways of minimizing the distressing toxic side-effects of the substances used

adrenal *adjective* situated near the kidney **adrenal, Nebennieren-; adrenal body** = an adrenal gland **Nebenniere; adrenal cortex** = firm outside layer of an adrenal gland, which secretes a series of hormones affecting the metabolism of carbohydrates and water **Nebennierenrinde; adrenal glands** *or* **suprarenal glands** *or (US)* **the adrenals** = two endocrine glands at the top of the kidneys, which secrete cortisone, adrenaline and other hormones **Nebennieren; adrenal medulla** = soft inner part of the adrenal gland which secretes adrenaline and noradrenaline **Nebennierenmark** *see illustration* KIDNEY
◇ **adrenalectomy** *noun* surgical removal of one of the adrenal glands **Adrenalektomie; bilateral adrenalectomy** = surgical removal of both adrenal glands **bilaterale Adrenalektomie**
◇ **adrenaline** *noun* hormone secreted by the medulla of the adrenal glands which has an effect similar to stimulation of the sympathetic nervous system **Adrenalin;** (NOTE: US English is **epinephrine)**

> COMMENT: adrenaline is produced when a person is experiencing surprise *or* shock *or* fear *or* excitement, and speeds up the heart beat and blood pressure

◇ **adrenergic receptors** *plural noun* nerves which are stimulated by adrenaline **adrenerge Rezeptoren**

> COMMENT: three types of adrenergic receptor act in different ways when stimulated by adrenaline. Alpha receptors constrict the bronchi; beta 1 receptors speed up the heartbeat, and beta 2 receptors dilate the bronchi. See also BETA BLOCKER

◇ **adrenocortical** *adjective* referring to the cortex of the adrenal glands **adrenokortikal**
◇ **adrenocorticotrophin** *noun* adrenaline extracted from animals' adrenal glands and used to prevent haemorrhages or to help asthmatic conditions **Adrenokortikotropin**
◇ **adrenocorticotrophic hormone (ACTH)** *or* **corticotrophin** *noun* hormone secreted by the pituitary gland and which makes the cortex of the adrenal glands produce corticosteroids **adrenokortikotropes Hormon, Kortikotropin**
◇ **adrenogenital syndrome** *noun* condition caused by overproduction of male sex hormones, where boys show rapid sexual development and females show virilization **adrenogenitales Syndrom**
◇ **adrenolytic** *adjective* acting against the secretion of adrenaline **adrenolytisch**

adsorbent *adjective* (solid) which attracts gas to its surface **adsorbierend**
◇ **adsorption** *noun* attraction of gas *or* liquid to the surface of a solid **Adsorption**

adult *noun & adjective* grown-up (person *or* animal) **Erwachsene(r); erwachsen;** *adolescents reach the adult stage about the age of eighteen or twenty*

advanced *adjective* which has developed **fortgeschritten;** *the advanced stages of a disease; he is suffering from advanced syphilis*

adventitia *noun* **(tunica) adventitia** = outer layer of the wall of an artery *or* vein **Tunica externa (adventitia), Adventitia**
◊ **adventitious** *adjective* which is on the outside **adventiv, Neben-, Außen**; **adventitious bursa** *see* BURSA

adverse *adjective* harmful, unfavourable **nachteilig**; **the treatment had an adverse effect on his dermatitis** = it made it worse **die Behandlung hatte eine negative Auswirkung auf seine Dermatitis**; **adverse reaction to a drug** = situation where a patient suffers harmful effects from the application of a drug **negative Reaktion auf ein Medikament**

advice *noun* suggestion about what should be done **Rat, Empfehlung;** *he went to the psychiatrist for advice on how to cope with his problem; she would not listen to my advice; the doctor's advice was that he should take a long holiday; the doctor's advice was to stay in bed; he took the doctor's advice and went to bed*
(NOTE: no plural: **some advice** or **a piece of advice)**

advise *verb* to suggest what should be done **raten, empfehlen;** *the doctor advised him to stay in bed; she advised me to have a checkup; I would advise you not to drink alcohol*
◊ **advise against** *verb* to suggest that something should not be done **abraten;** *he wanted to leave hospital but the consultant advised against it; the doctor advised against going to bed late*

adynamic ileus *noun* obstruction in the ileum caused by paralysis of the muscles of the intestine **adynamischer Ileus, paralytischer Ileus**

A & E department = ACCIDENT AND EMERGENCY

aegophony *noun* high sound of the voice heard through a stethoscope, where there is fluid in the pleural cavity **Ägophonie, Kompressionsatmen**

aeroba *or* **aerobe** *noun* tiny organism which needs oxygen to survive **Aerobier**
◊ **aerobic** *adjective* needing oxygen to live **aerob**; **aerobic respiration** = process where the oxygen which is breathed in is used to conserve energy *or* ATP **aerobe Atmung, Sauerstoffatmung**

◊ **aerobics** *plural noun* exercises which aim to increase the amount of oxygen taken into the body **Aerobics**

aerogenous *adjective* (bacterium) which produces gas **Gas bildend, aerogen**

aerophagy *or* **aerophagia** *noun* habit of swallowing air when suffering from indigestion, so making the stomach pains worse **Aerophagie, Luftschlucken**

aerosol *noun* liquid and gas under pressure, which is used to spray sterilizing liquid *or* medicinal liquid in the form of tiny drops **Aerosol**

aetiology *or (US)* **etiology** *noun* (study of) the cause *or* origin of a disease **Ätiologie**
◊ **aetiological agent** *noun* agent which causes a disease **Krankheitserreger, Erreger**

> QUOTE a wide variety of organs or tissues may be infected by the Salmonella group of organisms, presenting symptoms which are not immediately recognised as being of Salmonella aetiology
> Indian Journal of Medical Sciences

afebrile *adjective* with no fever **afebril, fieberfrei**

affect *verb* to make something change **in Mitleidenschaft ziehen, schädigen;** *some organs are rapidly affected if the patient lacks oxygen for even a short time*
◊ **affection** *or* **affect** *noun* type of feeling; general state of a person's emotions **Affekt**

> QUOTE depression has degrees of severity, ranging from sadness, through flatness of affect or feeling, to suicide and psychosis
> British Journal of Nursing

◊ **affective disorder** *noun* disorder which makes the patient depressed *or* excited **affektive Störung, Affektstörung**

afferent *adjective* which conducts liquid *or* impulses towards the inside **afferent, zuführend, aufsteigend;** (NOTE: opposite is **efferent)**

affinity *noun* attraction between two substances **Affinität**

afford *verb* to have enough money to pay for something **sich etwas leisten;** *I can't afford to go to hospital; how can you afford this expensive treatment?*

after- *prefix* which comes later *or* which take place later **Nach-**

◇ **afterbirth** *noun* tissues (including the placenta and umbilical cord) which are present in the uterus during pregnancy and are expelled after the birth of the baby **Nachgeburt**; *see also* PLACENTA

◇ **aftercare** *noun* care of a person who has had an operation *or* care of a mother who has just given birth **Nachsorge, Nachbehandlung, Nachbetreuung;** *aftercare treatment involves changing dressings and helping the patient to look after himself again*

◇ **after-effects** *plural noun* changes which appear only some time after the cause **Nachwirkungen;** *the operation had some unpleasant after-effects*

◇ **after-image** *noun* image of an object which remains in a person's sight after the object itself has gone **Nachbild**

◇ **afterpains** *plural noun* regular pains in the uterus which are sometimes experienced after childbirth **Nachwehen**

◇ **aftertaste** *noun* taste which remains in the mouth after the substance which caused it has been removed **Nachgeschmack;** *the linctus leaves an unpleasant aftertaste*

Ag *chemical symbol for* silver **Ag, Silber**

agalactia *noun (of mother after childbirth)* being unable to produce milk **Agalaktie**

agammaglobulinaemia *noun* deficiency *or* absence of gamma globulin in the blood, which results in a reduced ability to provide immune responses **Agammaglobulinämie**

agar *or* **agar agar** *noun* jelly made from seaweed, used to cultivate bacterial cultures in laboratories, and also as a laxative **Agar, Agar Agar**

age
1 *noun* number of years which a person has lived **Alter;** *what's your age on your next birthday? he was sixty years of age; she looks younger than her age; the size varies according to age* **mental age** = age of a person's mental state, measured by intelligence tests (usually compared to that of a normal person of the same chronological age) **Intelligenzalter**; **old age** = period when a person is old (usually taken to be after the age of sixty-five) **(hohes) Alter**
2 *verb* to grow old **altern, alt werden**

◇ **aged** *adjective*
(a) with a certain age **alt, im Alter von;** *a boy aged twelve; he died last year, aged 64*
(b) very old **bejahrt, betagt;** *an aged man*

◇ **ageing** *noun* growing old **Altern**; **the ageing process** = the physical changes which take place in a person as he grows older **Alterungsprozess**

COMMENT: changes take place in almost every part of the body as the person ages. Bones become more brittle, skin is less elastic. The most important changes affect the blood vessels which are less elastic, making thrombosis more likely. This also reduces the supply of blood to the brain, which in turn reduces the mental faculties

agent *noun*
(a) person who acts for another, usually in another country **Vertreter, Bevollmächtigter;** *he is the agent for an American pharmaceutical firm*
(b) chemical substance which makes another substance react; substance *or* organism which causes a disease *or* condition **Agens, Mittel, Wirkstoff; Krankheitserreger, krankheitserregende Substanz**

◇ **agency** *noun*
(a) action of causing something to happen **Wirkung;** *the disease develops through the agency of certain bacteria present in the bloodstream*
(b) office *or* organization which provides nurses for temporary work in hospitals *or* clinics *or* in private houses **Agentur**

QUOTE the cost of employing agency nurses should be no higher than the equivalent full-time staff
Nursing Times

QUOTE growing numbers of nurses are choosing agency careers, which pay more and provide more flexible schedules than hospitals
American Journal of Nursing

agglutinate *verb* to form into groups **agglutinieren, verklumpen**

◇ **agglutination** *noun* action of grouping together of cells (as of bacteria cells in the presence of serum *or* blood cells when blood of different types is mixed) **Agglutination, Verklumpung**; **agglutination tests** = (i) tests to identify bacteria; (ii) tests to identify if a woman is pregnant **(i) & (ii) Agglutinationstests**

◇ **agglutinin** *noun* factor in a serum which makes cells group together **Agglutinin, Immunagglutinin**

◇ **agglutinogen** *noun* factor in red blood cells which reacts with a specific agglutinin in serum **Agglutinogen**; *see also* PAUL-BUNNELL, WEIL-FELIX, WIDAL

aggravate *verb* to make worse **verschlimmern;** *playing football only aggravates his knee injury; the treatment seems to aggravate the disease*

aggression *noun* state of feeling violently angry towards someone *or* something **Aggression**

agitated *adjective* moving about *or* twitching nervously (because of worry or other psychological state) **agitiert, erregt, unruhig;** *the patient became agitated and had to be given a sedative*

◇ **agitans** *see* PARALYSIS

agnosia *noun* brain disorder where the patient cannot understand what his senses tell him and so fails to recognise places *or* people *or* tastes *or* smells which he used to know well **Agnosie**

agony *noun* very severe pain **Qual, qualvolle Schmerzen;** *he lay in agony on the floor; she suffered agonies until her condition was diagnosed*

agoraphobia *noun* fear of being in open spaces **Agoraphobie, Platzangst**

◇ **agoraphobic** *noun & adjective* (person) suffering from agoraphobia **Agoraphobiker/-in; agoraphobisch**
(NOTE: the opposite is **claustrophobia)**

agranulocytosis *noun* usually fatal disease where the number of granulocytes (white blood cells) falls sharply because of a defect in the bone marrow **Agranulozytose**

agraphia *noun* being unable to put ideas in writing **Agraphie**

agree with *verb*
(a) to say that you think the same way as someone; to say yes **übereinstimmen mit, zustimmen;** *the consultant agreed with the GP's diagnosis*
(b) to be easily digested **bekommen, bekömmlich sein;** *this rich food does not agree with me*

◇ **agreement** *noun* action of agreeing **Zustimmung, Übereinstimmung; they are in agreement with our plan** = they agree with it **sie stimmen unserem Plan zu**

aid
1 *noun*
(a) help **Hilfe; medical aid** = treatment of someone who is ill *or* injured, given by a doctor **ärztliche Hilfe;** *see also* FIRST
(b) machine *or* tool *or* drug which helps someone do something **Hilfsmittel;** *he uses a walking frame as an aid to exercising his legs*
2 *verb* to help **helfen, unterstützen, beitragen zu;** *the reason for the procedure is to aid repair of tissues after surgery*

◇ **aider** *noun* person who helps **Helfer/-in, Hilfeleistende(r); first-aider** = person who offers first aid to someone who is suddenly ill *or* injured **Ersthelfer/-in**

AID = ARTIFICIAL INSEMINATION BY DONOR

AIDS *or* **Aids** *noun* acquired immunodeficiency syndrome *or* viral infection which breaks down the body's immune system **AIDS, erworbenes Immundefekt-Syndrom**

> COMMENT: AIDS is a virus disease, spread by the HIV virus. It is spread mostly by sexual intercourse, and although at first associated with male homosexuals, it is now known to affect anyone. It is also transmitted through infected blood and plasma transfusions, through using unsterilized needles for injections, and can be passed from a mother to a fetus. The disease takes a long time, even years, to show symptoms, so there are many carriers. It causes a breakdown of the body's immune system, making the patient susceptible to any infection and often results in the development of rare skin cancers. It is not curable

AIH = ARTIFICIAL INSEMINATION BY HUSBAND

ailing *adjective* not well for a period of time **kränklich, leidend;** *he stayed at home to look after his ailing parents*

◇ **ailment** *noun* illness, though not generally a very serious one **Krankheit, Leiden;** *measles is one of the common childhood ailments*

ailurophobia *noun* fear of cats **Ailurophobie, krankhafte Furcht vor Katzen**

aim *verb*
(a) to point at **richten auf, zeigen auf;** *the X-ray beam is aimed at the patient's jaw*
(b) to intend to do something **vorhaben, wollen;** *we aim to eradicate tuberculosis by the end of the century*

air *noun* mixture of gases (mainly oxygen and nitrogen) which cannot be seen, but which exists all around us and which is breathed **Luft;** *the air in the mountains felt* *cold; he breathed the polluted air into his lungs* **air bed** = mattress which is filled with air, used to prevent the formation of bedsores **Luftbett**; *see also* CONDUCTION; **air embolism** = interference with blood flow caused by air bubbles **Luftembolie**; **air hunger** = condition where the patient needs air because of lack of oxygen in the tissues **Lufthunger**; **air passages** = tubes, formed of the nose, pharynx, larynx, trachea and bronchi, which take air to the lungs **Luftwege, Atemwege**; **air sac** *or* **alveolus** = small sac in the lungs which contains air **Alveole, Lungenbläschen**

◇ **airsick** *adjective* being ill because of the movement of an aircraft **luftkrank**

◇ **airsickness** *noun* feeling sick because of the movement of an aircraft **Luftkrankheit**

◇ **airway** *noun* passage through which air passes, especially the trachea **Atemweg, Luftweg**; **airway clearing** = making sure that the airways in a newborn baby are free of any obstruction **Reinigen/Absaugen der Atemwege**; **airway obstruction** = something which blocks the air passages **Obstruktion der Atemwege**

akinesia *noun* lack of voluntary movement (as in Parkinson's disease) **Akinesie, Bewegungsarmut**

◇ **akinetic** *adjective* without movement **akinetisch**

alactasia *noun* condition where there is a deficiency of lactase in the intestine, making the patient incapable of digesting milk sugar (lactose) **Alaktasie**

alanine *noun* amino acid in protein **Alanin**

alar cartilage *noun* cartilage in the outer wings of the nose **Nasenknorpel**

alba *see* LINEA

Albee's operation *noun* (i) surgical operation to fuse two or more vertebrae; (ii) surgical operation to fuse the femur to the pelvis **(i)** *or* **(ii) Albee-Operation**

albicans *see* CANDIDA ALBICANS, CORPUS ALBICANS

albino *noun* person who is deficient in melanin, with little or no pigmentation in skin, hair or eyes **Albino**

◇ **albinism** *noun* condition where the patient lacks melanin, and so has pink skin and eyes and white hair **Albinismus**; *see also* VITILIGO

COMMENT: albinism is hereditary, and cannot be treated

albuginea *noun* layer of white tissue covering a part of the body **Albuginea, Tunica albuginea**; **albuginea oculi** = sclera *or* white outer covering of the eyeball **Sklera, Lederhaut**

albumin *noun* common protein, soluble in water and found in plant and animal tissue, and digested in the intestine **Albumin**; **serum albumin** = protein in blood plasma **Serumalbumin**

◇ **albuminometer** *noun* instrument for measuring the level of albumin in the urine **Albuminometer**

◇ **albuminuria** *noun* condition where albumin is found in the urine, usually a sign of kidney disease, but also sometimes of heart failure **Albuminurie**

◇ **albumose** *noun* intermediate product in the digestion of protein **Albumose**

alcohol *noun* pure colourless liquid, which forms part of drinks such as wine *or* whisky, and which is formed by the action of yeast on sugar solutions **Alkohol**; **alcohol abuse** *or* **alcohol addiction** = condition where a patient is addicted to drinking alcohol, and cannot stop **Alkoholabusus, Alkoholmissbrauch; Alkoholabhängigkeit, Alkoholsucht**; **alcohol poisoning** = poisoning and disease caused by excessive drinking of alcohol **Alkoholvergiftung**; **ethyl alcohol** *or* **ethanol** = colourless liquid, which is the basis of drinking alcohols (whisky *or* gin *or* vodka, etc.) and also used in medicines and as a disinfectant **Äthylalkohol, Äthanol**; **denatured alcohol** = ethyl alcohol with an additive (usually methyl alcohol) to make it unpleasant to drink (such as methylated spirit, rubbing alcohol *or* surgical spirit) **denaturierter Alkohol**; **methyl alcohol** = wood alcohol (poisonous alcohol used for heating) **Methylalkohol, Methanol**; **alcohol rub** = rubbing a bedridden patient with alcohol to help protect against bedsores and as a tonic **Alkoholabreibung**

◇ **alcohol-fast** *adjective* (organ stained for testing) which is not discoloured by alcohol **alkoholfest, alkoholbeständig**

◇ **alcoholic**

1 *adjective* (i) containing alcohol; (ii) caused by alcoholism **(i) alkoholisch, alkoholhaltig; (ii) alkoholisch, Alkohol-**; *children should not*

be encouraged to take alcoholic drinks **alcoholic cirrhosis** = cirrhosis of the liver caused by alcoholism **Alkoholzirrhose**
2 *noun* person who is addicted to drinking alcohol and shows changes in behaviour and personality **Alkoholiker/-in**

◇ **Alcoholics Anonymous (AA)** *noun* organization of former alcoholics which helps sufferers from alcoholism to overcome their dependence on alcohol by encouraging them to talk about their problems in group therapy **Anonyme Alkoholiker (AA)**

◇ **alcoholicum** *see* DELIRIUM

◇ **alcoholism** *noun* excessive drinking of alcohol which becomes addictive **Alkoholismus**

◇ **alcoholuria** *noun* condition where alcohol is present in the urine (the level of alcohol in the urine is used as a test for drunken drivers) **Alkoholurie**

COMMENT: alcohol is used medicinally to dry wounds or harden the skin. When drunk, alcohol is rapidly absorbed into the bloodstream. It is a source of energy, so any carbohydrates taken at the same time are not used by the body and are stored as fat. Alcohol is a depressant, not a stimulant, and affects the mental faculties

aldosterone *noun* hormone secreted by the cortex of the adrenal gland, and which regulates the balance of sodium and potassium in the body and the amount of body fluid **Aldosteron**

alert *adjective* (person) who takes an intelligent interest in his surroundings **wach, rege;** *the patient is still alert, though in great pain*

aleukaemic *adjective* (i) (state) where leukaemia is not present; (ii) state where leucocytes are not normal **(i) aleukämisch; (ii) leukozytenarm**

alexia *or* **word blindness** *noun* condition where the patient cannot understand printed words **Alexie, Leseunfähigkeit**

algae *plural noun* class of lower plants, many of which are seaweeds **Algen**

algesimeter *noun* instrument to measure the sensitivity of the skin to pain **Algesimeter**

algid *adjective* cold *or* (stage in an attack of cholera or malaria) where the body becomes cold **kühl, kalt**

alimentary canal *noun* digestive tract **Verdauungstrakt, Magen-Darm-Trakt**

◇ **alimentation** *noun* feeding *or* taking in food **Alimentation, Ernährung**

alive *adjective* living *or* not dead **lebendig, lebend;** *the patient was still alive, even though he had been in the sea for two days*
(NOTE: **alive** cannot be used in front of a noun: **the patient is alive** but **a living patient** Note also that **live** can be used in front of a noun: **the patient was injected with live vaccine)**

alkalaemia *noun* excess of alkali in the blood **Alkaliämie, Alkalämie**

◇ **alkali** *noun* one of many substances which neutralize acids and form salts **Alkali**

◇ **alkaline** *adjective* containing more alkali than acid **alkalisch**

◇ **alkalinity** *noun* level of alkali in a body **Alkalinität;** *hyperventilation causes fluctuating carbon dioxide levels in the blood, resulting in an increase of blood alkalinity*

◇ **alkaloid**
1 *adjective* similar to an alkali **alkaloid**
2 *noun* one of many poisonous substances found in plants, used as medicines (such as atropine *or* morphine *or* quinine) **Alkaloid**

◇ **alkalosis** *noun* condition where the alkali level in the body tissue is high, producing cramps **Alkalose**; **metabolic alkalosis** = alkalosis caused by a defect in the body's metabolism **metabolische Alkalose**

COMMENT: alkalinity and acidity are measured according to the pH scale; pH7 is neutral, and pH8 and upwards are alkaline. Alkaline solutions are used to counteract the effects of acid poisoning, and also of bee stings. If strong alkali (such as ammonia) is swallowed, the patient should drink water and an acid such as orange juice. Alkalosis can be caused by vomiting

alkaptonuria *noun* hereditary condition where dark pigment is present in the urine **Alkaptonurie**

all over
(a) everywhere **ganz, überall;** *there were red marks all over the child's body; she poured water all over the patient's head*
(b) finished **vorbei, fertig;** *when it was all over we went home*

◇ **all right** *adjective* fine *or* well **gut, gesund;** *I was sick yesterday but I'm all right now*

allantoin *noun* powder from a herb (comfrey), used to treat skin disorders **Allantoin**

allantois *noun* one of the membranes in the embryo, shaped like a sac, which grows out of the embryonic hindgut **Allantois**

allergen *noun* substance which produces hypersensitivity **Allergen**; **food allergen** = substance in food which produces an allergy **Nahrungsmittelallergen**

◊ **allergenic** *adjective* which produces an allergy **allergen;** *the allergenic properties of fungal spores* **allergenic agent** = substance which produces an allergy **Allergenerreger**

◊ **allergic** *adjective* suffering from an allergy **allergisch;** *she is allergic to cats; I'm allergic to penicillin; he showed an allergic reaction to chocolate* **allergic agent** = substance which produces an allergic reaction **Allergie-Erreger**; **allergic person** = person who has an allergy to something **Allergiker**; **allergic reaction** = effect (such as a skin rash or sneezing) produced by a substance to which a person has an allergy **allergische Reaktion**

◊ **allergist** *noun* doctor who specializes in the treatment of allergies **Allergologe**

◊ **allergy** *noun* sensitivity to certain substances such as pollen or dust, which cause a physical reaction **Allergie;** *she has an allergy to household dust* **drug allergy** = reaction to a certain drug **Arzneimittelallergie;** *he has a penicillin allergy* **respiratory allergy** = allergy caused by a substance which is inhaled **respiratorische Allergie**; *see also* ALVEOLITIS, FOOD (NOTE: you have an allergy or you are allergic **to** something)

> COMMENT: allergens are usually proteins, and include foods, dust, hair of animals, as well as pollen from flowers. Allergic reaction to serum is known as anaphylaxis. Treatment of allergies depends on correctly identifying the allergen to which the patient is sensitive. This is done by patch tests, in which drops of different allergens are placed on scratches in the skin. Food allergens discovered in this way can be avoided, but other allergens (such as dust and pollen) can hardly be avoided, and have to be treated by a course of desensitizing injections

alleviate *verb* to make (a pain) lighter *or* to relieve (a pain) **lindern, erleichtern;** *he was given injections to alleviate the pain; the nurses tried to alleviate the suffering of the injured*

allo- *prefix* different **Allo-**

◊ **allograft** *or* **homograft** *noun* graft of an organ *or* tissue from one person to another **Allotransplantat, allogenes Transplantat**; *compare* AUTOGRAFT

◊ **allopathy** *noun* treatment of a condition using drugs which produce opposite symptoms to those of the condition **Allopathie**; *compare* HOMEOPATHY

all or none law *noun* rule that the heart muscle either contracts fully or does not contract at all **Alles-oder-Nichts-Gesetz**

all over
(a) everywhere **überall;** *there were red marks all over the child's body; she poured water all over the patient's head*
(b) finished **aus, vorbei;** *when it was all over we went home*

allow *verb* to say that someone can do something **erlauben, gestatten;** *the consultant allowed him to watch the operation; patients are not allowed to go outside the hospital; he is allowed to eat certain types of food*

all right *adjective* well *or* not ill **gut, gesund;** *he's feeling very sick at the moment, but he will be all right in a few hours; my mother had flu but she is all right now; his hearing is all right, but his sight is failing*

almoner *noun* formerly a person working in a hospital, looking after the welfare of patients and the families of patients (now called medical social worker) **Sozialbetreuer im Krankenhaus**

alopecia *noun* baldness **Alopezie, Kahlheit**; **alopecia areata** = condition where the hair falls out in patches **Alopecia areata, kreisrunder Haarausfall**

> COMMENT: baldness in men is hereditary; it can also occur in men and women as a reaction to an illness or to a drug

alpha *noun* first letter of the Greek alphabet **Alpha**

◊ **alpha cell** *noun* one of the types of cells in glands (such as the pancreas) which have more than one type of cell **Alphazelle**

◊ **alpha-fetoprotein** *noun* protein found in the amniotic fluid when the fetus has an open neurological deficiency such as meningomyelocele **Alpha-Fetoprotein (AFP)**

ALS = ANTILYMPHOCYTIC SERUM

altitude sickness = MOUNTAIN SICKNESS

aluminium hydroxide *noun* chemical substance used as an antacid to treat indigestion **Aluminiumhydroxid;** (NOTE: chemical symbol is **$Al(OH)_3$**)

alveolus *noun* small cavity, such as one of the air sacs in the lungs or the socket into which a tooth fits **Alveole;** (NOTE: plural is **alveoli**)

◇ **alveolar** *adjective* referring to alveoli **alveolär**; **alveolar bone** = part of the jawbone to which the teeth are attached **Alveolarfortsatz**

◇ **alveolitis** *noun* inflammation of an alveolus in the lungs or the socket of a tooth **Alveolitis**; **extrinsic allergic alveolitis** = condition where the lungs are allergic to fungus and other allergens **exogen-allergische Alveolitis** *see illustration* LUNGS

Alzheimer's disease *noun* condition where a patient suffers from presenile dementia in middle age, caused when areas of the brain atrophy, making the ventricles expand **Alzheimer-Krankheit**

COMMENT: no cause has been identified for the disease, although it is more prevalent in certain families than in others

amalgam *noun* mixture of metals (based on mercury and tin) used by dentists to fill holes in teeth **Amalgam**

amaurosis *noun* blindness where there is no visible defect in the eye, caused by a defect in the optic nerves **Amaurose**; **amaurosis fugax** = temporary blindness on one eye, caused by problems of circulation **Amaurosis fugax**

◇ **amaurotic familial idiocy** = TAY-SACHS DISEASE

ambi- *prefix* meaning both **Ambi-**

◇ **ambidextrous** *adjective* (person) who can use both hands equally well, and who is not right- or left-handed **ambidexter, beidhändig**

◇ **ambisexual** *or* **bisexual** *adjective* (person) who is sexually attracted to both males and females **bisexuell**

amblyopia *noun* partial blindness, leading to blindness, for which no cause seems to exist, although it may be caused by the cyanide in tobacco smoke or by drinking methylated spirits (toxic amblyopia) **Amblyopie**

◇ **amblyopic** *adjective* suffering from amblyopia **amblyop**

◇ **amblyoscope** *noun* surgical instrument for training an amblyopic eye **Amblyoskop**

ambulance *noun* van for taking sick *or* injured people to hospital **Krankenwagen;** *the injured man was taken away in an ambulance; the telephone number of the local ambulance service is in the telephone book* *see also* ST JOHN

◇ **ambulanceman** *noun* man who drives or assists in an ambulance **Rettungssanitäter;** (NOTE: plural is **ambulancemen**)

ambulant *adjective* (patient) who can walk **gehfähig**

ambulation *noun* walking **Umhergehen**; **early ambulation is recommended** = patients should try to get out of bed and walk about as soon as possible after the operation **Frühmobilisation wird empfohlen;** (NOTE: no plural)

◇ **ambulatory** *adjective* (patient) who is able to walk **mobil, gehfähig**; **ambulatory fever** = mild fever (such as the early stages of typhoid fever) where the patient can walk about, and can therefore act as a carrier **Typhus ambulatorius**

QUOTE ambulatory patients with essential hypertension were evaluated and followed up at the hypertension clinic
British Medical Journal

ameba *(US)* = AMOEBA

amelia *noun* congenital absence of a limb *or* condition where a limb is congenitally short **Amelie**

amelioration *noun* improvement *or* getting better **Besserung**

ameloblastoma *noun* tumour in the jaw, usually in the lower jaw **Ameloblastom**

amenity bed *noun* bed (usually in a separate room) in an NHS hospital, for which the patient pays extra **Privatbett**

amenorrhoea *noun* absence of one or more menstrual periods, normal during pregnancy and after the menopause, but otherwise abnormal in adult women **Amenorrhoe**; **primary amenorrhoea** = condition where a woman has never had menstrual periods **primäre Amenorrhoe**; **secondary amenorrhoea** = situation where a woman's menstrual periods have stopped **sekundäre Amenorrhoe**

amentia *noun* being mentally subnormal **Amentia**

ametropia *noun* condition where the eye cannot focus light correctly on to the retina, as in astigmatism, myopia and hypermetropia **Ametropie**; *compare* EMMETROPIA

amino acid *noun* chemical compound which is broken down from proteins in the digestive system and then used by the body to form its own protein **Aminosäure;** *proteins are first broken down into amino acids* **essential amino acids** = eight amino acids which are essential for growth, but which cannot be synthesized and so must be obtained from food or medicinal substances **essenzielle Aminosäuren**

COMMENT: amino acids all contain carbon, hydrogen, nitrogen and oxygen, as well as other elements. Some amino acids are produced in the body itself, but others have to be absorbed from food. The eight essential amino acids are: isoleucine, leucine, lysine, methionine, phenylalanine, threopine, tryptophan and valine

aminobutyric acid *see* GAMMA

amitosis *noun* multiplication of a cell by splitting the nucleus **Amitose, direkte Kernteilung**

ammonia *noun* gas with a strong smell, one of the normal products of human metabolism **Ammoniak;** (NOTE: chemical symbol is NH_3)

◇ **ammonium** *noun* ion formed from ammonia **Ammonium**

amnesia *noun* loss of memory **Amnesie**; **general amnesia** = loss of all memory *or* a state where a person does not even remember who he is **totale Amnesie**; **partial amnesia** = being unable to remember certain facts, such as names of people **partielle Amnesie**

amniocentesis *noun* taking a test sample of the amniotic fluid during pregnancy using a hollow needle and syringe **Amniozentese, Fruchtblasenpunktion**

◇ **amnion** *noun* thin sac (containing the amniotic fluid) which covers an unborn baby in the womb **Amnion, Schafshaut**

◇ **amnioscopy** *noun* examination of the amniotic fluid during pregnancy **Amnioskopie, Fruchtwasserspiegelung**

◇ **amniotic** *adjective* referring to the amnion **amniotisch**; **amniotic fluid** = fluid contained in the amnion, which surrounds an unborn baby **Fruchtwasser**; **amniotic sac** = thin sac which covers an unborn baby in the womb, containing the amniotic fluid **Fruchtblase**

◇ **amniotomy** *noun* puncture of the amnion to help induce labour **Amniotomie, Fruchtblasensprengung**

COMMENT: amniocentesis and amnioscopy are the examination and testing of the amniotic fluid, giving information about possible congenital abnormalities in the fetus, and also the sex of the unborn baby

amoeba *noun* form of animal life, made up of a single cell **Amöbe;** (NOTE: plural is **amoebae.** Note also the US spelling **ameba)**

◇ **amoebiasis** *noun* infection caused by amoeba, which can result in amoebic dysentery in the large intestine (intestinal amoebiasis) and can sometimes infect the lungs (pulmonary amoebiasis) **Amöbiasis**

◇ **amoebic** *adjective* referring to an amoeba **Amöben-**; **amoebic dysentery** = mainly tropical form of dysentery which is caused by *Entamoeba histolytica* which enters the body through contaminated water or unwashed food **Amöbenruhr**

◇ **amoebicide** *noun* substance which kills amoebae **Amöbizid, Amöbenmittel**

amorphous *adjective* with no regular shape **amorph, gestaltlos**

amount

1 *noun* quantity **Menge;** *he is not allowed to drink a large amount of water; she should not eat large amounts of fried food*

2 *verb* to add up (to) **betragen, sich belaufen auf;** *the bill for surgery amounted to £1,000*

amphetamine *noun* addictive drug, similar to adrenaline, used to give a feeling of well-being and wakefulness **Amphetamin**; **amphetamine abuse** = repeated addictive use of amphetamines which in the end affects the mental faculties **Amphetaminabusus, Amphetaminmissbrauch**

amphiarthrosis *noun* joint which only has limited movement (such as the joints in the spine) **Amphiarthrose**

amphotericin *noun* antifungal agent, used against *Candida* **Amphotericin B**

ampicillin *noun* type of penicillin, used as an antibiotic **Ampicillin**

ampoule *or* **ampule** *noun* small glass container, closed at the neck, used to contain sterile drugs for use in injections **Ampulle**

◊ **ampulla** *noun* swelling of a canal *or* duct, shaped like a bottle **Ampulla, (bauchige) Erweiterung**
(NOTE: plural is **ampullae**)

amputate *verb* to remove a limb *or* part of a limb in a surgical operation **amputieren, absetzen (= abtrennen)**; *a patient whose leg needs to be amputated; after gangrene set in, surgeons had to amputate her toes*
◊ **amputation** *noun* surgical removal of a limb **Amputation, Ablatio, Absetzung**
◊ **amputee** *noun* patient who has lost a limb through amputation **Amputierte(r)**

amuse *verb* to make someone happy **belustigen, erfreuen**; *the nurses amused the children at Christmas*
◊ **amusement** *noun* being made happy **Belustigung, Freude**; *Father Christmas gave out presents to the great amusement of the children in the ward*
◊ **amusing** *adjective* which makes you happy **lustig**

amygdala *or* **amygdaloid body** *noun* almond-shaped body in the brain, at the end of the caudate nucleus of the thalamus **Amygdala, Mandelkern, Corpus amygdaloideum**

amyl- *prefix* starch **Amyl-**
◊ **amylase** *noun* enzyme which converts starch into maltose **Amylase**
◊ **amyloid disease** *or* **amyloidosis** *noun* disease of the kidneys and liver, where the tissues are filled with amyloid, a wax-like protein **Amyloidose**
◊ **amylopsin** *noun* enzyme which converts starch into maltose **Pankreasamylase**
◊ **amylose** *noun* carbohydrate of starch **Amylose**

amyotonia *noun* lack of muscle tone **Amyotonie, Myatonie**; **amyotonia congenita** *or* **floppy baby syndrome** = congenital disease of children, where the muscles lack tone **Myatonia congenita Oppenheim**
◊ **amyotrophia** *noun* wasting away of a muscle **Amyotrophie, Muskelatrophie**
◊ **amyotrophic lateral sclerosis** *or* **Gehrig's disease** *noun* a motor neurone disease, similar to muscular sclerosis, where the limbs twitch and the muscles gradually waste away **amyotrophische Lateralsklerose**

an- *prefix* without *or* lacking **An-**

anabolic *adjective* (substance) which synthesizes protein **anabol, aufbauend**; **anabolic steroids** = drugs which encourage the synthesis of new living tissue from nutrients **anabole Steroide, Anabolika**
◊ **anabolism** *noun* process of building up complex chemical substances on the basis of simpler ones **Anabolismus, Aufbaustoffwechsel**

> QUOTE insulin, secreted by the islets of Langerhans, is the body's major anabolic hormone, regulating the metabolism of all body fuels and substrates
>
> Nursing Times

anae-
(NOTE: words beginning with **anae-** are spelt **ane-** in US English)

anaemia *or (US)* **anemia** *noun* condition where the level of red blood cells is less than normal, or where the haemoglobin is less, making it more difficult for the blood to carry oxygen **Anämie, Blutarmut**; **haemolytic anaemia** = anaemia caused by the destruction of red blood cells **hämolytische Anämie**; **iron-deficiency anaemia** = anaemia caused by lack of iron in red blood cells **Eisenmangelanämie**; **pernicious anaemia** *or* **Addison's anaemia** = disease where a lack of vitamin B_{12} prevents the absorption of red blood cells and damages the spinal cord **perniziöse Anämie, Addison-Anämie**; **splenic anaemia** = type of anaemia where the patient has an enlarged spleen caused by cirrhosis of the liver **Anaemia splenica, Anämie mit Milzbeteiligung**; *see also* APLASTIC, SICKLE-CELL
◊ **anaemic** *adjective* suffering from anaemia **anämisch, blutarm**

> COMMENT: symptoms of anaemia are tiredness and pale colour, especially pale lips, nails and the inside of the eyelids. The condition can be fatal if not treated

anaerobe *noun* microorganism (such as the tetanus bacillus) which lives without oxygen **Anaerobier**
◊ **anaerobic respiration** *noun* biochemical processes which lead to the formation of ATP without oxygen **anaerobe Atmung**

anaesthesia *or (US)* **anesthesia** *noun* loss of the feeling of pain **Anästhesie**; **general anaesthesia** = loss of feeling and loss of consciousness **Allgemeinanästhesie, Narkose, Vollnarkose**; **local anaesthesia** = loss of feeling in a part of the body **Lokalanästhesie**

◊ **anaesthesiologist** *noun* specialist in the study of anaesthetics **Anästhesiologe**

◊ **anaesthesiology** *noun* study of anaesthetics **Anästhesiologie**

◊ **anaesthetic**
1 *adjective* which produces loss of feeling **anästhetisch**; **anaesthetic risk** = risk that a drug may cause unwanted serious side-effects **Narkoserisiko**; **anaesthetic induction** = methods of inducing anaesthesia in a patient **Narkoseeinleitung**
2 *noun* substance given to a patient to remove feeling, so that he can undergo an operation without feeling pain **Anästhetikum**; **caudal anaesthetic** = anaesthetic often used in childbirth, where the drug is injected into the base of the spine to remove feeling in the lower part of the trunk **Kaudalanästhesie, Sakralanästhesie**; *compare* EPIDURAL; **general anaesthetic** = substance given to make a patient lose consciousness so that a major surgical operation can be carried out **Narkotikum**; **local anaesthetic** = substance which removes the feeling in a certain part of the body only **Lokalanästhetikum**; **spinal anaesthetic** = anaesthetic given by injection into the spine, which results in large parts of the body losing the sense of feeling **Spinalanästhesie**

◊ **anaesthetist** *noun* specialist who administers anaesthetics **Anästhesist**

◊ **anaesthetize** *verb* to produce a loss of feeling in a patient *or* in part of the body **anästhesieren, narkotisieren**; *the patient was anaesthetized before the operation*

anal *adjective* referring to the anus **anal**; **anal canal** = passage leading from the rectum to the anus **Canalis analis, Analkanal**; **anal fissure** = crack in the mucous membrane of the wall of the anal canal **Analfissur**; **anal fistula** *or* **fistula in ano** = fistula which develops between the rectum and the outside of the body after an abscess near the anus **Fistula ani, Analfistel, Anorektalfistel**; **anal sphincter** = strong ring of muscle which closes the anus **Musculus sphincter ani, Afterschließmuskel**; **anal triangle** *or* **rectal triangle** = posterior part of the perineum **Analdreieck**

◊ **anally** *adverb* through the anus **anal**; *the patient is not able to pass faeces anally*

analeptic *noun* drug used to make someone regain consciousness *or* to stimulate a patient **Analeptikum**

analgesia *noun* reduction of the feeling of pain without loss of consciousness **Analgesie**; **caudal analgesia** = technique often used in childbirth, where an analgesic is injected into the extradural space at the base of the spine to remove feeling in the lower part of the trunk **Kaudalanalgesie**; *compare* EPIDURAL

◊ **analgesic**
1 *adjective* referring to analgesia **analgetisch, schmerzstillend, schmerzlindernd**
2 *noun* pain-killing drug which produces analgesia **Analgetikum**

COMMENT: analgesics are commonly used as local anaesthetics, for example in dentistry

analyse *verb* to examine something in detail **analysieren, untersuchen**; *the laboratory is analysing the blood samples; when the food was analysed it was found to contain traces of bacteria*

◊ **analyser** *noun* machine which analyses blood *or* tissue samples automatically **Analyzer, Analysengerät, Analysenautomat**

◊ **analysis** *noun* examination of a substance to find out what it is made of **Analyse**
(NOTE: plural is **analyses)**

◊ **analyst** *noun* person who examines samples of substances *or* tissue, to find out what they are made of **Laboranalytiker/-in**; *see also* PSYCHOANALYSIS, PSYCHOANALYST

anaphase *noun* stage in cell division, after the metaphase and before the telophase **Anaphase**

anaphylaxis *noun* reaction, similar to an allergic reaction, to an injection *or* to a bee sting **Anaphylaxie**

◊ **anaphylactic shock** *noun* sudden allergic reaction to an allergen such as an injection, which can be fatal **anaphylaktischer Schock**

anaplasia *noun* loss of a cell's characteristics, caused by cancer **Anaplasie**

◊ **anaplastic** *adjective* referring to anaplasia **anaplastisch**; **anaplastic neoplasm** = cancer where the cells are not similar to those of the tissue from which they come **anaplastisches Neoplasma**

anasarca *noun* dropsy *or* presence of fluid in the body tissues **Anasarca**

anastomose *verb* to attach two arteries *or* tubes together **anastomosieren**

◊ **anastomosis** *noun* connection made between two vessels *or* two tubes, either naturally or by surgery **Anastomose**

anatomy *noun* (i) structure of the body; (ii) study of the structure of the body **(i) Anatomie,**

Aufbau, Struktur; (ii) Anatomie; *he is studying anatomy; she failed her anatomy examination* **human anatomy** = structure, shape and functions of the human body **Humananatomie; the anatomy of a bone** = description of the structure and shape of a bone **Knochenaufbau**

◇ **anatomical** *adjective* referring to anatomy **anatomisch;** *the anatomical features of a fetus*

◇ **anatomist** *noun* scientist who specializes in the study of the anatomy **Anatom**

ancestor *noun* person from whom someone is descended, usually a person who lived a long time ago **Vorfahr, Ahne**

ancillary staff *noun* staff in a hospital who are not administrators, doctors or nurses (such as cleaners, porters, kitchen staff, etc.) **Hilfspersonal**

anconeus *noun* small triangular muscle at the back of the elbow **Musculus anconaeus, Knorrenmuskel**

Ancylostoma *or* **Ankylostoma** *or* **hookworm** *noun* parasitic worm in the intestine, which holds onto the wall of the intestine with its teeth and lives on the blood and protein of the carrier **Ankylostoma duodenale, Hakenwurm**

◇ **ancylostomiasis** *or* **hookworm disease** *noun* disease caused by a hookworm which lives on the blood of the host, where the patient suffers weakness and anaemia **Ankylostomiasis, Hakenwurmkrankheit;** *see also* NECATOR

androgen *noun* male sex hormone *or* hormone which increases the male characteristics of the body **Androgen**

◇ **androgenic** *adjective* which produces male characteristics **androgen**

androsterone *noun* one of the male sex hormones **Androsteron**

anemia *(US)* = ANAEMIA

anencephaly *noun* absence of a brain, which causes a fetus to die a few hours after birth **Anenzephalie**

◇ **anencephalous** *adjective* with no brain **anenzephal**

anergy *noun* (i) being weak *or* lacking energy; (ii) lack of immunity **(i) Anergie, Energielosigkeit; (ii) Anergie, Nichtreagieren auf Antigene**

aneurine *noun* thiamine *or* vitamin B_1 **Thiamin, Vitamin B1**

aneurysm *noun* swelling caused by the weakening of a wall of a blood vessel **Aneurysma; congenital aneurysm** = weakening of the arteries at the base of the brain, occurring in a baby from birth **angeborenes Aneurysma**

COMMENT: aneurysm usually occurs in the wall of the aorta, and is often due to atheroma and sometimes to syphilis

angiectasis *noun* swelling of the blood vessels **Angiektasie**

angiitis *noun* inflammation of a blood vessel **Angiitis, Gefäßentzündung**

angina (pectoris) *noun* pain in the chest caused by inadequate supply of blood to the heart muscles, following exercise or eating, because of narrowing of the arteries **Angina pectoris, Stenokardie; stable angina** = angina which has not changed for a long time **stabile Angina pectoris; unstable angina** = angina which has suddenly become worse **instabile Angina pectoris**

◇ **anginal** *adjective* referring to angina **pektanginös;** *he suffered anginal pains*

angio- *prefix* referring to a blood vessel **Angio-, Gefäß-**

◇ **angiocardiography** *noun* X-ray examination of the cardiac system after injecting it with an opaque dye so that the organs appear clearly on the film **Angiokardiographie**

◇ **angiogram** *noun* X-ray picture of blood vessels **Angiogramm**

◇ **angiography** *noun* X-ray examination of blood vessels after injection with an opaque dye so that they show up in an X-ray **Angiographie**

◇ **angioma** *noun* benign tumour (such as a naevus) formed in blood vessels **Angiom**

◇ **angioneurotic oedema** *noun* sudden accumulation of liquid under the skin, similar to nettlerash **angioneurotisches Ödem, Quincke-Ödem**

◇ **angioplasty** *noun* plastic surgery to repair a blood vessel, such as a narrowed coronary artery **Angioplastie; percutaneous angioplasty** = repair of a narrowed artery by passing a balloon into the artery through a catheter, and then inflating it **perkutane Angioplastie**

◇ **angiosarcoma** *noun* malignant tumour in the blood vessels **Angiosarkom**

◇ **angiospasm** *noun* spasm which constricts blood vessels **Angiospasmus, Gefäßkrampf**

◇ **angiotensin** *noun* one of the factors responsible for high blood pressure **Angiotensin**

angle *noun* bend *or* corner **Winkel**; *see also* STERNOCLAVICULAR

◇ **angular vein** *noun* vein which continues the facial vein at the side of the nose **Vena angularis**

anhidrosis *noun* condition where the amount of sweat is reduced or there is no sweat at all **Anhidrose, Anhidrosis**

◇ **anhidrotic** *noun & adjective* (drug) which reduces sweating **Anhidrotikum; anhidrotisch**

anhydraemia *noun* lack of sufficient fluid in the blood **Anhydrämie**

anidrosis *noun* = ANHIDROSIS

animal *noun* living and moving thing **Tier;** *dogs and cats are animals, and man is also an animal* **animal bite** = bite from an animal **Tierbiss**

COMMENT: bites from animals should be cleaned immediately. The main danger from animal bites is the possibility of catching rabies

aniridia *noun* congenital absence of the iris **Aniridie**

anisometropia *noun* state where the refraction in the two eyes is different **Anisometropie**

ankle *noun* part of the body where the foot is connected to the leg **Fußknöchel, Sprunggelenk**; **he twisted his ankle** *or* **he sprained his ankle** = he hurt it by stretching it *or* bending it **er hat sich den Fuß verrengt, er hat sich den Fuß verstaucht**; **ankle bone** *or* **talus** = bone which is part of the tarsus, and links the bones of the lower leg to the calcaneus **Sprungbein, Talus**; **ankle fracture** = break in any of the bones in the ankle **Knöchelfraktur**; **ankle joint** = joint which connects the bones of the lower leg (the tibia and fibula) to the talus **Sprunggelenk, Fußgelenk(e)**; **ankle jerk** = sudden jerk as a reflex action of the foot when the back of the ankle is tapped **Achillessehnenreflex**

ankyloblepharon *noun* state where the edges of the eyelids are stuck together **Ankyloblepharon**

ankylosis *noun* condition where the bones of a joint fuse together **Ankylose**

◇ **ankylose** *verb (of bones)* to fuse together **ankylosieren, versteifen**; *see also* SPONDYLITIS

Ankylostoma *or* **Ancylostoma** *or* **hookworm** *noun* parasitic worm in the intestine, which holds on to the wall of the intestine with its teeth and lives on the blood and protein of the carrier **Ankylostoma duodenale, Hakenwurm**

◇ **ankylostomiasis** *or* **hookworm disease** *noun* disease caused by the hookworm, where the patient suffers weakness and anaemia, and can in severe cases die **Ankylostomiasis, Hakenwurmkrankheit**

annulus *noun* ring *or* structure shaped like a ring **Anulus, Ring**

◇ **annular** *adjective* shaped like a ring **ringförmig**

anococcygeal *adjective* referring to both the anus and coccyx **anokokzygeal**

anomaly *noun* something which is different from the usual **Anomalie**

◇ **anomalous** *adjective* different from what is usual **anomal, abweichend**; **anomalous pulmonary venous drainage** = condition where oxygenated blood from the lungs drains into the right atrium instead of the left **Lungenvenentransposition**

anonychia *noun* congenital absence of one or more nails **Anonychie**

Anopheles *noun* mosquito which carries the malaria parasite **Anopheles**

anorchism *noun* congenital absence of testicles **Anorchie**

anorectal *adjective* referring to both the anus and rectum **anorektal**

anorexia *noun* loss of appetite **Anorexie, Appetitlosigkeit**; **anorexia nervosa** = psychological condition (usually found in girls) where the patient refuses to eat because of a fear of becoming fat **Anorexia nervosa, Magersucht**

◇ **anorexic** *adjective* referring to anorexia **anorektisch, appetitlos**; *the school has developed a programme of counselling for anorexic students*

anosmia *noun* lack of the sense of smell **Anosmie**

anovular bleeding *noun* bleeding from the uterus when ovulation has not taken place **anovulatorischer Zyklus**

anoxaemia *noun* reduction of the amount of oxygen in the blood **Anoxämie**

◇ **anoxia** *noun* lack of oxygen in body tissue **Anoxie**

◇ **anoxic** *noun* referring to anoxia **anoxisch**

anserina *see* CUTIS

answer

1 *noun* reply *or* words spoken or written when someone has spoken to you or asked you a question **Antwort;** *he phoned the laboratory but there was no answer; have the tests provided an answer to the problem?*

2 *verb* to reply *or* to speak or write words after someone has spoken to you or asked you a question **antworten;** *when asked if the patient would survive the consultant did not answer* **to answer an emergency call** = to go to the place where the call came from to bring help **einen Notfall aufsuchen**

antacid *noun* medicinal substance (tablet *or* liquid) which counteracts acidity in the stomach **Antazidum**

ante- *prefix* meaning before **Ante-, Vor-**

◇ **ante cibum** *Latin phrase meaning* 'before food' (used in prescriptions) **ante cibum, vor dem Essen**

◇ **anteflexion** *noun* abnormal bending forward, especially of the uterus **Anteflexion, Anteflexio (uteri)**

◇ **antemortem** *noun* period before death **ante mortem, prämortal, vor dem Tod**

◇ **antenatal** *adjective* during the period between conception and childbirth **pränatal, vorgeburtlich**; **antenatal diagnosis** *or* **prenatal diagnosis** = medical examination of a pregnant woman to see if the fetus is developing normally **Pränataldiagnostik**; *see also* CLINIC

◇ **antepartum** *adjective & noun* (in the) period of three months before childbirth **ante partum, präpartal, (Zeit) vor der Entbindung**

anterior *adjective* in front **anterior, vordere (r,s)**; **anterior superior iliac spine** = projection at the front end of the iliac crest of the pelvis **Spina iliaca anterior superior, vorderer oberer Darmbeinstachel**; **anterior jugular** = small jugular vein in the neck **Vena jugularis anterior, vordere Halsvene**; **anterior synechia** = condition of the eye, where the iris sticks to the cornea **vordere Synechie;** (NOTE: opposite is **posterior)**

anteversion *noun* leaning forward of an organ, especially of the uterus **Anteversion, Anteversio (uteri)**

anthelmintic *noun & adjective* (drug) which removes worms from the intestine **Anthelmintikum, Wurmmittel; anthelmintisch**

anthracosis *noun* lung disease from breathing coal dust **Anthrakose, Kohlenstaublunge**

anthrax *noun* disease of cattle and sheep which can be transmitted to humans **Anthrax, Milzbrand**

> COMMENT: caused by *Bacillus anthracis*, anthrax can be transmitted by touching infected skin, meat or other parts of an animal (including bone meal used as a fertilizer). It causes pustules on the skin or in the lungs (woolsorter's disease)

anti- *prefix* meaning against **Anti-, Gegen-**

◇ **antiallergenic** *adjective* (cosmetic, etc.) which will not aggravate an allergy **antiallergen**

◇ **anti-arrhythmic** *adjective* (drug) which corrects an irregular heartbeat **antiarrythmisch**

◇ **antibacterial** *adjective* which destroys bacteria **antibakteriell**

◇ **antibiogram** *noun* laboratory technique which establishes to what degree an organism is sensitive to an antibiotic **Antibiogramm**

◇ **antibiotic**

1 *adjective* which stops the spread of bacteria **antibiotisch**

2 *noun* drug (such as penicillin) which is developed from living substances and which stops the spread of microorganisms **Antibiotikum;** *he was given a course of antibiotics; antibiotics have no use against virus diseases* **broad spectrum antibiotics** = antibiotics which are used to control many types of bacteria **Breitspektrumantibiotika**

> COMMENT: penicillin is one of the commonest antibiotics, together with streptomycin, tetracycline, erythromycin and many others. Although antibiotics are widely

and successfully used, new forms of bacteria have developed which are resistant to them

◇ **antibody** *noun* substance which is naturally present in the body and which attacks foreign substances (such as bacteria) **Antikörper**; *tests showed that he was antibody positive*

◇ **anti-cancer drug** *noun* drug which can control *or* destroy cancer cells **Krebsmedikament, Zytostatikum**

◇ **anticoagulant** *noun & adjective* (drug) which slows down or stops blood clotting **Antikoagulans, Gerinnungshemmer; gerinnungshemmend**

◇ **anti-convulsant** *noun & adjective* (drug) used to control convulsions, as in the treatment of epilepsy **Antikonvulsivum, krampflösendes Mittel; krampflösend**

◇ **anti D immunoglobulin** *noun* immunoglobulin administered to Rh-negative mothers after the birth of a Rh-positive baby, to prevent haemolytic disease of the newborn in the next pregnancy **Anti-D-Immunglobulin**

◇ **antidepressant** *noun & adjective* (drug) used to treat depression **Antidepressivum; antidepressiv**

◇ **antidiuretic** *adjective* which stops the production of excessive amounts of urine **antidiuretisch**; *hormones which have an antidiuretic effect on the kidneys* **antidiuretic hormone (ADH)** *or* **vasopressin** = hormone secreted by the pituitary gland which acts on the kidneys to regulate the quantity of salt in body fluids and the amount of urine excreted by the kidneys **antidiuretisches Hormon (ADH), Vasopressin**

◇ **antidote** *noun* substance which counteracts the effect of a poison **Antidot, Gegenmittel**; *there is no satisfactory antidote to cyanide*

◇ **antiemetic** *noun & adjective* (drug) which prevents sickness *or* vomiting **Antiemetikum; antiemetisch**

◇ **antifungal** *adjective* (substance) which kills *or* controls fungi **antimykotisch**

◇ **antigen** *noun* substance (such as a virus *or* germ) in the body which makes the body produce antibodies to attack it **Antigen**

◇ **antigenic** *adjective* (substance) which stimulates the formation of antibodies **antigen**

◇ **antihaemophilic factor** *noun* factor VIII (used to encourage clotting in haemophiliacs) **antihämophiler Faktor (AHF), antihämophiles Globulin (AHG)**

◇ **antihistamine (drug)** *noun* drug used to control the effects of an allergy which releases histamine **Antihistaminikum**

◇ **anti-HIV antibodies** *noun* antibodies which attack HIV **HIV-Antikörper**

◇ **antihypertensive** *noun & adjective* (drug) used to reduce high blood pressure **Antihypertonikum, Antihypertensivum; antihypertensiv, blutdrucksenkend**

◇ **antilymphocytic serum (ALS)** *noun* serum used to produce immunosuppression in transplants **Antilymphozytenserum (ALS)**

◇ **antimalarial** *noun & adjective* (drug) used to treat malaria **Malariamittel; gegen Malaria wirksam**

◇ **antimetabolite** *noun* substance which can replace a cell metabolism, but which is not active **Antimetabolit**

◇ **antimitotic** *adjective* which prevents the division of a cell by mitosis **antimitotisch**

◇ **antimycotic** *adjective* which destroys fungi **antimykotisch**

◇ **antiperistalsis** *noun* movement in the oesophagus *or* intestine where the contents are moved in the opposite direction to normal peristalsis, so leading to vomiting **Antiperistaltik**

◇ **antiperspirant** *noun* substance which prevents sweating **Antitranspirant, schweißhemmendes Mittel**

◇ **antipruritic** *noun & adjective* (substance) which prevents itching **Antipruriginosum; antipruritisch, juckreizlindernd**

◇ **antipyretic** *noun & adjective* (drug) which helps to reduce a fever **Antipyretikum, fiebersenkendes Mittel; antipyretisch, fiebersenkend**

◇ **anti Rh body** *noun* antibody formed in the mother's blood in reaction to a Rhesus antigen in the blood of the fetus **Anti-Rh, Rh-Antikörper**

◇ **antisepsis** *noun* preventing sepsis **Antisepsis**

◇ **antiseptic**

1 *adjective* which prevents germs spreading **antiseptisch, keimtötend**; *she gargled with an antiseptic mouthwash*

2 *noun* substance which prevents germs growing or spreading **Antiseptikum**; *the nurse painted the wound with antiseptic*

◇ **antiserum** *noun* serum taken from an animal which has developed antibodies to bacteria, used to give temporary immunity to a disease **Antiserum**; (NOTE: plural is **antisera**)

◇ **antisocial** *adjective* (behaviour) which is dangerous to other people **asozial, unsozial, gesellschaftsfeindlich**; **antisocial hours** = hours of work (such as night duty) which can disrupt the worker's family life **familienfeindliche Arbeitszeit**

◊ **antispasmodic** *noun* drug used to prevent spasms **Antispasmodikum, Spasmolytikum**

◊ **antitetanus serum (ATS)** *noun* serum which protects a patient against tetanus **Tetanusserum**

◊ **antithrombin** *noun* substance present in the blood which prevents clotting **Antithrombin**

◊ **antitoxic serum** *noun* immunizing agent, formed of serum taken from an animal which has developed antibodies to a disease, used to protect a person from that disease **antitoxisches Serum**

◊ **antitoxin** *noun* antibody produced by the body, which counteracts a poison in the body **Antitoxin**

◊ **antitragus** *noun* small projection on the outer ear opposite the tragus **Antitragus**

◊ **antituberculous drug** *noun* drug used to treat tuberculosis **Tuberkulostatikum, Antituberkulotikum**

◊ **antitussive** *noun* drug used to reduce coughing **Antitussivum, Hustenmittel**

◊ **antivenene** *or* **antivenom (serum)** *noun* serum which is used to counteract the poison from bites of snakes *or* insects **Antivenenum, Antiserum**

◊ **antiviral drug** *noun* drug which is effective against a virus **antivirales Arzneimittel**

antral *adjective* referring to an antrum **antral, Antrum-**; **antral puncture** = making a hole in the wall of the maxillary sinus to remove fluid **Antrumpunktion**

◊ **antrectomy** *noun* surgical removal of an antrum in the stomach to prevent gastrin being formed **Antrektomie**

◊ **antrostomy** *noun* surgical operation to make an opening in the maxillary sinus **Antrotomie, Antrumdrainage**

◊ **antrum** *noun* any cavity inside the body, especially one in bone **Antrum, Höhle, Hohlraum**; **antrum of Highmore** = maxillary air sinus **Antrum Highmori, Sinus maxillaris, Kieferhöhle**; **mastoid antrum** = cavity linking the air cells of the mastoid process with the middle ear **Antrum mastoideum**; **pyloric antrum** = space at the bottom of the stomach, before the pyloric sphincter **Antrum pyloricum, Magenantrum**

anuria *noun* condition where the patient does not make urine, either because of a deficiency in the kidneys or because the urinary tract is blocked **Anurie**

anus *noun* opening at the end of the rectum, leading outside the body between the buttocks, through which the faeces are passed **Anus, After** *see illustration* DIGESTIVE SYSTEM, UROGENITAL SYSTEM
(NOTE: for terms referring to the anus, see also **anal** and words beginning with **ano-**)

anvil *or* **incus** *noun* one of the three ossicles in the middle ear **Amboss, Incus**

anxious *adjective*
(a) worried and afraid **besorgt;** *my sister is ill - I am anxious about her*
(b) eager **begierig, bestrebt;** *she was anxious to get home; I was anxious to see the doctor*

◊ **anxiety** *noun* state of being very worried and afraid **Sorge, Besorgnis**; **anxiety disorders** = various mental disorders where the patient is worried and afraid (including the phobias) **Angstpsychosen**

aorta *noun* large artery which takes blood away from the left side of the heart, and takes it to other arteries **Aorta, Hauptschlagader** *see illustration* HEART; **abdominal aorta** = the part of the aorta between the diaphragm and the point where it divides into the iliac arteries **Aorta abdominalis, Bauchaorta** *see illustration* KIDNEY; **ascending aorta** *or* **descending aorta**= first two sections of the aorta as it leaves the heart, first rising and then turning downwards **Aorta ascendens, aufsteigende Aorta; Aorta descendens, absteigende Aorta**; **thoracic aorta** = the part of the aorta which crosses the thorax **Aorta thoracica, Brustaorta**

◊ **aortic** *adjective* referring to the aorta **aortal, Aorten-**; **aortic arch** = bend in the aorta which links the ascending aorta to the descending **Arcus aortae, Aortenbogen**; **aortic hiatus** = opening in the diaphragm through which the aorta passes **Hiatus aorticus, Aortenschlitz**; **aortic incompetence** = defective aortic valve, causing regurgitation **Aorten(klappen)insuffizienz**; **aortic regurgitation** = backwards flow of blood caused by a defective aortic valve **Aortenregurgitation, Regurgitation bei Aorteninsuffizienz**; **aortic sinuses** = swellings in the aorta from which the coronary arteries lead back into the heart itself **Sinus aortae**; **aortic stenosis** = condition where the aortic valve is narrow, caused by rheumatic fever **Aortenklappenstenose**; **aortic valve** = valve with three flaps at the opening into the aorta **Aortenklappe**

◊ **aortitis** *noun* inflammation of the aorta **Aortitis**

◇ **aortography** *noun* X-ray examination of the aorta after an opaque substance has been injected into it **Aortographie**

> COMMENT: the aorta is about 45 centimetres long. It leaves the left ventricle, rises (where the carotid arteries branch off) then goes downwards through the abdomen and divides into the two iliac arteries. The aorta is the blood vessel which carries all arterial blood from the heart

apathetic *adjective* (patient) who takes no interest in anything **apathisch, teilnahmslos**

aperient *noun & adjective* (substance, such as a laxative *or* purgative) which helps make bowel movements **Abführmittel; abführend**

aperistalsis *noun* lack of the peristaltic movement in the bowel **Aperistaltik**

aperture *noun* hole **Apertura, Apertur, Öffnung**

apex *noun* top of the heart *or* lung; end of the root of a tooth **Apex, Spitze**; **apex beat** = heartbeat which can be felt if the hand is placed on the heart **Herzspitzenstoß**

Apgar score *noun* method of judging the condition of a newborn baby **Apgar-Index**

> COMMENT: the baby is given a maximum of two points on each of five criteria: colour of the skin, heartbeat, breathing, muscle tone and reaction to stimuli

> QUOTE in this study, babies having an Apgar score of four or less had 100% mortality. The lower the Apgar score, the poorer the chance of survival
>
> Indian Journal of Medical Sciences

aphagia *noun* being unable to swallow **Aphagie**

aphakia *noun* absence of a crystalline lens of the eye **Aphakie**

aphasia *noun* being unable to speak or write *or* to understand speech or writing, caused by damage to the brain centres which control speech **Aphasie, Aphemie**

aphonia *noun* being unable to make sounds **Aphonie, Stimmlosigkeit**

aphrodisiac *noun & adjective* (substance) which increases sexual urges **Aphrodisiakum; den Geschlechtstrieb und die Potenz steigernd**

aphthae *or* **aphthous ulcers** *plural noun* ulcers in the mouth **Aphthen**

apical abscess *noun* abscess in the socket around the root of a tooth **apikaler Abszess**

◇ **apicectomy** *noun* surgical removal of the root of a tooth **Apikotomie, Wurzelspitzenresektion**

aplasia *noun* lack of growth of tissue **Aplasie**

aplastic anaemia *noun* anaemia caused by bone marrow failure which stops the formation of red blood cells **aplastische Anämie**

apnoea *noun* stopping of breathing **Apnoe, Atemstillstand**

◇ **apnoeic** *adjective* where breathing has stopped **apnoisch**

apocrine glands *noun* glands, such as the sweat glands which produce body odour, where part of gland's cells break off with the secretions **apokrine Drüsen**

aponeurosis *noun* band of tissue which attaches muscles to each other **Aponeurose, Sehnenplatte**

apophysis *noun* growth of bone, not at a joint **Apophyse**

◇ **apophyseal** *adjective* referring to apophysis **apophysär**

◇ **apophysitis** *noun* inflammation of an apophysis **Apophysitis**

apoplexy *noun* stroke *or* sudden loss of consciousness caused by a cerebral haemorrhage or blood clot in the brain **Apoplexie, Schlaganfall**

◇ **apoplectic** *adjective* (person) suffering from apoplexy *or* likely to have a stroke **apoplektisch**

apparatus *noun* equipment used in a laboratory *or* hospital **Apparat, Gerät**; *the hospital has installed new apparatus in the physiotherapy department; the blood sample was tested in a special piece of apparatus*
(NOTE: no plural: **a piece of apparatus; some new apparatus)**

appear *verb*
(a) to start being seen **erscheinen, sich zeigen**; *a rash suddenly appeared on the upper part of the body*
(b) to seem **scheinen**; *he appears to be seriously ill*

◇ **appearance** *noun* how a person or thing looks **Aussehen, äußere Erscheinung**; *you could tell from her appearance that she was suffering from anaemia*

appendage *noun* part of the body *or* piece of tissue which hangs down from another part **Appendix, Anhang, Fortsatz**

appendix *noun*
(a) any small tube *or* sac hanging from an organ **Appendix, Anhangsgebilde**
(b) (vermiform) appendix = small tube shaped like a worm, attached to the caecum, which serves no function but can become infected **Appendix vermiformis, Wurmfortsatz (des Blinddarms)**; **grumbling appendix** = chronic appendicitis **chronische Appendizitis;** (NOTE: plural is **appendices)** *see illustration* DIGESTIVE SYSTEM

◇ **appendiceal** *adjective* referring to the appendix **Appendix-;** *there is a risk of appendiceal infection*

◇ **appendicectomy** *or* *(US)* **appendectomy** *noun* surgical removal of an appendix **Appendektomie**

◇ **appendicitis** *noun* inflammation of the vermiform appendix **Appendizitis, Wurmfortsatzentzündung (sog. ‚Blinddarmentzündung')**

> COMMENT: appendicitis takes several forms, the main ones being: acute appendicitis, which is a sudden attack of violent pain in the right lower part of the abdomen, accompanied by a fever. Acute appendicitis normally requires urgent surgery. A second form is chronic appendicitis, where the appendix is continually slightly inflamed, giving a permanent dull pain or a feeling of indigestion

◇ **appendicular skeleton** *noun* part of the skeleton formed of the arms and legs, together with the shoulder bones and pelvis which are attached to the spine **Extremitätenskelett;** *compare* AXIAL SKELETON

appetite *noun* wanting food **Appetit; loss of appetite** = lack of interest in eating food **Appetitlosigkeit, Anorexie**

appliance *noun* piece of apparatus used on the body **Apparat, Gerät, Vorrichtung;** *he wore a surgical appliance to support his neck*

apply *verb*
(a) to ask for a job **sich bewerben;** *she applied for a job in a teaching hospital*
(b) to refer to **gelten für, betreffen, zutreffen auf;** *this order applies to all medical staff; the rule applies to visitors only*
(c) to put (a substance) on **applizieren, auftragen, anwenden;** *the ointment should not be applied to the face*

◇ **application** *noun*
(a) asking for a job (usually in writing) **Bewerbung;** *if you are applying for the job, you must fill in an application form*
(b) putting a substance on **Applikation, Anwendung;** *two applications of the lotion should be made each day*

◇ **applicator** *noun* instrument for applying a remedy **Applikator, Tupferträger; Salbenspatel**

appoint *verb* to give someone a job **einstellen; ernennen, berufen;** *she was appointed night sister*

◇ **appointment** *noun*
(a) giving someone a job **Einstellung; Ernennung, Berufung; on his appointment as head of the clinical department** = when he was made head of the clinical department **bei seiner Berufung zum Leiter der klinischen Abteilung**
(b) arrangement to see someone at a particular time **Termin, Verabredung;** *I have an appointment with the doctor or to see the doctor on Tuesday or I have a doctor's appointment on Tuesday; can I make an appointment to see Dr Jones? I'm very busy - I've got appointments all day*

appreciate *verb* to notice how good something is **schätzen, zu schätzen wissen;** *the patients always appreciate a talk with the ward sister*

approach *verb* to go *or* come nearer **(sich) nähern, näher kommen;** *as the consultant approached, all the patients looked at him*

approve *verb* **to approve of something** = to think that something is good **billigen, gutheißen; genehmigen, zulassen;** *I don't approve of patients staying in bed; the Medical Council does not approve of this new treatment; the drug has been approved by the Department of Health*

apraxia *noun* being unable to make proper movements **Apraxie**

apron *noun* cloth or plastic cover which you wear in front of your clothes to stop them getting dirty **Schürze;** *the surgeon was wearing a green apron*

apyrexia *noun* absence of fever **Apyrexie, Fieberlosigkeit**

aqua *noun* water **Aqua, Wasser**

aqueduct *noun* canal *or* tube which carries fluid from one part of the body to another **Aquaeductus, Aquädukt; cerebral aqueduct**

or **aqueduct of Silvius** = canal connecting the third and fourth ventricles in the brain **Aquaeductus cerebri, Aquaeductus Sylvii**

aqueous *adjective* (solution) made with water **wässrig, wasserhaltig**

◇ **aqueous (humour)** *noun* fluid in the eye between the lens and the cornea **Humor aquaeus, Kammerwasser;** (NOTE: usually referred to as 'the aqueous')

aquiline nose *noun* nose which is large and strongly curved **Adlernase**

arachidonic acid *noun* essential fatty acid **Arachidonsäure**

arachnidism *noun* poisoning by the bite of a spider **Arachnidismus**

arachnodactyly *noun* one of the conditions of Marfan's syndrome, a congenital condition where the fingers and toes are long and thin **Arachnodaktylie, Spinnenfingrigkeit**

arachnoid mater *or* **arachnoid membrane** *noun* middle membrane covering the brain **Arachnoidea (mater), Spinnwebenhaut**

◇ **arachnoiditis** *noun* inflammation of the arachnoid membrane **Arachnoiditis**

arbor vitae *noun* structure of the cerebellum *or* of the womb which looks like a tree **Arbor vitae**

◇ **arborization** *noun* (i) branching ends of some nerve fibres or of a motor nerve in muscle fibre; (ii) normal tree-like appearance of venules, capillaries and arterioles; (iii) branching of capillaries when inflamed **(i) Aufspaltung, Aufteilung; (ii) Verzweigung, Verästelung; (iii) Arborisation, Verzweigung**

arbovirus *noun* virus transmitted by blood-sucking insects **Arbovirus**

arc *noun* (i) nerve pathway; (ii) part of a curved structure in the body **(i) Bogen; (ii) Arcus, Bogen**; **arc eye** *or* **snow blindness** = temporary painful blindness caused by ultraviolet rays, especially in arc welding or from sunlight shining on snow **UV-Blindheit; Schneeblindheit**; **reflex arcs** = nerve pathways of a reflex action **Reflexbogen**

arch *noun* curved part of the body, especially under the foot **Arcus, Bogen**; **aortic arch** = curved part of the aorta which joins the ascending aorta to the descending **Arcus aortae, Aortenbogen**; **deep plantar arch** = curved artery crossing the sole of the foot **Arcus plantaris profundus, tiefer Sohlenbogen**; **palmar arch** = one of two arches formed by arteries in the palm of the hand **Arcus palmaris, Hohlhandbogen**; **longitudinal arch** *or* **plantar arch** = curved part of the sole of the foot running along the length of the foot **Arcus pedis longitudinalis, Längswölbung des Fußes**; **metatarsal arch** *or* **transverse arch** = arch across the sole of the foot from side to side **Arcus pedis transversalis, Querwölbung des Fußes**; **zygomatic arch** = ridge of bone across the temporal bone between the ear and the bottom of the eye socket **Arcus zygomaticus, Jochbogen**; **fallen arches** = condition where the arches in the sole of the foot are not high **Pes planus, Senkfuß**

arcus *noun* arch **Arcus, Bogen**; **arcus senilis** = grey ring round the cornea, found in old people **Arcus senilis corneae, Greisenbogen**

◇ **arcuate** *adjective* arched **arcuatus, bogenförmig**; **medial arcuate ligament** = fibrous arch to which the diaphragm is attached **Ligamentum arcuatum mediale, mediales Bogenband**; *see also* ARTERY

area *noun*

(a) measurement of the space occupied by something **Fläche;** *to measure the area of a room you must multiply the length by the width; the area of the ward is 250 square metres*

(b) space occupied by something **Bereich, Areal, Gebiet, Feld;** *there is a small area of affected tissue in the right lung; treat the infected area with antiseptic* **visual area** = part of the cerebral cortex which is concerned with sight **Sehrinde**; **bare area of liver** = large triangular part of the liver not covered with peritoneum **Area nuda**

areata *see* ALOPECIA

areola *noun* (i) coloured part round the nipple; (ii) part of the iris closest to the pupil **(i) Areola mamma, Brustwarzenhof; (ii) Pupillarsaum**

◇ **areolar tissue** *noun* type of connective tissue **areoläres Bindegewebe**

arginine *noun* amino acid which helps the liver form urea **Arginin**

Argyll Robertson pupil *noun* condition of the eye, where the lens is able to focus, but the pupil does not react to light **Argyll-Robertson-Zeichen**

COMMENT: a symptom of general paralysis of the insane, or of locomotor ataxia

arise *verb* (i) to begin in *or* to come from (a

place); (ii) to start to happen **(i) entspringen; (ii) sich ergeben, entstehen;** *a muscle arising in the scapula; two problems have arisen concerning the removal of the geriatric patients to the other hospital* (NOTE: **arising - arose - has arisen)**

> QUOTE the target cells for adult myeloid leukaemia are located in the bone marrow, and there is now evidence that a substantial proportion of childhood leukaemias also arise in the bone marrow
> British Medical Journal

> QUOTE one issue has consistently arisen - the amount of time and effort which nurses need to put into the writing of detailed care plans
> Nursing Times

arm *noun* one of the limbs *or* part of the body which goes from the shoulder to the hand, formed of the upper arm, the elbow and the forearm **Arm;** *she broke her arm skiing; lift your arms up above your head* **arm bones** = the humerus, the ulna and the radius **Armknochen**; **arm sling** = sling made of cloth attached round the neck, used to support an injured arm **Mitella, Armtragetuch**

◇ **armpit** *or* **axilla** *noun* hollow under the shoulder, between the arm and the body, where the upper arm joins the shoulder **Axilla, Achsel**
(NOTE: for other terms referring to the arm see words beginning with **brachi-)**

Arnold-Chiari malformation *noun* congenital condition where the base of the skull is malformed, allowing parts of the cerebellum into the spinal canal **Arnold-Chiari-Syndrom**

aromatherapy *noun* treatment to relieve tension, etc., in which fragrant oils and creams containing plant extracts are massaged into the skin **Aromatherapie**

◇ **aromatherapist** *noun* person specializing in aromatherapy **Aromatherapeut/-in**

arrange *verb*
(a) to put in order **(an)ordnen;** *the beds are arranged in rows; the patients' records are arranged in alphabetical order*
(b) to organize **arrangieren, vereinbaren;** *he arranged the appointment for 6 o' clock*

◇ **arrangement** *noun* way in which something is put in order; way in which something is organized **Arrangement, Anordnung**

arrector pili muscle *noun* small muscle which is attached to a hair follicle and makes the hair stand upright, and also forms goose pimples **Musculus arrector pili, Haarbalgmuskel** *see illustration* SKIN, SENSORY RECEPTOR

arrest *noun* stopping of a bodily function **Stillstand**; *see also* CARDIAC

arrhythmia *noun* variation in the rhythm of the heartbeat **Arrhythmie, Rhythmusstörung**

arsenic *noun* poison which was once used in some medicines **Arsen;** (NOTE: the chemical symbol is **As)**

artefact *noun* something which is made *or* introduced artificially **Artefakt**

artefakta *see* DERMATITIS

artery *noun* blood vessel taking blood from the heart to the tissues of the body **Arteria, Arterie, Schlagader**; **arcuate artery** = curved artery in the foot *or* kidney **Arteria arcuata, Bogenschlagader**; **axillary artery** = artery leading from the subclavian artery at the armpit **Arteria axillaris, Achselschlagader**; **basilar artery** = artery which lies at the base of the brain **Arteria basilaris, Schädelbasisschlagader**; **brachial artery** = artery running down the arm from the axillary artery to the elbow, where it divides into the radial and ulnar arteries **Arteria brachialis, Armschlagader**; **brachiocephalic artery** = INNOMINATE ARTERY; **cerebral arteries** = main arteries taking blood into the brain **Hirnarterien**; **common carotid artery** = main artery leading up each side of the lower part of the neck **Arteria carotis communis, gemeinsame Kopfschlagader, Halsschlagader**; **communicating arteries** = arteries which connect the blood supply from each side of the brain, forming part of the circle of Willis **Verbindungsschlagadern**; **coronary arteries** = arteries which supply blood to the heart muscle **Arteriae coronariae, Koronararterien, Kranzschlagadern des Herzens**; **facial artery** = artery which branches off the external carotid into the face and mouth **Arteria facialis, Gesichtsschlagader**; **femoral artery** = continuation of the external iliac artery, which runs down the front of the thigh and then crosses to the back **Arteria femoralis, Oberschenkelschlagader**; **gastric artery** = artery leading from the coeliac trunk to the stomach **Arteria gastrica, Magenschlagader**; **hardened arteries** *or* **hardening of the arteries** = arteriosclerosis *or* condition (mainly found in old people) where the walls of arteries become thicker because of deposits of fats and minerals, making it more difficult for the blood to pass, and so causing high blood pressure **Arterienverkalkung**; **hepatic artery** = artery which takes blood to the liver **Arteria hepatica, Leberschlagader**; **common iliac artery** = one of two arteries which branch from the aorta in the abdomen and divide into the internal and external iliac arteries **Arteria iliaca communis, gemeinsame Hüftschlagader**; **ileocolic artery** = branch of the superior mesenteric artery **Arteria ileocolica, Krummdarm-Dickdarm-Schlagader**; **innominate artery** = largest branch from the aortic arch, which continues as the right common carotid and right subclavian arteries **Truncus brachiocephalicus, Arm-Kopf-Schlagaderstamm**; **interlobar artery** = artery running towards the cortex on each side of a renal pyramid **Arteria interlobaris, Zwischenlappenschlagader**; **interlobular arteries** = arteries running to the glomeruli of the kidneys **Arteriae interlobulares, Zwischenläppchenschlagadern**; **lingual artery** = artery which supplies the tongue **Arteria lingualis, Zungenschlagader**; **lumbar artery** = one of four arteries which supply the back muscles and skin **Arteria lumbalis, Lendenschlagader**; **mesenteric artery** = one of two arteries ('superior and inferior mesenteric arteries') which supply the small intestine or the transverse colon and rectum **Arteria mesenterica, Gekröseschlagader**; **popliteal artery** = artery which branches from the femoral artery at the knee and leads into the tibial arteries **Arteria poplitea, Kniekehlenschlagader**; **pulmonary arteries** = arteries which take deoxygenated blood from the heart to the lungs to be oxygenated **Arteriae pulmonales, Lungenschlagadern**; **radial artery** = artery which branches from the brachial artery, starting at the elbow and ending in the palm of the hand **Arteria radialis, Speichenschlagader**; **renal arteries** = pair of arteries running from the abdominal aorta to the kidneys **Arteriae renales, Nierenschlagadern**; **retinal artery** = sole artery of the retina (it accompanies the optic nerve) **Arteria centralis retinae, zentrale Netzhautschlagader**; **subclavian artery** = artery running from the aorta to the axillary artery in each arm **Arteria subclavia, Unterschlüsselbeinschlagader**; **tibial arteries** = two arteries which run down the front and back of the lower leg **Arteriae tibiales, Schienbeinschlagadern**; **ulnar artery** = artery which branches from the brachial artery at the elbow and joins the radial artery in the palm of the hand **Arteria ulnaris, Ellenschlagader**; **vertebral arteries** = two arteries which go up the back of the neck into the brain **Arteriae vertebrales, Wirbelschlagadern**; *compare* VEIN

> COMMENT: In most arteries, the blood has been oxygenated in the lungs and is bright red in colour. In the pulmonary artery, the blood is deoxygenated and so is darker. The arterial system begins with the aorta, which leaves the heart and from which all the arteries branch

◊ **arterial** *adjective* referring to arteries **arteriell**; **arterial bleeding** = bleeding from an artery **arterielle Blutung**; **arterial block** = blocking of an artery by a blood clot **Arterienverschluss**; **arterial blood** = oxygenated blood *or* bright red blood in an artery which has received oxygen in the lungs and is being taken to the tissues **arterielles Blut**; **arterial supply to the brain** = supply of blood to the brain by the internal carotid arteries and the vertebral arteries **Hirndurchblutung**

◊ **arteriectomy** *noun* surgical removal of an artery *or* part of an artery **Arteriektomie**

◊ **arterio-** *prefix* referring to arteries **Arterio-**

◊ **arteriogram** *noun* X-ray photograph of an artery, taken after it has been injected with opaque dye **Arteriogramm**

◊ **arteriography** *noun* taking of X-ray photographs of arteries after injecting an opaque dye **Arteriographie**

◊ **arteriole** *noun* very small artery **Arteriole**

◊ **arteriopathy** *noun* disease of an artery **Arteriopathie**

◊ **arterioplasty** *noun* plastic surgery to make good a damaged *or* blocked artery **Arterioplastie**

◊ **arteriorrhaphy** *noun* stitching of an artery **Arteriorrhaphie, Arteriennaht**

◊ **arteriosclerosis** *noun* hardening of the arteries *or* condition where the walls of arteries become thick and more rigid, making it more difficult for the blood to pass, and so causing high blood pressure, stroke and coronary thrombosis **Arteriosklerose, ‚Arterienverkalkung'**

◊ **arteriosus** *see* DUCTUS

◊ **arteriotomy** *noun* puncture made into the wall of an artery **Arteriotomie**

◊ **arteriovenous** *adjective* referring to both an artery and a vein **arteriovenös**

◊ **arteritis** *noun* inflammation of the walls of an artery **Arteriitis, Schlagaderentzündung**; **giant-cell arteritis** = disease of old people, which often affects the arteries in the scalp **Riesenzellarteriitis, Arteriitis temporalis**

arthr- *prefix* referring to a joint **Arthr(o)-**

◇ **arthralgia** *noun* pain in the joints **Arthralgie, Gelenkschmerz**

◇ **arthrectomy** *noun* surgical removal of a joint **Arthrektomie**

◇ **arthritis** *noun* painful inflammation of a joint **Arthritis, Gelenkentzündung**; **rheumatoid arthritis** = general painful disabling disease affecting any joint, but usually the hands, feet, and hips **rheumatoide Arthritis, progredient chronische Polyarthritis**; *see also* OSTEOARTHRITIS

◇ **arthritic**

1 *adjective* referring to arthritis **arthritisch**; *he has an arthritic hip*

2 *noun* person suffering from arthritis **Arthritiker**

◇ **arthroclasia** *noun* removal of ankylosis in a joint **Arthroklasie**

◇ **arthrodesis** *noun* surgical operation where a joint is fused in a certain position so preventing pain from movement **Arthrodese**

◇ **arthrodynia** *noun* pain in a joint **Arthrodynie, Gelenkschmerz**

◇ **arthrography** *noun* X-ray photography of a joint **Arthrographie**

◇ **arthropathy** *noun* disease in a joint **Arthropathie, Gelenkerkrankung**

◇ **arthroplasty** *noun* surgical operation to repair a joint *or* to replace a joint **Arthroplastik**; **total hip arthroplasty** = replacing both the head of the femur and the acetabulum with an artificial joint **Totalendoprothese (TEP)**

◇ **arthroscope** *noun* instrument which is inserted into the cavity of a joint to inspect it **Arthroskop**

◇ **arthroscopy** *noun* examining the inside of a joint by means of an arthroscope **Arthroskopie**

◇ **arthrosis** *noun* degeneration of a joint **Arthrosis deformans, Arthrose**

◇ **arthrotomy** *noun* cutting into a joint to drain pus **Arthrotomie**

articulation *noun* joint *or* series of joints **Articulatio, Artikulation, Gelenk**

◇ **articular** *adjective* referring to joints **articularis, artikulär, Gelenk-**; **articular cartilage** = layer of cartilage at the end of a bone where it forms a joint with another bone **Gelenkknorpel** *see illustration* BONE STRUCTURE; **articular facet of a rib** = point at which a rib articulates with the spine **Facies articularis costae, Gelenkfläche einer Rippe**

◇ **articulate** *verb* to be linked with another bone in a joint **artikulieren, ein Gelenk bilden**; **articulating bones** = bones which form a joint **artikulierende Knochen**; **articulating process** = piece of bone which sticks out from a vertebra and links with the next vertebra **Processus articularis, Gelenkfortsatz**

artificial *adjective* which is made by man *or* which is not a natural part of the body **künstlich, artifiziell**; *artificial cartilage; artificial kidney; artificial lung; artificial leg* **artificial insemination** = introduction of semen into a woman's womb by artificial means **artifizielle Insemination, künstliche Befruchtung**; *see also* AID, AIH; **artificial respiration** = way of reviving someone who has stopped breathing (as by mouth-to-mouth resuscitation) **Atemspende**; **artificial ventilation** = breathing which is assisted *or* controlled by a machine **(künstliche) Beatmung**

◇ **artificially** *adverb* in an artificial way **künstlich, artifiziell**

arytenoid *adjective* (cartilage) at the back of the larynx **arytaenoideus, gießbeckenartig**

As *chemical symbol for* arsenic **As, Arsen**

asbestosis *noun* disease of the lungs caused by inhaling asbestos dust **Asbestose**

ascariasis *noun* disease of the intestine and sometimes the lungs, caused by infestation with *Ascaris lumbricoides* **Askariasis**

◇ **Ascaris lumbricoides** *noun* type of large roundworm which is a parasite in the human intestine **Ascaris lumbricoides**

ascending *adjective* going upwards **ascendens, aufsteigend**; **ascending aorta** = first part of the aorta which goes up from the heart until it turns at the aortic arch **Aorta ascendens, aufsteigende Aorta**; **ascending colon** = first part of the colon which goes up the right side of the body from the caecum **Colon ascendens, aufsteigender Teil des Dickdarms** *see illustration* DIGESTIVE SYSTEM

Aschoff nodules *plural noun* nodules which are formed mainly in or near the heart in rheumatic fever **Aschoff-Knötchen**

ascites *noun* abnormal accumulation of liquid from the blood in the peritoneal cavity, occurring in dropsy **Aszites, Bauchwassersucht**

ascorbic acid *noun* vitamin C **Ascorbinsäure**

COMMENT: ascorbic acid is found in fresh fruit (especially oranges and lemons) and in vegetables. Lack of Vitamin C can cause anaemia and scurvy

-ase *suffix* meaning an enzyme **-ase**

asepsis *noun* state of being sterilized *or* with no infection **Asepsis**

◇ **aseptic** *adjective* referring to asepsis **aseptisch, keimfrei;** *it is important that aseptic techniques should be used in microbiological experiments* **aseptic meningitis** = relatively mild form of viral meningitis **aseptische Meningitis**; **aseptic surgery** = surgery using sterilized equipment, rather than relying on killing germs with antiseptic drugs **Operation unter aseptischen Kautelen**; *compare* ANTISEPTIC

asexual *adjective* not involving sex **asexuell**; **asexual reproduction** = reproduction of a cell by cloning **asexuelle Fortpflanzung, ungeschlechtliche Fortpflanzung**

Asian flu *see* FLU

asleep *adjective* sleeping **schlafend;** *the patient is asleep and must not be disturbed* **she fell asleep** = she began to sleep **sie schlief ein**; **fast asleep** = sleeping deeply **fest schlafen, fest eingeschlafen sein;** *the babies are all fast asleep*
(NOTE: **asleep** cannot be used in front of a noun **the patient is asleep** but **a sleeping patient)**

asparagine and aspartic acid *nouns* two amino acids in protein **Asparagin und Asparaginsäure**

aspect *noun* way of looking at a patient **Aspekt**; **anterior aspect** = view of the front of the body *or* of the front of part of the body **Vorderansicht**; **posterior aspect** = view of the back of the body *or* of the back of part of the body **Rückansicht**

aspergillosis *noun* infection of the lungs with *Aspergillus,* a type of fungus **Aspergillose**

aspermia *noun* absence of sperm in semen **Aspermie**

asphyxia *noun* suffocation *or* condition where someone is prevented from breathing and therefore cannot take oxygen into the bloodstream **Asphyxie, Erstickung**; **asphyxia neonatorum** = failure to breathe in a newborn baby **Asphyxia neonatorum, Neugeborenenasphyxie**

COMMENT: asphyxia can be caused by strangulation *or* by breathing poisonous gas *or* by having the head in a plastic bag, etc.

◇ **asphyxiate** *verb* to stop someone from breathing **ersticken;** *the baby caught his head in a plastic bag and was asphyxiated; an unconscious patient may become asphyxiated if left lying on his back*

◇ **asphyxiation** *noun* state of being asphyxiated **Erstickung**

aspiration *noun* (i) removing fluid from a cavity in the body (often using a hollow needle); (ii) inhalation of air, fluid or solid matter **(i) Aspiration, Absaugung; (ii) Aspiration**; **aspiration pneumonia** = form of pneumonia where infected matter is inhaled from the bronchi or oesophagus **Aspirationspneumonie**

◇ **aspirator** *noun* instrument to suck fluid out of a cavity, out of the mouth in dentistry, from an operation site **Aspirator, Sauger**

aspirin *noun* (i) common pain-killing drug *or* acetylsalicylic acid; (ii) tablet of this drug **(i) Aspirin, Azetylsalizylsäure; (ii) Aspirin;** *he took two aspirin tablets or two aspirins before going to bed*

COMMENT: aspirin can have an irritating effect on the lining of the stomach, and even causes bleeding

assay *noun* testing of a substance **Analyse**; *see also* BIOASSAY, IMMUNOASSAY

assimilate *verb* to take substances which have been absorbed into the blood from digested food, into the body's tissues **assimilieren**

◇ **assimilation** *noun* action of assimilating food **Assimilation**

assist *verb* to help **helfen, assistieren**; **assisted respiration** = breathing helped by a machine **assistierte Beatmung**

◇ **assistance** *noun* help **Assistenz, Hilfe**; **medical assistance** = help provided by a nurse *or* by a member of the Red Cross, etc. **ärztliche Assistenz**

◇ **assistant** *noun* person who helps **Assistent/-in;** *six assistants helped the consultant*

associate *verb* to be related to *or* to be connected with **einhergehen mit, verbunden sein mit;** *the condition is often associated with diabetes; side-effects which may be associated with the drug*

◇ **association** *noun*
(a) relating one thing to another in the mind **Assoziation, Verknüpfung**; **association area** =

area of the cortex of the brain which is concerned with relating stimuli coming from different sources **Assoziationsfeld**; **association neurone** = neurone which links an association area to the main parts of the cortex **Assoziationsneuron**; **association tracts** = tracts which link areas of the cortex in the same cerebral hemisphere **Assoziationsbahnen**
(b) group of people in the same profession *or* with the same interests **Verband**; *see also* BRITISH MEDICAL ASSOCIATION

aster *noun* structure shaped like a star, seen around the centrosome in cell division **Aster**

asthenia *noun* being weak *or* not having any strength **Asthenie, Kraftlosigkeit, Schwäche**

◇ **asthenic** *adjective* (general condition) where the patient has no strength and no interest in things **asthenisch, kraftlos**

asthenopia *noun* eyestrain **Asthenopie, Schwachsichtigkeit**

asthma *noun* narrowing of the bronchial tubes where the muscles go into spasm and the patient has difficulty in breathing **Asthma**; **cardiac asthma** = difficulty in breathing caused by heart failure **Asthma cardiale, Herzasthma**

◇ **asthmatic**
1 *adjective* referring to asthma **asthmatisch;** *he has an asthmatic attack every spring* **asthmatic bronchitis** = asthma associated with bronchitis **asthmatische Bronchitis**
2 *noun* person suffering from asthma **Asthmatiker/-in**

◇ **asthmaticus** *see* STATUS

astigmatism *noun* defect in the eye, which prevents the eye from focusing correctly **Astigmatismus, Brennpunktlosigkeit**

◇ **astigmatic** *adjective* referring to astigmatism **astigmatisch**; **he is astigmatic** = he suffers from astigmatism **er leidet an Astigmatismus**

astonish *verb* to surprise **erstaunen;** *I was astonished to hear that she had recovered*

◇ **astonishing** *adjective* which surprises **erstaunlich;** *it's astonishing how many people catch flu in the winter*

◇ **astonishment** *noun* great surprise **Erstaunen;** *to the doctor's great astonishment, she suddenly started to walk*

astragalus *noun* old name for talus *or* the ankle bone **Astragalus, Sprungbein**

astringent *noun & adjective* (substance) which stops bleeding and makes the skin tissues contract and harden **Adstringens; adstringierend**

astrocyte *noun* star-shaped brain cell **Astrozyt**

◇ **astrocytoma** *noun* type of brain tumour, consisting of star-shaped cells which develop slowly in the brain and spinal cord **Astrozytom**

asymmetry *noun* state where the two sides of the body are not closely similar to each other **Asymmetrie**

asymptomatic *adjective* which does not show any symptoms of disease **asymptomatisch**

asynclitism *noun* situation at childbirth, where the head of the baby enters the vagina at an angle **Asynklitismus**

asynergia *or* **dyssynergia** *noun* awkward movements and bad coordination, caused by a disorder of the cerebellum **Asynergie, Dyssynergie**

asystole *noun* state where the heart has stopped beating **Asystolie**

ataraxia *noun* being calm *or* not worrying **Ataraxie**

◇ **ataractic** *or* **ataraxic** *adjective* (drug) which calms a patient **ataraktisch**

atavism *noun* situation where a patient suffers from a condition which an ancestor was known to have suffered from, but not his immediate parents **Atavismus**

ataxia *noun* lack of control of movements due to defects in the nervous system **Ataxie**; **cerebellar ataxia** = disorder where the patient staggers and cannot speak clearly **zerebellare Ataxie**; **locomotor ataxia** = TABES DORSALIS

◇ **ataxic** *adjective* referring to ataxia **ataktisch**; *see also* GAIT

atelectasis *noun* collapse of a lung, where lung fails to expand properly **Atelektase**

atherogenic *adjective* which may produce atheroma **atherogen**

◇ **atheroma** *noun* thickening of the walls of an artery by deposits of fatty substance such as cholesterol **Atherom**

◊ **atherosclerosis** *noun* condition where deposits of fats and minerals form on the walls of an artery (especially the aorta, the coronary arteries and the cerebral arteries) and prevent blood from flowing easily **Atherosklerose**

◊ **atherosclerotic** *adjective* referring to atherosclerosis **atherosklerotisch; atherosclerotic plaque** = deposit on the walls of an artery **atherosklerotische Plaque**

athetosis *noun* repeated slow movements of the limbs, caused by a brain disorder such as cerebral palsy **Athetose**

athlete's foot = TINEA PEDIS

atlas *noun* top vertebra in the spine, which supports the skull and pivots on the axis *or* second vertebra **Atlas, erster Halswirbel** *see illustration* VERTEBRAL COLUMN

atmospheric pressure *noun* normal pressure in the air **Luftdruck**

COMMENT: disorders due to atmospheric pressure include altitude sickness and caisson diseases

atomizer *or* **nebulizer** *noun* instrument which sprays liquid in the form of tiny drops **Zerstäuber, Vernebler**

atony *noun* lack of tone *or* tension in the muscles **Atonie**

atopen *noun* allergen which causes an atopy **Atopen**

◊ **atopic eczema** *or* **atopic dermatitis** *noun* eczema caused by a hereditary allergy **atopisches Ekzem; atopische Dermatitis**

◊ **atopy** *noun* hereditary allergic reaction **Atopie**

ATP = ADENOSINE TRIPHOSPHATE

atresia *noun* abnormal closing *or* absence of a tube in the body **Atresie**

◊ **atretic** *adjective* referring to atresia **atretisch; atretic follicle** = scarred remains of an ovarian follicle **Follikelatresie**

atrium *noun* (i) one of the two upper chambers in the heart; (ii) cavity in the ear behind the eardrum **(i) Atrium, Vorhof; (ii) Vestibulum, Vorhof** *see illustration* HEART; (NOTE: plural is **atria**)

COMMENT: the two atria in the heart both receive blood from veins; the right atrium receives venous blood from the superior and inferior vena cavae, and the left atrium receives oxygenated blood from the pulmonary veins

◊ **atrial** *adjective* referring to the heart **atrial, Vorhof-; atrial fibrillation** = rapid uncoordinated fluttering of the atria of the heart, causing an irregular heartbeat **Vorhofflimmern**

◊ **atrioventricular** *adjective* referring to the atria and ventricles **atrioventrikulär; atrioventricular bundle** *or* **AV bundle** *or* **bundle of His** = bundle of fibres which conduct impulses and which pass from the atrioventricular node to the septum and then divide to connect with the two ventricles **His-Bündel; atrioventricular groove** = groove round the outside of the heart, showing the division between the atria and ventricles **Sulcus coronarius cordis, Kranzfurche; atrioventricular node** *or* **AV node** = mass of conducting tissue in the right atrium, which continues as the bundle of His and passes impulses from the atria to the ventricles **AV-Knoten, Atrioventrikularknoten, Aschoff-Tawara-Knoten**

atrophy

1 *noun* wasting of an organ *or* part of the body **Atrophie, Schwund**

2 *verb (of part of the body)* to waste away *or* to become smaller **atrophieren, schrumpfen, verkümmern**

atropine *noun* alkaloid substance derived from belladonna, a poisonous plant, used, among other things, to enlarge the pupil of the eye **Atropin**

ATS = ANTITETANUS SERUM

attach *verb* to fix *or* to fasten **befestigen, anheften, ansetzen;** *the stomach is attached to the other organs by the greater and lesser omenta*

◊ **attachment** *noun* (i) something which is attached; (ii) arrangement where a home nurse is attached to a particular general practice **(i) Angefügtes, Zusatzteil; (ii) Angliederung, vertragliche Zusammenarbeit**

attack *noun* sudden illness **Anfall, Schub;** *he had an attack of fever; she had two attacks of laryngitis during the winter* **heart attack** = state where the heart suffers from defective blood supply because one of the arteries becomes blocked by a blood clot (coronary thrombosis) **Herzanfall**

attempt

1 *noun* try **Versuch;** *they made an attempt to treat the disease with antibiotics*

2 *verb* to try **versuchen;** *the surgeons attempted to sew the finger back on*

attend *verb*
(a) to be present at **besuchen, anwesend sein;** *will you attend the meeting tomorrow? seventeen patients are attending the antenatal clinic*
(b) to look after (a patient) **behandeln, versorgen;** *he was attended by two doctors* **attending physician** = doctor who is looking after a certain patient **behandelnder Arzt;** *he was referred to the hypertension unit by his attending physician*
◇ **attend to** *verb* to deal with **sich kümmern um;** *the doctor is attending to his patients*
◇ **attention** *noun* care in looking after a patient **Behandlung, Versorgung;** *he has had the best medical attention, she needs urgent medical attention*

attract *verb* to make something come nearer **anziehen;** *the solid attracts the gas to its surface; the patient is sexually attracted to both males and females*
◇ **attraction** *noun* act of attracting **Anziehungskraft; sexual attraction** = feeling of wanting to have sexual intercourse with someone **sexuelle Anziehung**

Au *chemical symbol for* gold **Au, Gold**

audi- *prefix* referring to hearing *or* sound **Audio-**
◇ **audible** *adjective* which can be heard **hörbar; audible limits** = upper and lower limits of sound frequencies which can be heard by humans **Hörschwellen**
◇ **audiogram** *noun* graph drawn by an audiometer **Audiogramm**
◇ **audiometer** *noun* apparatus for testing hearing **Audiometer**
◇ **audiometry** *noun* science of testing hearing **Audiometrie**

audit *noun* (i) analysis of the accounts of a hospital *or* doctor's practice, to see if they are correct; (ii) analysis of statistics relating to a doctor's practice (as numbers of patients *or* incidence of disease *or* numbers of patients referred to specialists, etc.) for research purposes **(i) Buchprüfung, Rechnungsprüfung; (ii) Patientenstatistik**

auditory *adjective* referring to hearing **auditorius, auditiv(us); external auditory canal** *or* **meatus** = tube leading from the outer ear to the eardrum **Meatus acusticus externus, äußerer Gehörgang; internal auditory meatus** = channel which takes the auditory nerve through the temporal bone **Meatus acusticus internus, innerer Gehörgang; auditory nerve** *or* **vestibulocochlear nerve** = eighth cranial nerve which governs hearing and balance **Nervus vestibulocochlearis, Gleichgewichts- und Hörnerv** *see illustration* EAR

Auerbach's plexus *noun* group of nerve fibres in the intestine wall **Auerbach-Plexus**

aura *noun* warning sensation of varying kinds which is experienced before an attack of epilepsy *or* migraine *or* asthma **Aura**

aural *adjective* (i) referring to the ear; (ii) like an aura **(i) & (ii) aural; aural polyp** = polyp in the middle ear **Ohrpolyp; aural surgery** = surgery on the ear **Ohroperation**

auricle *noun* tip of each atrium in the heart **Auricula, Herzohr**
◇ **auriculae** *see* CONCHA
◇ **auricular** *adjective* (i) referring to the ear; (ii) referring to an auricle **(i) aurikulär, Ohr-; (ii) aurikulär; auricular veins** = veins which lead into the posterior facial vein **Venae auriculares (anteriores), Venae praeauriculares**

auriscope *or* **otoscope** *noun* instrument for examining the ear and eardrum **Otoskop**

auscultation *noun* listening to the sounds of the body using a stethoscope **Auskultation**
◇ **auscultatory** *adjective* referring to auscultation **auskultatorisch**

authority *noun*
(a) power to act **Autorität, Befugnis; to abuse one's authority** = to use powers in an illegal *or* harmful way **seine Macht missbrauchen**
(b) official body which controls an area **Behörde, Amt, Verwaltung;** *see also* DISTRICT, REGIONAL

autism *noun* condition of children and adolescents, where the patient is completely absorbed in himself, pays no attention to others and does not communicate with anyone **Autismus**
◇ **autistic** *adjective* referring to autism **autistisch; autistic child** = child suffering from autism **autistisches Kind**

auto- *prefix* meaning oneself **Auto-, Selbst-, Eigen-**
◇ **autoantibody** *noun* antibody formed to attack the body's own cells **Autoantikörper**
◇ **autoclave**
1 *noun* equipment for sterilizing surgical instruments using heat under high pressure **Autoklav**

2 *verb* to sterilize using heat under high pressure **autoklavieren;** *autoclaving is the best method of sterilization; waste should be put into autoclavable plastic bags*

◊ **autograft** *noun* graft *or* transplant made using parts of the patient's own body **Autotransplantat, autogenes Transplantat**

◊ **autoimmune** *adjective* referring to an immune reaction in a person to antigens in his own tissue **autoimmun**; **autoimmune disease** = disease where the patient's own cells are attacked by autoantibodies **Autoimmunkrankheit;** *rheumatoid arthritis is thought to be an autoimmune disease*

◊ **autoimmunity** *noun* state where an organism produces autoantibodies to attack its own cells **Autoimmunität**

◊ **autoinfection** *noun* infection by a germ already in the body; infection of one part of the body by another **Autoinfektion**

◊ **autointoxication** *noun* poisoning of the body by toxins produced in the body itself **Autointoxikation**

◊ **autolysis** *noun* action of destroying cells by their own enzymes **Autolyse, Selbstverdauung**

◊ **automatic** *adjective* which works by itself, with no one making it work **automatisch**

◊ **automatically** *adverb* working without a person giving instructions **automatisch;** *the heart beats automatically*

◊ **automatism** *noun* state where a person acts without consciously knowing that he is acting **Automatismus**

> COMMENT: automatic acts can take place after concussion or epileptic fits. In law, automatism can be a defence to a criminal charge when the accused states that he acted without knowing what he was doing

◊ **autonomic** *adjective* which governs itself independently **autonom**; **autonomic nervous system** = nervous system formed of ganglia linked to the spinal column, which regulates the automatic functioning of the main organs of the body, such as the heart and lungs, and which works when a person is asleep or even unconscious **autonomes Nervensystem, vegetatives Nervensystem**; *see also* PARASYMPATHETIC SYSTEM, SYMPATHETIC SYSTEM

◊ **autonomy** *noun* being free to act as one wishes **Autonomie**

◊ **autopsy** *or* **post mortem** *noun* examination of a dead body by a pathologist, to find out the cause of death **Autopsie, Obduktion**

◊ **autosome** *noun* one of a pair of similar chromosomes **Autosom**

◊ **autotransfusion** *noun* infusion into a patient of his own blood **Autotransfusion**

auxiliary
1 *adjective* which helps **Hilfs-;** *the hospital has an auxiliary power supply in case the electricity supply breaks down*
2 *noun* assistant **Helfer/-in, Assistent/-in**; **nursing auxiliary** = helper who does general work in a hospital *or* clinic **Krankenpflegehelfer/-in**

AV bundle *or* **AV node** = ATRIOVENTRICULAR

available *adjective* which can be got **erhältlich, verfügbar;** *the drug is available only on prescription; all available ambulances were rushed to the scene of the accident*

avascular *adjective* with no blood vessels *or* with a deficient blood supply **avaskulär, gefäßfrei; ischämisch**; **avascular necrosis** = condition where tissue cells die because their supply of blood has been cut **ischämische Nekrose**

aversion (to) *noun* great dislike of something **Aversion, Abneigung (gegen)**; **aversion therapy** = treatment where the patient is cured of a type of behaviour by making him develop a great dislike for it **Aversionstherapie**

avitaminosis *noun* disorder caused by lack of vitamins **Avitaminose**

avoid *verb* to try not to do something; to try not to hit something **(ver)meiden;** *you must try to avoid over exerting yourself; the patient on a diet should avoid alcohol*

avulsion *noun* pulling away tissue by force **Avulsio, Ausriss, Abriss**; **nail avulsion** = pulling away an ingrowing toenail **Ausreißen eines Nagels**; **phrenic avulsion** = surgical removal of part of the phrenic nerve in order to paralyse the diaphragm **Phrenikusexhärese**

awake
1 *verb*
(a) to wake somebody up **wecken, erwecken;** *he was awoken by pains in his chest*
(b) to wake up **aufwachen, erwachen;** *after the accident he awoke to find himself in hospital* (NOTE: **awakes - awaking - awoke - has awoken)**
2 *adjective* not asleep **wach;** *he was still awake at 2 o'clock in the morning; the*

patients were kept awake by shouts in the next ward **the baby is wide awake** = very awake **das Baby ist hellwach;** (NOTE: **awake** cannot be used in front of a noun)

◇ **awaken** *verb* to wake someone; to stimulate someone's senses **wecken, erwecken**

aware of *adjective* knowing *or* conscious enough to know what is happening **bewusst;** *she is not aware of what is happening around her; the surgeon became aware of a problem with the heart-lung machine*

◇ **awareness** *noun* being aware (especially of a problem) **Bewusstsein**

> QUOTE doctors should use the increased public awareness of whooping cough during epidemics to encourage parents to vaccinate children
>
> Health Visitor

awkward *adjective* difficult to reach *or* find *or* to deal with **schwierig, ungünstig;** *the tumour is in a very awkward position for surgery*

◇ **awkwardly** *adverb* in a difficult way **schwierig, ungünstig;** *the tumour is awkwardly placed and not easy to reach*

axial *adjective* referring to an axis **axial(is), Achsen-**; **axial skeleton** = main part of the skeleton, formed of the skull, backbone and ribs **Achsenskelett**; *compare* APPENDICULAR SKELETON; **computerized axial tomography (CAT)** = X-ray examination using a computer to build up a picture of a section of the body **Computertomographie**

axilla *noun* armpit *or* hollow under the shoulder between the upper arm and the body, where the arm joins the shoulder **Axilla, Achsel;** (NOTE: plural is **axillae)**

◇ **axillary** *adjective* referring to the armpit **axillar(is), Achsel-**; **axillary artery** = artery which branches from the subclavian artery in the armpit **Arteria axillaris, Achselschlagader**; **axillary nodes** = part of the lymphatic system in the arm **Nodi lymphatici axillares, Achsellymphknoten**

> COMMENT: the armpit contains several important blood vessels, lymph nodes and sweat glands

axis *noun*
(a) imaginary line through the centre of the body **Axis, Achse**
(b) central vessel, which divides into other vessels **Gefäßachse, Gefäßstamm**
(c) second vertebra, on which the atlas sits **Axis, zweiter Halswirbel** *see illustration* VERTEBRAL COLUMN
(NOTE: plural is **axes)**

axodendrite *noun* appendage like a fibril on the axon of a nerve **Axodendrit**

◇ **axon** *noun* nerve fibre which sends impulses from one neurone to another, linking with the dendrites of the other neurone **Axon, Achsenzylinder**; **axon covering** = myelin sheath which covers a nerve **Markscheide**; **postsynaptic axon** *or* **presynaptic axon** = nerves on either side of a synapse **postsynaptisches Axon, präsynaptisches Axon** *see illustration* NEURONE

azidothymidine (AZT) *noun* zidovudine, a drug used in the treatment of AIDS **Azidothymidin (AZT)**

> COMMENT: there is no cure for AIDS but this drug may help to slow its progress

azo dyes *plural noun* artificial colouring additives derived from coal tar, added to food to give it colour **Azofarbstoffe**

> COMMENT: many of the azo dyes (such as tartrazine) provoke allergic reactions; some are believed to be carcinogenic

azoospermia *noun* absence of sperm **Azoospermie**

azotaemia *noun* presence of urea or other nitrogen compounds in the blood **Azotämie**

◇ **azoturia** *noun* presence of urea or other nitrogen compounds in the urine, caused by kidney disease **Azoturie**

AZT = AZIDOTHYMIDINE

azygos *adjective* single *or* not one of a pair **azygos, unpaar**; **azygos vein** = vein which brings blood back into the vena cava from the abdomen **Vena azygos, unpaare Vene**

Bb

Vitamin B *noun* **Vitamin B complex** = group of vitamins which are soluble in water, including folic acid, pyridoxine, riboflavine and many others **Vitamin-B-Komplex**; **Vitamin B_1** *or* **thiamine** = vitamin found in yeast, liver, cereals and pork **Vitamin B1, Thiamin; Vitamin B_2** *or* **riboflavine** = vitamin found in eggs, liver, green vegetables, milk and yeast **Vitamin B2, Riboflavin; Vitamin B_6** *or* **pyridoxine** = vitamin found in meat, cereals and molasses **Vitamin B6, Pyridoxin; Vitamin B_{12}** *or* **cyanocobalamin** = vitamin found in liver and kidney, but not present in vegetables **Vitamin B12, Cyanocobalamin**

COMMENT: lack of vitamins from the B complex can have different results: lack of thiamine causes beriberi; lack of riboflavine affects a child's growth, and can cause anaemia and inflammation of the tongue and mouth; lack of pyridoxine causes convulsions and vomiting in babies; lack of vitamin B_{12} causes anaemia

Ba *chemical symbol for* barium **Ba, Barium**

Babinski reflex *or* **Babinski test** *noun* abnormal response of the toes to running a finger lightly across the sole of the foot **Babinski-Zeichen, Babinski-Reflex**; *see* PLANTAR REFLEX

COMMENT: the normal response is for all the toes to turn down, but in the case of the Babinski reflex, the big toe turns up, while the others turn down and spread out, a sign of hemiplegia and pyramidal tract disease

baby *noun* very young child **Baby, Säugling, Kleinkind;** *babies start to walk when they are about 12 months old* **baby care** = looking after babies **Säuglingspflege; baby clinic** = special clinic which deals with babies **Kinderklinik**
(NOTE: if you do not know the sex of a baby you can refer to it as **it: 'the baby was sucking its thumb')**

bacillus *noun* bacterium shaped like a rod **Bazillus;** (NOTE: plural is **bacilli)**

◇ **bacillaemia** *noun* infection of the blood by bacilli **Bazillämie**

◇ **bacillary** *adjective* referring to bacillus **Bazillen-; bacillary dysentery** = dysentery caused by the bacillus *Shigella* in contaminated food **Bakterienruhr**

◇ **bacille Calmette-Guérin (BCG)** *noun* vaccine which immunizes against tuberculosis **Bacillus Calmette-Guérin (BCG)**

◇ **bacilluria** *noun* presence of bacilli in the urine **Bazillurie**

back *noun*
(a) dorsum *or* part of the body from the neck downwards to the waist, which is made of the spine, and the bones attached to it **Dorsum, Rücken;** *he complained of a pain in the back; he hurt his back lifting the piece of wood; she strained her back working in the garden* **back muscles** = strong muscles in the back which help hold the body upright **Rückenmuskeln; back pain** = pain in the back **Rückenschmerzen; back strain** = condition where the muscles *or* ligaments in the back have been strained **überanstrengter Rücken**
(b) other side to the front **Rücken, Rückseite;** *she has a swelling on the back of her hand; the calf muscles are at the back of the lower leg*

◇ **backache** *noun* pain in the back **Rückenschmerzen**

COMMENT: backache can result from bad posture or a soft bed, or by straining a muscle, but it can also be caused by rheumatism (lumbago), fevers such as typhoid fever, and osteoarthritis. Pains in the back can also be referred pains, from gallstones or kidney disease

◇ **backbone** *or* **rachis** *noun* spine *or* series of bones (the vertebrae) linked together to form a flexible column running from the pelvis to the skull **Rückgrat, Wirbelsäule;** *see also* SPINE, SPINAL COLUMN, VERTEBRAL COLUMN
(NOTE: for other terms referring to the back, see words beginning with **dors-)**

baclofen *noun* drug which is a muscle relaxant **Baclofen**

bacteria *plural noun* tiny organisms, some of which are permanently present in the gut and can break down tissue; many of them can cause disease **Bakterien;** (NOTE: the singular is **bacterium)**

COMMENT: bacteria can be shaped like rods (bacilli), like balls (cocci) or have a spiral form (such as spirochaetes). Bacteria, especially bacilli and spirochaetes, can move and reproduce very rapidly

◇ **bacteraemia** *noun* blood poisoning *or* having bacteria in the blood **Bakteriämie**

◇ **bacterial** *adjective* referring to bacteria *or* caused by bacteria **bakteriell;** *children with sickle-cell anaemia are susceptible to bacterial infection* **(subacute) bacterial endocarditis** = infection of the endocardium (the membrane covering the inner surfaces of the heart) by bacteria **(subakute) bakterielle Endokarditis**

◇ **bactericidal** *adjective* which kills bacteria **bakterizid**

◇ **bactericide** *noun* substance which kills bacteria **Bakterizid**

◇ **bacteriological** *adjective* referring to bacteriology **bakteriologisch**

◇ **bacteriologist** *noun* doctor who specializes in the study of bacteria **Bakteriologe**

◇ **bacteriology** *noun* study of bacteria **Bakteriologie**

◇ **bacteriolysin** *noun* protein, usually an immunoglobulin, which destroys bacterial cells **Bakteriolysin**

◇ **bacteriolysis** *noun* destruction of bacterial cells **Bakteriolyse**

◇ **bacteriophage** *noun* virus which infects bacteria **Bakteriophage**

◇ **bacteriostasis** *noun* action of stopping bacteria from multiplying **Bakteriostase**

◇ **bacteriostatic** *adjective* (substance) which does not kill bacteria but stops them from multiplying **bakteriostatisch**

◇ **bacterium** *noun see* BACTERIA

◇ **bacteriuria** *noun* having bacteria in the urine **Bakteriurie**

bad *adjective*
(a) not good *or* not well **schlecht, krank;** *he has a bad leg and can't walk fast* **eating too much fat is bad for you** = it will make you ill **zu viel Fett ist ungesund**; **bad breath** = halitosis *or* condition where a person's breath has an unpleasant smell **Mundgeruch**; **bad tooth** = tooth which has caries **schlechter Zahn, kariöser Zahn**
(b) unpleasant *or* quite serious **schlimm, schwer(wiegend);** *she has got a bad cold; he had a bad attack of bronchitis* **bad - worse - worst**

bag *noun* something made of paper *or* cloth *or* tissue which can contain things **Beutel, Tasche;** *a bag of potatoes; he put the apples in a paper bag* **colostomy bag** *or* **ileostomy bag** = bags attached to the openings made by a colostomy *or* ileostomy to collect faeces as they are passed out of the body **Kolostomiebeutel, Stomabeutel**; **sleeping bag** = comfortable warm bag for sleeping in **Schlafsack**; **bag of waters** = part of the amnion which covers an unborn baby in the womb and contains the amniotic fluid **Fruchtblase**

Baghdad boil *or* **Baghdad sore** *or* **Leishmaniasis** *or* **oriental sore** *noun* skin disease of tropical countries caused by the parasite *Leishmania* **Hautleishmaniase, Orientbeule**

Baker's cyst *noun* swelling filled with synovial fluid, at the back of the knee, caused by weakness of the joint membrane **Baker-Zyste, Poplitealzyste**

baker's itch *or* **baker's dermatitis** *noun* irritation of the skin caused by handling yeast **Bäckerekzem, Bäckerdermatitis**

BAL = BRITISH ANTI-LEWISITE

balance
1 *noun*
(a) device for weighing, made with springs or weights **Waage;** *he weighed the powder in a spring balance*
(b) staying upright *or* not falling **Gleichgewicht**; **sense of balance** = feeling that keeps someone upright, governed by the fluid in the inner ear balance mechanism **Gleichgewichtssinn**; **he stood on top of the fence and kept his balance** = he did not fall off **er stand auf dem Zaun und hielt das Gleichgewicht**
(c) balance of mind = good mental state **psychisches Gleichgewicht**; **disturbed balance of mind** = state of mind when someone is for a time incapable of reasoned action (because of illness *or* depression) **gestörtes psychisches Gleichgewicht**
2 *verb* to stand on something narrow without falling **balancieren;** *he was balancing on top of the fence; how long can you balance on one foot?*

◇ **balanced diet** *noun* diet which provides all the nutrients needed, in the correct proportions **ausgewogene Kost**

balantidiasis *noun* infestation of the large intestine by a parasite *Balantidium coli*, which causes ulceration of the wall of the intestine, giving diarrhoea and finally dysentery **Balantidiasis, Balantidiose**

balanus *noun* glans *or* the round end of the penis **Glans, Eichel**

◇ **balanitis** *noun* inflammation of the glans of the penis **Balanitis**

◇ **balanoposthitis** *noun* inflammation of the foreskin and the end of the penis **Balanoposthitis**

bald *adjective* with no hair *or* (man) who has lost his hair **kahl, kahlköpfig; he is going bald** *or* **he is becoming bald** = he is beginning to lose his hair **er bekommt eine Glatze;** *he went bald when he was still young; after the operation she became quite bald*

◇ **balding** *adjective* (man) who is going bald **mit schütterem Haar, eine Glatze bekommend**

◇ **baldness** *or* **alopecia** *noun* state of not having any hair **Kahlheit, Alopezie**

Balkan frame *or* **Balkan beam** *noun* frame fitted above a bed to which a leg in plaster can be attached **Bettbarren**

ball *noun* (i) round object; (ii) soft part of the hand below the thumb *or* soft part of the foot below the big toe **(i) Ball, Kugel; (ii) Ballen**

◇ **ball and socket joint** *noun* joint where the round end of a long bone is attached to a cup-shaped hollow in another bone in such a way that the long bone can move in almost any direction **Kugelgelenk**

◇ **balloon** *noun* bag of light material inflated with air or a gas (used to unblock arteries) **Ballon**; *see also* ANGIOPLASTY

ballottement *noun* method of examining the body by tapping or moving a part, especially during pregnancy **Ballottement**

balneotherapy *noun* treatment of diseases by bathing in hot water *or* water containing certain chemicals **Balneotherapie, Bäderbehandlung**

balsam *noun* mixture of resin and oil, used to rub on sore joints or to put in hot water and use as an inhalant **Balsam**; *see also* FRIARS' BALSAM

ban *verb* to forbid *or* to say that something should not be done **verbieten;** *alcohol has been banned by his doctor or he has been banned alcohol by his doctor; smoking is banned in most restaurants*

band *noun* thin piece of material for tying things together **Band;** *the papers were held together with a rubber band*

bandage
1 *noun* piece of cloth which is wrapped around a wound **Binde, Verband, Bandage;** *his head was covered with bandages; put a bandage round your knee* **elastic bandage** = stretch bandage used to support a weak joint, or for treatment of a varicose vein **elastische Binde**; **rolled** *or* **roller bandage** = bandage which is a long strip of cloth, which can be kept rolled up when not in use **Rollbinde**; **spiral bandage** = bandage which is wrapped round a limb, each turn overlapping the one before **Spiralverband**; **T bandage** = bandage shaped like the letter T, used for bandaging the area between the legs **T-Verband**; **triangular bandage** = bandage made of a triangle of cloth, used to make a sling for an arm **Dreieckstuch**; **tubular bandage** = bandage made of a tube of elastic cloth **Schlauchbinde**; *see also* ESMARCH'S
2 *verb* to wrap a piece of cloth around a wound **verbinden, bandagieren;** *she bandaged his leg; his arm is bandaged up*

Bandl's ring = RETRACTION RING

bank *noun* place where blood *or* organs from donors can be stored until needed **Bank**; *see also* BLOOD BANK, EYE BANK, SPERM BANK

Bankart's operation *noun* operation to repair a recurrent dislocation of the shoulder **Bankart-Operation**

Banti's syndrome *or* **disease** *or* **splenic anaemia** *noun* type of anaemia where the patient has an enlarged spleen, haemorrhages, portal hypertension and cirrhosis of the liver **Banti-Syndrom**

Barbados leg *noun* form of elephantiasis *or* large swelling due to a Filaria worm **Elephantiasis tropica**

barber's itch *or* **barber's rash** = SYCOSIS

barbitone *noun* type of barbiturate **Barbital**

barbiturate *noun* sleeping pill *or* drug which is used to make people sleep, and which may become addictive if taken frequently **Barbiturat**; **barbiturate abuse** = repeated addictive use of barbiturates which in the end affects the brain **Barbituratabusus, Barbituratmissbrauch**; **barbiturate dependence** = being dependent on regularly taking barbiturate tablets **Barbituratabhängigkeit**; **barbiturate poisoning** = poisoning caused by an overdose of barbiturates **Barbituratvergiftung**

◇ **barbiturism** *noun* addiction to barbiturates **Barbiturismus, Barbitalismus**

barbotage *noun* method of spinal analgesia, where cerebrospinal fluid is injected into the spinal cord and then removed, used as a treatment for cancer **Barbotage**

bare *adjective*
(a) not covered by clothes **nackt, bloß;** *the children had bare feet; her dress left her arms bare*
(b) **bare area of the liver** = large triangular part of the liver not covered with peritoneum **Area nuda**

barium *noun* chemical element used as a contrast in X-ray examinations **Barium**;

barium enema = enema made of barium sulphate which is put into the rectum so that an X-ray can be taken of the lower intestine **Bariumeinlauf, Kontrasteinlauf**; **barium meal** *or* **barium solution** = liquid solution containing barium sulphate which a patient drinks so that an X-ray can be taken of his alimentary tract **Bariumbrei**; *see also* SULPHATE (NOTE: chemical symbol is **Ba**)

Barlow's disease *noun* scurvy in children, caused by lack of vitamin C **Barlow-Syndrom, Möller-Barlow-Krankheit**

baroreceptor *noun* one of a group of nerves near the carotid artery and aortic arch, which sense changes in blood pressure **Barorezeptor**

barotrauma *noun* injury caused by a sharp increase in pressure **Barotrauma**

Barr body *see* CHROMATIN

barrier *noun* thing which prevents contact **Barriere, Schranke**; **barrier cream** = cream put on the skin to prevent the skin coming into contact with irritating substances **Hautschutzcreme**; **barrier nursing** = nursing of a patient suffering from an infectious disease, while keeping him away from other patients and making sure that faeces and soiled bedclothes do not carry the infection to other patients **Isolierung**

> QUOTE those affected by salmonella poisoning are being nursed in five isolation wards and about forty suspected sufferers are being barrier nursed in other wards
>
> Nursing Times

Bartholin's glands *or* **greater vestibular glands** *plural noun* two glands at the side of the entrance to the vagina which secrete a lubricating substance **Bartholin-Drüsen, Glandulae vestibulares majores**

◇ **bartholinitis** *noun* inflammation of Bartholin's glands **Bartholinitis**

basal *adjective* extremely important *or* which affects a base **basal**; **basal cell carcinoma** = RODENT ULCER; **basal ganglia** = masses of grey matter in the cerebrum **Basalganglien**; **basal metabolism** *or* **basal metabolic rate (BMR)** = amount of energy which a person uses in exchanging oxygen and carbon dioxide when at rest **Grundumsatz (GU), Ruheumsatz**; **basal narcosis** = making a patient unconscious by administering a narcotic before giving a general anaesthetic **Basisnarkose**; **basal nuclei** = mass of grey matter at the bottom of each cerebral hemisphere **Nuclei basales, Basalganglien**

◇ **basale** *see* STRATUM

◇ **basalis** *see* DECIDUA

base *noun*

1

(a) bottom part **Basis, Grundfläche;** *the base of the spine* **base of the brain** = bottom surface of the cerebrum **Basis cerebri, Hirnbasis**

(b) main ingredient of an ointment, as opposed to the active ingredient **Basis, Grundlage**

(c) substance which reacts with an acid to form a salt **Base, Lauge**

2 *verb* to make, using a substance as a main ingredient **als Basis/Grundlage verwenden**; **cream based on zinc oxide** = cream which uses zinc oxide as a base **Salbe auf Zinkoxidbasis**

Basedow's disease = THYROTOXICOSIS

basement membrane *noun* membrane at the base of an epithelium **Basalmembran**

basic *adjective* very simple *or* which everything else comes from **elementar, Grund-**; *you should know basic maths if you want to work in a shop* **basic structure of the skin** = the two layers of skin (the inner dermis and the outer epidermis) **Grundstruktur der Haut**

basilar *adjective* referring to a base **basilaris, Basilar-**; **basilar artery** = artery which lies at the base of the brain **Arteria basilaris, Schädelbasisschlagader**; **basilar membrane** = membrane in the cochlea which transmits nerve impulses from sound vibrations to the auditory nerve **Basilarmembran**

basilic *adjective* important *or* prominent **basilicus**; **basilic vein** = vein in the arm, running from the elbow along the inside of the upper arm **Vena basilica, Basilika, ellenseitige Hautvene des Arms**

basin *noun* large bowl **Becken**; **wash basin** = bowl in a kitchen or bathroom where you can wash your hands **Waschbecken**

basis *noun*

(a) main part of which something is formed **Basis, Grundlage;** *water forms the basis of the*

solution; the basis of the treatment is quiet and rest
(b) main reason for deciding **Grund(lage);** *the basis for the diagnosis is the result of the test for the patient's blood sugar*

basophil *or* **basophilic granulocyte** *noun* type of white blood cell which contains granules **Basophiler, basophiler Granulozyt; basophil leucocyte** = blood cell which carries histamines **basophiler Leukozyt**
◇ **basophilia** *noun* increase in the number of basophils in the blood **Basophilie**

Batchelor plaster *noun* plaster cast which keeps both legs apart **Batchelor-Gipsverband**

bath
1 *noun*
(a) large container for water, in which you can wash your whole body **Badewanne;** *there's a shower and a bath in the bathroom* **eye bath** = small dish into which a solution can be put for bathing the eye **Augenbad**
(b) washing your whole body **Bad;** *the patient was given a hot bath; he believes that a cold bath every morning is good for you* **medicinal bath** = treatment where the patient lies in a bath of hot water with special chemicals in it *or* hot mud or other substances **medizinisches Bad, Heilbad; sponge bath** = washing a patient in bed, using a sponge **Ganzkörperwaschung (im Bett);** *the nurse gave her a sponge bath*
2 *verb* to wash with a lot of liquid **baden;** *he's bathing the baby*
◇ **bathroom** *noun* small room with a bath or shower and usually a toilet **Badezimmer**

bathe *verb* to wash (a wound) **baden, waschen;** *he bathed his knee with boiled water*

battered baby *or* **battered child syndrome** *noun* condition where a baby *or* small child is frequently beaten by one or both of its parents, usually with multiple fractures and other injuries **Kindesmisshandlung, Misshandlungssyndrom**

battledore placenta *noun* placenta where the umbilical cord is attached to the edge and not the centre **Plazenta mit randständigem Nabelschnuransatz**

Bazin's disease = ERYTHEMA INDURATUM

BC *see* BONE CONDUCTION

BCG = BACILLE CALMETTE-GUERIN *the baby had a BCG vaccination*

BCh = BACHELOR OF SURGERY

BDA = BRITISH DENTAL ASSOCIATION

Be *chemical symbol for* beryllium **Be, Beryllium**

beam *noun* line of light *or* rays **Strahl;** *the X-ray beam is directed at the patient's jaw*

bearing down *noun (of a woman giving birth)* stage in childbirth when the woman starts to push out the baby from the uterus **Pressen, Austreibung(sphase)**

beat
1 *noun* regular sound which forms a rhythm **Schlag;** *the patient's heart had an irregular beat*
2 *verb*
(a) to hit **schlagen; beat joint (beat elbow** *or* **beat knee)** = inflammation of a joint (such as the elbow *or* knee) caused by frequent sharp blows or other pressure **Gelenkentzündung durch multiple Traumen**
(b) to make a regular sound **schlagen;** *his heart was beating fast*
(NOTE: **beats - beating - beat - has beaten)**

becquerel *noun* unit of measurement of radiation **Becquerel;** *see also* RAD;
(NOTE: now used in place of the **curie.** See also **rad.** Becquerel is written **Bq** with figures: **200Bq)**

bed *noun*
(a) piece of furniture for sleeping on **Bett;** *lie down on the bed if you're tired; she always goes to bed at 9 o'clock; he was sitting up in bed drinking a cup of coffee; she's in bed with a cold*
(b) hospital bed = special type of bed used in hospitals **Krankenhausbett;** *ward with twenty beds; a 250-bed hospital* **bed occupancy rate** = number of beds occupied in a hospital shown as a percentage of all the beds in the hospital **Bettenbelegungsrate**
◇ **bedbug** *noun* small insect which lives in dirty bedclothes and sucks blood **Wanze**
◇ **bedclothes** *plural noun* sheets and blankets which cover a bed **Bettzeug**
◇ **bedpan** *noun* dish into which a patient can urinate or defecate without getting out of bed **Bettschüssel, Bettpfanne**
◇ **bedridden** *adjective* (patient) who cannot get out of bed **bettlägerig;** *he is bedridden and has to be looked after by a nurse; she stayed at home to look after her bedridden mother*
◇ **bedroom** *noun* room where you sleep **Schlafzimmer**

◇ **bedside manner** *noun* way in which a doctor behaves towards a patient in bed **Umgang mit Kranken, Verhalten (des Arztes) am Krankenbett; doctor with a good bedside manner** = doctor who comforts and reassures patients when he examines them in hospital **Arzt, der gut mit den Patienten umgehen kann**

◇ **bedsore** *or* **decubitus ulcer** *noun* inflamed patch of skin on a bony part of the body, which develops into an ulcer, caused by pressure of the part on the mattress after lying for some time in one position **Wundliegen, Dekubitus, Dekubitalgeschwür**

COMMENT: special types of mattresses can be used to try to prevent the formation of bedsores. See AIR BED, RIPPLE BED, WATER BED

◇ **bedtime** *noun* time when you usually go to bed **Schlafenszeit;** *9 o'clock is the patients' bedtime; go to bed - it's past your bedtime*

◇ **bedwetting** *or* **nocturnal enuresis** *noun* passing urine in bed at night (especially used of children) **Bettnässen, Enuresis nocturna**

Beer's knife *noun* knife with a triangular blade, used in eye operations **Beer-Hornhautmesser, Beer-Starmesser**

bee sting *noun* sting by a bee **Bienenstich**

COMMENT: because a bee injects acid into the body, relief can be obtained by dabbing an alkaline solution onto a sting

behave *verb* to do things (usually well) **sich verhalten, sich benehmen;** *the children all behaved (themselves) very well when the doctor visited the ward; after she was ill she started to behave in a very strange way*

◇ **behaviour** *or (US)* **behavior** *noun* way of doing things **Verhalten, Benehmen;** *his behaviour was very strange; the behaviour of the patients in the mental ward is causing concern* **behaviour therapy** = psychiatric treatment where the patient learns to improve his condition **Verhaltenstherapie**

◇ **behavioural** *adjective* referring to behaviour **Verhaltens-**

◇ **behaviourism** *noun* psychological theory that only the patient's behaviour should be studied to discover his psychological problems **Behaviorismus**

◇ **behaviourist** *noun* psychologist who follows behaviourism **Behaviorist**

Behçet's syndrome *noun* viral condition with no known cause, in which the patient has mouth ulcers and inflamed eyes accompanied by polyarthritis **Behçet-Krankheit**

bejel *or* **endemic syphilis** *noun* non venereal form of syphilis which is endemic among children in some areas of the Middle East **Bejel, endemische Syphilis**

belch
1 *noun* eructation *or* allowing air in the stomach to come up through the mouth **Aufstoßen, Rülpsen**
2 *verb* to make air in the stomach come up through the mouth **aufstoßen, rülpsen**
(NOTE: with babies use the word **burp)**

belladonna *or* **deadly nightshade** *noun* poisonous plant which produces atropine **Atropa belladonna, Tollkirsche**

belle indifférence *noun* excessively calm state of a patient, when normally he should show emotion **belle indifférence, besonnener Dämmerzustand**

Bellocq's cannula *or* **sound** *noun* instrument used to control a nosebleed **Bellocq-Röhrchen**

Bell's palsy *or* **facial paralysis** *noun* paralysis of one side of the face, preventing the patient from closing one eye, caused by a defect in the facial nerve **Bell-Lähmung, einseitige Fazialislähmung**

◇ **Bell's mania** *noun* form of acute mania with delirium **Bell-Delirium**

belly *noun*
(a) abdomen *or* space in the front of the body below the diaphragm and above the pelvis, containing the stomach **Bauch**
(b) fatter central part of a muscle **Muskelbauch, Venter musculi**

◇ **bellyache** *noun* pain in the abdomen *or* stomach **Bauchschmerzen**

◇ **belly button** *noun (used mainly by children)* navel **Bauchnabel**

belt *noun* long piece of leather *or* plastic which goes around the waist to keep trousers up or to attach a coat **Gürtel; seat belt** = belt in a car *or* in a plane which holds you safely in your seat **Sicherheitsgurt; surgical belt** = fitted covering, worn to support parts of the chest *or* abdomen **Bruchband**

Bence Jones protein *noun* protein found in the urine of patients suffering from myelomatosis, lymphoma, leukaemia and some other cancers **Bence-Jones-Eiweißkörper**

bend
1 *noun* curved shape **Krümmung, Biegung;** *the pipe under the wash basin has two bends in it*
the bends = CAISSON DISEASE
2 *verb*
(a) to make something curved *or* to be curved **(sich) biegen, krümmen;** *he bent the pipe into the shape of an S*
(b) to lean towards the ground **sich bücken, beugen;** *he bent down to tie up his shoe; she was bending over the table*
(NOTE: **bends - bending - bent - has bent)**

Benedict's test *noun* test to see if sugar is present in the urine **Benedict-Glukoseprobe**
◇ **Benedict's solution** *noun* solution used to carry out Benedict's test **Benedict-Zuckerreagenz**

benign *adjective* generally harmless **gutartig, benigne**; **benign tumour** *or* **benign growth** = tumour which will not grow again *or* spread to other parts of the body if it is removed surgically, but which can be fatal if not treated **gutartiger Tumor**
(NOTE: opposite is **malignant)**

Bennett's fracture *noun* fracture of the first metacarpal *or* the bone between the thumb and the wrist **Bennett-Luxationsfraktur**

benorylate *noun* drug used as a pain killer in treatment of arthritis **Benorilat**

benzoin *noun* resin used to make friars' balsam **Benzoin**

benzyl penicillin *noun* penicillin G **Benzylpenicillin**

beriberi *noun* disease of the nervous system caused by lack of vitamin B_1 **Beriberi; dry beriberi** = beriberi where the patient suffers loss of feeling and paralysis **trockene Beriberi**; **wet beriberi** = beriberi where the patient's body swells with oedema **feuchte Beriberi**

COMMENT: beriberi is prevalent in tropical countries where the diet is mainly formed of white rice which is deficient in thiamine

beryllium *noun* chemical element **Beryllium;** (NOTE: chemical symbol is **Be)**
◇ **berylliosis** *noun* poisoning caused by breathing in particles of beryllium oxide **Berylliose, Berylliumkrankheit**

Besnier's prurigo *see* PRURIGO

beta *noun* second letter of the Greek alphabet **Beta**; **beta blocker** = drug which blocks the beta-adrenergic receptors and so reduces the activity of the heart **Betablocker, Betarezeptorenblocker**; **beta cell** = cell which produces insulin **Betazelle, B-Zelle**
◇ **betamethasone** *noun* very strong corticosteroid drug **Betamethason**

better *adjective & adverb* healthy again *or* not as ill as before **besser;** *I had a cold last week but now I'm better; I hope you're better soon; she had flu but now she's feeling better*
vegetables are better for you than sweets = vegetables make you healthier **Gemüse ist gesünder als Süßigkeiten**

Bi *chemical symbol for* bismuth **Bi, Bismutum, Wismut**

bi- *prefix* two *or* twice **Bi-**

bicarbonate of soda *noun* sodium salt used to treat acidity in the stomach **Natriumbikarbonat;** (NOTE: chemical symbol is $NaHCO_3$)

bicellular *adjective* which has two cells **zweizellig**

biceps *noun* any muscle formed of two parts joined to form one tendon, especially the muscles in the front of the upper arm and the back of the thigh **Bizeps, Musculus biceps, zweiköpfiger Muskel**; **biceps femoris** = extensor muscle in the back of the thigh **Musculus biceps femoris, zweiköpfiger Schenkelmuskel**; *compare* TRICEPS (NOTE: plural is **biceps)**
◇ **bicipital** *adjective* (i) referring to a biceps muscle; (ii) with two parts **(i) bicipitalis, Bizeps-; (ii) zweiköpfig**

biconcave *adjective* (lens) which is concave on both sides **bikonkav**
◇ **biconvex** *adjective* (lens) which is convex on both sides **bikonvex**
◇ **bicornuate** *adjective* which is divided into two parts (sometimes applied to a malformation of the uterus) **bicornis, zweihörnig**
◇ **bicuspid** *adjective & noun* with two points, such as a premolar tooth **bicuspidalis, zweizipfelig; Bikuspidat**; **bicuspid (mitral) valve** = valve in the heart which allows blood to flow from the left atrium to the left ventricle but not in the opposite direction **Mitralklappe** *see illustration* HEART

b.i.d. *or* **bis in die** *Latin phrase meaning* twice daily **b.i.d., bis in die, zweimal täglich**

bifid *adjective* in two parts **bifidus, zweigeteilt**

◊ **bifida** *see* SPINA BIFIDA

bifocal lenses *or* **bifocals** *plural noun* type of glasses, where two lenses are combined in the same piece of glass, the top lens being for seeing at a distance and the lower lens for reading **Bifokalgläser**; *see also* TRIFOCAL

bifurcation *noun* place where something divides into two parts **Bifurkation, Gabelung**

big toe *noun* largest of the five toes, in the inside of the foot **Großzehe**

bigeminy *or* **pulsus bigeminus** *noun* condition where double heartbeats can be felt at the pulse **Bigeminie**

bilateral *adjective* which affects both sides **bilateral, beidseitig**; **bilateral pneumonia** = pneumonia affecting both lungs **beidseitige Lungenentzündung**; **bilateral vasectomy** = surgical operation to cut both vasa deferentia and so make the patient sterile **bilaterale Vasoresektion/Vasektomie**

bile *noun* thick bitter brownish yellow fluid produced by the liver, stored in the gall bladder and used to digest fatty substances and to neutralize acids **Galle**; **bile acids** = acids (such as cholic acid) found in bile **Gallensäuren**; **common bile duct** = tube which links the cystic duct and the hepatic duct to the duodenum **Hauptgallengang, Ductus choledochus, Choledochus**; **bile pigment** = colouring matter in bile **Gallenfarbstoff**; **bile salts** = sodium salts of bile acids **Gallensäurensalze;** (NOTE: for other terms referring to bile see words beginning with **chol-**)

COMMENT: in jaundice, excess bile pigments flow into the blood and cause the skin to turn yellow

Bilharzia *or* **Schistosoma** *noun* fluke which enters the patient's bloodstream and causes bilharziasis **Bilharzia, Schistosoma**

◊ **bilharziasis** *or* **schistosomiasis** *noun* tropical disease caused by flukes in the intestine or bladder **Bilharziose, Schistosomiasis;** (NOTE: although strictly speaking, **Bilharzia** is the name of the fluke, it is also generally used for the name of the disease: **bilharzia patients; six cases of bilharzia**)

COMMENT: the larvae of the fluke enter the skin through the feet and lodge in the walls of the intestine or bladder. They are passed out of the body in stools or urine and return to water, where they lodge and develop in the water snail, the secondary host, before going back into humans. Patients suffer from fever and anaemia

biliary *adjective* referring to bile **biliär, Gallen-**; **biliary colic** = pain in the abdomen caused by gallstones in the bile duct *or* by inflammation of the gall bladder **Gallenkolik**; **primary biliary cirrhosis** = cirrhosis of the liver caused by autoimmune disease **primäre biliäre Zirrhose**; **secondary biliary cirrhosis** = cirrhosis of the liver caused by an obstruction of the bile ducts **sekundäre biliäre Zirrhose**; **biliary fistula** = opening which discharges bile on to the surface of the skin from the gall bladder, bile duct or liver **Gallenfistel**

◊ **bilious** *adjective* (condition) caused by bile *or* where bile is brought up into the mouth; (any condition) where the patient suffers nausea **biliös, gallig**; **he had a bilious attack** = he had indigestion together with nausea **er hatte eine Magenverstimmung**

◊ **biliousness** *noun* feeling of indigestion and nausea **Magenverstimmung**

◊ **bilirubin** *noun* red pigment in bile **Bilirubin**; **serum bilirubin** = bilirubin in serum, converted from haemoglobin as red blood cells are destroyed **Serumbilirubin**

◊ **bilirubinaemia** *noun* excess of bilirubin in the blood **Bilirubinämie**

◊ **biliuria** *noun* presence of bile in the urine **Biliurie**; *see* CHOLURIA

◊ **biliverdin** *noun* green pigment in bile, produced by oxidation of bilirubin **Biliverdin** (NOTE: for other terms referring to bile,see words beginning with **chol-**)

billion *noun* number equal to one thousand million *or* one million million **Milliarde** (NOTE: in the USA it has always meant one thousand million, but in the UK it formerly meant one million million, and it is still sometimes used with this meaning. With figures it is usually written **bn: $5bn,** say "five billion dollars")

Billroth's operations *noun* surgical operations where the lower part of the stomach is removed and the part which is left is linked to the duodenum or jejunum **Billroth-Operationen**

bilobate *adjective* with two lobes **bilobaris, zweilappig**

bimanual *adjective* done with two hands *or* needing both hands to be done **bimanuell, beidhändig**

binary *adjective* (i) made of two parts; (ii) (compound) made of two elements **(i) & (ii) binär**; **binary fission** = splitting into two parts (in some types of cell division) **Zweiteilung**

binaural *adjective* referring to both ears; using both ears **binaural, beidohrig (Hören)**

bind *verb* to tie; to fasten **binden, fesseln;** *the burglars bound his hands and feet with string* (NOTE: **binds - binding - bound - has bound)**
◊ **binder** *noun* bandage which is wrapped round an organ for support **Binde (z.B. Leibbinde)**

Binet's test *noun* intelligence test for children **Binet-Simon-Test**

binocular *adjective* referring to the two eyes **binokular, beidäugig**; **binocular vision** = ability to see with both eyes at the same time, which gives a stereoscopic effect and allows a person to judge distances **Binokularsehen**; *compare* MONOCULAR
◊ **binovular** *adjective* (twins) which come from two different ova **zweieiig**
◊ **binucleate** *adjective* with two nuclei **zweikernig**

bio- *prefix* referring to living organisms **Bio-**
◊ **bioassay** *noun* test of the strength of drugs *or* hormones *or* vitamins *or* sera, by noting their effects on living animals *or* tissue **biologische Prüfung, Biotest**
◊ **biochemistry** *noun* chemistry of living tissues **Biochemie**
◊ **biochemical** *adjective* referring to biochemistry **biochemisch**
◊ **biochemist** *noun* scientist who specializes in biochemistry **Biochemiker/-in**
◊ **bioengineering** *noun* science of manipulating and combining different genetic material to produce living organisms with particular characteristics **Gentechnik**
◊ **biofeedback** *noun* control of the autonomic nervous system by the patient's conscious thought (as he sees the results of tests *or* scans) **Biofeedback, Rückkopplung**
◊ **biogenesis** *noun* theory that living organisms can only develop from other living organisms **Biogenese**

biology *noun* study of living organisms **Biologie**
◊ **biological** *adjective* referring to biology **biologisch**; **biological clock** *or* **circadian rhythm** = rhythm of physiological functions (eating *or* defecating *or* sleeping, etc.) which is repeated every twenty-four hours **biologische Uhr, zirkadianer Rhythmus**
◊ **biologist** *noun* scientist who specializes in biology **Biologe/Biologin**

biomaterial *noun* synthetic material which can be used as an implant in living tissue **Biomaterial**
◊ **bionics** *noun* applying knowledge of biological systems to mechanical and electronic devices **Bionik**
◊ **biopsy** *noun* taking a small piece of living tissue for examination and diagnosis **Biopsie;** *the biopsy of the tissue from the growth showed that it was benign*
◊ **biorhythms** *plural noun* recurring cycles of different lengths which some people believe affect a person's sensitivity and intelligence **Biorhythmus**
◊ **biostatistics** *plural noun* statistics used in medicine and the study of disease **Biostatistik**

biotin *noun* type of vitamin B, found in egg yolks, liver and yeast **Biotin**

bipara *noun* woman who has been pregnant twice and each time has given birth normally **Sekundipara, Zweitgebärende**
◊ **biparietal** *adjective* referring to the two parietal bones **biparietal**
◊ **biparous** *adjective* which produces twins **Zwillinge gebärend**
◊ **bipennate** *adjective* (muscle) with fibres which rise from either side of the tendon **bipennatus, doppelt gefiedert**
◊ **bipolar** *adjective* with two poles **bipolar, zweipolig**; **bipolar disorder** = mental disorder where the patient moves from mania to depression **bipolare Psychose**; **bipolar neurone** = nerve cell with two processes, a dendrite and an axon **bipolare Nervenzelle** *see illustration* NEURONE

birth *noun* being born **Geburt**; **date of birth** = date when a person was born **Geburtsdatum**; **to give birth** = to have a baby **gebären;** *she gave birth to twins* **breech birth** = birth where the baby's buttocks appear first **Steißgeburt; birth canal** = uterus, vagina and vulva **Geburtskanal**; **birth certificate** = official document giving details of a person's date and place of birth **Geburtsurkunde**; **birth control** = using contraceptive devices to regulate births **Geburtenkontrolle, Geburtenregelung**; **birth defect** = congenital defect *or* defect which exists in a person from birth **kongenitale Schädigung**; **birth injury** = injury (such as brain damage) which is done to a baby during a difficult childbirth **Geburtsverletzung**; **birth rate** = number of births per year, per thousand of population

Geburtenrate, Geburtenziffer; **premature birth** = birth of a baby earlier than nine months from conception **Frühgeburt**

◇ **birthing chair** *noun* special chair in which a mother sits to give birth **Gebärstuhl**

◇ **birthmark** *or* **naevus** *noun* mark on the skin which a baby has from birth **Muttermal, Naevus**

bisexual *adjective* (person) who feels sexual attraction to both males and females **bisexuell**

◇ **bisexuality** *noun* having both male and female physical characteristics **Bisexualität**; *compare* AMBISEXUAL, HETEROSEXUAL, HOMOSEXUAL

bismuth *noun* chemical element **Bismutum, Wismut**; **bismuth salts** = salts used to treat acid stomach, and formerly used in the treatment of syphilis **Wismutsalze**; (NOTE: chemical symbol is **Bi**)

bistoury *noun* sharp, thin surgical knife **Bistouri, Skalpell**

bite

1 *verb* to cut into something with the teeth **beißen; stechen (Insekt)**; *the dog bit the postman; he bit a piece out of the apple; she was bitten by an insect* **to bite on something** = to hold onto something with the teeth **auf etwas beißen**; *the dentist told him to bite on the bite wing* (NOTE: **bites - biting - bit - has bitten**)

2 *noun* action of being bitten; place where someone has been bitten **Biss; Insektenstich**; *animal bite or insect bite or snake bite; her arm was covered with bites*

◇ **bite wing** *noun* holder for dental X-ray film, which the patient holds between the teeth, so allowing an X-ray of both upper and lower teeth to be taken **Zahnröntgenfilm**

Bitot's spots *plural noun* small white spots on the conjunctiva, caused by vitamin A deficiency **Bitot-Flecken**

bitter *adjective* one of the four tastes, not sweet, sour or salt **bitter**; *quinine is bitter but oranges are sweet see illustration* TONGUE

bivalve *noun* (organ) which has two valves **zweiklappig**

black *adjective & noun* of the darkest colour which is the opposite of white **schwarz; Schwarz**; *the surgeon was wearing a black coat* **black coffee** = coffee with no milk in it **schwarzer Kaffee**; **black death** = severe form of bubonic plague **schwarzer Tod**; **black eye** = bruising and swelling of the tissues round an eye, caused by a blow **blaues Auge**; *he got a black eye in the fight* **black - blacker - blackest**

◇ **blackhead** *or* **comedo** *noun* point of dark, hard matter in a sebaceous follicle, often found associated with acne on the skin of adolescents **Komedo, Mitesser**; *see* ACNE

◇ **blackout** *noun* fainting fit *or* sudden loss of consciousness **Ohnmachtsanfall, Bewusstseinslücke, Blackout**; *he must have had a blackout while driving*

◇ **black out** *verb* to have a sudden fainting fit **in Ohnmacht fallen, einen Blackout haben**; *I suddenly blacked out and I can't remember anything more*

◇ **blackwater fever** *noun* tropical disease, a form of malaria, where haemoglobin from red blood cells is released into plasma and makes the urine dark **Schwarzwasserfieber**

bladder *noun* any sac in the body, especially the sac where the urine collects before being passed out of the body **Blase**; *he is suffering from bladder trouble; she is taking antibiotics for a bladder infection* **gall bladder** = sac in which bile produced by the liver is stored **Gallenblase** *see illustration* DIGESTIVE SYSTEM; **neurogenic bladder** = any disturbance of the bladder function caused by lesions in the nerve supply to the bladder **neurogene Blase**; **urinary bladder** = sac where urine collects before being passed out of the body **Harnblase** *see illustration* UROGENITAL SYSTEM

◇ **bladder worm** *or* **cysticercus** *noun* larva of a tapeworm which grows in a cyst **Blasenwurm, Zystizerkus**

(NOTE: for other terms referring to the bladder, see words beginning with **cyst-, vesico-**)

blade *noun* flat piece of metal **Klinge**; *this bistoury has a very sharp blade*

Blalock's operation *or* **Blalock-Taussig operation** *noun* surgical operation to connect the pulmonary artery to the subclavian artery, to increase blood flow to the lungs in patients suffering from tetralogy of Fallot **Blalock-Taussig-Operation**

bland *adjective* (food) which is not spicy *or* not irritating *or* not acid **bland, reizlos, mild**; **bland diet** = diet in which the patient eats mainly milk-based foods, boiled vegetables and white meat, as a treatment for peptic ulcers **blande Diät**

blank *adjective* (paper) with nothing written on it **leer;** *the doctor took out a blank prescription form*

blanket *noun* thick woollen cover which is put over a person to keep him warm in bed **Decke;** *he woke up when his blankets fell off*

blast *noun*
(a) immature form of a cell before definite characteristics develop **Stammzelle**
(b) wave of air pressure from an explosion, which can cause concussion **Druckwelle; blast injury** = severe injury to the chest following a blast **Explosionstrauma**

-blast *suffix* referring to a very early stage in the development of a cell **-blast**

blasto- *prefix* referring to a germ cell **Blasto-**

blastocoele *noun* cavity filled with fluid in a morula **Blastozöl**

◇ **blastocyst** *noun* early stage in the development of an embryo **Blastozyste**

◇ **Blastomyces** *noun* type of parasitic fungus which affects the skin **Blastomyces dermatitidis**

◇ **blastomycosis** *noun* infection caused by Blastomyces **Blastomykose**

◇ **blastula** *noun* first stage of the development of an embryo in animals **Blastula**

bleb *noun* small blister **Bläschen, Hautbläschen**; *compare* BULLA

bled *see* bleed

bleed *verb* to lose blood **bluten;** *his knee was bleeding; his nose began to bleed; when she cut her finger it bled; he was bleeding from a cut on the head* (NOTE: **bleeds - bleeding - bled - has bled)**

◇ **bleeder** *noun* person who suffers from haemophilia **Bluter**

◇ **bleeding** *noun* abnormal loss of blood from the body through the skin or internally **Blutung; bleeding point** *or* **bleeding site** = place in the body where bleeding is taking place **Blutungsstelle; bleeding time** = test of clotting of a patient's blood, by timing the length of time it takes for the blood to congeal **Blutungszeit; control of bleeding** = ways of stopping bleeding by applying pressure to blood vessels **Blutstillung; internal bleeding** = loss of blood inside the body (as from a wound in the intestine) **innere Blutung**

> COMMENT: blood lost through bleeding from an artery is bright red, and can rush out because it is under pressure. Blood from a vein is darker red and flows more slowly

blenno- *prefix* referring to mucus **Blenno-**

◇ **blennorrhagia** *noun* (i) discharge of mucus; (ii) gonorrhoea **(i) Blennorhagie; (ii) Gonoblennorrhö**

◇ **blennorrhoea** *noun* (i) discharge of watery mucus; (ii) gonorrhoea **(i) Blennorrhö; (ii) Gonoblennorrhö**

blephar- *prefix* referring to the eyelids **Blephar-, Lid-**

◇ **blepharitis** *noun* inflammation of the eyelid **Blepharitis**

◇ **blepharon** *noun* eyelid **Blepharon, Augenlid**

◇ **blepharoptosis** *noun* condition where the upper eyelid is half closed because of paralysis of the muscle or nerve **Blepharoptosis**

◇ **blepharospasm** *noun* sudden contraction of the eyelid, as when a tiny piece of dust gets in the eye **Blepharospasmus, Lidkrampf**

blind
1 *adjective* not able to see **blind;** *a blind man with a white stick; after her illness she became blind* **colour blind** = not able to tell the difference between certain colours, especially red and green **farbenblind; blind spot** = point in the retina where the optic nerve joins it, which does not register light **blinder Fleck; blind loop syndrome** *see* LOOP
2 *noun* **the blind** = people who are blind **Blinde; blind register** = official list of blind people **Blindenregister**
3 *verb* to make someone blind **blenden;** *he was blinded in the accident*

◇ **blindness** *noun* not being able to see **Blindheit; colour blindness** = not being able to tell the difference between certain colours **Farbenblindheit; day blindness** *or* **hemeralopia** = being able to see better in poor light than in ordinary daylight **Tagblindheit, Hemeralopie; night blindness** *or* **nyctalopia** = being unable to see in bad light **Nachtblindheit, Nyktalopie; snow blindness** = temporary blindness caused by bright sunlight shining on snow **Schneeblindheit; sun blindness** *or* **photoretinitis** = damage done to the retina by looking at the sun **Sonnenblindheit, Photoretinitis**

blink *verb* to close and open the eyelids rapidly *or* to make the eyelids move rapidly to cover the eye once **blinzeln;** *he blinked in the bright light*

blister

1 *noun* (i) swelling on the skin containing serous liquid; (ii) substance which acts as a counterirritant **(i) Hautblase, Bläschen; (ii) Gegenreizmittel**

2 *verb* to have blisters **Blasen bekommen;** *after the fire his hands and face were badly blistered*

COMMENT: blisters contain serum, or watery liquid from the blood. They can be caused by rubbing, burning or by a disease such as chickenpox. Blood blisters contain blood which has passed from broken blood vessels under the skin. Water blisters contain lymph

block

1 *noun*

(a) stopping of a function **Block, Blockade; caudal block** = local analgesia of the cauda equina nerves in the lower spine **Kaudalanästhesie; epidural block** = analgesia produced by injecting an analgesic solution into the space between the vertebral canal and the dura mater; often used in childbirth **Epiduralanästhesie; heart block** = slowing of the action of the heart because of damage to the conducting system which takes impulses from the SA node to the ventricle **Herzblock; mental block** = temporary inability to remember something due to nervous effect on the mental processes **mentale Sperre; nerve block** = stopping the function of a nerve by injection of an anaesthetic **Nervenblockade, Leitungsanästhesie; speech block** = temporary inability to speak, caused by a nervous effect on mental processes **Sprachblockade; spinal block** = reduction of pain by injection of the spinal cord with an anaesthetic **Spinalanästhesie**

(b) large piece **Block, Klotz;** *a block of wood fell on his foot*

(c) one of the different buildings forming a section of a hospital **Block, Trakt;** *the patient is in Ward 7, Block 2; she is having treatment in the physiotherapy block*

2 *verb* to stop something moving **blockieren, verstopfen;** *the artery was blocked by a clot; he swallowed a piece of plastic which blocked his oesophagus*

◊ **blockage** *noun* thing which blocks; being blocked **Blockierung, Sperre; Verstopfung, Verschluss;** *there is a blockage in the rectum*

◊ **blocker** *noun* substance which blocks **Blocker; beta blocker** = drug which blocks the beta-adrenergic receptors and so reduces the activity of the heart **Betablocker, Betarezeptorenblocker**

◊ **blocking** *noun* psychiatric disorder, where the patient suddenly stops one train of thought and switches to another **Gedankenstop, Sperre**

blood *noun* red liquid in the body **Blut;** *the police followed the spots of blood to find the wounded man; blood was pouring from the cut in his hand; he suffered serious loss of blood or blood loss in the accident* **blood bank** = section of a hospital where blood given by donors is stored for use in transfusions **Blutbank; blood casts** = pieces of blood cells which are secreted by the kidneys in kidney disease **Blutzylinder, Erythrozytenzylinder; blood cell** *or* **blood corpuscle** = cell (red blood cell *or* white blood cell) which is one of the parts of blood **Blutzelle, Blutkörperchen; blood chemistry** = substances which make up blood, which can be analysed in blood tests, the results of which are useful in diagnosing disease **Blutbestandteile; blood clot** *or* **thrombus** = mass of coagulated blood in a vein or artery **Blutgerinnsel, Blutkoagulum, Thrombus; blood clotting** *or* **blood coagulation** = process where the blood changes from being liquid to being solid and so stops bleeding **Blutgerinnung, Blutkoagulation; blood count** = test to count the number of different blood cells in a certain quantity of blood **Blutbild; blood culture** = putting a sample of blood into a culture medium to see if foreign organisms in it grow **Blutkultur; blood donor** = person who gives blood which is then used in transfusions to other patients **Blutspender; blood formation** *or* **haemopoiesis** = the continual production of new blood cells **Blutbildung, Hämatopoese; blood letting** *or* **venesection** = opening of an artery *or* vein to take away blood **Aderlass; blood loss** = loss of blood from the body by bleeding **Blutverlust; blood plasma** = watery liquid which forms the greatest part of blood **Blutplasma; blood platelet** = small blood cell which releases thromboplastin and which multiplies rapidly after an injury **Blutplättchen, Thrombozyt; blood poisoning** *or* **septicaemia** = condition where bacteria are present in blood and cause illness **Blutvergiftung, Septikämie, Sepsis; blood serum** = watery liquid which separates from coagulated blood **Blutserum; blood sugar level** = amount of glucose in the blood

Blutzuckerspiegel; blood test = laboratory test to find the chemical composition of a patient's blood **Blutuntersuchung; blood transfusion** = giving a patient blood from another person **Bluttransfusion; blood type** = BLOOD GROUP; **blood urea** = urea present in the blood (a high level occurs following heart failure or kidney disease **Blutharnstoff; blood vessel** = any tube (artery *or* vein *or* capillary) which carries blood round the body **Blutgefäß;** (NOTE: for other terms referring to blood vessels, see words beginning with **angio-** and for other terms referring to blood, see words beginning with **haem-, haemato-)**

COMMENT: blood is formed of red and white corpuscles, platelets and plasma. It circulates round the body, going from the heart and lungs along arteries and returns to the heart through the veins. As it moves round the body it takes oxygen to the tissues and removes waste material which is cleaned out through the kidneys or exhaled through the lungs. It also carries hormones produced by glands to the various organs which need them. Each adult person has about six litres or ten pints of blood in his body.

◇ **blood-brain barrier** *noun* process by which certain substances are held back by the endothelium of cerebral capillaries (where in other parts of the body the same substances will diffuse from capillaries) so preventing these substances from getting into contact with the fluids round the brain **Blut-Hirn-Schranke**

◇ **blood group** *noun* one of the different types of blood by which groups of people are identified **Blutgruppe**

COMMENT: blood is classified in various ways. The most common classifications are by the agglutinogens in red blood corpuscles (factors A and B) and by the Rhesus factor. Blood can therefore have either factor (Group A and Group B), or both factors (Group AB) or neither (Group O), and each of these groups can be Rhesus negative or positive

◇ **blood pressure** *noun* pressures (measured in millimetres of mercury) at which the blood is pumped round the body by the heart **Blutdruck**

COMMENT: blood pressure is measured using a sphygmomanometer, where a rubber tube is wrapped round the patient's arm and blown up. Two readings of blood pressure are taken: the systolic pressure, when the heart is contracting and so pumping out, and the diastolic pressure (which is always a lower figure) when the heart relaxes

QUOTE raised blood pressure may account for as many as 70% of all strokes. The risk of stroke rises with both systolic and diastolic blood pressure in the normotensive and hypertensive ranges. Blood pressure control reduces the incidence of first stroke and aspirin appears to reduce the risk of stroke after TIAs
British Journal of Hospital Medicine

◇ **bloodshot** *adjective* (eye) with small specks of blood in it **blutunterlaufen**

◇ **bloodstained** *adjective* stained with traces of blood **blutig, blutbefleckt;** *he coughed up bloodstained sputum; the nurses took away the bloodstained sheets*

◇ **bloodstream** *noun* blood flowing round the body **Blutkreislauf;** *the antibiotics are injected into the bloodstream; hormones are secreted by the glands into the bloodstream*

blot *see* RORSCHACH

blue *adjective & noun* a colour like the colour of the sky in the daytime **blau; Blau;** *the sister was dressed in a blue uniform* **blue baby** = baby suffering from congenital cyanosis, born either with a congenital heart defect or with atelectasis (a collapsed lung), which prevents an adequate supply of oxygen reaching the tissues, giving the baby's skin a bluish colour **Blue baby, zyanotischer Säugling; blue - bluer - bluest**

◇ **Blue Cross** *or* **Blue Shield** *noun (US)* systems of private medical insurance **private Krankenversicherungen in den USA**

◇ **blueness** *or* **blue disease** *or* **cyanosis** *noun* blue colour of the skin, a symptom of lack of oxygen in the blood **Blausucht, Zyanose**

blunt *adjective* not sharp *or* which does not cut well **stumpf;** *he hurt his hand with a blunt knife; the surgeon's instruments must not be blunt* **blunt - blunter - bluntest**

blurred *adjective* not clear **verschwommen; blurred vision** = condition where the patient does not see objects clearly **verschwommenes Sehen**

◇ **blurring of vision** *noun* condition where a patient does not see clearly, caused by loss of blood or sometimes by inadequate diet **verschwommenes Sehen**

blush
1 *noun* rush of red colour to the skin of the face (caused by emotion) **Erröten**

2 *verb* to go red in the face because of emotion **erröten**

BM = BACHELOR OF MEDICINE

BMA = BRITISH MEDICAL ASSOCIATION

BMR = BASAL METABOLIC RATE; **BMR test** = test of thyroid function **Grundumsatz-Test**

BO = BODY ODOUR

body *noun*
(a) the trunk *or* main part of a person, not including the head and arms and legs **Rumpf**
(b) all of a person (as opposed to the mind) **Körper;** *the dead man's body was found several days later* **body fat** = adipose tissue *or* tissue where the cells contain fat, which replaces normal fibrous tissue when too much food is eaten **Körperfett**; **body fluids** = liquid in the body, including mainly water and blood **Körperflüssigkeiten**; **body image** *or* **body schema** = the mental image which a person has of his own body **Körperschema**; **body odour** = smell caused by perspiration **Körpergeruch**; **body scan** = X-ray examination of a patient's body **Röntgenaufnahme des Körpers**; **body temperature** = internal temperature of the human body (normally about 37°C) **Körpertemperatur**
(c) mass *or* piece of material (of any size) **Körper**; **pineal body** *or* **pineal gland** = small cone-shaped gland on the third ventricle of the brain, believed to have a connection with the development of the sex glands **Glandula pinealis, Zirbeldrüse, Epiphyse**; **cell body** = part of a nerve cell which surrounds the nucleus and from which the axon and dendrites leave **Zellkörper**; **ciliary body** = part of the eye which connects the iris to the choroid **Corpus ciliare, Ziliarkörper**; **inclusion bodies** = minute particles in cells infected by a virus **Einschlusskörperchen**; **Nissl bodies** *or* **Nissl granules** = granules surrounding the nucleus of nerve cells **Nissl-Schollen, Nissl-Körperchen**
(d) main part of something **Korpus, Körper**; **body of sternum** = main central part of the breastbone **Corpus sterni, Brustbeinkörper**; **body of vertebra** = main part of a vertebra which supports the weight of the body **Wirbelkörper**; **body of the stomach** = main part of the stomach between the fundus and the pylorus **Magenkörper** *see illustration* STOMACH
(e) **foreign body** = piece of material which is not part of the surrounding tissue and should not be there **Fremdkörper;** *the X-ray showed the presence of a foreign body* **swallowed foreign bodies** = anything (a pin *or* coin *or* button) which should not have been swallowed **verschluckte Fremdkörper**
◊ **bodily** *adjective* referring to the body **körperlich, Körper-;** *the main bodily functions are controlled by the sympathetic nervous system; he suffered from several minor bodily disorders*

Boeck's disease *or* **Boeck's sarcoid** = SARCOIDOSIS

Bohn's nodules *or* **Bohn's epithelial pearls** *plural noun* tiny cysts found in the mouths of healthy infants **Bohn-Drüsen, Bohn-Perlen**

boil
1 *noun* furuncle *or* tender raised mass of infected tissue and skin, usually caused by staphylococcal infection of a hair follicle **Furunkel**
2 *verb* to heat water (or another liquid) until it changes into gas **kochen, sieden**; *(of water, etc.)* to change into a gas because of heating **sieden;** *can you boil some water so we can sterilize the instruments?*

bolus *noun* food which has been chewed and is ready to be swallowed *or* mass of food passing along the intestine **Bolus**

bonding *noun* making a psychological link between the baby and its mother **Bonding;** *in autistic children bonding is difficult*

bone *noun*
(a) one of the calcified pieces of connective tissue which make the skeleton **Knochen;** *he fell over and broke a bone in his ankle; there are several small bones in the human ear* **cranial bones** = bones of the skull **Schädelknochen** *see illustration* SKULL; **metacarpal bones** = bones of the hand **Ossa metacarpalia, Mittelhandknochen** *see illustration* HAND
(b) hard substance which forms a bone **Knochengewebe**; **compact bone** *or* **dense bone** = type of bone tissue which forms the hard outer layer of a bone **Substantia compacta, Kompakta** *see illustration* BONE STRUCTURE; **spongy bone** *or* **cancellous bone** = bone tissue which forms the inner part of a bone, containing the marrow **Substantia spongiosa, Spongiosa** *see illustration* BONE STRUCTURE; **bone conduction** *see* CONDUCTION; **bone graft** = piece of bone taken from one part of the body to repair a defect in another bone **Knochentransplantat**; **bone structure** = (i) system of jointed bones as it forms the body; (ii) the arrangement of the various components of a bone

(i) Knochenbau; (ii) Knochenstruktur, Knochenaufbau

> COMMENT: bones are formed of a hard outer layer (compact bone) which is made up of a series of layers of tissue (Haversian systems) and a softer inner part (cancellous *or* spongy bone) which contains bone marrow

◇ **bone marrow** *noun* soft tissue in cancellous bone **Knochenmark, Medulla ossium**; **bone marrow transplant** = transplant of marrow from a donor to a recipient **Knochenmarktransplantation**

> COMMENT: two types of bone marrow are to be found: red bone marrow *or* myeloid tissue, which forms red blood cells and is found in cancellous bone; as a person gets older, fatty yellow bone marrow develops in the central cavity of long bones

(NOTE: for other terms referring to bone marrow, see words beginning with **myel-, myelo-)**

◇ **bony** *adjective* (i) referring to bones; (ii) part of the body which shows the structure of the bones underneath **(i) knöchern, knochenartig; (ii) knochig**; *she has long bony hands* **bony labyrinth** = hard part of the temporal bone surrounding the inner ear **knöchernes Labyrinth, Labyrinthkapsel, Labyrinthus osseus**

(NOTE: for other terms referring to bone, see words beginning with **ost-, osteo-)**

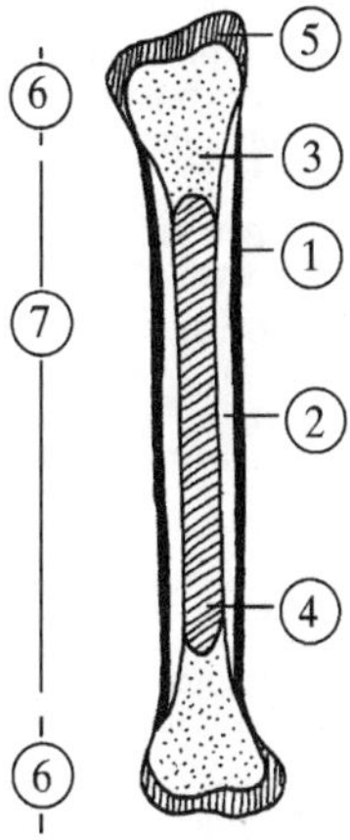

BONE STRUCTURE	KNOCHENSTRUKTUR
1. periosteum	1. Periost
2. compact bone	2. Substantia compacta
3. cancellous (spongy) bone (red marrow)	3. Substantia spongiosa
4. medullary cavity (yellow marrow)	4. Markhöhle
5. articular cartilage	5. Gelenkknorpel
6. epiphysis	6. Epiphyse
7. diaphysis	7. Diaphyse

Bonney's blue *noun* blue dye used as a disinfectant **Bonney-Blau**

booster (injection) *noun* repeat injection of vaccine given some time after the first injection so as to keep the immunizing effect **Auffrischungsimpfung**

boot *noun* strong shoe which goes above the ankle **Stiefel**; **surgical boot** = specially made boot for a person who has a deformed foot **orthopädischer Schuh**

boracic acid *or* **boric acid** *noun* soluble white powder, which is used as a general disinfectant **Borsäure**

◇ **borax** *noun* white powder used as a household cleanser and disinfectant **Borax**

borborygmus *noun* rumbling noise in the abdomen, caused by gas in the intestine **Borborygmus**

(NOTE: plural is **borborygmi)**

border *noun* edge **Rand**; **vermillion border** = external red parts of the lips **Lippenrot**

Bordetella *noun* bacteria of the family Brucellaceae (*Bordetella pertussis* causes whooping cough) **Bordetella**

boric acid *see* BORACIC

born *verb* **to be born** = to begin to live outside the mother's womb **geboren werden**; *he was born in Germany; she was born in 1963*

(NOTE: **born** is usually only used with **was** or **were)**

Bornholm disease *or* **epidemic pleurodynia** *see* PLEURODYNIA

bother

1 *noun* thing which is annoying or worrying **Ärger, Schwierigkeiten**; *the new government instructions have caused a lot of bother*

2 *verb* (i) to take trouble to do something; (ii) to worry about something **(i) sich kümmern um, sich mit etwas abgeben; (ii) ärgern; stören**; *she didn't bother to send a telegram; don't bother about cleaning the room; smoke bothers him because he has asthma*

bottle *noun* glass container for liquids **Flasche**; *he drinks a bottle of milk a day; open another bottle of orange juice* **baby's (feeding) bottle** = special bottle with a rubber teat, used for giving milk (or other liquids) to babies **Babyflasche, Saugflasche**; **bottle feeding** = giving a baby milk from a bottle, as opposed to the mother's breast **Flaschenernährung**; *compare* BREAST FEEDING

◇ **bottle-fed** *adjective* (baby) which is fed from a bottle **aus der Flasche ernährt** *she was* *bottle-fed after the first two months;* **bottle-fed baby** = baby which is fed from a bottle **Flaschenkind**; *compare* BREASTFED

bottom *noun*
(a) lowest part **Boden;** *there was some jam left in the bottom of the jar*
(b) part of your body on which you sit **Gesäß, Hintern**; *see also* BUTTOCKS

botulism *noun* type of food poisoning, caused by a toxin of *Clostridium botulinum* in badly canned or preserved food **Botulismus**

COMMENT: the symptoms include paralysis of the muscles, vomiting and hallucinations. Botulism is often fatal

bougie *noun* thin tube which can be inserted into passages in the body (such as the oesophagus *or* rectum) either to allow liquid to be introduced, or simply to dilate the passage **Bougie, Dehnsonde**

bout *noun* sudden attack of a disease, especially one which recurs **Anfall;** *he is recovering from a bout of flu; she has recurrent bouts of malarial fever*

bowel *or* **bowels** *noun* the intestine, especially the large intestine **Darm, Eingeweide**; **bowel movement** = defecation *or* evacuation of solid waste matter from the anus **Defäkation, Stuhlgang;** *the patient had a bowel movement this morning* **irritable bowel syndrome** = MUCOUS COLITIS

bow legs *or* **genu varum** *noun* condition where the ankles touch and the knees are apart when a person is standing straight **O-Beine, Genu varum**

◇ **bow-legged** *adjective* with bow legs **O-beinig**

bowl *noun*
(a) wide container with higher sides than a plate, used for semi-liquids **Schüssel, Schale;** *a bowl of soup or of cream* **soup bowl** = bowl specially made for soup **Suppenschüssel**
(b) the part of a sink *or* wash basin *or* toilet which contains water **Becken**

Bowman's capsule *or* **Malpighian glomerulus** *noun* expanded end of a renal tubule, surrounding a glomerular tuft **Bowman-Kapsel**

boy *noun* male child **Junge;** *they have three children - two boys and a girl; the boys were playing in the field*

BP = BLOOD PRESSURE, BRITISH PHARMACOPOEIA

Bq *abbreviation for* becquerel, a measurement of radiation **Bq, Becquerel**

Br *chemical symbol for* bromine **Br, Brom**

brace *noun* any type of splint *or* appliance worn for support, such as a metal support used on children's legs to make the bones straight *or* on teeth which are forming badly **Spange, Klammer; Schiene, Stützkorsett;** *she wore a brace on her front teeth*

bracelet *noun* chain *or* band which is worn around the wrist **Armband**; **identity bracelet** = label attached to the wrist of a newborn baby *or* patient in hospital, so that he can be identified **Erkennungsarmband, Erkennungsmarke**

brachi- *prefix* referring to the arm **Brachi-**

◇ **brachial** *adjective* referring to the arm, especially the upper arm **brachialis, Arm-**; **brachial artery** = artery running from the axillary artery to the elbow, where it divides into the radial and ulnar arteries **Arteria brachialis, Armschlagader**; **brachial plexus** = group of nerves at the armpit which lead to the nerves in the arms and hands (injury to the brachial plexus at birth leads to Erb's palsy) **Plexus brachialis, Armgeflecht, Armplexus**; **brachial pressure point** = point on the arm where pressure will stop bleeding from the brachial artery **Armdruckpunkt**; **brachial veins** = veins accompanying the brachial artery, draining into the axillary vein **Venae brachiales, Armvenen**

◇ **brachialis muscle** *noun* flexor of the elbow **Musculus brachialis, Armbeuger**

◇ **brachiocephalic artery** *noun* largest branch of the arch of the aorta, which continues as the right common carotid and the right subclavian arteries **Truncus brachiocephalicus, Arm-Kopf-Schlagaderstamm**

◇ **brachiocephalic veins** *noun* innominate veins *or* veins which continue the subclavian and jugular veins to the superior vena cava **Venae brachiocephalicae, Arm-Kopf-Venen**

◇ **brachium** *noun* arm, especially the upper arm between the elbow and the shoulder **Brachium, Arm, Oberarm**
(NOTE: plural is **brachia**)

brachy- *prefix* short **Brachy-**

◇ **brachycephaly** *noun* condition where the skull is shorter than normal **Brachyzephalus**

Bradford's frame *noun* frame of metal and cloth, used to support a patient **Bradford-Stützgerüst**

brady- *prefix* slow **Brady-**

◇ **bradycardia** *noun* slow rate of heart contraction, shown by a slow pulse rate (less than 70 per minute) **Bradykardie**

◇ **bradykinesia** *noun* walking slowly *or* making slow movements (because of disease) **Bradykinesie**

◇ **bradypnoea** *noun* abnormally slow breathing **Bradypnoe**

Braille *noun* system of writing using raised dots on the paper to indicate letters, which allows a blind person to read by passing his fingers over the page **Braille-Schrift, Blindenschrift;** *she was reading a Braille book; the book has been published in Braille*

brain *or* **encephalon** *noun* cranial part of the central nervous system, situated inside the skull **Gehirn, Enzephalon**; **brain death** = condition where the nerves in the brain stem have died, and the patient can be certified as dead, although the heart may not have stopped beating **Hirntod**; **brain haemorrhage** = bleeding inside the brain from a burst blood vessel **Gehirnblutung**; *see also* FOREBRAIN, HINDBRAIN, MIDBRAIN

COMMENT: the main part of the brain is the cerebrum, formed of two sections or hemispheres, which relate to thought and to sensations from either side of the body; at the back of the head and beneath the cerebrum is the cerebellum which coordinates muscle reaction and balance. Also in the brain are the hypothalamus which governs body temperature, hunger, thirst and sexual urges, and the tiny pituitary gland which is the most important endocrine gland in the body

◇ **brain damage** *noun* damage caused to the brain in an accident **Gehirnverletzung, Hirntrauma;** *he suffered brain damage in the car crash*

◇ **brain-damaged** *adjective* (person) who has suffered brain damage **gehirnverletzt**

◇ **brain fever** *noun* non-medical term for an infection which affects the brain (such as encephalitis or meningitis) **Hirnhautentzündung**

◇ **brain stem** *noun* lower part of the brain, shaped like a stem, which connects the brain to the spinal cord **Hirnstamm, Truncus cerebri**

◇ **brain tumour** *noun* tumour which grows in the brain **Hirntumor;** (NOTE: for other terms referring to brain, see words beginning with **cerebr-, encephal-)**

COMMENT: tumours may grow in any part of the brain. The symptoms of brain tumour are usually headaches and dizziness, and as the tumour grows it may affect the senses or mental faculties. Operations to remove brain tumours can be very successful

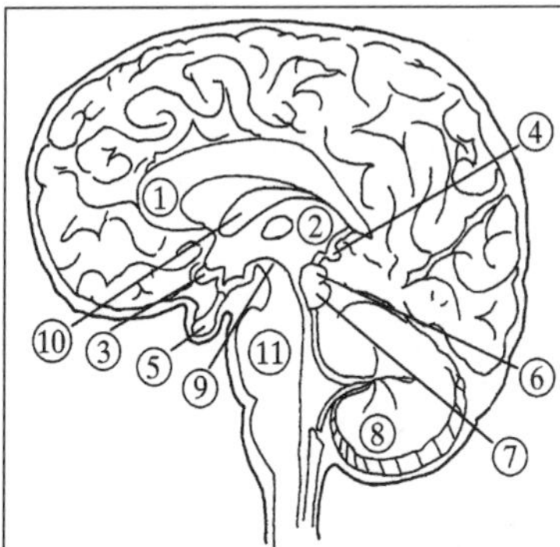

BRAIN	GEHIRN
1. corpus callosum	1. Corpus callosum
2. thalamus	2. Thalamus
3. hypothalamus	3. Hypothalamus
4. pineal body	4. Corpus pineale
5. pituitary gland	5. Glandula pituitaria
6. superior colliculi	6. Colliculi superior
7. inferior colliculi	7. Colliculi inferior
8. cerebellum	8. Cerebellum
9. cerebral peduncle	9. Pedunculus cerebri
10. fornix	10. Fornix
11. pons	11. Pons

branch
1 *noun* (i) part of a tree growing out of the main trunk; (ii) any part which grows out of a main part **(i) Ast, Zweig; (ii) Ramus, Ast, Zweig**
2 *verb* to split out into smaller parts **abzweigen, verzweigen;** *the radial artery branches from the brachial artery at the elbow*

branchial cyst *or* **branchial fistula** *noun* cyst on the side of the neck of an embryo **Kiemengangzyste, Kiemengangfistel**

◇ **branchial pouch** *noun* pouch on the side of the neck of an embryo **Schlundtasche, Kiementasche**

Braun's frame *or* **splint** *noun* metal splint and frame to which pulleys are attached, used for holding up a fractured leg while a patient is lying in bed **Braunschiene**

bread *noun* food made by baking flour and yeast **Brot**

break
1 *noun* point at which a bone has broken **Bruch, Fraktur**; **a clean break** = break in a bone which is not complicated *or* where the

two parts will join again easily **ein glatter/ unkomplizierter Bruch**
2 *verb* to make something go to pieces; to go to pieces **brechen;** *she fell off the wall and broke her leg; he can't play football with a broken leg* (NOTE: **breaks - breaking - broke - has broken)**

◇ **breakbone fever** = DENGUE

◇ **breakdown** *noun*
(a) **(nervous) breakdown** = non-medical term for a sudden illness where a patient becomes so depressed *or* worried that he is incapable of doing anything **Nervenzusammenbruch**
(b) breakdown product = substance which is produced when a compound is broken down into its parts **Abbauprodukt**

◇ **break down** *verb*
(a) to reduce a compound to its parts **abbauen, aufspalten**
(b) to collapse in a nervous state **zusammenbrechen, kollabieren;** *she broke down and cried as she described the symptoms to the doctor*

◇ **breakfast** *noun* first meal of the day **Frühstück;** *the patient had a boiled egg for breakfast; she didn't have any breakfast because she was due to have surgery later in the day; we have breakfast at 7.30 every day*

breast *or* **mamma** *noun* one of two glands in a woman which secrete milk **Brustdrüse, Mamma**; **breast cancer** = malignant tumour in the breast **Brustkrebs, Mammakarzinom**; **breast feeding** = feeding a baby from the mother's breast as opposed to from a bottle **Stillen**; *see also* BOTTLE FEEDING

◇ **breastbone** *or* **sternum** *noun* bone which is in the centre of the front of the thorax **Brustbein, Sternum**

◇ **breastfed** *adjective* (baby) which is fed from the mother's breast **gestillt;** *she was breastfed for the first two months*
(NOTE: for other terms referring to breast, see words beginning with **mamm-, mast-)**

breath *noun* air which goes in and out of your body when you breathe **Atem;** *he ran so fast he was out of breath; stop for a moment to get your breath back; she took a deep breath and dived into the water* **to hold your breath** = to stop breathing out, after having inhaled deeply **den Atem anhalten**; **breath sounds** = sounds heard through a stethoscope placed on a patient's chest, used in diagnosis **Atemgeräusche**; **bad breath** = HALITOSIS

◇ **breathe** *verb* to inhale or exhale *or* to take air in and out of your body through your nose or mouth **atmen;** *he could not breathe under water; he breathed in the smoke from the fire and it made him cough; the patient has begun to breathe normally; the doctor told him to take a deep breath and breathe out slowly*

◇ **breathing** *noun* respiration *or* taking air into the lungs and pushing it out again through the mouth or nose **Atmung;** *if breathing is difficult or has stopped, begin artificial ventilation immediately* **breathing rate** = number of times a person breathes in and out **Atemfrequenz;** (NOTE: for other terms referring to breathing, see words beginning with **pneumo-)**

◇ **breathless** *adjective* (patient) who finds it difficult to breathe enough air **atemlos, außer Atem;** *after running upstairs she became breathless and had to sit down*

◇ **breathlessness** *noun* difficulty in breathing enough air **Atemlosigkeit, Atemnot**

COMMENT: children breathe about 20 to 30 times per minute, men 16-18 per minute, and women slightly faster. The breathing rate increases if the person is taking exercise or has a fever. Some babies hold their breath and go blue in the face, especially when crying or during a temper tantrum

QUOTE 26 patients were selected from the outpatient department on grounds of disabling breathlessness present for at least five years
Lancet

breech *noun* buttocks **Steiß, Gesäß**; **breech birth** *or* **breech delivery** = birth where the baby's buttocks appear first **Steißgeburt**; **breech presentation** = position of a baby in the womb with the buttocks about to appear first **Steißlage**

breed *verb* to reproduce and spread **sich vermehren; züchten;** *the bacteria breed in dirty water*

bregma *noun* point at the top of the head where the soft gap between the bones of a baby's skull (the anterior fontanelle) hardens **Bregma**

bridge *noun*
(a) top part of the nose, where it joins the forehead **Nasenrücken**
(b) *(for teeth)* artificial tooth (or teeth) which is joined to natural teeth which hold it in place **Brücke**; *(Zahnersatz)*

Bright's disease *or* **(glomerulo) nephritis** *noun* inflammation of the kidney **Bright-Krankheit, (Glomerulo)nephritis**

brim *noun* edge **Rand**; **pelvic brim** = line on the ilium which separates the false pelvis from the true pelvis **Beckeneingang**

bring up *verb*
(a) to look after and educate a child **großziehen, erziehen;** *he was brought up by his uncle in Scotland; I was brought up in the country*
(b) (i) to vomit *or* to force material from the stomach back into the mouth; (ii) to cough up material such as mucus from the lungs *or* throat **(i) erbrechen; (ii) aushusten, expektorieren;** *he was bringing up mucus*

British *adjective* referring to Great Britain **britisch**

◇ **British anti-lewisite (BAL)** *noun* antidote for blister gases, but also used to treat cases of poisoning, such as mercury poisoning **British Anti-Lewisit (BAL), Dimercaprol**

◇ **British Dental Association (BDA)** *noun* professional association of dentists **britischer Zahnärztebund**

◇ **British Medical Association (BMA)** *noun* professional association of doctors **britischer Ärztebund**

◇ **British Pharmacopoeia (BP)** *noun* book listing approved drugs and their dosages **britisches Arzneibuch**

COMMENT: drugs listed in the British Pharmacopoeia have the letters BP written after them on labels

brittle *adjective* which breaks easily **spröde, zerbrechlich;** *the bones of old people become brittle see also* DUCTILE, OSTEOGENESIS

broad *adjective* wide in relation to length **breit**; **broad ligament** = peritoneal folds supporting the uterus on either side **Ligamentum latum uteri, breites Mutterband**; **broad spectrum antibiotics** = antibiotics which are used to control many types of bacteria **Breitspektrumantibiotika**
(NOTE: opposite is **narrow)**

Broadbent's sign *noun* movement of a patient's left side near the lower ribs at each beat of the heart, indicating adhesion between the diaphragm and pericardium in cases of pericarditis **Broadbent-Aneurysmazeichen**

Broca's aphasia *noun* being unable to speak or write, caused by damage to Broca's area **Broca-Aphasie**

◇ **Broca's area** *noun* area on the left side of the brain which governs the motor aspects of speaking **Broca-Sprachzentrum**

Brodie's abscess *noun* abscess of a bone, caused by staphylococcal osteomyelitis **Brodie-Knochenabszess**

bromhidrosis *noun* condition where the perspiration has an unpleasant smell **Bromhidrosis**

bromides *plural noun* bromine salts, formerly used as depressants or sedatives **Bromide**

◇ **bromine** *noun* chemical element **Brom**
(NOTE: the chemical symbol is **Br)**

◇ **bromism** *or* **bromide poisoning** *noun* chronic ill health caused by excessive use of bromides **Bromismus**

bronch- *prefix* referring to the windpipe **Bronch-**

◇ **bronchi** *plural noun* air passages leading from the trachea into the lungs **Bronchi, Bronchien**; **lobar bronchi** *or* **secondary bronchi** = air passages leading to a lobe of the lung **Bronchi lobares, Lappenbronchien**; **main** *or* **primary bronchi** = two main bronchi which branch from the trachea outside the lung **Bronchi principales, Stammbronchien**; **segmental bronchi** *or* **tertiary bronchi** = air passages supplying a segment of the lung **Bronchi segmentales, Segmentbronchien** *see illustration* LUNGS;
(NOTE: singular is **bronchus)**

◇ **bronchial** *adjective* referring to the bronchi **bronchial**; **bronchial asthma** = type of asthma mainly caused by an allergen *or* exertion **Bronchialasthma, Asthma bronchiale**; **bronchial breath sounds** = distinctive breath sounds from the lungs which help diagnosis **Bronchialatmen, bronchiales Atmen**; **bronchial pneumonia** = inflammation of the bronchioles, which may lead to general infection of the lungs **Bronchopneumonie**; **bronchial tree** = system of tubes (bronchi and bronchioles) which take the air from the trachea into the lungs **Bronchialbaum**; **bronchial tubes** = bronchi *or* air tubes leading from the windpipe into the lungs **Bronchien, Äste der Luftröhre**

◇ **bronchiectasis** *noun* disorder of the bronchi, which become wide, infected and filled with pus, and can lead to pneumonia **Bronchiektase**

◇ **bronchiole** *noun* very small air tube in the lungs leading from a bronchus to the alveoli **Bronchiolus, Bronchiole** *see illustration* LUNGS

◇ **bronchiolar** *adjective* referring to the bronchioles **bronchiolar**

◊ **bronchiolitis** *noun* inflammation of the bronchioles **Bronchiolitis**

◊ **bronchitis** *noun* inflammation of the mucous membrane of the bronchi **Bronchitis**; **acute bronchitis** = attack of bronchitis caused by a virus *or* exposure to cold and wet **akute Bronchitis**; **chronic bronchitis** = long-lasting form of bronchial inflammation **chronische Bronchitis**

◊ **bronchitic** *adjective* (i) referring to bronchitis; (ii) (patient) suffering from bronchitis **(i) bronchitisch, Bronchitis-; (ii) Bronchitiker/-in**

◊ **bronchoconstrictor** *noun* drug which narrows the bronchi **Bronchokonstriktor, bronchienverengendes Mittel**

◊ **bronchodilator** *noun* drug which makes the bronchi wider **Bronchodilatator, Bronchospasmolytikum**

◊ **bronchogram** *noun* X-ray picture of the bronchial tubes after an opaque substance has been injected into them **Bronchogramm**

◊ **bronchography** *noun* X-ray examination of the lungs, after an opaque substance has been put into the bronchi **Bronchographie**

◊ **bronchomediastinal trunk** *noun* lymph nodes draining part of the chest **Truncus bronchomediastinalis**

◊ **bronchomycosis** *noun* infection of the bronchi by a fungus **Bronchomykose**

◊ **bronchophony** *noun* vibrations of the voice heard when the consolidation of the lungs produces a loud sound **Bronchophonie, Bronchialstimme**

◊ **bronchopleural** *adjective* referring to a bronchus and pleura **bronchopleural**

◊ **bronchopneumonia** *noun* infectious inflammation of the bronchioles, which may lead to general infection of the lungs **Bronchopneumonie**

◊ **bronchopulmonary** *adjective* referring to the bronchi and the lungs **bronchopulmonal**

◊ **bronchoscope** *noun* instrument which is passed down the trachea into the lungs, which a doctor can use to inspect the inside passages of the lungs **Bronchoskop**

◊ **bronchoscopy** *noun* examination of a patient's bronchi using a bronchoscope **Bronchoskopie**

◊ **bronchospasm** *noun* tightening of the bronchial muscles which causes the tubes to contract **Bronchospasmus**

◊ **bronchospirometer** *noun* instrument for measuring the volume of the lungs **Bronchospirometer**

◊ **bronchospirometry** *noun* measuring the volume of the lungs **Bronchospirometrie**

◊ **bronchostenosis** *noun* abnormal constriction of the bronchial tubes **Bronchostenose**

◊ **bronchotracheal** *adjective* referring to the bronchi and the trachea **tracheobronchial**

◊ **bronchus** *noun* air passage from the trachea to the lungs, where it splits into many bronchioles **Bronchus, Bronchie**
(NOTE: plural is **bronchi**)

> QUOTE 19 children with mild to moderately severe perennial bronchial asthma were selected. These children gave a typical history of exercise-induced asthma and their symptoms were controlled with oral or aerosol bronchodilators
>
> Lancet

bronze diabetes = HAEMOCHROMATOSIS

broth *noun* (i) light soup made from meat; (ii) medium in which bacteria can be cultivated **(i) Fleischbrühe; (ii) Bouillon, flüssiges Nährmedium**

brother *noun* male who has the same mother and father as another child **Bruder**; *he's my brother; that girl has three brothers; his brother's a doctor*

brow *noun* (i) forehead *or* part of the face above the eyes; (ii) eyebrow *or* line of hair above the eye **(i) Stirn; (ii) Augenbraue**

brown *adjective & noun* of a colour like the colour of earth or wood **braun; Braun**; *he has brown hair and blue eyes; you're very brown - you must have been sitting in the sun* **brown bread** = bread made with flour which has not been refined **Graubrot; Vollkornbrot**; *brown bread is better for you than white* **brown fat** = animal fat which can easily be converted to energy, and is believed to offset the effects of ordinary white fat **braunes Fett(gewebe)**; **brown - browner - brownest**

Brown-Séquard syndrome *noun* condition of a patient where the spinal cord has been partly severed or compressed, with the result that the lower half of the body is paralysed on one side and loses feeling in the other side **Brown-Séquard-Syndrom, Brown-Séquard-Lähmung**

Brucella *noun* type of rod-shaped bacterium **Brucella**

◊ **brucellosis** *or* **undulant fever** *or* **Malta fever** *or* **mountain fever** *noun* disease which can be caught from cattle or goats or from drinking infected milk, spread by a species of the bacterium **Brucellose, Maltafieber, Febris ondulans** *Brucella*

COMMENT: symptoms include tiredness, arthritis, headache, sweating, irritability and swelling of the spleen

bruise
1 *noun* contusion *or* dark painful area on the skin, where blood has escaped under the skin following a blow **Quetschung, Prellung, Bluterguss**; *see also* BLACK EYE
2 *verb* to make a bruise **sich stoßen, sich einen blauen Fleck/blaue Flecken holen;** *she bruised her knee on the corner of the table; the nurse put a compress on his bruised leg* **she bruises easily** = even a soft blow will give her a bruise **sie bekommt leicht blaue Flecken**

◊ **bruising** *noun* area of bruises **Prellungen, blaue Flecken;** *the baby has bruising on the back and legs*

bruit *noun* abnormal noise heard through a stethoscope **Bruit, Geräusch**

Brunner's glands *noun* glands in the duodenum and jejunum **Brunner-Drüsen**

brush
1 *noun* stiff hairs *or* wire set in a hard base, used for cleaning **Bürste;** *you need a stiff brush to remove the dandruff from the scalp*
2 *verb* to clean with a brush **bürsten;** *have you brushed your hair? remember to brush your teeth after a meal*

bubble *noun* small amount of air *or* gas surrounded by a liquid **Blase;** *air bubbles formed in the blood vessel, causing embolism*

bubo *noun* swelling of a lymph node in the groin or armpit **Bubo**

◊ **bubonic plague** *noun* fatal disease caused by bacteria transmitted to humans by fleas from rats **Bubonenpest, Beulenpest**

COMMENT: bubonic plague was the Black Death of the Middle Ages. Symptoms are fever, delirium, vomiting and swellings of the lymph nodes

buccal *adjective* referring to the cheek **buccalis, bukkal, Wangen-**; **buccal cavity** = the mouth **Mundhöhle**; **buccal fat** = pad of fat separating the buccinator muscle from the masseter **Corpus adiposum buccae, Bichat-Wangenfettpfropf**

buccinator *noun* cheek muscle which helps the jaw to chew **Musculus buccinator, Wangenmuskel, Trompetermuskel**

bud *noun* small appendage **Knospe**; **taste buds** = tiny sensory receptors in the vallate and fungiform papillae of the tongue and in part of the back of the mouth **Geschmacksknospen**

Budd-Chiari syndrome *noun* disease of the liver, where thrombosis has occurred in the hepatic veins **Budd-Chiari-Syndrom**

Buerger's disease = THROMBO-ANGIITIS OBLITERANS

buffer *noun* solution where the pH factor is not changed by adding acid or alkali **Puffer**

bug *noun (informal)* infectious disease **Bazillus;** *he caught a bug on holiday; half the staff are sick with a stomach bug*

build *noun* general size of a person's body **Körperbau;** *he has a heavy or strong build for his height; the girl has a slight build, but she can run very fast*

◊ **-built** *suffix* referring to the general size of a person's body **gebaut (z.B. kräftig/ schmächtig gebaut);** *a heavily-built man; she's slightly-built*

◊ **build up** *verb* to form by accumulation **aufbauen, bilden**

◊ **build-up** *noun* gradual accumulation **Aufbau, allmähliche Bildung;** *a build-up of fatty deposits on the walls of the arteries*

bulb *noun* round part at the end of an organ *or* bone **Zwiebel, Knolle**; **olfactory bulb** = end of the olfactory tract, where the processes of the sensory cells in the nose are linked to the fibres of the olfactory nerve **Bulbus olfactorius, Riechkolben**; **bulb of the penis** *or* **glans penis** = round end of the penis **Bulbus penis, Glans penis**

◊ **bulbar** *adjective* referring to a bulb *or* to the medulla oblongata **bulbär**; **bulbar paralysis** *or* **palsy** = motor neurone disease which affects the muscles of the mouth, jaw and throat **Bulbärparalyse**; **bulbar poliomyelitis** = type of polio affecting the brain stem, which makes it difficult for a patient to swallow or breathe **bulbäre Poliomyelitis**

◊ **bulbourethral glands** *or* **Cowper's glands** *see* GLAND

◊ **bulbospongiosus muscle** *noun* muscle in the perineum behind the penis **Musculus bulbospongiosus**

bulge *verb* to swell out *or* to push out **anschwellen, sich vorwölben;** *the wall of the stomach becomes weak and part of the intestine bulges through*

bulimia (nervosa) *noun* psychological condition where the patient eats too much and is incapable of controlling his eating **Bulimia nervosa**

> COMMENT: although the patient eats a large quantity of food, this is followed by vomiting which is induced by the patient himself, so that the patient does not in fact become overweight

bulla *noun* large blister **Bulla, Blase;** (NOTE: plural is **bullae)**

bump
1 *noun*
(a) slight knock against something **Bums;** *(ugs.)* **Plumps;** *the plane landed with a bump*
(b) slightly swollen part on the skin, caused by a blow *or* sting, etc. **Beule;** *she has a bump on the back of her head where the door hit her; the vaccination has left a little bump on her left arm*
2 *verb* to knock slightly **anstoßen, anschlagen;** *she bumped her head on the door*

bumper fracture *noun* fracture of the upper part of the tibia (so called, because it can be caused by a blow from the bumper of a car) **Stoß(stangen)fraktur**

bundle *noun* (i) collection of things roughly fastened together; (ii) group of nerves running in the same direction **(i) & (ii) Bündel**; **bundle branch block** = defect in the heart's conduction tissue **Schenkelblock**; **bundle of His** *or* **atrioventricular bundle** = bundle of fibres which run from the atrioventricular node to the septum, and then divide to connect with the two ventricles **His-Bündel**

bunion *noun* inflammation and swelling of the big toe, caused by tight shoes which force the toe sideways with a callus developing over the joint between the toe and the metatarsal **Fußballenentzündung**

buphthalmos *noun* type of congenital glaucoma occurring in infants **Buphthalmus, Hydrophthalmus, Ochsenauge**

Burkitt's tumour *or* **lymphoma** *noun* malignant tumour, usually on the maxilla **Burkitt-Tumor, Burkitt-Lymphom**

> COMMENT: Burkitt's tumour is found especially in children in Africa

burn
1 *noun* injury to skin and tissue caused by light *or* heat *or* radiation *or* electricity *or* chemicals **Verbrennung**; **cold burn** = injury to the skin caused by touching very cold surfaces **kalte Verbrennung**; **dry burn** = injury to the skin caused by touching very hot dry surfaces **trockene Verbrennung**; **wet burn** *or* **scald** = injury to the skin caused by touching very hot wet substances **Verbrühung**; **deep burn** = burn which is so severe that a graft will be necessary to repair the skin damage **schwere Verbrennung**; **superficial burn** = burn which leaves enough tissue for the skin to grow again **leichte Verbrennung**; **first degree burn** = burn where the skin turns red because the epidermis has been affected **Verbrennung ersten Grades**; **second degree burn** = burn where the skin becomes very red and blisters **Verbrennung zweiten Grades**; **third degree burn** = burn where both the epidermis and dermis are destroyed, and a skin graft will be required to repair the damage **Verbrennung dritten Grades**; **fourth degree burn** = burn where the tissue becomes black **Verbrennung vierten Grades**; **burns unit** = special department in a hospital which deals with burns **Station für Brandverletzte**
2 *verb* to destroy by fire **verbrennen;** *she burnt her hand on the hot frying pan; most of his hair or his skin was burnt off* (NOTE: **burns - burning - burnt/burned - has burnt/burned)**

> COMMENT: burns were formerly classified by degrees, and are still often referred to in this way. The modern classification is into two categories: deep and superficial

burp
1 *noun* allowing air in the stomach to come up into the mouth **Rülpsen, Aufstoßen**
2 *verb* to allow the air in the stomach to come up into the mouth **rülpsen, aufstoßen**; **to burp a baby** = to pat a baby on the back until it burps **ein Baby aufstoßen lassen;** (NOTE: used particularly of babies. For adults use **belch)**

burr *noun* bit used with a drill to make holes in a bone (as in the cranium) or a tooth **Bohrer**

bursa *noun* sac containing fluid, which is normally present at joints where frequent pressure or rubbing is experienced (especially found at the knee *or* the elbow) **Bursa, Schleimbeutel**; **adventitious bursa** = abnormal bursa which develops as a result of continued pressure **zusätzliche Bursa;** (NOTE: plural is **bursae)**

◇ **bursitis** *noun* inflammation of a bursa, especially in the shoulder **Bursitis, Schleimbeutelentzündung**; **prepatellar bursitis** *or* **housemaid's knee** = condition where the bursa in the knee becomes inflamed, caused by kneeling on hard surfaces **Bursitis präpatellaris**

burst *verb (of a sac or blister)* to break open **platzen, aufbrechen;** *never use a needle to burst a blister; he was rushed to hospital with a burst appendix*
(NOTE: **bursts - bursting - burst - has burst)**

bury *verb* to put a dead person's body into the ground **begraben;** *he died on Monday and was buried on Friday*

butter *noun* solid yellow edible fat made from cream **Butter;** *he was spreading butter on a piece of bread; fry the onions in butter*
(NOTE: no plural)

buttocks *or* **nates** *plural noun* two fleshy parts below the back on which a person sits, made up mainly of the gluteal muscles **Gesäß (backen);** *he had a boil on his right buttock*

bypass *noun* act of going round an obstruction **Bypass, Umgehungsanastomose**; **cardiopulmonary bypass** = method of artificially circulating the patient's blood during open heart surgery, where the heart and lungs are cut off from the circulation and replaced by a pump **extrakorporaler Kreislauf, kardiopulmonaler Bypass**; **heart bypass operation** *or* **coronary bypass surgery** = surgical operation to treat angina by grafting pieces of vein to go around the diseased part of a coronary artery **Bypassoperation am Herzen, koronare Bypassoperation**

byssinosis *noun* lung disease (a form of pneumoconiosis) caused by inhaling cotton dust **Byssinose, Baumwollfieber**

Cc

C
1 *abbreviation for* Celsius **C, Celsius**
2 *chemical symbol for* carbon **C, Kohlenstoff**
3 *noun* **vitamin C** *or* **ascorbic acid** = vitamin which is soluble in water, and is found in fresh fruit (especially oranges and lemons) and in raw vegetables, liver and milk **Vitamin C, Ascorbinsäure**

COMMENT: lack of vitamin C can cause anaemia and scurvy

Ca *chemical symbol for* calcium **Ca, Calcium, Kalzium**

CABG = CORONARY ARTERY BYPASS GRAFT

cabinet *noun* cupboard **Schrank;** *the drugs cabinet must be kept locked at all times*

cachet *noun* quantity of a drug wrapped in paper, to be swallowed **Cachet, Kapsel**

cachexia *noun* state of ill health with wasting and general weakness **Kachexie**

cadaver *noun* dead body, especially one used for dissection **Leiche, Leichnam**
◇ **cadaveric** *or* **cadaverous** *adjective* (person who is) thin *or* wasting away **ausgezehrt, ausgemergelt**

cadmium *noun* metallic element, which if present in soil can make plants poisonous **Kadmium**
(NOTE: chemical symbol is **Cd)**

caecostomy *noun* surgical operation to make an opening between the caecum and the abdominal wall to allow faeces to be passed without going through the rectum and anus **Zäkostomie**
◇ **caecum** *noun* wider part of the large intestine in the lower right-hand side of the abdomen at the point where the small intestine joins it and which has the appendix attached to it **Caecum, Zäkum** *see illustration* DIGESTIVE SYSTEM

Caesarean section *or* **caesarean** *noun* surgical operation to deliver a baby by cutting through the abdominal wall into the uterus **Sectio caesarea, Schnittentbindung, Kaiserschnitt;** (NOTE: the operation is correctly called **Caesarean section** but informally most people use **caesarean: 'she had her baby by Caesarean section** *or* **she had a caesarean')**

COMMENT: Caesarean section is performed only when it appears that normal childbirth is impossible, or might endanger mother or child, and only after the 28th week of gestation

caesium *noun* radioactive element, used in treatment by radiation **Cäsium**
(NOTE: chemical symbol is **Cs)**

caffeine *noun* alkaloid found in coffee and tea, which acts as a stimulant **Koffein**

COMMENT: apart from acting as a stimulant, caffeine also helps in the production of urine. It can be addictive, and exists in both tea and coffee in about the same percentages as well as in chocolate and other drinks

caisson disease *or* **decompression sickness** *or* **compressed air sickness** *or* **the bends** *noun* condition where the patient suffers pains in the joints and stomach, and dizziness caused by nitrogen in the blood **Caissonkrankheit, Druckfallkrankheit, Druckluftkrankheit, Dekompressionskrankheit**

COMMENT: found when a person has moved rapidly from high atmospheric pressure to a lower pressure area, especially in divers who come back to the surface too quickly after a deep dive. The first symptoms of pains in the joints are known as 'the bends'. The disease can be fatal

Cal *abbreviation for* kilocalorie **kcal, Kilokalorie**

calamine (lotion) *noun* lotion, based on zinc oxide, which helps relieve skin irritation (such as that caused by sunburn *or* chickenpox) **Calamina**

calc- *or* **calci-** *prefix* referring to calcium **Calc(i)-, Kalz(i)-**

◇ **calcaemia** *noun* condition where the blood contains an abnormally large amount of calcium **Hyperkalzämie**

calcaneal *adjective* referring to the calcaneus **calcaneus, Kalkaneus-**; **calcaneal tendon** *or* **Achilles tendon** = tendon at the back of the ankle which connects the calf muscles to the heel and pulls the heel upwards when the calf muscles are tense **Tendo calcaneus, Achillessehne**

◇ **calcaneus** *noun* heel bone, situated underneath the talus **Os calcaneus, Calcaneus, Fersenbein** *see illustration* FOOT

calcareous degeneration *noun* formation of calcium on bones *or* at joints in old age **Kalkablagerung**

calciferol *noun* vitamin D_2 **Calciferol, Vitamin D2**

calcification *noun* hardening by forming deposits of calcium salts **Kalzifikation, Kalzifizierung, Verkalkung**; *see also* PELLEGRINI-STIEDA'S DISEASE

COMMENT: calcification can be normal in the formation of bones, but can occur abnormally in joints, muscles and organs, where it is known as calcinosis

◇ **calcified** *adjective* made hard **verkalkt;** *bone is calcified connective tissue*

◇ **calcitonin** *or* **thyrocalcitonin** *noun* hormone, produced by the thyroid gland, which is believed to regulate the level of calcium in the blood **Kalzitonin, Thyreokalzitonin**

calcium *noun* metallic chemical element which makes up a large part of the bones and teeth, and which is essential for various bodily processes such as blood clotting **Calcium, Kalzium;** (NOTE: chemical symbol is **Ca)**

COMMENT: calcium is an important element in correct diet. Milk, cheese, eggs and certain vegetables are its main sources. Calcium deficiency can be treated by injections of calcium salts

calculus *or* **stone** *noun* hard mass like a little stone, which forms in an organ **Calculus, Konkrement, Stein**; **renal calculus** = kidney stone **Calculus renalis, Nierenstein;** (NOTE: plural is **calculi)**

COMMENT: calculi are formed of cholesterol and various inorganic substances, and are commonly found in the bladder, the gall bladder (gallstones), and various parts of the kidney

◇ **calculosis** *noun* condition where calculi exist in an organ **Calculosis, Steinleiden**

Caldwell-Luc operation *noun* surgical operation to drain the maxillary sinus by making an incision above the canine tooth **Caldwell-Luc-Operation**

calf *noun* muscular fleshy part at the back of the lower leg, formed by the gastrocnemius muscles **Wade**
(NOTE: plural is **calves)**

calibrate *verb*
(a) to measure the inside diameter of a tube or passage **den Innendurchmesser bestimmen**
(b) *(in surgery)* to measure the sizes of two parts of the body to be joined together **vermessen**

◇ **calibrator** *noun* (i) instrument used to enlarge a passage; (ii) instrument for measuring the diameter of passages **(i) Dehnsonde, Dehnkatheter; (ii) Messsonde**

caliper *noun*
(a) instrument with two legs, used for measuring the width of the pelvic cavity **Beckenzirkel**
(b) instrument with two sharp points which are put into a fractured bone, and weights attached to cause traction **Extensionsapparat**

(c) metal splints made of a pair of rods attached to a thigh and to a special boot to support an injured leg **Schiene, Gehapparat**

call
1 *noun*
(a) speaking by telephone **Anruf, Gespräch;** *I want to make a (phone) call to Canada; there were three calls for you while you were out* **on call** = ready to be called for duty **abrufbereit, in Bereitschaft;** *three nurses are on call during the night*
(b) visit **Besuch, Krankenbesuch;** *the district nurse makes a regular call every Thursday*
2 *verb*
(a) to telephone **anrufen;** *if he comes, tell him I'll call him when I'm at the surgery; Mr Smith is out - shall I ask him to call you back?*
(b) to visit **besuchen;** *the district nurse called at the house, but there was no one there; she called on the patient for the last time on Tuesday*

calliper = CALIPER

callosity *or* **callus** *noun* hard patch on the skin resulting from frequent pressure or rubbing (such as a corn) **Hornschwiele, Kallus**

callosum *see* CORPUS

callus *noun*
(a) = CALLOSITY
(b) tissue which forms round a broken bone as it starts to mend, leading to consolidation **Knochenkallus;** *callus formation is more rapid in children and young adults than in elderly patients*

calm *adjective* quiet *or* not upset **ruhig;** *the patient was delirious but became calm after the injection*
◇ **calm down** *verb* to become calm *or* to make someone calm **sich beruhigen; beruhigen;** *he soon calmed down or he was soon calmed down when the nurse gave him an injection*

calomel *noun* drug based on mercury, used to treat pinworms in the intestine **Kalomel**

calor *noun* heat **Calor, Wärme, Hitze**
◇ **calorie** *or* **small calorie** *noun* unit of measurement of heat *or* energy **Kalorie, kleine Kalorie, Grammkalorie**
◇ **Calorie** *or* **large calorie** *noun* kilocalorie *or* 1,000 calories **große Kalorie, Kilokalorie;** (NOTE: written **cal** after figures: **250cal)**
◇ **calorific value** *noun* heat value of food *or* number of Calories which a certain amount of a certain food contains **Brennwert;** *the tin of beans has 250 calories or has a calorific value of 250 calories*

COMMENT: one calorie is the amount of heat needed to raise the temperature of one gram of water by one degree Celsius. A Calorie or kilocalorie is the amount of heat needed to raise the temperature of a kilogram of water by one degree Celsius. The Calorie is also used as a measurement of the energy content of food, and to show the amount of energy needed by an average person. The average adult in an office job, requires about 3000 Calories per day, supplied by carbohydrates and fats to give energy and proteins to replace tissue; more strenuous physical work needs more Calories. If a person eats more than the number of Calories needed by his energy output or for his growth, the extra Calories are stored in the body as fat.

calvaria *or* **calvarium** *noun* top part of the skull **Calva, Calvaria, Schädeldach**

calyx *noun* part of the body shaped like a cup especially the tube leading to a renal pyramid **Calix, Kelch;** (NOTE: the plural is **calyces)** *see illustration* KIDNEY

COMMENT: the renal pelvis is formed of three major calyces, which themselves are formed of several smaller minor calyces

camphor *noun* white crystals with a strong smell, made from a tropical tree, used to keep insects away *or* as a liniment **Kampfer; camphor oil** *or* **camphorated oil** = mixture of 20% camphor and oil, used as a rub **Kampferöl**

canal *noun* tube along which something flows **Kanal; alimentary canal** = passage from the mouth to the rectum, along which food passes and is digested **Verdauungstrakt, Magen-Darm-Trakt; anal canal** = passage leading from the rectum to the anus **Analkanal, Canalis analis; auditory canals** = external and internal passages of the ear **Gehörgänge; bile canal** = bile duct **Gallengang; central canal** = thin tube in the centre of the spinal cord containing cerebrospinal fluid **Canalis centralis, Zentralkanal (des Rückenmarks); cervical canal** *or* **cervicouterine canal** = tube running through the cervix from the point where the uterus joins the vagina to the entrance of the uterine cavity **Zervikalkanal, Gebärmutterhalskanal; femoral canal** = inner tube of the femoral sheath which surrounds the femoral artery and femoral vein **Canalis femoralis, Schenkelkanal; Haversian canals** = canals which run vertically through Haversian systems in compact bone, containing blood vessels, and lymph ducts **Havers-Kanäle; inguinal canal** = passage in the lower abdominal wall, carrying the spermatic cord in the male and the round ligament of the uterus in the female **Canalis inguinalis, Leistenkanal**; **osseus Eustachian canal** = passage through the porous bone forming the outside part of the Eustachian tube **Canalis musculotubarius**; **root canal** = canal in the root of a tooth which carries nerves and blood vessels **Wurzelkanal (des Zahns)**; **Schlemm's canal** = circular canal in the sclera of the eye, which drains the aqueous humour **Schlemm-Kanal**; **semicircular canals** = three canals in the inner ear partly filled with fluid and which regulate the sense of balance **Canales semicirculares ossei, knöcherne Bogengänge** *see illustration* EAR; **vertebral canal** = hole in the centre of each vertebra, through which the spinal cord passes **Canalis vertebralis, Wirbelkanal**; **Volkmann's canal** = canal running horizontally through compact bone, carrying blood to the Haversian systems **Volkmann-Kanal**

◇ **canaliculotomy** *noun* surgical operation to open up a little canal **Kanalikulotomie**

◇ **canaliculus** *noun* little canal, such as a canal leading to the Haversian systems in compact bone, or a canal leading to the lacrimal duct **Canaliculus, kleiner Kanal**
(NOTE: plural is **canaliculi)**

cancellous bone *noun* light spongy bone tissue which forms the inner core of a bone (where it contains the red bone marrow) and also the ends of long bones **Substantia spongiosa, Spongiosa** *see illustration* BONE STRUCTURE

cancer *noun* malignant growth *or* tumour, which develops in tissue and destroys it, which can spread by metastasis to other parts of the body and cannot be controlled by the body itself **Krebs**; *cancer cells developed in the lymph; he has been diagnosed as having lung cancer or as having cancer of the lung* (NOTE: used with **the** or **a** to indicate one particular tumour, and without **the** or **a** to indicate the disease: **doctors removed a cancer from her breast; she has breast cancer.** For other terms referring to cancer see words beginning with **carcin-)**

◇ **cancerophobia** *noun* fear of cancer **Kanzerophobie, Krebsangst**

◇ **cancerous** *adjective* referring to cancer **kanzerös, karzinös, krebsartig, Krebs-**; *the X-ray revealed a cancerous growth in the breast*

COMMENT: cancers can be divided into cancers of the skin (carcinomas) or cancers of connective tissue, such as bone or muscle (sarcomas). Cancer can be caused by tobacco, radiation and many other factors. Many cancers are curable by surgery, by chemotherapy or by radiation, especially if they are detected early

cancrum oris *or* **noma** *noun* severe ulcers in the mouth, leading to gangrene **Cancer aquaticus, Noma, Wasserkrebs, Wangenbrand**

Candida *or* **Monilia** *noun* type of fungus which causes mycosis **Candida**; **Candida albicans** = one type of Candida which is normally present in the mouth and throat without causing any illness, but which can cause thrush **Candida albicans**

◇ **candidiasis** *or* **candidosis** *or* **moniliasis** *noun* infection with Candida **Candidiasis, Candidose, Candidamykose, Soormykose**

COMMENT: when the infection occurs in the vagina or mouth it is known as 'thrush'. Thrush in the mouth usually affects small children

QUOTE It is incorrect to say that oral candida is an infection. Candida is easily isolated from the mouths of up to 50% of healthy adults and is a normal commensal
Nursing Times

candidate *noun* (i) person who is applying for a job *or* for a promotion; (ii) patient who could have an operation **(i) Bewerber/-in; (ii) Kandidat/-in, Fall**; *the board is interviewing the candidates for the post of administrator; these types of patients may be candidates for embolization* **candidate vaccine** = vaccine which is being tested for use in immunization **Prüfvakzine, Prüfimpfstoff**

canicola fever *noun* form of leptospirosis, giving high fever and jaundice **Canicola-Fieber, Stuttgarter Hundeseuche**

canine (tooth) *noun* pointed tooth next to an incisor **Dens caninus, Eckzahn** *see illustration* TEETH

COMMENT: there are four canines in all, two in the upper jaw and two in the lower; those in the upper jaw are referred to as the 'eye teeth'

canities *noun* loss of pigments, which makes the hair turn white **Canities, Ergrauen**

canker *noun* lesion of the skin **Geschwür**

cannabis *or* **hemp** *or* **marijuana** *or* **hashish** *noun* drug made from the leaves *or* flowers of the Indian hemp plant **Cannabis, Hanf, Marihuana, Haschisch**

cannula *noun* tube with a trocar *or* blunt needle inside, inserted into the body to drain off or introduce fluid **Kanüle**

canthus *noun* corner of the eye **Canthus, Augenwinkel, Lidwinkel**

◊ **canthal** *adjective* referring to the corner of the eye **Kantho-, Lidwinkel-**

cap *noun*
(a) type of hat which fits tightly on the head **Kappe, Haube;** *the surgeons were wearing white caps*
(b) top which covers something **Verschluss, Deckel;** *screw the cap back on the bottle* **child-proof cap** = special cap on a bottle of a drug, which is made so that a young child cannot open it **kindersicherer Verschluss**
(c) covering which protects something **Kappe**; **Dutch cap** = diaphragm *or* contraceptive device similar to a condom, which is placed in the woman's vagina before sexual intercourse **Scheidenpessar, Portiokappe**
(d) artificial hard covering for a damaged or broken tooth **Überkappung**

capable *adjective* which can do something **fähig, imstande;** *the disease is capable of treatment*

capacity *noun* (i) *(of a person)* ability to do something **Fähigkeit** (ii) *(of an organ)* ability to contain *or* absorb a substance **Kapazität, Fassungsvermögen**

capillary *noun* (i) tiny blood vessel, between the arterioles and the venules, which carries blood and nutrients into the tissues; (ii) any tiny tube carrying a liquid in the body **(i) Kapillare, Kapillargefäß; (ii) Kapillare**; **capillary bleeding** = bleeding where blood oozes out from small blood vessels **Kapillarblutung**

capitate (bone) *noun* largest of the eight small carpal bones in the wrist **Os capitatum, Kapitatum, Kopfbein** *see illustration* HAND

capitis *see* CORONA

capitulum *noun* round end of a bone, such as the distal end of the humerus, which articulates with another bone **Capitulum, Köpfchen**

caplet *noun* rectangular tablet with a soluble coating **(rechteckiges) Dragee**
(NOTE: derived from **capsule** and **tablet)**

capsular *adjective* referring to a capsule **kapsulär**

◊ **capsularis** *see* DECIDUA

◊ **capsule** *noun*
(a) membrane round an organ *or* joint **Capsula, Kapsel**; **fibrous capsule** *or* **renal capsule** = fibrous tissue surrounding the kidney **Capsula fibrosa (renis), Nierenkapsel**; **joint capsule** = white fibrous tissue which surrounds and holds a joint together **Gelenkkapsel**; **Tenon's capsule** = tissue which lines the orbit of the eye **Tenon-Kapsel, Vagina bulbi**
(b) internal capsule = bundle of fibres linking the cerebral cortex and other parts of the brain **Capsula interna, innere Kapsel**
(c) small hollow digestible case, filled with a drug to be swallowed by the patient **Kapsel;** *she swallowed three capsules of pain killer; the doctor prescribed the drug in capsule form; see also* BOWMAN'S CAPSULE

◊ **capsulectomy** *noun* surgical removal of the capsule round a joint **Kapsulektomie**

◊ **capsulitis** *noun* inflammation of a capsule **Kapsulitis, Kapselentzündung**

caput *noun* (i) the head ; (ii) top of part of the body **(i) & (ii) Caput, Kopf**
(NOTE: plural is **capita)**

carbohydrates *noun* organic compounds which derive from sugar and which are the main ingredients of many types of food **Kohlenhydrate**

> COMMENT: carbohydrates are compounds of carbon, hydrogen and oxygen. They are found in particular in sugar and starch, and provide the body with energy

carbolic acid = PHENOL

carbon *noun* one of the common non-metallic elements, an essential component of living matter and organic chemical compounds **Kohlenstoff**

◊ **carbonated** *adjective* (drink) with bubbles in it, because carbon dioxide has been added **kohlensäurehaltig**

◊ **carbon dioxide** *noun* gas produced by the body's metabolism as the tissues burn carbon, and breathed out by the lungs as waste **Kohlendioxid**

◊ **carbon monoxide** *noun* poisonous gas found in fumes from car engines, from burning gas and cigarette smoke **Kohlenmonoxid**; **carbon monoxide poisoning** = being poisoned by breathing carbon monoxide **Kohlenmonoxidvergiftung;**
(NOTE: the chemical symbols for carbon, carbon dioxide and carbon monoxide are **C, CO_2, CO)**

> COMMENT: carbon dioxide can be solidified at low temperatures and is known as 'dry ice' or 'carbon dioxide snow', being used to remove growths on the skin. Carbon monoxide is dangerous because it is easily absorbed into the blood and takes the place of

the oxygen in the blood. Carbon monoxide has no smell, and people do not realize that they are being poisoned by it until they become unconscious. The treatment for carbon monoxide poisoning is very rapid inhalation of fresh air together with carbon dioxide if this can be provided

◊ **carboxyhaemoglobin** *noun* compound of carbon monoxide and haemoglobin formed when a person breathes in carbon monoxide from tobacco smoke or car exhaust fumes **Kohlenmonoxid-Hämoglobin, CO-Hämoglobin**; **background carboxyhaemoglobin level** = level of carboxyhaemoglobin in the blood of a person living a normal existence without exposure to particularly high levels of carbon monoxide **normaler CO-Hämoglobin-Wert**

carbuncle *noun* localized staphylococcal infection, which goes deep into the tissue **Karbunkel**

carcin- *prefix* referring to carcinoma *or* cancer **Karzin-**

◊ **carcinogen** *noun* substance which produces carcinoma **Karzinogen**

◊ **carcinogenesis** *noun* process of forming carcinoma in tissue **Karzinogenese, Krebsentstehung**

◊ **carcinogenic** *adjective* which produces carcinoma **karzinogen, Krebs erzeugend**

◊ **carcinoid (tumour)** *noun* type of intestinal tumour (especially in the appendix), which causes diarrhoea **Karzinoid**; **carcinoid syndrome** = group of symptoms which are associated with a carcinoid tumour **Karzinoidsyndrom**

◊ **carcinoma** *noun* cancer of the epithelium or glands **Karzinom, Carcinoma**; **carcinoma-in-situ** = first stage in the development of a cancer, where the epithelial cells begin to change **Carcinoma in situ**

◊ **carcinomatosis** *noun* carcinoma which has spread to many sites in the body **Karzinomatose, Karzinose**

◊ **carcinomatous** *adjective* referring to carcinoma **karzinomatös, krebsig**

card *noun* stiff piece of paper which can carry information on it for reference **Karte**; **filing card** = card with information written on it, used to classify information in correct order **Karteikarte**; **index card** = card used to make a card index **Karteikarte**; **punched card** = card with holes punched in it which a computer can read **Lochkarte**

◊ **card index** *noun* series of cards with information written on them, kept in special order so that the information can be found easily **Kartei**; *the hospital records used to be kept on a card index, but have been transferred to the computer* **card-index file** = information kept on filing cards **Katalogdatei**

◊ **card-index** *verb* to put information onto a card index **katalogisieren**

cardi- *or* **cardio-** *prefix* referring to the heart **Kardi-, Kardio**

cardia *noun* (i) opening at the top of the stomach which joins it to the gullet; (ii) the heart **(i) Pars cardiaca ventriculi, Kardia, Mageneingang; (ii) Cardia, Herz** *see illustration* STOMACH

cardiac *adjective* (i) referring to the heart; (ii) referring to the cardia **(i) kardial, Herz-; (ii) kardial, Kardia-**; **cardiac achalasia** = being unable to relax the cardia (the muscle at the entrance to the stomach), with the result that food cannot enter the stomach **(Kardia) achalasie, Kardiospasmus**; **(NOTE: also called** cardiospasm); *see also* CARDIOMYOTOMY; **cardiac arrest** = stopping of the heart *or* condition where the heart muscle stops beating **Herzstillstand**; **cardiac asthma** = difficulty in breathing caused by heart failure **Herzasthma, Asthma cardiale**; **cardiac catheterization** = passing a catheter into the heart to take samples of tissue *or* to check blood pressure **Herzkatheterisierung**; **cardiac cirrhosis** = cirrhosis of the liver caused by heart disease **kardiale Leberzirrhose**; **cardiac compression** = compression of the heart by fluid in the pericardium **Herzkompression**; **cardiac conducting system** = nerve system in the heart which links an atrium to a ventricle, so that the two beat at the same rate **Reizleitungssystem des Herzens**; **cardiac cycle** = repeated beating of the heart, formed of the diastole and systole **Herzzyklus**; **cardiac decompression** = removal of a haematoma *or* constriction in the heart **Herzdekompression**; **cardiac failure** *or* **heart failure** = situation where the heart cannot function in a satisfactory way and is unable to circulate blood normally **Herzversagen, Herzinsuffizienz**; **cardiac impressions** = hollow parts in the surface of the liver and lungs where they are in contact with the pericardium **Impressioni cardiacae, Herzbuchten**; **cardiac massage** = treatment to make a heart which has stopped beating start working again, where the first aider presses on the patient's chest **Herzmassage**; **cardiac monitor** = electrocardiograph *or* instrument which checks the functioning of the heart in an intensive care unit **Herzmonitor**; **cardiac**

murmur = abnormal sound made by the heart, heard through a stethoscope **Herzgeräusch**; **cardiac muscle** = special muscle which forms the heart **Herzmuskel**; **cardiac neurosis** *or* **da Costa's syndrome** = condition where the patient suffers palpitations caused by worry **Herzneurose, DaCosta-Syndrom**; **cardiac notch** = (i) point in the left lung, where the right inside wall is bent; (ii) notch at the point where the oesophagus joins the greater curvature of the stomach **(i) Incisura cardiaca pulmonis sinistri, Herzeinschnitt (der linken Lunge); (ii) Incisura cardiaca ventriculi, Kardiaverengung**; **cardiac orifice** = opening where the oesophagus joins the stomach **Ostium cardiacum, oberer Magenmund**; **cardiac pacemaker** = electronic device implanted on a patient's heart or worn by the patient attached to his chest, which stimulates and regulates the heartbeat **Herzschrittmacher**; *see also* PACEMAKER; **cardiac patient** = patient suffering from heart disorder **Herzpatient/-in**; **cardiac reflex** = reflex which controls the heartbeat automatically **Herzautomatismus**; **cardiac tamponade** = pressure on the heart when the pericardial cavity fills with blood **Herztamponade**; **cardiac veins** = veins which lead from the myocardium to the right atrium **Herzvenen**

◇ **cardialgia** *noun* heartburn *or* pain in the chest from indigestion **Kardialgie**

◇ **cardiogram** *noun* graph showing the heartbeat, produced by a cardiograph **Kardiogramm**

◇ **cardiograph** *noun* instrument which records the heartbeat **Kardiograph**

◇ **cardiographer** *noun* technician who operates a cardiograph **Bediener/-in eines Kardiographen**

◇ **cardiologist** *or* **heart specialist** *noun* doctor who specializes in the study of the heart **Kardiologe/Kardiologin, Herzspezialist/-in**

◇ **cardiology** *noun* study of the heart and its diseases and functions **Kardiologie**

◇ **cardiomegaly** *noun* enlarged heart **Kardiomegalie, Herzvergrößerung**

◇ **cardiomyopathy** *noun* disorder of the heart muscle **Kardiomyopathie**

◇ **cardiomyotomy** *noun* Heller's operation *or* operation to treat cardiac achalasia by splitting the ring of muscles where the oesophagus joins the stomach **Kardiomyotomie**

◇ **cardiopathy** *noun* any kind of heart disease **Kardiopathie, Herzkrankheit**

◇ **cardiophone** *noun* microphone attached to a patient to record sounds (used to record the heart of an unborn baby) **Kardiophon**

◇ **cardiopulmonary bypass** *noun* machine *or* method for artificially circulating the patient's blood during open heart surgery, where the heart and lungs are cut off from the circulation and replaced by a pump **kardiopulmonaler Bypass, Herz-Lungen-Maschine**

◇ **cardiopulmonary resuscitation (CPR)** *noun* method of resuscitation which stimulates both heart and lungs **kardiopulmonale Wiederbelebung**

COMMENT: the first-aider applies massage to the patient's heart by pressing on his chest, and from time to time also applies mouth-to-mouth resuscitation

◇ **cardioscope** *noun* instrument formed of a tube with a light at the end, used to inspect the inside of the heart **Kardioskop**

◇ **cardiospasm** = CARDIAC ACHALASIA

◇ **cardiothoracic** *adjective* referring to the heart and the chest region **kardiothorakal, Kardiothorako-**; *a cardiothoracic surgeon*

◇ **cardiotocography** *noun* recording of the heartbeat of a fetus **Kardiotokographie**

◇ **cardiovascular** *adjective* referring to the heart and the blood circulation system **kardiovaskulär**; **cardiovascular disease** = any disease (such as hypertension) which affects the circulatory system **Herz-Kreislauf-Erkrankung**; **cardiovascular system** = system of blood circulation **Herz-Kreislauf-System**

◇ **cardioversion** *or* **defibrillation** *noun* correcting an irregular heartbeat by using an electric impulse **Kardioversion, Defibrillation**

◇ **carditis** *noun* inflammation of the connective tissue of the heart **Karditis**

QUOTE Cardiovascular diseases remain the leading cause of death in the United States
Journal of American Medical Association

care *noun* attention *or* general treatment (of a patient) **Pflege, Betreuung, Versorgung;** *the patient is under the care of a cancer specialist; she is responsible for the care of patients in the outpatients department* **coronary care unit** = section of a hospital reserved to treat patients suffering from heart attacks **kardiologische Intensivstation;** *a* *coronary care unit has been opened at a London hospital* **intensive care** = constant supervision and treatment of a patient in a special section of a hospital **Intensivstation;** *she is in intensive care or in the intensive care unit*

◊ **care for** *verb* to look after **pflegen, betreuen, versorgen;** *nurses were caring for the injured people at the scene of the accident; severely handicapped children are cared for in special clinics*

◊ **care plan** *noun* plan drawn up by the nursing staff for the treatment of an individual patient **Pflegeplan**

◊ **carer** *noun* someone who looks after a sick person **Pfleger/-in, Betreuer/-in**

> QUOTE the experience of the ward sister is the most important factor in the standard of care
> Nursing Times

> QUOTE all relevant sections of the nurses' care plan and nursing process had been left blank
> Nursing Times

> QUOTE most research has focused on those caring for older people or for adults with disability and chronic illness. Most studied are the carers of those who might otherwise have to stay in hospital for a long time
> British Medical Journal

caries *noun* decay in a tooth *or* bone **Karies; Knochenfraß; dental caries** = decay in a tooth **Zahnkaries**

carina *noun* structure shaped like the bottom of a boat, such as the cartilage at the point where the trachea branches into the bronchi **Carina, Kiel**

cariogenic *adjective* (substance) which causes caries **kariogen, Karies fördernd**

carminative *adjective & noun* (substance) which relieves colic *or* indigestion **karminativ; Karminativum**

carotenaemia *or* **xanthaemia** *noun* excessive amount of carotene in the blood as a result of eating mainly too many carrots or tomatoes, which gives the skin a yellow colour **Hyperkarotinämie**

◊ **carotene** *noun* orange or red pigment in carrots, egg yolk and some natural oils, which is converted by the liver into vitamin A **Karotin, Carotin**

carotid *noun* artery in the neck **Arteria carotis, Karotis, Kopfschlagader; common carotid artery** *or* **carotid** = main artery running up each side of the lower part of the neck **Arteria carotis communis, gemeinsame Kopfschlagader, Halsschlagader; carotid body** = tissue in the carotid sinus which is concerned with cardiovascular reflexes **Glomus caroticum, Karotisdrüse; carotid pulse** = pulse in the carotid artery at the side of the neck **Karotispuls; carotid sinus** = expanded part attached to the carotid artery, which monitors blood pressure **Sinus caroticus, Karotissinus**

> COMMENT: the common carotid artery is in the lower part of the neck, and branches upwards into the external and internal carotids. The carotid body is situated at the point where the carotid divides

carp- *or* **carpo-** *prefix* referring to the wrist **Karp-, Karpo-**

◊ **carpal**

1 *adjective* referring to the wrist **karpal**

2 *noun* any of the bones forming the wrist **Handwurzelknochen; carpal bones** *or* **carpals** = the eight bones which make up the carpus *or* wrist **Ossa carpi, Handwurzelknochen** *see illustration* HAND; **carpal tunnel syndrome** = condition (usually in women) where the fingers tingle and hurt at night, caused by compression of the median nerve **Karpaltunnelsyndrom**

◊ **carpometacarpal joints (CM joints)** *noun* joints between the carpals and metacarpals **Karpometakarpalgelenke, Handwurzel-Mittelhand-Gelenke**

◊ **carpopedal spasm** *noun* spasm in the hands and feet caused by lack of calcium **Karpopedalspasmus**

◊ **carpus** *noun* wrist *or* bones by which the lower arm is connected to the hand **Carpus, Handwurzel**

> COMMENT: the carpus is formed of eight small bones (the carpals): these are the capitate, hamate, lunate, pisiform, scaphoid, trapezium, trapezoid and triquetral

carphology *or* **floccitation** *noun* pulling at the bedclothes (a sign of delirium in typhoid and other fevers) **Karphologie, Flockenlesen**

carrier *noun*

(a) person who carries bacteria of a disease in his body, and who can transmit the disease to others without showing any sign of it himself **Träger, Keimträger**

(b) insect which carries disease and infects humans **Vektor**

(c) healthy person who carries the chromosome defect of a hereditary disease (such as haemophilia *or* Duchenne muscular dystrophy) **Träger, Genträger**

carry out *verb* to perform (an operation) **durchführen**

carsick *adjective* being ill because of the movement of a car **autokrank, reisekrank**

◇ **carsickness** *noun* feeling sick because of the movement of a car **Autokrankheit, Kinetose**

cart *(US)* = TROLLEY

cartilage *noun* gristle *or* thick connective tissue which lines the joints and acts as a cushion, and which forms part of the structure of an organ **Cartilago, Knorpel**; **articular cartilage** = layer of cartilage on the end of a bone where it joins another bone **Gelenkknorpel**; **costal cartilage** = cartilage which connects a rib to the breastbone **Rippenknorpel**; **cricoid cartilage** = cartilage in the lower part of the larynx **Ringknorpel**; **elastic cartilage** = flexible cartilage in the ear and epiglottis **elastischer Knorpel**; **epiphyseal cartilage** = section of cartilage in the bones of children and adolescents which expands and hardens as the bones grow to full size **Cartilago epiphysialis, Epiphysenfugenknorpel**; **hyaline cartilage** = type of cartilage in the nose, larynx and joints **hyaliner Knorpel**; **thyroid cartilage** = large cartilage in the larynx which forms part of the Adam's apple **Cartilago thyreoidea, Schildknorpel**

◇ **cartilaginous** *adjective* made of cartilage **knorpelig**; **(primary) cartilaginous joint** *or* **synchondrosis** = joint in children before the cartilage has changed to bone **Knorpelgelenk, Synchondrose**; **(secondary) cartilaginous joint** *or* **symphysis** = joint where cartilage fixes two bones together so that they cannot move (such as the pubic symphysis) **Symphyse, Verwachsung;** (NOTE: for other terms referring to cartilage, see words beginning with **chondr-**) *see illustration* BONE STRUCTURE, JOINTS, LUNGS

COMMENT: cartilage in small children is the first stage in the formation of bones

caruncle *noun* small swelling **Caruncula, Karunkel**; **lacrimal caruncle** = red point at the inner corner of each eye **Caruncula lacrimalis, Tränenwärzchen**

cascara (sagrada) *noun* laxative made from the bark of a tropical tree **Cascara sagrada**

case *noun* (i) single occurrence of a disease; (ii) person who has a disease *or* who is undergoing treatment **(i) Fall; (ii) Fall, Patient;** *there were two hundred cases of cholera in the recent outbreak; the hospital is only admitting urgent cases; there is an appendicectomy case waiting for the operating theatre* **case history** = details of what has happened to a patient who is undergoing treatment **Fallbericht, Kasuistik**; *compare* MEDICAL HISTORY

casein *noun* protein found in milk **Kasein**

COMMENT: casein is precipitated when milk comes into contact with an acid, and so makes milk form cheese

cast *noun*

(a) **plaster cast** = hard support, made of bandage soaked in liquid plaster of Paris which is allowed to harden, used to wrap round a fracture to prevent movement while the bone is healing **Gipsverband**

(b) mass of material formed in a hollow organ *or* tube and excreted in fluid **Zylinder**; **blood casts** = pieces of blood cells which are secreted by the kidneys in kidney disease **Blutzylinder**

castor oil *noun* vegetable oil which acts as a laxative **Rizinusöl**

castrate *verb* to remove the testicles **kastrieren**

◇ **castration** *noun* surgical removal of the testicles **Kastration**

casualty *noun*

(a) person who has suffered an accident *or* who is suddenly ill **Unfallopfer, Verletzte(r)**; *the fire caused several casualties; the casualties were taken by ambulance to the nearest hospital* **casualty department** *or* **hospital** *or* **ward** = department *or* hospital *or* ward which deals with accident victims **Unfallstation, Unfallklinik**

(b) a casualty department **Unfallstation;** *the accident victim was rushed to casualty*

CAT = COMPUTERIZED AXIAL TOMOGRAPHY; **CAT scan** = scan in which a narrow X-ray beam, guided by a computer to take photographs from various directions, can make a photograph of a thin section of a body *or* organ **CT-Aufnahme, computertomographische Aufnahme**

cata- *prefix* meaning downwards **Kata-**

catabolism *noun* breaking down of complex chemicals into simple chemicals **Katabolismus**

◇ **catabolic** *adjective* referring to catabolism **katabol**

catalase *noun* enzyme present in the blood and liver which catalyzes the breakdown of hydrogen peroxide into water and oxygen **Katalase**

catalepsy *noun* condition where a patient becomes incapable of sensation, his body is rigid and he does not move for long periods, especially in schizophrenia **Katalepsie**

catalysis *noun* process where a chemical reaction is helped by a substance (the catalyst) which does not change during the process **Katalyse**

◇ **catalyse** *or (US)* **catalyze** *verb* to act as a catalyst *or* to help make a chemical process take place **katalysieren**

◇ **catalyst** *noun* substance which produces *or* helps a chemical process but without itself changing **Katalysator;** *an enzyme which acts as a catalyst in the digestive process*

◇ **catalytic** *adjective* referring to catalysis **katalytisch**; **catalytic reaction** = chemical reaction which is caused by a catalyst which does not change during the reaction **katalytische Reaktion**

catamenia *noun* menstruation **Katamenien, Menstruation**

cataplexy *noun* condition where the patient's muscles become suddenly rigid and he falls without losing consciousness, possibly caused by a shock **Kataplexie**

cataract *noun* condition where the lens of the eye gradually becomes hard and opaque **Cataracta, Katarakt, grauer Star, Linsentrübung**; **diabetic cataract** = cataract which develops in people suffering from diabetes **Cataracta diabetica, Diabetesstar**; **senile cataract** = cataract which occurs in an elderly person **Cataracta senilis, Altersstar**; **cataract extraction** = surgical removal of an opaque lens from an eye **Staroperation, Linsenextraktion**

> COMMENT: cataracts form most often in people after the age of 50. They are sometimes caused by a blow or an electric shock. Cataracts can easily and safely be removed by surgery

catarrh *noun* inflammation of mucous membranes in the nose and throat, creating an excessive amount of mucus **Katarrh;** *he suffers from catarrh in the winter; is there anything I can take to relieve my catarrh?*

◇ **catarrhal** *adjective* referring to catarrh **katarrhalisch;** *a catarrhal cough*

catatonia *noun* condition where a psychiatric patient is either motionless *or* shows violent reactions to stimulation **Katatonie**

◇ **catatonic** *adjective* (behaviour) where the patient is either motionless *or* extremely violent **kataton**; **catatonic schizophrenia** = type of schizophrenia where the patient is alternately apathetic or very active and disturbed **katatone Schizophrenie**

catch *verb* to get a disease **sich zuziehen, sich holen (eine Krankheit);** *he caught a cold after standing in the rain; she caught mumps* (NOTE: **catches - catching - caught - has caught)**

◇ **catching** *adjective* infectious **ansteckend;** *is the disease catching?*

◇ **catchment area** *noun* area around a hospital which is served by that hospital **Einzugsbereich, Versorgungsgebiet**

catecholamines *plural noun* adrenaline and noradrenaline (hormones released by the adrenal glands) **Katecholamine**

category *noun* classification *or* way in which things can be classified **Kategorie;** *his condition is of a non-urgent category*

catgut *noun* surgical suture, once made from sheep-submucosa, since 1972 obtained from collagen-tissue of beef (serosa) **Katgut**

> COMMENT: catgut is slowly dissolved by fluids in the body after the wound has healed and therefore does not need to be removed. Ordinary catgut will dissolve in 5 to 10 days; hardened catgut takes up to three or four weeks

catharsis *noun* purgation of the bowels **Katharsis, Abführen**

◇ **cathartic** *adjective* laxative *or* purgative **kathartisch, abführend**

catheter *noun* tube passed into the body along one of the passages in the body **Katheter**; **cardiac catheter** = catheter passed through a vein into the heart, to take blood samples *or* to record pressure *or* to examine the interior of the heart before surgery **Herzkatheter**; **ureteric catheter** = catheter passed through the ureter to the kidney to inject opaque solution into the kidney before taking an X-ray **Harnleiterkatheter**; **urinary** *or* **urethral catheter** = catheter passed up the urethra to allow urine to flow out of the bladder, used to empty the bladder before an abdominal operation **Blasenkatheter**

◊ **catheterization** *noun* putting a catheter into a patient's body **Katheterisierung**; **cardiac catheterization** = passing a catheter into the heart to take samples of tissue *or* to check blood pressure **Herzkatheterisierung**

◊ **catheterize** *verb* to insert a catheter into a patient **katheterisieren**

> QUOTE high rates of disconnection of closed urine drainage systems, lack of hand washing and incorrect positioning of urine drainage bags have been highlighted in a new report on urethral catheterization
> Nursing Times

> QUOTE the technique used to treat aortic stenosis is similar to that for any cardiac catheterization. A catheter introduced through the femoral vein is placed across the aortic valve and into the left ventricle
> Journal of the American Medical Association

cat scratch fever *noun* fever and inflammation of the lymph glands, caught from being scratched by a cat's claws or by other sharp points **Katzenkratzkrankheit**

cauda equina *noun* group of nerves which go from the spinal cord to the lumbar region and the coccyx **Cauda equina**

◊ **caudal** *adjective* (i); *(in animals)* referring to the tail **Schwanz-** (ii); *(in humans)* referring to cauda equina **kaudal**; **caudal analgesia** = technique often used in childbirth, where an analgesic is injected into the extradural space at the base of the spine to remove feeling in the lower part of the trunk **Kaudalanalgesie, Sakralanästhesie**; **caudal block** = local analgesia of the cauda equina nerves **Kaudalanästhesie**; *compare* EPIDURAL

caul *noun*
(a) membrane which sometimes covers a baby's head at childbirth **Glückshaube**
(b) = OMENTUM

cauliflower ear *noun* permanently swollen ear, caused by blows (in boxing) **Boxerohr**

causalgia *noun* burning pain in a limb, caused by a damaged nerve **Kausalgie**

cauterize *verb* to use burning *or* radiation *or* laser beams to remove tissue *or* to stop bleeding **kauterisieren**

◊ **cauterization** *noun* act of cauterizing **Kauterisation**; *the growth was removed by cauterization*

◊ **cautery** *noun* surgical instrument used to cauterize a wound **Kauter**; **cold cautery** = removal of a skin growth using carbon dioxide snow **Kryokauterisation**; *see also* ELECTROCAUTERY, GALVANOCAUTERY

cava *see* VENA CAVA

cavernosa *see* CORPUS

cavernous *adjective* hollow **kavernös**; **cavernous breathing** *or* **breath sounds** = hollow sounds made by the lungs when heard through a stethoscope **amphorisches Atmen, Höhlen-Atmen, Krugatmen**; **cavernous haemangioma** = tumour in connective tissue with wide spaces which contain blood **kavernöses Hämangiom**; **cavernous sinus** *see* SINUS

cavity *noun* (i) hole *or* empty space inside the body; (ii) hole in a tooth **(i) Cavitas, Cavum, Höhle, Hohlraum; (ii) Kavität**; **abdominal cavity** = space in the body below the chest **Bauchhöhle**; **buccal cavity** = mouth **Mundhöhle**; **cerebral cavity** = ventricles in the brain **Hirnkammer, Hirnventrikel**; **chest cavity** = space in the body containing the heart and lungs **Brusthöhle**; **cranial cavity** = space inside the bones of the cranium, inside which the brain fits **Schädelhöhle**; **glenoid cavity** = socket in the shoulder joint into which the humerus fits **Cavitas glenoidalis, Schultergelenkpfanne** *see illustration* SHOULDER; **medullary cavity** = hollow centre of a long bone, containing bone marrow **Cavum medullare, Markhöhle** *see illustration* BONE STRUCTURE; **nasal cavity** = space behind the nose between the skull and the roof of the mouth, divided in two by the nasal septum **Nasenhöhle** *see illustration* THROAT; **oral cavity** = mouth **Mundhöhle**; **pelvic cavity** = space below the abdominal cavity, above the pelvic bones **Beckenhöhle**; **peritoneal cavity** = space between the layers of the peritoneum **Bauchfellhöhle**; **pleural cavity** = space between the inner and outer pleura of the chest **Pleurahöhle**; **pulp cavity** = centre of a tooth containing soft tissue **Pulpahöhle** *see illustration* TOOTH; **synovial cavity** = space inside a synovial joint **Synovialhöhle**; **thoracic cavity** = chest cavity, containing the diaphragm, heart and lungs **Brusthöhle**

◊ **cavitation** *noun* forming of a cavity **Höhlenbildung**

cavus *see* PES

CBC = COMPLETE BLOOD COUNT

cc = CUBIC CENTIMETRE

CCU = CORONARY CARE UNIT

Cd *chemical symbol for* cadmium **Cd, Kadmium**

CDH = CONGENITAL DISLOCATION OF THE HIP

cecum *noun (US)* = CAECUM

-cele *suffix* referring to a hollow **-zöl**

celiac *(US)* = COELIAC

cell *noun* tiny unit of matter which is the base of all plant and animal tissue **Zelle; cell body** = part of a nerve cell which surrounds the nucleus and from which the axon and dendrites begin **Zellkörper; cell division** = way in which a cell reproduces itself by mitosis **Zellteilung; cell membrane** = membrane enclosing the cytoplasm of a cell **Zellmembran; alpha cell** *or* **beta cell** = names given to the two types of cell in glands (such as the pancreas) which have two types **Alphazelle; Betazelle; blood cell** = corpuscle *or* any type of cell found in the blood **Blutzelle; daughter cell** = one of the cells which develop by mitosis from a single parent cell **Tochterzelle; goblet cell** = tube-shaped cell which secretes mucus **Becherzelle; mast cell** = large cell in connective tissue, which carries histamine and reacts to allergens **Mastzelle; mother cell** *or* **parent cell** = original cell which splits into daughter cells by mitosis **Mutterzelle; mucous cell** = cell which secretes mucin **Schleimzelle; parietal cell** *or* **oxyntic cell** = cell in the gastric mucosa which secretes hydrochloric acid **Parietalzelle; receptor cell** = cell which senses a change in the surrounding environment (such as cold *or* heat) and reacts to it by sending an impulse through the nervous system to the brain **sensorischer Rezeptor**

◇ **cellular** *adjective*

(a) referring to cells *or* formed of cells **zellulär, Zell-**

(b) made of many similar parts connected together **zellulär; cellular tissue** = form of connective tissue with large spaces **Zellgewebe;** (NOTE: for other terms referring to cells, see words beginning with **cyt-, cyto-)**

> COMMENT: the cell is a unit which can reproduce itself. It is made up of a jelly-like substance (cytoplasm) which surrounds a nucleus, and contains many other small organisms which are different according to the type of cell. Cells reproduce by division (mitosis), and their process of feeding and removing waste products is metabolism. The division and reproduction of cells is how the human body is formed.

cellulitis *noun* usually bacterial inflammation of connective tissue *or* of the subcutaneous tissue **Zellulitis**

cellulose *noun* carbohydrate which makes up a large percentage of plant matter **Zellulose**

> COMMENT: cellulose is not digestible, and is passed through the digestive system as roughage

Celsius *noun* scale of temperature where the freezing and boiling points of water are 0° and 100° **Celsius**

(NOTE: used in many countries, except in the USA, where the Fahrenheit system is still preferred. Normally written as a **C** after the number: **52°C** (say: "fifty-two degrees Celsius"). Also called **Centigrade**)

cement *noun*

(a) adhesive used in dentistry to attach a crown to the base of a tooth **Zement**

(b) = CEMENTUM

cementum *noun* layer of thick hard material which covers the roots of teeth **Cementum, Zement** *see illustration* TOOTH

centigrade *noun* scale of temperature where the freezing and boiling points of water are 0° and 100° **Celsius;** *see note at* CELSIUS

centimetre *or (US)* **centimeter** *noun* unit of measurement of length (= one hundredth of a metre) **Zentimeter**

(NOTE: with figures usually written **cm: 10cm; 'the appendix is about 6cm (six centimetres) in length')**

central *adjective* referring to the centre **centralis, zentral; central canal** = thin tube in the centre of the spinal cord containing cerebrospinal fluid **Canalis centralis, Zentralkanal (des Rückenmarks); central nervous system (CNS)** = the brain and spinal cord which link together all the nerves **Zentralnervensystem (ZNS); central sulcus** = one of the grooves which divide a cerebral hemisphere into lobes **Sulcus centralis, Zentralfurche; central vein** = vein in the liver **Zentralvene; central venous pressure** = blood pressure in the right atrium, which can be measured by means of a catheter **zentraler Venendruck**

◇ **centre** *or (US)* **center** *noun*

(a) middle point *or* main part **Zentrum,**

Mittelpunkt, Herd; *the aim of the examination is to locate the centre of infection*
(b) large building **Zentrum**; **medical centre** = place where several different doctors and specialists practise **medizinisches Zentrum**
(c) point where a group of nerves come together **Zentrum**; **vision centre** = point in the brain where the nerves relating to the eye come together **Sehzentrum**

centralis *see* FOVEA

centrifugal *adjective* which goes away from the centre **zentrifugal**
◇ **centrifuge** *noun* device to separate the components of a liquid **Zentrifuge**

centriole *noun* small structure found in the cytoplasm of a cell, which forms asters during cell division **Zentriol, Zentralkörperchen**

centripetal *adjective* which goes towards the centre **zentripetal**

centromere *or* **kinetochore** *noun* constricted part of a cell, seen as the cell divides **Zentromer, Kinetochor**

centrosome *noun* structure of the cytoplasm in a cell, near the nucleus, and containing the centrioles **Zentrosom**

centrum *noun* centre *or* central part of an organ **Centrum, Zentrum**
(NOTE: the plural is **centra)**

cephal- *prefix* referring to the head **Cephalo-, Zephalo-, Kephalo-**
◇ **cephalalgia** *noun* headache *or* pain in the head **Kopfschmerz**
◇ **cephalhaematoma** *noun* swelling found mainly on the head of babies delivered with forceps **Kephalhämatom**
◇ **cephalic** *adjective* referring to the head **zephalisch, Schädel-**; **cephalic index** = measurement of the shape of the skull **Schädelindex**; **cephalic presentation** = normal position of a baby in the womb, where the baby's head appears first **Schädellage, Kopflage**; **cephalic version** = turning a wrongly positioned fetus round in the uterus, so that the head will appear first at birth **Wendung in die Schädellage**
◇ **cephalocele** *noun* swelling caused by part of the brain passing through a weak point in the bones of the skull **Kephalozele**
◇ **cephalogram** *noun* X-ray photograph of the bones of the skull **Kephalogramm**
◇ **cephalometry** *noun* measurement of the head **Kephalometrie**
◇ **cephalopelvic** *adjective* referring to the head of the fetus and the pelvis of the mother **Schädel-Becken-**; **cephalopelvic disproportion** = condition where the mother's pelvic opening is not large enough for the head of the fetus **Schädel-Becken-Missverhältnis**

cerea *see* FLEXIBILITAS

cereal *noun*
(a) plant whose seeds are used for food, especially to make flour **Getreide;** *the Common Market grows large quantities of cereals or of cereal crops*
(b) food made of seeds of corn, etc. which is usually eaten at breakfast **Getreideflocken;** *he ate a bowl of cereal; put milk and sugar on your cereal*

cerebellar *adjective* referring to the cerebellum **zerebellar, Kleinhirn-**; **cerebellar ataxia** = disorder where the patient staggers and cannot speak clearly, due to a disease of the cerebellum **zerebellare Ataxie**; **cerebellar gait** = way of walking where the patient staggers along, caused by a disease of the cerebellum **zerebellarer Gang**; **cerebellar peduncles** = bands of tissue which support nerve fibres as they enter or leave the cerebellum **Pedunculi cerebellarii, Kleinhirnstiele**
◇ **cerebellum** *noun* section of the hindbrain, located at the back of the head beneath the back part of the cerebrum **Cerebellum, Kleinhirn** *see illustration* BRAIN; **tentorium cerebelli** = part of the dura mater which separates the cerebellum from the cerebrum **Tentorium cerebelli, Kleinhirnzelt**

COMMENT: the cerebellum is formed of two hemispheres, with the vermis in the centre. Fibres go into or out of the cerebellum through the peduncles. The cerebellum is the part of the brain where voluntary movements are coordinated and is associated with the sense of balance

cerebr- *or* **cerebro-** *prefix* referring to the cerebrum **zerebr(o)-**
◇ **cerebral** *adjective* referring to the cerebrum *or* to the brain in general **zerebral**; **cerebral aqueduct** *or* **aqueduct of Silvius** = canal connecting the 3rd and 4th ventricles in the brain **Aquaeductus cerebri, Aquaeductus Sylvii**; **cerebral arteries** = main arteries which take blood into the brain **Hirnarterien**; **cerebral cavity** = ventricles in the brain **Hirnventrikel, Hirnkammer**; **cerebral cortex** = layer of grey matter which covers the cerebrum **Cortex cerebri, Großhirnrinde**;

cerebral decompression = removal of part of the skull to relieve pressure on the brain **Schädeldekompression**; **cerebral haemorrhage** = bleeding inside the brain **Hirnblutung**; **cerebral hemisphere** = one of the two halves of the cerebrum **Großhirnhemisphäre**; **cerebral peduncles** = masses of nerve fibres connecting the cerebral hemispheres to the midbrain **Pedunculi cerebri, Hirnstiele**; **cerebral thrombosis** *or* **stroke** = condition where a blood clot enters and blocks a brain artery **zerebrale Thrombose, Schlaganfall**

◇ **cerebral palsy** *noun* disorder of the brain, mainly due to brain damage occurring before birth, or due to lack of oxygen during birth **Zerebrallähmung**

COMMENT: cerebral palsy is the disorder affecting spastics. The patient may have bad coordination of muscular movements, impaired speech, hearing and sight, and sometimes mental retardation

cerebration *noun* working of the brain **Hirntätigkeit, geistige Aktivität**

cerebrospinal *adjective* referring to the brain and the spinal cord **zerebrospinal**; **cerebrospinal fever** *or* **meningococcal meningitis** *or* **spotted fever** = infection of the meninges, caused by a bacterium *Neisseria meningitidis* **Meningitis cerebrospinalis, Meningokokkenmeningitis, epidemische Genickstarre**; **cerebrospinal fluid (CSF)** = fluid which surrounds the brain and the spinal cord **Liquor cerebrospinalis, Gehirn-Rückenmark-Flüssigkeit**; **cerebrospinal tracts** = main motor pathways in the anterior and lateral white columns of the spinal cord **Pyramidenbahnen**

COMMENT: CSF is found in the space between the arachnoid mater and pia mater of the brain, between the ventricles of the brain, and in the central canal of the spinal cord. CSF consists mainly of water, with some sugar and sodium chloride. Its function is to cushion the brain and spinal cord

cerebrovascular *adjective* referring to the blood vessels in the brain **zerebrovaskulär**; **cerebrovascular accident (CVA)** *or* **stroke** = sudden blocking of or bleeding from a blood vessel in the brain resulting in temporary or permanent paralysis or death **zerebrovaskulärer Insult, Schlaganfall**; **cerebrovascular disease** = disease of the blood vessels in the brain **zerebrovaskuläre Erkrankung**

cerebrum *noun* main part of the brain **Cerebrum, Großhirn**; **falx cerebri** = fold of the dura mater between the two hemispheres of the cerebrum **Großhirnsichel** *see illustration* BRAIN

COMMENT: the cerebrum is the largest part of the brain, formed of two sections (the cerebral hemispheres) which run along the length of the head. The cerebrum controls the main mental processes, including the memory

certificate *noun* official paper which states something **Urkunde, Bescheinigung**; **birth certificate** = paper giving details of a person's date and place of birth and parents **Geburtsurkunde**; **death certificate** = paper signed by a doctor, stating that a person has died and giving details of the person **Totenschein**; **medical certificate** = paper signed by a doctor, giving a patient permission to be away from work *or* not to do certain types of work **ärztliches Attest**

◇ **certify** *verb* to make an official statement in writing **bestätigen, bescheinigen;** *he was certified dead on arrival at hospital*

(NOTE: formerly used to refer to patients sent to a mental hospital)

cerumen *noun* wax in the ear **Cerumen, Zerumen, Ohrenschmalz**

◇ **ceruminous glands** *noun* glands which secrete earwax **Glandulae ceruminosae, Ohrenschmalzdrüsen** *see illustration* EAR

cervic- *or* **cervico-** *prefix* (i) referring to a neck; (ii) referring to the cervix of the uterus **(i) & (ii) zervik(o)-**

◇ **cervical** *adjective* (i) referring to any neck; (ii) referring to the cervix of the uterus **(i) & (ii) zervikal**; **cervical canal** = canal running through the cervix between the uterus and the upper vagina **Zervikalkanal, Gebärmutterhalskanal**; **cervical cap** = = DUTCH CAP; **cervical cancer** = cancer of the cervix of the uterus **Zervixkarzinom, Gebärmutterhalskrebs**; **cervical collar** *or* **neck collar** = special strong collar to support the head of a patient with a fractured neck **Halskrawatte**; **cervical ganglion** = one of the bundles of nerves in the neck **Halsganglion**; **cervical (lymph) node** = lymph node in the neck **Halslymphknoten**; **cervical nerves** = spinal nerves in the neck **Halsnerven**; **cervical rib** = extra rib sometimes found attached to the vertebrae above the other ribs, and which may cause thoracic inlet syndrome **Halsrippe**; **cervical smear** = test for cervical cancer, where cells taken from the mucus in the cervix of the uterus are examined **Zervixabstrich**; **cervical spondylosis** = degenerative change in the neck bones **zervikale Spondylose**; *see also*

SPONDYLOSIS; **deep cervical vein** = vein in the neck, which drains into the vertebral vein **tiefe Halsvene**; **cervical vertebrae** = the seven bones which form the neck **Halswirbel** *see illustration* VERTEBRAL COLUMN

◇ **cervicectomy** *noun* surgical removal of the cervix uteri **Zervixresektion**

◇ **cervicitis** *noun* inflammation of the cervix uteri **Zervizitis**

◇ **cervicouterine canal** *noun* canal running through the cervix between the uterus and the upper vagina **Zervixkanal, Gebärmutterhalskanal**

◇ **cervix** *noun* (i) any narrow neck of an organ; (ii) neck of the womb *or* narrow lower part of the uterus leading into the vagina **(i) Cervix, Hals; (ii) Cervix uteri, Zervix, Gebärmutterhals**

(NOTE: cervix means 'neck', and can refer to any neck; it is most usually used to refer to the narrow part of the uterus, and is then referred to as the **cervix uteri)**

cestode *noun* type of tapeworm **Zestode, Bandwurm**

CFT = COMPLEMENT FIXATION TEST

chafe *verb* to rub, especially to rub against the skin **wund reiben, wund scheuern;** *the rough cloth of the collar chafed the patient's neck; she was experiencing chafing of the thighs*

Chagas' disease *noun* type of sleeping sickness found in South America, transmitted by insect bites which pass trypanosomes into the bloodstream **Chagas-Krankheit**

COMMENT: the first symptom is an inflamed spot at the place of the insect bite, followed later by fever, swelling of the liver and spleen and swelling of tissues in the face. Children are mainly affected, and if untreated the disease can cause fatal heart block in early adult life

chain *noun* (i) number of metal rings attached together to make a line; (ii) number of components linked together *or* number of connected events **(i) & (ii) Kette**; **chain reaction** = reaction where each stage is started by the one before it **Kettenreaktion**

chair *noun* piece of furniture for sitting on **Stuhl;** *a badly made chair can affect the posture* **dentist's chair** = special chair which can be made to tip backwards, used by dentists when operating on patients' teeth **zahnärztlicher Behandlungsstuhl**; *see also* BIRTHING

chalazion *or* **meibomian cyst** *noun* swelling of a sebaceous gland in the eyelid **Chalazion, Hagelkorn**

chalone *noun* hormone which stops a secretion, as opposed to those hormones which stimulate secretion **Chalon**

chamber *noun* hollow space (atrium *or* ventricle) in the heart where blood is collected **Kammer**; **anterior** *or* **posterior chambers of the eye** = parts of the aqueous chamber of the eye which are in front of *or* behind the iris **vordere und hintere Augenkammer**; **collection chambers** = sections of the heart where blood collects before being pumped out **Sammelkammern**; **pumping chambers** = sections of the heart where blood is pumped **Pumpkammern**

chancre *noun* sore on the lips *or* penis *or* eyelids which is the first symptom of syphilis **Schanker**

◇ **chancroid** *or* **soft chancre** *noun* soft sore on the genitals caused by the bacterium *Haemophilus ducreyi;* it is a venereal disease but different from syphilis **weicher Schanker**

change

1 *noun* being different **Veränderung, Wandel, Wechsel;** *we will try a change of treatment; this patient needs a change of bedclothes* **change of life** = MENOPAUSE

2 *verb*

(a) to make something different; to become different **(ver)ändern;** *treatment of tuberculosis has changed a lot in the past few years; he's changed so much since his illness that I hardly recognized him; the doctor decided to change the dosage*

(b) to put on different clothes *or* bedclothes *or* bandages **wechseln;** *she changed into her uniform before going into the ward; the nurses change the bedclothes every day; make sure the dressing on the wound is changed every morning*

channel *noun* tube *or* passage through which fluid flows **Kanal**

chaplain *noun* **hospital chaplain** = religious minister attached to a hospital, who visits and comforts patients and their families and gives them the sacraments when necessary **Krankenhauspfarrer**

chapped *adjective* cracked (skin) due to cold **aufgesprungen, rau;** *put some cream on your chapped lips*

◇ **chapping** *noun* cracking of the skin, due to cold **Aufspringen, Sprödewerden**; *cream will prevent your hands chapping*

character *noun* way in which a person thinks and behaves **Charakter, Persönlichkeit, Wesen(sart)**

◇ **characteristic**
1 *adjective* typical *or* special **charakteristisch, typisch**; *the inflammation is characteristic of shingles; symptoms characteristic of anaemia*
2 *noun* difference which makes something special **Eigenschaft, Merkmal**; *cancer destroys the cell's characteristics*

◇ **characterize** *verb* to make something different **charakterisieren, kennzeichnen**; *the disease is characterized by the development of coarse features*

charcoal *noun* black substance, an impure form of carbon, formed when wood is burnt in the absence of oxygen **Holzkohle**

COMMENT: charcoal tablets can be used to relieve diarrhoea *or* flatulence

Charcot's joint *noun* joint which becomes deformed because the patient cannot feel pain in it when the nerves have been damaged by syphilis *or* diabetes *or* leprosy **Charcot-Gelenk**

charge nurse *noun* nurse in charge of a group of patients **Stationsschwester**

chart *noun* diagram *or* record of information shown as a series of lines *or* points on graph paper **Tabelle, Diagramm**; *a chart showing the rise in cases of whooping cough during the first five months of 1987* **temperature chart** = chart showing changes in a patient's temperature over a period of time **Fieberkurve**

ChB = BACHELOR OF SURGERY

CHC = CHILD HEALTH CLINIC

CHD = CORONARY HEART DISEASE

checkup *noun* test to see if someone is fit *or* general examination by a doctor or dentist **ärztliche Untersuchung, Vorsorgeuntersuchung**; *he had a heart checkup last week; she has entered hospital for a checkup; he made an appointment with the dentist for a checkup*

cheek *noun* one of two fleshy parts of the face on each side of the nose **Backe, Wange**; *a little girl with red cheeks*

◇ **cheekbone** *or* **zygomatic bone** *noun* bone in the face beneath the eye socket **Os zygomaticum, Jochbein**; *see also* MALAR

cheil- *prefix* referring to lips **Cheil-, Lippen-**

◇ **cheilitis** *noun* inflammation of the lips **Cheilitis, Lippenentzündung**

◇ **cheilosis** *noun* swelling and cracks on the lips and corners of the mouth caused by lack of vitamin B **Cheilosis**

chelating agent *noun* chemical compound which can combine with certain metals, used as a treatment for metal poisoning **Chelatbildner**

cheloid = KELOID

chem- *prefix* referring to chemistry *or* chemicals **Chem-**

◇ **chemical**
1 *adjective* referring to chemistry **chemisch**
2 *noun* substance produced by a chemical process *or* formed of chemical elements **Chemikalie**

◇ **chemist** *noun*
(a) scientist who specializes in the study of chemistry **Chemiker/-in**
(b) **dispensing chemist** = pharmacist who prepares and sells drugs according to doctors' prescriptions **Apotheker/-in**; **the chemist's** = shop where you can buy medicine, toothpaste, soap, etc. **Apotheke, Drogerie**; *go to the chemist's to get some cough medicine; the tablets are sold at all chemists'*

◇ **chemistry** *noun* study of substances, elements and compounds and their reactions with each other **Chemie**; **blood chemistry** *or* **chemistry of the blood** = substances which make up blood and can be analysed in blood tests, the results of which are useful in diagnosing disease **Blutbestandteile**

QUOTE The MRI body scanner is able to provide a chemical analysis of tissues without investigative surgery
Health Services Journal

chemo- *prefix* referring to chemistry **Chemo-**

◇ **chemoreceptor** *noun* cell which responds to the presence of a chemical compound by activating a sensory nerve (such as a taste bud reacting to food) **Chemorezeptor**; *see also* EXTEROCEPTOR, INTEROCEPTOR, RECEPTOR

◇ **chemosis** *noun* swelling of the conjunctiva **Chemosis**

◇ **chemotaxis** *noun* movement of a cell which is attracted to or repelled by a chemical substance **Chemotaxis**

◊ **chemotherapeutic agent** *noun* chemical substance used to treat a disease **Chemotherapeutikum**

◊ **chemotherapy** *noun* using chemical drugs (such as antibiotics *or* pain killers *or* antiseptic lotions) to fight a disease, especially using toxic chemicals to destroy rapidly developing cancer cells **Chemotherapie**

chest *or* **thorax** *noun* top part of the front of the body above the abdomen, containing the diaphragm, heart and lungs and surrounded by the rib cage **Thorax, Brutkorb;** *he placed the stethoscope on the patient's chest or he listened to the patient's chest; she is suffering from chest pains; after the fight he was rushed to hospital with chest wounds; a day unit set up for disabled chest patients* **she has a cold in the chest** = she coughs badly **sie hat Bronchialkatarrh**; **chest cavity** = space in the body which contains the heart and lungs **Brusthöhle**; **chest examination** = examination of the patient's chest by percussion, stethoscope or X-rays **Thoraxuntersuchung**; **chest muscle** *or* **pectoral muscle** = one of two muscles which lie across the chest and control movements of the shoulder and arm **Musculus pectoralis, Brustmuskel**
(NOTE: for other terms referring to the chest, see words beginning with **pecto-, steth-, thorac-)**

chew *verb* to masticate *or* to crush food with the teeth **kauen;** *he was chewing a piece of meat; food should be chewed slowly*

◊ **chewing gum** *noun* sweet substance which you can chew for a long time but not swallow **Kaugummi**

> COMMENT: the action of chewing grinds the food into small pieces and mixes it with saliva to start the process of breaking down the food to extract nutrients from it

Cheyne-Stokes respiration *or* **breathing** *noun* condition (usually of unconscious patients) where breathing is irregular, with short breaths gradually increasing to deep breaths, then reducing again, until breathing appears to stop; caused by a disorder of the brain centre which controls breathing **Cheyne-Stokes-Atmung**

chiasm *or* **chiasma** *noun* cross-shaped crossing of fibres **Chiasma**; **optic chiasma** = structure where some of the optic nerves from each eye partially cross each other in the hypothalamus **Chiasma opticum, Sehnervenkreuzung**

chickenpox *or* **varicella** *noun* infectious disease of children, with fever and red spots which turn into itchy blisters **Windpocken, Varizellen**

> COMMENT: chickenpox is caused by a herpesvirus. In later life, shingles is usually a re-emergence of a dormant chickenpox virus, and an adult with shingles can infect a child with chickenpox

chigger *or* **harvest mite larva** *noun* parasite which enters the skin near a hair follicle and travels under the skin causing intense irritation **Trombiculalarve**

chilblain *or* **erythema pernio** *noun* condition where the skin of the fingers, toes, nose or ears becomes red, swollen and itchy because of exposure to cold **Frostbeule, Pernio;** *he has chilblains on his toes*

child *noun* young boy *or* girl **Kind;** *here is a photograph of my father as a child; all the children were playing out in the field; when do the children come out of school?* **they have six children** = they have six sons or daughters **sie haben sechs Kinder**; **child abuse** = bad treatment of children, including sexual interference **Kindesmisshandlung**; **children's hospital** = hospital which specializes in treating children **Kinderklinik;** (NOTE: plural is **children.** Note also that **child** is the legal term for a person under 14 years of age)

◊ **childbearing** *noun* giving birth **Gebären, Mutterschaft**; *(umg)* **Kinderkriegen;** *45 is the upper age limit for childbearing*

◊ **childbirth** *or* **parturition** *noun* act of giving birth **Geburt, Entbindung**; **natural childbirth** = childbirth where the mother is not given any pain-killing drugs or anaesthetic but is encouraged to give birth after having prepared herself through relaxation and breathing exercises and a new psychological outlook **natürliche Geburt**

◊ **child care** *noun* care of young children and study of their special needs **Kinderpflege, Jugendfürsorge**

◊ **child health clinic (CHC)** *or* **child development clinic** *noun* special clinic for checking the health and development of small children under school age **Kindergesundheitszentrum, Säuglingsberatungsstelle**

◊ **childhood** *noun* time when a person is a child **Kindheit;** *he had a happy childhood in the country; she spent her childhood in Canada* **childhood illnesses** *or* **disorders** = disorders which mainly affect children and not adults **Kinderkrankheiten**

◇ **child-proof** *adjective* which a child cannot use **kindersicher;** *the pills are sold in bottles with child-proof lids*
(NOTE: for terms referring to children see words beginning with **paed-** *or* **ped-)**

chill *noun* feeling cold and shivering, usually the sign of the beginning of a fever, of flu or a cold **Kältegefühl, Schüttelfrost, Fieberschauer;** *he caught a chill on the train*

chin *noun* bottom part of the face, beneath the mouth **Kinn;** *she hit him on the chin; he rested his chin on his hand while he was thinking*

Chinese restaurant syndrome *noun* allergic condition which gives people violent headaches after eating food flavoured with monosodium glutamate **Chinarestaurant-Syndrom**

chiropody *noun* study of minor diseases and disorders of the feet **Fußpflege, Pediküre**
◇ **chiropodist** *noun* person who specializes in treatment of minor disorders of the feet **Fußpfleger/-in**; *see also* PODIATRIST, PODIATRY

chiropractic *noun* treatment of disorders by manipulating the bones of the spine **Chiropraxis**
◇ **chiropractor** *noun* person who practises chiropractic **Chiropraktiker/-in**

Chlamydia *noun* type of parasite, which is transmitted to humans by insects, causing psittacosis and trachoma **Chlamydia, Chlamydie**

chloasma *noun* presence of brown spots on the skin from various causes **Chloasma**

chlor(o)- *prefix* referring (i) to chlorine; (ii) green **(i) & (ii) Chlor(o)-**
◇ **chloride** *noun* a salt of hydrochloric acid **Chlorid**; **sodium chloride** = common salt **Natriumchlorid, Kochsalz**
◇ **chlorination** *noun* sterilizing water (as in swimming pools) by adding chlorine **Chlorung**
◇ **chlorine** *noun* powerful greenish gas, used to sterilize water **Chlor;** (NOTE: symbol is **Cl)**

chloroform *noun* powerful drug formerly used as an anaesthetic **Chloroform**

chloroma *noun* bone tumour associated with acute leukaemia **Chlorom**

chlorophyll *noun* green pigment in plants, also used in deodorants and toothpaste **Chlorophyll**

chloroquine *noun* drug used to treat and prevent malaria **Chloroquin**

chlorosis *noun* type of severe anaemia due to iron deficiency, affecting mainly young girls **Chlorose, Bleichsucht**

chlorothiazide *noun* drug which acts as a diuretic, and also helps reduce high blood pressure **Chlorothiazid**

chlorpromazine *noun* tranquillizing drug **Chlorpromazin**

ChM = MASTER OF SURGERY

choana *noun* any opening shaped like a funnel, especially that leading from the nasal cavity to the pharynx **Choane, hintere Nasenöffnung**
(NOTE: plural is **choanae)**

choke *verb* to stop breathing because the windpipe becomes blocked by a foreign body *or* by inhalation of water **ersticken**; **to choke on something** = to take something into the windpipe instead of the gullet, so that the breathing is interrupted **sich an etwas verschlucken;** *he choked on a piece of bread or a piece of bread made him choke*
◇ **choking**
1 *noun* asphyxia *or* condition where someone is prevented from breathing **Ersticken**
2 *adjective* (smoke) which makes you choke **stickig;** *the room filled with choking black smoke*

chol- *prefix* referring to bile **Chol-, Galle(n)-**
◇ **cholaemia** *noun* presence of abnormal amount of bile in the blood **Cholämie**
◇ **cholagogue** *noun* drug which encourages the production of bile **Cholagogum, Cholekinetikum**
◇ **cholangiography** *noun* X-ray examination of the bile ducts and gall bladder **Cholangiographie**
◇ **cholangiolitis** *noun* inflammation of the small bile ducts **Cholangiolitis**
◇ **cholangitis** *noun* inflammation of the bile ducts **Cholangitis**
◇ **chole-** *prefix* referring to bile **Chole-, Galle-**
◇ **cholecystectomy** *noun* surgical removal of the gall bladder **Cholezystektomie**

◇ **cholecystitis** *noun* inflammation of the gall bladder **Cholezystitis**

◇ **cholecystoduodenostomy** *noun* surgical operation to join the gall bladder to the duodenum to allow bile to pass into the intestine when the main bile duct is blocked **Cholezystoduodenostomie**

◇ **cholecystogram** *noun* X-ray photograph of the gall bladder **Cholezystogramm**

◇ **cholecystography** *noun* X-ray examination of the gall bladder **Cholezystographie**

◇ **cholecystotomy** *noun* surgical operation to make a cut in the gall bladder, usually to remove gallstones **Cholezystotomie**

◇ **choledoch-** *prefix* referring to the common bile duct **Choledoch-, Gallengangs-**

◇ **choledochotomy** *noun* surgical operation to make a cut in the common bile duct to remove stones **Choledochotomie**

◇ **cholelithiasis** *or* **choledocholithiasis** *noun* condition where gallstones form in the gall bladder *or* bile ducts **Cholelithiasis; Choledocholithiasis**

◇ **cholelithotomy** *noun* surgical removal of gallstones by cutting into the gall bladder **Cholezystolithotomie**

cholera *noun* serious bacterial disease spread through food *or* water which has been infected by *Vibrio cholerae* **Cholera;** *he caught cholera while on holiday; a cholera epidemic broke out after the flood*

COMMENT: the infected person suffers diarrhoea, cramp in the intestines and dehydration. The disease is often fatal, and vaccination is only effective for a relatively short period

choleresis *noun* the production of bile by the liver **Cholerese**

◇ **choleretic** *adjective* (substance) which increases the production and flow of bile **choleretisch**

◇ **cholestasis** *noun* condition where all bile does not pass into the intestine but some remains in the liver and causes jaundice **Cholestase, Gallenstauung**

cholesteatoma *noun* cyst containing some cholesterol found in the middle ear and also in the brain **Cholesteatom**

cholesterol *noun* fatty substance found in fats and oils, also produced by the liver, and forming an essential part of all cells **Cholesterin**

◇ **cholesterosis** *noun* inflammation of the gall bladder with deposits of cholesterol **Cholesteatose**

COMMENT: cholesterol is found in brain cells, the adrenal glands, liver and bile acids. High levels of cholesterol in the blood are found in diabetes. Cholesterol is formed by the body, and high blood cholesterol levels are associated with diets rich in animal fat (such as butter and fat meat). Excess cholesterol can be deposited in the walls of arteries, causing atherosclerosis

cholic acid *noun* one of the bile acids **Cholsäure**

◇ **choline** *noun* essential basic compound which synthesizes acetylcholine **Cholin**

◇ **cholinesterase** *noun* enzyme which breaks down a choline ester **Cholinesterase**

choluria *noun* bile in the urine **Cholurie**

chondr- *prefix* referring to cartilage **Chondr-, Knorpel-**

◇ **chondritis** *noun* inflammation of a cartilage **Chondritis, Knorpelentzündung**

◇ **chondroblast** *noun* cell from which cartilage develops in an embryo **Chondroblast**

◇ **chondrocalcinosis** *noun* condition where deposits of calcium phosphate are found in articular cartilage **Chondrokalzinose, Pseudogicht**

◇ **chondrocyte** *noun* mature cartilage cell **Chondrozyt**

◇ **chondrodysplasia** *or* **chondrodystrophy** *noun* hereditary disorder of cartilage which is linked to dwarfism **Chondrodysplasie; Chondrodystrophie**

◇ **chondroma** *noun* tumour formed of cartilaginous tissue **Chondrom**

◇ **chondromalacia** *noun* degeneration of the cartilage of a joint **Chondromalazie**

◇ **chondrosarcoma** *noun* malignant, rapidly growing tumour involving cartilage cells **Chondrosarkom**

chorda *noun* cord *or* tendon **Chorda, Strang; chordae tendineae** = tiny fibrous ligaments in the heart which attach the edges of some of the valves to the walls of the ventricles **Chordae tendineae, Sehnenfäden;** (NOTE: plural is **chordae**)

◇ **chordee** *noun* painful condition where the erect penis is curved **Gryposis Penis**

◇ **chorditis** *noun* inflammation of the vocal cords **Chorditis**

◇ **chordotomy** *noun* surgical operation to cut any cord, such as a nerve pathway in the spinal cord, to relieve intractable pain **Chordektomie**

chorea *noun* sudden severe twitching (usually of the face and shoulders), symptom of disease of the nervous system **Chorea**; **Huntington's chorea** = progressive hereditary disease which affects adults, where the outer layer of the brain degenerates and the patient makes involuntary jerky movements and develops progressive dementia **Chorea Huntington**; **Sydenham's chorea** = temporary chorea affecting children, frequently associated with endocarditis and rheumatism **Chorea minor (Sydenham)**

chorion *noun* membrane covering the fertilized ovum **Chorion, Zottenhaut**

◇ **chorionic** *adjective* referring to the chorion **Chorion-**; **human chorionic gonadotrophin (hCG)** = hormone produced by the placenta, which suppresses the mother's normal menstrual cycle during pregnancy; it is found in the urine during pregnancy; it can be given by injection to encourage ovulation and help a woman to become pregnant **humanes Choriongonadotropin (hCG)**

◇ **chorionic villi** *noun* tiny finger-like folds in the chorion **Chorionzotten**

choroid *noun* middle layer of tissue which forms the eyeball, between the sclera and the retina **Choroidea, Aderhaut**; **choroid plexus** = part of the pia mater, network of small blood vessels in the ventricles of the brain which produce cerebrospinal fluid **Plexus choroideus, Adergeflecht**

◇ **choroiditis** *noun* inflammation of the choroid in the eyeball **Choroiditis, Aderhautentzündung** *see illustration* EYE

Christmas disease *or* **haemophilia B** *noun* clotting disorder of the blood, similar to haemophilia A, but in which the blood coagulates badly due to deficiency of Factor IX **Christmas-Krankheit, Hämophilie B**

◇ **Christmas factor** *noun* Factor IX *or* one of the coagulating factors in the blood **Christmas-Faktor, Faktor IX**

> COMMENT: haemophilia A is caused by deficiency of Factor VIII

chrom- *prefix* referring to colour **Chrom-**

chromatid *noun* one of two parallel filaments making up a chromosome **Chromatid**

◇ **chromatin** *noun* network which forms the nucleus of a cell and can be stained with basic dyes **Chromatin**; **sex chromatin** *or* **Barr body** = chromatin which is only found in female cells, and which can be used to identify the sex of a baby before birth **Geschlechtschromatin, Barr-Körper**

chromatography *noun* method of separating chemicals through a porous medium and analysing compounds **Chromatographie**

chromatophore *noun* any pigment-bearing cell, in the eyes, hair and skin **Chromatophor, chromozytische Pigmentzelle**

chromicized catgut *noun* catgut which is hardened with chromium to make it slower to dissolve in the body **chromiertes Katgut, Chromkatgut**

chromium *noun* metallic trace element **Chrom**
(NOTE: the chemical symbol is **Cr**)

chromosome *noun* rod-shaped structure in the nucleus of a cell, formed of DNA which carries the genes **Chromosom**

◇ **chromosomal** *adjective* referring to chromosomes **chromosomal**

> COMMENT: each human cell has 46 chromosomes, 23 inherited from each parent. The female has one pair of X chromosomes, and the male one pair of XY chromosomes, which are responsible for the sexual difference. Sperm from a male have either an X or a Y chromosome; if a Y chromosome sperm fertilizes the female's ovum the child will be male

chronic *adjective* (disease *or* condition) which lasts for a long time **chronisch**; *he has a chronic chest complaint; she is a chronic asthma sufferer* **chronic fatigue syndrome** = MYALGIC ENCEPHALOMYELITIS (NOTE: the opposite is **acute**)

chyle *noun* fluid in the lymph vessels in the intestine which contains fat, especially after a meal **Chylus, Milchsaft**

◇ **chylomicron** *noun* particle of chyle present in the blood **Chylomikron**

◇ **chyluria** *noun* presence of chyle in the urine **Chylurie**

chyme *noun* semi-liquid mass of food and gastric juices which passes from the stomach to the intestine **Chymus**

chymotrypsin *noun* enzyme which digests protein **Chymotrypsin**

Ci *abbreviation for* curie **Ci, Curie**

cicatrix *noun* scar *or* mark on the skin, left when a wound *or* surgical incision has healed **Cicatrix, Narbe**

-cide *suffix* referring to killing **-zid**

cilia *see* CILIUM

◇ **ciliary** *adjective* (i) referring to cilia; (ii) referring to the eyelids *or* eyelashes **(i) & (ii) ziliar**; **ciliary body** = part of the eye which connects the iris to the choroid **Ziliarkörper**; **ciliary muscle** = muscle which makes the lens of the eye change its shape to focus on objects at different distances **Ziliarmuskel** *see illustration* EYE; **ciliary processes** = series of ridges behind the iris to which the lens of the eye is attached **Ziliarfortsätze**

◇ **ciliated epithelium** *noun* simple epithelium where the cells have tiny hairs *or* cilia **Flimmerepithel**

◇ **cilium** *noun*

(a) eyelash **Cilium, Zilie, Augenwimper**

(b) one of many tiny hair-like processes which line cells in passages in the body and by moving backwards and forwards drive particles or fluid along the passage **Cilium, Zilie, Flimmerhaar**

(NOTE: plural is **cilia**)

cinematics *noun* science of movement, especially of body movements **Kinematik**

◇ **cineplasty** *noun* amputation where the muscles of the stump of the amputated limb are used to operate an artificial limb **Kineplastik**

◇ **cineradiography** *noun* taking a series of X-ray photographs for diagnosis *or* to show how something moves *or* develops in the body **Kineradiographie**

◇ **cinesiology** *noun* study of muscle movements, particularly in relation to treatment **Kinesiologie**

cingulectomy *noun* surgical operation to remove the cingulum **Zingulektomie**

◇ **cingulum** *noun* long curved bundle of nerve fibres in the cerebrum **Cingulum, Gürtel**

(NOTE: the plural is **cingula**)

circadian rhythm *noun* rhythm of daily activities and bodily processes (eating *or* defecating *or* sleeping, etc.) frequently controlled by hormones, which repeats every twenty-four hours **zirkadianer Rhythmus**

circle of Willis *noun* circle of branching arteries at the base of the brain formed by the basilar, anterior and posterior cerebral, anterior and posterior communicating, and internal carotid arteries **Circulus arteriosus cerebri, Circulus arteriosus Willisii**

circular *adjective* in the form of a circle **zirkulär, kreisförmig**; **circular fold** = large transverse fold of mucous membrane in the small intestine **zirkuläre Falte, Kerckring-Falte**

circulate *verb (of fluid)* to move around **zirkulieren;** *blood circulates around the body; bile circulates from the liver to the intestine through the bile ducts*

◇ **circulation (of the blood)** *noun* movement of blood around the body from the heart through the arteries to the capillaries and back to the heart through the veins **Zirkulation, (Blut)kreislauf;** *she has poor circulation in her legs; rub your hands to get the circulation going* **collateral circulation** = enlargement of certain secondary blood vessels, as a response when the main vessels become slowly blocked **Kollateralkreislauf**; **pulmonary circulation** *or* **lesser circulation** = circulation of blood from the heart through the pulmonary arteries to the lungs for oxygenation and back to the heart through the pulmonary veins **Lungenkreislauf; kleiner Kreislauf**; **systemic circulation** *or* **greater circulation**= circulation of blood around all the body (except the lungs) starting with the aorta and returning through the venae cavae **Körperkreislauf; großer Kreislauf**

◇ **circulatory** *adjective* referring to the circulation of the blood **Kreislauf-**; **circulatory system** = system of arteries and veins, together with the heart, which makes the blood circulate around the body **Gefäßsystem**

COMMENT: blood circulates around the body, carrying oxygen from the lungs and nutrients from the liver through the arteries and capillaries to the tissues; the capillaries exchange the oxygen for waste matter such as carbon dioxide which is taken back to the lungs to be expelled. At the same time the blood obtains more oxygen in the lungs to be taken to the tissues. The circulation pattern is as follows: blood returns through the veins to the right atrium of the heart; from there it is pumped through the right ventricle into the pulmonary artery, and then into the lungs. From the lungs it returns through the pulmonary veins to the left atrium of the heart, and is pumped from there through the left ventricle into the aorta, and from the aorta into the other arteries

circumcise *verb* to remove the foreskin of the penis **beschneiden**

◇ **circumcision** *noun* surgical removal of the foreskin of the penis **Zirkumzision, Beschneidung**

circumduction *noun* moving a part in a circular motion **Zirkumduktion, kreisende Bewegung**

circumflex *adjective* bent *or* curved **circumflexus, gebogen, gekrümmt**; **circumflex arteries** = branches of the femoral artery in the upper thigh **Arteria circumflexa femoris lateralis und medialis**; **circumflex nerve** = sensory and motor nerve in the upper arm **Nervus axillaris, Achselnerv**

circumvallate papillae *noun* large papillae at the base of the tongue, which have taste buds **Papillae circumvallatae, Wallpapillen**

cirrhosis of the liver *or* **hepatocirrhosis** *noun* condition where some cells of the liver die and are replaced by hard fibrous tissue **Leberzirrhose**

◇ **cirrhotic** *adjective* referring to cirrhosis **zirrhotisch;** *the patient had a cirrhotic liver*

COMMENT: cirrhosis can have many causes: the commonest cause is alcoholism (alcoholic cirrhosis *or* Laennec's cirrhosis); it can also be caused by heart disease (cardiac cirrhosis), by viral hepatitis (postnecrotic cirrhosis), by autoimmune disease (primary biliary cirrhosis), or by obstruction or infection of the bile ducts (biliary cirrhosis)

cirsoid *adjective* dilated (as of a varicose vein) **cirsoideus, traubenartig**; **cirsoid aneurysm** = condition where arteries become swollen and twisted **Aneurysma cirsoideum, Rankenaneurysma**

cistern *or* **cisterna** *noun* space containing fluid **Cisterna, Zisterne**; **cisterna magna** = large space containing cerebrospinal fluid, situated underneath the cerebellum and behind the medulla oblongata **Cisterna cerebellomedullaris**; **lumbar cistern** = subarachnoid space at the base of the spinal cord filled with cerebrospinal fluid **Cisterna lumbaris**

citric acid *noun* acid found in fruit such as oranges, lemons and grapefruit **Zitronensäure**

◇ **citric acid cycle** *or* **Krebs cycle** *noun* important series of events concerning amino acid metabolism, taking place in the mitochondria **Zitronensäurezyklus, Krebszyklus**

citrullinaemia *noun* deficiency of an enzyme which helps break down proteins **Zitrullinämie**

CJD = CREUTZFELDT-JAKOB DISEASE

Cl *chemical symbol for* chlorine **Cl, Chlor**

clamp
1 *noun* surgical instrument to hold something tightly (such as a blood vessel during an operation) **Klemme, Klammer**
2 *verb* to hold something tightly **klemmen, festklammern**

clap *noun slang* = GONORRHOEA

classic *adjective* typically well-known (symptom) **klassisch, typisch;** *she showed classic heroin withdrawal symptoms: sweating, fever, sleeplessness and anxiety*

classify *verb*
(a) to put references *or* components into order so as to be able to refer to them again **klassifizieren;** *the medical records are classified under the surname of the patient; blood groups are classified according to the ABO system*
(b) to make information secret **für geheim erklären;** *doctors' reports on patients are classified and may not be shown to the patients themselves*

◇ **classification** *noun* putting references *or* components into order so that they can be easily identified **Klassifikation;** *the ABO classification of blood*

claudication *noun* limping *or* being lame **Claudicatio, Hinken**; **intermittent claudication** = condition caused by impairment of the arteries **Claudicatio intermittens, intermittierendes Hinken**

COMMENT: at first, the patient limps after having walked a short distance, then finds walking progressively more difficult and finally impossible. The condition improves after rest

claustrophobia *noun* being afraid of enclosed spaces *or* crowded rooms **Klaustrophobie**

◇ **claustrophobic** *adjective* (room) which causes claustrophobia *or* (person) suffering from claustrophobia **klaustrophob** (NOTE: opposite is **agoraphobia)**

clavicle *or* **collar bone** *noun* one of two long thin bones which join the shoulder blades to the breastbone **Clavicula, Schlüsselbein** *see illustration* SHOULDER

◇ **clavicular** *adjective* referring to the clavicle **klavikular**

clavus *noun*
(a) corn (on the foot) **Clavus, Hühnerauge, Leichdorn**
(b) severe pain in the head, like a nail being driven in **Clavus hystericus, heftigste Kopfschmerzen**

claw foot *or* **pes cavus** *noun* deformed foot with the toes curved towards the instep and with a very high arch **Krallenfuß, Klauenfuß**

◇ **claw hand** *noun* deformed hand, with the fingers (especially the ring finger and little finger) bent towards the palm, caused by paralysis of the muscles **Krallenhand, Klauenhand**

clean
1 *adjective* not dirty **sauber, rein;** *the beds have clean sheets every morning; these plates aren't clean; the report suggested the hospital kitchens were not as clean as they should have been* **clean - cleaner - cleanest**
2 *verb* to make clean, by taking away dirt **reinigen, putzen;** *the nurses have to make sure the wards are clean before the inspection; have you cleaned your teeth today? she was cleaning the patients' bathroom*

◇ **cleanliness** *noun* state of being clean **Sauberkeit;** *the report criticized the cleanliness of the hospital kitchen*

◇ **cleanse** *verb* to make very clean **reinigen**

◇ **cleanser** *noun* powder *or* liquid which cleanses **Reinigungsmittel, Reiniger**

clear
1 *adjective*
(a) easily understood **klar, deutlich, verständlich;** *the doctor made it clear that he wanted the patient to have a home help; the words on the medicine bottle are not very clear*
(b) which is not cloudy and which you can easily see through **klar, durchsichtig;** *a clear glass bottle; the urine sample was clear, not cloudy*
(c) clear of = free from **frei (von);** *the area is now clear of infection* **clear - clearer - clearest**
2 *verb* to take away a blockage **beseitigen;** *the inhalant will clear your blocked nose; he is on antibiotics to try to clear the congestion in his lungs*

◇ **clearance** *noun* **renal clearance** = measurement of the rate at which kidneys filter impurities from blood **Nierenclearance**

◇ **clearly** *adverb* plainly *or* obviously **deutlich;** *the swelling is clearly visible on the patient's neck*

◇ **clear up** *verb* to clear completely; to get better **verschwinden;** *his infection should clear up within a few days; I hope your cold clears up before the holiday*

cleavage *noun* repeated division of cells in an embryo **Teilung**

cleft palate *noun* congenital defect, where there is a fissure in the roof of the mouth, connecting the mouth and nasal cavities **Gaumenspalte**

> COMMENT: a cleft palate is usually associated with harelip. Both are due to incomplete fusion of the maxillary processes. Both can be successfully corrected by surgery

clerking *noun (informal)* writing down the details of a patient on admission to a hospital **Eintragung**

client *noun* person visited by a health visitor *or* social worker **Patient, Klient**

climacteric *noun*
(a) = MENOPAUSE
(b) period of diminished sexual activity in a man who reaches middle age **Climacterium virile**

clinic *noun*
(a) small hospital *or* department in a large hospital which deals only with walking patients, or which specializes in the treatment of certain conditions **Klinik;** *he is being treated in a private clinic; she was referred to an antenatal clinic* **antenatal clinic** *or* **maternity clinic**= clinic where expectant mothers are taught how to look after babies, do exercises and have medical checkups **Pränatalklinik, Schwangerenberatungsstelle**; **physiotherapy clinic** = clinic where patients can undergo physiotherapy **Klinik für Physiotherapie**
(b) group of students under a doctor or surgeon who examine patients and discuss their treatment **klinischer Unterricht, Klinik**

◇ **clinical** *adjective*
(a) (i) referring to a clinic; (ii) referring to a physical examination of patients by doctors (as opposed to a surgical operation *or* a laboratory test *or* experiment) **(i) & (ii) klinisch**; **clinical medicine** = treatment of patients in a hospital ward *or* in the doctor's surgery (as opposed to the operating theatre *or* laboratory) **klinische Medizin**; **clinical nurse specialist** = nurse who specializes in a particular branch of clinical care **Fachkrankenschwester**; **clinical thermometer** = thermometer for taking a patient's body temperature **Fieberthermometer**
(b) referring to instruction given to students at the bedside of patients as opposed to class instruction with no patient present **klinisch**; **clinical trial** = trial carried out in a medical laboratory on a patient or on tissue from a patient **klinischer Test**

◇ **clinically** *adverb* using information gathered from the treatment of patients in a hospital ward *or* in the doctor's surgery **klinisch;** *smallpox is now clinically extinct*

◇ **clinician** *noun* doctor, usually not a surgeon, who has considerable experience in treating patients **Kliniker/-in**

> QUOTE we studied 69 patients who met the clinical and laboratory criteria of definite MS
> Lancet

> QUOTE the allocation of students to clinical areas is for their educational needs and not for service requirements
> Nursing Times

clip
1 *noun* piece of metal with a spring, used to attach things together **Clip, Klammer, Klemme**; **Michel's clips** = clips used to suture a wound **Michel-Klammer**
2 *verb* to attach together **klammern, klemmen;** *the case notes are clipped together with the patient's record card*

clitoris *noun* small erectile female sex organ *or* structure in females, situated at the anterior angle of the vulva, which can be excited by sexual activity **Klitoris** *see illustration* UROGENITAL SYSTEM (FEMALE)

cloaca *noun* end part of the hindgut in an embryo **Kloake**

clone
1 *noun* group of cells derived from a single cell by asexual reproduction and so identical to the first cell **Klon**
2 *verb* to reproduce an individual organism by asexual means **klonen**

◇ **cloning** *noun* method of making an exact copy of a living organism by asexual reproduction **Klonen, Klonierung**

clonic *adjective* (i) referring to clonus; (ii) having spasmodic contractions **(i) & (ii) klonisch**

◇ **clonus** *noun* rhythmic contraction and relaxation of a muscle (usually a sign of upper motor neurone lesions) **Klonus**

clonorchiasis *noun* liver condition, common in the Far East, caused by the fluke *Clonorchis sinensis* **Clonorchiasis**

close *verb (of wound)* to be covered with new tissue **sich schließen**

Clostridium *noun* type of bacteria **Clostridium**

COMMENT: species of Clostridium cause botulism, tetanus and gas gangrene

clot
1 *noun* soft mass of blood which has coagulated **Blutgerinnsel;** *the doctor diagnosed a blood clot in the brain; blood clots occur in embolism and thrombosis*
2 *verb* to coagulate *or* to change from liquid to semi-solid **koagulieren, gerinnen;** (NOTE: **clotting - clotted)**

◇ **clotting** *noun* action of coagulating **Gerinnung**; **clotting factors** *or* **coagulation factors** = substances (called Factor I, Factor II, and so on) in plasma which act one after the other to make the blood coagulate when a blood vessel is injured **Gerinnungsfaktoren; clotting time** *or* **coagulation time** = time taken for blood to coagulate under normal conditions **Gerinnungszeit**

COMMENT: deficiency in one or more of the clotting factors results in haemophilia

clothes *noun* things worn to cover the body and keep a person warm **Kleidung;** *all his clothes had to be destroyed; you ought to put some clean clothes on* **bedclothes** = sheets and blankets which cover a bed **Bettzeug**

cloud *noun* light white *or* grey mass of vapour floating in the air *or* disturbed sediment in a liquid **Wolke; Trübung;** *I think it is going to rain - look at those grey clouds; clouds of smoke were pouring out of the house*

◇ **cloudy** *adjective* (i) where the sky is covered with clouds; (ii) (liquid) which is not transparent but which has an opaque substance in it **(i) bewölkt; (ii) trübe;** *the patient is passing cloudy urine*

clubbing *noun* thickening of the ends of the fingers and toes, a sign of many different diseases **keulenförmige Bindegewebsproliferation der Finger oder Zehen**

club foot *or* **talipes** *noun* congenitally deformed foot **Klumpfuß, Pes equinovarus**

COMMENT: the most usual form (talipes equinovarus) is where the person walks on the toes, with the foot permanently bent forward; in other forms the foot either turns towards the inside (talipes varus) *or* towards the outside (talipes valgus) *or* upwards (talipes calcaneus) at the ankle so that the patient cannot walk on the sole of the foot

cluster *noun* group of small items which cling together **Gruppe, Haufen; cluster headache** = headache which occurs behind one eye for a short period **Cluster-Kopfschmerz, Horton-Syndrom**

Clutton's joint *noun* swollen knee joint occurring in congenital syphilis **Clutton-Hydrarthrose**

cm = CENTIMETRE

CMV = CYTOMEGALOVIRUS

C/N = CHARGE NURSE

CNS = CENTRAL NERVOUS SYSTEM

Co *symbol for* cobalt **Co, Kobalt**

coagulate *verb* to change from being liquid to semi-solid **gerinnen, koagulieren;** *his blood does not coagulate easily*
◇ **coagulant** *noun* substance which can make blood coagulate **Koagulans, Gerinnungsmittel**
◇ **coagulase** *noun* enzyme produced by Staphylococci which makes blood plasma coagulate **Koagulase**
◇ **coagulation** *noun* becoming semi-solid (from being liquid) **Gerinnung, Koagulation; coagulation factors** = CLOTTING FACTORS; **coagulation time** = CLOTTING TIME
◇ **coagulum** *noun* blood clot *or* mass of coagulated blood **Koagulum, Blutgerinnsel**

COMMENT: blood coagulates with the conversion into fibrin of fibrinogen, a protein in the blood, under the influence of the enzyme thromboplastin

coarctation *noun* narrowing **Coarctatio, Koarktation; coarctation of the aorta** = congenital narrowing of the aorta which results in high blood pressure in the upper part of the body and low blood pressure in the lower part **Coarctatio aortae, Aortenisthmusstenose**

coarse *adjective* rough *or* not fine **grob;** *coarse hair grows on parts of the body at puberty; disease characterized by coarse features*

coat
1 *noun* layer of material covering an organ *or* a cavity **Mantel, Hülle, Tunica; muscle coats** = two layers of muscle forming part of the lining of the intestine **Muskelschichten**
2 *verb* to cover **überziehen**
◇ **coating** *noun* covering **Überzug, Belag;** *pill with a sugar coating*

cobalt *noun* metallic element **Kobalt; cobalt 60** = radioactive isotope which is used in radiotherapy to treat cancer **Kobalt 60** (NOTE: symbol is **Co)**

cocaine *noun* alkaloid from the coca plant, sometimes used as a local anaesthetic but not generally used because its use leads to addiction **Kokain**

coccidioidomycosis *noun* lung disease, caused by inhaling spores of the fungus *Coccidioides immitis* **Kokzidioidomykose**

coccus *noun* bacterium shaped like a ball **Coccus, Kokke;** (NOTE: plural is **cocci)**

COMMENT: cocci grow together in groups: either in groups (staphylococci) or in long chains (streptococci)

coccy- *prefix* referring to the coccyx **Kokzy-**
◇ **coccydynia** *or* **coccygodynia** *noun* sharp pain in the coccyx, usually caused by a blow **Kokzygodynie**
◇ **coccygeal vertebrae** *noun* the fused bones in the coccyx **Vertebrae coccygeae, Steißwirbel**
◇ **coccyx** *noun* lowest bones in the backbone **Os coccygis, Steißbein** *see illustration* VERTEBRAL COLUMN

COMMENT: the coccyx is a rudimentary tail made of four bones which have fused together into a bone in the shape of a triangle

cochlea *noun* spiral tube, shaped like a snail shell, inside the inner ear, which is the essential organ of hearing **Cochlea, Schnecke** *see illustration* EAR
◇ **cochlear** *adjective* referring to the cochlea **kochlear, cochlearis; cochlear duct** = spiral channel in the cochlea **Ductus cochlearis, Schneckengang; cochlear nerve** = division of the auditory nerve **Nervus cochlearis**

COMMENT: sounds are transmitted as vibrations to the cochlea from the ossicles through the oval window. The lymph fluid in the cochlea passes the vibrations to the organ of Corti, which in turn is connected to the auditory nerve

code
1 *noun* signs which have a hidden meaning **Code; genetic code** = characteristics which exist in the DNA of a cell and are passed on when the cell divides, and so are inherited by a child from a parent **genetischer Code**
2 *verb* to give a meaning **codieren;** *genes are sequences of DNA that code for specific proteins*

codeine *noun* alkaloid made from opium, used as a pain killer and to reduce coughing **Codein**

cod liver oil *noun* oil from the liver of codfish, which is rich in calories and vitamins A and D **Lebertran**

codon *noun* group of three of the four basic elements in DNA (adenine, cytosine, guanine and thymine) which governs the formation of enzymes **Codon**

-coele *suffix* referring to a hollow **-zöl, -zele**

coeli- *prefix* referring to a hollow, usually the abdomen **Zöli-;** (NOTE: words beginning **coeli-** are spelled **celi-** in US English)

◇ **coeliac** *adjective* referring to the abdomen **zöliakal**; **coeliac artery** *or* **coeliac axis** *or* **coeliac trunk** = main artery in the abdomen leading from the abdominal aorta and dividing into the left gastric, hepatic and splenic arteries **Truncus coeliacus**; **coeliac disease** *or* **gluten enteropathy** *or* **malabsorption syndrome** = syndrome mainly affecting children, caused by a reaction to gluten which prevents the small intestine from digesting fat **Zöliakie, Glutenenteropathie, intestinaler Infantilismus**; **adult coeliac disease** = condition where gluten makes the villi of the intestine become smaller, so that the surface available for absorbing is reduced **einheimische Sprue**; **coeliac plexus** = major plexus of nerves in the abdomen **Plexus coeliacus, Sonnengeflecht**

> COMMENT: symptoms of coeliac disease include a swollen abdomen, pale diarrhoea, abdominal pains and anaemia

◇ **coelioscopy** *noun* examining the peritoneal cavity by inflating the abdomen with sterile air and passing a laparoscope through the abdominal wall **Laparoskopie**

coelom *noun* body cavity in an embryo, which divides to form the thorax and abdomen **Zölom**

coffee ground vomit *noun* vomit containing dark pieces of blood, indicating that the patient is bleeding from the stomach or upper intestine **Kaffeesatzerbrechen**

cognitive *adjective* referring to the mental processes of perception, memory, judgement and reasoning **kognitiv;** *a cognitive disorder or impairment*

coil *noun* spiral metal wire fitted into a woman's uterus, as a contraceptive **Spirale, Intrauterinpessar**

◇ **coiled** *adjective* spiral *or* twisted round and round **spiralförmig, knäuelig;** *a coiled tube at the end of a nephron*

coitus *noun* sexual intercourse **Koitus**; **coitus interruptus** = form of contraception, where the penis is removed from the vagina before ejaculation **Coitus interruptus**

> COMMENT: this is not a safe method of contraception

◇ **coital** *adjective* referring to coitus **koital**

◇ **coition** *noun* sexual intercourse **Koitus**

cold
1 *adjective* not warm *or* not hot **kalt;** *he always has a cold shower in the morning; the weather is colder than last week and they say it will be even colder tomorrow; many old people suffer from hypothermia in cold weather; cold drinks give him colic pains* **cold burn** = injury to the skin caused by exposure to extreme cold **kalte Verbrennung**; **cold compress** = cloth pad soaked in cold water, used to relieve a headache *or* bruise **kalter Umschlag**; **cold sore** *or* **herpes simplex** = burning sore, usually on the lips **Herpes labialis**
2 *noun* **common cold** *or* **coryza** *or* **cold in the head** = illness, when the patient sneezes and coughs, and has a blocked and running nose **Erkältung, Schnupfen, Coryza;** *he caught a cold by standing in the rain; she's got a cold so she can't go out; mother's in bed with a cold; don't come near me - I've got a cold and you may catch it*

> COMMENT: a cold usually starts with a virus infection which causes inflammation of the mucous membrane in the nose and throat. Symptoms include running nose, cough and loss of taste and smell; there is no cure for a cold at present, though the coronavirus which causes a cold has been identified

colectomy *noun* surgical removal of the whole *or* part of the colon **Kolektomie**

coli *see* TAENIA

colic *or* **enteralgia** *noun*
(a) pain in any part of the intestinal tract **Kolik**; **biliary colic** = pain caused by inflammation of the gall bladder or by stones in the bile duct **Gallenkolik**; **mucous colic** = inflammation of the colon, with painful spasms in the muscles of the walls of the colon **Colica mucosa**; **renal colic** = pain caused by kidney stone or stones in the ureter **Nierenkolik**
(b) **right colic** *or* **middle colic** = arteries which lead from the superior mesenteric artery **Arteria colica dextra/media, rechte/mittlere Grimmdarmschlagader**

◇ **colicky** *adjective* referring to colic **kolikartig;** *he had colicky pains in his abdomen*

COMMENT: although colic can refer to pain caused by indigestion, it can also be caused by stones in the gall bladder or kidney

coliform bacteria *noun* bacteria which are similar to *Bacterium coli* **koliforme Bakterien**

colitis *noun* inflammation of the colon **Colitis, Kolitis**; **mucous colitis** *or* **irritable bowel syndrome** = inflammation of the mucous membrane in the intestine, where the patient suffers pain caused by spasms in the muscles of the walls of the colon **Colon irritabile, Reizkolon**; **ulcerative colitis** = severe pain in the colon, together with diarrhoea and ulcers in the rectum, often with a psychosomatic cause **Colitis ulcerosa**

collagen *noun* bundles of protein fibres, which form the connective tissue, bone and cartilage **Kollagen**; **collagen disease** = any of several diseases of the connective tissue **Kollagenose**; **collagen fibre** = fibre which is the main component of fasciae, tendons and ligaments, and is essential in bone and cartilage **kollagene Faser;** (NOTE: no plural)

◇ **collagenous** *adjective* (i) containing collagen; (ii) referring to collagen disease **(i) & (ii) kollagen**

COMMENT: collagen diseases include rheumatic fever, rheumatoid arthritis, periarteritis nodosa, scleroderma and dermatomyositis. Collagen diseases can be treated with cortisone

collapse
1 *noun* condition where a patient is extremely exhausted *or* semi-conscious **Kollaps;** *he was found in a state of collapse*
2 *verb*
(a) to fall down in a semi-conscious state **kollabieren, zusammenbrechen;** *after running to catch his train he collapsed*
(b) to become flat *or* to lose air **kollabieren**; **collapsed lung** *see* PNEUMOTHORAX

collar *noun* part of a coat, shirt, etc. which goes round the neck **Kragen;** *my shirt collar's too tight; she turned up her coat collar because of the wind* **cervical collar** *or* **neck collar** *or* **surgical collar** = special strong collar to support the head of someone with a fractured neck **Halskrawatte**; **collar bone** *or* **clavicle** = one of two long thin bones which join the shoulder blades to the breastbone **Clavicula, Schlüsselbein**; **collar bone fracture** = fracture of the collar bone (one of the most frequent fractures in the body) **Schlüsselbeinbruch**

collateral *adjective* secondary *or* less important **kollateral**; **collateral circulation** = enlargement of certain secondary blood vessels, as a response when the main vessels become slowly blocked **Kollateralkreislauf**

QUOTE embolization of the coeliac axis is an effective treatment for severe bleeding in the stomach or duodenum, localized by endoscopic examination. A good collateral blood supply makes occlusion of a single branch of the coeliac axis safe
British Medical Journal

collect *verb* to bring various things together; to come together **sammeln, ansammeln;** *fluid collects in the tissues of patients suffering from dropsy*

◇ **collecting duct** *noun* part of the system by which urine is filtered in the kidney **Sammelrohr**

◇ **collection** *noun* bringing together of various things **Sammlung;** *the hospital has a collection of historical surgical instruments*

college *noun* place of further education where people study after they have left secondary school **College, Hochschule;** *I'm going to college to study pharmacy*

Colles' fracture *see* FRACTURE

colliculus *noun* one of four small projections (the superior and inferior colliculi) in the midbrain **Colliculus, Hügelchen** *see illustration* BRAIN
(NOTE: the plural is **colliculi)**

collodion *noun* liquid used to paint on a clean wound, where it dries to form a flexible covering **Kollodium**

collyrium *noun* solution used to bathe the eyes **Augenwasser**

coloboma *noun* condition where part of the eye, especially part of the iris, is missing **Kolobom, Spaltbildung**

colon *noun* the main part of the large intestine (running from the caecum at the end of the small intestine to the rectum) **Colon, Kolon, Dickdarm**; **ascending colon** = first part of the colon which goes up the right side of the body from the caecum **Colon ascendens, aufsteigender Teil des Dickdarms**; **descending colon** = third section of the colon which goes down the left side of the body **Colon descendens, absteigender Teil des Dickdarms**; **sigmoid colon** = fourth section of the colon which continues as the rectum

Colon sigmoideum; **transverse colon** = second section of the colon which crosses the body below the stomach **Colon transversum**; **irritable** *or* **spastic colon** = MUCOUS COLITIS *see illustration* DIGESTIVE SYSTEM

◇ **colonic** *adjective* referring to the colon **Kolon-, Dickdarm-**; **colonic irrigation** = washing out of the large intestine **Darmspülung**

◇ **colonoscope** *noun* surgical instrument for examining the interior of the colon **Koloskop**

◇ **colonoscopy** *noun* examination of the inside of the colon, using a colonoscope passed through the rectum **Koloskopie, Kolonoskopie**

COMMENT: the colon is about 1.35 metres in length, and rises from the end of the small intestine up the right side of the body, then crosses beneath the stomach and drops down the left side of the body to end as the rectum. In the colon, water is extracted from the waste material which has passed through the small intestine, leaving only the faeces which are pushed forward by peristaltic movements and passed out of the body through the rectum

colony *noun* group *or* culture of microorganisms **Kolonie**

colostomy *noun* surgical operation to make an opening (stoma) between the colon and the abdominal wall to allow faeces to be passed out without going through the rectum **Kolostomie**

◇ **colostomy bag** *noun* bag attached to the opening after a colostomy, to collect faeces **Kolostomiebeutel**

COMMENT: a colostomy is carried out when the colon or rectum is blocked, or where part of the colon or rectum has had to be removed

colostrum *noun* fluid secreted by the breasts at the birth of a baby, but before the true milk starts to flow **Kolostrum, Vormilch**

colour *or (US)* **color**

1 *noun* differing wavelengths of light (red *or* blue *or* yellow, etc.) which are reflected from objects and sensed by the eyes **Farbe;** *what is the colour of a healthy liver? the diseased parts are shown by the colour red on the chart; he looks unwell, and his face has no colour*

2 *verb* to give colour to **färben;** *the arteries are coloured red on the diagram; bile colours the urine yellow*

◇ **colour-blind** *adjective* not able to tell the difference between certain colours **farbenblind;** *several of the students are colour-blind*

◇ **colour blindness** *noun* being unable to tell the difference between certain colours **Farbenblindheit**

COMMENT: colour blindness is a condition which almost never occurs in women. The commonest form is the inability to tell the difference between red and green. The Ishihara test is used to test for colour blindness

colouring (matter) *noun* substance which colours an organ **Farbstoff**

◇ **colourless** *adjective* with no colour **farblos;** *a colourless fluid was discharged from the sore*

colp- *prefix* referring to the vagina **kolp(o)-**

◇ **colpocystopexy** *noun* surgical operation to lift and stitch the vagina and bladder to the abdominal wall **Kolpozystopexie**

◇ **colpopexy** *noun* surgical operation to fix a prolapsed vagina to the abdominal wall **Kolpopexie**

◇ **colpoplasty** *noun* surgical operation to repair a damaged vagina **Kolpoplastik**

◇ **colpoptosis** *noun* prolapse of the walls of the vagina **Scheidenprolaps**

◇ **colporrhaphy** *noun* surgical operation to suture a prolapsed vagina **Kolporrhaphie**

◇ **colposcope** *noun* surgical instrument used to examine the inside of the vagina **Kolposkop**

◇ **colposcopy** *noun* examination of the inside of the vagina **Kolposkopie**

◇ **colpotomy** *noun* any surgical operation to make a cut in the vagina **Kolpotomie**

column *noun* usually circular mass standing upright like a tree **Columna, Säule**; **spinal column** *or* **vertebral column** = backbone *or* series of bones and discs which forms a flexible column running from the pelvis to the skull **Wirbelsäule, Columna vertebralis**

◇ **columnar** *adjective* shaped like a column **säulenförmig, zylindrisch**; **columnar cell** = type of epithelial cell **Zylinderepithel**

coma *noun* state of unconsciousness from which a person cannot be awakened by external stimuli **Coma, Koma;** *he went into a coma and never regained consciousness; she has been in a coma for four days* **diabetic coma** = unconsciousness caused by untreated diabetes **Coma diabeticum, diabetisches Koma**

◇ **comatose** *adjective* (i) unconscious *or* in a coma; (ii) like a coma **(i) & (ii) komatös**

COMMENT: a coma can have many causes: head injuries, diabetes, stroke, drug overdose. A coma is often fatal, but a patient may continue to live in a coma for a long time, even several months, before dying or regaining consciousness

combat *verb* to fight against **bekämpfen;** *the medical team is combating an outbreak of diphtheria; what can we do to combat the spread of the disease?*

combine *verb* to join together **verbinden**

◇ **combination** *noun* act of joining together **Verbindung, Kombination;** *actomyosin is a combination of actin and myosin*

comedo *noun* blackhead *or* small point of dark, hard matter in a sebaceous follicle, often found in adolescents **Komedo, Mitesser**
(NOTE: plural is **comedones)**

comfort *verb* to make relaxed *or* to help make a patient less miserable **Beistand leisten, beruhigen;** *the paramedics comforted the injured until the ambulance arrived*

commensal *noun & adjective* (plant *or* animal) which lives on another plant *or* animal, but does not harm it in any way and both may benefit from the association **Kommensale; kommensal;** *Candida is a normal commensal in the mouths of 50% of healthy adults*
(NOTE: if it causes harm it is a **parasite)**

comminuted fracture *noun* fracture where the bone is broken in several places **Splitterfraktur**

commissure *noun* structure which joins two tissues of similar material, such as a group of nerves which crosses from one part of the central nervous system to another **Commissura, Kommissur, Verbindung**; **grey commissure** *or* **white commissure** parts of grey and white matter in the spinal cord nearest the central canal **Substantia grisea; Commissura alba**; *see also* CORPUS CALLOSUM

common *adjective*
(a) ordinary *or* not exceptional *or* which happens very frequently **gewöhnlich, allgemein; weit verbreitet, häufig;** *accidents are quite common on this part of the motorway; it's a common mistake to believe that cancer is always fatal* **common cold** *or* **coryza** = virus infection which causes inflammation of the mucous membrane in the nose and throat **Erkältung, Schnupfen**
(b) (in) common = belonging to more than one thing *or* person **gemeinsam, gemein;** *haemophilia and Christmas disease have several symptoms in common* **common bile duct** = duct leading to the duodenum, formed of the hepatic and cystic ducts **Gallengang**; **common carotid artery** = large artery in the lower part of the neck **Arteria carotis communis, gemeinsame Kopfschlagader**; **common hepatic duct** = duct from the liver formed when the right and left hepatic ducts join **Ductus hepaticus communis, gemeinsamer Lebergallengang**; **common iliac arteries** = arteries which branch from the aorta and divide into the internal and external iliac arteries **Arteriae iliacae communes, gemeinsame Hüftschlagadern**; **common iliac veins** = veins draining the legs, pelvis and abdomen, which unite to form the inferior vena cava **Venae iliacae communes, gemeinsame Hüftvenen**; **final common pathway** = linked neurons which take all impulses from the central nervous system to a muscle **gemeinsame Endstrecke (der motorischen Leitungsbahn)**

◇ **commonly** *adverb* which happens often **im Allgemeinen;** *a cold winter commonly brings a flu epidemic*

communicable disease *noun* disease which can be passed from one person to another *or* from an animal to a person **übertragbare Krankheit, ansteckende Krankheit**; *see also* CONTAGIOUS, INFECTIOUS

communicate *verb* to pass a message to someone *or* something **kommunizieren;** *autistic children do not communicate, even with their parents* **communicating arteries** = arteries which connect the blood supply from each side of the brain, part of the circle of Willis **Verbindungsschlagadern**

community *noun* group of people who live and work in a district **Gemeinde, Gemeinschaft;** *the health services serve the local community; community care is an important part of primary health care* **community medicine** = study of medical practice which examines groups of people and the health of the community, including housing, pollution and other environmental factors **Sozialmedizin; community physician** = doctor who specializes in community medicine **Sozialmediziner/-in**; **Community Psychiatric Nurse (CPN)** = psychiatric nurse who works in a district, visiting various patients in the area **Krankenschwester in der Gemeindepsychiatrie**; **community services** = nursing services which are available to the community **Sozialstation (einer Gemeinde)**

compact bone *noun* type of bone tissue which forms the hard outer layer of bones **Substantia compacta, Kompakta** *see illustration* BONE STRUCTURE

compatibility *noun* (i) ability of two drugs not to interfere with each other when administered together; (ii) ability of a body to accept organs *or* tissue *or* blood from another person and not to reject them **(i) & (ii) Kompatibilität, Verträglichkeit**

◊ **compatible** *adjective* able to work together without being rejected **kompatibel, verträglich**; *the surgeons are trying to find a compatible donor or a donor with a compatible blood group*

compensate *verb (of an organ)* to make good the failure of another organ **kompensieren, ausgleichen**; *the heart has to beat more strongly to compensate for the narrowing of the arteries*

complain *verb* to say that something is not good **klagen (über), sich beschweren**; *the patients have complained about the food; he is complaining of pains in his legs*

◊ **complaint** *noun*

(a) illness **Beschwerden**; *he is suffering from a nervous complaint*

(b) saying that something is wrong **Beschwerde, Klage**; *the hospital administrator wouldn't listen to the complaints of the consultants*

complement *noun* substance which forms part of blood plasma and is essential to the work of antibodies and antigens **Komplement**; **complement fixation test (CFT)** = test to measure the amount of complement in antibodies and antigens **Komplementbindungsreaktion (KBR)**

complete blood count (CBC) *noun* test to find the exact numbers of each type of blood cell in a certain amount of blood **Differenzialblutbild**

complex

1 *noun*

(a) *(in psychiatry)* group of ideas which are based on the experience a person has had in the past, and which influence the way he behaves **Komplex**; **Electra complex** = condition where a woman feels sexually attracted to her father and sees her mother as an obstacle **Elektrakomplex**; **inferiority complex** = condition where the person feels he is inferior to others **Minderwertigkeitskomplex**; **Oedipus complex** = condition where a man feels sexually attracted to his mother and sees his father as an obstacle **Ödipuskomplex**; **superiority complex** = condition where the person feels he is superior to others and pays little attention to them **Superioritätskomplex**

(b) group of items *or* buildings *or* organs **Komplex**; *he works in the new laboratory complex* **primary complex** = first lymph node to be infected by TB **Primärkomplex**; **Vitamin B complex** = group of vitamins such as folic acid, riboflavine and thiamine **Vitamin-B-Komplex**

(c) syndrome *or* group of signs and symptoms due to a particular cause **Komplex**

2 *adjective* complicated **komplex, kompliziert**; *a gastrointestinal fistula can cause many complex problems, including fluid depletion*

complexion *noun* general colour of the skin on the face **Komplexion, Gesichtsfarbe**; *he has a red complexion; she has a fine pink complexion; people with fair complexions burn easily in the sun*

complicated fracture *noun* fracture with an associated injury of tissue, as where the bone has punctured an artery **komplizierter Bruch**

◊ **complication** *noun*

(a) condition where two or more diseases exist in a patient, and are not always connected **Komplikation**

(b) situation where a patient develops a second disease which changes the course of treatment for the first **Komplikation**; *he was admitted to hospital suffering from pneumonia with complications; she appeared to be improving, but complications set in and she died in a few hours*

> QUOTE sickle cell chest syndrome is a common complication of sickle cell disease, presenting with chest pain, fever and leucocytosis
> British Medical Journal

> QUOTE venous air embolism is a potentially fatal complication of percutaneous venous catheterization
> Southern Medical Journal

component *noun* substance *or* element which forms part of a complete item **Komponente, Bestandteil**

compos mentis *Latin phrase meaning* of sound mind *or* sane **zurechnungsfähig, bei**

gesundem Verstand; *the patient was non compos mentis when he attacked the doctor*

compose *verb* to make up **zusammensetzen**; *the lotion is composed of oil, calamine and camphor*

◇ **composition** *noun* way in which a compound is formed **Zusammensetzung**; **chemical composition** = the chemicals which make up a substance **chemische Zusammensetzung**; *they analysed the blood samples to find out their chemical composition*

compound *noun* chemical substance made up of two or more components **Verbindung**

◇ **compound fracture** *noun* fracture where the skin surface is damaged *or* where the broken bone penetrates the surface of the skin **offene Fraktur, komplizierter Bruch**

compress
1 *noun* wad soaked in hot or cold liquid and applied to the skin to relieve pain *or* to force pus out of an infected wound **Kompresse, Umschlag**
2 *verb* to squeeze *or* to press **komprimieren**; **compressed air sickness** = CAISSON DISEASE

◇ **compression** *noun*
(a) squeezing *or* pressing **Druck, Kompression**; *the first aider applied compression to the chest of the casualty* **compression syndrome** = pain in muscles after strenuous exercise **Kompressionssyndrom, Crush-Syndrom**
(b) serious condition where the brain is compressed by blood accumulating in it or by a fractured skull **Kompressionssyndrom, Compressio cerebri**

compulsive *adjective* (feeling) which cannot be stopped **zwanghaft, kompulsiv**; *she has a compulsive desire to steal* **compulsive eating** = psychological condition where the patient has a continual desire to eat **Esszwang**; *see also* BULIMIA

computer *noun* electronic machine for calculating **Computer, Rechner**

◇ **computerized axial tomography (CAT)** *noun* system of scanning a patient's body, where a narrow X-ray beam, guided by a computer, can photograph a thin section of the body *or* of an organ from several angles and uses the computer to build up an image of the section **Computertomographie (CT)**

concave *adjective* which curves towards the inside **konkav**; *a concave lens*

conceive *verb* to become pregnant **empfangen**; *see* CONCEPTION

concentrate
1 *noun*
(a) strength of a solution **Konzentration**
(b) way of showing amounts of a substance in body tissues and fluids **Konzentration**
(c) strong solution which is to be diluted **Konzentrat**
2 *verb*
(a) to concentrate on = to examine something in particular **sich konzentrieren auf**
(b) to reduce a solution and increase its strength by evaporation **konzentrieren**

conception *noun* point at which the development of a baby starts **Konzeption, Empfängnis**

◇ **conceptus** *noun* result of the fertilized ovum which will develop into an embryo and fetus **Conceptus**

> COMMENT: conception is usually taken to be the moment when the sperm cell fertilizes the ovum, or a few days later, when the fertilized ovum attaches itself to the wall of the womb

concha *noun* part of the body shaped like a shell **Concha, Muschel**; **concha auriculae** = part of the outer ear **Concha auriculae, Ohrmuschel**; **nasal conchae** = little projections of bone which form the sides of the nasal cavity **Conchae nasales, Nasenmuscheln**
(NOTE: the plural is **conchae**)

concretion *noun* mass of hard material which forms in the body (such as a gallstone *or* deposits on bone in arthritis) **Konkrement**

concussion *noun*
(a) applying force to any part of the body **Concussio, Commotio, Erschütterung**
(b) disturbance of the brain *or* loss of consciousness for a short period, caused by a blow to the head **Commotio cerebri, Gehirnerschütterung**

◇ **concussed** *adjective* (person) who has been hit on the head and has lost and then regained consciousness **benommen**; *he was walking around in a concussed state*

◇ **concussive** *adjective* which causes concussion **eine Erschütterung hervorrufend**

condensed *adjective* made compact *or* more dense **kondensiert, verdichtet**

condition *noun*
(a) state (of health *or* of cleanliness) **Befinden, Zustand, körperliche Verfassung**; *the arteries are in very good condition; he is ill, and his*

condition is getting worse; conditions in the hospital are very bad
(b) illness *or* injury *or* disorder **Erkrankung, Leiden;** *he is being treated for a heart condition*

◊ **conditioned reflex** *noun* automatic reaction by a person to a stimulus, a normal reaction to a normal stimulus which comes from past experience **bedingter Reflex**

condom *noun* rubber sheath worn on the penis during intercourse as a contraceptive and also as a protection against sexually transmitted disease **Kondom, Präservativ**; **female condom** = rubber sheath inserted into the vagina before intercourse, covering the walls of the vagina and the cervix **Frauenkondom**

conduction *noun* passing of heat *or* sound *or* nervous impulses from one part of the body to another **Leitung, Reizleitung**; **conduction fibres** = fibres (as in the bundle of His) which transmit impulses **Reizleitungsfasern**; **air conduction** = conduction of sounds from the outside to the inner ear through the auditory meatus **Luftleitung**; **bone conduction** *or* **osteophony** = conduction of sound waves to the inner ear through the bones of the skull **Knochenleitung, Osteophonie**; *see also* RINNE'S TEST

◊ **conducting system** *noun* nerve system in the heart which links an atrium to a ventricle, so that the two beat at the same rate **Reizleitungssystem**

◊ **conductive** *adjective* referring to conduction **leitend**; **conductive deafness** = deafness caused by a disorder in the conduction of sound into the inner ear, rather than a disorder of the hearing nerves **Schallleitungsschwerhörigkeit**

conduit *noun* channel *or* passage along which a fluid flows **Leitung, Leiter, Conduit**; **ileal conduit** = using a loop of the ileum to which one or both ureters are anastomosed, in order to drain urine from the body **Ileum-Conduit**

condyle *noun* rounded end of a bone which articulates with another **Kondylus, Gelenkkopf**; **occipital condyle** = round part of the occipital bone which joins it to the atlas **Condylus occipitalis**

◊ **condyloid process** *noun* projecting part at each end of the lower jaw which forms the head of the jaw, joining the jaw to the skull **Processus condylaris mandibulae, Kieferköpfchen**

◊ **condyloma** *noun* growth usually found on the vulva **Kondylom, Feigwarze**

cone *noun* one of two types of cell in the retina of the eye which is sensitive to light **Zapfen**; *see also* ROD

> COMMENT: cones are sensitive to bright light and colours and do not function in bad light

confined *adjective* kept in a place **eingesperrt, beschränkt (auf)**; *she was confined to bed with pneumonia; since his accident he has been confined to a wheelchair*

confirm *verb* to agree officially that something is true **bestätigen;** *X-rays confirmed the presence of a tumour; the number of confirmed cases of the disease has doubled*

confuse *verb* to make someone think wrongly; to make things difficult for someone to understand **verwirren;** *the patient was confused by the physiotherapist's instructions; old people can easily become confused if they are moved from their homes; many severely confused patients do not respond to spoken communication*

◊ **confusion** *noun* being confused **Verwirrung;** *he has attacks of mental confusion; the absence of any effective treatment for confusion*

congeal *verb (of fat or blood)* to become solid **erstarren, gerinnen, gefrieren**

congenita *see* AMYOTONIA

congenital *adjective* which exists at or before birth **angeboren, kongenital**; **congenital defect** = defect which exists in a baby from birth **kongenitale Schädigung**; **congenital dislocation of the hip** = condition where a baby is born with weak ligaments in the hip, so that the femur does not stay in position in the pelvis **angeborene Hüftgelenkluxation**; **congenital heart disease** = heart trouble caused by defects present in the heart at birth **kongenitale Herzerkrankung**

> COMMENT: a congenital condition is not always inherited from a parent through the genes, as it may be due to abnormalities which develop in the fetus because of factors such as a disease which the mother has (as in the case of German measles) or a drug which she has taken

◊ **congenitally** *adverb* at *or* before birth **kongenital, von Geburt an;** *the baby is congenitally incapable of absorbing gluten*

congestion *noun* accumulation of blood in an organ **Blutstauung, Kongestion,**

Blutandrang, Anschoppung; nasal congestion = blocking of the nose by inflammation as a response to a cold *or* other infection **Verstopfung der Nase**

◇ **congested** *adjective* with blood *or* fluid inside **überfüllt, angefüllt, gestaut; congested face** = red face, caused by blood rushing to the face **hyperämisches Gesicht**

◇ **congestive** *adjective* (heart failure) caused by congestion **kongestiv, Stauungs-**

conization *noun* surgical removal of a cone-shaped piece of tissue **Konisation, kegelförmiges Ausschneiden**

conjoined twins *see* SIAMESE TWINS

conjugate *or* **true conjugate** *or* **conjugate diameter** *noun* measurements of space in the pelvis, used to calculate if normal childbirth is possible **Conjugata, Conjugata vera, Diameter conjugata**

conjunctiva *noun* membrane which covers the front of the eyeball and the inside of the eyelids **Conjunctiva, Konjunktiva, Bindehaut (des Auges)**

◇ **conjunctival** *adjective* referring to the conjunctiva **konjunktival, Bindehaut-**

◇ **conjunctivitis** *noun* inflammation of the conjunctiva **Konjunktivitis, Bindehautentzündung**; *see also* PINK EYE

connect *verb* to join **verbinden;** *the lungs are connected to the mouth by the trachea; the pulmonary artery connects the heart to the lungs; the biceps is connected to both the radius and the scapula*

◇ **connection** *noun* something which joins **Verbindung**

◇ **connective tissue** *noun* tissue which forms the main part of bones and cartilage, ligaments and tendons, in which a large proportion of fibrous material surrounds the tissue cells **Bindegewebe**

Conn's syndrome *noun* condition caused by excessive production of aldosterone **Conn-Syndrom, primärer Hyperaldosteronismus**

consanguinity *noun* blood relationship between people **Blutsverwandtschaft**

conscious *adjective* awake and knowing what is happening **bewusst, bei Bewusstsein;** *he became conscious in the recovery room two hours after the operation; it was two days after the accident before she became conscious*

◇ **consciously** *adverb* in a conscious way **bewusst**

◇ **consciousness** *noun* being mentally awake and knowing what is happening **Bewusstsein; to lose consciousness** = to become unconscious *or* to become unable to respond to stimulation by the senses **das Bewusstsein verlieren, bewusstlos werden; to regain consciousness** = to become conscious after being unconscious **das Bewusstsein wiedererlangen**

consent *noun* agreement **Einwilligung, Einverständnis;** *the parents gave their consent for their son's heart to be used in the transplant operation; the nurses checked the patient's identity bracelet and that his consent had been given* **consent form** = form which a patient signs to show he agrees to have the operation **Einverständniserklärung**

conserve *verb* to keep *or* not to waste **erhalten, bewahren;** *the body needs to conserve heat in cold weather*

consolidation *noun* (i) stage in mending a broken bone, where the callus formed at the break changes into bone; (ii) condition where part of the lung becomes solid (as in pneumonia) **(i) Konsolidierung, Festigung; (ii) Hepatisation, Verdichtung**

constant *adjective*

(a) continuous *or* not stopping **dauernd, ständig;** *patients with Alzheimer's disease need constant supervision*

(b) level *or* not varying **konstant, gleich bleibend;** *his blood pressure remained constant during the operation*

constipated *adjective* unable to pass faeces often enough **obstipiert, an Verstopfung leidend**

◇ **constipation** *noun* difficulty in passing faeces often enough **Obstipation, Verstopfung**

> COMMENT: constipated bowel movements are hard, and may cause pain in the anus. One bowel movement per day is the normal frequency. Constipation may be caused by worry *or* by a diet which does not contain enough roughage *or* by lack of exercise, as well as more serious diseases of the intestine

constituent *noun* substance which forms part of something **Bestandteil;** *the chemical constituents of nerve cells*

constitution *noun* general health and strength of a person **Konstitution;** *she has a* *strong constitution or a healthy constitution; he has a weak constitution and is often ill*

◇ **constitutional** *adjective* referring to a person's constitution **konstitutionell**

◇ **constitutionally** *adverb* in a person's constitution **konstitutionell;** *he is constitutionally incapable of feeling tired*

constrict *verb* to squeeze *or* to make a passage narrower **einengen, einschnüren**

◇ **constriction** *noun* stenosis *or* becoming narrow **Einengung, Einschnürung, Konstriktion**

◇ **constrictor** *noun* muscle which squeezes an organ *or* which makes an organ contract **Musculus constriktor, Konstriktor, Schließmuskel**

◇ **constrictive** *adjective* which constricts **verengend, konstriktorisch**; **constrictive pericarditis** = condition where the pericardium becomes thickened and prevents the heart from functioning normally **Pericarditis constrictiva**

consult *verb* to ask someone for his opinion **konsultieren, zu Rate ziehen, zuziehen;** *he consulted an eye specialist*

◇ **consultancy** *noun* post of consultant **Facharztstelle an einem Krankenhaus;** *she was appointed to a consultancy with a London hospital*

◇ **consultant** *noun* (i) doctor who is a senior specialist in a particular branch of medicine and who is consulted by a GP; (ii) senior specialized doctor in a hospital **(i) Konsiliarius, fachärztlicher Berater; (ii) Facharzt an einem Krankenhaus;** *she was referred to the consultant orthopaedist*

◇ **consultation** *noun* (i) discussion between two doctors about a case; (ii) meeting with a doctor who examines the patient, discusses his condition with him, and prescribes treatment **(i) Konsilium; (ii) Konsultation**

◇ **consulting room** *noun* room where a doctor sees his patients **Sprechzimmer**

consumption *noun*

(a) taking food *or* liquid into the body **Verbrauch, Konsum;** *the patient's increased consumption of alcohol*

(b) former name for pulmonary tuberculosis **Schwindsucht, Lungentuberkulose**

◇ **consumptive** *adjective* referring to consumption; (patient) suffering from consumption **schwindsüchtig; an Tuberkulose leidend**

contact

1 *noun*

(a) touching someone *or* something **Kontakt, Berührung**; **to have (physical) contact with someone** *or* **something** = to actually touch someone *or* something **jemanden/etwas berühren**; **to be in contact with someone** = to be near someone *or* to touch someone **in Kontakt kommen mit jemandem;** *the hospital is anxious to trace anyone who may have come into contact with the patient* **direct contact** = actually touching an infected person *or* object **Direktkontakt**; **indirect contact** = catching a disease by inhaling germs *or* being in contact with a vector **indirekter Kontakt**; **contact dermatitis** = inflammation of the skin, caused by touch (as in the case of some types of plant *or* soap, etc.) **Kontaktdermatitis**

(b) person who has been in contact with a person suffering from an infectious disease **Kontaktperson;** *now that Lassa fever has been diagnosed, the authorities are anxious to trace all contacts which the patient may have met*

2 *verb* to meet *or* to get in touch with (someone) **sich in Verbindung setzen mit**

◇ **contact lens** *noun* tiny plastic *or* glass lens which fits over the eyeball (worn instead of spectacles) **Kontaktlinse**

contagion *noun* spreading of a disease by touching an infected person *or* objects which an infected person has touched **Ansteckung, Kontagion;** *the contagion spread through the whole school*

◇ **contagious** *adjective* (disease) which can be transmitted by touching an infected person *or* objects which an infected person has touched **kontagiös, ansteckend, infektiös**

contaminate *verb* to make something impure by touching it *or* by adding something to it **kontaminieren, verunreinigen;** *supplies of drinking water were contaminated by refuse from the factories; the whole group of tourists fell ill after eating contaminated food*

◇ **contaminant** *noun* substance which contaminates **Schadstoff**

◇ **contamination** *noun* action of contaminating **Kontamination, Verunreinigung;** *the contamination resulted from drinking polluted water*

content *noun* proportion of a substance in something **Gehalt;** *these foods have a high starch content; dried fruit has a higher sugar content than fresh fruit*

continue *verb* to go on doing something; to do something which was being done before

fortsetzen, fortfahren, fortbestehen; *the fever continued for three days; they continued eating as if nothing had happened; the doctor recommended that the treatment should be continued for a further period*

◇ **continual** *adjective* which goes on all the time without stopping; which happens again and again **ständig, dauernd;** *he suffered continual recurrence of the disease*

◇ **continually** *adverb* all the time **ständig, dauernd;** *the intestine is continually infected*

◇ **continuation** *noun* part which continues **Fortsetzung;** *the radial artery is a continuation of the brachial artery*

◇ **continuous** *adjective* which continues without breaks or stops **kontinuierlich, ununterbrochen**

contraception *noun* prevention of pregnancy by using devices (such as a condom *or* an IUD) or drugs (such as the contraceptive pill) or by other means **Kontrazeption, Empfängnisverhütung**; *see also* BIRTH CONTROL

◇ **contraceptive**
1 *adjective* which prevents conception **kontrazeptiv, empfängnisverhütend;** *a contraceptive device or contraceptive drug*
2 *noun* drug *or* condom which prevents pregnancy **Kontrazeptivum, Verhütungsmittel**

contract *verb*
(a) *(of muscle)* to become smaller and tighter **kontrahieren, zusammenziehen;** *as the muscle contracts the limb moves; the diaphragm acts to contract the chest*
(b) to contract a disease = to catch a disease **sich eine Krankheit zuziehen;** *he contracted Lassa fever*

◇ **contractile tissue** *noun* tissue in muscle which makes the muscle contract **kontraktiles Gewebe**

◇ **contraction** *noun* (i) tightening movement which makes a muscle shorter *or* which makes the pupil of the eye smaller *or* which makes the skin wrinkle; (ii) movement of the muscles of the uterus, marking the beginning of labour **(i) Kontraktion; (ii) Wehe**

◇ **contracture** *noun* permanent tightening of a muscle caused by fibrosis **Kontraktur**; **Dupuytren's contracture** = condition where the palmar fascia becomes thicker, causing the fingers to bend forwards **Dupuytren-Kontraktur**; **Volkmann's contracture** = tightening and fibrosis of the muscles of the forearm because blood supply has been restricted, leading to deformity of the fingers **Volkmann-Muskelkontraktur**

contraindication *noun* something which suggests that a patient should not be treated with a certain drug *or* not continue to be treated in the same way as at present, because circumstances make that treatment unsuitable **Kontraindikation, Gegenanzeige**

contralateral *adjective* affecting the side of the body opposite the one referred to **kontralateral**

contrast medium *noun* radio-opaque dye or sometimes gas, put into an organ *or* part of the body so that it will show clearly in an X-ray photograph **Kontrastmittel**

> QUOTE comparing the MRI scan and the CT scan: in the first no contrast medium is required; in the second iodine-based contrast media are often required
>
> Nursing 87

contrecoup *noun* injury on one side of the brain, caused by a blow received on the opposite side of the head **Contrecoup**

control
1 *noun* power *or* keeping in order **Kontrolle;** *the manager has no control over the consultants working in the hospital* **the specialists brought the epidemic under control** = they stopped it from spreading **die Ärzte brachten die Epidemie unter Kontrolle**; **the epidemic rapidly got out of control** = it spread quickly **die Epidemie geriet zusehends außer Kontrolle**; *(in experiments)*; **control group** = group of people who are not being treated, but whose test data is used as a comparison **Kontrollgruppe**
2 *verb* to keep in order **bekämpfen, eindämmen;** *the medical authorities are trying to control the epidemic; certain drugs help to control the convulsions; he controls his asthma with a bronchodilator* **controlled drugs** *or* **dangerous drugs** = drugs which are on the official list of drugs which are harmful and are not available to the general public **Rauschmittel, Suchtmittel**; **controlled respiration** = control of a patient's breathing by an anaesthetist during an operation, when normal breathing has stopped **kontrollierte Beatmung**

contusion *or* **bruise** *noun* dark painful area on the skin, where blood has escaped into the tissues but not through the skin, following a blow **Kontusion, Quetschung**

◇ **contused wound** *noun* wound caused by a blow where the skin is bruised as well as torn and bleeding **Quetschwunde**

conus *noun* structure shaped like a cone **Conus, Konus**

convalesce *verb* to get back to good health gradually after an illness *or* operation **rekonvaleszieren, genesen**

◇ **convalescence** *noun* period of time when a patient is convalescing **Rekonvaleszenz, Genesung**

◇ **convalescent** *adjective & noun* referring to convalescence **genesend; Rekonvaleszent/-in, Genesende(r)**; **convalescent patients** *or* **convalescents** = people who are convalescing **Rekonvaleszenten**; **convalescent home** = type of hospital where patients can recover from illness *or* surgery **Genesungsheim**

converge *verb (of rays)* to come together at a point **konvergieren**

◇ **convergent strabismus** *or* **squint** *noun* condition where a person's eyes look towards the nose **Strabismus convergens, Konvergenzschielen, Einwärtsschielen**

conversion *noun* change **Konversion, Umwandlung**; *the conversion of nutrients into tissue*

◇ **convert** *verb* to change something into something else **umwandeln**; *keratinization is the process of converting cells into horny tissue*

convex *adjective* which curves towards the outside **konvex**; *a convex lens*

convoluted *adjective* folded and twisted **knäuelförmig, gewunden**; **convoluted tubules** = coiled parts of a nephron **Tubuli renales contorti, gewundene Nierenkanälchen**

◇ **convolution** *noun* twisted shape **Konvolut, Knäuel, Windung**; *the convolutions of the surface of the cerebrum*

convulsion *noun* fit *or* rapid involuntary contracting and relaxing of the muscles in several parts of the body **Konvulsion, Krampf, Zuckung**; (NOTE: often used in the plural: **'the child had convulsions'**)

◇ **convulsive** *adjective* referring to convulsions **konvulsiv**; *he had a convulsive seizure* *see also* ELECTROCONVULSIVE THERAPY

COMMENT: convulsions in children may be caused by brain disease, such as meningitis, but can often be found at the beginning of a disease (such as pneumonia) which is marked by a sudden rise in body temperature. In adults, convulsions are usually associated with epilepsy

cool
1 *adjective* not very warm *or* quite cold **kühl**; *the patient should be kept cool; keep this bottle in a cool place* **cool - cooler - coolest**
2 *verb* to become cool **abkühlen**

Cooley's anaemia = THALASSAEMIA

Coombs' test *noun* test for antibodies in red blood cells, used as a test for erythroblastosis foetalis and other haemolytic syndromes **Coombs-Test, Antiglobulin-Test**

coordinate *verb* to make things work together **koordinieren**; *he was unable to coordinate the movements of his arms and legs*

◇ **coordination** *noun* ability to work together **Koordination**; *the patient showed lack of coordination between eyes and hands*

QUOTE there are four recti muscles and two oblique muscles in each eye, which coordinate the movement of the eyes and enable them to work as a pair
Nursing Times

QUOTE Alzheimer's disease is a progressive disorder which sees a gradual decline in intellectual functioning and deterioration of physical coordination
Nursing Times

cope with *verb* to deal with *or* to manage **zurechtkommen, fertig werden mit**; *a hospital administrator has to cope with a lot of forms; he walks with crutches and has difficulty in coping with the stairs*

copper *noun* metallic trace element **Kupfer** (NOTE: the chemical symbol is **Cu**)

coprolith *noun* hard faeces in the bowel **Koprolith, Kotstein**

coproporphyrin *noun* porphyrin excreted by the liver **Koproporphyrin**

copulate *verb* to have sexual intercourse **kopulieren**

◇ **copulation** *noun* coitus *or* sexual intercourse **Kopulation**

cor *noun* the heart **Cor, Herz**; **cor pulmonale** = pulmonary heart disease where the right ventricle is enlarged **Cor pulmonale**

coraco-acromial *adjective* referring to the coracoid process and the acromion **korakoakromial**

◊ **coracobrachialis** *noun* muscle on the medial side of the upper arm, below the armpit **Musculus coracobrachialis, Rabenschnabelfortsatz-Oberarm-Muskel**

◊ **coracoid process** *noun* projecting part on the shoulder blade **Processus coracoideus, Rabenschnabelfortsatz**

cord *noun* long flexible structure in the body like a thread **Schnur, Strang**; **spermatic cord** = cord formed of the vas deferens, the blood vessels, nerves and lymphatics of the testis, running from the testis to the abdomen **Funiculus spermaticus, Samenstrang**; **spinal cord** = part of the central nervous system, running from the medulla oblongata to the filum terminale, in the vertebral canal of the spine **Rückenmark**; **umbilical cord** = cord containing two arteries and one vein which links the fetus inside the womb to the placenta **Nabelschnur**; **vocal cords** = cords in the larynx by which sounds are made as air is forced between them **Stimmbänder**

◊ **cordectomy** *noun* surgical removal of a vocal cord **Stimmbandresektion, Chordektomie**

◊ **cordotomy** = CHORDOTOMY

core *noun* central part **Kern**

corectopia *noun* ectopia of the pupil **Ectopia pupillae, Korektopie**

corium *or* **dermis** *noun* layer of living tissue beneath the epidermis **Corium, Lederhaut**

corn *or* **heloma** *noun* hard painful lump of skin usually on the foot or hand, where something (such as tight shoe) has rubbed or pressed on the skin **Hühnerauge, Clavus**

cornea *noun* transparent part of the front of the eyeball **Cornea, Hornhaut**; (NOTE: the plural is corneae)

◊ **corneal** *adjective* referring to a cornea **korneal**; *corneal tissue from donors is used in grafting to replace a damaged cornea* **corneal abrasion** = scratch on the cornea, caused by something sharp getting into the eye **Hornhautläsion**; **corneal bank** = place where eyes of dead donors can be kept ready for use in corneal grafts **Hornhautbank**

◊ **corneal graft** *or* **keratoplasty** *noun* corneal tissue from a donor *or* dead body, grafted in place of diseased tissue **Hornhauttransplantat, Keratoplastik**
(NOTE: for terms referring to the cornea, see words beginning with **kerat-**)

corneum *see* STRATUM

cornification *or* **keratinization** *noun* process of converting cells into horny tissue **Verhornung**

cornu *noun* structure in the body which is shaped like a horn **Cornu, Horn**; **cornua of the thyroid** = four processes of the thyroid cartilage **Cornua cartilaginis thyroideae, Schildknorpelhörner**
(NOTE: the plural is **cornua**)

corona *noun* structure in the body which is shaped like a crown **Corona, Kranz, Krone**; **corona capitis** = the crown of the head *or* the top part of the skull **Corona capitis, Scheitel**

◊ **coronal** *adjective* (i) referring to a corona; (ii) referring to the crown of a tooth **(i) & (ii) koronal**; **coronal plane** = plane at right angles to the median plane, dividing the body into dorsal and ventral halves **Frontalebene**; **coronal suture** = horizontal joint across the top of the skull between the parietal and frontal bones **Sutura coronalis, Kranznaht** *see illustration* SKULL

coronary
1 *noun (non-medical term)* coronary thrombosis *or* blood clot in the coronary arteries which leads to a heart attack **Herzinfarkt, Herzanfall**; *he had a coronary and was rushed to hospital*
2 *adjective* referring to any structure shaped like a crown, but especially to the arteries which supply blood to the heart muscles **koronar**; **coronary arteries** = arteries which supply blood to the heart muscles **Koronararterien**; **coronary bypass graft** *or* **surgery** = surgical operation to treat angina, by grafting a vein to replace a diseased section of a coronary artery **koronarer Bypass, koronare Bypassoperation**; **coronary circulation** = blood circulation through the arteries and veins of the heart muscles **Koronarkreislauf**; **coronary heart disease (CHD)** = any disease affecting the coronary arteries, which can lead to strain on the heart *or* a heart attack **koronare Herzkrankheit (KHK)**; **coronary ligament** = folds of peritoneum connecting the back of the liver to the diaphragm **Ligamentum coronarium hepatis**; **coronary obstruction** *or* **coronary occlusion** = thickening of the walls of the coronary arteries *or* blood clot in the coronary arteries, which prevents blood reaching the heart muscles and leads to heart failure **Koronarstenose, Koronararterienverschluss**; **coronary sinus** = vein which takes most of the venous blood from the heart muscles to the right atrium **Sinus coronarius**; **coronary thrombosis** = blood clot which blocks the

coronary arteries, leading to a heart attack **Koronarthrombose**

> QUOTE coronary heart disease (CHD) patients spend an average of 11.9 days in hospital. Among primary health care services, 1.5% of all GP consultations are due to CHD
> Health Services Journal

> QUOTE apart from death, CHD causes considerable morbidity in the form of heart attack, angina and a number of related diseases
> Health Education Journal

coronavirus *noun* virus which causes the common cold **Coronavirus**

coroner *noun (GB & US)* public official (either a doctor or a lawyer) who investigates sudden *or* violent deaths **Coroner (richterlicher Beamter, der Todesfälle untersucht, die nicht eindeutig eine natürliche Ursache haben)**; **coroner's court** = court where a coroner is the chairman **Untersuchungsgericht (zur Klärung nicht eindeutig natürlicher Todesfälle)**; **coroner's inquest** = inquest carried out by a coroner into a death **Untersuchung (zur Klärung nicht eindeutig natürlicher Todesfälle)**

COMMENT: coroners investigate deaths which are violent or not expected, deaths which may be murder *or* manslaughter, deaths of prisoners and deaths involving the police

coronoid process *noun* (i) projecting piece of bone on the ulna; (ii) projecting piece on each of the lower jaw **(i) Processus coronoideus ulnae, Kronenfortsatz (der Elle); (ii) Processus coronoideus mandibulae, Kronenfortsatz (des Unterkiefers)**

corpse *noun* body of a dead person **Leiche**

corpus *noun* any mass of tissue **Corpus, Körper**; **corpus albicans** = scar tissue which replaces the corpus luteum in the ovary **Corpus albicans, Weißkörper**; **corpus callosum** = tissue which connects the two cerebral hemispheres **Corpus callosum, Balken (des Gehirns)** *see illustration* BRAIN; **corpus cavernosum** = part of the erectile tissue in the penis and clitoris **Corpus cavernosum, Schwellkörper** *see illustration* UROGENITAL SYSTEM (MALE); **corpus haemorrhagicum** = blood clot formed in the ovary where a Graafian follicle has ruptured **Corpus haemorrhagicum**; **corpus luteum** = body which forms in the ovary after a Graafian follicle has ruptured (the corpora lutea secrete the hormone progesterone to prepare the uterus for implantation of the fertilized ovum) **Corpus luteum, Gelbkörper**; **corpus spongiosum** = part of the penis round the urethra, forming the glans **Corpus spongiosum penis, Harnröhrenschwellkörper**; **corpus striatum** = part of a cerebral hemisphere **Corpus striatum, Streifenkörper, Streifenhügel**; (NOTE: the plural is **corpora**)

corpuscle *noun* any small round mass **Corpusculum, Körperchen**; **red corpuscle** *or* **erythrocyte** = red blood cell which contains haemoglobin and carries oxygen to the tissues and takes carbon dioxide from them **rotes Blutkörperchen, Erythrozyt**; **white corpuscle** *or* **leucocyte** = white blood cell *or* colourless cell which contains a nucleus but has no haemoglobin **weißes Blutkörperchen, Leukozyt**; **Krause corpuscles** = encapsulated nerve endings in mucous membrane of mouth, nose, eyes and genitals **Krause-Körperchen, Krause-Endkolben**; **Meissner's corpuscle** = sensory nerve ending in the skin which is sensitive to touch **Meissner-Körperchen**; **Pacinian corpuscle** = sensory nerve ending in the skin which is sensitive to touch and vibrations **Pacini-Körperchen** *see illustration* SKIN & SENSORY RECEPTORS; **renal corpuscle** *or* **Malpighian corpuscle** *or* **Malpighian body** = part of a nephron in the cortex of a kidney **Nierenkörperchen, Malpighi-Körperchen**; **Ruffini corpuscles** *or* **Ruffini nerve endings** = branching nerve endings in the skin, which are thought to be sensitive to heat **Ruffini-Körperchen** *see illustration* SKIN & SENSORY RECEPTORS

correct *verb* to put faults right *or* to make something work properly **korrigieren, ausgleichen**; *she wears a brace to correct the growth of her teeth; doctors are trying to correct his speech defect*

◊ **correction** *noun* showing the mistake in something; making something correct **Korrektur, Verbesserung**

◊ **corrective** *noun* drug which changes the harmful effect of another drug **Korrigens**

Corrigan's pulse *noun* type of pulse, where there is a visible rise in pressure followed by a sudden collapse, of the arterial pulse in the neck, caused by aortic regurgitation **Corrigan-Puls**

corrosive *adjective & noun* (substance, such as acid *or* alkali) which destroys tissue **korrosiv, ätzend; Ätzmittel**

corrugator muscle *noun* muscle which produces vertical wrinkles on the forehead when frowning **Musculus corrigator, Runzler**

corset *noun* piece of stiff clothing, worn on the chest *or* over the trunk to support the body as after a back injury **Korsett**

cortex *noun* outer layer of an organ, as opposed to the soft inner medulla **Kortex, Rinde**; **adrenal cortex** = firm outside layer of the adrenal *or* suprarenal glands, which secretes various hormones, including cortisone **Nebennierenrinde**; **cerebellar cortex** = outer covering of grey matter which covers the cerebellum **Kleinhirnrinde**; **cerebral cortex** = outer covering of grey matter which covers the cerebrum **Großhirnrinde**; **olfactory cortex** *or* **visual cortex** = parts of the cerebral cortex which receive information about smell *or* sight **olfaktorischer Kortex, Sehrinde**; **renal cortex** = outer covering of a kidney, immediately beneath the capsule, containing glomeruli **Nierenrinde** *see illustration* KIDNEY; **sensory cortex** = area of the cerebral cortex which receives information from nerves in all parts of the body **sensorisches Rindenareal**
(NOTE: plural is cortices)

Corti *see* ORGAN

cortical *adjective* referring to a cortex **kortikal**; **(suprarenal) cortical hormones** = hormones (such as cortisone) secreted by the cortex of the adrenal glands **adrenokortikale Hormone**; **sub-cortical** = beneath the cortex **subkortikal**

corticospinal *adjective* referring to both the cerebral cortex and the spinal cord **kortikospinal**

corticosteroid *noun* any steroid hormone produced by the cortex of the adrenal glands **Kortikosteroid**

◊ **corticosterone** *noun* hormone secreted by the cortex of the adrenal glands **Kortikosteron**

corticotrophin *or* **adrenocorticotrophic hormone (ACTH)** *noun* hormone produced by the anterior pituitary gland, which causes the cortex of the adrenal glands to release corticosteroids **Kortikotropin, adrenokortikotropes Hormon (ACTH)**

cortisol *or* **hydrocortisone** *noun* steroid hormone produced by the cortex of the adrenal glands **Kortisol, Hydrokortison**

◊ **cortisone** *noun* hormone secreted in small quantities by the adrenal cortex **Kortison**

COMMENT: cortisol is used by the body to maintain blood pressure, connective tissue and break down carbohydrates. It also reduces the body's immune response to infection. Synthetic cortisone is used in the treatment of arthritis, asthma and skin disorders, but can have powerful side-effects on some patients

Corynebacterium *noun* genus of bacteria which includes the bacterium which causes diphtheria **Corynebakterium**

coryza *noun* nasal catarrh *or* common cold *or* running nose with inflammation of the nasal passages **Koryza, Schnupfen, Nasenkatarrh**

cosmetic surgery *noun* surgical operation carried out to improve the appearance of the patient **kosmetische Chirurgie, Schönheitsoperation**

COMMENT: where plastic surgery may be prescribed by a doctor to correct skin *or* bone defects *or* the effect of burns *or* after a disfiguring operation, cosmetic surgery is carried out on the instructions of the patient to remove wrinkles, enlarge breasts, etc.

cost- *prefix* referring to the ribs **Kost(o)-, Rippen-**

◊ **costal** *adjective* referring to the ribs **kostal**; **costal cartilage** = cartilage which forms the end of each rib, and either joins the rib to the breastbone or to the rib above **Rippenknorpel**; **costal pleura** = part of the pleura lining the walls of the chest **Pleura costalis, Rippenfell**

costive
1 *adjective* constipated *or* suffering from difficulty in passing bowel movements **verstopft, obstipiert**
2 *noun* drug which causes constipation **Stopfmittel, Antidiarrhoikum**

costocervical trunk *noun* large artery in the chest **Truncus costocervicalis, Rippen-Hals-Schlagaderstamm**

◊ **costodiaphragmatic** *adjective* referring to the ribs and the diaphragm **kostodiaphragmatisch**

◊ **costovertebral joints** *noun* joints between the ribs and the vertebral column **Kostovertebralgelenke, Rippenwirbelgelenke**

cot death *or (US)* **crib death** *noun* sudden infant death syndrome *or* sudden death of a baby in bed **Krippentod, plötzlicher Kindstod**

COMMENT: occurs in very young children, up to the age of about 12 months; the cause is still being investigated

co-trimoxazole *noun* drug used to combat bacteria in the urinary tract **Cotrimoxazol**

cottage hospital *noun* small local hospital set in pleasant gardens in the country **kleines Landkrankenhaus**

cotton *noun* fibres from a tropical plant; cloth made from cotton thread **Baumwolle;** *she wore a cotton shirt*

◊ **cotton wool** *or* **absorbent cotton** *noun* purified fibres from the cotton plant used as a dressing on wounds, etc. **Watte;** *she dabbed the cut with cotton wool soaked in antiseptic; the nurse put a pad of cotton wool over the sore*
(NOTE: no plural)

cotyledon *noun* one of the divisions of a placenta **Cotyledo, Kotyledon, Plazentalappen**

cotyloid cavity *or* **acetabulum** *noun* part of the pelvic bone, shaped like a cup, into which the head of the femur fits to form the hip joint **Acetabulum, Hüftgelenkpfanne**

couch *noun* long bed on which a patient lies when being examined by a doctor in a surgery **Untersuchungsliege**

couching *noun* in treatment of cataract, surgical operation to displace the opaque lens of an eye **Depressio cataractae, Starstechen**

cough
1 *noun* reflex action, caused by irritation in the throat, when the glottis is opened and air is sent out of the lungs suddenly **Husten;** *he gave a little cough to attract the nurse's attention; she has a bad cough and cannot make the speech* **cough medicine** *or* **cough linctus** = liquid taken to soothe the irritation which causes a cough **Hustenmittel, Husten(leck)saft**
2 *verb* to send air out of the lungs suddenly because the throat is irritated **husten;** *the smoke made him cough; he has a cold and keeps on coughing and sneezing* **coughing fit** = sudden attack of coughing **Hustenanfall**

◊ **cough up** *verb* to cough hard to produce a substance from the trachea **aushusten, auswerfen;** *he coughed up phlegm; she became worried when the girl started coughing up blood*

council *noun* group of people elected to manage something **Rat;** **town council** = elected committee which manages a town **Stadtrat, Gemeinderat;** **General Medical Council** = body which registers all practising doctors (without such registration, a doctor cannot practise) **britische Ärztekammer**

counselling *noun* method of treating especially psychiatric disorders, where a specialist advises and talks with a patient about his condition and how to deal with it **Beratung**

◊ **counsellor** *noun* person who advises and talks with someone about his problems **Berater**

count
1 *verb*
(a) to say numbers in order **zählen;** *the little girl can count up to ten; hold your breath and count to twenty to try to stop a hiccup*
(b) to add up to see how many things there are **(zusammen)zählen;** *count the number of tablets left in the bottle*
(c) to include **(mit)zählen, (mit)rechnen;** *there were thirty people in the ward if you count the visitors*
2 *noun* act of adding things to see how many there are **Zählung;** **blood count** = test to count the number and types of different blood cells in a certain tiny sample of blood, to give an indication of the condition of the patient's blood as a whole **Blutbild**

> QUOTE the normal platelet count during pregnancy is described as 150,000 to 400,000 cu mm
> Southern Medical Journal

counteract *verb* to act against something *or* to reduce the effect of something **entgegenwirken, neutralisieren;** *the lotion should counteract the irritant effect of the spray on the skin*

◊ **counteraction** *noun (in pharmacy)* action of one drug which acts against another drug **Antagonismus, Gegenwirkung**

counterextension *noun* orthopaedic treatment, where the upper part of a limb is kept fixed and traction is applied to the lower part of it **Gegenextension, Gegenzug**

counterirritant *noun* substance which alleviates the pain in an internal organ, by irritating an area of skin whose sensory nerves are close to those of the organ in the spinal cord **Gegenreizmittel**

◊ **counterirritation** *noun* skin irritation, applied artificially to alleviate the pain in another part of the body **Gegenreizung**

counterstain
1 *noun* stain used to identify tissue samples, such as red dye used to identify Gram-negative bacteria **Kontrastfärbung, Gegenfärbung**
2 *verb* to stain specimens with a counterstain, as bacteria with a red stain after having first

stained them with violet dye **gegenfärben**; *see also* GRAM

course *noun*
(a) passing of time **Verlauf, Lauf;** *his condition has deteriorated in the course of the last few weeks*
(b) series of lessons; series of drugs to be taken *or* of sessions of treatment **Kurs; Kur, Behandlung;** *I'm taking a course in physiotherapy; she's taking a hospital administration course* **course of treatment** = series of applications of a treatment (such as a series of injections *or* physiotherapy) **Kur, Behandlung**; **to put someone on a course of drugs** *or* **injections** = to decide that a patient should take a drug *or* should have a number of injections regularly over a certain period of time **jemandem eine Arzneimittelkur/eine Injektionsbehandlung verschreiben**

court *noun* place where a trial is heard *or* where a legal judgement is reached **Gericht**; **court order** = order made by a court telling someone to do *or* not to do something **Gerichtsbeschluss, gerichtliche Verfügung;** *he was sent to a mental institution by court order*

cover
1 *noun*
(a) thing put over something to keep it clean, etc. **Deckel, Abdeckung;** *keep a cover on the petri dish* **cover test** = test for a squint, where an eye is covered and its movements are checked when the cover is taken off **Abdeckprobe, Cover-Test**
(b) doing work for someone who is absent **Vertretung;** *out-of-hours cover is provided by the other GPs in the practice*
2 *verb*
(a) to put something over something to keep it clean, etc. **bedecken, überziehen;** *you should cover the table with a plastic sheet before you start to mix the mouthwash; the fetus is covered with a membrane*
(b) to be available to work in place of someone who is absent **vertreten, einspringen (für);** *the other GPs will cover for him while he is on holiday*

◊ **covering** *noun* layer which covers *or* protects something **Hülle, Überzug, Belag**; **brain covering** = the meninges **Hirnhäute**

Cowper's glands *or* **bulbourethral glands** *noun* two glands at the base of the penis which secrete into the urethra **Cowper-Drüsen, Glandulae bulbourethrales**

cowpox *or* **vaccinia** *noun* infectious viral disease of cattle **Kuhpocken, Vaccinio**

COMMENT: the virus can be transmitted to man, and is used as a constituent of the vaccine for smallpox

coxa *noun* the hip joint **Coxa, Hüfte**

◊ **coxalgia** *noun* pain in the hip joint **Koxalgie, Hüftschmerz**

Coxsackie virus *noun* one of a group of enteroviruses which enter the cells of the intestines but can cause diseases such as aseptic meningitis and Bornholm disease **Coxsackie-Virus**

CPR = CARDIOPULMONARY RESUSCITATION

crab (louse) *or* **pubic louse** *noun* louse *Phthirius pubis* which infests the pubic region and other parts of the body with coarse hair **Filzlaus, Schamlaus**

crack
1 *noun* thin break **Riss, Sprung;** *there's a crack in one of the bones in the skull*
2 *verb* to make a thin break in something; to split **anbrechen, brechen;** *she cracked a bone in her leg* **cracked lips** = lips where the skin has split because of cold *or* dryness **spröde Lippen**

cradle *noun*
(a) metal frame put over a patient in bed to keep the weight of the bedclothes off the body **Reifenbahre, Bettbogen**
(b) carrying an injured child by holding him with one arm under the thigh and the other above the waist **Tragen auf den Armen**; **cradle cap** = yellow deposit on the scalp of babies, caused by seborrhoea **Milchschorf**

cramp *noun* painful involuntary spasm in the muscles, where the muscle may stay contracted for some time **Krampf;** *he went swimming and got cramp in the cold water* **menstrual cramps** = cramp in the muscles around the uterus during menstruation **Dysmenorrhoe**; **stomach cramp** = sharp spasm of the stomach muscles **Magenkrampf**; **swimmer's cramp** = spasms in arteries and muscles caused by cold water, or swimming soon after a meal **Schwimmkrampf**; **writer's cramp** = spasms and pain in the muscles of the wrist and hand, caused by holding a pen for long periods **Schreibkrampf**

crani- *or* **cranio-** *prefix* referring to the skull **Krani-, Kranio-**

◊ **cranial** *adjective* referring to the skull **kranial, Schädel-**; **cranial bone** = one of the bones in the skull **Schädelknochen**; **cranial cavity** = space formed by the cranium, inside which the brain is situated **Schädelhöhle; cranial nerve** = one of the nerves, twelve on each side, which are connected directly to the brain, governing mainly the structures of the head and neck **Hirnnerv**; *see* NERVE

◇ **craniometry** *noun* measuring skulls to find differences in size and shape **Kraniometrie, Schädel(ver)messung**

◇ **craniopharyngioma** *noun* tumour in the brain originating in hypophyseal duct **Kraniopharyngeom, Erdheim-Tumor**

◇ **craniostenosis** *or* **craniosynostosis** *noun* early closing of the bones in a baby's skull, so making the skull contract **Kraniostenose, Stenozephalie, Kraniosynostose**

◇ **craniotabes** *noun* thinness of the bones in the occipital region of a child's skull, caused by rickets, marasmus or syphilis **Kraniotabes**

◇ **craniotomy** *noun* any surgical operation on the skull, especially cutting away part of the skull **Kraniotomie**

◇ **cranium** *or* **skull** *noun* the group of eight bones which surround the brain **Cranium, Schädel**

> COMMENT: the cranium consists of the occipital bone, two parietal bones, two temporal bones and the frontal, ethmoid and sphenoid bones. See also SUTURE CRANIAL NERVES I. olfactory II. optic III. oculomotor IV. trochlear V. trigeminal (ophthalmic, maxillary, mandibular) VI. abducent VII. facial VIII. auditory (vestibular, cochlear) IX. glossopharyngeal X. vagus XI. accessory XII. hypoglossal

cranky *adjective (US informal)* bad-tempered *or* difficult (child) **griesgrämig, launisch**

crash
1 *noun* accident where cars, planes, etc. are damaged **Unfall;** *he was killed in a car crash; none of the passengers was hurt in the crash* **crash helmet** = hard hat worn by motorcyclists, etc. **Sturzhelm**
2 *verb (of vehicles)* to hit something and be damaged **zusammenstoßen;** *the car crashed into the wall* **the plane crashed** = the plane hit the ground and was damaged **das Flugzeug stürzte ab**
3 *adjective* rapid **schnell; she took a crash course in physiotherapy** = a course to learn physiotherapy very quickly **sie machte einen Schnellkurs/Intensivkurs in Physiotherapie**

cream *noun* medicinal oily substance, used to rub on the skin **Creme; cold cream** = mixture of almond oil and borax **Unguentum leniens, Cold Cream, Kühlsalbe**

create *verb* to make **schaffen, machen**

creatine *noun* compound of nitrogen found in the muscles and produced by protein metabolism, and excreted as creatinine **Kreatin; creatine phosphate** = store of energy-giving phosphate in muscles **Kreatinphosphat**

◇ **creatinase** *noun* enzyme which helps break down creatine into creatinine **Kreatinase**

◇ **creatinine** *noun* substance which is the form in which creatine is excreted **Kreatinin**

◇ **creatinuria** *noun* excess creatine in the urine **Kreatinurie**

◇ **creatorrhoea** *noun* presence of undigested muscle fibre in the faeces, occurring in some pancreatic diseases **Kreatorrhoe**

Credé's method *noun*
(a) method of extracting a placenta, by massaging the uterus through the abdomen **Credé-Handgriff**
(b) putting silver nitrate solution into the eyes of a baby born to a mother suffering from gonorrhoea, in order to prevent gonococcal conjunctivitis **Credé-Prophylaxe**

creeping eruption *noun* itching skin complaint, caused by larvae of various parasites which creep under the skin **Creeping eruption, Larva migrans, Hautmaulwurf**

crepitation *or* **rale** *noun* abnormal soft crackling sound heard in the lungs through a stethoscope **Crepitatio, Krepitation, Knisterrasseln**

crepitus *noun* (i) harsh crackling sound heard through a stethoscope in a patient with inflammation of the lungs; (ii) scratching sound made by a broken bone *or* rough joint **(i) & (ii) Crepitus, Krepitation**

crest *noun* long raised part on a bone **Crista, Kamm, Leiste; crest of ilium** *or* **iliac crest** = curved top edge of the ilium **Darmbeinkamm**

cretin *noun* patient suffering from congenital hypothyroidism **Kretin**

◇ **cretinism** *noun* condition of being a cretin **Kretinismus**

> COMMENT: the condition is due to a defective thyroid gland and affected children, if not treated, develop more slowly than normal, are mentally retarded and have coarse facial features

Creutzfeldt-Jakob disease (CJD) *noun* disease of the nervous system, caused by a slow-acting virus, which eventually affects the brain; it may be linked to BSE in cows **Creutzfeldt-Jakob-Krankheit**

crib death *(US)* = COT DEATH

cribriform plate *noun* top part of the ethmoid bone which forms the roof of the nasal cavity, and part of the roof of the eye sockets **Lamina cribrosa (ossis ethmoidalis), Siebplatte (des Siebbeins)**

cricoid cartilage *noun* ring-shaped cartilage in the lower part of the larynx **Ringknorpel, Cartilago cricoidea** *see illustration* LUNGS

cripple
1 *verb* to make someone physically handicapped **zum Krüppel machen, verkrüppeln;** *she was crippled by arthritis; he was crippled in a car crash*
2 *noun* person who is physically disabled **Krüppel**; **cardiac cripple** = person who has a cardiac disease which makes him unable to work normally **Herzkranke(r)**

◇ **crippling** *adjective* (disease) which makes someone physically handicapped **verkrüppelnd, zur Invalidität führend;** *arthritis is a crippling disease*

crisis *noun*
(a) turning point in a disease, after which the patient may start to become better or very much worse **Krise**
(b) important point *or* time **Krise**; **mid-life crisis** = MENOPAUSE (NOTE: plural is **crises**)

COMMENT: many diseases progress to a crisis and then the patient rapidly gets better; the opposite situation where the patient gets better very slowly is called lysis

crista *noun* crest **Crista, Kamm, Leiste**; **crista galli** = projection from the ethmoid bone **Crista galli**

critical *adjective*
(a) referring to crisis **kritisch**
(b) extremely serious **kritisch;** *he was taken to hospital in a critical condition; the hospital spokesman said that three of the accident victims were still on the critical list*
(c) which criticizes **kritisch;** *the report was critical of the state of aftercare provision*

◇ **critically** *adverb* in a way which criticizes **kritisch**; **critically ill** = very seriously ill, where it is not known if the patient will get better **schwer krank, in kritischem Zustand**

criticize *verb* to say what is wrong with something **kritisieren;** *the report criticized the state of the hospital kitchens*

CRNA = CERTIFIED REGISTERED NURSE ANAESTHETIST

Crohn's disease *or* **regional enteritis** *or* **regional ileitis** *see* ILEITIS

cross *noun*
(a) shape made with an upright line with another going across it, used as a sign of the Christian church **Kreuz**; *(in anatomy)* any cross-shaped structure **Kreuz**; **the Red Cross** = international organization which provides emergency medical help **Rotes Kreuz**
(b) mixture of two different breeds **Kreuzung**

◇ **cross eye** *or* **convergent strabismus** *noun* condition where a person's eyes both look towards the nose **Strabismus convergens, Einwärtsschielen**

◇ **cross-eyed** *adjective* strabismal *or* with eyes looking towards the nose **schielend**

◇ **cross-infection** *noun* infection passed from one patient to another in hospital, either directly or from nurses, visitors or equipment **Kreuzinfektion**

◇ **cross match** *verb (in transplant surgery)* matching a donor to a recipient as closely as possible to avoid tissue rejection **die Kreuzprobe durchführen**; *see* BLOOD GROUP

◇ **cross-section** *noun*
(a) sample cut across a specimen for examination under a microscope **Gewebeschnitt;** *he examined a cross-section of the lung tissue*
(b) small part of something, taken to be representative of the whole **Querschnitt;** *the team consulted a cross-section of hospital ancillary staff*

crotamiton *noun* drug used to treat scabies *or* pruritus **Crotamiton**

crotch *noun* point where the legs meet the body, where the genitals are **Leistenbeuge**

croup *noun* children's disease, acute infection of the upper respiratory passages which blocks the larynx **Krupp, Pseudokrupp**

COMMENT: the patient's larynx swells, and he breathes with difficulty and has a barking cough. Attacks usually occur at night. They can be fatal if the larynx becomes completely blocked

crown
1 *noun* (i) top part of a tooth (above the level of the gums); (ii) artificial top attached to a

tooth; (iii) top part of the head **(i) Zahnkrone; (ii) Krone; (iii) Scheitel**
2 *verb* to put an artificial crown on (a tooth) **überkronen** *see illustration* TOOTH

◇ **crowning** *noun* (i) putting an artificial crown on a tooth; (ii) stage in childbirth, where the top of the baby's head becomes visible **(i) Überkronung; (ii) Einschneiden**

cruciate ligament *noun* any ligament shaped like a cross, especially the ligaments behind the knee, which prevent the knee from bending forwards **Ligamentum cruciatum, Kreuzband**

crus *noun* long projecting part **Crus, Schenkel**; **crus cerebri** = one of the nerve tracts between the cerebrum and the medulla oblongata **Crus cerebri, Hirnschenkel**; **crus of penis** = part of corpus cavernosum attached to the pubic arch **Crus penis, Schwellkörperschenkel**; **crura cerebri** = CEREBRAL PEDUNCLES; **crura of the diaphragm** = long muscle fibres joining the diaphragm to the lumbar vertebrae **Zwerchfellschenkel;** (NOTE: the plural is crura)

◇ **crural** *adjective* referring to the thigh, leg or shin **krural**

crush *verb* to squash *or* to injure with a heavy weight **(zer)quetschen, zerdrücken;** *he was crushed by falling stones*

◇ **crush syndrome** *noun* condition where the limb of a patient has been crushed, as in an accident **Crush-Syndrom**

COMMENT: the condition causes kidney failure and shock

crutch *noun* strong support for a patient with an injured leg, formed of a stick with either a holding bar and elbow clasp or with a T-bar which fits under the armpit **Krücke**; **human crutch** = method of helping an injured person to walk, where the patient puts his arm round the shoulders of a first aider **(menschliche) Stütze**
(b) = CROTCH

cry
1 *noun* sudden vocal sound **Schrei**
2 *verb* to produce tears because of pain *or* shock *or* fear, etc. **weinen;** *she cried when she heard her mother had been killed; the pain made him cry; the baby started crying when it was time for its feed*

cry- *prefix* referring to cold **Kry(o)-**

◇ **cryaesthesia** *noun* being sensitive to cold **Kryästhesie, Kälteempfindung**

◇ **cryoprecipitate** *noun* precipitate (such as that from blood plasma) which separates out on freezing and thawing **Kryopräzipitat**

COMMENT: cryoprecipitate contains Factor VIII and is used to treat haemophiliacs

◇ **cryoprobe** *noun* instrument used in cryosurgery, where the tip is kept very cold to destroy tissue **Kryosonde**

cryosurgery *noun* surgery which uses extremely cold instrument to destroy tissue **Kryochirurgie**

cryotherapy *noun* treatment using extreme cold (as in removing a wart with dry ice) **Kryotherapie, Kältebehandlung**

crypt *noun* small cavity in the body **Krypte, Grube**; **crypts of Lieberkühn** *or* **Lieberkühn's glands** = small glands in the membrane of the intestines **Lieberkühn-Krypten, Lieberkühn-Drüsen**

crypto- *prefix* hidden **Krypto-**

◇ **Cryptococcus** *noun* one of several single-celled yeasts, which exist in the soil and can cause disease **Cryptococcus, Kryptokokke;** (NOTE: plural is **Cryptococci)**

◇ **cryptomenorrhoea** *noun* retention of menstrual flow probably caused by an obstruction **Kryptomenorrhoe**

◇ **cryptorchidism** *or* **cryptorchism** *noun* condition in a male, where the testicles do not move down into the scrotum **Kryptorchismus**

crystal *noun* chemical formation of hard regular-shaped solids **Kristall**

◇ **crystal violet** *or* **gentian violet** *noun* blue antiseptic dye used to paint on skin infections **Kristallviolett, Gentianaviolett**

◇ **crystalline** *adjective* clear like pure crystal **kristallin, kristallartig**

Cs *chemical symbol for* caesium **Cs, Cäsium**

CSF = CEREBROSPINAL FLUID

CT *or* **CAT** = COMPUTERIZED (AXIAL) TOMOGRAPHY; **CT scanner** = device which directs a narrow X-ray beam at a thin section of the body from various angles, using a computer to build up a complete picture of the cross-section **Computertomograph**

Cu *chemical symbol for* copper **Cu, Kupfer**

cubital *adjective* referring to the ulna **kubital**; **cubital fossa** = depression in the front of the elbow joint **Fossa cubitalis, Ellenbogengrube**

cuboid bone *noun* one of the tarsal bones in the foot **Os cuboideum, Würfelbein** *see illustration* FOOT

◇ **cuboidal** *adjective* **cuboidal cell** = cube-shaped epithelial cell **Kuboidzelle, Würfelzelle**

cuff *noun* (i) inflatable ring put round a patient's arm and inflated when blood pressure is being measured; (ii) inflatable ring put round an endotracheal tube to close the passage **(i) & (ii) Manschette**

cuirass respirator *noun* type of artificial respirator, which surrounds only the patient's chest **Cuirass-Respirator**

culdoscope *noun* instrument used to inspect the interior of the female pelvis, introduced through the vagina **Kuldoskop**

◇ **culdoscopy** *noun* examination of the interior of a woman's pelvis, using a culdoscope **Kuldoskopie**

cultivate *verb* to make something grow **anzüchten, kultivieren;** *agar is used as a culture medium to cultivate bacteria in a laboratory*

◇ **culture**

1 *noun* bacteria *or* tissues grown in a laboratory **Kultur**; **culture medium** *or* **agar** = liquid *or* gel used to grow bacteria *or* tissue **Kulturmedium, Agar**; **stock culture** = basic culture of bacteria from which other cultures can be taken **Stammkultur**

2 *verb* to grow bacteria in a culture medium **anzüchten, kultivieren**; *see also* SUBCULTURE

cumulative *adjective* which grows by adding **kumulativ**; **cumulative action** = effect of a drug which is given more often than it can be excreted, and so accumulates in the tissues **kumulative Wirkung**

cuneiform bones *or* **cuneiforms** *noun* three of the tarsal bones in the foot **Ossa cuneiformia, Keilbeine** *see illustration* FOOT

cupola *noun* (i) cap; (ii) piece of cartilage in a semicircular canal which is moved by the fluid in the canal and connects with the vestibular nerve **(i) Kuppel; (ii) Cupula cristae ampullaris**

curare *noun* drug derived from South American plants, used surgically to paralyse muscles during operations **Curare**

COMMENT: curare is the poison used to make poison arrows

curdle *verb (of milk)* to coagulate **gerinnen**

cure

1 *noun* particular way of making a patient well *or* of stopping an illness **Heilmittel, Heilbehandlung;** *scientists are trying to develop a cure for the common cold*

2 *verb* to make a patient healthy **heilen;** *he was completely cured; can the doctors cure his bad circulation? some forms of cancer can't be cured*

◇ **curable** *adjective* which can be cured **heilbar;** *a curable form of cancer see also* INCURABLE

◇ **curative** *adjective* which can cure **heilend, kurativ**

curettage *or* **curettement** *noun* scraping the inside of a hollow organ to remove a growth *or* tissue for examination (often used in connection with the uterus) **Kürettage**; *see also* D AND C, DILATATION AND CURETTAGE

◇ **curette** *or (US)* **curet**

1 *noun* surgical instrument like a long thin spoon, used for scraping the inside of an organ **Kürette**

2 *verb* to scrape with a curette **kürettieren**

curie *noun* unit of measurement of radioactivity **Curie**

(NOTE: with figures usually written as **Ci: 25 Ci)**

curvature *noun* way in which something bends from a straight line **Kurvatur, Krümmung**; **curvature of the spine** = abnormal bending of the spine forwards or sideways **Wirbelsäulenverkrümmung**; **greater** *or* **lesser curvature of the stomach** = longer outside convex line of the stomach *or* shorter inside concave line of the stomach **Curvatura ventriculi major/minor, große/kleine Magenkrümmung**

◇ **curve**

1 *noun* line which bends round **Kurve, Krümmung, Biegung**

2 *verb* to make a round shape; to bend something round **biegen, krümmen**

◇ **curved** *adjective* with a shape which is not straight or flat **gebogen, gekrümmt;** *a curved line; a curved scalpel*

Cushing's disease *or* **Cushing's syndrome** *noun* condition where the adrenal cortex produces too many corticosteroids **Cushing-Syndrom**

◇ **cushingoid** *adjective* showing symptoms of Cushing's syndrome **cushingoid, cushingartig**

COMMENT: the syndrome is caused either by a tumour in the adrenal gland, by excessive stimulation of the adrenals by the basophil cells of the pituitary gland, or by a corticosteroid-secreting tumour. The syndrome causes swelling of the face and trunk, the muscles weaken, the blood pressure rises and the body retains salt and water

cusp *noun*
(a) pointed tip of a tooth **Zahnhöcker**
(b) flap of membrane forming a valve in the heart **Segel**
◇ **cuspid** *or* **canine tooth** *noun* one of the four pointed teeth next to the incisors (two in the top jaw, also called 'eye teeth', and two in the lower jaw) **Eckzahn**

cut
1 *noun* place where the skin has been penetrated by a sharp instrument **Schnitt, Schnittverletzung, Schnittwunde;** *she had a bad cut on her left leg; the nurse will put a bandage on your cut*
2 *verb*
(a) to make an opening using a knife, scissors, etc. **schneiden;** *the surgeon cut the diseased tissue away with a scalpel; she got tetanus after cutting her finger on the broken glass*
(b) to reduce the number of something **verringern, senken;** *accidents have been cut by 10%*

cutaneous *adjective* referring to the skin **kutan**; **cutaneous leishmaniasis** = form of skin disease caused by the tropical parasite *Leishmania* **Hautleishmaniase, kutane Leishmaniase**

cuticle *noun* (i) epidermis *or* outer layer of skin; (ii) strip of epidermis attached at the base of a nail **(i) Epidermis, Oberhaut; (ii) Nagelhaut**
◇ **cutis** *noun* skin **Cutis, Haut**; **cutis anserina** = goose pimples *or* reaction of the skin to being cold or frightened, where the skin forms many little bumps **Cutis anserina, Gänsehaut**

CVA = CEREBROVASCULAR ACCIDENT

cyanide *or* **prussic acid** *noun* salt of hydrocyanic acid, a poison which kills very rapidly when drunk or inhaled **Zyanid, (Salz der) Blausäure**

cyano- *prefix* blue **Cyano-, Zyano-**
◇ **cyanocobalamin** = VITAMIN B_{12}
◇ **cyanosis** *noun* blue colour of the peripheral skin and mucous membranes, symptom of lack of oxygen in the blood (as in a blue baby) **Zyanose**
◇ **cyanosed** *adjective* with blue skin **zyanotisch;** *the patient was cyanosed round the lips*
◇ **cyanotic** *adjective* suffering from cyanosis **zyanotisch**; **cyanotic congenital heart disease** = cyanosis **angeborener zyanotischer Herzfehler**

cyclandelate *noun* drug used to treat cerebrovascular disease **Cyclandelat**

cycle *noun*
(a) series of events which recur regularly **Zyklus, Kreislauf; menstrual cycle** = period (usually 28 days) during which the endometrium develops, a woman ovulates, and menstruation takes place **Menstruationszyklus**; **ovarian cycle** = regular changes in the ovary during reproductive life **ovarieller Zyklus**
(b) bicycle *or* vehicle with two wheels **Fahrrad, Zweirad**; **exercise cycle** = type of cycle which is fixed to the floor, so that someone can pedal on it for exercise **Heimtrainer**
◇ **cyclical** *adjective* referring to cycles **zyklisch**; **cyclical vomiting** = repeated attacks of vomiting **zyklisches Erbrechen**

cyclitis *noun* inflammation of the ciliary body in the eye **Zyklitis**

cyclizine *noun* antihistamine drug used in the treatment of travel sickness *or* pregnancy sickness *or* inner ear disorders **Cyclizin**

cyclo- *prefix* meaning cyclical *or* referring to cycles **Zyklo-**
◇ **cyclodialysis** *noun* surgical operation to connect the anterior chamber of the eye and the choroid, as treatment of glaucoma **Zyklodialyse**
◇ **cycloplegia** *noun* paralysis of the ciliary muscle which makes it impossible for the eye to focus properly **Zykloplegie, Akkommodationslähmung**
◇ **cyclothymia** *noun* mild form of manic depression, where the patient suffers from alternating depression and excitement **Zyklothymie**
◇ **cyclotomy** *noun* surgical operation to make a cut in the ciliary body **Zyklotomie**

cyesis *or* **pregnancy** *noun* condition where a woman is carrying an unborn child in her womb **Gravidität, Schwangerschaft**

cylinder *see* OXYGEN

cyst *noun* abnormal growth in the body shaped like a pouch, containing liquid *or* semi-liquid substances **Zyste**; **branchial cyst** = cyst on the side of the neck of an embryo **Kiemengangzyste**; **dental cyst** = cyst near the root of a tooth **Zahnzyste**; **dermoid cyst** = cyst found under the skin, usually in the midline, containing hair, sweat glands and sebaceous glands **Dermoidzyste**; **ovarian cyst** = cyst which develops in the ovaries **Ovarialzyste**; **parasitic cyst** = cyst produced by a parasite, usually in the liver **parasitäre Zyste**; **pilonidal cyst** = cyst at the bottom of the spine near the buttocks **Pilonidalzyste**; **sebaceous cyst** *or* **wen** = cyst which forms in a sebaceous gland **Talg(drüsen)zyste**

◇ **cyst-** *prefix* referring to the bladder **Cyst-, Zyst-, Kyst-**

◇ **cystadenoma** *noun* adenoma in which fluid-filled cysts form **Cystadenoma, Kystadenom**

◇ **cystalgia** *noun* pain in the urinary bladder **Zystalgie, Blasenschmerz**

◇ **cystectomy** *noun* surgical operation to remove all *or* part of the urinary bladder **Zystektomie**

◇ **cystic** *adjective*
(a) referring to cysts **zystisch**
(b) referring to a bladder **zystisch**; **cystic artery** = artery leading from the hepatic artery to the gall bladder **Arteria cystica, Gallenblasenarterie**; **cystic duct** = duct which takes bile from the gall bladder to the bile duct **Ductus cysticus, Gallenblasengang**; **cystic vein** = vein which drains the gall bladder **Vena cystica, Gallenblasenvene**

◇ **cystica** *see* SPINA BIFIDA

◇ **cysticercosis** *noun* disease caused by infestation of tapeworm larvae from pork **Zystizerkose**

◇ **cysticercus** *or* **bladder worm** *noun* larva of a tapeworm found in pork, which is enclosed in a cyst, typical of *Taenia* **Cysticercus, Blasenwurm**

◇ **cystic fibrosis** *or* **fibrocystic disease of the pancreas** *or* **mucoviscidosis** *noun* hereditary disease in which there is malfunction of the exocrine glands, such as the pancreas, in particular those which secrete mucus **zystische Fibrose, Mukoviszidose**

> COMMENT: the thick mucous secretions cause blockage of ducts and many serious secondary effects in the intestines and lungs. Symptoms include loss of weight, abnormal faeces and bronchitis. If diagnosed early, cystic fibrosis can be controlled with vitamins, physiotherapy and pancreatic enzymes

◇ **cystine** *noun* amino acid found in protein, and causing stones to form in urine **Cystin, Zystin**

◇ **cystinosis** *noun* defective absorption of amino acids, which results in excessive amounts of cystine accumulating in the kidneys **Zystinose**

◇ **cystinuria** *noun* cystine in the urine **Zystinurie**

◇ **cystitis** *noun* inflammation of the urinary bladder, which makes a patient pass water often and giving a burning sensation **Zystitis, Blasenentzündung**

◇ **cystocele** *noun* hernia of the urinary bladder into the vagina **Zystozele, Blasenvorfall**

◇ **cystogram** *noun* X-ray photograph of the urinary bladder **Zystogramm**

◇ **cystography** *noun* examination of the urinary bladder by X-rays after radio-opaque dye has been introduced **Zystographie**

◇ **cystolithiasis** *noun* condition where stones are formed in the urinary bladder **Zystolithiasis**

◇ **cystometer** *noun* apparatus which measures the pressure in the bladder **Zysto(mano)meter**

◇ **cystometry** *noun* measurement of the pressure in the bladder **Zystometrie**

◇ **cystopexy** *or* **vesicofixation** *noun* surgical operation to fix the bladder in a different position **Zystopexie, Vesikofixation**

◇ **cystoscope** *noun* instrument made of a long tube with a light at the end, used to inspect the inside of the bladder **Zystoskop**

◇ **cystoscopy** *noun* examination of the bladder using a cystoscope **Zystoskopie**

◇ **cystostomy** *or* **vesicostomy** *noun* surgical operation to make an opening between the bladder and the abdominal wall to allow urine to pass without going through the urethra **Zystostomie, suprapubische Blasenfistel**

◇ **cystotomy** *or* **vesicotomy** *noun* surgical operation to make a cut in a bladder **Zystotomie, Blasenschnitt**

cyt- *or* **cyto-** *prefix* referring to cells **Cyt(o)-, Zyt(o)-**

◇ **cytarabine** *noun* antiviral drug **Cytarabin**

◇ **cytochemistry** *noun* study of the chemical activity of living cells **Zytochemie**

◇ **cytogenetics** *noun* branch of genetics, which studies the structure and function of cells, especially the chromosomes **Zytogenetik**

◇ **cytokinesis** *noun* changes in the cytoplasm of a cell during division **Zytokinese**

◇ **cytological smear** *noun* sample of tissue taken for examination under a microscope **Zellabstrich**

◇ **cytology** *noun* study of the structure and function of cells **Zytologie**

◇ **cytolysis** *noun* breaking down of cells **Zytolyse**

◇ **cytomegalovirus (CMV)** *noun* virus (one of the herpesviruses) which can cause serious congenital disorders in a fetus if it infects the pregnant mother **Zytomegalie-Virus, Cytomegalovirus (CMV)**

◇ **cytometer** *noun* instrument attached to a microscope, used for measuring and counting the number of cells in a specimen **Zytometer**

◇ **cytopenia** *noun* deficiency of cellular elements in blood *or* tissue **Zytopenie**

◇ **cytoplasm** *noun* substance inside the cell membrane, which surrounds the nucleus of a cell **Zytoplasma**

◇ **cytoplasmic** *adjective* referring to the cytoplasm of a cell **zytoplasmatisch**

◇ **cytosine** *noun* basic element of DNA **Cytosin, Zytosin**

◇ **cytosome** *noun* body of a cell, not including the nucleus **Zytosom, Zellkörper**

◇ **cytotoxic drug** *noun* drug which reduces the reproduction of cells, and is used to treat cancer **Zytostatikum**

◇ **cytotoxin** *noun* substance which has a toxic effect on cells of certain organs **Zytotoxin, Zellgift**

Dd

Vitamin D *noun* vitamin which is soluble in fat, and is found in butter, eggs and fish; it is also produced by the skin when exposed to sunlight **Vitamin D**

> COMMENT: Vitamin D helps in the formation of bones, and lack of it causes rickets in children

dab *verb* to touch lightly **abtupfen**; *he dabbed the cut with a piece of absorbent cotton*

da Costa's syndrome *or* **disordered action of the heart** *noun* condition where the patient suffers palpitations, breathlessness and dizziness, caused by effort or worry **DaCosta-Syndrom, neurozirkulatorische Asthenie**

dacryo- *prefix* referring to tears **Dakryo-**

◇ **dacryoadenitis** *noun* inflammation of the lacrimal gland **Dakryoadenitis, Tränendrüsenentzündung**

◇ **dacryocystitis** *noun* inflammation of the lacrimal sac when the tear duct, which drains into the nose, becomes blocked **Dakryozystitis**

◇ **dacryocystography** *noun* contrast radiography to determine the site of an obstruction in the tear ducts **Dakryozystographie**

◇ **dacryocystorhinostomy** *noun* surgical operation to bypass a blockage from the tear duct which takes tears into the nose **Dakryo(zysto)rhinostomie**

◇ **dacryolith** *noun* stone in the lacrimal sac **Dakryolith**

◇ **dacryoma** *noun* benign swelling in one of the tear ducts **Dakryoma**

dactyl
1 *noun* finger or toe **Finger; Zehe**
2 *prefix* **dactyl-** = referring to fingers or toes **Daktyl-**

◇ **dactylitis** *noun* inflammation of the fingers or toes, caused by bone infection or rheumatic disease **Daktylitis**

◇ **dactylology** *noun* deaf and dumb language *or* signs made with the fingers, used in place of words when talking to a deaf and dumb person, or when a deaf and dumb person wants to communicate **Daktylologie, Taubstummensprache, Fingersprache**

DAH = DISORDERED ACTION OF THE HEART

daily
1 *adjective* which happens every day **täglich**; *you should do daily exercises to keep fit*
2 *adverb* every day **täglich**; *take the medicine twice daily*

Daltonism *or* **protanopia** *noun* commonest form of colour blindness, where the patient cannot see red **Daltonismus, Protanopie, Rotblindheit**; *compare* DEUTERANOPIA, TRITANOPIA

damage
1 *noun* harm done to things **Schädigung**; *the disease caused damage to the brain cells*

bone damage *or* **tissue damage** = damage caused to a bone *or* to tissue **Knochenschädigung, Gewebeschädigung;** (NOTE: no plural)
2 *verb* to harm something **schädigen;** *his hearing or his sense of balance was damaged in the accident; a surgical operation to remove damaged tissue*

damp *adjective* slightly wet **feucht;** *you should put a damp compress on the bruise*

D and C = DILATATION AND CURETTAGE

D and V = DIARRHOEA AND VOMITING

dandruff *or* **scurf** *or* **pityriasis capitis** *noun* pieces of dead skin which form on the scalp and fall out when the hair is combed **Schuppen, Kopfschuppen, Pityriasis capitis**

danger *noun* possibility of harm *or* death **Gefahr;** *unless the glaucoma is treated quickly, there's a danger that the patient will lose his eyesight or a danger of the patient losing his eyesight* **the doctors say she's out of danger** = she is not likely to die **die Ärzte sagen, sie ist außer Gefahr**
◇ **dangerous** *adjective* which can cause harm or death **gefährlich, gefährdend;** *don't touch the electric wires - they're dangerous; cigarettes are dangerous to health* **dangerous drugs** = drugs (such as morphine *or* heroin) which are harmful and are not available to the general public, and also poisons which can only be sold to certain persons **gesundheitsgefährdende Drogen, Rauschmittel**

dark
1 *adjective*
(a) with very little light **dunkel;** *switch the lights on - it's getting too dark to read; in the winter it gets dark early* **dark adaptation** = change in the retina and pupil of the eye to adapt to dim light after being in normal light **Dunkeladaptation**
(b) with black or brown hair **dunkelhaarig;** *he's dark, but his sister is fair* **dark - darker - darkest**
2 *noun* lack of light **Dunkelheit;** *she is afraid of the dark; cats can see in the dark*
◇ **darkening** *noun* becoming darker in colour **Dunkelwerden;** *darkening of the tissue takes place after bruising*
◇ **darkroom** *noun* room with no light, in which photographic film can be developed **Dunkelkammer;** *the X-rays are in the darkroom, so they should be ready soon; he hopes to get a job as a darkroom technician*

data *noun* any information (in words *or* figures) about a certain subject, especially information which is available on computer **Daten; data bank** *or* **bank of data** = store of information in a computer **Datenbank;** *the hospital keeps a data bank of information about possible kidney donors*

date *noun* number of a day or year, name of a month (when something happened) **Datum, Termin;** *what's the date today? what is the date of your next appointment; do you remember the date of your last checkup?* **up-to-date** = very modern *or* using very recent information *or* equipment **aktuell, auf dem neuesten Stand;** *the new hospital is provided with the most up-to-date equipment* **out-of-date** = not modern **veraltet;** *the surgeons have to work with out-of-date equipment*

daughter *noun* girl child of a parent **Tochter;** *they have two sons and one daughter* **daughter cell** = one of the cells which develop by mitosis from a single cell **Tochterzelle**

day *noun* (i) period of 24 hours; (ii) period from morning until night, when it is light **(i) & (ii) Tag;** *he works all day in the office, and then visits patients in the hospital in the evening; take two tablets three times a day; she's attending a day unit for disabled patients* **day hospital** = hospital where patients are treated during the day and go home in the evenings **Tagesklinik; day nursery** = place where small children can be looked after during the daytime, while their parents are at work **Kindertagesstätte; day patient** *or* **day case** = patient who is in hospital for treatment for a day (i.e. one who does not stay a night) **Tagespatient; day recovery ward** = ward where day patients who have had minor operations can recover before going home **Tagesaufwachraum; day surgery** = surgical operation which does not require the patient to stay overnight in hospital **ambulante Chirurgie**

> QUOTE paediatric day-surgery patients spend on average between 2 and 8 hours in hospital
> British Journal of Nursing

◇ **day blindness** = HEMERALOPIA
◇ **daylight** *noun* light during the day **Tageslicht**
◇ **daytime** *noun* period of light between morning and night **Tag;** *he works at night and sleeps during the daytime*

dazed *adjective* confused in the mind **benommen;** *she was found walking about in a dazed condition; he was dazed after the accident*

dB = DECIBEL

DDS *(US)* = DOCTOR OF DENTAL SURGERY

DDT = DICHLORODIPHENYL TRICHLOROETHANE

de- *prefix* meaning removal *or* loss **De-**

dead *adjective*
(a) not alive **tot;** *my grandparents are both dead; when the injured man arrived at hospital he was found to be dead; the woman was rescued from the crash, but was certified dead on arrival at the hospital*
(b) not sensitive **abgestorben, taub, gefühllos;** *the nerve endings are dead; his fingers went dead* **dead space** = breath in the last part of the inspiration which does not get further than the bronchial tubes **Totraum**

◇ **deaden** *verb* to make (pain *or* noise) less strong **lindern, mildern;** *the doctor gave him an injection to deaden the pain*

◇ **deadly** *adjective* likely to kill **tödlich;** *cyanide is a deadly poison* **deadly nightshade** = BELLADONNA

◇ **dead (man's) fingers** = RAYNAUD'S DISEASE

deaf
1 *adjective* not able to hear **taub, schwerhörig;** *you have to shout when you speak to Mr Jones because he's quite deaf* **totally deaf** *or* **completely deaf** *or* **stone deaf** = unable to hear any sound at all **völlig taub, stocktaub**; **partially deaf** = able to hear some sounds but not all **halb taub**; **deaf and dumb** = not able to hear or to speak **taubstumm**; **deaf and dumb language** *or* **sign language** *or* **dactylology** = signs made with the fingers, used instead of words when talking to a trained deaf and dumb person, or when a deaf and dumb person wants to communicate **Taubstummensprache, Zeichensprache, Fingersprache, Daktylologie**
2 *noun* **the deaf** = people who are deaf **Taube;** *hearing aids can be of great use to the partially deaf*

◇ **deafen** *verb* to make (someone) deaf for a time **taub machen, ertauben;** *he was deafened by the explosion*

◇ **deafness** *noun* loss of hearing; being unable to hear **Taubheit, Schwerhörigkeit**; **conductive deafness** = deafness caused by defective conduction of sound into the inner ear **Schallleitungsschwerhörigkeit**; **partial deafness** = (i) being able to hear some tones, but not all; (ii) general dulling of the whole range of hearing **(i) partielle Taubheit; (ii) Schwerhörigkeit**; **progressive deafness** = condition, common in people as they get older, where a person gradually becomes more and more deaf **fortschreitende Schwerhörigkeit**; **perceptive deafness** *or* **sensorineural deafness** = deafness caused by a disorder in the auditory nerves *or* the cochlea *or* the brain centres which receive impulses from the nerves **Schallempfindungsschwerhörigheit, Innenohrschwerhörigkeit**; **total deafness** = being unable to hear any sound at all **absolute Taubheit**

> COMMENT: deafness has many degrees and many causes: old age, viruses, exposure to continuous loud noise or intermittent loud explosions, and diseases such as German measles

deaminate *verb* to remove an amino group from an amino acid, forming ammonia **desaminieren**

◇ **deamination** *noun* removal of an amino group from an amino acid, forming ammonia **Desaminieren**

> COMMENT: after deamination, the ammonia which is formed is converted to urea by the liver, while the remaining carbon and hydrogen from the amino acid provide the body with heat and energy

death *noun* dying; end of life **Tod;** *his sudden death shocked his friends; he met his death in a car crash* **death certificate** = official certificate signed by a doctor stating that a person has died, and giving details of the person and the cause of death **Totenschein**; **death rate** = number of deaths per year per thousand of population **Sterbeziffer, Todesrate;** *the death rate from cancer of the liver has remained stable* **brain death** = condition where the nerves in the brain stem have died, and the patient can be certified as dead, although the heart may not have stopped beating **Hirntod**; **cot death** *or* *(US)* **crib death** = sudden death of a baby in bed, with no identifiable cause **Krippentod, plötzlicher Kindstod**
(NOTE; for terms referring to death see words beginning with **necro-)**

debilitate *verb* to make weak **entkräften, schwächen;** *he was debilitated by a long illness* **debilitating disease** = disease which makes the patient weak **auszehrende Krankheit**

◇ **debility** *noun* general weakness **Schwäche**

débridement *or* **debridement** *noun* removal of dirt *or* dead tissue from a wound to help healing **Débridement, Wundtoilette**

deca- *prefix meaning* ten **Deka-** (NOTE: symbol is **da)**

decaffeinated *adjective* (coffee) with the caffeine removed **koffeinfrei**

decalcification *noun* loss of calcium salts from teeth and bones **Entkalkung**

decapsulation *noun* surgical operation to remove a capsule from an organ, especially from a kidney **Dekapsulation, Kapselentfernung**

decay
1 *noun* process by which tissues become rotten, caused by the action of microbes and oxygen **Zerfall, Zersetzung**
2 *verb (of tissue)* to rot **zerfallen, zersetzen;** *the surgeon removed decayed matter from the wound*

deci- *prefix* meaning one tenth (10^{1}) **Dezi-** (NOTE: symbol is **d)**

decibel *noun* unit of measurement of the loudness of sound, used to compare different levels of sound **Dezibel;** (NOTE: usually written as **dB** after a figure: **20dB:** say "twenty decibels")

> COMMENT: normal conversation is at about 50dB. Very loud noise with a value of over 120dB (such as aircraft engines) can cause pain

decidua *noun* membrane which lines the uterus after fertilization **Dezidua**

> COMMENT: the decidua is divided into several parts: the decidua basalis, where the embryo is attached, the decidua capsularis, which covers the embryo and the decidua vera which is the rest of the decidua not touching the embryo; it is expelled after the birth of the baby

◇ **deciduous** *adjective* **deciduous teeth** *or* **milk teeth** = a child's first twenty teeth, which are gradually replaced by the permanent teeth **Dentes decidui, Milchzähne, Milchgebiss**

decompensation *noun* condition where an organ such as the heart cannot cope with extra stress placed on it (and so is unable to circulate the blood properly) **Dekompensation**

decompose *verb* to rot *or* to become putrefied **zersetzen, zerfallen**
◇ **decomposition** *noun* process where dead matter is rotted by the action of bacteria *or* fungi **Zersetzung, Zerfall**

decompression *noun*
(a) reduction of pressure **Dekompression**; **cardiac decompression** = removal of a haematoma *or* constriction of the heart **Herzdekompression**; **cerebral decompression** = removal of part of the skull to relieve pressure on the brain **Schädeldekompression**
(b) controlled reduction of atmospheric pressure which occurs as a diver returns to the surface **Dekompression**; **decompression sickness** = CAISSON DISEASE

decongestant *adjective & noun* (drug) which reduces congestion and swelling, sometimes used to unblock the nasal passages **kongestionslösend; Dekongestionsmittel**

decortication *noun* surgical removal of the cortex of an organ **Dekortikation**; **decortication of a lung** *or* **pleurectomy** = surgical operation to remove part of the pleura which has been thickened or made stiff by chronic empyema **Dekortikation der Lunge; Pleurektomie**

decrease
1 *noun* lowering in numbers *or* becoming less **Abnahme, Rückgang;** *a decrease in the numbers of new cases being notified*
2 *verb* to become less *or* to make something less **fallen, abnehmen;** *his blood pressure has decreased to a more normal level; the pressure in the vessel is gradually decreased*

decubitus *noun* position of a patient who has been lying down in bed for a long time **Dekubitus, Wundliegen**; **decubitus ulcer** = BEDSORE

decussation *noun* chiasma *or* crossing of nerve fibres in the central nervous system **Decussatio, Kreuzung**

deep *adjective*
(a) which goes a long way down **tief;** *be careful - the water is very deep here; the wound is several millimetres deep* **take a deep breath** = to inhale a large amount of air **tief einatmen**
(b) inside the body, further from the skin **tief;** *the intercostal muscle is deep to the external* **deep vein** = vein which is inside the body

near a bone, as opposed to a superficial vein near the skin **tiefe Vene**; **deep vein thrombosis (DVT)** *or* **phlebothrombosis** = thrombus in the deep veins of a leg or the pelvis **tiefe Venenthrombose, Phlebothrombose**; **deep facial vein** = small vein which drains from the pterygoid process behind the cheek into the facial vein **Vena facialis profunda, tiefe Gesichtsvene**
(NOTE: the opposite is **superficial.** Note also that a part is **deep to** another part)

◇ **deeply** *adverb* (breathing) which takes in a large amount of air **tief;** *he was breathing deeply*

defaecate *verb* to pass faeces from the bowels **Stuhlgang haben**

◇ **defaecation** *noun* passing out faeces from the bowels **Defäkation, Stuhlentleerung, Stuhlgang**

defect *noun* (i) wrong formation *or* something which is badly formed; (ii) lack of something which is necessary **(i) Defekt, Störung; (i) Mangel**; **birth defect** *or* **congenital defect** = malformation which exists in a person's body from birth **angeborene Defektbildung**

◇ **defective**
1 *adjective* which works badly *or* which is wrongly formed **mangelhaft, schadhaft, gestört;** *the surgeons operated to repair a defective heart valve*
2 *noun* person suffering from severe mental subnormality **Schwachsinnige(r)**

defence *noun* (i) resistance against an attack of a disease; (ii) behaviour of a person which is aimed at protecting him from harm **(i) Abwehr; (ii) Abwehrhaltung**; **muscular defence** = rigidity of muscles associated with inflammation such as peritonitis **Abwehrspannung**; **defence mechanism** = subconscious reflex by which a person prevents himself from showing emotion **Abwehrmechanismus**

deferent *adjective* (i) which goes away from the centre; (ii) referring to the vas deferens **(i) ableitend, deferent; (ii) deferent**

◇ **deferens** *see* VAS DEFERENS

defervescence *noun* period during which a fever is subsiding **Deferveszenz, Entfieberung**

defibrillation *or* **cardioversion** *noun* correcting a fibrillating heartbeat by using electrical shocks **Defibrillation, Kardioversion**

◇ **defibrillator** *noun* apparatus used to give electric shocks to the heart to make it beat regularly **Defibrillator**

defibrination *noun* removal of fibrin from a blood sample to prevent clotting **Defibrinierung**

deficiency *noun* lack *or* not having enough of something **Defizienz, Mangel**; **deficiency disease** = disease caused by lack of an essential element in the diet (such as vitamins, essential amino and fatty acids, etc.) **Mangelkrankheit**; **iron deficiency anaemia** = anaemia caused by lack of iron in red blood cells **Eisenmangelanämie**; **vitamin deficiency** = lack of vitamins **Vitaminmangel**; **immunodeficiency** = lack of immunity to a disease **Immundefizienz, Immundefekt**

◇ **deficient** *adjective* **deficient in something** = not containing the necessary amount of something **arm an etwas, -arm;** *his diet is deficient in calcium or he has a calcium-deficient diet*

defloration *noun* breaking the hymen of a virgin usually at the first sexual intercourse **Defloration**

deflorescence *noun* disappearance of a rash **Rückbildung eines Exanthems**

deformed *adjective* not shaped or formed in a normal way **deformiert, entstellt**

◇ **deformans** *see* OSTEITIS

◇ **deformation** *noun* becoming deformed **Deformation, Deformierung;** *the later stages of the disease are marked by bone deformation*

◇ **deformity** *noun* abnormal shape of part of the body **Deformität, Missbildung**

degenerate *verb* to change so as not to be able to function **degenerieren, entarten;** *his brain degenerated so much that he was incapable of looking after himself*

◇ **degeneration** *noun* change in the structure of a cell *or* organ so that it no longer works properly **Degeneration, Entartung**; **adipose degeneration** *or* **fatty degeneration** = accumulation of fat in the cells of an organ (such as the heart *or* liver), making the organ less able to perform **fettige Degeneration**; **calcareous degeneration** = deposits of calcium which form at joints in old age **Kalkablagerung, Kalkinfiltration**; **fibroid degeneration** = change of normal tissue to fibrous tissue (as in cirrhosis of the liver) **bindegewebeartige Entartung**

◇ **degenerative** *adjective* (disease) where a part of the body stops functioning *or* functions abnormally **degenerativ**

> QUOTE the weight-bearing joints, such as the spine, hip and knees, are the most frequent sites of degenerative disease
> British Journal of Nursing

deglutition *or* **swallowing** *noun* action of passing food *or* liquid (sometimes also air) from the mouth into the oesophagus **Deglutition, Schluckakt**

degree *noun*
(a) *(in science)* part of a series of measurements **Grad;** *a circle has 360°; the temperature is only 20° Celsius* (NOTE: the word **degree** is written ° after figures: **40°C:** say: "forty degrees Celsius")
(b) title given by a university or college to a person who has successfully completed a course of studies **akademischer Grad;** *he has a medical degree from London University; she was awarded a first-class degree in pharmacy*
(c) level of how important *or* serious something is **Grad, Maß; to a minor degree** = in a small way **in geringerem Grad; degree of burn** = the amount of damage done to the skin and tissue by heat *or* radiation **Grad der Verbrennung; first degree burn** = burn where the skin turns red because the epidermis has been affected **Verbrennung ersten Grades; second degree burn** = burn where the skin becomes very red and blisters **Verbrennung zweiten Grades; third degree burn** = burn where both the epidermis and dermis are destroyed, and a skin graft will be required to repair the damage **Verbrennung dritten Grades**

> COMMENT: burns were formally classified by degrees and are still often referred to in this way. The modern classification is into two categories: deep and superficial

dehisced *adjective* (wound) which has split open again **dehisziert**

◇ **dehiscence** *noun* opening wide **Dehiszenz; wound dehiscence** = splitting open of a surgical incision **Nahtdehiszenz**

dehydrate *verb* to lose water **dehydratisieren, dehydrieren;** *after two days without food or drink, he became dehydrated*

◇ **dehydration** *noun* loss of water **Dehydratation, Entwässerung**

> COMMENT: water is more essential than food for a human being's survival. If someone drinks during the day less liquid than is passed out of the body in urine and sweat, he begins to dehydrate

> QUOTE an estimated 60-70% of diarrhoeal deaths are caused by dehydration
> Indian Journal of Medical Sciences

déjà vu *noun* illusion that a new situation is a previous one being repeated, usually caused by a disease of the brain **Déjà-vu-Erlebnis**

Delhi boil *noun* cutaneous Leishmaniasis, a tropical skin disease caused by the parasite Leishmania **Orientbeule, Hautleishmaniase**

delicate *adjective* (i) easily broken *or* harmed; (ii) easily falling ill **(i) empfindlich; (ii) anfällig, schwächlich;** *the bones of a baby's skull are very delicate; the eye is covered by a delicate membrane; the surgeons carried out a delicate operation to join the severed nerves; his delicate state of health means that he is not able to work long hours*

delirium *noun* mental state where the patient is confused, excited, restless and has hallucinations **Delirium; delirium tremens (DTs)** *or* **delirium alcoholicum** = state of mental disturbance, especially including hallucinations about insects, trembling and excitement, usually found in chronic alcoholics who attempt to give up alcohol consumption **Delirium tremens, Delirium alcoholicum, Alkoholdelir**

◇ **delirious** *adjective* suffering from delirium **delirant, deliriös**

> COMMENT: a person can become delirious because of shock, fear, drugs or fever

deliver *verb* to bring something to someone **liefern; to deliver a baby** = to help a mother in childbirth **entbinden;** *the twins were delivered by the midwife*

◇ **delivery** *noun* birth of a child **Geburt, Entbindung;** *the delivery went very smoothly* **breech delivery** = birth where the baby's buttocks appear first **Steißgeburt; face delivery** = birth where the baby's face appears first **Geburt bei Gesichtslage; forceps delivery** *or* **instrumental delivery** = childbirth where the doctor uses forceps to help the baby out of the mother's womb **Zangengeburt, Zangenentbindung; vertex delivery** = normal birth, where the baby's head appears first **Geburt bei Schädellage; delivery bed** = special bed on which a mother lies to give birth **Gebärbett**

delta *noun* fourth letter of the Greek alphabet **Delta; delta hepatitis** *or* **hepatitis**

delta = severe form of hepatitis caused by the delta virus in conjunction with HBV **Deltahepatitis, Hepatitis D(elta)**; **delta virus** = virus which causes hepatitis delta **Deltavirus**

deltoid (muscle) *noun* big triangular muscle covering the shoulder joint and attached to the humerus, which lifts the arm sideways **Musculus deltoideus, Deltamuskel**; **deltoid tuberosity** = raised part of the humerus to which the deltoid muscle is attached **Tuberositas deltoidea**

delusion *noun* false belief which a person holds which cannot be changed by reason **Wahn, Wahnvorstellung;** *he suffered from the delusion that he was wanted by the police*

dementia *noun* loss of mental ability and memory, causing disorientation and personality changes, due to organic disease of the brain **Dementia, Demenz**; **AIDS dementia** = form of mental degeneration resulting from infection with HIV **AIDS Demenz**; **presenile dementia** = form of mental degeneration affecting adults **präsenile Demenz**; **senile dementia** = form of mental degeneration affecting old people **senile Demenz**; **dementia paralytica** = general paralysis of the insane, a serious condition marking the final stages of syphilis **Dementia paralytica, progressive Paralyse**; **dementia praecox** = formerly the name given to schizophrenia **Dementia praecox**

◇ **dementing** *adjective* (patient) suffering from dementia **dement, schwachsinnig**

demography *noun* study of populations and environments *or* changes affecting populations **Demographie**

◇ **demographic** *adjective* referring to demography **demografisch**; **demographic forecasts** = forecasts of the numbers of people of different ages and sexes in an area at some time in the future **demografische Vorhersagen**

demonstrate *verb* to show how something is done *or* is used **demonstrieren, zeigen**; *the surgeon demonstrated how to make the incision or demonstrated the incision*

◇ **demonstrator** *noun* person who demonstrates, especially in a laboratory *or* surgical department **Prosektor**

demulcent *noun* soothing substance which relieves irritation in the stomach **Demulcens, Einhüllmittel**

demyelination *or* **demyelinating** *noun* destruction of the myelin sheath round nerve fibres **Demyelinisierung, Entmarkung**

COMMENT: can be caused by injury to the head, or is the main result of multiple sclerosis

denatured alcohol *see* ALCOHOL

dendrite *noun* branched process of a nerve cell, which receives impulses from nerve endings of axons of other neurones at synapses **Dendrit** *see illustration* NEURONE

◇ **dendritic** *adjective* referring to a dendrite **dendritisch**; **dendritic ulcer** = branching ulcer on the cornea, caused by herpesvirus **Keratitis dendritica**; *see also* AXODENDRITE

denervation *noun* stopping *or* cutting of the nerve supply to a part of the body **Denervierung**

dengue *or* **breakbone fever** *noun* tropical disease caused by an arbovirus, transmitted by mosquitoes, where the patient suffers a high fever, pains in the joints, headache and rash **Dengue-Fieber**

Denis Browne splint *noun* metal splint used to correct a club foot **Denis-Browne-Schiene**

dens *noun* tooth; something shaped like a tooth **Dens, Zahn**

dense *adjective* compact *or* tightly pressed together **dicht, kompakt**; **dense bone** = type of bone tissue which forms the hard outer layer of a bone **Substantia compacta, Kompakta**

dental *adjective* referring to teeth *or* to a dentist **dental; zahnärztlich**; **dental auxiliary** = person who helps a dentist **Zahnarzthelfer/-in**; **dental care** = looking after teeth **Zahnpflege**; **dental caries** *or* **dental decay** = rotting of a tooth **Zahnkaries**; **dental cyst** = cyst near the root of a tooth **Zahnzyste**; **dental floss** = soft thread used to clean between the teeth **Zahnseide**; **dental hygienist** = qualified assistant who cleans teeth and gums **Zahnpfleger/-in**; **dental plaque** = hard smooth bacterial deposit on teeth, which is the probable cause of caries **Zahnbelag**; **dental practice** = office and patients of a dentist **Zahnarztpraxis**; **dental pulp** = soft tissue inside a tooth **Zahnpulpa**; **dental surgeon** = dentist *or* qualified doctor who practises surgery on teeth **Zahnarzt/Zahnärztin, Kieferchirurg/-in**; **dental surgery** = (i) office and operating room of a dentist; (ii) surgery carried out on teeth **(i) Zahnarztpraxis; (ii) Kieferchirurgie**; **dental**

technician = person who makes dentures **Zahntechniker/-in**

◇ **dentifrice** *noun* paste *or* powder used with a toothbrush to clean teeth **Zahnputzmittel, Zahncreme**

◇ **dentine** *noun* hard substance which surrounds the pulp of teeth, beneath the enamel **Dentin** *see illustration* TOOTH

◇ **dentist** *noun* trained doctor who looks after teeth and gums **Zahnarzt;** *I must go to the dentist - I've got toothache; she had to wait for an hour at the dentist's; I hate going to see the dentist*

◇ **dentistry** *noun* profession of a dentist *or* branch of medicine dealing with teeth and gums **Zahnheilkunde**

◇ **dentition** *noun* number, arrangement and special characteristics of all the teeth in a person's jaws **Gebiss, Zahnformel**; **adult** *or* **permanent dentition** = the thirty-two teeth which an adult has **permanentes Gebiss**; **milk** *or* **deciduous dentition** = the twenty teeth which a child has, and which are gradually replaced by the permanent teeth **Milchzahngebiss**

◇ **denture** *noun* set of false teeth, fixed to a plate which fits inside the mouth **Zahnprothese, (künstliches) Gebiss**; **partial denture** = part of a set of false teeth, replacing only a few teeth **Zahnteilprothese**

> COMMENT: children have incisors, canines and molars. These are replaced over a period of years by the permanent teeth, which are eight incisors, four canines, eight premolars and twelve molars (the last four molars being called the wisdom teeth)

deodorant *adjective & noun* (substance) which hides *or* prevents unpleasant smells **desodorierend; Deodorant**

deoxygenate *verb* to remove oxygen **desoxygenieren, Sauerstoff entziehen**; **deoxygenated blood** *or* **venous blood** = blood from which most of the oxygen has been removed by the tissues and is darker than arterial oxygenated blood **sauerstoffarmes Blut, venöses Blut**

deoxyribonuclease *noun* enzyme which breaks down DNA **Desoxyribonuklease**

◇ **deoxyribonucleic acid (DNA)** *noun* one of the nucleic acids, the basic genetic material present in the nucleus of each cell **Desoxyribonukleinsäure (DNS)**; *see also* RNA

department *noun*
(a) part of a large organization (such as a hospital) **Abteilung;** *if you want treatment for that cut, you must go to the outpatients department; she is in charge of the physiotherapy department*
(b) section of the British government **Ministerium**; *(GB)* **Department of Health** = section of British government which is in charge of the National Health Service and matters concerning the health of the population **Gesundheitsministerium**; *(GB)* **Department of Social Security (DSS)** = section of British government which is in charge of national insurance, sickness and unemployment benefits, pensions, etc. **Amt für Sozialwesen**

depend on *verb*
(a) to be sure that something will happen *or* that someone will do something **sich verlassen auf;** *we depend on the nursing staff in the running of the hospital*
(b) to rely on something **abhängig sein von, angewiesen sein auf;** *he depends on drugs to relieve the pain; the blood transfusion service depends on a large number of donors*

◇ **dependence** *noun* being dependent on *or* addicted to (a drug) **Abhängigkeit**; **drug dependence** = being addicted to a drug and unable to exist without taking it regularly **Arzneimittelabhängigkeit, Drogenabhängigkeit**; **physical drug dependence** = state where a person is addicted to a drug (such as heroin) and suffers physical effects if he stops or reduces the drug **physische Abhängigkeit**; **psychological drug dependence** = state where a person is addicted to a drug (such as cannabis *or* alcohol) but suffers only mental effects if he stops taking it **psychische Abhängigkeit**

◇ **dependant** *noun* person who is looked after *or* supported by someone else **Abhängige (r)**; *he has to support a family of six children and several dependants*

◇ **dependent** *adjective*
(a) (i) relying on (a person); (ii) addicted to (a drug) **(i) & (ii) abhängig;** *he is physically dependent on amphetamines* **dependent relative** = person who is looked after by another member of the family **abhängige(r) Angehörige(r), Unterhaltsberechtigte(r)**
(b) (part of the body) which is hanging down **hängend**

depersonalization *noun* psychiatric state where the patient does not believe he is real **Depersonalisation, Ich-Störung**

depilatory *adjective & noun* (substance) which removes hair **epilierend, enthaarend; Enthaarungsmittel**

◇ **depilation** *noun* removal of hair **Epilation**

deplete *verb* (i) to exhaust the strength *or* the numbers of something; (ii) to remove a component from a substance **(i) erschöpfen; (ii) entleeren;** *venous blood is depleted of oxygen by the tissues and returns to the lungs for oxygenation; our nursing staff has been depleted by illness, and the outpatients' unit has had to be closed*

◇ **depletion** *noun* being depleted *or* lacking something **Depletion, Entleerung, Verarmung; salt depletion** = loss of salt from the body, by sweating or vomiting, which causes cramp **Salzverlust**

depolarization *noun* electrochemical reaction which takes place when an impulse travels along a nerve **Depolarisation**

deposit

1 *noun* substance which is attached to part of the body **Ablagerung;** *some foods leave a hard deposit on teeth; a deposit of fat forms on the walls of the arteries*

2 *verb* to attach a substance to part of the body **ablagern;** *fat is deposited on the walls of the arteries*

depressant *noun* drug (such as a tranquillizer) which reduces the activity of part of the body **Depressivum, Sedativum; thyroid depressant** = drug which reduces the activity of the thyroid gland **Thyreostatikum**

◇ **depressed** *adjective* feeling miserable and worried **deprimiert, niedergeschlagen, schwermütig;** *he was depressed after his exam results; she was depressed for some weeks after the death of her husband*

◇ **depression** *noun*

(a) mental state where the patient feels miserable and hopeless **Depression**

(b) hollow on the surface of a part of the body **Depressio, Einsenkung**

◇ **depressive** *adjective & noun* (substance) which causes mental depression; (state of) depression **depressiv; Depression;** *he is in a depressive state* **manic-depressive** = person suffering from a psychological condition where he moves from mania to depression **Manischdepressive(r)**

◇ **depressor** *noun* (i) muscle which pulls part of the body downwards; (ii) nerve which inhibits the activity of an organ such as the heart and lowers the blood pressure **(i) Depressor, Musculus depressor; (ii) Nervus depressor; tongue depressor** = instrument, usually a thin piece of wood, used by a doctor to hold the patient's tongue down while his throat is being examined **Zungenspatel**

deprivation *noun* (i) needing something; (ii) loss of something which is needed **(i) & (ii) Deprivation; maternal deprivation** = psychological condition caused when a child does not have a proper relationship with a mother **Deprivationssyndrom**

deradenitis *noun* inflammation of the lymph nodes in the neck **Entzündung der Halslymphknoten**

deranged *adjective* **mentally deranged** = suffering from a mental illness **geisteskrank**

◇ **derangement** *noun* disorder **Störung; internal derangement of the knee (IDK)** = condition where the knee cannot function properly because of a torn meniscus **Dérangement interne, Binnenverletzung des Kniegelenks**

Derbyshire neck *noun* endemic goitre *or* form of goitre which was once widespread in Derbyshire **endemische Struma, endemischer Kropf**

Dercum's disease = ADIPOSIS DOLOROSA

derealization *noun* psychological state where the patient feels the world around him is not real **Derealisation**

derive *verb* to start from *or* to come into existence from **entstehen aus, sich ableiten aus;** *compounds which derive from or are derived from sugar; the sublingual region has a rich supply of blood derived from the carotid artery*

◇ **derivative** *noun* substance which is derived from another substance **Derivat;** *soap is a derivative of petroleum* see also PURIFIED

derm- *prefix* referring to skin **Derm-**

◇ **dermal** *adjective* referring to the skin **dermal**

◇ **dermatitis** *noun* inflammation of the skin **Dermatitis; contact dermatitis** = dermatitis caused by touching something (such as certain types of plant *or* soap) **Kontaktdermatitis, Kontaktekzem; eczematous dermatitis** = itchy inflammation *or* irritation of the skin due to an allergic reaction to a substance which a person has touched or absorbed **Ekzem; exfoliative dermatitis** = typical form of dermatitis where the skin becomes red and comes off in flakes

Dermatitis exfoliativa; **occupational dermatitis** = dermatitis caused by materials touched at work **Berufsekzem**; **dermatitis artefacta** = injuries to the skin caused by the patient himself **Dermatitis artefacta**; **dermatitis herpetiformis** = type of dermatitis where large itchy blisters form on the skin **Dermatitis herpetiformis**

> QUOTE various types of dermal reaction to nail varnish have been noted. Also contact dermatitis caused by cosmetics such as toothpaste, soap, shaving creams
> Indian Journal of Medical Sciences

◊ **dermatoglyphics** *noun* study which identifies congenital disease from the patterns of ridges on fingerprints, the palms of the hands and the soles of the feet **Untersuchung der Dermatoglyphen (Hautleisten)**

◊ **derm(at)ographia** *noun* swelling on the skin produced by pressing with a blunt instrument, usually an allergic reaction **Dermographie, Dermographismus**

◊ **dermatological** *adjective* referring to dermatology **dermatologisch**

◊ **dermatologist** *noun* doctor who specializes in the study and treatment of the skin **Dermatologe**

◊ **dermatology** *noun* study and treatment of the skin and diseases of the skin **Dermatologie**

◊ **dermatome** *noun*
(a) special knife used for cutting thin sections of skin for grafting **Dermatom**
(b) area of skin supplied by one spinal nerve **Dermatom, Innervationsbezirk**

◊ **dermatomycosis** *noun* skin infections caused by a fungus **Dermatomykose**

◊ **dermatomyositis** *noun* collagen disease with a wasting inflammation of the skin and muscles **Dermatomyositis**

◊ **dermatophyte** *noun* fungus which affects the skin **Dermatophyt**

◊ **dermatophytosis** *noun* fungus infection of the skin **Dermatophytie**

◊ **dermatoplasty** *or* **skin graft** *noun* replacing damaged skin by skin taken from another part of the body *or* from a donor **Hautplastik, Hauttransplantation**

◊ **dermatosis** *noun* any skin disease **Dermatose**

◊ **dermis** *or* **corium** *noun* thick layer of living skin beneath the epidermis **Dermis, Corium, Lederhaut** *see illustration* SKIN & SENSORY RECEPTORS

◊ **dermoid** *adjective* referring to the skin *or* like skin **dermoid, hautartig**; **dermoid cyst** = cyst found under the skin, usually in the midline, containing hair, sweat glands and sebaceous glands **Dermoidzyste**

Descemet's membrane *noun* one of the deep layers of the cornea **Descemet-Membran**

descend *verb* to go down **absteigen**; **descending aorta** = second part of the aorta as it goes downwards after the aortic arch **Aorta descendens, absteigende Aorta**; **descending colon** = third section of the colon which goes down the left side of the body **Colon descendens, absteigender Abschnitt des Kolons** *see illustration* DIGESTIVE SYSTEM; **descending tract** = tract of nerves which take impulses away from the head **absteigende Bahn**

describe *verb* to say or write what something *or* someone is like **beschreiben**; *can you describe the symptoms? she described how her right leg suddenly became inflamed*

◊ **description** *noun* saying or writing what something *or* someone is like **Beschreibung**; *the patient's description of the symptoms*

desensitize *verb* (i) to deaden a nerve *or* to remove sensitivity; (ii) to treat a patient suffering from an allergy by giving graduated injections of the substance to which he is allergic over a period of time until he becomes immune to it **(i) desensibilisieren; (ii) hyposensibilisieren**; *the patient was prescribed a course of desensitizing injections*

◊ **desensitization** *noun* (i) removal of sensitivity; (ii) treatment of an allergy by giving the patient injections of small quantities of the substance to which he is allergic over a period of time until he becomes immune to it **(i) Desensibilisierung; (ii) Hyposensibilisierung**

desire *noun* wanting greatly to do something **Wunsch, Verlangen, Drang**; *he has a compulsive desire to steal*

desquamation *noun* (i) continual process of losing the outer layer of dead skin; (ii) peeling off of the epithelial part of a structure **(i) & (ii) Desquamation, Abschuppung**

destroy *verb* to ruin *or* kill completely **zerstören**; *the nerve cells were destroyed by the infection*

◊ **destruction** *noun* ruining *or* killing of something completely **Zerstörung;** *the destruction of the tissue or the cells by infection; the destruction of bacteria by phagocytes*

detach *verb* to separate one thing from another **ablösen;** *an operation to detach the cusps of the mitral valve* **detached retina** *or* **retinal detachment** = condition where the retina is partially detached from the choroid **Ablatio retinae, Netzhautablösung**

> COMMENT: a detached retina can be caused by a blow to the eye, or simply is a condition occurring in old age; if left untreated the eye will become blind. A detached retina can sometimes be attached to the choroid again using lasers

detect *verb* to sense *or* to notice (usually something which is very small or difficult to see) **nachweisen, entdecken, registrieren;** *an instrument to detect microscopic changes in cell structure; the nurses detected a slight improvement in the patient's condition*

◊ **detection** *noun* action of detecting something **Nachweis, Registrierung, Entdeckung;** *the detection of sounds by nerves in the ears; the detection of a cyst using an endoscope*

detergent *noun* cleaning substance which removes grease and bacteria **Detergens, Reinigungsmittel**

> COMMENT: most detergents are not allergenic but some biological detergents which contain enzymes to remove protein stains, can cause dermatitis

deteriorate *verb* to become worse **sich verschlimmern, sich verschlechtern;** *the patient's condition deteriorated rapidly*

◊ **deterioration** *noun* becoming worse **Verschlimmerung, Verschlechterung;** *the nurses were worried by the deterioration in the patient's mental state*

determine *verb* to find out something correctly **bestimmen, feststellen;** *health inspectors are trying to determine the cause of the outbreak of Salmonella poisoning*

detoxication *or* **detoxification** *noun* removal of toxic substances to make a poisonous substance harmless **Entgiftung**

detrition *noun* wearing away by rubbing or use **Abnutzung**

◊ **detritus** *noun* rubbish produced when something disintegrates **Detritus**

detrusor muscle *noun* muscular coat of the urinary bladder **Detrusor vesicae, Harnblasenauspresser**

detumescence *noun* becoming limp (of penis or clitoris after an orgasm); going down (of a swelling) **Detumeszenz, Abschwellen**

deuteranopia *noun* form of colour blindness, a defect in vision, where the patient cannot see green **Deuteranopie, Grünblindheit;** *compare* DALTONISM, TRITANOPIA

develop *verb*
(a) to grow *or* make grow; to mature **entwickeln, ausbilden;** *the embryo developed quite normally, in spite of the mother's illness; a swelling developed under the armpit; the sore throat developed into an attack of meningitis*
(b) to start to get **entwickeln;** *she developed a cold; he developed complications and was rushed to hospital*

◊ **development** *noun* thing which develops *or* is being developed; action of becoming mature **Entwicklung;** *the development of the embryo takes place in the uterus*

◊ **developmental** *adjective* referring to the development of an embryo **Entwicklungs-**

> QUOTE rheumatoid arthritis is a chronic inflammatory disease which can affect many systems in the body, but mainly the joints. 70% of sufferers develop the condition in the metacarpophalangeal joints
> Nursing Times

deviation *noun* variation from normal; abnormal position of a joint *or* of the eye (such as strabismus) **Deviation, Abweichung**

◊ **deviance** *noun* abnormal sexual behaviour **Devianz**

Devic's disease = NEUROMYELITIS OPTICA

device *noun* instrument *or* piece of equipment **Gerät, Vorrichtung;** *a device for weighing very small quantities of powder; he used a device for examining the interior of the ear*

dextro- *prefix* referring to the right side of the body *or* to the right hand **Dextro-**

◊ **dextrocardia** *noun* congenital condition where the apex of the heart is towards the right of the body instead of the left **Dextrokardie;** *compare* LAEVOCARDIA

dextrose *or* **glucose** *noun* simple sugar found in fruit, also broken down in the body from white sugar or carbohydrate and absorbed into the body or excreted by the kidneys **Dextrose, Glukose, Traubenzucker**

DHA = DISTRICT HEALTH AUTHORITY

dhobie itch *noun* contact dermatitis (believed to be caused by an allergy to the marking ink used by laundries) **Dhobie itch, Wäscherkrätze**

diabetes *noun* one of a group of diseases, but most commonly used to refer to diabetes mellitus **Diabetes**; **diabetes insipidus** = rare disease caused by a disorder of the pituitary gland, making the patient pass large quantities of urine and want to drink more than normal **Diabetes insipidus**; **diabetes mellitus** = disease where the body cannot control sugar absorption because the pancreas does not secrete enough insulin **Diabetes mellitus, Zuckerkrankheit**; **bronze diabetes** = haemochromatosis *or* hereditary disease where the body absorbs and stores too much iron, giving a dark colour to the skin **Bronzediabetes**; **gestational diabetes** = diabetes which develops in a pregnant woman **Schwangerschaftsdiabetes**

◇ **diabetic**

1 *adjective*

(a) referring to diabetes mellitus **diabetisch**; **diabetic coma** = state of unconsciousness caused by untreated diabetes **Coma diabeticum, diabetisches Koma**; **diabetic diet** = diet which is low in carbohydrates and sugar **Diabeteskost**; **diabetic retinopathy** = defect in vision caused by diabetes **diabetische Retinopathie**

(b) (food) which contains few carbohydrates and sugar **Diabetiker-**; *he bought some diabetic chocolate; she lives on diabetic soups*

2 *noun* person suffering from diabetes **Diabetiker**

COMMENT: symptoms of diabetes mellitus are tiredness, abnormal thirst, frequent passing of water and sweet smelling urine. Blood and urine tests will reveal high levels of sugar. Treatment involves keeping to a strict diet, and in some cases the patient needs regular injections of insulin

diaclasia *noun* fracture made by a surgeon to repair an earlier fracture which has set badly *or* to correct a deformity **Osteoklasie**

diadochokinesis *noun* normal ability to make muscles move limbs in opposite directions **Diadochokinese**

diagnose *verb* to identify a patient's condition *or* illness, by examining the patient and noting symptoms **diagnostizieren**; *the doctor diagnosed appendicitis*

◇ **diagnosis** *noun* act of diagnosing a patient's condition *or* illness **Diagnose**; *the doctor's diagnosis was cancer, but the patient asked for a second opinion* **differential diagnosis** = identification of one particular disease from other similar diseases by comparing the range of symptoms of each **Differentialdiagnose (DD)**; **antenatal** *or* **prenatal diagnosis** = medical examination of a pregnant woman to see if the fetus is developing normally **Pränataldiagnostik**; (NOTE: plural is **diagnoses**)

◇ **diagnostic** *adjective* referring to diagnosis **diagnostisch**; **diagnostic imaging** = scanning for the purpose of diagnosis, as of a pregnant woman to see if the fetus is healthy **bildgebende Diagnostik**; **diagnostic process** = method of making a diagnosis **Diagnostik**; **diagnostic test** = test which helps a doctor diagnose an illness **diagnostischer Test, Suchtest**; *compare* PROGNOSIS

diagonal *adjective* going across at an angle **diagonal**

◇ **diagonally** *adverb* crossing at an angle **diagonal**

diagram *noun* chart *or* drawing which records information as lines or points **Diagramm**; *the book gives a diagram of the circulation of blood; the diagram shows the occurrence of cancer in the southern part of the town*

dialyser *noun* apparatus which uses a membrane to separate solids from liquids, especially a kidney machine **Dialysator**

◇ **dialysis** *noun* using a membrane as a filter to separate soluble waste substances from the blood **Dialyse**; **kidney dialysis** *or* **haemodialysis** = removing waste matter from a patient's blood by passing it through a kidney machine *or* dialyser **Hämodialyse, extrakorporale Dialyse**; **peritoneal dialysis** = removing waste matter from the blood by introducing fluid into the peritoneum which then acts as the filter membrane **Peritonealdialyse**

diameter *noun* distance across a circle (such as a tube *or* blood vessel) **Durchmesser**; *they measured the diameter of the pelvic girdle*

diapedesis *noun* movement of white blood cells through the walls of the capillaries into tissues in inflammation **Diapedese**

diaper *noun (US)* cloth used to wrap round a baby's bottom and groin, to keep clothing clean and dry **Windel**; **diaper rash** = sore red skin on a baby's buttocks and groin, caused by long contact with ammonia in a wet diaper **Windelausschlag**
(NOTE: GB English is **nappy)**

diaphoresis *noun* excessive perspiration **Diaphorese**

◊ **diaphoretic** *adjective* (drug) which causes sweating **diaphoretisch, schweißtreibend**

diaphragm *noun*
(a) thin layer of tissue stretched across an opening, especially the flexible sheet of muscle and fibre which separates the chest from the abdomen, and moves to pull air into the lungs in respiration **Diaphragma, Zwerchfell**; **pelvic diaphragm** = sheet of muscle between the pelvic cavity and the peritoneum **Diaphragma pelvis, Beckenzwerchfell**; **urogenital diaphragm** = fibrous layer beneath the prostate gland through which the urethra passes **Diaphragma urogenitale, Urogenitalzwerchfell**
(b) vaginal diaphragm = circular contraceptive device for women, which is inserted into the vagina and placed over the neck of the uterus before sexual intercourse **Scheidendiaphragma, Scheidenpessar**

◊ **diaphragmatic** *adjective* referring to a diaphragm; like a diaphragm **diaphragmatisch**; **diaphragmatic hernia** = condition where a membrane and organ in the abdomen pass through an opening in the diaphragm into the chest **Zwerchfellhernie**; **diaphragmatic pleura** = part of the pleura which covers the diaphragm **Pleura diaphragmatica, Zwerchfellpleura**; **diaphragmatic pleurisy** = inflammation of the pleura which covers the diaphragm **Pleuritis diaphragmatica, basale Pleuritis**; **diaphragmatic surface of pleura** = surface of the pleura which is in direct contact with the diaphragm **Zwerchfellfläche der Pleura**

> COMMENT: the diaphragm is a muscle which in breathing expands and contracts with the walls of the chest. The normal rate of respiration is about 16 times a minute

diaphyseal *adjective* referring to a diaphysis **diaphysär**

◊ **diaphysis** *noun* shaft *or* long central part of a long bone **Diaphyse**; *compare* EPIPHYSIS, METAPHYSIS *see illustration* BONE STRUCTURE

◊ **diaphysitis** *noun* inflammation of the diaphysis, often associated with rheumatic disease **Diaphysitis**

diarrhoea *or (US)* **diarrhea** *noun* condition where a patient frequently passes liquid faeces **Diarrhöe, Durchfall**; *he had an attack of diarrhoea after going to the restaurant; she complained of mild diarrhoea*

◊ **diarrhoeal** *adjective* referring to *or* caused by diarrhoea **diarrhöisch**

> COMMENT: diarrhoea can have many causes: types of food or allergy to food; contaminated or poisoned food; infectious diseases, such as dysentery; sometimes worry or other emotions

diarthrosis *or* **synovial joint** *noun* joint which moves freely in any direction **Diarthrosis, Synovialgelenk** *see illustration* JOINTS

diastase *noun* enzyme which breaks down starch and converts it into sugar **Diastase, Amylase**

diastasis *noun* (i) condition where a bone separates into parts; (ii) dislocation of bones at an immovable joint **(i) & (ii) Diastole**

diastole *noun* phase in the beating of the heart between two contractions, where the heart dilates and fills with blood **Diastole**; *the period of diastole lasts about 0.4 seconds in a normal heart rate*

◊ **diastolic pressure** *noun* blood pressure taken at the diastole **diastolischer Druck**; *compare* SYSTOLE, SYSTOLIC

> COMMENT: diastolic pressure is always lower than systolic

diathermy *noun* using high frequency electric current to produce heat in body tissue **Diathermie**; **medical diathermy** = using heat produced by electricity for treatment of muscle and joint disorders (such as rheumatism) **Diathermie, Thermopenetration**; **surgical diathermy** = using a knife *or* electrode which is heated by a strong electric current until it coagulates tissue **chirurgische Diathermie**; **diathermy knife** *or* **diathermy needle** = instrument used in surgical diathermy **Diathermiemesser, Diathermienadel**

> COMMENT: the difference between medical and surgical uses of diathermy is in the size of the electrodes used. Two large electrodes will give a warming effect over a large area (medical diathermy); if one of the electrodes is small, the heat will be concentrated enough to coagulate tissue (surgical diathermy)

diathesis *noun* general inherited constitution of a person, with his susceptibility to certain diseases *or* allergies **Diathese**

dichlorodiphenyltrichloroethane (DDT) *noun* pesticide, formerly commonly used, but now believed to be poisonous to other animals **Dichlordiphenyltrichloräthan (DDT)**

dichromatic *adjective* seeing only two of the three primary colours **dichromatisch**; *compare* TRICHROMATIC

Dick test *noun* test to show if a patient is immune to scarlet fever **Dick-Scharlachtest, Dick-Probe**

dicrotism *noun* condition where the pulse dilates twice with each heartbeat **Dikrotie**
◊ **dicrotic pulse** *or* **dicrotic wave** *noun* pulse which beats twice **dikroter Puls, dikrote Welle**

didelphys *noun* **uterus didelphys** = double uterus *or* condition where the uterus is divided in two by a membrane **Uterus didelphys, doppelte Uterusanlage**

die
1 *noun* cast of the patient's mouth taken by a dentist before making a denture **Abdruck**
2 *verb* to stop living **sterben;** *his father died last year; she died in a car crash* **dies - dying - died - has died**

diencephalon *noun* central part of the forebrain, formed of the thalamus, hypothalamus, pineal gland and third ventricle **Dienzephalon, Zwischenhirn**

diet
1 *noun* (i) amount and type of food eaten; (ii) measured amount of food eaten, usually to try to lose weight **(i) Ernährung, Kost; (ii) Diät, Krankenkost;** *he lives on a diet of bread and beer; the doctor asked her to follow a strict diet; he has been on a diet for some weeks, but still hasn't lost enough weight* **diet sheet** = list of suggestions for quantities and types of food given to a patient to follow **Diätvorschrift, Diätplan**; **balanced diet** = diet which contains the right quantities of basic nutrients **ausgewogene Kost**; **bland diet** = diet in which the patient eats mainly milk-based foods, boiled vegetables and white meat, as a treatment for peptic ulcers **blande Diät**; **diabetic diet** = diet which is low in carbohydrates and sugar **Diabeteskost**; **low-calorie diet** = diet which provides less than the normal number of calories **kalorienreduzierte Kost**; **salt-free diet** = diet which does not contain salt **salzfreie Kost**
2 *verb* to reduce the quantity of food eaten *or* to change the type of food eaten in order to become thinner *or* healthier **eine Diät machen, eine Schlankheitskur machen;** *she dieted for two weeks before going on holiday; he is dieting to try to lose weight*

◊ **dietary**
1 *noun* system of nutrition and energy **Diätplan;** *the nutritionist supervised the dietaries for the patients*
2 *adjective* referring to a diet **diätetisch, Ernährungs-**; **dietary fibre** *or* **roughage** = fibrous matter in food, which cannot be digested **Ballaststoffe**

> COMMENT: dietary fibre is found in cereals, nuts, fruit and some green vegetables. It is believed to be necessary to help digestion and avoid developing constipation, obesity and appendicitis

◊ **dietetic** *adjective* referring to diet **diätetisch, Ernährungs-**; **dietetic principles** = rules concerning the body's needs in food *or* vitamins *or* trace elements **Ernährungsgrundsätze**

◊ **dietetics** *noun* study of food, nutrition and health, especially when applied to the food intake **Diätetik**

◊ **dieting** *noun* attempting to reduce weight by reducing the amount of food eaten **Diätmaßnahmen**

◊ **dietitian** *noun* person who specializes in the study of diet, especially an officer in a hospital who supervises dietaries as part of the medical treatment of patients **Diätspezialist/-in, Diätetiker/-in**

Dietl's crisis *noun* painful blockage of the ureter, causing back pressure on the kidney which fills with urine, and swells **Dietl-Krankheit**

difference *noun* way in which two things are not the same **Differenz, Unterschied;** *can you tell the difference between butter and margarine?*

◊ **different** *adjective* not the same **unterschiedlich;** *living in the country is very different from living in the town; he looks quite different since he had the operation*

◊ **differential** *adjective* referring to a difference **unterschiedlich, Differenzial-**; **differential diagnosis** = identification of one particular disease from other similar diseases by comparing the range of symptoms of each **Differenzialdiagnose**; **differential blood count** *or* **differential white cell count** =

showing the amounts of different types of (white) blood cell in a blood sample **Differenzialblutbild**

◇ **differentiate** *verb* to tell the difference between; to be different from **differenzieren; the tumour is clearly differentiated** = the tumour can be easily identified from the surrounding tissue **der Tumor ist deutlich abgegrenzt**

◇ **differentiation** *noun* development of specialized cells during the early embryo stage **Differenzierung**

difficult *adjective* hard to do *or* not easy **schwierig;** *the practical examination was very difficult - half the students failed; the heart-lung transplant is a particularly difficult operation; the doctor had to use forceps because the childbirth was difficult*

◇ **difficulty** *noun* problem *or* thing which is not easy **Schwierigkeit;** *she has difficulty in breathing or in getting enough vitamins*

diffuse

1 *verb* to spread through tissue **diffundieren;** *some substances easily diffuse through the walls of capillaries*

2 *adjective* (disease) which is widespread in the body *or* which affects many organs *or* cells **diffus**

◇ **diffusion** *noun* (i) mixing a liquid with another liquid, or a gas with another gas; (ii) passing of a liquid *or* gas through a membrane **(i) & (ii) Diffusion**

digest *verb* to break down food in the alimentary tract and convert it into elements which are absorbed into the body **verdauen**

◇ **digestible** *adjective* which can be digested **verdaulich;** *glucose is an easily digestible form of sugar*

◇ **digestion** *noun* process by which food is broken down in the alimentary tract into elements which can be absorbed by the body **Digestion, Verdauung**

◇ **digestive** *adjective* referring to digestion **digestiv, Verdauungs-; digestive enzymes** = enzymes which encourage digestion **Verdauungsenzyme; digestive system** = all the organs in the body (such as the liver and pancreas) which are associated with the digestion of food **Verdauungssystem; digestive tract** *or* **alimentary tract** = passage from the mouth to the rectum, down which food passes and is digested **Verdauungstrakt**

COMMENT: the digestive tract is formed of the mouth, throat, oesophagus stomach and small and large intestines. Food is broken down by digestive juices in the mouth, stomach and small intestine, water is removed in the large intestine, and the remaining matter is passed out of the body as faeces

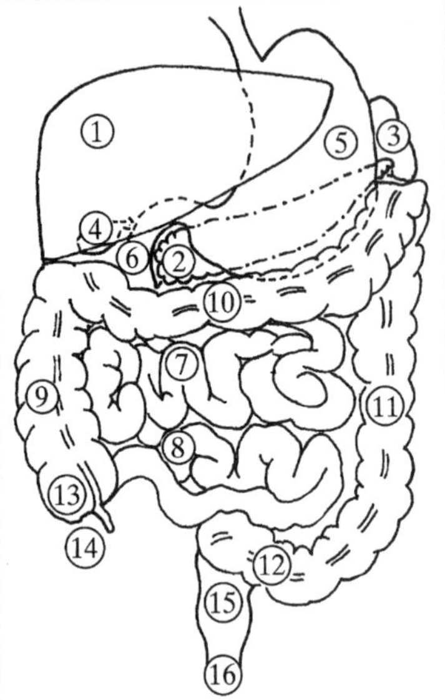

DIGESTIVE SYSTEM	VERDAUUNGSSYSTEM
1. liver	1. Leber
2. pancreas	2. Pankreas
3. spleen	3. Milz
4. gall bladder	4. Gallenblase
5. stomach	5. Magen
6. duodenum	6. Duodenum
7. jejunum	7. Jejunum
8. ileum	8. Ileum
9. ascending colon	9. Colon ascendens
10. transverse colon	10. Colon transversum
11. descending colon	11. Colon descendens
12. sigmoid colon	12. Colon sigmoideum
13. caecum	13. Caecum
14. appendix	14. Appendix
15. rectum	15. Rektum
16. anus	16. Anus

digit *noun*

(a) a finger *or* a toe **Digitus; Finger; Zehe**

(b) a number **Ziffer**

◇ **digital** *adjective*

(a) referring to fingers *or* toes **digital; Finger-; Zehen-; digital veins** = veins draining the fingers *or* toes **Venae digitales; Fingervenen; Zehenvenen**

(b) digital computer = computer which calculates on the basis of numbers **Digitalrechner**

◇ **digitalis** *noun* poisonous drug extracted from the foxglove plant, used in small doses to treat heart conditions **Digitalis**

dilate *verb* to swell **dilatieren, erweitern;** *the veins in the left leg have become dilated; the drug is used to dilate the pupil of the eye*

◇ **dilatation** *or* **dilation** *noun* (i) expansion of a hollow space *or* a passage in the body; (ii) expansion of the pupil of the eye as a reaction to bad light *or* to drugs **(i) Dilatation, Erweiterung; (ii) Erweiterung; dilatation and curettage (D & C)** = surgical operation to scrape the interior of the uterus to obtain a tissue sample *or* to remove a cyst **Dilatation und Kürettage, Abrasio uteri**

◇ **dilator** *noun* (i) instrument used to widen the entrance to a cavity; (ii) drug used to make part of the body expand **(i) Dilatator, Dehnsonde; (ii) Dilatator; dilator pupillae muscle** = muscle in the iris which pulls the iris back and so dilates the pupil **Musculus dilatator pupillae, Pupillenerweiterer**

dilute
1 *adjective* with water added **verdünnt;** *bathe the wound in a solution of dilute antiseptic*
2 *verb* to add water to a liquid to make it weaker **verdünnen;** *the disinfectant must be diluted in four parts of water before it can be used on the skin*

◇ **diluent** *noun* substance (such as water) which is used to dilute a liquid **Verdünnungsmittel**

◇ **dilution** *noun* (i) action of diluting; (ii) liquid which has been diluted **(i) Verdünnung, Verdünnen; (ii) Verdünnung**

dimetria *noun* condition where a woman has a double uterus **Uterus duplex, Doppeluterus**; *see also* DIDELPHYS

dioptre *or (US)* **diopter** *noun* unit of measurement of refraction of a lens **Dioptrie**

> COMMENT: a one dioptre lens has a focal length of one metre; the greater the dioptre, the shorter the focal length

dioxide *see* CARBON

DIP = DISTAL INTERPHALANGEAL JOINT

diphtheria *noun* serious infectious disease of children, caused by the bacillus *Corynebacterium diphtheriae,* with fever and the formation of a fibrous growth like a membrane in the throat which restricts breathing **Diphtherie**

◇ **diphtheroid** *adjective* (bacterium) like the diphtheria bacterium **diphtheroid**

> COMMENT: symptoms of diphtheria begin usually with a sore throat, followed by a slight fever, rapid pulse and swelling of glands in the neck. The 'membrane' which forms can close the air passages, and the disease is often fatal, either because the patient is asphyxiated or because the heart becomes fatally weakened. The disease is also highly infectious, and all contacts of the patient must be tested. The Schick test is used to test if a person is immune or susceptible to diphtheria

dipl- *or* **diplo-** *prefix* meaning double **Dipl-, Diplo-**

◇ **diplacusis** *noun* (i) condition where a patient hears double sounds; (ii) condition where a patient hears the same sound in a different way in each ear **(i) & (ii) Diplakusis, Doppelhören**

◇ **diplegia** *noun* paralysis of a similar part on both sides of the body (such as both arms) **Diplegie, doppelseitige Lähmung**

◇ **diplegic** *adjective* referring to diplegia **diplegisch**; *compare* HEMIPLEGIA

◇ **diplococcus** *noun* bacterium which occurs in pairs **Diplococcus, Diplokokke** (NOTE: plural is **diplococci)**

diploë *noun* layer of spongy bone tissue filled with red bone marrow, between the inner and outer layers of the skull **Diploe**

diploid *adjective* (cell) where each chromosome (except the sex chromosome) occurs twice **diploid**; *compare* HAPLOID, POLYPLOID

diploma *noun* certificate showing that a person has successfully finished a course of specialized training **Diplom;** *he has a diploma from a College of Nursing; she is taking her diploma exams next week*

diplopia *noun* double vision *or* condition where a patient sees single objects as double **Diplopie, Doppeltsehen**; *compare* POLYOPIA

dipsomania *noun* uncontrollable desire to drink alcohol **Dipsomanie**

direct
1 *adjective & adverb* straight *or* with nothing intervening **direkt, sofort, unmittelbar;** *his dermatitis is due to direct contact with irritants*
2 *verb* to tell someone what to do *or* how to go somewhere **anweisen, leiten;** *the police*

directed the ambulances to the scene of the accident; can you direct me to the outpatients' unit? she spent two years directing the work of the research team

◊ **directly** *adverb* straight *or* with nothing in between **direkt, unmittelbar;** *the endocrine or ductless glands secrete hormones directly into the bloodstream; the dressing should not be placed directly on the burn*

◊ **director** *noun*
(a) person in charge of a department **Direktor/-in, Leiter/-in;** *she is the director of the burns unit*
(b) instrument used to limit the incision made with a surgical knife **Führungsinstrument, Leitsonde**

dirt *noun* material which is not clean, like mud, dust, earth, etc. **Schmutz;** *he allowed dirt to get into the wound which became infected*

◊ **dirty** *adjective* not clean **schmutzig;** *dirty sheets are taken off the beds every morning; everyone concerned with patient care has to make sure that the wards are not dirty* **dirty - dirtier - dirtiest**

disable *verb* to make someone unable to do some normal activity **versehren;** *he was disabled by the lung disease; a hospital for disabled soldiers* **disabling disease** = disease which makes it impossible for a person to do some normal activity **Erkrankung, die zur Invalidität des Patienten führt; the disabled** = people suffering from a physical *or* mental handicaps which prevent them from doing some normal activity **(die) Behinderte(n), (die) Versehrte(n)**

◊ **disablement** *noun* condition where a person has a physical *or* mental handicap **Behinderung**

◊ **disability** *noun* condition where part of the body does not function normally **Behinderung;** *deafness is a disability which affects old people; people with severe disabilities can claim grants from the government*

disarticulation *noun* amputation of a limb at a joint, which does not involve dividing a bone **Exartikulation, Absetzung im Gelenk**

disc *or (especially US)* **disk** *noun* flat round structure like a plate **Scheibe, Diskus; intervertebral disc** = round plate of cartilage which separates two vertebrae in the spinal column **Bandscheibe; displaced intervertebral disc** *or* **prolapsed intervertebral disc** *or* **slipped disc** = condition where an intervertebral disc becomes displaced *or* where the soft centre of a disc passes through the hard cartilage outside and presses on a nerve **Bandscheibenvorfall** *see illustration* JOINTS, VERTEBRAL COLUMN; **Merkel's discs** = receptor cells in the lower part of the epidermis **Merkel-Tastscheiben, Menisci tactus** *see illustration* SKIN AND SENSORY RECEPTORS

discharge
1 *noun*
(a) (i) secretion of liquid from an opening; (ii) release of nervous energy **(i) Absonderung, Ausfluss; (ii) Entladung; vaginal discharge** = flow of liquid from the vagina **Vaginalausfluss, Fluor vaginalis**
(b) sending a patient away from a hospital because the treatment has ended **Entlassung; discharge rate** = number of patients with a certain type of disorder who are sent away from hospitals in a certain area (shown as a number per 10,000 of population) **Entlassungsrate**
2 *verb*
(a) to secrete liquid out of an opening **sezernieren, absondern, ausscheiden;** *the wound discharged a thin stream of pus*
(b) to send a patient away from hospital because the treatment has ended **entlassen;** *he was discharged from hospital last week* **she discharged herself** = she decided to leave hospital and stop taking the treatment provided **sie brach die Behandlung ab**

discolour *or (US)* **discolor** *verb* to change the colour of something **verfärben, entfärben;** *his teeth were discoloured from smoking cigarettes*

◊ **discoloration** *noun* change in colour **Verfärbung, Entfärbung**

> COMMENT: teeth can be discoloured in fluorosis; if the skin on the lips is discoloured it may indicate that the patient has swallowed a poison

discomfort *noun* feeling of not being comfortable *or* not being completely well **Unwohlsein, Unbehagen, Beschwerden;** *she experienced some discomfort after the operation*

discontinue *verb* to stop doing something **unterbrechen, absetzen;** *the doctors decided to discontinue the treatment*

◊ **discontinued** *adjective* no longer done **abgesetzt;** *the use of the drug has been discontinued because of the possibility of side-effects*

discover *verb* to find something which was hidden *or* not known before **entdecken;** *scientists are trying to discover a cure for this disease*

◇ **discoverer** *noun* person who discovers something **Entdecker;** *who was the discoverer of penicillin?*

◇ **discovery** *noun* finding something which was not known before **Entdeckung;** *the discovery of penicillin completely changed hospital treatment; new medical discoveries are reported each week*

discrete *adjective* separate *or* not joined together **separat, einzeln; discrete rash** = rash which is formed of many separate spots, which do not join together into one large red patch **disseminiertes Exanthem, kleinflächiger Ausschlag**

disease *noun* illness (of people *or* animals *or* plants, etc.) where the body functions abnormally **Krankheit, Erkrankung;** *he caught a disease in the tropics; she is suffering from a very serious disease of the kidneys or from a serious kidney disease; he is a specialist in occupational diseases or in diseases which affect workers*

◇ **diseased** *adjective* (person *or* part of the body) affected by an illness *or* not whole or normal **erkrankt;** *the doctor cut away the diseased tissue*

(NOTE: although a particular disease may have few visible characteristic symptoms, the term 'disease' is applied to all physical and mental reactions which make a person ill. Diseases with distinct characteristics have names. For terms referring to disease, see words beginning with **path-** or **patho-**)

disfigure *verb* to change someone's appearance so as to make it less pleasant **entstellen;** *her legs were disfigured by scars*

disinfect *verb* to make a place free from germs *or* bacteria **desinfizieren;** *she disinfected the wound with surgical spirit; all the patient's clothes has to be disinfected*

◇ **disinfectant** *noun* substance used to kill germs *or* bacteria **Desinfektionsmittel**

◇ **disinfection** *noun* removal of infection caused by germs *or* bacteria **Desinfektion**

(NOTE: the words **disinfect** and **disinfectant** are used for substances which destroy germs on instruments, objects or the skin; substances used to kill germs inside infected people are **antibiotics, drugs, etc.**)

disintegrate *verb* to come to pieces **zerfallen, auflösen;** *in holocrine glands the cells disintegrate as they secrete*

◇ **disintegration** *noun* act of disintegrating **Zerfall, Auflösung**

disk *see* DISC

dislike

1 *noun* not liking something **Abneigung;** *he has a strong dislike of cats*

2 *verb* not to like something **nicht mögen, nicht gern haben;** *she dislikes going to the dentist*

dislocate *verb* to displace a bone from its normal position at a joint **luxieren, verrenken;** *he fell and dislocated his elbow; the shoulder joint dislocates easily or is easily dislocated*

◇ **dislocation** *or* **luxation** *noun* condition where a bone is displaced from its normal position at a joint; **Luxation, Verrenkung; pathological dislocation** = dislocation of a diseased joint **pathologische Luxation, Spontanluxation**

disorder *noun* (i) illness *or* sickness; (ii) state where part of the body is not functioning correctly **(i) Krankheit, Leiden; (ii) Störung;** *the doctor specializes in disorders of the kidneys or in kidney disorders; the family has a history of mental disorder*

◇ **disordered** *adjective* (i) not functioning correctly; (ii) (organ) affected by a disease **(i) gestört; (ii) erkrankt; disordered action of the heart (DAH)** *or* **da Costa's syndrome** = condition where the patient suffers palpitations caused by worry **neurozirkulatorische Asthenie, DaCosta-Syndrom**

disorientation *noun* condition where the patient is not completely conscious of space *or* time *or* place **Desorientiertheit**

◇ **disorientated** *adjective* (patient) who is confused and does not know where he is **desorientiert**

dispensary *noun* place (part of a chemist's shop *or* department of a hospital) where drugs are prepared *or* mixed and given out according to a doctor's prescription **Apotheke**

◇ **dispensing chemist** *noun* pharmacist who prepares and provides drugs according to a doctor's prescription **Apotheker/-in**

> COMMENT: in the UK, prescriptions can only be dispensed by qualified and registered pharmacists

displace *verb* to put out of the usual place **verlagern, verdrängen, verschieben; displaced intervertebral disc** = disc which has moved slightly, so that the soft interior passes through the tougher exterior and causes pressure on a nerve **Bandscheibenvorfall**

◊ **displacement** *noun* movement out of the normal position **Verlagerung, Verdrängung, Verschiebung;** *fracture of the radius together with displacement of the wrist*

disposable *adjective* (item) which can be thrown away after use **Einmal-, Einweg-;** *disposable syringes; disposable petri dishes*

disproportion *noun* lack of proper relationships between two things **Disproportion, Missverhältnis**; **cephalopelvic disproportion** = condition where the pelvic opening of the mother is not large enough for the head of the fetus **Schädel-Becken-Missverhältnis**

dissecans *see* OSTEOCHONDRITIS

dissect *verb* to cut and separate tissues in a body to examine them **sezieren, präparieren**; **dissecting aneurysm** = aneurysm which occurs when the inside wall of the aorta is torn, and blood enters the membrane **Aneurysma dissecans**

◊ **dissection** *noun* cutting and separating parts of a body *or* an organ as part of a surgical operation *or* as part of an autopsy *or* as part of a course of study **Sektion, Obduktion**

> QUOTE renal dissection usually takes from 40 - 60 minutes, while liver and pancreas dissections take from one to three hours. Cardiac dissection takes about 20 minutes and lung dissection takes 60 to 90 minutes
>
> Nursing Times

disseminated *adjective* occurring in every part of an organ *or* in the whole body **disseminiert**; **disseminated sclerosis** = MULTIPLE SCLEROSIS; **disseminated lupus erythematosus (DLE)** = inflammatory disease where the skin rash is associated with widespread changes in the central nervous system, the cardiovascular system and many organs **systemischer Lupus erythematodes (SLE)**

◊ **dissemination** *noun* being widespread throughout the body **Dissemination, Ausbreitung**

dissociate *verb* (i) to separate parts *or* functions; (ii) to separate part of the conscious mind from the rest **(i) dissoziieren; (ii) spalten**; **dissociated anaesthesia** = loss of sensitivity to heat *or* pain *or* cold **dissoziierte Sensibilitätsstörung**

◊ **dissociation** *noun*
(a) separating of parts *or* functions **Dissoziation**
(b) *(in psychiatry)* condition where part of the consciousness becomes separated from the rest and becomes independent **Dissoziation, Spaltung (der Persönlichkeit)**

> COMMENT: patients will dissociate their delusion from the real world around them as a way of escaping from the facts of the real world

dissolve *verb* to melt *or* to make something disappear in liquid **(auf)lösen, schmelzen;** *the gut used in sutures slowly dissolves in the body fluids*

distal *adjective* further away from the centre of the body **distal; distal convoluted tubule** = part of the kidney filtering system before the collecting ducts **Tubulus contortus distalis; distales gewundenes Nierenkanälchen**; **distal interphalangeal joint (DIP)** = joint nearest the end of the finger *or* toe **distales Interphalangealgelenk**; **distal phalanges** = the end parts of fingers and toes **Endglieder**

◊ **distally** *adverb* placed further from the centre **distal**
(NOTE: the opposite is **proximal, proximally.** Note also that you say that a part is distal **to** another part)

distend *verb* to swell by pressure **dehnen, auftreiben**; **distended bladder** = bladder which is full of urine **geblähte Blase**

◊ **distension** *noun* condition where something is swollen **Dehnung, Aufblähung;** *distension of the veins in the abdomen is a sign of blocking of the portal vein* **abdominal distension** = swelling of the abdomen (because of gas *or* fluid) **Bauchauftreibung**

distil *verb* to separate the component parts of a liquid by boiling and collecting the condensed vapour **destillieren**; **distilled water** *or* **purified water** = water which has been made pure by distillation **destilliertes Wasser**

◊ **distillation** *noun* action of distilling a liquid **Destillation**

distinct *adjective* separate *or* not to be confused **verschieden;** *the colon is divided into four distinct sections*

◊ **distinctive** *adjective* easily noticed *or* characteristic **auffällig, unverkennbar, charakteristisch;** *mumps is easily diagnosed by distinctive swellings on the side of the face*

distort *verb* to twist something into an abnormal shape **verzerren, verdrehen;** *his lower limbs were distorted by the disease*
◇ **distortion** *noun* twisting of part of the body out of its normal shape **Distorsion, Verzerrung**

distress *noun* suffering caused by pain *or* worry **Leiden, Qual, Not;** *attempted suicide is often a sign of the person's mental distress* **respiratory distress syndrome** = condition of newborn babies where the lungs do not function properly **Atemnotsyndrom**

district *noun* area *or* part of the country *or* town **Distrikt, Bezirk, Stadtteil; district general hospital** = hospital which serves the needs of the population of a district **Bezirkskrankenhaus, Kreiskrankenhaus; District Health Authority (DHA)** = administrative unit in the National Health Service which is responsible for all health services provided in a district, including hospitals and clinics **Bezirksstelle des staatlichen britischen Gesundheitsdienstes; district nurse** = nurse who visits patients in their homes in a certain area **Gemeindeschwester**

disturb *verb* to worry someone *or* to stop someone working by talking, etc. **stören;** *don't disturb him when he's working; his sleep was disturbed by the other patients in the ward*
◇ **disturbance** *noun* being disturbed **Störung;** *the blow to the head caused disturbance to the brain*

diuresis *noun* increase in the production of urine **Diurese**
◇ **diuretic** *adjective & noun* (substance) which makes the kidneys produce more urine **diuretisch; Diuretikum**

diurnal *adjective* happening in the daytime *or* happening every day **diurnus, Tages-**

divergent strabismus *noun* condition where a person's eyes both look away from the nose **Strabismus divergens, Exotropie, Auswärtsschielen**

diverticulum *noun* little sac *or* pouch which develops in the wall of the intestine or other organ **Diverticulum, Divertikel; Meckel's diverticulum** = congenital formation of a diverticulum in the ileum **Meckel-Divertikel;** (NOTE: the plural is **diverticula)**
◇ **diverticular disease** *noun* disease of the large intestine, where the colon thickens and diverticula form in the walls, causing the patient pain in the lower abdomen **Divertikulose**
◇ **diverticulitis** *noun* inflammation of diverticula formed in the wall of the colon **Divertikulitis**
◇ **diverticulosis** *noun* condition where diverticula form in the intestine but are not inflamed (in the small intestine, this can lead to blind loop syndrome) **Divertikulose**

divide *verb* to separate into parts **teilen;** *the common carotid divides into two smaller arteries*
◇ **division** *noun* cutting into parts *or* splitting into parts **Teilung; cell division** = way in which a cell reproduces itself by mitosis **Zellteilung**

divulsor *noun* surgical instrument used to expand a passage **Dilatator**

dizygotic twins = FRATERNAL TWINS

dizzy *adjective* having the sense of balance affected *or* feeling that everything is going round **schwindlig;** *after standing in the sun, she became dizzy and had to lie down; he suffers from dizzy spells*
◇ **dizziness** *noun* feeling that everything is going round because the sense of balance has been affected **Schwindel**

DLE = DISSEMINATED LUPUS ERYTHEMATOSUS

DMD *(US)* = DOCTOR OF DENTAL MEDICINE

DNA = DEOXYRIBONUCLEIC ACID

DOA = DEAD ON ARRIVAL

doctor *noun*
(a) person who has trained in medicine and is qualified to examine people when they are ill to find out what is wrong with them and to prescribe a course of treatment **Arzt/Ärztin;** *his son is training to be a doctor; if you have a pain in your chest, you ought to see a doctor; he has gone to the doctor's; do you want to make an appointment with the doctor?* **family doctor** = general practitioner *or* doctor who looks after the health of people in his area **Hausarzt/Hausärztin, praktische(r) Arzt/Ärztin**
(b) title given to a qualified person who is registered with the General Medical Council **Doktor, Dr.** *I have an appointment with Dr Jones*

> COMMENT: **doctor** is shortened to **Dr** when written before a name. In the UK surgeons are traditionally not called 'Doctor', but are

addressed as 'Mr', 'Mrs', etc. The title 'doctor' is also applied to persons who have a high degree from a university in a non-medical subject. So 'Dr Jones' may have a degree in music, or in any other subject without a connection with medicine

Döderlein's bacillus *noun* bacterium usually found in the vagina **Döderlein-Stäbchen, Lactobacillus acidophilus**

dolichocephaly *noun* condition of a person who has a skull which is longer than normal **Dolichozephalie, Langköpfigkeit**
◇ **dolichocephalic** *adjective* (person) with a long skull **dolichozephal, langköpfig**

COMMENT: in dolichocephaly, the measurement across the skull is less than 75% of the length of the head from front to back

dolor *noun* pain **Dolor, Schmerz**
◇ **dolorimetry** *noun* measuring of pain **Schmerzmessung**
◇ **dolorosa** *see* ADIPOSIS

domicile *noun (in official use)* home *or* place where someone lives **Wohnsitz**
◇ **domiciliary** *adjective* at home *or* in the home **häuslich, Haus-**; **the doctor made a domiciliary visit** = he visited the patient at home **der Arzt machte einen Hausbesuch**; **domiciliary midwife** = nurse with special qualification in midwifery, who can assist in childbirth at home **Hebamme für Hausgeburten**; **domiciliary services** = nursing services which are available to patients in their homes **häusliche Pflegedienste**

dominance *noun* being more powerful **Dominanz**; **cerebral dominance** = normal condition where the centres for various functions are located in one cerebral hemisphere **Seitendominanz**; **ocular dominance** = condition where a person uses one eye more than the other **monokulare Dominanz, Äugigkeit**
◇ **dominant** *adjective & noun* (genetic trait) which is more powerful than other recessive genes **dominant; dominante Eigenschaft, Dominante**

COMMENT: since each physical trait is governed by two genes, if one is recessive and the other dominant, the resulting trait will be that of the dominant gene

donor *noun* person who gives his own tissue *or* organs for use in transplants **Spender**; **blood donor** = person who gives blood to be used in transfusions **Blutspender**; **kidney donor** = person who gives one of his kidneys as a transplant **Nierenspender**; **donor card** = card carried by a person stating that he approves of his organs being used for transplanting after he has died **Spenderausweis**

dopamine *noun* substance found in the medulla of the adrenal glands, which also acts as a neurotransmitter, lack of which is associated with Parkinson's disease **Dopamin**

dormant *adjective* inactive for a time **inaktiv, latent**; *the virus lies dormant in the body for several years*

dorsal *adjective* (i) referring to the back; (ii) referring to the back of the body **(i) & (ii) dorsal**; **dorsal vertebrae** = twelve vertebrae in the back, between the cervical vertebrae and the lumbar vertebrae **Vertebrae thoracicae, Brustwirbel**; (NOTE: the opposite is **ventral**)
◇ **dorsi-** *or* **dorso-** *prefix* referring to the back **Dorsal-, Dorso-**
◇ **dorsiflexion** *noun* flexion towards the back of part of the body (such as raising the foot at the ankle, as opposed to plantar flexion) **Dorsalflexion**
◇ **dorsoventral** *adjective* (i) referring to the back of the body and the front; (ii) extending from the back of the body to the front **(i) & (ii) dorsoventral**
◇ **dorsum** *noun* back of any part of the body **Dorsum, Rücken**

dose
1 *noun* measured quantity of a drug *or* radiation which is to be administered to a patient at a time **Dosis**; *it is dangerous to exceed the prescribed dose*
2 *verb* **to dose with** = to give a patient a drug **verabreichen, geben**; *she dosed her son with aspirin and cough medicine before he went to his examination; the patient has been dosing herself with laxatives*
◇ **dosage** *noun* correct amounts of a drug calculated by a doctor to be necessary for a patient **Dosierung, Dosis**; *the doctor decided to increase the dosage of antibiotics; the dosage for children is half that for adults*
◇ **dosimeter** *noun* instrument which measures the amount of X-rays or other radiation received **Dosimeter**
◇ **dosimetry** *noun* measuring the amount of X-rays or radiation received, using a dosimeter **Dosimetrie**

double *adjective* with two similar parts **doppelt, zweifach**; **double figures** = numbers from 10 to 99 **zweistellige Zahlen**; **double**

pneumonia = pneumonia in both lungs **doppelseitige Lungenentzündung**; **double uterus** = DIDELPHYS; **bent double** = bent over completely so that the face is towards the ground **gekrümmt;** *he was bent double with arthritis*

◇ **double-blind** *noun* way of testing a new drug, where neither the people taking the test, nor the people administering it know which patients have had the real drug and which have had the placebo **doppelblind**

◇ **double-jointed** *adjective* able to bend joints to an abnormal degree **elastisch, gelenkig**

◇ **double vision** = DIPLOPIA

douche *noun* (i) the washing out of a bodily cavity; (ii) the device used to wash out a cavity **(i) Spülung; (ii) Dusche, Irrigator**; **vaginal douche** = (i) washing out of the vagina; (ii) the device used to wash out the vagina **(i) Scheidenspülung, Vaginalspülung; (ii) Scheidenirrigator, Vaginaldusche**

Douglas bag *noun* bag used for measuring the volume of air breathed out of the lungs **Douglas-Sack**

douloureux *see* TIC

Down's syndrome *noun* trisomy 21, a congenital defect, due to existence of an extra third chromosome at number 21; in which the patient has slanting eyes, a wide face, speech difficulties and is usually mentally retarded to some extent **Down-Syndrom, Trisomie 21**
(NOTE: sometimes called **mongolism** because of the shape of the eyes)

doze *verb* to sleep a little *or* to sleep lightly **dösen, schlummern;** *she dozed off for a while after lunch*

◇ **dozy** *adjective* sleepy **schläfrig;** *these antihistamines can make you feel dozy*

DPT = DIPHTHERIA, WHOOPING COUGH (PERTUSSIS), TETANUS; **DPT vaccine** *or* **DPT immunization** = combined vaccine *or* immunization against the three diseases **DPT-Impfstoff, DPT-Immunisierung**

drachm *noun* measure used in pharmacy (dry weight equals 3.8g, liquid measure equals 3.7ml) **Drachme (engl. und amerik. Arzneigewicht)**

dracontiasis *or* **dracunculiasis** *noun* tropical disease caused by the guinea worm *Dracunculus medinensis* which enters the body from infected drinking water and forms blisters on the skin, frequently leading to secondary arthritis, fibrosis and cellulitis **Drakontiase, Drakunkulose**

◇ **Dracunculus** *or* **guinea worm** *noun* parasitic worm which enters the body and rises to the skin to form a blister **Dracunculus medinensis, Guineawurm, Medinawurm**

dragée *noun* sugar-coated drug tablet *or* pill **Dragee**

drain

1 *noun*

(a) pipe for carrying waste water from a house **Abwasserleitung, Kanalisation;** *the report of the health inspectors was critical of the drains*

(b) tube to remove liquid from the body **Drain**

2 *verb* to remove liquid from something **drainieren, ableiten;** *an operation to drain the sinus; they drained the pus from the abscess*

◇ **drainage** *noun* removal of liquid from the site of an operation *or* pus from an abscess by means of a tube left in the body for a time **Drainage**

drape *noun* thin material used to place over a patient about to undergo surgery, leaving the operation site uncovered **Operationsabdecktuch**

draw-sheet *noun* sheet under a patient in bed, folded so that it can be pulled out as it becomes soiled **Unterziehtuch**

dream

1 *noun* images which a person sees when asleep **Traum;** *I had a bad dream about spiders*

2 *verb* to think you see something happening while you are asleep **träumen;** *he dreamt he was attacked by spiders*
(NOTE: **dreams - dreaming - dreamed** *or* **dreamt)**

drepanocyte = SICKLE CELL

◇ **drepanocytosis** = SICKLE-CELL ANAEMIA

dress *verb*

(a) to put on clothes **sich anziehen;** *he (got) dressed and then had breakfast; the surgeon was dressed in a green gown; you can get dressed again now*

(b) to clean a wound and put a covering over it **versorgen, verbinden;** *nurses dressed the wounds of the accident victims*

◇ **dressing** *noun* covering *or* bandage applied to a wound to protect it **Verband;** *the patient's dressings need to be changed every two hours* **gauze dressing** = dressing of thin light material **Mullverband**; **sterile dressing** = dressing which is sold in a sterile pack, ready for use **steriler Verband**; **adhesive dressing** *see* ADHESIVE

dribble *verb* to let liquid flow slowly out of an opening, especially saliva out of the mouth **tröpfeln, träufeln;** *the baby dribbled over her dress*

◇ **dribbling** *noun* (i) letting saliva flow out of the mouth; (ii) incontinence *or* being unable to keep back the flow of urine **(i) Sabbern; (ii) Harnträufeln**

drill
1 *noun* tool which rotates very rapidly to make a hole; surgical instrument used in dentistry to remove caries **Bohrer**
2 *verb* to make a hole with a drill **bohren;** *a small hole is drilled in the skull; the dentist drilled one of her molars*

drink
1 *noun*
(a) liquid which is swallowed **Getränk;** *have a drink of water; always have a hot drink before you go to bed* **soft drinks** = drinks (like orange juice) with no alcohol in them **alkoholfreie Getränke**
(b) alcoholic drink **Drink, alkoholisches Getränk**
2 *verb*
(a) to swallow liquid **trinken;** *he drinks two cups of coffee for breakfast; you need to drink at least five pints of liquid a day*
(b) to drink alcoholic drinks **trinken;** *do you drink a lot?*
(NOTE: **drinks - drinking - drank - has drunk)**

Drinker respirator *or* **iron lung** *noun* machine which encloses the whole of a patient's body except the head, and in which air pressure is increased and decreased, so forcing the patient to breathe in or out **Drinker-Respirator, eiserne Lunge**

drip *noun* method of introducing liquid slowly and continuously into the body, where a bottle of liquid is held above the patient and the fluid flows slowly down a tube into a needle in a vein *or* into the stomach **Tropf, Tropfinfusion**; **intravenous drip** = drip which goes into a vein **intravenöse Tropfinfusion**; **saline drip** = drip containing salt solution **Tropfinfusion mit Kochsalzlösung**; **drip feed** = drip containing nutrients **parenterale Ernährung**

drop
1 *noun*
(a) small quantity of liquid **Tropfen;** *a drop of water fell on the floor; the optician prescribed her some drops for the eyes*
(b) reduction *or* fall in quantity of something **Abfall, Abnahme; drop in pressure** = sudden reduction in pressure **Druckabfall**
2 *verb* to fall *or* to let something fall **fallen; fallen lassen;** *pressure in the artery dropped suddenly*

◇ **drop attack** *noun* condition where a person suddenly falls down, though he is not unconscious, caused by sudden weakness of the spine **Drop-Anfall**

◇ **drop foot** *or* **drop wrist** *noun* conditions, caused by muscular disorder, where the ankle *or* wrist is not strong, and the foot *or* hand hangs limp **Fallfuß; Fallhand**

◇ **droplet** *noun* very small drop of liquid **Tröpfchen**

◇ **drop off** *verb* to fall asleep **einschlafen, einnicken;** *she dropped off in front of the TV*

dropsy *noun* swelling of part of the body because of accumulation of fluid in the tissues **Hydrops, Wassersucht, Ödem**

> COMMENT: dropsy is usually caused by kidney failure or heart failure, leading to bad circulation. The legs (especially the ankles) and the arms become very swollen

drown *verb* to die by inhaling liquid **ertrinken;** *he fell into the sea and (was) drowned; six people drowned when the boat sank*

◇ **drowning** *noun* act of dying by inhaling liquid **Ertrinken;** *the autopsy showed that death was due to drowning* **dry drowning** = death where the patient's air passage has been constricted because he is under water, though he does not inhale any water **trockenes Ertrinken**

drug *noun*
(a) chemical substance (either natural or synthetic) which is used in medicine and affects the way in which organs *or* tissues function **Medikament, Arzneimittel;** *the doctors are trying to cure him with a new drug; she was prescribed a course of pain-killing drugs; the drug is being monitored for possible side-effects*
(b) habit-forming substance **Droge, Rauschgift;** *he has been taking drugs for several months; the government is trying to stamp out drug pushing* **drug abuse** = taking habit-forming drugs **Drogenmissbrauch, Arzneimittelmissbrauch**; **a high rate of drug-related deaths** = of deaths associated with the taking of drugs **eine hohe Zahl an Drogentoten**; *see also* ADDICT, ADDICTION

◇ **drugstore** *noun (US)* shop where medicines and drugs can be bought (as well as many other goods) **Apotheke, Drogerie**

COMMENT: there are three classes of controlled drugs: **Class 'A' drugs:** (cocaine, crack, ecstasy, heroin, LSD, etc.); **Class 'B' drugs:** (amphetamines, cannabis, codeine, etc.); and **Class 'C' drugs:** (drugs which are related to the amphetamines, such as benzphetamine). The drugs are covered by five schedules under the Misuse of Drugs Regulations: **Schedule 1:** drugs which are not used medicinally, such as cannabis, crack, ecstasy and LSD, for which possession and supply are prohibited; **Schedule 2:** drugs which can be used medicinally, such as heroin, morphine, cocaine, and amphetamines: these are fully controlled as regards prescriptions by doctors, safe custody in pharmacies, registering of sales, etc. **Schedule 3:** barbiturates, which are controlled as regards prescriptions, but need not be kept in safe custody; **Schedule 4:** benzodiazepines, which are controlled as regards registers of purchasers; **Schedule 5:** other substances for which invoices showing purchase must be kept

drum *see* EARDRUM

drunk *adjective* intoxicated with too much alcohol **betrunken**

◇ **drunken** *adjective* intoxicated **betrunken;** *the doctors has to get help to control the drunken patient*

(NOTE: drunken is only used in front of a noun, and drunk is usually used after the verb to be: **a drunken patient; that patient is drunk)**

dry

1 *adjective* not wet *or* with the smallest amount of moisture **trocken;** *the surface of the wound should be kept dry; she uses a cream to soften her dry skin* **dry burn** = burn caused by touching a very hot dry surface **trockene Verbrennung**; **dry gangrene** = condition where the blood supply has been cut off and the tissue becomes black **trockene Gangrän;** **dry ice** = CARBON DIOXIDE **dry - drier - driest**

2 *verb* to remove moisture from something; to wipe something until it is dry **trocknen**

◇ **dryness** *noun* state of being dry **Trockenheit;** *she complained of dryness in her mouth; dryness in the eyes, accompanied by rheumatoid arthritis*

◇ **dry out** *verb* (i) to dry completely; (ii); *(informal)* to be treated *or* to treat someone for alcoholism **(i) austrocknen; (ii) trocken werden; entziehen**

DSS = DEPARTMENT OF SOCIAL SECURITY

DTs = DELIRIUM TREMENS

Duchenne muscular dystrophy *noun* hereditary disease of the muscles where some muscles (starting with the legs) swell and become weak **Duchenne-Muskeldystrophie**

COMMENT: usually found in young boys. It is carried in the mother's genes

Ducrey's bacillus *noun* type of bacterium found in the lungs, causing chancroid **Ducrey-Streptobakterium, Haemophilus ducreyi**

duct *noun* tube which carries liquids, especially one which carries secretions **Ductus, Gang**; **bile duct** = tube which links the cystic duct and the hepatic duct to the duodenum **Ductus choledochus, Gallengang**; **cochlear duct** = spiral channel in the cochlea **Ductus cochlearis, häutiger Schneckengang**; **collecting duct** = part of the kidney filtering system **Sammeltubus, Sammelröhrchen, Tubulus renalis colligens**; **common hepatic duct** = duct from the liver formed when the right and left hepatic ducts join **Ductus hepaticus communis, gemeinsamer Lebergallengang**; **cystic duct** = duct which takes bile from the gall bladder to the common bile duct **Ductus cysticus, Gallenblasengang**; **efferent duct** = duct which carries liquid away from an organ **Ausführungsgang**; **ejaculatory ducts** = two ducts formed by the seminal vesicles and vas deferens, which go through the prostate and end in the urethra **Ductus ejaculatorii, Spritzkanäle** *see illustration* UROGENITAL SYSTEM (MALE); **hepatic duct** = duct which links the liver to the bile duct leading to the duodenum **Ductus hepaticus, Lebergallengang**; **nasolacrimal duct** *or* **tear duct** = canal which takes tears from the lacrimal sac into the nose **Ductus nasolacrimalis, Tränennasengang**; **right lymphatic duct** = one of the main terminal ducts for carrying lymph, draining the right side of the head and neck **Ductus lymphaticus dexter, rechter Hauptlympfgang**; **pancreatic duct** = duct leading through the pancreas to the duodenum **Ductus pancreaticus, Bauchspeichelgang**; **semicircular ducts** = ducts in the semicircular canals in the ear **Ductus semicirculares, häutige Bogengänge** *see illustration* EAR; **thoracic duct** = one of the main terminal ducts carrying lymph, on the left side of the neck **Ductus thoracicus, Milchbrustgang**

◇ **ductless gland** *or* **endocrine gland** *noun* gland without a duct which produces hormones which are introduced directly into the bloodstream (such as the pituitary gland, thyroid gland, the adrenals, and the gonads) **endokrine Drüse** *see illustration* GLAND

◇ **ductule** *noun* very small duct **Ductulus, kleiner Gang**

◇ **ductus** *noun* duct **Ductus, Gang; ductus arteriosus** = in a fetus, the blood vessel connecting the left pulmonary artery to the aorta so that blood does not pass through the lungs **Ductus (arteriosus) Botalli; ductus deferens** *or* **vas deferens** = one of two tubes along which sperm passes from the epididymis to the prostate gland **Ductus deferens, Vas deferens, Samenleiter** *see illustration* UROGENITAL SYSTEM (MALE); **ductus venosus** = in a fetus, the blood vessel connecting the portal sinus to the inferior vena cava **Ductus venosus (Arantii), Ductus Arantii**

ductile *adjective* soft *or* which can bend **dehnbar**

dull
1 *adjective* (pain) which is not sharp, but continuously painful **dumpf;** *she complained of a dull throbbing pain in her head; he felt a dull pain in the chest*
2 *verb* to make less sharp **dämpfen, betäuben;** *his senses were dulled by the drug*

dumb *adjective* not able to speak **stumm**

◇ **dumbness** *noun* being unable to speak **Stummheit**

dummy *noun* rubber teat given to a baby to suck, to prevent it crying **Schnuller, Beruhigungssauger**
(NOTE: US English is **pacifier)**

dumping syndrome *noun* rapid passing of the contents of the stomach and duodenum into the jejunum, causing fainting, diarrhoea and sweating in patients who have had a gastrectomy **Dumping-Syndrom, Sturzentleerung des Magens**

duoden- *prefix* referring to the duodenum **Duoden-**

◇ **duodenal** *adjective* referring to the duodenum **duodenal; duodenal papillae** = small projecting parts in the duodenum where the bile duct and pancreatic duct open **Papillae duodeni, Zwölffingerdarmpapillen; duodenal ulcer** = ulcer in the duodenum **Ulcus duodeni, Duodenalulkus, Zwölffingerdarmgeschwür**

◇ **duodenoscope** *noun* instrument used to examine the inside of the duodenum **Duodenoskop**

◇ **duodenostomy** *noun* permanent opening made between the duodenum and the abdominal wall **Duodenostomie**

◇ **duodenum** *noun* first part of the small intestine, going from the stomach to the jejunum **Duodenum, Zwölffingerdarm** *see illustration* DIGESTIVE SYSTEM, STOMACH

> COMMENT: the duodenum is the shortest part of the small intestine, about 250 mm long. It takes bile from the gall bladder and pancreatic juice from the pancreas and continues the digestive processes started in the mouth and stomach

Dupuytren's contracture *noun* condition where the palmar fascia becomes thicker, causing the fingers (usually the middle and ring fingers) to bend forwards **Dupuytren-Kontraktur**

dura mater *noun* thicker outer meninx covering the brain and spinal cord **Dura mater, harte Hirn-/Rückenmarkhaut**

◇ **dural** *adjective* referring to the dura mater **dural, Dura-**

Dutch cap *noun* vaginal diaphragm *or* contraceptive device for women, which is placed over the cervix uteri before sexual intercourse **Scheidenpessar, Portiokappe**

duty *noun* requirement for a particular job *or* something which has to be done (especially in a particular job) *or* work which a person has to do **Pflicht, Aufgabe;** *what are the duties of a night sister?* **to be on duty** = to be doing official work at a special time **im Dienst sein; night duty** = work done at night **Nachtdienst;** *Nurse Smith is on night duty this week* **duty nurse** = nurse who is on duty **Dienst habende Schwester; a doctor owes a duty of care to his patient** = the doctor has to treat a patient in a proper way, as this is part of the work of being a doctor **der Arzt hat eine Sorgfaltspflicht seinen Patienten gegenüber**

d.v.t. *or* **DVT** = DEEP VEIN THROMBOSIS

dwarf *noun* person who is much smaller than normal **Zwerg**

◇ **dwarfism** *noun* condition where the growth of a person has stopped leaving him much smaller than normal **Zwergwuchs, Minderwuchs, Nanosomie, Nanismus**

> COMMENT: may be caused by achondroplasia, where the long bones in the arms and legs do not develop fully but the trunk and head are of normal size. Dwarfism can have other causes, such as rickets *or* deficiency in the pituitary gland

dynamometer *noun* instrument for measuring the force of muscular contraction **Dynamometer**

-dynia *suffix* meaning pain **-dynie**

dys- *prefix* meaning difficult *or* defective **Dys-**

◇ **dysaesthesia** *noun* (i) impairment of a sense, in particular the sense of touch; (ii) unpleasant feeling of pain experienced when the skin is touched lightly **(i) & (ii) Dysästhesie**

◇ **dysarthria** *noun* difficulty in speaking words clearly, caused by damage to the central nervous system **Dysarthrie**

◇ **dysbarism** *noun* any disorder caused by differences between the atmospheric pressure outside the body and the pressure inside **Dysbarismus**

◇ **dysbasia** *noun* difficulty in walking, especially when caused by a lesion to a nerve **Dysbasie, Gehstörung**

◇ **dyschezia** *noun* difficulty in passing faeces **Dyschezie**

◇ **dyschondroplasia** *noun* abnormal shortness of long bones **Dyschondroplasie**

◇ **dyscoria** *noun* (i) abnormally shaped pupil of the eye; (ii) abnormal reaction of the pupil **(i) & (ii) Dyskorie**

◇ **dyscrasia** *noun* old term for any abnormal body condition **Dyskrasie**

◇ **dysdiadochokinesia** *noun* inability to carry out rapid movements, caused by a disorder *or* lesion of the cerebellum **Dysdiadochokinese**

dysentery *noun* infection and inflammation of the colon, causing bleeding and diarrhoea **Dysenterie, Ruhr**

◇ **dysenteric** *adjective* referring to dysentery **dysenterisch**

> COMMENT: dysentery occurs mainly in tropical countries. The symptoms include diarrhoea, discharge of blood and pain in the intestines. There are two main types of dysentery: bacillary dysentery, caused by the bacterium *Shigella* in contaminated food; and amoebic dysentery or amoebiasis, caused by a parasitic amoeba *Entamoeba histolytica* spread through contaminated drinking water

dysfunction *noun* abnormal functioning of an organ **Dysfunktion, Funktionsstörung**

◇ **dysfunctional uterine bleeding** *noun* bleeding in the uterus, not caused by a menstrual period **dysfunktionelle Uterusblutung**

◇ **dysgenesis** *noun* abnormal development **Dysgenesie**

◇ **dysgerminoma** *noun* malignant tumour of the ovary *or* testicle **Dysgerminom**

◇ **dysgraphia** *noun* (i) difficulty in writing caused by a brain lesion; (ii) writer's cramp **i) & (ii) Dysgraphie**

◇ **dyskinesia** *noun* inability to control voluntary movements **Dyskinesie**

◇ **dyslalia** *noun* disorder of speech, caused by abnormal formation of the tongue **Dyslalie, Stammeln**

dyslexia *or* **word blindness** *noun* disorder of development, where a person is unable to read or write properly and confuses letters **Legasthenie, Lese- und Rechtschreibschwäche (LRS)**

◇ **dyslexic**
1 *adjective* referring to dyslexia **legasthenisch**
2 *noun* person suffering from dyslexia **Legastheniker/-in**

> COMMENT: caused either by an inherited disability or by a brain lesion; dyslexia does not suggest any lack of normal intelligence

dyslogia *noun* difficulty in putting ideas in words **Dyslogie**

◇ **dysmenorrhoea** *noun* pain experienced at menstruation **Dysmenorrhoe**; **primary** *or* **essential dysmenorrhoea** = dysmenorrhoea which occurs at the first menstrual period **primäre Dysmenorrhoe, essenzielle Dysmenorrhoe**; **secondary dysmenorrhoea** = dysmenorrhoea which starts at some time after the first menstruation **sekundäre Dysmenorrhoe**

◇ **dysostosis** *noun* defective formation of bones **Dysostose**

◇ **dyspareunia** *noun* difficult *or* painful sexual intercourse in a woman **Dyspareunie**

◇ **dyspepsia** *or* **indigestion** *noun* condition where a person feels pains *or* discomfort in the stomach, caused by indigestion **Dyspepsie, Verdauungsstörung**

◇ **dyspeptic** *adjective* referring to dyspepsia **dyspeptisch**

◇ **dysphagia** *noun* difficulty in swallowing **Dysphagie**

◇ **dysphasia** *noun* difficulty in speaking and putting words into the correct order **Dysphasie**

◇ **dysphemia** = STAMMERING

◇ **dysphonia** *noun* difficulty in speaking caused by impairment of the voice *or* vocal cords *or* by laryngitis **Dysphonie**

◇ **dysplasia** *noun* abnormal development of tissue **Dysplasie**

◇ **dyspnoea** *noun* difficulty *or* pain in breathing **Dyspnoe**; **paroxysmal dyspnoea** = attack of breathlessness at night, caused by heart failure **paroxysmale (nächtliche) Dyspnoe**

◇ **dyspraxia** *noun* difficulty in carrying out coordinated movements **Dyspraxie**

◇ **dysrhythmia** *noun* abnormal rhythm (either in speaking *or* in electrical impulses in the brain) **Dysrhythmie**

◇ **dyssynergia** = ASYNERGIA

◇ **dystocia** *noun* difficult childbirth **Dystokie**; **fetal dystocia** = difficult childbirth caused by an abnormality *or* malpresentation of the fetus **fetale Dystokie**; **maternal dystocia** = difficult childbirth caused by an abnormality in the mother **mütterliche Dystokie**

◇ **dystonia** *noun* disordered muscle tone, causing involuntary contractions which make the limbs deformed **Dystonie**

dystrophia *or* **dystrophy** *noun* wasting of an organ *or* muscle *or* tissue due to lack of nutrients in that part of the body **Dystrophia, Dystrophie**; **dystrophia adiposogenitalis** = FRÖHLICH'S SYNDROME; **dystrophia myotonica** = hereditary disease with muscle stiffness followed by atrophy of the face and neck muscles **Dystrophia myotonica, myotonische Dystrophie, Curschmann-Batten-Steinert-Syndrom**; **muscular dystrophy** = condition where the tissue of the muscles wastes away **Muskeldystrophie**

dysuria *noun* difficulty in passing urine **Dysurie**

Ee

Vitamin E *noun* vitamin found in vegetables, vegetable oils, eggs and wholemeal bread **Vitamin E**

ear *noun* organ which is used for hearing **Ohr, Auris**; *if your ears are blocked, ask a doctor to syringe them; he has gone to see an ear specialist about his deafness* **inner ear** = part of the ear inside the head containing the vestibule, the cochlea and the semicircular canals **Innenohr**; **middle ear** = part of the ear between the eardrum and the inner ear, containing the ossicles **Mittelohr**; **outer ear** *or* **external ear** *or* **pinna** = the ear on the outside of the head together with the passage leading to the eardrum **äußeres Ohr**; **ear canal** = one of several passages in or connected to the ear, especially the external auditory meatus *or* passage from the outer ear to the eardrum **Gehörgang**; **ear ossicle** *or* **auditory ossicle** = one of three small bones (the malleus, the incus and the stapes) in the middle ear **Ossicula auditus, Gehörknöchelchen**; (NOTE: for terms referring to the ear see words beginning with **auric-, ot-** or **oto-)**

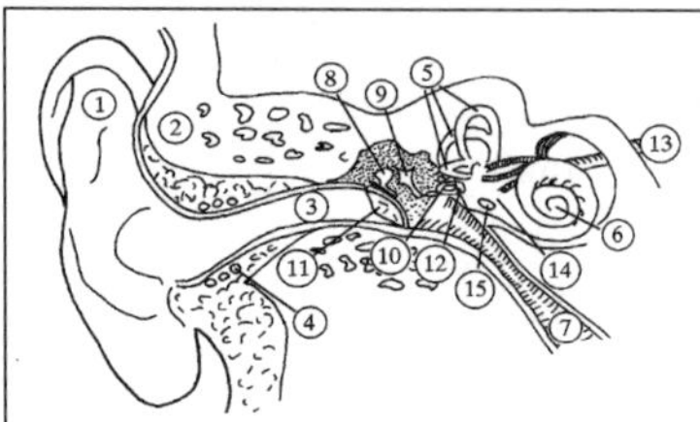

EAR	OHR
1. pinna	1. äußeres Ohr
2. temporal bone	2. Os temporale
3. external auditory meatus	3. Meatus acusticus externus
4. ceruminous glands	4. Glandulae ceruminosae
5. semicircular canals	5. Canales semicirculares ossei
6. cochlea	6. Cochlea
7. Eustachian tube	7. Eustachio-Röhre
8. malleus	8. Malleus
9. incus	9. Incus
10. stapes	10. Stapes
11. tympanic membrane (eardrum)	11. Membrana tympani (Trommelfell)
12. round window	12. rundes Fenster
13. auditory nerve	13. Nervus vestibulocochlearis
14. vestibule	14. Vestibulum
15. oval window	15. ovales Fenster

◇ **earache** *or* **otalgia** *noun* pain in the ear **Ohrenschmerz, Otalgie, Otodynie**

◇ **eardrum** *or* **myringa** *or* **tympanum** *noun* membrane at the end of the external auditory meatus leading from the outer ear, which vibrates with sound and passes the vibrations on to the ossicles in the middle ear **Trommelfell, Membrana tympani**; (NOTE: for terms referring to the eardrum see words beginning **auric-** or **tympan-)**

◇ **earwax** *or* **cerumen** *noun* wax which forms inside the ear **Ohrenschmalz, Zerumen**

COMMENT: the outer ear is shaped in such a way that it collects sound and channels it to the eardrum. Behind the eardrum, the three ossicles in the middle ear vibrate with sound and transmit the vibrations to the cochlea in the inner ear. From the cochlea, the vibrations are passed by the auditory nerve to the brain

ease *verb* to make (pain *or* worry) less **lindern, erleichtern**; *she had an injection to* *ease the pain in her leg; the surgeon tried to ease the patient's fears about the results of the scan*

eat *verb* to chew and swallow food **essen;** *I haven't eaten anything since breakfast; the patient must not eat anything for twelve hours before the operation* **eating disorders** = illnesses (such as anorexia or bulimia) which are associated with eating **Essstörungen**; **eating habits** = types of food and quantities of food regularly eaten by a person **Essgewohnheiten;** *the dietitian advised her to change her eating habits*
(NOTE: **eats - eating - ate - has eaten)**

EB virus = EPSTEIN-BARR VIRUS

eburnation *noun* conversion of cartilage into a hard mass with a shiny surface like bone **Eburnifikation**

ecbolic *adjective & noun* (substance) which produces contraction of the uterus and so induces childbirth *or* abortion **Wehen auslösend, abortiv; Wehenmittel, Abortivum**

ecchondroma *noun* benign tumour on the surface of cartilage *or* bone **Ekchondrom**

ecchymosis *or* **bruise** *or* **contusion** *noun* dark area on the skin, made by blood which has escaped into the tissues after a blow **Ekchymose, Hautblutung**

eccrine *or* **merocrine** *adjective* which stays intact during secretion, referring especially to the sweat glands which exist all over the body **ekkrin, merokrin**

eccyesis = ECTOPIC PREGNANCY

ecdysis *or* **desquamation** *noun* continuous process of losing the outer layer of dead skin **Häutung, Schuppung**

ECG = ELECTROCARDIOGRAM

echinococciasis *noun* disorder caused by a tapeworm *Echinococcus* which forms hydatid cysts in the lungs, liver, kidney or brain **Echinokokkose**

◇ **Echinococcus granulosus** *noun* type of tapeworm, usually found in animals, but sometimes transmitted to humans, causing hydatid cysts **Echinococcus granulosus**

echo- *prefix* referring to sound **Echo-**

◇ **echocardiogram** *noun* recording of heart movements using ultrasound **Echokardiogramm**

◇ **echocardiography** *noun* ultrasonography of the heart **Echokardiographie**

◇ **echoencephalography** *noun* ultrasonography of the brain **Echoenzephalographie**

◇ **echography** *noun* ultrasonography *or* passing ultrasound waves through the body and recording echoes to show details of internal organs **Echographie, Ultraschalldiagnostik**

◇ **echokinesis** *noun* meaningless imitating of another person's actions **Echokinese**

◇ **echolalia** *noun* repeating words spoken by another person **Echolalie, Echophrasie**

◇ **echopraxia** *noun* imitating another person's actions **Echopraxie**

◇ **echovirus** *noun* one of a group of viruses which can be isolated from the intestine and which can cause serious illnesses such as aseptic meningitis, gastroenteritis and respiratory infection in small children **ECHO-Virus**; *compare* REOVIRUS

eclabium *noun* turning the lips outwards *or* eversion of the lips **Lippeneversion**

eclampsia *noun* serious condition of pregnant women at the end of pregnancy, where the patient has convulsions and high blood pressure and may go into a coma, caused by toxaemia of pregnancy **Eklampsie**

ecmnesia *noun* not being able to remember recent events, while remembering clearly events which happened some time ago **Ekmnesie**

ecology *noun* study of the environment and the relationship of living organisms to it **Ökologie**; **human ecology** = study of man's place in the natural world **Humanökologie**

◇ **ecological** *adjective* referring to ecology **ökologisch**

◇ **ecologist** *noun* scientist who studies ecology **Ökologe/Ökologin**

écraseur *noun* surgical instrument (usually with a wire loop) used to cut a part *or* a growth off at its base **Ecraseur**

ecstasy *noun*
(a) feeling of extreme happiness **Ekstase**
(b) 3,4-methylenedioxymethamphetamine, a powerful drug that acts as a stimulant and can produce hallucinations **Ecstasy**

ECT = ELECTROCONVULSIVE THERAPY **Elektrokrampftherapie (EKT)**

ect- *or* **ecto-** *prefix* meaning outside **Ekt-, Ekto-**

◇ **ectasia** *noun* dilatation of a passage **Ektasie**

◇ **ecthyma** *noun* skin disorder *or* serious form of impetigo which penetrates deep under the skin and leaves scars **Ekthym**

◇ **ectoderm** *or* **embryonic ectoderm** *noun* outer layer of an early embryo **Ektoderm, äußeres Keimblatt**

◇ **ectodermal** *adjective* referring to the ectoderm **ektodermal**

◇ **ectomorph** *noun* type of person who tends to be quite thin **Ektomorpher**

◇ **ectomorphic** *adjective* referring to an ectomorph **ektomorph**; *compare* ENDOMORPH, MESOMORPH

-ectomy *suffix* referring to the removal of a part by surgical operation **-ektomie**; **appendicectomy** *or (US)* **appendectomy** = operation to remove the appendix **Appendektomie**

ectoparasite *noun* parasite which lives on the skin **Ektoparasit**; *compare* ENDOPARASITE

◇ **ectopia** *noun* condition where an organ *or* part of the body is not in its normal position **Ektopie**

◇ **ectopic** *adjective* abnormal *or* not in the normal position **ektop(isch)**

◇ **ectopic beat** *or* **extrasystole** = abnormal extra beat of the heart which originates from a point other than the sinoatrial node **Extrasystole**; **ectopic pacemaker** = abnormal function of the heart muscle which takes the place of the sinoatrial node **ektoper Schrittmacher**; **ectopic pregnancy** *or* **extrauterine pregnancy** *or* **eccyesis** = pregnancy where the fetus develops outside the womb, often in one of the Fallopian tubes (tubal pregnancy) **ektopische Schwangerschaft, Extrauteringravidität**

(NOTE: the opposite is **entopic**)

◇ **ectoplasm** *noun (in cells)* outer layer of cytoplasm which is the densest part of the cytoplasm **Ektoplasma**

ectro- *prefix* meaning absence *or* lack of something (usually congenital) **Ektro-**

◇ **ectrodactyly** *noun* congenital absence of all *or* part of a finger **Ektrodaktylie**

◇ **ectrogeny** *noun* congenital absence of a part at birth **Ektrogenie**

◇ **ectromelia** *noun* congenital absence of one or more limbs **Ektromelie**

ectropion *noun* eversion *or* turning of the edge of an eyelid outwards **Ektropium, Ektropion**

eczema *noun* non-contagious inflammation of the skin, with itchy rash and blisters **Ekzem**; **atopic eczema** = type of eczema often caused by hereditary allergy **atopisches Ekzem, atopische Dermatitis, Neurodermitis atopica**; **endogenous eczema** = eczema which is caused internally **endogenes Ekzem**; **seborrhoeic eczema** = type of eczema where scales form on the skin, usually on the scalp, and then move down the body **seborrhoische Dermatitis, seborrhoisches Ekzematoid**; **varicose eczema** *or* **hypostatic eczema** = eczema which develops on the legs, caused by bad circulation **Stauungsekzem**; *see also* PURIFIED

◇ **eczematous** *adjective* referring to eczema **ekzematös**; **eczematous dermatitis** = itchy inflammation *or* irritation of the skin due an allergic reaction to a substance which a person has touched or absorbed **Ekzem**

EDD = EXPECTED DATE OF DELIVERY

edema *(US)* = OEDEMA

edentulous *adjective* having lost all teeth **zahnlos**

edible *adjective* which can be eaten **essbar**; **edible fungi** = fungi which can be eaten and are not poisonous **essbare Pilze**

EEG = ELECTROENCEPHALOGRAM

effect
1 *noun* result of a drug *or* a treatment *or* an action **Wirkung;** *the effect of the disease is to make the patient blind; the antiseptic cream has had no effect on the rash; radiotherapy has a positive effect on cancer cells*
2 *verb* to make something happen **bewirken;** *the doctors effected a cure*

◇ **effective** *adjective* which has an effect **wirksam, effektiv;** *his way of making the children keep quiet is very effective; embolization is an effective treatment for severe haemoptysis*

◇ **effector** *noun* special nerve ending in muscles *or* glands which is activated to produce contraction *or* secretion **Effektor**

efferens *see* VAS EFFERENS

efferent *adjective* carrying away from part of the body *or* from the centre **efferent**; **efferent duct** = duct which carries a secretion away from a gland **Drüsenausführungsgang**;

efferent vessel = vessel which drains lymph from a gland **efferentes Gefäß**
(NOTE: the opposite is **afferent)**

efficient *adjective* which works well *or* which functions correctly **effizient, wirksam;** *the new product is an efficient antiseptic; the ward sister is extremely efficient*
◇ **efficiently** *adverb* in an efficient way **effizient;** *she manages all her patients very efficiently*

effleurage *noun* form of massage where the skin is stroked in one direction to increase blood flow **Effleurage, Streichmassage**

effort *noun* using power, either mental or physical **Anstrengung, Mühe;** *he made an effort and lifted his hands above his head; it took a lot of effort to walk even this short distance; if he made an effort he would be able to get out of bed* **effort syndrome** *or* **da Costa's syndrome** *or* **disordered action of the heart** = condition where the patient suffers palpitations caused by worry **Effort-Sydrom, DaCosta-Syndrom, neurozirkulatorische Asthenie**

effusion *noun* (i) discharge of blood *or* fluid *or* pus into or out of an internal cavity; (ii) fluid *or* blood *or* pus which is discharged **(i) Erguss, Ausschwitzen; (ii) Erguss**; **pericardial effusion** = excess of fluid which forms in the pericardial sac **Perikarderguss**; **pleural effusion** = excess of fluid formed in the pleural sac **Pleuraerguss**

egg *noun*
(a) reproductive cell produced in the female body by the ovary, and which, if fertilized by the male sperm, becomes an embryo **Ei**; **egg cell** = immature ovum *or* female cell **Eizelle, Ovum**
(b) hen's egg = egg with a hard shell, laid by a chicken, which is used for food **Hühnerei;** *he is allergic to eggs*

ego *noun (in psychology)* part of the mind which is consciously in contact with the outside world and is influenced by experiences of the world **Ego, Ich**; *compare* ID, SUBCONSCIOUS, SUPEREGO

Egyptian ophthalmia *see* TRACHOMA

EHO = ENVIRONMENTAL HEALTH OFFICER

EIA = EXERCISE-INDUCED ASTHMA

eidetic imagery *noun* recalling extremely clear pictures in the mind **eidetische Anschauungsbilder**

Eisenmenger syndrome *noun* heart disease caused by a septal defect between the ventricles, with pulmonary hypertension **Eisenmenger-Syndrom**

ejaculation *noun* sending out of semen from the penis **Ejakulation**; **premature ejaculation** = situation where the man ejaculates too early during sexual intercourse **vorzeitige Ejakulation, Ejaculatio praecox**
◇ **ejaculate** *verb* to send out semen from the penis **ejakulieren**
◇ **ejaculatio praecox** *noun* situation where the man ejaculates too early during sexual intercourse **Ejaculatio praecox**
◇ **ejaculatory** *adjective* referring to ejaculation **Ejakulations-**; **ejaculatory ducts** = two ducts, leading from the seminal vesicles and vas deferens, which go through the prostate and end in the urethra **Ductus ejaculatorii, Spritzkanäle** *see illustration* UROGENITAL SYSTEM (MALE)

eject *verb* to send out something with force **auswerfen, ausstoßen;** *blood is ejected from the ventricle during systole*
◇ **ejection** *noun* sending out something with force **Ejektion, Auswurf, Austreibung**

EKG *(US)* = ELECTROCARDIOGRAM
(NOTE: GB English is **ECG)**

elastic *adjective* which can be stretched and compressed and return to its former shape **elastisch**; **elastic bandage** = type of stretch bandage used to compress varicose tissues *or* to support weak joints **elastische Binde**; **elastic cartilage** *or* **yellow elastic fibrocartilage** = flexible cartilage such as that in the external ear **elastischer (Faser)knorpel**; **elastic fibres** *or* **yellow fibres** = basic components of elastic cartilage, also found in the skin and the walls of arteries or the lungs **elastische Fasern**; **elastic tissue** = connective tissue, as in the walls of arteries or of the alveoli in the lungs, which contains elastic fibres **elastisches Bindegewebe**
◇ **elasticity** *noun* being able to expand and be compressed and to return to the former shape **Elastizität**
◇ **elastin** *noun* protein which occurs in elastic fibres **Elastin**

elation *noun* being stimulated and excited **freudige Erregung, Hochstimmung**

elbow *noun* hinged joint where the arm bone (humerus) joins the forearm bones (radius and ulna) **Ellenbogen**; **tennis elbow** *or (US)* **pitcher's elbow** = inflammation of the

tendons of the extensor muscles in the hand which are attached to the bone near the elbow **Tennisarm, Tennisellenbogen**
(NOTE: for other terms referring to the elbow, see **cubital**)

elderly *adjective & noun* old (person) *or* (person) aged over 65 **ältere(r,s); Ältere(r);** *she looks after her two elderly parents; a home for elderly single women* **the elderly** = old people **Ältere**

elective *adjective* (i) (chemical substance) which tends to combine with one particular substance rather than another; (ii) (part of a course in a college *or* university) which a student can choose to take rather than another **(i) elektiv; (ii) Wahl-; elective surgery** *or* **elective treatment** = surgery *or* treatment which a patient can choose to have but is not urgently necessary to save his life **elektiver Eingriff, elektive Therapie**

Electra complex *noun (in psychology)* condition where a girl feels sexually attracted to her father and sees her mother as an obstacle **Elektrakomplex**

electricity *noun* electron energy which can be converted to light *or* heat *or* power **Elektrizität;** *the motor is run by electricity; electricity is used to administer shocks to a patient*

◇ **electric** *adjective* worked by electricity; used for carrying electricity **elektrisch**; **electric shock** = sudden passage of electricity into the body, causing a nervous spasm or, in severe cases, death **Elektroschock**; **electric shock treatment** = treatment of a disorder by giving the patient light electric shocks **Elektroschocktherapie, Elektrokrampftherapie**

◇ **electro-** *prefix* referring to electricity **Elektro-**

◇ **electrocardiogram (ECG)** *noun* chart which records the electrical impulses in the heart muscle **Elektrokardiogramm (EKG)**

◇ **electrocardiograph** *noun* apparatus for measuring and recording the electrical impulses of the muscles of the heart as it beats **Elektrokardiograph**

◇ **electrocardiography** *noun* process of recording the electrical impulses of the heart **Elektrokardiographie**

◇ **electrocardiophonography** *noun* process of electrically recording the sounds of the heartbeats **Phonokardiographie**

◇ **electrocautery** = GALVANOCAUTERY

◇ **electrochemical** *adjective* referring to electricity and chemicals and their interaction **elektrochemisch**

◇ **electrocoagulation** *noun* control of haemorrhage in surgery by coagulation of divided blood vessels by passing a high-frequency electric current through them **Elektrokoagulation**

◇ **electroconvulsive therapy (ECT)** *or* **electroplexy** *noun* treatment of severe depression and some mental disorders by giving the patient small electric shocks in the brain to make him have convulsions **Elektrokrampftherapie (EKT), Elektroschocktherapie**

◇ **electrode** *noun* conductor of an electrical apparatus which touches the body and carries an electric shock **Elektrode**

◇ **electrodessication** *or* **fulguration** *noun* destruction of tissue (such as the removal of a wart) by burning with an electric needle **Elektrodessikation, Fulguratio(n)**

◇ **electroencephalogram (EEG)** *noun* chart on which are recorded the electrical impulses in the brain **Elektroenzephalogramm**

◇ **electroencephalograph** *noun* apparatus which records the electrical impulses in the brain **Elektroenzephalograph**

◇ **electroencephalography** *noun* process of recording the electrical impulses in the brain **Elektroenzephalographie**

◇ **electrolysis** *noun* destruction of tissue (such as removing unwanted hair) by applying an electric current **Elektrolyse**

◇ **electrolyte** *noun* chemical solution of a substance which can conduct electricity **Elektrolyt**

◇ **electrolytic** *adjective* referring to electrolytes *or* to electrolysis **elektrolytisch**

◇ **electromyogram (EMG)** *noun* chart showing the electric currents in muscles in action **Elektromyogramm (EMG)**

◇ **electromyography** *noun* study of electric currents in active muscles **Elektromyographie**

◇ **electron** *noun* negative particle in an atom **Elektron**; **electron microscope (EM)** = microscope which uses a beam of electrons instead of light **Elektronenmikroskop (EM)**

◇ **electronic** *adjective* referring to electrons *or* working with electrons **elektronisch**; **electronic stethoscope** = stethoscope fitted with an amplifier **elektronisches Stethoskop**

◇ **electro-oculography** *noun* recording the electric currents round the eye, induced by eye movements **Elektrookulographie (EOG)**

◊ **electrophoresis** *noun* analysis of a substance by the movement of charged particles towards an electrode in a solution **Elektrophorese**

◊ **electroplexy** *noun* see ELECTROCONVULSIVE THERAPY

◊ **electroretinography** *noun* process of recording electrical changes in the retina when stimulated by light **Elektroretinographie**

◊ **electroshock therapy** *or* **electroshock treatment** *or* **electroplexy** *noun* electroconvulsive therapy *or* treatment of some mental disorders by giving the patient electric shocks in the brain to make him have convulsions **Elektrokrampftherapie, Elektroschocktherapie**

◊ **electrotherapy** *noun* treatment of a disorder, such as some forms of paralysis, using low-frequency electric current to try to revive the muscles **Elektrotherapie**

element *noun* basic simple chemical substance which cannot be broken down to a simpler substance **Element**; **trace element** = substance which is essential to the human body, but only in very small quantities **Spurenelement**

elephantiasis *noun* oedematous condition where parts of the body swell and the skin becomes hardened, frequently caused by filariasis (infestation with various species of the parasitic worm *Filaria*) **Elephantiasis**

elevate *verb* to raise *or* to lift up **heben**

◊ **elevation** *noun* raised part **Elevation, Hebung, Erhebung**; **elevation sling** = sling tied round the neck, used to hold the arm in a high position to prevent bleeding **Armtragetuch**

◊ **elevator** *noun*

(a) muscle which raises part of the body **Musculus levator, Heber**

(b) (i) surgical instrument used to lift part of a broken bone; (ii) instrument used by a dentist to remove a tooth *or* part of a tooth **(i) Elevatorium; (ii) Wurzelheber, Geißfuß**; **periosteum elevator** = surgical instrument used to remove the periosteum from a bone **Periostelevatorium, Knochenhautabheber**

elicit *verb* to make happen *or* to provoke **auslösen;** *muscle tenderness was elicited in the lower limbs*

eliminate *verb* to get rid of waste matter from the body **eliminieren, ausscheiden;** *the excess salts are eliminated through the kidneys*

◊ **elimination** *noun* removal of waste matter from the body **Elimination, Ausscheidung**

elixir *noun* sweet liquid which hides the unpleasant taste of a drug **Elixier**

elliptocytosis *noun* condition where abnormal oval-shaped red cells appear in the blood **Elliptozytose**

EM = ELECTRON MICROSCOPE

emaciated *adjective* very thin *or* extremely underweight **abgemagert, ausgezehrt;** *anorexic patients become emaciated and may need hospitalization*

◊ **emaciation** *noun* being extremely thin; wasting away of body tissue **Abmagerung, Auszehrung**

emaculation *noun* removing spots from the skin **Entfleckung**

emasculation *noun* (i) removal of the penis; (ii) loss of male characteristics **(i) & (ii) Entmannung**

embalm *verb* to preserve a dead body by using special antiseptic chemicals to prevent decay **einbalsamieren**

embolectomy *noun* surgical operation to remove a blood clot **Embolektomie**

◊ **embolism** *noun* blocking of an artery by a mass of material (usually a blood clot), preventing the flow of blood **Embolie**; **air embolism** = interference with the flow of blood in vessels by bubbles of air **Luftembolie**; **pulmonary embolism** = blockage of the pulmonary artery **Lungenembolie**

◊ **embolization** *noun* using emboli inserted down a catheter into a blood vessel to treat internal bleeding **Embolisation**

◊ **embolus** *noun* mass of material (such as a blood clot *or* air bubble *or* fat globule) which blocks a blood vessel **Embolus**

(NOTE: plural is **emboli)**

> QUOTE once a bleeding site has been located, a catheter is manipulated as near as possible to it, so that embolization can be carried out. Many different materials are used as the embolus
>
> British Medical Journal

embrocation *noun* liniment, oily liquid rubbed on the skin, which eases the pain *or* stiffness of a sprain *or* bruise by acting as a vasodilator *or* counterirritant **Einreibemittel, Liniment(um)**

embryo *noun* unborn baby during the first eight weeks after conception **Embryo;** (NOTE: after eight weeks, the unborn baby is called a **fetus)**

◇ **embryological** *adjective* referring to embryology **embryologisch**

◇ **embryology** *noun* study of the early stages of the development of the embryo **Embryologie**

◇ **embryonic** *adjective* (i) referring to an embryo; (ii) in an early stage of development **(i) & (ii) embryonal**; **embryonic membranes** = skins around an embryo providing protection and food supply (the amnion and chorion) **Eihäute**

emergency *noun* situation where immediate action has to be taken **Notfall**; *(US)* **emergency medical technician (EMT)** = trained paramedic who gives care to victims at the scene of an accident or in an ambulance **medizinisch-technische(r) Notfallassistent/-in**; **emergency ward** = hospital ward which deals with urgent cases (such as accident victims) **Notaufnahme, Unfallstation**

emesis *noun* vomiting **Emesis, Erbrechen**

◇ **emetic** *adjective & noun* (substance) which causes vomiting **emetisch; Emetikum, Brechmittel;** *the doctor administered an emetic*

EMG = ELECTROMYOGRAM

eminence *noun* something which protrudes from a surface, such as a lump on a bone *or* swelling on the skin **Eminentia, Erhöhung, Vorsprung**; *see also* HYPOTHENAR, THENAR

emissary veins *noun* veins through the skull which connect the venous sinuses with the scalp veins **Venae emissariae**

emission *noun* discharge *or* release of fluid **Emission; Entleerung**; **nocturnal emission** = production of semen from the penis while a man is asleep **nächtliche Pollution, Samenerguss im Schlaf**

emmenagogue *noun* drug which will help increase menstrual flow **Emmenagogum, menstruationsförderndes Mittel**

emmetropia *noun* normal vision *or* correct focusing of light rays by the eye onto the retina **Emmetropie**; *compare* AMETROPIA

emollient *adjective & noun* (substance) which smooths the skin **erweichend; Emmollientium, erweichendes Mittel**

emotion *noun* strong feeling **Emotion, Gemütsbewegung**

◇ **emotional** *adjective* showing strong feeling **emotional**; **emotional disorder** = disorder due to worry *or* stress, etc. **emotionale Störung**

empathy *noun* being able to understand the problems and feelings of another person **Empathie, Einfühlungsvermögen**

emphysema *noun* condition where the alveoli of the lungs become enlarged *or* rupture *or* break down, with the result that the surface available for gas exchange is reduced, so reducing the oxygen level in the blood and making it difficult for the patient to breathe **Emphysem**

> COMMENT: emphysema can be caused by smoking or by living in a polluted environment, by old age, asthma or whooping cough

employ *verb*
(a) to use **anwenden;** *the dentist usually has to employ force to extract a tooth*
(b) to pay a person for regular work **beschäftigen;** *the local health authority employs a staff of two thousand; she is employed by the dentist as a hygienist; a practice nurse is employed by the practice, not by the health authority*

empty
1 *adjective* with nothing inside **leer;** *the medicine bottle is empty; take this empty bottle and provide a urine sample; the children's ward is never empty* (NOTE: opposite is **full)**
2 *verb* to take everything out of something **leeren;** *she emptied the water out of the bottle*

empyema *or* **pyothorax** *noun* collection of pus in a cavity, especially in the pleural cavity **Empyem, Pyothorax (Pleuraempyem)**

EMT *(US)* = EMERGENCY MEDICAL TECHNICIAN

emulsion *noun* mixture of liquids which do not normally mix (such as oil and water) **Emulsion**

EN = ENROLLED NURSE
(NOTE: enrolled nurses are classified according to their area of specialization: **EN(G)** = Enrolled Nurse (General); **EN(M)** = Enrolled Nurse (Mental); **EN(MH)** = Enrolled Nurse (Mental Handicap)

enamel *noun* hard white shiny outer covering of the crown of a tooth **Zahnschmelz** *see illustration* TOOTH

enanthema *noun* rash on a mucous membrane, as in the mouth or vagina, produced by the action of toxic substances on small blood vessels **Enanthem**

enarthrosis *noun* ball and socket joint, such as the hip joint **Enarthrosis, Nussgelenk**

ENB = ENGLISH NATIONAL BOARD

encapsulated *adjective* enclosed in a capsule *or* in a sheath of tissue **eingekapselt**

encephal- *or* **encephalo-** *prefix* referring to the brain **Enzephal(o)-**

◇ **encephalin** *noun* peptide produced in the brain **Enzephalin**; *see also* ENDORPHIN

◇ **encephalitis** *noun* inflammation of the brain **Enzephalitis; encephalitis lethargica** *or* **lethargic encephalitis** *or* **sleepy sickness** = formerly common type of encephalitis occurring in epidemics **Encephalitis lethargica, Economo-Enzephalitis, Europäische Schlafkrankheit**

> COMMENT: encephalitis is caused by any of several viruses (viral encephalitis) and is also associated with infectious viral diseases such as measles or mumps

◇ **encephalocele** *noun* condition where the brain protrudes through a congenital *or* traumatic gap in the skull bones **Enzephalozele**

◇ **encephalogram** *or* **encephalograph** *noun* X-ray photograph of the ventricles and spaces of the brain taken after air has been injected into the cerebrospinal fluid by lumbar puncture **Enzephalogramm**

◇ **encephalography** *or* **pneumoencephalography** *noun* X-ray examination of the ventricles and spaces of the brain after air has been introduced by lumbar puncture **Pneum(o) enzephalographie**

◇ **encephaloid**

1 *adjective* which looks like brain tissue **hirnartig**

2 *noun* large carcinoma of the breast **Carcinoma medullare, Markschwamm**

◇ **encephaloma** *noun* tumour of the brain **Enzephalom**

◇ **encephalomalacia** *noun* softening of the brain **Enzephalomalazie**

◇ **encephalomyelitis** *noun* group of diseases which cause inflammation of the brain and the spinal cord **Enzephalomyelitis; acute disseminated encephalomyelitis** = late reaction to a vaccination *or* disease **akute disseminierte Enzephalomyelitis**

◇ **encephalomyelopathy** *noun* any condition where the brain and spinal cord are diseased **Enzephalomyelopathie**

◇ **encephalon** *noun* the brain *or* the contents of the head **Enzephalon, Gehirn**

◇ **encephalopathy** *noun* any disease of the brain **Enzephalopathie**; *see also* WERNICKE'S ENCEPHALOPATHY

enchondroma *noun* tumour formed of cartilage growing inside a bone **Enchondrom**

enclose *verb* to surround *or* to keep something inside **einschließen;** *the membrane enclosing the cytoplasm*

encopresis *noun* faecal incontinence *or* being unable to control the faeces **Enkopresis**

encounter group *noun* form of treatment of psychological disorders, where people meet and talk about their problems in a group **Encountergruppe**

encourage *verb* to persuade someone that he should do something **ermutigen;** *the surgeon encouraged her to get out of bed and start trying to walk; children should not be encouraged to take medicines by themselves*

encysted *adjective* enclosed in a capsule like a cyst **eingekapselt**

end

1 *noun* last part of something **Ende**; **end artery** = last section of an artery which does not divide into smaller arteries and does not anastomose with other arteries **Endarterie**; **end organ** = nerve ending with encapsulated nerve filaments **Endorgan**; **end piece** = last part of the tail of a spermatazoon **Endstück**

2 *verb* to finish; to come to an end **beenden;** *he ended his talk by showing a series of slides of diseased parts*

◇ **ending** *noun* last part of something **Ende, Endigung; nerve ending** = last part of a nerve, especially of a peripheral nerve **Nervenendigung** *see illustration* SKIN & SENSORY RECEPTORS

◇ **end plate** *noun* end of a motor nerve, where it joins muscle fibre **Endplatte**

endanger *verb* to put at risk **gefährden;** *the operation may endanger the life of the patient*

end- *or* **endo-** *prefix* meaning inside **End-, Endo-**

◊ **endarterectomy** *noun* surgical removal of the lining of an artery **Endarteriektomie;** (NOTE: also called a **rebore)**

◊ **endarteritis** *noun* inflammation of the inner lining of an artery **Endarteriitis; endarteritis obliterans** = condition where inflammation in an artery is so severe that it blocks the artery **Endarteriitis obliterans, Thromboangiitis obliterans**

endemic *adjective* (any disease) which is very common in certain places **endemisch;** *this disease is endemic to Mediterranean countries* **endemic syphilis** = BEJEL *see also* EPIDEMIC, PANDEMIC

◊ **endemiology** *noun* study of endemic diseases **Endemiologie**

end-expiratory *see* POSITIVE

endo- *prefix* meaning inside **Endo-**

◊ **endocardial** *adjective* referring to the endocardium **endokardial; endocardial pacemaker** = pacemaker attached to the lining of the heart muscle **Endokardschrittmacher**

◊ **endocarditis** *noun* inflammation of the endocardium *or* the membrane lining of the heart **Endokarditis; (subacute) infective endocarditis** = bacterial infection of the heart valves **(subakute) bakterielle Endokarditis**

◊ **endocardium** *noun* membrane which lines the heart **Endokard** *see illustration* HEART

endocervicitis *noun* inflammation of the membrane in the neck of the uterus **Endometritis cervicis (uteri), Zervizitis, Zervixkatarrh**

◊ **endocervix** *noun* membrane which lines the neck of the uterus **Endozervix**

◊ **endochondral** *adjective* inside a cartilage **en(do)chondral**

endocrine gland *or* **ductless gland** *noun* gland without a duct which produces hormones which are introduced directly into the bloodstream (such as the pituitary gland, thyroid gland, the adrenals, and the gonads) **endokrine Drüse; endocrine system** = system of related ductless glands **endokrines System, Endokrinium**

◊ **endocrinologist** *noun* doctor who specializes in the study of endocrinology **Endokrinologe**

◊ **endocrinology** *noun* study of the endocrine system, its function and effects **Endokrinologie**

> QUOTE the endocrine system releases hormones in response to a change in concentration of trigger substances in the blood or other body fluids
> Nursing 87

endoderm *or* **entoderm** *noun* inner of three layers surrounding an embryo **Entoderm, Entoblast**

> COMMENT: the endoderm gives rise to most of the epithelium of the respiratory system, the alimentary tract, some of the ductless glands the bladder and part of the urethra

◊ **endodermal** *or* **entodermal** *adjective* referring to the entoderm **entodermal**

◊ **endodontia** *noun* treatment of chronic toothache by removing the roots of a tooth **Endodontie**

◊ **endogenous** *adjective* developing *or* being caused by something inside an organism **endogen; endogenous depression** = depression caused by something inside the body **endogene Depression; endogenous eczema** = eczema which is caused by no obvious external factor **endogenes Ekzem, Neurodermitis atopica;** *compare* EXOGENOUS

◊ **endolymph** *noun* fluid inside the membranous labyrinth in the inner ear **Endolymphe**

◊ **endolymphatic duct** *noun* duct which carries the endolymph inside the membranous labyrinth **Ductus endolymphaticus, Endolymphgang**

◊ **endolysin** *noun* substance present in cells, which kills bacteria **Endolysin**

◊ **endometrial** *adjective* referring to the endometrium **endometrial**

◊ **endometriosis** *noun* condition affecting women, where tissue similar to the tissue of the womb is found in other parts of the body **Endometriose**

◊ **endometritis** *noun* inflammation of the lining of the uterus **Endometritis**

◊ **endometrium** *noun* mucous membrane lining the uterus part of which is shed at each menstruation **Endometrium, Gebärmutterschleimhaut**

◊ **endomorph** *noun* type of person who tends to be quite fat with large intestines and small muscles **Endomorpher**

◊ **endomorphic** *adjective* referring to an endomorph **endomorph;** *see also* ECTOMORPH, MESOMORPH

◇ **endomyocarditis** *noun* inflammation of the muscle and inner membrane of the heart **Endomyokarditis**

◇ **endomysium** *noun* connective tissue around and between muscle fibres **Endomysium**

◇ **endoneurium** *noun* fibrous tissue between the nerve fibres in a nerve trunk **Endoneurium**

◇ **endoparasite** *noun* parasite which lives inside its host (as in the intestines) **Endoparasit**; *compare* ECTOPARASITE

◇ **endophthalmitis** *noun* inflammation of the interior of the eyeball **Endophthalmitis**

◇ **endoplasm** *noun* inner layer of the cytoplasm, which is less dense than the rest **Endoplasma**

◇ **endoplasmic reticulum (ER)** *noun* network of vessels forming a membrane in a cytoplasm **endoplasmatisches Retikulum (ER)**

◇ **endorphin** *noun* peptide produced by the brain which acts as a natural pain killer **Endorphin**; *see also* ENCEPHALIN

◇ **endoscope** *noun* instrument used to examine the inside of the body, made of a tube which is passed into the body down a passage **Endoskop**

◇ **endoscopic retrograde cholangiopancreatography (ERCP)** *noun* method used to examine the pancreatic duct and bile duct for possible obstructions **endoskopische retrograde Cholangiopankreatikographie (ERCP)**

◇ **endoscopy** *noun* examination of the inside of the body using an endoscope **Endoskopie**

◇ **endoskeleton** *noun* inner structure of bones and cartilage in an animal **Endoskelett**; *compare* EXOSKELETON

◇ **endospore** *noun* spore formed inside a special spore case **Endospore**

◇ **endosteum** *noun* membrane lining the bone marrow cavity inside a long bone **Endost**

◇ **endothelial** *adjective* referring to the endothelium **endothelial**

◇ **endothelioma** *noun* malignant tumour originating inside the endothelium **Endotheliom**

◇ **endothelium** *noun* membrane of special cells which lines the heart, the lymph vessels, the blood vessels and various body cavities **Endothelium, Endothel**; *compare* EPITHELIUM

◇ **endotoxin** *noun* toxic substance released after the death of a bacterial cell **Endotoxin**

◇ **endotracheal** *adjective* inside the trachea **endotracheal**; **endotracheal tube** = tube passed down the trachea (through either the nose or mouth) in anaesthesia or to help the patient breathe **Endotrachealtubus**

enema *noun* liquid substance put into the rectum to introduce a drug into the body *or* to wash out the colon before an operation *or* for diagnosis **Klistier, Darmeinlauf**; **enema bag** = bag containing the liquid, attached to a tube into the rectum **Einlaufbeutel**; **barium enema** = enema made of barium sulphate, injected into the rectum so as to show up the bowel in X-rays **Bariumeinlauf**
(NOTE: plural is **enemas, enemata**)

energy *noun* force *or* strength to carry out activities **Energie;** *you need to eat certain types of food to give you energy* **energy value** *or* **calorific value** = heat value of food *or* number of Calories which a certain amount of a certain food contains **Brennwert, kalorischer Wert;** *the tin of beans has an energy value of 250 calories*

> COMMENT: energy is measured in calories, one calorie being the amount of heat needed to raise the temperature of one gram of water by one degree Celsius. The kilocalorie or Calorie is also used as a measurement of the energy content of food, and to show the amount of energy needed by an average person

◇ **energetic** *adjective* full of energy *or* using energy **aktiv, tatkräftig, schwungvoll;** *the patient should not do anything energetic*

enervate *verb* to deprive someone of nervous energy **entnerven, enervieren**

◇ **enervation** *noun* (i) general nervous weakness; (ii) surgical operation to resect a nerve **(i) Neurasthenie, Nervenschwäche; (ii) Denervierung, Enervierung**

engagement *noun (in obstetrics)* moment where the presenting part of the fetus (usually the end) enters the pelvis at the beginning of labour **Beckeneintritt**

English National Board (ENB) *noun* official body responsible for training nurses, for setting nursing examinations and for approving nursing schools **staatliche Kommission für das Krankenpflegewesen in Großbritannien**

engorged *adjective* filled with liquid (usually blood) **prall, geschwollen**

◇ **engorgement** *noun* congestion *or* excessive filling of a vessel with blood **Stauung, Anschoppung**

enlarge *verb* to make larger *or* wider **vergrößern, erweitern;** *operation to enlarge a defective vessel*

◇ **enlargement** *noun* (i) widening; (ii) point where something becomes wider **(i) Erweiterung, Vergrößerung; (ii) Erweiterung; lumbar enlargement** = point where the spinal cord widens in the lower part of the spine **Intumescentia lumbalis, Lendenmarkverdickung**

enophthalmos *noun* condition where the eyes are very deep in their sockets **Enophthalmus**

enostosis *noun* benign growth inside a bone (usually in the skull *or* in a long bone) **Enostose**

enrolled *adjective* registered on an official list **eingeschrieben, registriert; (State) Enrolled Nurse (SEN)** = nurse who has passed examinations successfully in one of the special courses of study **examinierte Krankenschwester**

> COMMENT: Enrolled Nurses follow a two year course to qualify in general nursing (ENG), mental nursing (ENM) or nursing mentally handicapped patients (ENMH)

ensiform *adjective* shaped like a sword **ensiformis, xiphoideus, schwertförmig; ensiform cartilage** *or* **xiphoid process** = bottom part of the breastbone, which in young people is formed of cartilage, but becomes bone by middle age **Processus xiphoideus, Schwertfortsatz (des Brustbeins)**

ENT = EAR, NOSE AND THROAT *she was sent to see an ENT specialist*

Entamoeba *noun* genus of amoeba which lives in the intestine **Entamoeba, Entamöbe; Entamoeba coli** = harmless intestinal parasite **Entamoeba coli, Dickdarmamöbe; Entamoeba gingivalis** = amoeba living in the gums and tonsils, and causing gingivitis **Entamoeba gingivalis; Entamoeba histolytica** = intestinal amoeba which causes amoebic dysentery **Entamoeba histolytica, Entamoeba dysenteriae, Ruhramöbe**

enter- *or* **entero-** *prefix* referring to the intestine **Enter-, Entero-**

◇ **enteral** *or* **enteric** *adjective* (i) referring to the intestine, especially the small intestine; (ii) (drug) which is taken through the intestine **(i) & (ii) enteral**

◇ **enteralgia** = COLIC

◇ **enterectomy** *noun* surgical removal of part of the intestine **Darmresektion**

◇ **enteric** *adjective* referring to the intestine **enteral; enteric fever** = (i) any one of three fevers (typhoid, paratyphoid A and paratyphoid B); (ii) *(US)* any febrile disease of the intestines **(i) Typhus, Paratyphus A, Paratyphus B; (ii) Enteritis**

◇ **enteric-coated** *adjective* (pill) with a coating which prevents it from being digested in the stomach, so that it goes through whole into the intestine and can release the drug there **Magensaft resistent**

◇ **enteritis** *noun* inflammation of the mucous membrane of the intestine **Enteritis; infective enteritis** = enteritis caused by bacteria **infektiöse Enteritis, bakterielle Enteritis; post-irradiation enteritis** = enteritis caused by X-rays **Enteritis actinica, Strahlenenteritis;** *see also* GASTROENTERITIS

◇ **Enterobacteria** *noun* important family of bacteria, including Salmonella, Shigella, Escherichia and Klebsiella **Enterobacteriaceae, Enterobakterien**

◇ **enterobiasis** *or* **oxyuriasis** *noun* infection with *Enterobius vermicularis* *or* common children's disease, caused by threadworms in the large intestine which give itching round the anus **Enterobiasis, Oxyuriasis**

◇ **Enterobius** *noun* threadworm *or* small thin nematode which infests the large intestine and causes itching round the anus **Enterobius (vermicularis), Madenwurm**

◇ **enterocele** *noun* hernia of the intestine **Enterozele, Darmbruch**

◇ **enterocentesis** *noun* surgical puncturing of the intestines where a hollow needle is pushed through the abdominal wall into the intestine to remove gas *or* fluid **Darmpunktion**

◇ **enterococcus** *noun* streptococcus in the intestine **Enterokokke, Streptokokke der Serogruppe D**

◇ **enterocoele** *noun* the abdominal cavity **Bauchhöhle**

◇ **enterocolitis** *noun* inflammation of the colon and small intestine **Enterokolitis**

◇ **enterogastrone** *noun* hormone released in the duodenum, which controls secretions of the stomach **Enterogastron**

◇ **enterogenous** *adjective* originating in the intestine **enterogen**

◇ **enterolith** *noun* calculus *or* stone in the intestine **Enterolith, Kotstein**

◇ **enteron** *noun* the whole intestinal tract **Enteron**

◇ **enteropathy** *noun* any disorder of the intestine **Enteropathie; gluten enteropathy** = (i) coeliac disease *or* allergic reaction in children to gluten, which prevents the small intestine from absorbing fat; (ii) condition where the villi in the intestine become smaller and so reduce the surface which absorbs nutrients **(i) Glutenenteropathie, Zöliakie; (ii) einheimische Sprue**

◇ **enteropeptidase** *noun* enzyme produced by glands in the small intestine **Enteropeptidase, Enterokinase**

◇ **enteroptosis** *noun* condition where the intestine is lower than normal in the abdominal cavity **Enteroptose, Darmsenkung**

◇ **enterorrhaphy** *noun* surgical operation to stitch up a perforated intestine **Darmnaht**

◇ **enterospasm** *noun* irregular painful contractions of the intestine **Enterospasmus, Darmkrampf**

◇ **enterostomy** *noun* surgical operation to make an opening between the intestine and the abdominal wall **Enterostomie**

◇ **enterotomy** *noun* surgical incision of the intestine **Enterotomie**

◇ **enterotoxin** *noun* bacterial exotoxin which particularly affects the intestine **Enterotoxin**

◇ **enterovirus** *noun* virus which prefers to live in the intestine **Enterovirus**

> COMMENT: the enteroviruses are an important group of viruses, and include poliomyelitis virus, Coxsackie viruses and the echoviruses

◇ **enterozoon** *noun* parasite which infests the intestine **Enterozoon, Darmparasit**
(NOTE: plural is **enterozoa)**

entoderm *or* **endoderm** *noun* inner of three layers surrounding an embryo **Entoderm, Entoblast, inneres Keimblatt**

◇ **entodermal** *adjective* referring to the entoderm **entodermal**

> COMMENT: the entoderm gives rise to most of the epithelium of the respiratory system, the alimentary tract, some of the ductless glands the bladder and part of the urethra

entopic *adjective* in the normal place **entop(isch)**
(NOTE: the opposite is **ectopic)**

entropion *noun* turning of the edge of the eyelid towards the inside **Entropium**

enucleation *noun* (i) surgical removal of all of a tumour; (ii) surgical removal of the whole eyeball **(i) & (ii) Enukleation, Ausschälung**

enuresis *noun* involuntary passing of urine **Enuresis; nocturnal enuresis** *or* **bedwetting** = passing of urine when asleep in bed at night **Enuresis nocturna, Bettnässen**

◇ **enuretic** *adjective* referring to enuresis *or* causing enuresis **einnässend, enuretisch**

envenomation *noun* using snake venom as part of a therapeutic treatment **Envenomation**

environment *noun* conditions and influences under which an organism lives **Umgebung, Umwelt, Milieu**

> COMMENT: man's environment can be the country *or* town or house *or* room where he lives; a parasite's environment can be the intestine *or* the scalp and different parasites have different environments

◇ **environmental** *adjective* referring to the environment **Umwelt-; Environmental Health Officer (EHO)** = official of a local authority who examines the environment and tests for air pollution *or* bad sanitation *or* noise pollution, etc. **Umwelt- und Gesundheitsbeauftragte(r)**

enzyme *noun* protein substance produced by living cells which catalyzes a biochemical reaction in the body **Enzym**

◇ **enzymatic** *adjective* referring to enzymes **enzymatisch;** (NOTE: the names of enzymes mostly end with the suffix **-ase)**

> COMMENT: many different enzymes exist in the body, working in the digestive system, in the metabolic processes and helping the synthesis of certain compounds

eosin *noun* red dye used in staining tissue samples **Eosin**

◇ **eosinopenia** *noun* reduction in the number of eosinophils in the blood **Eosinopenie**

◇ **eosinophil** *noun* type of cell which can be stained with eosin **Eosinophiler, eosinophiler Granulozyt**

◇ **eosinophilia** *noun* having an excess of eosinophils in the blood **Eosinophilie**

eparterial *adjective* situated over *or* on an artery **ep(i)arteriell**

ependyma *noun* thin membrane which lines the ventricles of the brain and the central canal of the spinal cord **Ependym**

◇ **ependymal** *adjective* referring to the ependyma **ependymal; ependymal cell** = one of the cells which form the ependyma **Ependymzelle**

◇ **ependymoma** *noun* tumour in the brain originating in the ependyma **Ependymom**

epi- *prefix* meaning on *or* over **Epi-**

◇ **epiblepharon** *noun* abnormal fold of skin over the eyelid, which may press the eyelashes against the eyeball **Epiblepharon**

◇ **epicanthus** *or* **epicanthic fold** *noun* large fold of skin in the inner corner of the eye, common in the Far East **Epikanthus, Mongolenfalte**

◇ **epicardial** *adjective* referring to the epicardium **epikardial**; **epicardial pacemaker** = pacemaker attached to the surface of the ventricle **Epikardschrittmacher**

◇ **epicardium** *noun* layer of the pericardium which lines the walls of the heart, outside the myocardium **Epikard** *see illustration* HEART

◇ **epicondyle** *noun* projecting part of the round end of a bone above the condyle **Epikondylus**; **lateral and medial epicondyles** = lateral and medial projections on the condyle of the femur and humerus **laterale und mediale Epikondylen**

◇ **epicranium** *noun* the five layers of the scalp *or* the skin and hair on the head covering the skull **Epikranium, Kopfschwarte**

◇ **epicranius** *noun* a scalp muscle **Musculus epicranius, Kopfhaubenmuskel**

◇ **epicritic** *adjective* referring to the nerves which govern the fine senses of touch and temperature **epikritisch**; *see also* PROTOPATHIC

epidemic *adjective & noun* (infectious disease) which spreads quickly through a large part of the population **epidemisch; Epidemie;** *the disease rapidly reached epidemic proportions; the health authorities are taking steps to prevent an epidemic of cholera or a cholera epidemic* **epidemic pleurodynia** *or* **Bornholm disease** *see* PLEURODYNIA *see also* ENDEMIC, PANDEMIC

◇ **epidemiology** *noun* study of diseases in the community, in particular how they spread and how they can be controlled **Epidemiologie**

epidermis *noun* outer layer of skin, including the dead skin on the surface **Epidermis, Oberhaut** *see illustration* SKIN & SENSORY RECEPTORS

◇ **epidermal** *adjective* referring to the epidermis **epidermal**

◇ **epidermolysis** *noun* loose condition of the epidermis **Epidermolysis**

◇ **Epidermophyton** *noun* fungus which grows on the skin and causes athlete's foot among other disorders **Epidermophyt(on)**

◇ **epidermophytosis** *noun* fungus infection of the skin, such as athlete's foot **Epidermophytie**

epididymis *noun* long twisting thin tube at the back of the testis, which forms part of the efferent duct of the testis, and in which spermatozoa are stored before ejaculation **Epididymis, Nebenhoden** *see illustration* UROGENITAL SYSTEM (MALE)

◇ **epididymal** *adjective* referring to the epididymis **epididymal, Nebenhoden-**

◇ **epididymitis** *noun* inflammation of the epididymis **Epididymitis**

◇ **epididymo-orchitis** *noun* inflammation of the epididymis and the testes **Epididymoorchitis**

epidural *or* **extradural** *adjective* on the outside of the dura mater **epidural, extradural**; **epidural block** = analgesia produced by injecting analgesic solution into the space between the vertebral canal and the dura mater; often used in childbirth **Epiduralanästhesie**; **epidural space** = space between the dura mater (in the spinal cord) and the vertebral canal **Epiduralraum**

epigastric *adjective* referring to the upper abdomen **epigastrisch;** *the patient complained of pains in the epigastric area*

◇ **epigastrium** *noun* pit of the stomach *or* part of the upper abdomen between the rib cage and the navel **Epigastrium, Oberbauchgegend**

◇ **epigastrocele** *noun* hernia in the upper abdomen **Epigastrozele, Hernia epigastrica**

epiglottis *noun* cartilage at the root of the tongue which moves to block the windpipe when food is swallowed, so that the food does not go down the trachea **Epiglottis, Kehldeckel** *see illustration* THROAT

◇ **epiglottitis** *noun* inflammation and swelling of the epiglottis **Epiglottitis**

epilation *noun* removing hair by destroying the hair follicles **Epilation**

epilepsy *noun* disorder of the nervous system in which there are convulsions and loss of consciousness due to disordered discharge of cerebral neurones **Epilepsie**; **focal epilepsy** = epilepsy arising from a localized area of the brain **Herdepilepsie, fokaler Anfall**; **Jacksonian epilepsy** = form of epilepsy where the jerking movements start in one part of the body before spreading to others **Jackson-Epilepsie**; **idiopathic epilepsy** = epilepsy not caused by lesions of the brain **genuine Epilepsie, idiopathische Epilepsie**; **psychomotor epilepsy** *or* **temporal lobe epilepsy** = epilepsy caused by abnormal discharges from the temporal lobe **psychomotorische Epilepsie; Temporallappenepilepsie**; *see also* TEMPORAL

◇ **epileptic** *adjective & noun* referring to epilepsy *or* (person) suffering from epilepsy **epileptisch; Epileptiker/-in**; **epileptic fit** = attack of convulsions (and sometimes unconsciousness) due to epilepsy **epileptischer Anfall**

◇ **epileptiform** *adjective* similar to epilepsy **epileptiform**

◇ **epileptogenic** *adjective* which causes epilepsy **epileptogen**

> COMMENT: the commonest form of epilepsy is major epilepsy or 'grand mal', where the patient loses consciousness and falls to the ground with convulsions. A less severe form is minor epilepsy or 'petit mal', where attacks last only a few seconds, and the patient appears simply to be hesitating or thinking deeply

epiloia *noun* hereditary disease of the brain, where the child is mentally retarded, suffers from epilepsy and has tumours on the kidney and heart **Epiloia, tuberöse Hirnsklerose**

epimenorrhagia *noun* very heavy bleeding during menstruation occurring at very short intervals **Epimenorrhagie**

◇ **epimenorrhoea** *noun* menstruation at shorter intervals than twenty-eight days **Epimenorrhoe**

◇ **epimysium** *noun* connective tissue binding striated muscle fibres **Epimysium**

◇ **epinephrine** *noun (US)* adrenaline *or* hormone secreted by the medulla of the adrenal glands which has an effect similar to stimulation of the sympathetic nervous system **Epinephrin, Adrenalin**

◇ **epineurium** *noun* sheath of connective tissue round a nerve **Epineurium, Nervenscheide**

◇ **epiphenomenon** *noun* strange symptom which may not be caused by a disease **Epiphänomen**

◇ **epiphora** *noun* condition where the eye fills with tears either because the lacrimal duct is blocked or because excessive tears are being secreted **Epiphora, Tränenträufeln**

epiphysis *noun* centre of bone growth separated from the main part of the bone by cartilage **Epiphyse**; **epiphysis cerebri** = pineal gland **Epiphysis cerebri, Glandula pinealis, Corpus pineale, Zirbeldrüse** *see illustration* BONE STRUCTURE

◇ **epiphyseal** *adjective* referring to an epiphysis **epiphysär**; **epiphyseal cartilage** = type of cartilage in the bones of children and adolescents, which expands and hardens as the bone grows to full size **Cartilago epiphysialis, Epiphysenfugenknorpel**; **epiphyseal line** = plate of epiphyseal cartilage separating the epiphysis and the diaphysis of a long bone **Epiphysenfuge, Epiphysenlinie**

◇ **epiphysitis** *noun* inflammation of an epiphysis **Epiphysitis**; *compare* DIAPHYSIS, METAPHYSIS

epiplo- *prefix* referring to the omentum **Epiplo-**

◇ **epiplocele** *noun* hernia containing part of the omentum **Epiplozele**

◇ **epiploic** *adjective* referring to the omentum **epiploisch**

◇ **epiploon** = OMENTUM

episcleritis *noun* inflammation of the outer surface of the sclera in the eyeball **Episkleritis**

episio- *adjective* referring to the vulva **Episio-**

◇ **episiorrhaphy** *noun* stitching of torn labia majora **Episiorrhaphie**

◇ **episiotomy** *noun* surgical incision of the perineum near the vagina to prevent tearing during childbirth **Episiotomie, Dammschnitt**

episode *noun* separate occurrence of an illness **Episode**

◇ **episodic** *adjective* (asthma) which occurs in separate attacks **episodisch**

epispadias *noun* congenital defect where the urethra opens on the top of the penis and not at the end **Epispadie**; *compare* HYPOSPADIAS

◇ **epispastic** = VESICANT

◇ **epistaxis** *noun* nosebleed **Epistaxis, Nasenbluten**

epithalamus *noun* part of the forebrain containing the pineal body **Epithalamus**

epithelium *noun* layer(s) of cells covering an organ, including the skin and the lining of all hollow cavities except blood vessels, lymphatics and serous cavities **Epithel (gewebe)**; *see also* ENDOTHELIUM, MESOTHELIUM

◇ **epithelial** *adjective* referring to the epithelium **epithelial**; **epithelial layer** = the epithelium **Epithel**; **epithelial tissue** = epithelial cells arranged as a continuous sheet consisting of one or several layers **Epithelgewebe**

◇ **epithelialization** *noun* growth of skin over a wound **Epithelisierung, Epithelisation, Epithelbildung**

◇ **epithelioma** *noun* tumour arising from epithelial cells **Epitheliom**

> COMMENT: epithelium is classified according to the shape of the cells and the number of layers of cells which form it. The types of epithelium according to the number of layers are: simple epithelium (epithelium formed of a single layer of cells) and stratified epithelium (epithelium formed of several layers of cells). The main types of epithelial cells are: columnar epithelium (simple epithelium with long narrow cells, forming the lining of the intestines); ciliated epithelium (simple epithelium where the cells have little hairs, forming the lining of air passages); cuboidal epithelium (with cube-shaped cells, forming the lining of glands and intestines); squamous epithelium or pavement epithelium (with flat cells like scales, which forms the lining of pericardium, peritoneum and pleura)

epituberculosis *noun* swelling of the lymph node in the thorax, due to tuberculosis **Epituberkulose**

eponym *noun* procedure *or* disease *or* part of the body which is named after a person **Eponym**

◇ **eponymous** *adjective* named after a person **Eponym-**

> COMMENT: an eponym can refer to a disease or condition (Dupuytren's contracture, Guillain-Barré syndrome), a part of the body (circle of Willis), an organism (Leishmania), a surgical procedure (Trendelenburg's operation) or an appliance (Kirschner wire)

Epsom salts *noun* magnesium sulphate *or* white powder which when diluted in water is used as a laxative **Bittersalz, Magnesiumsulfat**

Epstein-Barr virus *or* **EB virus** *noun* virus which probably causes glandular fever and is associated with tension headaches **Epstein-Barr-Virus, EBV**

epulis *noun* small fibrous swelling on a gum **Epulis**

equal
1 *adjective* exactly the same in quantity, size, etc. as something else **gleich;** *the twins are of equal size and weight*
2 *verb* to be exactly the same as something **gleichen**

equilibrium *noun* state of balance **Gleichgewicht**

equina *see* CAUDA EQUINA

equinovarus *see* TALIPES

equip *verb* to provide the necessary apparatus **ausstatten;** *the operating theatre is equipped with the latest scanning devices*

◇ **equipment** *noun* apparatus *or* tools which are required to do something **Geräte, Ausstattung;** *the centre urgently needs surgical equipment; the surgeons complained about the out-of-date equipment in the hospital*
(NOTE: no plural: for one item say **"a piece of equipment"**)

ER = ENDOPLASMIC RETICULUM

eradicate *verb* to wipe out *or* to remove completely **eradieren, ausrotten;** *international action to eradicate glaucoma*

◇ **eradication** *noun* removing completely **Eradikation, Ausrottung**

Erb's palsy *or* **Erb's paralysis** *see* PALSY

ERCP = ENDOSCOPIC RETROGRADE CHOLANGIOPANCREATOGRAPHY

erect *adjective* stiff and straight **erigiert, aufrecht**

◇ **erectile** *adjective* which can become erect **erektil, erigierbar**; **erectile tissue** = vascular tissue which can become erect and stiff when engorged with blood (as the corpus cavernosa in the penis) **Schwellkörpergewebe**

◇ **erection** *noun* state where a part, such as the penis, becomes swollen because of engorgement with blood **Erektion**

◇ **erector spinae** *noun* large muscle starting at the base of the spine, and dividing as it runs up the spine **Musculus erector spinae, Rückenstrecker**

erepsin *noun* mixture of enzymes produced by the glands in the intestine, used in the production of amino acids **Erepsin**

erethism *noun* abnormal irritability **Erethismus**

erg *noun* unit of measurement of work *or* energy **Erg**

◊ **ergograph** *noun* apparatus which records the work of one or several muscles **Ergograph**

◊ **ergonomics** *noun* study of man at work **Ergonomie**

ergometrine *noun* drug derived from ergot, used in obstetrics to reduce bleeding and to produce contractions of the uterus **Ergometrin**

ergot *noun* fungus which grows on rye **Secale cornutum, Mutterkorn**

◊ **ergotism** *noun* poisoning by eating rye which has been contaminated with ergot **Ergotismus**

> COMMENT: the symptoms are muscle cramps and dry gangrene in the fingers and toes

erode *verb* to wear away *or* to break down **erodieren, zerfressen**

◊ **erosion** *noun* wearing away of tissue *or* breaking down of tissue **Erosion**; **cervical erosion** = condition where the epithelium of the mucous membrane lining the cervix uteri extends outside the cervix **Portioerosion**

erogenous *noun* which produces sexual excitement **erogen**; **erogenous zone** = part of the body which, if stimulated, produces sexual excitement (such as penis *or* clitoris *or* nipples, etc.) **erogene Zone**

ERPC = EVACUATION OF RETAINED PRODUCTS OF CONCEPTION

eructation *noun* belching *or* allowing air in the stomach to come up through the mouth **Eruktation, Aufstoßen**

erupt *verb* to break through the skin **ausbrechen; durchbrechen (Zähne)**; *the permanent incisors erupt before the premolars*

◊ **eruption** *noun* (i) something which breaks through the skin (such as a rash *or* pimple); (ii) appearance of a new tooth in a gum **(i) Eruption, Hautausschlag; (ii) Dentition, Durchbruch**

ery- *prefix* meaning red **Ery-**

◊ **erysipelas** *noun* contagious skin disease, where the skin on the face becomes hot and red and painful, caused by *Streptococcus pyogenes* **Erysipel, Wundrose**

◊ **erysipeloid** *noun* bacterial skin infection caused by touching infected fish *or* meat **Erysipeloid, Schweinerotlauf**

◊ **erythema** *noun* redness on the skin, caused by hyperaemia of the blood vessels near the surface **Erythem**; **erythema ab igne** = pattern of red lines on the skin caused by exposure to heat **Erythema ab igne**; **erythema induratum** *or* **Bazin's disease** = tubercular disease where ulcerating nodules appear on the legs of young women **Erythema induratum, Bazin-Krankheit**; **erythema multiforme** = sudden appearance of inflammatory red patches and sometimes blisters on the skin **Erythema exsudativum multiforme**; **erythema nodosum** = inflammatory disease where red swellings appear on the front of the legs **Erythema nodosum, Knotenrose**; **erythema pernio** = CHILBLAIN; **erythema serpens** = bacterial skin infection caused by touching infected fish *or* meat **Erythema migrans**

◊ **erythraemia** *or* **polycythaemia vera** *noun* blood disorder where the number of red blood cells increases sharply, together with an increase in the number of white cells, making the blood thicker and slower to flow **Erythrämie, Polycythaemia rubra vera, Erythroblastose, Di Guglielmo-Krankheit**

◊ **erythematosus** *see* DISSEMINATED, LUPUS

erythrasma *noun* chronic bacterial skin condition in a fold in the skin *or* where two skin surfaces touch (such as between the toes), caused by a Corynebacterium **Erythrasma**

◊ **erythroblast** *noun* cell which forms an erythrocyte *or* red blood cell **Erythroblast**

◊ **erythroblastosis** *noun* presence of erythroblasts in the blood, usually found in haemolytic anaemia **Erythroblastose**; **erythroblastosis fetalis** = blood disease affecting newborn babies, caused by a reaction between the rhesus factor of the mother and the fetus **fetale Erythroblastose**

> COMMENT: usually this occurs where the mother is rhesus negative and has developed rhesus positive antibodies, which are passed into the blood of a rhesus positive fetus

◊ **erythrocyanosis** *noun* red and purple patches on the skin of the thighs, often accompanied by chilblains and made worse by cold **Erythrozyanose**

erythrocyte *noun* mature non-nucleated red blood cell *or* blood cell which contains haemoglobin and carries oxygen **Erythrozyt, rotes Blutkörperchen**; **erythrocyte sedimentation rate (ESR)** = diagnostic test to see how fast erythrocytes settle in a sample of blood plasma **Blut(körperchen) senkungsgeschwindigkeit (BSG)**

◇ **erythrocytosis** *noun* increase in the number of red blood cells in the blood **Erythrozytose**

> QUOTE anemia may be due to insufficient erythrocyte production, in which case the corrected reticulocyte count will be low, or it may be due to hemorrhage or hemolysis, in which cases there should be reticulocyte response
>
> Southern Medical Journal

erythroderma *noun* condition where the skin becomes red and flakes off **Erythrodermie**

◇ **erythroedema** *or* **pink disease** *noun* disease of infants where the child's hands and feet swell and become pink, with a fever and loss of appetite, probably formerly caused by allergic reaction to mercury in lotions **Akrodynie, Feer-Selter-Swift-Krankheit**

◇ **erythrogenesis** *or* **erythropoiesis** *noun* formation of red blood cells in red bone marrow **Erythropoese**

◇ **erythromelalgia** *noun* painful swelling of blood vessels in the extremities **Erythromelalgie**

◇ **erythromycin** *noun* antibiotic used to combat bacterial infections **Erythromycin**

◇ **erythropenia** *noun* condition where a patient has a low number of erythrocytes in his blood **Erythrozytopenie, Anämie**

◇ **erythropoiesis** = ERYTHROGENESIS

◇ **erythropoietin** *noun* hormone which regulates the production of red blood cells **Erythropoetin**

◇ **erythropsia** *noun* condition where the patient sees things as if coloured red **Erythropsie, Rotsehen**

Esbach's albuminometer *noun* glass for measuring albumin in urine, using Esbach's method **Esbach-Albuminometer**

eschar *noun* dry scab, such as one on a burn **Schorf**

◇ **escharotic** *noun* substance which produces an eschar **Verschorfungsmittel**

Escherichia *noun* one of the Enterobacteria commonly found in faeces **Escherichia**; **Escherichia coli** = Gram-negative bacillus associated with acute gastroenteritis in infants **Escherichia coli**

escort *verb* to go with someone, especially to go with a patient to make sure he arrives at the right place **eskortieren, begleiten**; **escort nurse** = nurse who goes with patients to the operating theatre and back again to the ward **Begleitschwester**

Esmarch's bandage *noun* rubber band wrapped round a limb as a tourniquet to stop the flow of blood or to drain blood before an operation **Esmarch-Binde**

esophagus *(US)* = OESOPHAGUS

esotropia *noun* convergent strabismus *or* type of squint, where the eyes both look towards the nose **Strabismus convergens, Einwärtsschielen**

espundia *see* LEISHMANIASIS

ESR ERYTHROCYTE SEDIMENTATION RATE

essence *noun* concentrated oil from a plant, used in cosmetics, and sometimes as analgesics or antiseptics **Essenz**

◇ **essential** *adjective*

(a) idiopathic *or* (disease) with no obvious cause **essenziell, idiopathisch**; **essential hypertension** = high blood pressure without any obvious cause **essenzielle Hypertonie**; **essential uterine haemorrhage** = heavy uterine bleeding for which there is no obvious cause **essenzielle Uterusblutung**

(b) extremely important *or* necessary **wesentlich, essenziell**; **essential amino acid** = amino acid which is necessary for growth but which cannot be synthesized and has to be obtained from the food supply **essenzielle Aminosäure**; **essential elements** = chemical elements (such as carbon, oxygen, hydrogen, nitrogen and many others) which are necessary to the body's growth or function **wesentliche Elemente, essenzielle Nährelemente**; **essential fatty acid (EFA)** = unsaturated fatty acid which is necessary for growth and health **essenzielle Fettsäure**; **essential oils** *or* **volatile oils** = concentrated oils from a scented plant used in cosmetics or as antiseptics **Ölessenzen; ätherische Öle**

> COMMENT: the essential amino acids are: isoleucine, leucine, lysine, methionine, phenylalanine, threonine, tryptophan and valine. The essential fatty acids are linoleic acid, linolenic acid and arachidonic acid

estrogen *(US)* = OESTROGEN

ethanol *noun* ethyl alcohol *or* colourless liquid, present in drinking alcohols (whisky *or* gin *or* vodka, etc.) and also used in medicines and as a disinfectant **Äthanol**

ether *noun* anaesthetic substance, now rarely used **Äther**

ethical *adjective* (i) concerning ethics; (ii) *(US)* (drug) available to prescription only **(i) ethisch; (ii) ethisch, verschreibungspflichtig; ethical committee** = group of specialists who monitor experiments involving human beings *or* who regulate the way in which members of the medical profession conduct themselves **Ethikkommission**
◊ **ethics** *noun* code of working which shows how a professional group (such as doctors and nurses) should work, and in particular what type of relationship they should have with their patients **Ethik**

ethmoid bone *noun* bone which forms the top of the nasal cavity and part of the orbits **Os ethmoidale, Siebbein**
◊ **ethmoidal** *adjective* referring to the ethmoid bone *or* near to the ethmoid bone **ethmoidal, Siebbein-; ethmoidal sinuses** = air cells inside the ethmoid bone **Sinus ethmoidales, Siebbeinzellen**
◊ **ethmoiditis** *noun* inflammation of the ethmoid bone *or* of the ethmoidal sinuses **Ethmoiditis**

ethyl alcohol *see* ALCOHOL

ethylene *noun* gas used as an anaesthetic **Äthylen**

etiology, etiological *(US)* = AETIOLOGY, AETIOLOGICAL

eu- *prefix* meaning good **Eu-**
◊ **eubacteria** *noun* true bacteria with rigid cell walls **Eubakterien**

eucalyptus *noun* genus of tree growing mainly in Australia, from which a strongly smelling oil is distilled **Eukalyptus**
◊ **eucalyptol** *noun* substance obtained from eucalyptus oil **Eukalyptol**

> COMMENT: eucalyptus oil is used in pharmaceutical products especially to relieve congestion in the respiratory passages

eugenics *noun* study of how to improve the human race by genetic selection **Eugenik**

eunuch *noun* castrated male **Eunuch**

eupepsia *noun* good digestion **Eupepsie**

euphoria *noun* feeling of extreme happiness **Euphorie**

euplastic *noun* tissue which heals well **Euplastik**

Eustachian tube *or* **syrinx** *or* **pharyngotympanic tube** *noun* tube which connects the pharynx to the middle ear **Eustachio-Röhre, Tuba auditiva Eustachii, Ohrtrompete** *see illustration* EAR

> COMMENT: the Eustachian tubes balance the air pressure on either side of the eardrum. When a person swallows or yawns, air is forced into the Eustachian tubes and clears them. The tubes can be blocked by an infection (as in a cold) or pressure (as in an aircraft taking off), and if they are blocked, the hearing is impaired

euthanasia *noun* mercy killing *or* killing of a sick person to put an end to his suffering **Euthanasie, Sterbehilfe**
(NOTE: no plural)

euthyroidism *or* **euthyroid state** *noun* having a normal thyroid gland **Euthyreose**

eutocia *noun* normal childbirth **Eutokie, normale Entbindung**

evacuate *verb* to discharge faeces from the bowel *or* to have a bowel movement **entleeren, Stuhlgang haben**
◊ **evacuant** *noun* medicine which makes a person have a bowel movement **Abführmittel**
◊ **evacuation** *noun* removing the contents of something, especially discharging faeces from the bowel **Entleerung, Stuhlgang, Evakuation; evacuation of retained products of conception (ERPC)** = D & C operation performed after an abortion **Küretagge**
◊ **evacuator** *noun* instrument used to empty a cavity such as the bladder *or* bowel **Evakuator**

evaluate *verb* to examine and calculate the quantity *or* level of something; to examine a patient and calculate the treatment required **bewerten, auswerten;** *the laboratory is still evaluating the results of the tests*
◊ **evaluation** *noun* examining and calculating **Bewertung, Auswertung**

> QUOTE all patients were evaluated and followed up at the hypertension unit
> British Medical Journal

> QUOTE evaluation of fetal age and weight has proved to be of value in the clinical management of pregnancy, particularly in high-risk gestations
> Southern Medical Journal

evaporate *verb* to convert liquid into vapour **verdampfen**

◇ **evaporation** *noun* converting liquid into vapour **Verdampfung**

eversion *noun* turning towards the outside *or* turning inside out **Eversion, Ausstülpung, Auswärtsdrehung; eversion of the cervix** = condition after laceration during childbirth, where the edges of the cervix sometimes turn outwards **Gebärmutterhalsausstülpung**

◇ **evertor** *noun* muscle which makes a limb turn outwards **Musculus evertor**

evisceration *noun* (i) surgical removal of the abdominal viscera; (ii) removal of the contents of an organ **(i) & (ii) Eviszeration; evisceration of the eye** = surgical removal of the contents of an eyeball **Orbitaausräumung, Eviszeration des Augapfels**

evolution *noun* changes in organisms which take place over a long period involving many generations **Evolution**

Ewing's tumour *or* **Ewing's sarcoma** *noun* malignant tumour in the marrow of a long bone **Ewing-Sarkom**

ex- *or* **exo-** *prefix* meaning out of **Ex-, Exo-**

exacerbate *verb* to make a condition more severe **verschlimmern;** *the cold damp weather will only exacerbate his chest condition*

◇ **exacerbation** *noun* making a condition worse; period when a condition becomes worse **Exazerbation, Verschlimmerung**

> QUOTE patients were re-examined regularly or when they felt they might be having an exacerbation. Exacerbation rates were calculated from the number of exacerbations during the study
> Lancet

exact *adjective* correct *or* precise **genau**

exaltation *noun* sense of being extremely cheerful and excited **Exaltation, Überschwenglichkeit**

examine *verb* (i) to look at *or* to investigate someone *or* something carefully; (ii) to look at and test a patient to find what is wrong with him **(i) & (ii) untersuchen;** *the doctor examined the patient's heart; the tissue samples were examined in the laboratory*

◇ **examination** *noun* (i) looking at someone *or* something carefully; (ii) looking at a patient to find out what is wrong with him **(i) Prüfung, Untersuchung; (ii) Untersuchung;** *from the examination of the X-ray photographs, it seems that the tumour has not spread; the surgeon carried out a medical examination before operating*

exanthem *noun* skin rash found with infectious diseases like measles *or* chickenpox **Exanthem; exanthem subitum** = ROSEOLA INFANTUM

◇ **exanthematous** *adjective* referring to an exanthem *or* like an exanthem **exanthematös**

excavator *noun* surgical instrument shaped like a spoon **Exkavator**

◇ **excavatum** *see* PECTUS

exceed *verb* to do more than *or* to be more than **übersteigen, überschreiten;** *his pulse rate exceeded 100* **it is dangerous to exceed the stated dose** = do not take more than the stated dose **es ist gefährlich, die angegebene Dosis zu überschreiten**

exceptional *adjective* strange *or* not common **außergewöhnlich;** *in exceptional cases, treatment can be carried out in the patient's home*

excess *noun* too much of a substance **Übermaß, Überschuss;** *the gland was producing an excess of hormones; the body could not cope with an excess of blood sugar* **in excess of** = more than **mehr als, über;** *short men who weigh in excess of 100 kilos are very overweight*

◇ **excessive** *adjective* more than normal **übermäßig;** *the patient was passing excessive quantities of urine; the doctor noted an excessive amount of bile in the patient's blood*

◇ **excessively** *adverb* too much **übermäßig, allzu, äußerst;** *he has an excessively high blood pressure; if the patient sweats excessively, it may be necessary to cool his body with cold compresses*

exchange

1 *noun* giving one thing and taking another **Austausch; gas exchange** = process where oxygen in air is exchanged in the lungs for waste carbon dioxide from the blood **Gasaustausch; exchange transfusion** = method of treating leukaemia *or*

erythroblastosis in newborn babies, where almost all the abnormal blood is removed from the body and replaced by normal blood **Austauschtransfusion**
2 *verb* to take something away and give something in its place **austauschen;** *in the lungs, carbon dioxide in the blood is exchanged for oxygen from the air*

excipient *noun* substance added to a drug so that it can be made into a pill **Hilfsstoff**

excise *verb* to cut out **exzidieren, ausschneiden**
◇ **excision** *noun* operation by a surgeon to cut and remove part of the body (such as a growth) **Exzision, Ausschneidung**; *compare* INCISION

excite *verb* to stimulate *or* to give an impulse to a nerve *or* muscle **erregen, reizen, stimulieren**
◇ **excited** *adjective* (i) very lively and happy; (ii) aroused **(i) aufgeregt, begeistert; (ii) erregt**
◇ **excitation** *noun* state of being mentally *or* nervously aroused **Erregung**
◇ **excitatory** *adjective* which tends to excite **exzitatorisch, erregend**
◇ **excitement** *noun* (i) being excited; (ii) second stage of anaesthesia **(i) Erregung; (ii) Erregungsphase, Exzitationsstadium**

excoriation *noun* raw skin surface *or* mucous membrane after rubbing *or* burning **Exkoriation, Abschürfung**

excrement *noun* faeces **Exkrement, Kot**
(NOTE: no plural)

excrescence *noun* growth on the skin **Exkreszenz, Wucherung**

excrete *verb* to pass waste matter out of the body, especially to discharge faeces **ausscheiden;** *the urinary system separates waste liquids from the blood and excretes them as urine*
◇ **excreta** *plural noun* waste material from the body (such as faeces) **Exkret**
◇ **excretion** *noun* passing waste matter (faeces *or* urine *or* sweat) out of the body **Exkretion, Ausscheidung**

excruciating *adjective* (pain) which is extremely painful **quälend, qualvoll;** *he had excruciating pains in his head*

exenteration = EVISCERATION

exercise
1 *noun* physical *or* mental activity *or* active use of the muscles as a way of keeping fit *or* to correct a deformity *or* to strengthen a part **Übung, körperliche Bewegung, Belastung;** *regular exercise is good for your heart; you should to do five minutes' exercise every morning; he doesn't do or take enough exercise - that's why he's too fat* **exercise cycle** = cycle which is fixed to the floor so that you can pedal on it to get exercise **Heimtrainer; exercise-induced asthma (EIA)** = asthma which is caused by exercise such as running or cycling **Belastungsasthma**
2 *verb* to take exercise **üben, trainieren;** *he exercises twice a day to keep fit*

exert *verb* to use (force *or* pressure) **ausüben**
◇ **exertion** *noun* physical activity **Belastung, Anstrengung**

exfoliation *noun* losing layers of tissue (such as sunburnt skin) **Exfoliation, Abblättern**
◇ **exfoliative** *adjective* referring to exfoliation **exfoliativ; exfoliative dermatitis** = condition where the skin becomes red and flakes off **exfoliative Dermatitis**

exhale *verb* to breathe out **ausatmen**
◇ **exhalation** *noun* (i) expiration *or* breathing out; (ii) air which is breathed out **(i) Exhalation, Ausatmen; (ii) Ausatmungsluft**
(NOTE: the opposite is **inhale, inhalation**)

exhaust *verb* to tire someone out; to drain energy **erschöpfen;** *he was exhausted by his long walk; the patient was exhausted after the second operation*
◇ **exhaustion** *noun* extreme tiredness *or* fatigue **Erschöpfung**; **heat exhaustion** = collapse caused by physical exertion in hot conditions **Wärmestau mit allgemeiner Erschöpfung, Hitzeerschöpfung**

exhibitionism *noun* sexual aberration in which there is a desire to show the genitals to a person of the opposite sex **Exhibitionismus**

exo- *prefix* meaning outside **Exo-**
◇ **exocrine gland** *noun* gland (such as the liver, the sweat glands, the pancreas and the salivary glands) with ducts which channel secretions to particular parts of the body **exokrine Drüse; exocrine secretions of the pancreas** = enzymes carried from the pancreas to the second part of the duodenum **exokrine Pankreassekrete**

exogenous *adjective* developing *or* caused by something outside the organism **exogen**; *compare* ENDOGENOUS

exomphalos = UMBILICAL HERNIA

exophthalmic goitre *or* **Graves' disease** *see* THYROTOXICOSIS

◇ **exophthalmos** *noun* protruding eyeballs **Exophthalmus**

exoskeleton *noun* outer skeleton of some animals such as insects **Hautskelett, Hautpanzer**; *compare* ENDOSKELETON

exostosis *noun* benign growth on the surface of a bone **Exostase**

exotic *adjective* (disease) which is not native *or* which comes from a foreign country **exotisch, fremd**

exotoxin *noun* poison produced by bacteria, which affects parts of the body away from the place of infection (such as the toxins which cause botulism or tetanus) **Exotoxin**

> COMMENT: diphtheria is caused by a bacillus; the exotoxin released causes the generalized symptoms of the disease (such as fever and rapid pulse) while the bacillus itself is responsible for the local symptoms in the patient's upper throat

exotropia *noun* divergent strabismus *or* form of squint where both eyes look away from the nose **Exotropie, Auswärtsschielen**

expand *verb* to spread out **sich ausbreiten, sich ausdehnen, expandieren**; *the chest expands as the person breathes in*

◇ **expansion** *noun* growing larger *or* becoming swollen **Ausdehnung, Ausbreitung**

expect *verb* to think *or* to hope that something is going to happen **erwarten**; **she's expecting a baby in June** = she is pregnant and the baby is due to be born in June **sie erwartet im Juni ein Baby**; **expected date of delivery** = day on which a doctor calculates that the birth will take place **errechneter Geburtstermin**

◇ **expectant mother** *noun* pregnant woman **werdende Mutter**

expectorate *verb* to cough up phlegm *or* sputum from the respiratory passages **expektorieren, aushusten**

◇ **expectorant** *noun* drug which helps the patient to expectorate *or* to cough up phlegm **Expektorans**

◇ **expectoration** *noun* coughing up fluid *or* phlegm from the respiratory tract **Expektoration, Aushusten, Auswerfen**

expel *verb* to send out of the body **ausstoßen**; *air is expelled from the lungs when a person breathes out*

experiment *noun* scientific test conducted under set conditions **Experiment, Versuch**; *the scientists did some experiments to try the new drug on a small sample of people*

experience

1 *noun*

(a) having worked in many types of situation, and so knowing how to cope with different problems **Erfahrung**; *he has had six years' experience in tropical medicine; his research is based on his experience as a nurse in a teaching hospital*

(b) thing which has happened to someone **Erfahrung, Erlebnis**; *he told the complaints board about his experiences as an outpatient*

2 *verb* to live through a situation **erfahren, erleben; spüren, empfinden**; *she experienced acute mental disturbance; he is experiencing pains in his right upper leg*

◇ **experienced** *adjective* (person) who has lived through many situations and has learnt how to deal with problems **erfahren**; *she is the most experienced member of our nursing staff; we require an experienced nurse to take charge of a geriatric ward*

expert

1 *noun* person who is trained *or* who has experience in a certain field **Experte/Expertin, Fachmann/Fachfrau; Sachverständige(r)**; *he was referred to an expert in tropical diseases; she is an expert in the field of optics; they asked for a second expert opinion*

2 *adjective* done well *or* showing experience **erfahren, fachkundig**; *the clinic offers expert treatment of sexually transmitted diseases*

expire *verb* (i) to breathe out; (ii) to die **(i) ausatmen; (ii) sterben**

◇ **expiration** *noun* (i) breathing out *or* pushing air out of the lungs; (ii) dying **(i) Exspiration, Ausatmung; (ii) Tod, Sterben**; *expiration takes place when the chest muscles relax and the lungs become smaller*

(NOTE: the opposite is **inspiration**)

explain *verb* to give reasons for something; to make something clear **erklären**; *the doctors cannot explain why he suddenly got better; she tried to explain her symptoms to the doctor*

◇ **explanation** *noun* reason for something **Erklärung**; *the staff of the hospital could not offer any explanation for the strange behaviour of the consultant*

explant *noun* tissue taken from a body and grown in a culture in a laboratory **Explantat**

◇ **explantation** *noun* taking tissue for culture in a laboratory **Explantation**

exploration *noun* procedure *or* surgical operation where the aim is to discover the cause of the symptoms *or* the nature and extent of the illness **Exploration, Untersuchung**

◇ **exploratory** *adjective* referring to an exploration **explorativ, Probe-**; **exploratory surgery** = surgical operations in which the aim is to discover the cause of the patient's symptoms *or* the nature and extent of the illness **explorativer Eingriff**

expose *verb*
(a) to show something which was hidden **freilegen; aufdecken, enthüllen;** *the operation exposed a generalized cancer; the report exposed a lack of medical care on the part of some of the hospital staff*
(b) to place something *or* someone under the influence of something **exponieren, aussetzen;** *he was exposed to the disease for two days; she was exposed to a lethal dose of radiation*

◇ **exposure** *noun*
(a) being exposed **Exposition;** *his exposure to radiation*
(b) being damp, cold and with no protection from the weather **Kälteexposition, Unterkühlung;** *the survivors of the crash were all suffering from exposure after spending a night in the snow*

express *verb* to squeeze out **(heraus) drücken;** *to express pus*

expression *noun*
(a) look on a person's face which shows his emotions *or* what he thinks and feels **Gesichtsausdruck, Mimik;** *his expression showed that he was annoyed*
(b) pushing something out of the body **Expression, Austreibung;** *the expression of the fetus and placenta during childbirth*

exsanguinate *verb* to drain blood from the body **blutleer machen, ausbluten**

◇ **exsanguination** *noun* removal of blood from the body **Exsanguination, Ausblutung**

exsufflation *noun* forcing breath out of the body **Exsufflation, forcierte Ausatmung**

extend *verb* to stretch out **(aus)strecken;** *the patient is unable to extend his arms fully*

◇ **extension** *noun* (i) stretching *or* straightening out of a joint; (ii) stretching of a joint by traction **(i) Strecken, Dehnen; (ii) Extension, Streckung**

◇ **extensor (muscle)** *noun* muscle which makes a joint become straight **Extensor, Streckmuskel**; *compare* FLEXOR

exterior *noun* the outside **Äußere(s);** *the interior of the disc has passed through the tough exterior and is pressing on a nerve*

◇ **exteriorization** *noun* surgical operation to bring an internal organ to the outside surface of the body **Verlagerung nach außen**

externa *see* OTITIS

external *adjective* which is outside, especially outside the surface of the body **extern, äußerlich**; **the lotion is for external use only** = it should only be used on the outside of the body **die Lotion ist nur zur äußerlichen Anwendung bestimmt**; **external auditory meatus** = passage from the outer ear to the eardrum **Meatus acusticus externus, äußerer Gehörgang**; **external cardiac massage** *or* **external chest** *or* **cardiac compression** = method of making a patient's heart start beating again by rhythmic pressing on the breastbone **Herzkompression, Herzmassage**; **external jugular** = main jugular vein in the neck, leading from the temporal vein **Vena jugularis externa, äußere Halsvene**; **external oblique** = outer muscle covering the abdomen **Musculus obliquus externus (abdominis), äußerer schräger Bauchmuskel**

◇ **externally** *adverb* on the outside of the body **äußerlich;** *the ointment should only be used externally compare* INTERNAL, INTERNALLY

exteroceptor *noun* sensory nerve such as those in the eye *or* ear, which is affected by stimuli from outside the body **Exterozeptor**; *see also* CHEMORECEPTOR, INTEROCEPTOR, RECEPTOR

extirpate *verb* to remove by surgery **exstirpieren**

◇ **extirpation** *noun* total removal of a structure *or* an organ *or* growth by surgery **Exstirpation**

extra- *prefix* meaning outside **Extra-**

◇ **extracapsular** *adjective* outside a capsule **extrakapsulär**; **extracapsular fracture** = fracture of the upper part of the femur, but which does not involve the capsule round the hip joint **extrakapsuläre Fraktur**

◇ **extracellular** *adjective* outside cells **extrazellulär**; **extracellular fluid** = fluid which surrounds cells **Extrazellulärflüssigkeit**

extract
1 *noun* preparation made by removing water

or alcohol from a substance, leaving only the essence **Extrakt; liver extract** = concentrated essence of liver **Leberextrakt**

2 *verb* (i) to take out; (ii) to remove the essence from a liquid; (iii) to pull out a tooth **(i) & (ii) extrahieren; (iii) ziehen, extrahieren;** *adrenaline extracted from the animal's adrenal glands is used in the treatment of asthma*

◇ **extraction** *noun* (i) removal of part of the body, especially a tooth; (ii) in obstetrics, delivery, usually a breech presentation, which needs medical assistance **(i) & (ii) Extraktion; cataract extraction** = surgical removal of a cataract from the eye **Staroperation, Linsenextraktion; vacuum extraction** = pulling on the head of the baby with a suction instrument to aid birth **Vakuumextraktion**

> QUOTE all the staff are RGNs, partly because they do venesection, partly because they work in plasmapheresis units which extract plasma and return red blood cells to the donor
> Nursing Times

extradural *or* **epidural** *adjective* lying on the outside of the dura mater **extradural, epidural; extradural haematoma** = blood clot which forms in the head outside the dura mater, caused by a blow **epidurales Hämatom**

◇ **extraembryonic** *adjective* (part of a fertilized ovum, such as the amnion, allantois and chorion) which is not part of the embryo **extraembryonal**

◇ **extrapleural** *adjective* outside the pleural cavity **extrapleural**

◇ **extrapyramidal** *adjective* outside the pyramidal tracts **extrapyramidal; extrapyramidal system** *or* **tracts** = motor system which carries motor nerves outside the pyramidal system **extrapyramidales System**

◇ **extrasystole** *or* **ectopic beat** *noun* abnormal extra heartbeat which originates from a point other than the sinoatrial node **Extrasystole**

◇ **extrauterine pregnancy** *or* **ectopic pregnancy** *noun* pregnancy where the embryo develops outside the uterus, often in one of the Fallopian tubes **Extrauteringravidität, ektopische Schwangerschaft**

◇ **extravasation** *noun* escaping of bodily fluid (such as blood *or* secretions) into tissue **Extravasation**

◇ **extravert, extraversion** = EXTROVERT, EXTROVERSION

extreme *adjective* very severe **extrem;** *extreme forms of the disease can cause blindness*

◇ **extremities** *noun* parts of the body at the ends of limbs, such as the fingers, toes, nose and ears **Extremitäten, Gliedmaßen**

extrinsic *adjective* external *or* which originates outside a structure **extrinsisch; extrinsic allergic alveolitis** = condition where the lungs are allergic to fungus and other allergens **exogen-allergische Alveolitis; extrinsic factor** = former term for vitamin B_{12}, which is necessary for the production of red blood cells **Extrinsic-Faktor; extrinsic ligament** = ligament between the bones in a joint which is separate from the joint capsule **äußeres Band; extrinsic muscle** = muscle which is some way away from the part of the body (such as the eye) which it operates **äußerer Muskel**

extroversion *noun*
(a) *(in psychology)* condition where a person is mainly interested in people and things other than himself **Extroversion**
(b) congenital turning of an organ inside out **Ekstrophie**

◇ **extrovert** *noun* person who is interested in people and things apart from himself **Extrovertierte(r)**

◇ **extroverted** *adjective* turned inside out **extrovertiert;** *compare* INTROVERSION, INTROVERT

exudate *noun* fluid which is deposited on the surface of tissue as the result of a condition *or* disease **Exsudat**

◇ **exudation** *noun* escape of exudate into tissue as a defence mechanism **Exsudation**

eye *noun* part of the body with which a person sees **Auge;** *she has blue eyes; shut your eyes while the doctor gives you an injection; he has got a piece of dust in his eye; she has been having trouble with her eyes or she has been having eye trouble; he is an outpatient at the local eye hospital; the doctor prescribed some eye drops or eye ointment* **black eye** = darkening and swelling of the tissues round an eye, caused by a blow **blaues Auge;** *he got two black eyes in the fight* **pink eye** *or* **red eye** = epidemic conjunctivitis, common in schools, and caused by the Koch-Weeks bacillus **rotes Auge; eye bath** = small dish into which a solution can be placed for bathing the eye **Augenbad**

◇ **eyeball** *noun* the receptor part of the eye, a round ball of tissue through which light passes and which is controlled by various muscles **Augapfel**

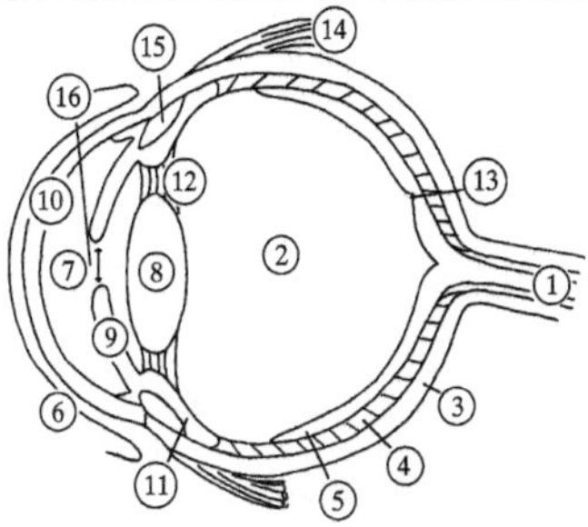

EYE	AUGE
1. optic nerve	1. Nervus opticus
2. vitreous humour	2. Corpus vitreum
3. sclera	3. Sklera
4. choroid	4. Choroidea
5. retina	5. Retina
6. conjunctiva	6. Conjunctiva
7. aqueous humour	7. Humor aquaeus
8. lens	8. Linse
9. iris	9. Iris
10. cornea	10. Cornea
11. ciliary body	11. Ziliarkörper
12. suspensory ligament	12. Ligamentum suspensorium
13. fovea	13. Fovea
14. muscle	14. Muskel
15. ciliary muscle	15. Ziliarmuskel
16. pupil	16. Pupille

COMMENT: light rays enter the eye through the cornea, pass through the pupil and are refracted through the aqueous humour onto the lens, which then focuses the rays through the vitreous humour onto the retina at the back of the eyeball. Impulses from the retina pass along the optic nerve to the brain

◇ **eye bank** *noun* place where parts of eyes given by donors can be kept for use in grafts **Augenbank; Hornhautbank**

◇ **eyebrow** *noun* arch of skin with a line of hair above the eye **Augenbraue; he raised his eyebrows** = he looked surprised **er zog die Augenbrauen hoch**

◇ **eyeglasses** *noun (US)* glasses *or* spectacles **Brille**

◇ **eyelash** *noun* small hair which grows out from the edge of the eyelid **Wimper**

◇ **eyelid** *or* **blepharon** *or* **palpebra** *noun* piece of skin which covers the eye **Augenlid, Blepharon, Palpebra;** (NOTE: for terms referring to the eyelids see words beginning with **blepharo-)**

◇ **eyesight** *noun* being able to see **Sehkraft, Sehvermögen, Augenlicht;** *he has got very good eyesight; failing eyesight is common in old people*

◇ **eyestrain** *or* **asthenopia** *noun* tiredness in the muscles of the eye, with a headache, caused by reading in bad light, watching television, working on a computer screen, etc. **Augenüberanstrengung, Asthenopie**

◇ **eye tooth** *noun* either of the two canine teeth next to the incisors in the upper jaw **Augenzahn;** (NOTE: plural is **eye teeth.** For other terms referring to the eye see words beginning with **oculo-, ophth-** and **opt-)**

Ff

F

1 *abbreviation for* Fahrenheit **F, Fahrenheit**
2 *chemical symbol for* fluorine **F, Fluor**

face

1 *noun* front part of the head, where the eyes, nose and mouth are placed **Facies, Gesicht;** *don't forget to wash the patient's face* **face delivery** = birth where the baby's face appears first **Geburt bei Gesichtslage;** *(in cosmetic surgery);* **face lift** *or* **face-lifting operation** = surgical operation to remove wrinkles on the face and neck **Facelifting, Gesichtshautstraffung;** *she's gone into hospital for a face lift* **face mask** = (i) rubber mask that fits over the patient's nose and mouth and is used to administer an anaesthetic; (ii) piece of cloth which fits over a doctor's nose and mouth to prevent him breathing out germs when he is performing an operation **(i) Narkosemaske; (ii) Mundtuch, OP-Maske; face presentation** = position of a baby in the womb where the face will appear first at birth **Gesichtslage**
2 *verb* to have your face towards *or* to look towards **gegenüberliegen, gehen nach, liegen nach;** *please face the screen; the hospital faces east*

COMMENT: the fourteen bones which make up the face are: two maxillae forming the upper jaw; two nasal bones forming the top part of the nose; two lacrimal bones on the inside of the orbit near the nose; two zygomatic or malar bones forming the sides of the cheeks; two palatine bones forming the back part of the top of the mouth; two nasal conchae or turbinate bones which form the sides of the nasal cavity; the mandible or lower jaw; and the vomer in the centre of the nasal septum

facet *noun* flat surface on a bone **Facette**; **facet syndrome** = condition where a joint in the vertebrae becomes dislocated **Facettensyndrom**

facial *adjective* referring to the face **fazial, Gesichts-**; *the psychiatrist examined the patient's facial expression* **facial bones** = the fourteen bones which form the face **Ossa faciei, Knochen des Gesichtsschädels**; **facial artery** = artery which branches off the external carotid into the face **Arteria facialis, Gesichtsschlagader**; **facial nerve** = seventh cranial nerve, which governs the muscles of the face, the taste buds on the front of the tongue, and the salivary and lacrimal glands **Nervus facialis, Gesichtsnerv**; **facial paralysis** *or* **facial palsy** = BELL'S PALSY; **facial vein** = vein which drains down the side of the face into the internal jugular vein **Vena facialis, Gesichtsvene**; **deep facial vein** = small vein which drains from behind the cheek into the facial vein **Vena facialis profunda**

-facient *prefix* which makes **-faciens, -auslösend, -erzeugend**; **abortifacient** = drug or instrument which produces an abortion **Abortivum, Abortifaciens**

facies *noun* facial appearance of a patient, used as a guide to diagnosis **Facies, Gesicht**

facilitate *verb* to help *or* to make something easy **erleichtern**

◊ **facilitation** *noun* act where several slight stimuli help a neurone to be activated **Bahnung**

◊ **facilities** *plural noun* equipment *or* counselling *or* rooms which can be used to do something **Einrichtungen, Möglichkeiten;** *provision of aftercare facilities*

fact *noun* something which is real and true **Tatsache, Faktum;** *it is a fact that the disease is rarely fatal; tell me all the facts of your son's illness so that I can decide what to do* **the facts of life** = description of how sexual intercourse is performed and how conception takes place, given to children **Aufklärung**

factor *noun*

(a) something which has an influence, which makes something else take place **Faktor**; **extrinsic factor** = form of vitamin B_{12} **Extrinsic-Faktor**; **growth factor** = chemical substance produced in one part of the body which encourages the growth of a type of cell (such as red blood cells) **Wachstumsfaktor**; **intrinsic factor** = protein produced in the gastric glands which controls the absorption of extrinsic factor, and the lack of which causes pernicious anaemia **Intrinsic-Faktor**
(b) substance (called Factor I, Factor II, etc.) in the plasma which makes the blood coagulate when a blood vessel is injured **Faktor**; **Factor VIII** = substance in plasma which is lacking in haemophiliacs **Faktor VIII**; **Christmas factor** *or* **Factor IX** = substance in plasma, the lack of which causes Christmas disease **Christmas-Faktor, Faktor IX**

faculty *noun* ability to do something **Fähigkeit, Vermögen**; **mental faculties** = power of the mind to think *or* decide **geistige Fähigkeiten, Geisteskräfte;** *a reduction in blood supply to the brain can have a lasting effect on the mental faculties*

faeces *or* **stools** *or* **bowel movements** *plural noun* solid waste matter passed from the bowels through the anus **Fäzes, Stuhl(gang), Kot**

◊ **faecal** *adjective* referring to faeces **fäkal**; **faecal matter** = solid waste matter from the bowels **Fäzes, Stuhl, Kot**
(NOTE: spelt **feces, fecal** especially in the USA. For other terms referring to faeces, see words beginning with **sterco-)**

Fahrenheit *noun* scale of temperatures where the freezing and boiling points of water are 32° and 212° **Fahrenheit**; *compare* CELSIUS, CENTIGRADE
(NOTE: used in the USA, but less common in the UK. Normally written with an **F** after the degree sign: **32°F** (say: "thirty-two degrees Fahrenheit")

fail *verb* not to be successful in doing something *or* not to succeed *or* not to do something which you are trying to do **versagen, scheitern;** *the doctor failed to see the symptoms; she has failed her pharmacy exams; he failed his medical and was rejected by the police force*

◊ **failure** *noun* not a success **Misserfolg, Versagen;** *the operation to correct the bone defect was a failure* **heart failure** = situation where the heart cannot function in a satisfactory way and is unable to circulate blood normally **Herzversagen, Herzinsuffizienz**; **kidney failure** = situation where a kidney does not function properly **Nierenversagen, Niereninsuffizienz**; **failure to thrive** = wasting disease of small children who have difficulty in absorbing nutrients *or* who are suffering from malnutrition **Gedeihstörung, Ernährungsstörung**

faint
1 *verb* to lose consciousness *or* to stop being conscious for a short time **in Ohnmacht fallen, ohnmächtig werden;** *she fainted when she saw the blood; it was so hot standing in the sun that he fainted*
2 *noun* loss of consciousness for a short period, caused by a temporary reduction in the flow of blood to the brain **Ohnmacht (sanfall);** *he collapsed in a faint*
3 *adjective* not very clear *or* difficult to see or hear **leicht, schwach;** *he could detect a faint improvement in the patient's condition; there's a faint smell of apples in the urine*
faint - fainter - faintest

◊ **fainting** *or* **syncope** *noun* becoming unconscious for a short time **Ohnmacht, Synkope**; **fainting fit** *or* **fainting spell** = becoming unconscious for a short time **Ohnmachtsanfall;** *she often had fainting fits when she was dieting*

> COMMENT: a fainting spell happens when the supply of blood to the brain is reduced for a short time, and this can be due to many causes, including lack of food, heat exhaustion, standing upright for a long time, and fear

fair *adjective* light coloured (hair *or* skin) **blond, hell;** *she's got fair hair; he's dark, but his sister is fair*

◊ **fair-haired** *adjective* (person) with fair hair **blond**

◊ **fairly** *adverb* quite **ziemlich, recht;** *I'm fairly certain I have met him before; he has been working as a doctor only for a fairly short time*

Fairbanks' splint *noun* special splint used for correcting Erb's palsy **Fairbank-Schiene**

falciform ligament *noun* tissue which separates the two lobes of the liver and attaches it to the diaphragm **Ligamentum falciforme hepatis, sichelförmiges Leberband**

fall
1 *noun* losing balance and going onto the ground **Fall, Sturz;** *she had a fall and hurt her back; he broke a bone in his hip after a fall*
2 *verb*
(a) to drop down onto the ground **fallen, stürzen;** *he fell down the stairs; she fell off the wall; don't put the baby's bottle on the cushion - it will fall over* (NOTE: **falls - falling - fell - has fallen)**

◊ **fall asleep** *verb* to go to sleep **einschlafen;** *he fell asleep in front of the TV*

◊ **fall ill** *verb* to get ill *or* to start to have an illness **krank werden;** *he fell ill while on holiday and had to be flown home*

◊ **fall off** *verb* to become less **zurückgehen, abnehmen;** *the number of admissions has fallen off this month*

Fallopian tube *or* **oviduct** *or* **salpinx** *or* **uterine tube** *noun* one of two tubes which connect the ovaries to the uterus **Tuba uterina (Fallopii), Eileiter, Salpinx (nur in Zusammensetzungen gebraucht);** (NOTE: for other terms referring to Fallopian tubes, see words beginning with **salping-)** *see illustration* UROGENITAL SYSTEM (female)

> COMMENT: once a month, ova (unfertilized eggs) leave the ovaries and move down the Fallopian tubes to the uterus; at the point where the Fallopian tubes join the uterus an ovum may be fertilized by a sperm cell. Sometimes fertilization and development of the embryo take place in the Fallopian tube itself

Fallot's tetralogy *see* TETRALOGY, WATERSTON'S OPERATION

false *adjective* not true *or* not real **falsch, Pseudo-**; **false pains** = pains which appear to be labour pains but are not **Vorwehen, Senkungswehen**; **false ribs** = ribs which are not attached to the breastbone **Costae spuriae**; **false teeth** *or* **dentures** = artificial teeth made of plastic, which fit in the mouth and take the place of teeth which have been extracted **falsche Zähne, (künstliches) Gebiss, Zahnprothese**

falx (cerebri) *noun* fold of the dura mater between the two hemispheres of the cerebrum **Falx cerebri, Hirnsichel**

family *noun* group of people who are related to each other, especially mother, father and children **Familie;** *John is the youngest in our family; they have a very big family - two sons and three daughters* **family doctor** = general practitioner, especially one who looks after all the members of a family **Hausarzt**; **family planning** = using contraception to control the number of children in a family **Familienplanung**; **family planning clinic** = clinic which gives advice on contraception **Beratungszentrum für Familienplanung**; **Family Practitioner Committee** = committee which organizes the management of GPs, dentists, opticians and pharmacists offering their services in an area **Kommission, die für die Niederlassung von Ärzten, Optikern**

und Apothekern in einem bestimmten Gebiet zuständig ist

◊ **familial** *adjective* referring to a family **familiär**; **familial adenomatous polyposis (FAP)** = hereditary disorder where polyps develop in the small intestine **familiäre adenomatöse Polyposis**; **familial disorder** = hereditary disorder which affects several members of the same family **familiäres Leiden, Familienkrankheit**

Fanconi syndrome *noun* kidney disorder where amino acids are present in the urine **Fanconi-Syndrom, Zystinose**

fantasy *noun* series of imaginary events which a patient believes really took place **Fantasie, Einbildung**

◊ **fantasize** *verb* to imagine that things have happened **fantasieren**

FAP = FAMILIAL ADENOMATOUS POLYPOSIS

farcy *noun* form of glanders which affects the lymph nodes **Hautrotz, Malleus farciminosus**

farinaceous *adjective* referring to flour *or* containing starch **mehlig, mehlhaltig, stärkehaltig**; **farinaceous foods** = foods (such as bread) which are made of flour and have a high starch content **Mehlspeisen**

farm *noun* land used for growing crops and keeping animals **Farm, Bauernhof**; *he's going to work on the farm during the holidays; you can buy eggs and vegetables at the farm*

◊ **farmer** *noun* man who looks after or owns a farm **Farmer, Bauer, Landwirt**; **farmer's lung** = type of asthma caused by an allergy to rotting hay **Farmerlunge**

farsightedness *or* **longsightedness** *or* **hypermetropia** *or (US)* **hypertropia** *noun* condition where the patient sees clearly objects which are a long way away but cannot see objects which are close **Weitsichtigkeit, Hyperopie, Hypermetropie**
(NOTE: the opposite is **shortsightedness** *or* **myopia)**

fascia *noun* fibrous tissue covering a muscle or an organ **Fascia, Faszie**; **fascia lata** = wide sheet of tissue covering the thigh muscles **Fascia lata, Oberschenkelfaszie**
(NOTE: plural is **fasciae)**

fasciculus *noun* bundle of nerve fibres **Fasciculus, Faszikel, Bündel**; (NOTE: plural is **fasciculi)**

◊ **fasciculation** *noun* small muscle movements which appear as trembling skin **Faszikulation, faszikuläre Zuckungen**

Fasciolopsis *noun* type of liver fluke, often found in the Far East, which is transmitted to humans through contaminated waterplants **Fasciolopsis**

fast
1 *noun* going without food (either to lose weight *or* for religious reasons) **Fasten**; *he went on a fast to lose some weight*
2 *verb* to go without food **fasten**; *strict Muslims should fast during the daytime for the month of Ramadan*

fastigium *noun* highest temperature during a bout of fever **Fastigium, Gipfel**

fat
1 *adjective* big and round in the body **fett, dick**; *you ought to eat less - you're getting too fat; that fat man has a very thin wife; he's the fattest boy in the class* **fat - fatter - fattest**
2 *noun*
(a) white *or* oily substance in the body, which stores energy and protects the body against cold **Fett**; **body fat** *or* **adipose tissue** = tissue where the cells contain fat, which replaces the normal fibrous tissue when too much food is eaten **Körperfett, Fettgewebe**; **brown fat** = animal fat which can easily be converted to energy, and is believed to offset the effects of ordinary white fat **braunes Fett**; **saturated fat** = fat which has the largest amount of hydrogen possible **gesättigtes Fett**; **unsaturated fat** = fat which does not have a large amount of hydrogen, and so can be broken down more easily **ungesättigtes Fett**
(b) type of food which supplies protein and Vitamins A and D, especially that part of meat which is white *or* solid substances (like lard *or* butter) produced from animals and used for cooking *or* liquid substances like oil **Fett**; *if you don't like the fat on the meat, cut it off; fry the eggs in some fat*

◊ **fat-soluble** *adjective* which can dissolve in fat **fettlöslich**; *Vitamin D is fat-soluble*
(NOTE: **fat** has no plural when it means the substance; the plural **fats** is used to mean different types of fat. For other terms referring

to fats see also **lipid** and words beginning with **steato-)**

COMMENT: fat is a necessary part of diet because of the vitamins and energy-giving calories which is contains. Fat in the diet comes from either animal fats or vegetable fats. Animal fats such as butter, fat meat or cream, are saturated fatty acids. It is believed that the intake of unsaturated and polyunsaturated fats (mainly vegetable fats and oils, and fish oil) in the diet, rather than animal fats, helps keep down the level of cholesterol in the blood and so lessens the risk of atherosclerosis. A lo w-fat diet does not always help to reduce weight

fatal *adjective* which causes *or* results in death **tödlich, letal;** *he had a fatal accident; cases of bee stings are rarely fatal*

◇ **fatality** *noun* case of death **Todesfall, Todesopfer;** *there were three fatalities during the flooding*

◇ **fatally** *adverb* in a way which causes death **tödlich;** *his heart was fatally weakened by the lung disease*

father *noun* man who has a son or daughter **Vater;** *ask your father if you can borrow his car; she is coming to tea with her father and mother*

fatigue
1 *noun* very great tiredness **Ermüdung, Müdigkeit**; **muscle fatigue** *or* **muscular fatigue** = tiredness in the muscles after strenuous exercise **Muskelermüdung;** (NOTE: no plural)
2 *verb* to tire someone out **ermüden;** *he was fatigued by the hard work*

fatty *adjective* containing fat **fettig, verfettet;** **fatty acid** = acid (such as stearic acid) which is an important substance in the body **Fettsäure**; **essential fatty acid** = unsaturated fatty acid which is essential for growth but which cannot be synthesized by the body and has to be obtained from the food supply **essenzielle Fettsäure**; **fatty degeneration** = accumulation of fat in the cells of an organ (such as the liver *or* heart), making the organ less able to perform **fettige Degeneration**

fauces *noun* opening between the tonsils at the back of the throat, leading to the pharynx **Fauces, Schlund**

favism *noun* type of inherited anaemia caused by an allergy to beans **Favismus, Bohnenkrankheit**

favus *noun* highly contagious type of ringworm caused by a fungus which attacks the scalp **Favus, Kopfgrind, Erbgrind**

Fe *chemical symbol for* iron **Fe, Eisen**

fear *noun* state where a person is afraid of something happening **Angst, Furcht;** *he has a morbid fear of flying or of spiders*

features *noun* appearance of a person's face **Gesichtszüge;** *he has heavy features*

febricula *noun* low fever **Febricula**

◇ **febrifuge** *adjective & noun* (drug such as aspirin) which prevents *or* lowers a fever **fiebersenkend, antipyretisch; Fiebermittel, Antipyretikum**

◇ **febrile** *adjective* referring to a fever *or* caused by a fever **febril, fiebrig, fieberhaft**; **febrile disease** = disease which is accompanied by fever **fieberhafte Erkrankung**

feces *or* **fecal** *(US)* = FAECES, FAECAL

feeble *adjective* very weak **schwach, kraftlos;** *she is old and feeble; some of the patients in the geriatric ward are very feeble*

◇ **feebleminded** *adjective* being less than normally intelligent **schwachsinnig, geistesschwach**

◇ **feeblemindedness** *noun* state of less than normal intelligence **Schwachsinnigkeit, Geistesschwäche**

feed *verb* to give food (to someone *or* an animal) **ernähren, füttern;** *he has to be fed with a spoon; the baby has reached the stage when she can feed herself* (NOTE: **feeds - feeding - fed - has fed)**

◇ **feedback** *noun* linking of the result of an action back to the action itself **Feedback, Rückkopplung**; **negative feedback** = situation where the result represses the process which caused it **negative Rückkopplung**; **positive feedback** = situation where the result stimulates the process again **positive Rückkopplung**

◇ **feeding** *noun* action of giving someone something to eat **Füttern, Nähren, Ernährung**; **feeding cup** = special cup with a spout, used for feeding patients who cannot feed themselves **Schnabeltasse**; *see also* BREAST FEEDING, BOTTLE FEEDING, INTRAVENOUS FEEDING

feel *verb*
(a) to touch (usually with your finger) **fühlen, tasten;** *feel how soft the cushion is; when the*

lights went out we had to feel our way to the door
(b) to give a sensation when touched **sich anfühlen;** *the knife felt cold; the floor feels hard*
(c) to have a sensation **fühlen, spüren;** *I felt the table move; did you feel the lift go down suddenly? he felt ill after eating the fish; when she saw the report she felt better*
(d) to believe *or* to think; to have an opinion **glauben, meinen;** *he feels it would be wrong to leave the children alone in the house; the police felt that the accident was the fault of the driver of the car; the doctor feels the patient is well enough to be moved out of intensive care*
(NOTE: **feels - feeling - felt - felt)**

◇ **feeling** *noun* sensation *or* something which you feel **Gefühl;** *I had a feeling that someone was watching me; she had an itchy feeling inside her stomach*

Fehling's solution *noun* solution used to detect sugar in urine **Fehling-Lösung**

felon = WHITLOW

Felty's syndrome *noun* condition where the spleen is enlarged, and the number of white blood cells increases, associated with rheumatoid arthritis **Felty-Syndrom**

female *adjective & noun* (animal *or* plant) of the same sex as a woman or girl; animal which produces ova and bears young **weiblich; Weibchen;** *a female cat; a condition found more often in females aged 40 - 60*

◇ **feminization** *noun* development of female characteristics in a male **Feminisierung**

femoral *adjective* referring to the femur *or* to the thigh **femoral**; **femoral artery** = continuation of the external iliac artery, which runs down the front of the thigh and then crosses to the back **Arteria femoralis, Oberschenkelschlagader**; **femoral canal** = inner tube of the sheath surrounding the femoral artery and vein **Canalis femoralis, Schenkelkanal**; **femoral hernia** = hernia of the bowel at the top of the thigh **Hernia femoralis, Oberschenkelhernie**; **femoral nerve** = nerve which governs the muscle at the front of the thigh **Nervus femoralis, Oberschenkelnerv**; **femoral triangle** *or* **Scarpa's triangle** = slight hollow at the side of the thigh **Trigonum femorale Scarpae, Oberschenkeldreieck**; **femoral vein** = vein running up the upper leg, a continuation of the popliteal vein **Vena femoralis, Oberschenkelvene**

◇ **femoris** *noun see* BICEPS, RECTUS

◇ **femur** *noun* thighbone *or* bone in the top part of the leg which joins the acetabulum at the hip and the tibia at the knee **Femur, Oberschenkelknochen;** (NOTE: plural is **femora)** *see illustration* PELVIS

fenestra *noun* small opening in the ear **Fenestra, Fenster**; **fenestra ovalis** *or* **fenestra vestibuli** *or* **oval window** = oval opening between the middle ear and the inner ear, closed by a membrane and covered by the stapes **Fenestra vestibuli, Vorhoffenster, ovales Fenster**; **fenestra rotunda** *or* **fenestra cochleae** *or* **round window** = round opening between the middle ear and the cochlea, and closed by a membrane **Fenestra cochleae, Schneckenfenster, rundes Fenster**

◇ **fenestration** *noun* surgical operation to relieve deafness by making a small opening in the inner ear **Fensterung**

fennel *noun* herb which tastes of aniseed and is used to treat flatulence **Fenchel**

fermentation *or* **zymosis** *noun* process where carbohydrates are broken down by enzymes from yeast and produce alcohol **Fermentation, Gärung**

fertile *adjective* able to bear fruit *or* to produce children **fruchtbar**

◇ **fertility** *noun* being fertile **Fruchtbarkeit, Fertilität**; **fertility rate** = number of births per year, per thousand females aged between 15 and 44 **Fertilitätsrate**

◇ **fertilization** *noun* joining of an ovum and a sperm to form a zygote and so start the development of an embryo **Befruchtung, Fertilisation**

◇ **fertilize** *verb (of a sperm)* to join with an ovum **befruchten**
(NOTE: the opposite is **sterile, sterility, sterilize)**

fester *verb (of an infected wound)* to become inflamed and produce pus **eitern;** *his legs were covered with festering sores*

festination *noun* way of walking where the patient takes short steps, seen in patients suffering from Parkinson's disease **Festination, Trippelgang, Propulsion**

fetal *see* = FETUS

fetichism *noun* psychological disorder where the patient gets sexual satisfaction from touching objects **Fetischismus**

◇ **fetichist** *noun* person suffering from fetichism **Fetischist**

fetoprotein *see* ALPHA

fetor *or* **foetor** *noun* bad smell **Foetor**

fetoscopy *noun* examination of a fetus inside the womb, taking blood samples to diagnose blood disorders **Fetoskopie**

fetus *or* **foetus** *noun* unborn baby in the womb **Fetus, Fötus**

◇ **fetal** *or* **foetal** *adjective* referring to a fetus **fetal**; *a sample of fetal blood was examined* **fetal position** = position where a person lies curled up on his side, like a fetus in the womb **Embryonalstellung**

(NOTE: **fetus** is used to refer to unborn babies from two months after conception until birth. Before then, the baby is an **embryo**)

fever *or* **pyrexia** *noun* (i) rise in the body temperature; (ii) sickness when the temperature of the body is higher than normal **(i) & (ii) Fieber, Pyrexie**; *she is running a slight fever; you must stay in bed until the fever has gone down* **intermittent fever** = fever which rises and falls regularly, as in malaria **Febris intermittelens, intermittierendes Fieber, Wechselfieber**; **relapsing fever** = disease caused by a bacterium, where attacks of fever recur from time to time **Febris recurrens, Rückfallfieber**; **remittent fever** = fever which goes down for a period each day, as in typhoid fever **Febris remittens, remittierendes Fieber**; **fever sore** *or* **fever blister** = cold sore *or* burning sore, usually on the lips **Fieberbläschen**

◇ **feverfew** *noun* herb, formerly used to reduce fevers, but now used to relieve migraine **Fieberkraut, Pyrethrum**

◇ **feverish** *adjective* with a fever **fiebrig, fieberhaft**; *he felt feverish and took an aspirin; she is in bed with a feverish chill*

COMMENT: normal oral body temperature is about 98.6°F or 37°C and rectal temperature is about 99°F or 37.2°C. A fever often makes the patient feel cold, and is accompanied by pains in the joints. Most fevers are caused by infections; infections which result in fever include cat scratch fever, dengue, malaria, meningitis, psittacosis, Q fever, rheumatic fever, Rocky mountain spotted fever, scarlet fever, septicaemia, typhoid fever, typhus, and yellow fever

fibr- *prefix* referring to fibres *or* fibrous **Fibr-**

fibre *or (US)* **fiber** *noun*

(a) structure in the body shaped like a thread **Faser**; **collagen fibre** = fibre which is the main component of fasciae, tendons and ligaments and is essential in bones and cartilage **Kollagenfaser**; **elastic fibres** *or* **yellow fibres** = fibres which can expand easily and are found in elastic cartilage, the skin and the walls of arteries and the lungs **elastische Fasern**; **nerve fibre** = fibre leading from a nerve cell, carrying nerve impulses **Nervenfaser**; **optical fibres** = artificial fibres which carry light *or* images **optische Fasern, Lichtleiter**

(b) dietary fibre = fibrous matter in food, which cannot be digested **Ballaststoffe**; **high fibre diet** = diet which contains a high percentage of cereals, nuts, fruit and vegetables **ballaststoffreiche Ernährung**; (NOTE: no plural for (b)

COMMENT: dietary fibre is found in cereals, nuts, fruit and some green vegetables. There are two types of fibre in food: insoluble fibre (in bread and cereals) which is not digested and soluble fibre (in vegetables and pulses). Foods with the highest proportion of fibre are bread, beans and dried apricots. Fibre is thought to be necessary to help digestion and avoid developing constipation, obesity and appendicitis

◇ **fibre optics** *or* **fibreoptics** *noun* examining internal organs using thin fibres which conduct light and images **Faseroptik**

◇ **fibrescope** *noun* device made of bundles of optical fibres which is passed into the body, used for examining internal organs **Fibroskop**

fibril *noun* very small fibre **Fibrille**

◇ **fibrillating** *adjective* with fluttering of a muscle **fibrillierend, flimmernd**; *they applied a defibrillator to correct a fibrillating heart beat*

◇ **fibrillation** *noun* fluttering of a muscle **Fibrillation, Flimmern**; **atrial fibrillation** = rapid uncoordinated fluttering of the atria of the heart, causing an irregular heartbeat **Vorhofflimmern**; **ventricular fibrillation** = serious heart condition where the ventricular muscles flutter and the heart no longer beats to pump blood **Kammerflimmern**

fibrin *noun* protein produced by fibrinogen, which helps make blood coagulate **Fibrin**; **fibrin foam** = white material made artificially from fibrinogen, used to prevent bleeding **Fibrinschaum**

COMMENT: removal of fibrin from a blood sample is called defibrination

◇ **fibrinogen** *noun* substance in blood

plasma which produces fibrin when activated by thrombin **Fibrinogen**

◇ **fibrinolysin** *or* **plasmin** *noun* enzyme which digests fibrin **Fibrinolysin, Plasmin**

◇ **fibrinolysis** *noun* removal of blood clots from the system by the action of plasmin on fibrin **Fibrinolyse**

fibro- *prefix* referring to fibres **Fibro-**

◇ **fibroadenoma** *noun* benign tumour formed of fibrous and glandular tissue **Fibroadenom**

◇ **fibroblast** *noun* long flat cell found in connective tissue, which develops into collagen **Fibroblast**

◇ **fibrocartilage** *noun* cartilage and fibrous tissue combined **Faserknorpel**

COMMENT: fibrocartilage is found in the discs of the spine. It is elastic like cartilage and pliable like fibre

◇ **fibrochondritis** *noun* inflammation of the fibrocartilage **Fibrochondritis, Faserknorpelentzündung**

◇ **fibrocyst** *noun* benign tumour of fibrous tissue **Fibrozyste**

◇ **fibrocystic** *adjective* referring to a fibrocyst **fibrozystisch; fibrocystic disease** *or* **cystic fibrosis** = hereditary disease in which there is malfunction of the exocrine glands such as the pancreas, and in particular those which secrete mucus **zystische Fibrose, Mukoviszidose**

◇ **fibrocyte** *noun* cell which derives from a fibroblast and is found in connective tissue **Fibrozyt**

◇ **fibroelastosis** *noun* deformed growth of the elastic fibres, especially in the ventricles of the heart **Fibroelastosis (endocardiaca)**

◇ **fibroid** *adjective & noun* like fibre **fibroid, faserartig; Fibroid, Fasergeschwulst; fibroid degeneration** = changing of normal tissue into fibrous tissue (as in cirrhosis of the liver) **bindegewebeartige Degeneration**; **a fibroid** *or* **fibroid tumour** *or* **fibromyoma** *or* **uterine fibroma** = benign tumour in the muscle fibres of the uterus **Gebärmutterfibrom, Fibro(leio)myom des Uterus**

◇ **fibroma** *noun* small benign tumour formed in connective tissue **Fibrom(a)**

◇ **fibromuscular** *adjective* referring to fibrous tissue and muscular tissue **fibromuskulär**

◇ **fibromyoma** *noun* benign tumour in the muscle fibres of the uterus **Fibromyom**

◇ **fibroplasia** *see* RETROLENTAL

◇ **fibrosa** *see* OSTEITIS

◇ **fibrosarcoma** *noun* malignant tumour of the connective tissue, common in the legs **Fibrosarkom**

◇ **fibrosis** *noun* replacing damaged tissue by scar tissue **Fibrose**; **cystic fibrosis** = FIBROCYSTIC DISEASE

◇ **fibrositis** *noun* painful inflammation of the fibrous tissue which surrounds muscles and joints, especially the muscles of the back **Fibrositis**

◇ **fibrous** *adjective* made of fibres *or* like fibre **fibrös; fibrous capsule** = fibrous tissue surrounding the kidney **Capsula fibrosa (renis), Bindegewebskapsel (der Niere); fibrous joint** = joint where fibrous tissue holds two bones together so that they cannot move (as in the bones of the skull) **Articulatio fibrosa, Junctura fibrosa; fibrous pericardium** = outer part of the pericardium which surrounds the heart, and is attached to the main blood vessels **Pericardium fibrosum, fibröses Perikard; fibrous tissue** = tissue made of collagen fibres **Fasergewebe;** *muscles are attached to bones by bands of strong fibrous tissue called tendons*

COMMENT: fibrous tissue is the strong white tissue which makes tendons and ligaments; also forms scar tissue

fibula *noun* long thin bone running between the ankle and the knee, the other thicker bone in the lower leg is the tibia **Fibula, Wadenbein;** (NOTE: plural is **fibulae)**

◇ **fibular** *adjective* referring to the fibula **fibular**

field *noun* area of interest **Feld, Gebiet;** *he specializes in the field of community medicine; don't see that specialist with your breathing problems - his field is obstetrics* **field of vision** = area which can be seen without moving the eye **Gesichtsfeld**

fil- *prefix* like a thread **Fil-**

◇ **filament** *noun* long thin structure like a thread **Filament**

◇ **filamentous** *adjective* like a thread **filamentär**

◇ **Filaria** *noun* thin parasitic worm which is found especially in the lymph system, and is passed to humans by mosquitoes **Filaria, Filarie;** (NOTE: plural is **Filariae)**

COMMENT: infestation with Filariae in the lymph system causes elephantiasis

◇ **filariasis** *noun* tropical disease caused

by parasitic threadworms in the lymph system, transmitted by mosquito bites **Filariose**

◇ **filiform** *adjective* shaped like a thread **filiform; filiform papillae** = papillae on the tongue which are shaped like threads, and have no taste buds **Papillae filiformes, Fadenpapillen** *see illustration* TONGUE

◇ **filipuncture** *noun* putting a wire into an aneurysm to cause blood clotting **Filipunktur**

fill *verb*
(a) to make something full **füllen;** *she was filling the bottle with water*
(b) to fill a tooth = to put metal into a hole in a tooth after it has been drilled **einen Zahn füllen**

◇ **filling** *noun* (i) surgical operation carried out by a dentist to fill a hole in a tooth with amalgam; (ii) amalgam *or* metallic mixture put into a hole in a tooth by a dentist **(i) & (ii) Füllung;** *I had to have two fillings when I went to the dentist's*

film *noun*
(a) roll of material which is put into a camera for taking photographs **Film;** *I must buy a film before I go on holiday; do you want a colour film or a black and white one?*
(b) very thin layer of a substance, especially on the surface of a liquid **Film, Schicht;** *a film of oil on the surface of water*

filter
1 *noun* piece of paper *or* cloth through which a liquid is passed to remove solid substances in it **Filter**
2 *verb* to pass a liquid through a piece of paper *or* cloth to remove solid substances **filtrieren, filtern;** *impurities are filtered from the blood by the kidneys*

◇ **filtrate** *noun* substance which has passed through a filter **Filtrat**

◇ **filtration** *noun* passing a liquid through a filter **Filtration**

filum *noun* structure which is shaped like a thread **Filum, Faden; filum terminale** = thin end section of the pia mater in the spinal cord **Filum terminale**

fimbria *noun* fringe, especially the fringe of hair-like processes at the end of a Fallopian tube near the ovaries **Fimbria, Fimbrie, Franse;** (NOTE: plural is **fimbriae)**

final *adjective* last **final, letzte(r,s);** *this is your final injection* **final common pathway** = lower motor neurone *or* linked neurones which take all motor impulses from the spinal cord to a muscle **gemeinsame Endstrecke (der motorischen Leitungsbahn)**

fine *adjective* healthy **gut;** *he was ill last week, but he's feeling fine now*

finger *noun* one of the five parts at the end of the hand, but usually not including the thumb **Finger;** *he touched the switch with his finger* **finger-nose test** = test of coordination, where the patient is asked to close his eyes, stretch out his arm and then touch his nose with his index finger **Finger-Nasen-Versuch (FNV)**
(NOTE: the names of the fingers are **little finger, third finger** *or* **ring finger, middle finger, forefinger** or **index finger (and the thumb)**

> COMMENT: each finger is formed of three finger bones (the phalanges), but the thumb has only two

◇ **fingernail** *noun* hard thin growth covering the end of a finger **Fingernagel;** *she painted her fingernails red*

◇ **fingerprint** *noun* mark left by a finger when you touch something **Fingerabdruck;** *the police found fingerprints near the broken window*

◇ **fingerstall** *noun* cover for an infected finger, attached to the hand with strings **Fingerling**

fireman's lift *noun* way of carrying an injured person by putting him over one's shoulder **Schultern**

firm *noun (informal)* group of doctors and consultants in a hospital (especially one to which a trainee doctor is attached during clinical studies) **Team**

first *adjective* coming before everything else **erste(r,s); first-ever stroke** = stroke which a patient has for the first time in his life **Erstinsult, erster Schlaganfall; first intention** = healing of a clean wound where the tissue forms again rapidly and no prominent scar is left **Primärheilung, Sanatio per primam (intentionem)**

◇ **first aid** *noun* help given by an ordinary person to someone who is suddenly ill *or* hurt, given until full-scale medical treatment can be given **erste Hilfe;** *she ran to the man who had been knocked down and gave him first aid until the ambulance arrived* **first-aid kit** = box with bandages and dressings kept ready to be used in an emergency **Verbandskasten; first-aid post** *or* **station** = special place where injured people can be taken for immediate attention **Erste-Hilfe-Station**

◇ **first-aider** *noun* person who gives first aid to someone who is suddenly ill *or* injured **Ersthelfer/-in, Laienhelfer/-in**

> QUOTE cerebral infarction (embolic or thrombolic) accounts for about 80% of first-ever strokes
> British Journal of Hospital Medicine

fish *noun* cold-blooded animal which swims in water, eaten for food **Fisch;** *they live on a diet of fish and rice* (NOTE: no plural when referring to the food: **you should eat some fish every week)**

> COMMENT: fish are high in protein, phosphorus, iodine and vitamins A and D. White fish have very little fat

fissile *adjective* which can split *or* can be split **spaltbar, teilungsfähig**

◇ **fission** *noun* splitting (as of the cells of bacteria) **Spaltung, Teilung**

fissure *noun* crack or groove in the skin *or* tissue *or* an organ **Fissura, Fissur, Spalte, Furche**; **anal fissure** *or* **rectal fissure** *or* **fissure in ano** = crack in the mucous membrane wall of the anal canal **Analfissur**; **horizontal and oblique fissures** = grooves between the lobes of the lungs **Fissura horizontalis/horizontale Lungenspalte und Fissura obliqua pulmonis/schräge Lungenspalte** *see illustration* LUNGS; **lateral fissure** = groove along the side of each cerebral hemisphere **Fissura lateralis**; **longitudinal fissure** = groove separating the two cerebral hemispheres **Fissura longitudinalis cerebri**

fist *noun* hand which is tightly closed **Faust;** *the baby held the spoon in its fist; he hit the nurse with his fist*

fistula *noun* passage *or* opening which has been made abnormally between two organs, often near the rectum *or* anus **Fistula, Fistel**; **anal fistula** *or* **fistula in ano** = fistula which develops between the rectum and the outside of the body after an abscess near the anus **Analfistel**; **biliary fistula** = opening which discharges bile on to the surface of the skin from the gall bladder, bile duct or liver **Gallenfistel**; **branchial fistula** = cyst on the side of the neck of an embryo **Kiemengangfistel**; **vesicovaginal fistula** = abnormal opening between the bladder and the vagina **Vesikovaginalfistel, Blasen-Scheiden-Fistel**

fit

1 *adjective* strong and physically healthy **fit, gesund;** *the manager is not a fit man; you'll have to get fit before the football match; she exercises every day to keep fit; the doctors decided the patient was not fit for surgery* **he isn't fit enough to work** = he is still too ill to work **er ist noch nicht arbeitsfähig; fit - fitter - fittest**

2 *noun* sudden attack of a disorder, especially convulsions and epilepsy **Anfall;** *she had a fit of coughing; he had an epileptic fit; the baby had a series of fits*

3 *verb*

(a) to be the right size *or* shape **passen, sitzen;** *he's grown so tall that his trousers don't fit him any more; these shoes don't fit me - they're too tight*

(b) to attach an appliance correctly **anbringen, anpassen;** *the surgeons fitted the artificial hand to the patient's arm or fitted the patient with an artificial hand* (NOTE: you fit someone **with** an appliance)

◇ **fitness** *noun* being healthy **Fitness, Gesundheit;** *he had to pass a fitness test to join the police force; being in the football team demands a high level of physical fitness*

fix *verb*

(a) (i) to fasten *or* to attach; (ii) to treat a specimen which is permanently attached to a slide **(i) befestigen, fixieren; (ii) fixieren;** *the slide is fixed with an alcohol solution* **fixed oils** = liquid fats, especially those used as food **fette Öle**

(b) to arrange **festlegen, arrangieren;** *the meeting has been fixed for next week*

◇ **fixated** *adjective* (person) with a fixation on a parent **fixiert**

◇ **fixation** *noun* (i) psychological disorder where a person does not develop beyond a certain stage; (ii) way of preserving a specimen on a slide **(i) & (ii) Fixierung**; **mother-fixation** = condition where a person's development has been stopped at a stage where he remains like a child, dependent on his mother **Mutterfixierung**

◇ **fixative** *noun* chemical used in the preparation of samples on slides **Fixiermittel**

flab *noun (informal)* soft fat flesh **Speck;** *he's doing exercises to try to fight the flab*

◇ **flabby** *adjective* with soft flesh **schlaff, weich;** *she has got flabby from sitting at her desk all day*

flaccid *adjective* soft *or* flabby **weich, schlaff**

flagellate *noun* type of parasitic protozoan which uses whip-like hairs to swim (such as Leishmania) **Flagellat, Geißeltier**

◇ **flagellum** *noun* tiny growth on a microorganism, shaped like a whip **Flagellum, Geißel**
(NOTE: plural is **flagella**)

flail chest *noun* condition where the chest is not stable, because several ribs have been broken **Thoraxinstabilität, instabiler Thorax**

flake
1 *noun* thin piece of tissue **Flocke, Schuppe;** *dandruff is formed of flakes of dead skin on the scalp*
2 *verb* **to flake off** = to fall off as flakes **abblättern**

flap *noun* flat piece, especially a piece of skin *or* tissue still attached to the body at one side and used in grafts **Lappen**

flare *noun* red colouring of the skin at an infected spot *or* in urticaria **Flare, Hautröte, flammende Röte**

flat *adjective & adverb* level *or* not curved **flach, eben;** *spread the paper out flat on the table* **flat foot** *or* **flat feet** *or* **pes planus** = condition where the soles of the feet lie flat on the ground instead of being arched as normal **Pes planus, Plattfuß**

◇ **flatworm** *noun* any of several types of parasitic worm with a flat body (such as a tapeworm) **Plattwurm, Plathelminthe**

flatulence *noun* gas *or* air which collects in the stomach *or* intestines causing discomfort **Flatulenz, Blähung(en)**

◇ **flatulent** *adjective* caused by flatulence **flatulent, blähend**

◇ **flatus** *noun* air and gas which collects in the intestines and is painful **Flatus, Blähung**

COMMENT: flatulence is generally caused by indigestion, but can be made worse if the patient swallows air (aerophagy)

flea *noun* tiny insect which sucks blood and is a parasite on animals and humans **Floh**

COMMENT: fleas can transmit disease, most especially bubonic plague which is transmitted by rat fleas

flesh *noun* tissue containing blood, forming the part of the body which is not skin, bone or organs **Fleisch; flesh wound** = wound which only affects the fleshy part of the body **Fleischwunde;** *she had a flesh wound in her leg*

◇ **fleshy** *adjective* (i) made of flesh; (ii) fat **(i) fleischig; (ii) korpulent**

flex *verb* to bend **beugen; to flex a joint** = to use a muscle to make a joint bend **ein Gelenk beugen**

◇ **flexible** *adjective* which bends easily **biegsam, beweglich**

◇ **flexibilitas cerea** *noun* condition where if a patient's arms or legs are moved, they remain in that set position for some time **Flexibilitas cerea**

◇ **flexion** *noun* bending of a joint **Flexion, Beugung; plantar flexion** = bending of the toes downwards **Plantarflexion**

Flexner's bacillus *noun* bacterium which causes bacillary dysentery **Flexner-Bakterium**

flexor *noun* muscle which makes a joint bend **Flexor, Musculus flexor, Beuger;** *compare* EXTENSOR

◇ **flexure** *noun* bend in an organ; fold in the skin **Flexura, Flexur, Biegung; hepatic flexure** = bend in the colon, where the ascending and transverse colons join **Flexura coli dextra, rechte Kolonflexur; splenic flexure** = bend in the colon where the transverse colon joins the descending colon **Flexura coli sinistra, linke Kolonflexur**

float *verb* to lie on top of a liquid *or* not to sink **flottieren, schwimmen;** *leaves were floating on the lake* **floating kidney** = NEPHROPTOSIS; **floating ribs** = the two lowest ribs on each side, which are not attached to the breastbone **Costae fluitantes**

floccitation = CARPHOLOGY

flood
1 *noun* large amount of water over land which is usually dry **Flut;** *after the rainstorm there were floods in the valley*
2 *verb* to cover with a large amount of water **überfluten;** *the fields were flooded*

◇ **flooding** *or* **menorrhagia** *noun* very heavy bleeding during menstruation **Menorrhagie, verlängerte und verstärkte Menstruationsblutung**

floppy baby syndrome = AMYOTONIA CONGENITA

flora *noun* bacteria which exist in a certain part of the body **Flora**

floss
1 *noun* **dental floss** = soft thread which can be pulled between the teeth to help keep them clean **Zahnseide**

2 *verb* to clean the teeth with floss **mit Zahnseide reinigen**

flow
1 *noun* amount of liquid which is moving **Fluss, Strömung;** *they used a tourniquet to try to stop the flow of blood*
2 *verb (of liquid)* to go past **fließen, strömen;** *the water flowed down the pipe; blood was flowing from the wound*

◇ **flowmeter** *noun* meter attached to a pipe (as in anaesthetic equipment) to measure the flow of a liquid *or* gas **Flowmeter, Durchflussmessgerät**

flu *or* **influenza** *noun* common illness like a bad cold, but with a fever **Influenza, Grippe;** *he's in bed with flu; she caught flu and had to stay at home; there is a lot of flu about this winter* **Asian flu** = type of flu which originated in Asia **asiatische Grippe**; **gastric flu** = general term for any mild stomach disorder **Magengrippe**; **twenty-four hour flu** = type of flu which lasts for a short period **24-Stunden-Grippe**
(NOTE: sometimes written **'flu** to show it is a short form of **influenza)**

fluctuation *noun* feeling of movement of liquid inside part of the body *or* inside a cyst when pressed by the fingers **Fluktuation**

fluid *noun* liquid substance **Flüssigkeit**; **amniotic fluid** = fluid in the amnion in which an unborn baby floats **Amnionflüssigkeit, Fruchtwasser**; **cerebrospinal fluid (CSF)** = fluid which surrounds the brain and the spinal cord **Liquor cerebrospinalis, Gehirn-Rückenmark-Flüssigkeit**; **pleural fluid** = fluid which forms between the layers of the pleura in pleurisy **Pleuraflüssigkeit**

fluke *noun* parasitic flatworm which settles inside the liver (liver flukes), in the blood stream (Schistosoma), and other parts of the body **Trematode**

fluorescence *noun* sending out of light from a substance which is receiving radiation **Fluoreszenz**

◇ **fluorescent** *adjective* (substance) which sends out light **fluoreszierend**

fluoride *noun* chemical compound of fluorine and sodium *or* potassium *or* tin **Fluorid**

◇ **fluoridation** *noun* adding fluoride to drinking water to prevent tooth decay **Fluoridierung**

> COMMENT: fluoride will reduce decay in teeth, and is often added to drinking water or to toothpaste. Some people object to fluoridation

◇ **fluorine** *noun* chemical element found in bones and teeth **Fluor;** (NOTE: chemical symbol is **F)**

◇ **fluoroscope** *noun* apparatus which projects an X-ray image of a part of the body on to a screen, so that the part of the body can be examined as it moves **Fluoroskop**

◇ **fluoroscopy** *noun* examination of the body using X-rays projected onto a screen **Fluoroskopie, Röntgendurchleuchtung**

◇ **fluorosis** *noun* condition caused by excessive fluoride in drinking water **Fluorose**

> COMMENT: at a low level, fluorosis causes discoloration of the teeth, and as the level of fluoride rises, ligaments can become calcified

flush
1 *noun* red colour in the skin **Flush, Gesichtsröte**; **hot flush** = condition in menopausal women, where the patient becomes hot, and sweats, often accompanied by redness of the skin **Hitzewallung**
2 *verb* to turn red **erröten**

◇ **flushed** *adjective* with red skin (due to heat *or* emotion *or* overeating) **gerötet;** *his face was flushed and he was breathing heavily*

flutter *or* **fluttering** *noun* rapid movement, especially of the atria of the heart, which is not controlled by impulses from the SA node **Flattern**

flux *noun* excessive production of liquid from the body **Fluss, Ausfluss**

fly *noun* small insect with two wings, often living in houses **Fliege;** *flies can walk on the ceiling; flies can carry infection onto food*

focus
1 *noun*
(a) point where light rays converge through a lens **Fokus, Brennpunkt**
(b) centre of an infection **Herd;** (NOTE: plural is **foci)**
2 *verb* to change the lens of an eye so that you see clearly at different distances **fokussieren;** *he has difficulty in focusing on the object*

◇ **focal** *adjective* referring to a focus **fokal**; **focal distance** *or* **focal length** = distance between the lens of the eye and the point behind the lens where light is focused **Brennweite**; **focal epilepsy** = form of epilepsy arising from a localized area of the brain

Herdepilepsie, Herdanfall; **focal myopathy** = destruction of muscle tissue caused by the substance injected in an intramuscular injection **fokale Muskelschädigung**

foetor = FETOR

foetus, foetal = FETUS, FETAL

◊ **foetalis** *see* ERYTHROBLASTOSIS

folacin = FOLIC ACID

fold

1 *noun* part of the body which is bent so that it lies on top of another part **Plica, Falte**; **circular fold** = large transverse fold of mucous membrane in the small intestine **Plica circularis, zirkuläre Falte, Kerckring-Falte**; **vestibular folds** = folds in the larynx above the vocal fold, which are not used for speech (sometimes called 'false vocal cords') **Plicae vestibulares, Taschenfalten (des Kehlkopfs)**; **vocal folds** *or* **vocal cords** *see* CORD

2 *verb* to bend something so that part of it is on top of the rest **falten**; *he folded the letter and put it in an envelope* **to fold your arms** = to rest one arm on the other across your chest **die Arme (vor der Brust) verschränken**

folic acid *noun* vitamin in the Vitamin B complex found in milk, liver, yeast and green vegetables like spinach, which is essential for creating new blood cells **Folsäure**

COMMENT: lack of folic acid can cause anaemia, and it can be caused by alcoholism

folie à deux *noun* rare condition where a psychological disorder is communicated between two people who live together **Folie à deux, induziertes Irresein**

follicle *noun* tiny hole *or* sac in the body **Follikel**; **atretic follicle** = scarred remains of an ovarian follicle **Corpus atreticum, atretischer Follikel**; **Graafian follicle** *or* **ovarian follicle** = cell which contains the ovum **Graaf-Follikel, reifer Eifollikel**; **hair follicle** = tiny hole in the skin with a gland from which a hair grows **Haarfollikel**

COMMENT: an ovarian follicle goes through several stages in its development. The first stage is called a primordial follicle, which then develops into a primary follicle and becomes a mature follicle by the sixth day of the period. This follicle secretes oestrogen until the ovum has developed to the point when it can break out, leaving the corpus luteum behind

◊ **follicle-stimulating hormone (FSH)** *noun* hormone produced by the pituitary gland which stimulates ova in the ovaries and sperm in the testes **follikelstimulierendes Hormon (FSH)**

◊ **follicular** *adjective* referring to follicles **follikulär**

◊ **folliculitis** *noun* inflammation of the hair follicles, especially where hair has been shaved **Follikulitis**

follow (up) *verb* to check on a patient who has been examined before **nachuntersuchen**

◊ **follow-up** *noun* check on a patient who has been examined earlier **Nachuntersuchung, Verlaufskontrolle**

QUOTE length of follow-ups varied from three to 108 months. Thirteen patients were followed for less than one year, but the remainder were seen regularly for periods from one to nine years
New Zealand Medical Journal

fomentation = POULTICE

fomites *plural noun* objects (such as bedclothes) touched by a patient with a communicable disease which can therefore pass on the disease to others **Erregerreservoire**

fontanelle *noun* soft cartilage between the bony sections of a baby's skull **Fonticulus, Fontanelle**; **anterior fontanelle** = cartilage at the top of the head where the frontal bone joins the two parietals **Fonticulus anterior (major), vordere (große) Fontanelle**; **posterior fontanelle** = cartilage at the back of the head where the parietal bones join the occipital **Fonticulus posterior (minor), hintere (kleine) Fontanelle**; *see also* BREGMA

COMMENT: the fontanelles gradually harden over a period of months and by the age of 18 months the baby's skull is usually solid

food *noun* things which are eaten **Nahrung, Lebensmittel**; *this restaurant is famous for its food; do you like Chinese food? this food tastes funny* **health food** = food with no additives *or* food consisting of natural cereals, dried fruit and nuts **Reformkost, naturbelassene Lebensmittel**; **food allergies** = allergies which are caused by food (the commonest are oranges, eggs, tomatoes, strawberries) **Nahrungsmittelallergien**; **food canal** *or* **alimentary canal** = passage from the mouth to the rectum through which food passes and is digested **Verdauungstrakt**; **food poisoning** = illness caused by eating food

which is contaminated with bacteria **Lebensmittelvergiftung;** *the hospital had to deal with six cases of food poisoning; all the people at the party went down with food poisoning*
(NOTE: **food** is usually used in the singular, but can sometimes be used in the plural)

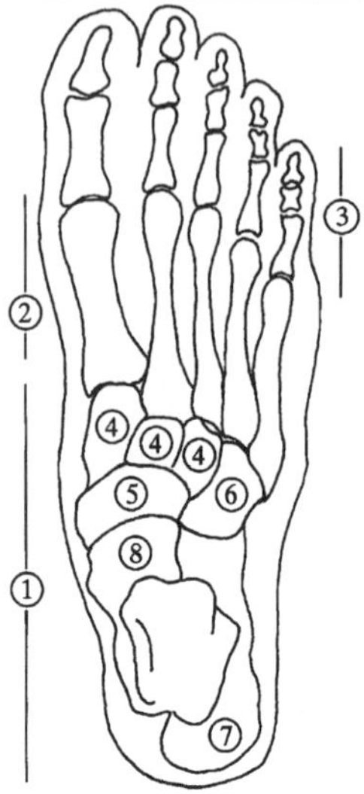

FOOT	FUSS
1. tarsus	1. Tarsus
2. metatarsus	2. Metatarsus
3. phalanges	3. Phalangen
4. cuneiforms	4. Ossa cuneiformia
5. navicular	5. Os naviculare
6. cuboid	6. Os cuboideum
7. calcaneus	7. Os calcaneus
8. talus	8. Talus

foot *noun* end part of the leg on which a person stands **Fuß;** *he has got big feet; you stepped on my foot* **athlete's foot** = infectious skin disorder between the toes, caused by a fungus **Fußpilz**; **drop foot** *or* **foot drop** = being unable to keep the foot at right angles to the leg **Fallfuß, Hängefuß**; **flat foot** *or* **feet** *see* FLAT; **immersion foot** *or* **trench foot** = condition caused by exposure to cold and damp, where the skin of the foot is red and blistered, and gangrene may set in **Immersions-Kälte-Nässe-Schaden, Schützengrabenfuß**; **Madura foot** *see* MADUROMYCOSIS
(NOTE: plural is **feet)**

COMMENT: the foot is formed of 26 bones: 14 phalanges in the toes, five metatarsals in the main part of the foot and seven tarsals in the heel

foramen *noun* natural opening inside the body, such as the opening in a bone through which veins or nerves pass **Foramen, Loch**; **foramen magnum** = the hole at the bottom of the skull where the brain is joined to the spinal cord **Foramen magnum, großes Hinterhauptloch**; **vertebral** *or* **intervertebral foramina** = series of holes in the vertebrae through which the spinal cord passes **Foramina vertebralia, Wirbellöcher; Foramina intervertebralia, Zwischenwirbellöcher**; **foramen ovale** = opening between the two parts of the heart in a fetus **Foramen ovale**
(NOTE: plural is **foramina)**

COMMENT: the foramen ovale normally closes at birth, but if it stays open the blood from the veins can mix with the blood going to the arteries, causing cyanosis (blue baby disease)

forbid *verb* to tell someone not to do something **verbieten;** *smoking is forbidden in the cinema; the health committee has forbidden any contact with the press; she has been forbidden all starchy food; the doctor forbade him to go back to work*
(NOTE: **forbids - forbidding - forbade - has forbidden)**

force
1 *noun* strength **Kraft;** *the tree was blown down by the force of the wind; he has no force in his right hand*
2 *verb* to make someone do something **zwingen;** *they forced him to lie down on the floor; she was forced to do whatever they wanted*

forceps *noun* surgical instrument like a pair of scissors with spoons at the ends, used for holding and pulling **Forceps, Zange, Pinzette**; **obstetrical forceps** = type of large forceps used to hold a baby's head during childbirth **Geburtszange**
(NOTE: no plural)

fore- *prefix* in front **Vor-**

◇ **forearm** *noun* lower part of the arm from the elbow to the wrist **Unterarm**; **forearm bones** = the ulna and the radius **Unterarmknochen**

◇ **forebrain** *noun* cerebrum *or* front part of the brain in an embryo **Prosenzephalon, Vorderhirn**

◇ **forefinger** *noun* first finger on the hand, next to the thumb **Zeigefinger**

◇ **foregut** *noun* front part of the gut in an embryo **Vorderdarm**

◇ **forehead** *noun* part of the face above the eyes **Stirn**

foreign *adjective* not belonging to your own country **fremd;** *he speaks several foreign languages* **foreign body** = piece of material which is not part of the surrounding tissue, and should not be there, (such as sand in a cut *or* dust in the eye *or* pin which has been swallowed) **Fremdkörper**

◇ **foreigner** *noun* person who comes from another country **Fremde(r), Ausländer/-in**

forensic medicine *noun* medical science concerned with finding solutions to crimes against people (such as autopsies on murdered people *or* taking blood samples from clothes) **Gerichtsmedizin**

foreskin *or* **prepuce** *noun* skin covering the top of the penis, which can be removed by circumcision **Vorhaut, Präputium**

forewaters *noun* fluid which comes out of the vagina at the beginning of childbirth when the amnion bursts **Vorwasser**

forget *verb* not to remember to do something *or* not to remember a piece of information **vergessen;** *old people start to forget names; she forgot to take the tablets; he forgot his appointment with the specialist* (NOTE: **forgetting - forgot - has forgotten)**

◇ **forgetful** *adjective* (person) who forgets things **vergesslich;** *she became very forgetful, and had to be looked after by her sister*

◇ **forgetfulness** *noun* condition where someone forgets things **Vergesslichkeit;** *increasing forgetfulness is a sign of old age*

form

1 *noun*

(a) shape **Form;** *she has a ring in the form of the letter A*

(b) paper with blank spaces which you have to write in **Formular, Vordruck;** *you have to fill in a form when you are admitted to hospital*

(c) state *or* condition **Form, Verfassung;** *our team was in good form and won easily* **he's in good form today** = he is very amusing *or* is doing things well **er ist gut drauf heute, er ist gut in Form heute**; **off form** = not very well *or* slightly ill **außer Form, in schlechter Verfassung**

2 *verb* to make *or* to be the main part of **bilden;** *calcium is one the elements which forms bones or bones are mainly formed of calcium; an ulcer formed in his duodenum; in diphtheria a membrane forms across the larynx*

◇ **formation** *noun* action of forming something **Bildung;** *drinking milk helps the formation of bones*

formaldehyde *noun* strong antiseptic derived from formic acid **Formaldehyd**

◇ **formalin** *noun* solution of formaldehyde in water used to preserve specimens **Formalin**

formication *noun* itching feeling where the skin feels as if it were covered with insects **Formicatio, Ameisenlaufen, Kribbelgefühl**

formula *noun*

(a) way of indicating a chemical compound using letters and numbers (such as H_2SO_4) **Formel**

(b) instructions how to prepare a drug **Arzneiformel, Rezept**

(c) powdered milk for babies **Milchzusammensetzung, Milchformel;** (NOTE: plural is **formulae)**

◇ **formulary** *noun* book containing formulae for making drugs **Arzneiformelverzeichnis**

fornix *noun* arch **Fornix, Gewölbe**; **fornix cerebri** = section of white matter in the brain between the hippocampus and the hypothalamus **Fornix cerebri, Hirngewölbe** *see illustration* BRAIN; **fornix of the vagina** = space between the cervix of the uterus and the vagina **Fornix vaginae, Scheidengewölbe**

fortification figures *noun* patterns of coloured light, seen as part of the aura before a migraine attack occurs **Flimmerskotom, Augenmigräne**

fossa *noun* shallow hollow in a bone *or* the skin **Fossa, Grube**; **cubital fossa** = depression in the front of the elbow joint **Fossa cubitalis, Ellenbogengrube**; **glenoid fossa** = socket in the shoulder joint into which the humerus fits **Cavitas glenoidalis, Schultergelenkpfanne**; **iliac fossa** = depression on the inner side of the hip bone **Fossa iliaca, Darmbeingrube**; **pituitary fossa** = hollow in the upper surface of the sphenoid bone in which the pituitary gland sits **Fossa hypophysialis, Hypophysengrube**; **temporal fossa** = depression in the side of the head, in the temporal bone above the zygomatic arch **Fossa temporalis, Schläfengrube**

(NOTE: plural is **fossae)**

Fothergill's operation *noun* surgical operation to correct prolapse of the womb **Fothergill-Operation, Manchester-Operation**

fourchette *noun* fold of skin at the back of the vulva **Frenulum labiorum pudendi, hinteres Scheidenhäutchen**

fovea (centralis) *noun* depression in the retina which is the point where the eye sees most clearly **Fovea (centralis retinae), Sehgrube** *see illustration* EYE

FPC = FAMILY PRACTITIONER COMMITTEE

fracture
1 *verb (of bone)* to break **brechen;** *the tibia fractured in two places*
2 *noun* break in a bone **Fraktur, Bruch;** *facial fracture or nasal fracture or skull fracture; rib fracture or fracture of a rib; breastbone fracture or fracture of the breastbone* **simple** *or* **closed fracture** = fracture where the skin surface around the damaged bone has not been broken and the broken ends of the bone are close together **einfache Fraktur, geschlossene Fraktur**; **Bennett's fracture** *see* BENNETT'S; **Colles' fracture** = fracture of the lower end of the radius with displacement of the wrist backwards, usually when someone has stretched out his hand to try to break a fall **Colles-Fraktur, distale Radiusfraktur**; **comminuted fracture** = fracture where the bone is broken in several places **Komminutivfraktur, Splitterbruch, Trümmerbruch**; **complicated fracture** = fracture with an associated injury of tissue, as where the bone has punctured an artery **komplizierter Bruch**; **compound fracture** *or* **open fracture** = fracture where the skin surface is damaged *or* where the broken bone penetrates the surface of the skin **offene Fraktur**; **extracapsular fracture** = fracture of the upper part of the femur, but which does not involve the capsule round the hip joint **extrakapsuläre Fraktur**; **greenstick fracture** = fracture occurring in children, where a long bone bends but does not break completely **Grünholzfraktur**; **impacted fracture** = fracture where the broken parts of the bones are pushed into each other **Stauchungsbruch**; **march fracture** = fracture of one of the metatarsal bones in the foot, caused by too much exercise **Marschfraktur**; **multiple fracture** = condition where a bone is broken in several places **Mehrfachbruch**; **oblique fracture** = fracture where the bone is broken diagonally **Schrägbruch**; **pathological fracture** = fracture of a diseased bone **pathologische Fraktur, Spontanfraktur**; **Pott's fracture** = fracture of the end of the fibula together with the end of the malleolus **Pott-Fraktur, Dupuytrenfraktur, Bimalleolarfraktur**; **stellate fracture** = fracture of the kneecap shaped like a star **Sternfraktur**; **transverse fracture** = fracture where the bone is broken straight across **Transversalbruch, Querbruch**

◇ **fractured** *adjective* broken (bone) **gebrochen;** *he had a fractured skull; she went to hospital to have her fractured leg reset*

fragile *adjective* easily broken **zerbrechlich, brüchig;** *old people's bones are more fragile than those of adolescents* **fragile-X syndrome** = hereditary condition where part of an X chromosome is defective, causing mental defects **Fragile-X-Syndrom, Martin-Bell-Syndrom**

◇ **fragilitas** *noun* being fragile *or* brittle **Fragilitas, Brüchigkeit, Sprödigkeit**; **fragilitas ossium; osteogenesis imperfecta** = hereditary condition where the bones are brittle and break easily **Fragilitas ossium; Osteogenesis imperfecta**

frail *adjective* weak *or* easily broken **schwach, zart, zerbrechlich;** *grandfather is getting frail, and we have to look after him all the time; the baby's bones are still very frail*

framboesia = YAWS

frame *noun* main part of a building *or* ship *or* bicycle, etc., which holds it together **Rahmen, Gerüst, Gestell;** *the bicycle has a very light frame; I've broken the frame of my glasses*

◇ **framework** *noun* main bones which make up the structure of part of the body **Stützgerüst**

fraternal twins *or* **dizygotic twins** *noun* twins who are not identical (and not always of the same sex) because they come from two different ova fertilized at the same time **zweieiige Zwillinge**; *compare* IDENTICAL, MONOZYGOTIC

freckles *plural noun* brown spots on the skin, often found in people with fair hair **Sommersprossen**

◇ **freckled** *adjective* with brown spots on the skin **sommersprossig**

freeze *verb*
(a) to be so cold that water turns to ice **frieren;** *it is freezing outside; they say it will freeze tomorrow* **I'm freezing** = I'm very cold **mir ist eiskalt**
(b) to make something very cold *or* to become very cold **vereisen;** *the surgeon froze the tissue with dry ice*

◇ **freeze drying** *noun* method of preserving food *or* tissue specimens by freezing rapidly and drying in a vacuum **Gefriertrocknung**
(NOTE: **freezes - freezing - froze - has frozen**)

Frei test *noun* test for the venereal disease lymphogranuloma inguinale **Frei-Hauttest**

Freiberg's disease *noun* osteochondritis of the head of the second metatarsus **Freiberg-Köhler-Syndrom, Köhler-II-Krankheit**

fremitus *noun* trembling *or* vibrating (of part of a patient's body, felt by the doctor's hand or heard through a stethoscope) **Fremitus**; **friction fremitus** = scratching felt when the hand is placed on the chest of a patient suffering from pericarditis **Fremitus bronchialis**; **vocal fremitus** = vibration of the chest when a person speaks *or* coughs **Stimmfremitus**

French letter *noun (informal)* = CONDOM

Frenkel's exercises *plural noun* exercises for patients suffering from locomotor ataxia, to teach coordination of the muscles and limbs **Frenkel-Übungsbehandlung**

frenulum *or* **frenum** *noun* fold of mucous membrane (under the tongue *or* by the clitoris) **Frenulum, Gewebsfalte, Bändchen**

fresh *adjective*
(a) not used *or* not dirty **frisch**; *I'll get some fresh towels; she put some fresh sheets on the bed* **fresh air** = open air **frische Luft**; *they came out of the mine into the fresh air*
(b) recently made **frisch**; *fresh bread* **fresh frozen plasma** = plasma made from freshly donated blood, and kept frozen **frischgefrorenes Humanplasma (FFP)**
(c) not tinned *or* frozen **frisch**; *fresh fish; fresh fruit salad; fresh vegetables are expensive in winter*

fretful *adjective* (baby) which cries *or* cannot sleep *or* seems unhappy **unruhig**

friars' balsam *noun* mixture of various plant oils, including benzoin and balsam, which can be inhaled as a vapour to relieve bronchitis *or* congestion **Tinctura Benzoes, Benzoetinktur**

friction *noun* rubbing together of two surfaces **Friktion, Reibung**; **friction fremitus** = scratching felt when the hand is placed on the chest of a patient suffering from pericarditis **Fremitus bronchialis**; **friction murmur** = scratching sound around the heart, heard with a stethoscope in patients suffering from pericarditis **Perikardreiben, Reibegeräusch**

Friedländer's bacillus *noun* bacterium *Klebsiella pneumoniae* which can cause pneumonia **Friedländer-Bakterium, Klebsiella pneumoniae**

Friedman's test *noun* test for pregnancy **Friedman-Laphan-Reaktion**

Friedreich's ataxia *noun* inherited nervous disease which affects the spinal cord (ataxia is associated with club foot, and makes the patient walk unsteadily and speak with difficulty) **Friedreich-Ataxie**

frighten *verb* to make someone afraid **erschrecken, Angst einjagen**; *the noise frightened me; she watched a frightening film about insects which eat people* **to be frightened** = to be afraid **Angst haben**; *I'm frightened of spiders; don't leave the patient alone - she's frightened of the dark*

frigid *adjective* (woman) who cannot experience orgasm *or* sexual pleasure **frigide**
◇ **frigidity** *noun* being unable to experience orgasm *or* sexual pleasure *or* who does not feel sexual desire **Frigidität**

fringe medicine *noun* types of medicine which are not part of normal treatment taught in medical schools (such as homeopathy, acupuncture, etc.) **Außenseitermedizin**

frog *noun* small animal with no tail, which lives in water or on land and can jump **Frosch**; **frog plaster** = plaster cast made to keep the legs in a correct position after an operation to correct a dislocated hip **Beckengips**

Fröhlich's syndrome *or* **dystrophia adiposogenitalis** *noun* condition where the patient becomes obese and the genital system does not develop, caused by an adenoma of the pituitary gland **Fröhlich-Syndrom, Dystrophia adiposogenitalis**

front *noun* part of something which faces forwards **Front, Stirn(seite), Vorderseite**; *the front of the hospital faces south; he spilt soup down the front of his shirt; the Adam's apple is visible in the front of the neck*
◇ **frontal** *adjective* referring to the forehead *or* to the front of the head **frontal, Stirn-**; **frontal bone** = bone forming the front of the upper part of the skull behind the forehead **Os frontale, Stirnbein** *see illustration* SKULL; **frontal lobe** = front lobe of each cerebral hemisphere **Frontallappen, Stirnlappen**; **frontal lobotomy** = surgical operation on the brain to treat mental illness

by removing part of the frontal lobe **frontale Lobektomie**; **frontal sinus** = one of two sinuses in the front of the face above the eyes and near the nose **Sinus frontalis, Stirnhöhle**; (NOTE: the opposite is **occipital**)

frost *noun* freezing weather when the temperature is below the freezing point of water **Frost**; *there was a frost last night*

◇ **frostbite** *noun* injury caused by very severe cold which freezes tissue **Frostbeule, Erfrierung**

◇ **frostbitten** *adjective* suffering from frostbite **erfroren**

> COMMENT: in very cold conditions, the outside tissue of the fingers, toes, ears and nose can freeze, becoming white and numb. Thawing of frostbitten tissue can be very painful and must be done very slowly. Severe cases of frostbite may require amputation

frozen shoulder *noun* stiffness and pain in the shoulder, caused by inflammation of the membranes of the shoulder joint after injury *or* after the shoulder has been immobile for a time, when deposits may be forming in the tendons **Periarthropathia humero-scapularis, Duplay-Schultersteife**

fructose *noun* fruit sugar found in honey and some fruit, which together with glucose forms sucrose **Fructose, Fruktose**

◇ **fructosuria** *noun* presence of fructose in the urine **Fruktosurie**

fruit *noun* usually sweet part of a plant which contains the seeds, and is eaten as food **Frucht, Obst**; *a diet of fresh fruit and vegetables* (NOTE: no plural when referring to the food: **you should eat a lot of fruit**)

> COMMENT: fruit contains fructose and is a good source of vitamin C and some dietary fibre. Dried fruit have a higher sugar content but less vitamin C than fresh fruit

FSH = FOLLICLE-STIMULATING HORMONE

fugax *see* AMAUROSIS

-fuge *suffix* which drives away **-fuge**; **vermifuge** = substance which removes worms **Vermifugum, Vermizid, Wurmmittel**

fugue *noun* condition where the patient loses his memory and leaves home **Fugue, Poriomanie, Wandertrieb**

fulguration *or* **electrodesiccation** *noun* removal of a growth (such as a wart) by burning with an electric needle **Fulguration, Elektrodesikkation**

full *adjective* complete *or* with no empty space **voll**; *the hospital cannot take in any more patients - all the wards are full; my appointments book is full for the next two weeks*

◇ **full-scale** *adjective* complete *or* going into all details **vollständig, umfassend**; *the doctors put him through a full-scale medical examination; the local health authority has ordered a full-scale inquiry into the case*

◇ **full term** *noun* complete pregnancy of forty weeks **normale Schwangerschaftsdauer, Schwangerschaft mit termingerechter Geburt**; *she has had several pregnancies but none has reached full term*

◇ **fully** *adverb* completely **vollständig, völlig**; *the fetus was not fully developed; is the muscle fully relaxed?*

fulminant *or* **fulminating** *adjective* (dangerous disease) which develops very rapidly **fulminant, foudroyant**

> QUOTE the major manifestations of pneumococcal infection in sickle-cell disease are septicaemia, meningitis and pneumonia. The illness is frequently fulminant
>
> The Lancet

fumes *plural noun* gas *or* smoke **Dämpfe, Rauch**; **toxic fumes** = poisonous gases or smoke given off by a substance **giftige Dämpfe**

fumigate *verb* to kill germs *or* insects by using gas **ausräuchern**

◇ **fumigation** *noun* killing germs *or* insects by gas **Ausräucherung**

function

1 *noun* particular work done by an organ **Funktion**; *what is the function of the pancreas? the function of an ovary is to form ova*

2 *verb* to work in a particular way **arbeiten, funktionieren**; *the heart and lungs were functioning normally; his kidneys suddenly stopped functioning*

◇ **functional** *adjective* (disorder *or* illness) which does not have a physical cause and may have a psychological cause, as opposed to an organic disorder **funktionell**; **functional enuresis** = bedwetting which has a psychological cause **funktionelle Enuresis**

> QUOTE insulin's primary metabolic function is to transport glucose into muscle and fat cells, so that it can be used for energy
> Nursing '87

> QUOTE the AIDS virus attacks a person's immune system and damages the ability to fight other disease. Without a functioning immune system to ward off other germs, the patient becomes vulnerable to becoming infected
> Journal of American Medical Association

fund
1 *noun* sum of money set aside for a special purpose **Fonds**; **fund-holding GP** = doctor who manages himself the budget of money provided for his practice by the National Health Service, deciding how much money to allocate to such items as the purchase of hospital services, equipment and drugs, staff wages, maintenance of premises, etc. **niedergelassener Arzt mit Kassenzulassung**
2 *verb* to pay for **finanzieren**; **how will the new health centre be funded?** = who will provide the money to pay for it? **wie wird das neue Gesundheitszentrum finanziert?**

◊ **fundholder** = FUND-HOLDING GP

fundus *noun* (i) bottom of a hollow organ (such as the uterus); (ii) top section of the stomach (above the body of the stomach) **(i) Fundus, Grund, Boden; (ii) Fundus gastricus, Magenkuppel** *see illustration* STOMACH; **optic fundus** = back part of the inside of the eye, opposite the lens **Fundus oculi, Augenhintergrund**

fungus *noun* simple plant organism with thread-like cells (such as yeast, mushrooms, mould), and without green chlorophyll **Fungus, Pilz**; **fungus disease** = disease caused by a fungus **Pilzerkrankung, Mykose**; **fungus poisoning** = poisoning by eating a poisonous fungus **Pilzvergiftung;** (NOTE: plural is **fungi.** For other terms referring to fungi, see words beginning with **myc-)**

◊ **fungal** *adjective* referring to fungi **pilzartig, Pilz-**; *he had a case of fungal skin infection*

◊ **fungicide** *adjective & noun* (substance) used to kill fungi **fungizid, pilzabtötend; Fungizid**

◊ **fungiform papillae** *noun* rounded papillae on the tip and sides of the tongue, which have taste buds **Papillae fungiformes, Pilzpapillen** *see illustration* TONGUE

◊ **fungoid** *adjective* like a fungus **fungoid, pilzartig**

> COMMENT: some fungi can become parasites of man, and cause diseases such as thrush. Other fungi, such as yeast, react with sugar to form alcohol. Some antibiotics (such as penicillin) are derived from fungi

funiculitis *noun* inflammation of the spermatic cord **Funikulitis, Samenstrangentzündung**

◊ **funiculus** *noun* one of the three parts (lateral *or* anterior *or* posterior funiculus) of the white matter in the spinal cord **Funiculus (medullae spinalis)**

funis *noun* umbilical cord **Funiculus umbilicalis, Nabelschnur**

funnel chest *or* **pectus excavatum** *noun* congenital deformity, where the chest is depressed in the centre because the lower part of the breastbone is curved backwards **Trichterbrust, Pectus excavatum**

funny *adjective (informal)* unwell **komisch, mulmig;** *she felt funny after she had eaten the fish* **he had a funny turn** = he had a dizzy spell **er hatte einen Schwindelanfall**; **funny bone** = olecranon *or* sharp bone at the end of the ulna at the elbow which gives a shock if it is hit by accident **Musikantenknochen**

fur *verb (of the tongue)* to feel as if covered with soft hair **pelzig werden**

> COMMENT: the tongue is furred when a patient is feeling unwell, and the papillae on the tongue become covered with a whitish coating

furfuraceous *adjective* scaly (skin) **schuppig, schorfig**

Furley stretcher *see* STRETCHER

furor *noun* attack of wild violence (especially when mentally deranged) **Furor, Wut, Raserei, Tobsucht**

furuncle *or* **boil** *noun* tender raised mass of infected tissue and skin, mainly of a hair follicle, caused by the bacterium *Staphylococcus aureus* **Furunkel**

◇ **furunculosis** *noun* condition where several boils appear at the same time **Furunkulose**

fuse *verb* to join together to form a single structure **verschmelzen;** *the bones of the joint fused*

fusiform *adjective* (muscles, etc.) shaped like a spindle, with a wider middle section which becomes narrower at each end **fusiform (is), spindelförmig**

fusion *noun* joining, especially a surgical operation to join the bones at a joint permanently so that they cannot move and so relieve pain in the joint **Fusion, Verschmelzung**; **spinal fusion** = surgical operation to join two vertebrae together to make the spine more rigid **Wirbelsäulenversteifung, Spondylodese**

Gg

g = GRAM

GABA = GAMMA AMINOBUTYRIC ACID

gag
1 *noun* instrument placed between a patient's teeth to stop him closing his mouth **Mundsperrer**
2 *verb* to choke *or* to try to vomit but be unable to do so **würgen;** *he gagged on his food; every time the doctor tries to examine her throat, she gags; he started gagging on the endotracheal tube*

gain
1 *noun* act of adding *or* increasing **Zunahme;** *the baby showed a gain in weight of 25g or showed a weight gain of 25g*
2 *verb* to add *or* to increase **zunehmen;** *to gain in weight or to gain weight*

gait *noun* way of walking **Gang**; **ataxic gait** = way of walking where the patient walks unsteadily due to a disorder of the nervous system **ataxischer Gang**; **cerebellar gait** = way of walking where the patient staggers along, caused by a disease of the cerebellum **zerebellarer Gang**; **spastic gait** = way of walking where the legs are stiff and the feet not lifted off the ground **spastischer Gang**; *see also* FESTINATION

galact- *prefix* referring to milk **Galakt-**

◇ **galactagogue** *noun* substance which stimulates the production of milk **Galaktagogum, Laktagogum**

◇ **galactocele** *noun* breast tumour which contains milk **Galaktozele, Milchzyste**

◇ **galactorrhoea** *noun* excessive production of milk **Galaktorrhoe, Milchfluss**

◇ **galactosaemia** *noun* congenital defect where the liver is incapable of converting galactose into glucose, with the result that a baby's development may be affected **Galaktosämie, Galaktoseintoleranz**

COMMENT: the treatment is to remove galactose from the diet

◇ **galactose** *noun* sugar which forms part of milk, and is converted into glucose by the liver **Galaktose**

galea *noun* (i) any part of the body shaped like a helmet, especially the loose band of tissue in the scalp; (ii) type of bandage wrapped round the head **(i) Galea, Helm, Haube; (ii) Kopfverband**

gall *or* **bile** *noun* thick bitter yellowish-brown fluid secreted by the liver and stored in the gall bladder or passed into the stomach, used to digest fatty substances and to neutralize acids **Galle, Bilis**

◇ **gall bladder** *noun* sac situated underneath the liver, in which bile produced by the liver is stored **Gallenblase** *see illustration* DIGESTIVE SYSTEM

COMMENT: bile is stored in the gall bladder until required by the stomach. If fatty food is present in the stomach, bile moves from the gall bladder along the bile duct to the stomach. Since the liver also secretes bile directly into the duodenum, the gall bladder is not an essential organ and can be removed by surgery

Gallie's operation *noun* surgical operation where tissues from the patient's thigh are used to hold a hernia in place **Gallie-Operation**

gallipot *noun* little pot for ointment **Salbentöpfchen, Apothekergefäß**

gallon *noun* measurement of liquids which equals eight pints or 4.5 litres **Gallone;** *the bucket can hold four gallons; the body contains about two gallons of blood*

gallop rhythm *noun* rhythm of heart sounds, three to each cycle, when a patient is experiencing tachycardia **Galopprhythmus**

gallstone *or* **calculus** *noun* small stone formed from insoluble deposits from bile in the gall bladder **Gallenstein, Calculus biliaris, Gallenkonkrement, Cholelith**

COMMENT: gallstones can be harmless, but some cause pain and inflammation and a serious condition can develop if a gallstone blocks the bile duct. Sudden pain going from the right side of the stomach towards the back indicates that a gallstone is passing through the bile duct

galvanism *noun* treatment using low voltage electricity **Galvanotherapie, Gleichstrombehandlung**

◇ **galvanocautery** *or* **electrocautery** *noun* removal of diseased tissue using an electrically heated needle *or* loop of wire **Galvanokaustik, Elektrokauterisation**

gamete *noun* sex cell, either a spermatozoon or an ovum **Gamet**

◇ **gametocide** *noun* drug which kills gametocytes **gametozytenschädigende Substanz, gametozide Substanz**

◇ **gametocyte** *noun* cell which is developing into a gamete **Gametozyt**

◇ **gametogenesis** *noun* process by which a gamete is formed **Gametogenese, Gemetenbildung**

gamgee tissue *noun* surgical dressing, formed of a layer of cotton wool between two pieces of gauze **Gamgeeverband**

gamma *noun* third letter of the Greek alphabet **Gamma**

◇ **gamma aminobutyric acid (GABA)** *noun* amino acid found in the brain and many nerve terminals **Gamma-Aminobuttersäure (GABA)**

◇ **gamma camera** *noun* camera for taking photographs of parts of the body into which radioactive isotopes have been introduced **Gammakamera**

◇ **gamma globulins** *noun* proteins found in plasma, including those which form antibodies as protection against infection **Gammaglobuline**

COMMENT: gamma globulin injections are sometimes useful as a rapid source of protection against a wide range of diseases

◇ **gamma rays** *noun* rays which are shorter than X-rays and are given off by radioactive substances **Gammastrahlen**

ganglion *noun*
(a) mass of nerve cell bodies and synapses usually covered in connective tissue, found along the peripheral nerves with the exception of the basal ganglia **Ganglion, Nervenknoten**; **basal ganglia** = masses of grey matter at the base of each cerebral hemisphere which receive impulses from the thalamus and influence the motor impulses from the frontal cortex **Basalganglien**; **ciliary ganglion** = parasympathetic ganglion in the orbit of the eye, supplying the intrinsic eye muscles **Ganglion ciliare, Ziliarganglion**; **coeliac ganglion** = ganglion on each side of the origins of the diaphragm, connected with the coeliac plexus **Ganglion coeliacum**; **mesenteric ganglion** = plexus of sympathetic nerve fibres and ganglion cells around the superior mesenteric artery **Ganglion mesentericum**; **otic ganglion** = ganglion associated with the mandibular nerve where it leaves the skull **Ganglion oticum**; **pterygopalatine ganglion** *or* **sphenopalatine ganglion** = ganglion in the pterygopalatine fossa associated with the maxillary nerve (postganglionic fibres going to the nose, palate, pharynx and lacrimal glands) **Ganglion pterygopalatinum, Ganglion sphenopalatinum**; **spinal ganglion** = cone-shaped mass of cells on the posterior root, the main axons of which form the posterior root of the spinal nerve **Spinalganglion**; **stellate ganglion** = group of nerve cells in the neck, shaped like a star **Ganglion stellatum, Ganglion cervicothoracicum**; **submandibular ganglion** = ganglion associated with the lingual nerve, relaying impulses to the submandibular and sublingual salivary glands **Ganglion submandibulare**; **superior ganglion** = small collection of cells in the jugular foramen **Ganglion superius**; **trigeminal ganglion** *or* **Gasserian ganglion** = sensory ganglion containing the cells of origin of the sensory fibres in the fifth cranial nerve **Ganglion Gasseri, Ganglion semilunare, Ganglion trigeminale**; **vertebral ganglion** = ganglion in front of the origin of the vertebral artery **Ganglion vertebrale**
(b) cyst of a tendon sheath *or* joint capsule (usually at the wrist) which results in a painless swelling containing fluid **Ganglion, Überbein**; (NOTE: plural is **ganglia**)

◇ **ganglionic** *adjective* referring to a ganglion **ganglionär**; **postganglionic neurone** = neurone in a ganglion *or* plexus, the axon of which supplies muscle or glandular tissue directly **postganglionäres Neuron**

◇ **ganglionectomy** *noun* surgical removal of a ganglion **Ganglionektomie**

gangrene *noun* condition where tissues die and decay, as a result of bacterial action, because the blood supply has been lost through injury or disease of the artery **Gangrän, Brand;** *after he had frostbite, gangrene set in and his toes had to be amputated* **dry gangrene** = condition where the blood supply is cut off and the limb becomes black **trockene Gangrän; gas gangrene** = complication of severe wounds in which the bacterium *Clostridium welchii* breeds in the wound and then spreads to healthy tissue which is rapidly decomposed with the formation of gas **Gasgangrän, Gasbrand; hospital gangrene** = gangrene caused by insanitary hospital conditions **Hospitalbrand; moist gangrene** = condition where dead tissue decays and swells with fluid because of infection and the tissues have an unpleasant smell **feuchte Gangrän**

Ganser state = PSEUDODEMENTIA

gap *noun* space **Lücke, Spalte;** *there is a gap between his two front teeth; the muscle has passed through a gap in the mucosa*

gargle
1 *noun* mildly antiseptic solution used to clean the mouth **Mundwasser;** *if diluted with water, the product makes a useful gargle*
2 *verb* to put some antiseptic liquid solution into the back of the mouth and throat and then breathe out air through it **gurgeln;** *the doctor recommended gargling twice a day with a saline solution*

gargoylism *or* **Hurler's syndrome** *noun* congenital defect of a patient's metabolism which causes polysaccharides and fat cells to accumulate in the body, resulting in mental defects, swollen liver and coarse features **Gargoylismus, Pfaundler-Hurler-Krankheit**

gas *noun*
(a) (i) state of matter in which particles occupy the whole space in which they occur; (ii) substance often produced from coal or found underground, and used to cook or heat **(i) & (ii) Gas;** *a gas cooker; we heat our house by gas* **gas exchange** = process by which oxygen in air is exchanged in the lungs for waste carbon dioxide carried by the blood **Gasaustausch; gas gangrene** = complication of severe wounds in which the bacterium *Clostridium welchii* breeds in the wound and then spreads to healthy tissue which is rapidly decomposed with the formation of gas **Gasgangrän, Gasbrand; gas poisoning** = poisoning by breathing in carbon monoxide or other toxic gas **Gasvergiftung**
(b) gas which accumulates in the stomach or alimentary canal and causes pain **Darmgas; gas pains** = flatus *or* excessive formation of gas in the stomach *or* intestine which is painful **Flatus, Flatulenz, Blähung(en)**
(NOTE: plural **gases** is only used to mean different types of gas)

gash
1 *noun* long cut, as made with a knife **klaffende Schnittwunde;** *she had to have three stitches in the gash in her thigh*
2 *verb* to make a long cut **aufschneiden;** *she gashed her hand on the broken glass*

gasp
1 *noun* trying to breathe *or* breath taken with difficulty **Keuchen;** *his breath came in short gasps*
2 *verb* to try to breathe taking quick breaths **keuchen;** *she was gasping for breath*

Gasserian ganglion *noun* trigeminal ganglion *or* sensory ganglion containing the cells of origin of the sensory fibres in the fifth cranial nerve **Gasser-Ganglion, Ganglion trigeminale**

gastr- *prefix* referring to the stomach **Gastr-**

◇ **gastralgia** *noun* pain in the stomach **Gastralgie, Magenschmerz**

◇ **gastrectomy** *noun* surgical removal of the stomach **Gastrektomie; partial gastrectomy** = surgical removal of only the lower part of the stomach **Magenteilresektion; subtotal gastrectomy** = surgical removal of all but the top part of the stomach in contact with the diaphragm **subtotale Gastrektomie**

◇ **gastric** *adjective* referring to the stomach **gastral, gastrisch; gastric acid** = hydrochloric acid secreted into the stomach by acid-forming cells **Magensäure; gastric artery** = artery leading from the coeliac trunk to the stomach **Arteria gastrica, Magenschlagader; gastric flu** = general term for any mild stomach disorder **Magengrippe; gastric juices** = mixture of hydrochloric acid, pepsin, intrinsic factor and mucus secreted by the cells of the lining membrane of the stomach to help the digestion of food **Magensaft;** *the walls of the stomach secrete gastric juices* **gastric pit** = deep hollow in the mucous membrane forming the walls of the stomach **Magengrübchen, Foveola gastrica; gastric ulcer** = ulcer in the stomach **Magenulkus, Magengeschwür; gastric vein** = vein which follows the gastric artery **Vena gastrica, Magenvene**

◇ **gastrin** *noun* hormone which is released into the bloodstream from cells in the lower end of the stomach, stimulated by the presence of protein, and which in turn stimulates the flow of acid from the upper part of the stomach **Gastrin**

◊ **gastritis** *noun* inflammation of the stomach **Gastritis**

◊ **gastrocele** *noun* stomach hernia *or* condition where part of the stomach wall becomes weak and bulges out **Gastrozele, Magenhernie**

◊ **gastrocnemius** *noun* large calf muscle **Musculus gastrocnemius, Gastroknemius, äußerer Wadenmuskel**

◊ **gastrocolic reflex** *noun* sudden peristalsis of the colon produced when food is taken into an empty stomach **gastrokolischer Reflex, Magen-Dickdarm-Reflex**

◊ **gastroduodenal** *adjective* referring to the stomach and duodenum **gastroduodenal**; **gastroduodenal artery** = artery leading from the gastric artery towards the pancreas **Arteria gastroduodenalis, Magen-Zwölffingerdarm-Schlagader**

◊ **gastroduodenostomy** *noun* surgical operation to join the duodenum to the stomach so as to bypass a blockage in the pylorus **Gastroduodenostomie**

◊ **gastroenteritis** *noun* inflammation of the membrane lining the intestines and the stomach, caused by a viral infection and resulting in diarrhoea and vomiting **Gastroenteritis**

◊ **gastroenterologist** *noun* doctor who specializes in disorders of the stomach and intestine **Gastroenterologe**

◊ **gastroenterology** *noun* study of the stomach, intestine and other parts of the digestive system and their disorders **Gastroenterologie**

◊ **gastroenterostomy** *noun* surgical operation to join the small intestine directly to the stomach so as to bypass a peptic ulcer **Gastroenterostomie, Gastroenteroanastomose**

◊ **gastroepiploic** *adjective* referring to the stomach and greater omentum **gastroepiploisch**; **gastroepiploic artery** = artery linking the gastroduodenal artery to the splenic artery **Arteria gastroepiploica, Magen-Netz-Schlagader**

◊ **gastroileac reflex** *noun* automatic relaxing of the ileocaecal valve when food is present in the stomach **Gastroilealreflex**

◊ **gastrointestinal (GI)** *adjective* referring to the stomach and intestine **gastrointestinal;** *he experienced some gastrointestinal (GI) bleeding*

◊ **gastrojejunostomy** *noun* surgical operation to join the jejunum to the stomach **Gastrojejunostomie**

◊ **gastrolith** *noun* stone in the stomach **Gastrolith, Magenstein**

◊ **gastro-oesophageal reflux** *noun* return of bitter-tasting, partly digested food from the stomach to the oesophagus when the patient has indigestion **gastroösophagealer Reflex**

◊ **gastropexy** *noun* attaching the stomach to the wall of the abdomen **Gastropexie, Magenfixation**

◊ **gastroplasty** *noun* surgery to correct a deformed stomach **Magenplastik**

◊ **gastroptosis** *noun* condition where the stomach hangs down **Gastroptose, Magensenkung**

◊ **gastrorrhoea** *noun* excessive flow of gastric juices **gesteigerte Magensaftsekretion**

◊ **gastroscope** *noun* instrument formed of a tube *or* bundle of glass fibres with a lens attached, by which a doctor can examine the inside of the stomach (it is passed down into the stomach through the mouth) **Gastroskop**

◊ **gastroscopy** *noun* examination of the stomach using a gastroscope **Gastroskopie, Magenspiegelung**

◊ **gastrostomy** *noun* surgical operation to create an opening into the stomach from the wall of the abdomen, so that food can be introduced without passing through the mouth and throat **Gastrostomie**

◊ **gastrotomy** *noun* surgical operation to open up the stomach **Gastrotomie**

gastrula *noun* second stage of the development of an embryo **Gastrula**

gather *verb*
(a) to bring together *or* to collect **sammeln, ansammeln;** *she was gathering material for the study of children suffering from rickets; pus had gathered round the wound; the lecturer gathered up his papers; a group of students gathered round the professor of surgery as he demonstrated the incision*
(b) to understand **verstehen;** *did you gather who will be speaking at the ceremony?*

Gaucher's disease *noun* enzyme disease where fatty substances accumulate in the lymph glands, spleen and liver **Gaucher-Krankheit**

> COMMENT: symptoms are anaemia, a swollen spleen and darkening of the skin; the disease can be fatal in children

gauze *noun* thin light material used to make dressings **Gaze, Verbandmull;** *she put a gauze dressing on the wound; the dressing used was a light paraffin gauze*

gavage *noun* forced feeding of a patient who cannot eat *or* who refuses to eat **Sondenernährung**

GC = GONORRHOEA

GDC = GENERAL DENTAL COUNCIL

Gehrig's disease = AMYOTROPHIC LATERAL SCLEROSIS

Geiger counter *noun* instrument for detection and measurement of radiation **Geigerzähler**

gel *noun* substance that has coagulated to form a jelly-like solid **Gel**

gelatin *noun* protein which is soluble in water, made from collagen **Gelatine**

COMMENT: gelatin is used in foodstuffs (such as desserts or meat jellies) and is also used to make capsules in which to put medicine

◇ **gelatinous** *adjective* like jelly **gelatinös, gallertig**

gemellus *noun* twin *or* double **Gemellus, Zwilling**; **gemellus superior** *or* **inferior muscle** = two muscles arising from the ischium **Musculus gemellus superior/inferior, oberer/unterer Zwillingsmuskel**

gene *noun* unit of DNA on a chromosome which governs the synthesis of one protein, usually an enzyme, and determines a particular characteristic **Gen**; *see* GENETIC

COMMENT: genes are either dominant, where the characteristic is always passed on to the child, or recessive, where the characteristic only appears if both parents have contributed the same gene

general *adjective* not particular; which concerns everything or everybody **allgemein**; **general amnesia** = sudden and complete loss of memory *or* state where a person does not even remember who he is **totale Amnesie**; **general anaesthesia** = loss of feeling and loss of sensation, after having been given an anaesthetic **Allgemeinanästhesie, Narkose, Vollnarkose**; **general anaesthetic** = substance given to make a patient lose consciousness so that a major surgical operation can be carried out **Narkotikum**; **general paralysis of the insane (GPI)** = widespread damage of the nervous system, marking the final stages of untreated syphilis **progressive Paralyse**; **general practice** = doctor's practice where patients from a district are treated for all types of illness **Allgemeinpraxis;** *she qualified as a doctor and went into general practice*

◇ **General Dental Council (GDC)** *noun* official body which registers and supervises dentists in the UK **britische Approbationsbehörde für Zahnärzte**

◇ **generalized** *adjective* occurring throughout the body **generalisiert, allgemein;** *the cancer became generalized* (NOTE: the opposite is **localized)**

◇ **generally** *adverb* normally **normalerweise, im Allgemeinen**

◇ **General Medical Council (GMC)** *noun* official body which registers and supervises doctors in the UK **britische Approbationsbehörde für Ärzte**

◇ **General Optical Council (GOC)** *noun* official body which registers and supervises opticians in the UK **britische Zulassungsbehörde für Augenoptiker**

◇ **general practitioner (GP)** *noun* doctor who treats many patients in a district for all types of illness, though not specializing in any one branch of medicine **Arzt/Ärztin für Allgemeinmedizin**
(NOTE: plural is **GPs)**

COMMENT: a GP usually has either a MB (bachelor of Medicine) or ChB (Bachelor of surgery) degree. He may also be a MRCS (Member of the Royal College of Surgeons) or LRCP (Licentiate of the Royal College of Physicians). GPs train in hospital as well in general practice, and often have specialist qualifications, such as in obstetrics or child care

generation *noun* all people born at about the same period **Generation**

generic *adjective* (i) referring to a genus; (ii) (name) given to a drug generally, as opposed to a proprietary name used by the manufacturer **(i) generisch; (ii) Freiname**

genetic *adjective* referring to the genes **genetisch**; **genetic code** = information which determines the synthesis of a cell, is held in the DNA of a cell and is passed on when the cell divides **genetischer Code**; **genetic engineering** = techniques used to change the genetic composition of an organism so that certain characteristics can be created artificially **Gentechnik**

◇ **geneticist** *noun* person who specializes in the study of the way in which characteristics are inherited through the genes **Genetiker/-in**

◇ **genetics** *noun* study of the way the characteristics of an organism are inherited through the genes **Genetik**

-genic *suffix* produced by *or* which produces **-gen**; **photogenic** = produced by light *or* which produces light **fotogen**

genicular *adjective* referring to the knee **Knie-**

genital *adjective* referring to reproductive organs **genital**; **genital herpes** = venereal infection, caused by a herpesvirus, which forms blisters in the genital region and can have a serious effect on a fetus **Herpes genitalis**; **genital organs** *or* **genitals** = external organs for reproduction (penis and testicles in male, vulva in female) **Geschlechtsorgane, Genitalien**

◇ **genitalia** *noun* genital organs **Genitalien**

◇ **genitourinary** *adjective* referring to both reproductive and urinary systems **urogenital**; **genitourinary system** = organs of reproduction and urination, including the kidneys **Urogenitalsystem**

genome *noun* (i) basic set of chromosomes in a person; (ii) set of genes which are inherited from one parent **(i) & (ii) Genom**

genotype *noun* genetic composition of an organism **Genotyp**

gentian violet *noun* antiseptic blue dye used to paint on skin infections; dye used to stain specimens **Gentianaviolett**

gentle *adjective* soft; kind **sanft, zart;** *the doctor has gentle hands; you must be gentle when you are holding a little baby; use a gentle antiseptic on the rash* **gentle - gentler - gentlest**

genu *noun* the knee **Genu, Knie**

◇ **genual** *adjective* referring to the knee **knieförmig, Knie-**

◇ **genupectoral position** *noun* position of a patient when kneeling with the chest on the floor **Knie-Brust-Lage**

◇ **genu valgum** *noun* knock knee *or* state where the knees touch and the ankles are apart when the person is standing straight **Genu valgum, X-Bein**

◇ **genu varum** *noun* bow leg *or* state where the ankles touch and the knees are apart when the person is standing straight **Genu varum, O-Bein**

genus *noun* main group of related living organisms **Genus, Gattung;** *a genus is divided into different species*
(NOTE: plural is **genera)**

geriatric *adjective* referring to old people **geriatrisch**; **geriatric unit** *or* **ward** *or* **hospital** = unit *or* ward *or* hospital which specializes in the treatment of old people **geriatrische Abteilung; geriatrische Station; geriatrisches Krankenhaus**

◇ **geriatrician** *noun* doctor who specializes in the treatment *or* study of diseases of old people **Facharzt/-ärztin für Geriatrie**

◇ **geriatrics** *noun* study of the diseases and disorders of old people **Geriatrie**; *compare* PEDIATRICS

germ *noun*
(a) microbe (such as a virus *or* bacterium) which causes a disease **Keim, Erreger;** *germs are not visible to the naked eye* (NOTE: in this sense germ is not a medical term)
(b) part of an organism which develops into a new organism **Keim; germ cell** *or* **gonocyte** = cell which is capable of developing into a spermatozoon or ovum **Keimzelle, Gonozyt**; **germ layers** = two or three layers of cell in animal embryos which form the organs of the body **Keimblätter**

◇ **germicide** *adjective & noun* (substance) which can kill germs **germizid, keimtötend; Germizid, keimtötendes Mittel**

German measles *or* **rubella** *noun* common infectious viral disease of children with mild fever, swollen lymph nodes and rash **Röteln, Rubella**; *compare* MEASLES, RUBEOLA

> COMMENT: German measles can cause stillbirth or malformation of an unborn baby if the mother catches the disease while pregnant. It is advisable that girls should catch the disease in childhood, or should be immunized against it

germinal *adjective* (i) referring to a germ; (ii) referring to an embryo **(i) & (ii) germinal, germinativ**; **germinal epithelium** = outer layer of the ovary **Keimepithel**

gerontology *noun* study of the process of ageing and the diseases of old people **Gerontologie**

Gerstmann's syndrome *noun* condition where a patient no longer recognises his body image, cannot tell the difference between left and right, cannot recognise his different fingers and is unable to write **Gerstmann-Syndrom, Angularissyndrom**

gestate *verb* to carry a baby in the womb from conception to birth **schwanger sein**

◊ **gestation** *or* **pregnancy** *noun* period (usually 266 days) from conception to birth, during which the baby develops in the mother's womb **Gestation, Schwangerschaft**

◊ **gestational diabetes** *noun* form of diabetes mellitus which develops in a pregnant woman **Schwangerschaftsdiabetes**

> QUOTE evaluation of fetal age and weight has proved to be of value in the clinical management of pregnancy, particularly in high-risk gestations
> Southern Medical Journal

get *verb*
(a) to become **werden;** *the muscles get flabby from lack of exercise; she got fat from eating too much; waiting lists for operations are getting longer*
(b) (i) to make something happen; (ii) to pay someone to do something; (iii) to persuade someone to do something **(i) kriegen; (ii) etw. von jdm. machen lassen; (iii) jdn. dazu bringen, etw. zu tun;** *he got the hospital to admit the patient as an emergency case; did you get the sister to fill in the form? he got the doctor to repeat the prescription;* **to have got to** = must **müssen;** *you have got to be at the surgery before 9.30; he is leaving early because he has got to drive a long way; has she got to take the tablets every day?*
(c) to catch (a disease) **bekommen, kriegen, sich holen;** *I think I'm getting a cold; she can't go to work because she's got flu*

◊ **get along** *verb* to manage *or* to work **zurechtkommen;** *we seem to get along quite well without any electricity*

◊ **get around** *verb* to move about **sich bewegen, gehen;** *since she had the accident she gets around on two sticks*

◊ **get better** *verb* to become well again after being ill **gesund werden, sich erholen;** *he was seriously ill, but seems to be getting better; her cold has got better; his flu has not got any better, so he will have to stay in bed*

◊ **get dressed** *verb* to put your clothes on **sich anziehen;** *he got dressed quickly because he didn't want to be late for work; she was getting dressed when the phone rang; the patient has to be helped to get dressed*

◊ **get on** *verb*
(a) to go into (a bus, etc.) **einsteigen, aufsteigen;** *we got on the bus at the post office; she got on her bike and rode away*
(b) to become old **alt werden;** *he's getting on and is quite deaf*

◊ **get on with**
(a) to be friendly with someone **sich verstehen, auskommen mit;** *he gets on very well with everyone; I didn't get on with the boss*
(b) to continue to do some work **weitermachen;** *I must get on with the blood tests*

◊ **get over** *verb* to become better after an illness *or* a shock **sich erholen, hinwegkommen über;** *he got over his cold; she never got over her mother's death*

◊ **get up** *verb* to stand up; to get out of bed **aufstehen;** *he got up from his chair and walked out of the room; at what time did you get up this morning?*

◊ **get well** *verb* to become healthy again after being ill **gesund werden;** *we hope your mother will get well soon* **get well card** = card sent to a person who is ill, with good wishes for a rapid recovery **Genesungskarte**

GH = GROWTH HORMONE

Ghon's focus *noun* spot on the lung produced by the tuberculosis bacillus **Ghon-Herd**

GI = GASTROINTESTINAL *they diagnosed a GI disease; operation on a GI fistula*

giant *noun* very tall person **Riese; giant cell** = very large cell such as an osteoclast *or* megakaryocyte **Riesenzelle; giant hives** = large flat white blisters caused by an allergic reaction **Riesenzellarteriitis;** *see also* ARTERITIS, GIGANTISM

Giardia *noun* microscopic protozoan parasite in the intestine which causes giardiasis **Giardia intestinalis, Giardia lamblia**

◊ **giardiasis** *or* **lambliasis** *noun* disorder of the intestine caused by the parasite *Giardia lamblia,* usually with no symptoms, but in heavy infections the absorption of fat may be affected, causing diarrhoea **Giardiasis, Lambliasis**

gibbosity *or* **gibbus** *noun* sharp angle in the curvature of the spine caused by the weakening of a vertebra by tuberculosis of the backbone **Gibbus, Spitzbuckel, anguläre Kyphose**

giddiness *noun* condition in which someone feels that everything is turning around, and so cannot stand up **Schwindel;** *he began to suffer attacks of giddiness see note at* LABYRINTH

◊ **giddy** *adjective* feeling that everything is turning round **schwindlig;** *she has had a giddy spell*

gigantism *noun* condition in which the patient grows very tall, caused by excessive production of growth hormone by the pituitary gland **Gigantismus, Riesenwuchs**

Gilliam's operation *noun* surgical operation to correct retroversion of the womb **Doléris-Gilliam-Operation**

gingiva *noun* gum *or* soft tissue covering the part of the jaw which surrounds the teeth **Gingiva, Zahnfleisch** *see illustration* TOOTH

◊ **gingivalis** *see* ENTAMOEBA

◊ **gingivectomy** *noun* surgical removal of excess gum tissue **Gingivektomie, Zahnfleischresektion**

◊ **gingivitis** *noun* inflammation of the gums as a result of bacterial infection **Gingivitis, Zahnfleischentzündung**; **ulcerative** *or* **ulceromembranous gingivitis** = ulceration of the gums which can also affect the membrane of the mouth **ulzerierende Gingivitis, ulzeromembranöse Gingivitis**

ginglymus *noun* hinge joint *or* joint (like the knee or elbow) which allows movement in two directions only **Ginglymus, Scharniergelenk**

gippy tummy *noun (informal)* diarrhoea which affects people travelling in foreign countries as a result of eating unwashed fruit or drinking water which has not been boiled **Montezumas Rache, Durchfall**

girdle *noun* set of bones making a ring or arch **Gürtel, Cingulum**; **hip girdle** *or* **pelvic girdle** = the sacrum and the two hip bones to which the thigh bones are attached **Beckengürtel**; **pectoral girdle** *or* **shoulder girdle** = the shoulder bones (scapulae and clavicles) to which the upper arm bones are attached **Schultergürtel**

Girdlestone's operation *noun* surgical operation to relieve osteoarthritis of the hip **Girdlestone-Operation**

girl *noun* female child **Mädchen**; *she's only got a little girl; they have three children - two boys and a girl*

give *verb*
(a) to pass something to someone **geben**; *he was given a pain-killing injection; the surgeons have given him a new pacemaker*
(b) to allow someone time **geben**; **the doctors have only given her two weeks to live** = the doctors say she will die in two weeks' time **die Ärzte geben ihr nur noch zwei Wochen**; (NOTE: **gives - giving - gave - has given**)

◊ **give up** *verb* not to do something any more **aufgeben**; *he was advised to give up smoking; she has given up eating chocolate*

glabella *noun* rounded area bone in the forehead between the eyebrows **Glabella, Glätzchen**

gladiolus *noun* middle section of the sternum **Gladiolus, Corpus sterni**

gland *noun*
(a) organ in the body containing cells which secrete substances which act elsewhere (such as a hormone *or* sweat *or* saliva) **Glandula, Drüse**; **endocrine gland** = gland without a duct which produces hormones which are introduced directly into the bloodstream (such as pituitary gland, thyroid gland, the pancreas, the adrenals, the gonads, the thymus) **endokrine Drüse**; **exocrine gland** = gland with a duct down which its secretions pass to a particular part of the body (such as the liver, the sweat glands, the salivary glands) **exokrine Drüse**; **adrenal glands** *or* **suprarenal glands** = two endocrine glands at the top of the kidneys which secrete cortisone, adrenaline and other hormones **Nebennieren** *see illustration* KIDNEY; **bulbourethral glands** *or* **Cowper's glands** = two glands at the base of the penis which secrete into the urethra **Bulbourethraldrüsen, Cowper-Drüsen**; **ceruminous glands** = glands which secrete earwax **Glandulae ceruminosae, Ohrenschmalzdrüsen** *see illustration* EAR; **lacrimal gland** *or* **tear gland** = gland which secretes tears **Tränendrüse**; **mammary gland** = gland in female mammals which produces milk **Glandula mammaria, Glandula lactifera, Brustdrüse**; **meibomian gland** = sebaceous gland on the edge of the eyelid which secretes the liquid which lubricates the eyelid **Glandula tarsalis, Meibomdrüse**; **parathyroid glands** = four glands in the neck near the thyroid gland, which secrete a hormone which regulates the level of calcium in blood plasma **Glandulae parathyreoideae, Nebenschilddrüsen**; **parotid gland** = one of the glands which produce saliva, situated in the neck behind the joint of the jaw **Glandula parotidea, Glandula parotis, Ohrspeicheldrüse** *see illustration* THROAT; **pineal gland** *or* **pineal body** = small cone-shaped gland near the midbrain, which produces melatonin and is believed to be associated with Circadian rhythms **Glandula pinealis, Epiphyse, Zirbeldrüse** *see illustration* BRAIN; **pituitary gland** *or* **hypophysis cerebri** = main endocrine gland, about the size of a pea, situated in the sphenoid bone below the hypothalamus, which secretes hormones which stimulate other glands **Glandula pituitaria, Hypophyse, Hirnanhangsdrüse** *see illustration* BRAIN; **salivary gland** = gland which secretes saliva **Speicheldrüse**;

sebaceous gland = gland which secretes oil at the base of each hair follicle **Talgdrüse**; **sublingual gland** = salivary gland under the tongue **Glandula sublingualis, Unterzungendrüse** *see illustration* THROAT; **submandibular gland** = salivary gland in the lower jaw **Glandula submandibularis, Unterkieferdrüse** *see illustration* THROAT; **sweat gland** = gland which produces sweat, situated beneath the dermis and connected to the skin surface by a sweat duct **Schweißdrüse**; **thymus gland** = endocrine gland in the front of the top of the thorax, behind the breastbone **Thymus(drüse)**; **thyroid gland** = endocrine gland in the neck, which secretes a hormone which regulates the body's metabolism **Glandula thyreoidea, Schilddrüse**; **greater vestibular glands** *or* **Bartholin's glands** = two glands at the side of the entrance to the vagina, which secrete a lubricating substance **Glandulae vestibulares majores, Bartholin-Drüsen**
(b) lymph *or* **lymphatic glands** = glands situated in various points of the lymphatic system (especially under the armpits and in the groin) through which lymph passes **Lymphdrüsen, Lymphknoten**

glanders *noun* bacterial disease of horses, which can be caught by humans, with symptoms of high fever and inflammation of the lymph nodes **Malleus, Pferderotz**; *see also* FARCY

glandular *adjective* referring to glands **glandulär**
◇ **glandular fever** *or* **infectious mononucleosis** *noun* infectious disease where the body has an excessive number of white blood cells **Pfeiffer-Drüsenfieber, infektiöse Mononukleose**

> COMMENT: the symptoms include sore throat, fever and swelling of the lymph glands in the neck. Glandular fever is probably caused by the Epstein-Barr virus. The test for glandular fever is the Paul-Bunnell reaction

glans *or* **glans penis** *noun* bulb at the end of the penis **Glans Penis, Eichel** *see illustration* UROGENITAL SYSTEM (male)

glass *noun*
(a) material which you can see through, used to make windows **Glas;** *the doors are made of glass; the specimen was kept in a glass jar* (NOTE: no plural **some glass, a piece of glass)**
(b) thing to drink out of, usually made of glass **Glas;** *she poured the mixture into a glass*
(c) the contents of a glass **Glas;** *he drinks a glass of milk every evening; you may drink a small glass of wine with your evening meal* (NOTE: plural is **glasses** for (b) and (c)

◇ **glasses** *plural noun* two pieces of glass or plastic, made into lenses, which are worn in front of the eyes to help the patient see better **Brille;** *she was wearing dark glasses; he has glasses with gold frames; she needs glasses to read*

glaucoma *noun* condition of the eyes, caused by abnormally high pressure of fluid inside the eyeball, resulting in disturbances of vision and blindness **Glaukom, grüner Star**

gleet *noun* thin discharge from the vagina, penis, a wound or an ulcer **chronischer Harnröhrenausfluss, postgonorrhoischer Katarrh, Bonjour-Tröpfchen**

glenohumeral *adjective* referring to both the glenoid cavity and the humerus **glenohumeral**; **glenohumeral joint** = shoulder joint **Schultergelenk**
◇ **glenoid cavity** *or* **glenoid fossa** *noun* socket in the shoulder blade into which the head of the humerus fits **Cavitas glenoidalis, Schultergelenkpfanne** *see illustration* SHOULDER

glia *or* **neuroglia** *noun* connective tissue of the central nervous system, surrounding cell bodies, axons and dendrites **Glia, Neuroglia**
◇ **glial cells** *noun* cells in the glia **Gliazellen**
◇ **glio-** *prefix* referring to brain tissue **Glio-**
◇ **glioblastoma** *or* **spongioblastoma** *noun* rapidly developing malignant brain tumour in the glial cells **Glioblastom, Spongioblastom**
◇ **glioma** *noun* any tumour of the glial tissue in the brain *or* spinal cord **Gliom**
◇ **gliomyoma** *noun* tumour of both the nerve and muscle tissue **Gliomyom**

globin *noun* protein which combines with other substances to form compounds such as haemoglobin and myoglobin **Globin**

globule *noun* round drop (of fat) **Globulus, Kügelchen**
◇ **globulin** *noun* class of protein, present in blood, including antibodies **Globulin**; **gamma globulin** *or* **immunoglobulin** = protein found in plasma, and which forms antibodies as protection against infection **Gammaglobulin, Immunglobulin**
◇ **globulinuria** *noun* presence of globulins in the urine **Globulinurie**

globus *noun* any ball-shaped part of the body **Globus, Ball, Kugel**; **globus hystericus** =

lump in the throat, feeling of not being able to swallow caused by worry *or* embarrassment **Globus hystericus, Globus-Syndrom**

glomangioma *noun* tumour of the skin at the ends of the fingers and toes **Glomangiom, Angiomyoneurom, Glomustumor**

glomerular *adjective* referring to a glomerulus **glomerulär**; **glomerular capsules** *or* **Bowman's capsules** = expanded ends of a tubule in the kidney which surrounds the glomerular tuft **Capsulae glomeruli, Bowman-Kapseln**; **glomerular tuft** = group of blood vessels in the kidney which filter the blood **Glomerulus**

◇ **glomerulitis** *noun* inflammation causing lesions of glomeruli in the kidney **Glomerulitis**

◇ **glomerulonephritis** *noun* form of nephritis where the glomeruli in the kidneys are inflamed **Glomerulonephritis**

◇ **glomerulus** *noun* group of blood vessels which filter waste matter from the blood in a kidney **Glomerulus**
(NOTE: plural is **glomeruli)**

gloss- *prefix* referring to the tongue **Gloss (o)-**

◇ **glossa** *noun* the tongue **Glossa, Lingua, Zunge**

◇ **glossectomy** *noun* surgical removal of the tongue **Glossektomie**

◇ **glossitis** *noun* inflammation of the surface of the tongue **Glossitis, Zungen (schleimhaut)entzündung**

◇ **glossodynia** *noun* pain in the tongue **Glossodynie, Glossalgie**

◇ **glossopharyngeal nerve** *noun* ninth cranial nerve which controls the pharynx, the salivary glands and part of the tongue **Nervus glossopharyngeus, neunter Hirnnerv, Zungen-Rachen-Nerv**

◇ **glossoplegia** *noun* paralysis of the tongue **Glossoplegie, Zungenlähmung**

Glossina *noun* genus of African flies (such as the tsetse fly), which cause trypanosomiasis **Glossina, Zungenfliege**

glottis *noun* opening in the larynx between the vocal cords, which forms the entrance to the main airway from the pharynx **Glottis, Stimmapparat**

glove *noun* piece of clothing which you wear on your hand **Handschuh**; *the doctor was wearing rubber gloves or surgical gloves*

gluc- *prefix* referring to glucose **Gluk-**

◇ **glucagon** *noun* hormone secreted by the islets of Langerhans in the pancreas, which increases the level of blood sugar by stimulating the breakdown of glycogen **Glukagon**

◇ **glucocorticoid** *noun* any corticosteroid which breaks down carbohydrates and fats for use by the body, produced by the adrenal cortex **Glukokortikoid**

glucose *or* **dextrose** *noun* simple sugar found in some fruit, but also broken down from white sugar or carbohydrate and absorbed into the body or secreted by the kidneys **Glukose, Dextrose**; **blood-glucose level** = amount of glucose present in the blood **Blutzuckerspiegel**; *the normal blood-glucose level stays at about 60 to 100 mg of glucose per 100 ml of blood* **glucose tolerance test** = test for diabetes mellitus, where the patient eats glucose and his urine and blood are tested at regular intervals **Glukosetoleranztest**

◇ **glucuronic acid** *noun* acid formed by glucose and which acts on bilirubin **Glukuronsäure**

COMMENT: combustion of glucose with oxygen to form carbon dioxide and water is the body's main source of energy

glue

1 *noun* material which sticks things together **Klebstoff, Leim**; **glue ear** *or* **secretory otitis media** = condition where fluid forms behind the eardrum and causes deafness **seröse Otitis media**; **glue-sniffing** = type of solvent abuse where a person is addicted to inhaling the toxic fumes given off by certain types of glue **Schnüffelsucht**

2 *verb* to stick things together with glue **kleben**

glutamic acid *noun* amino acid in protein **Glutaminsäure**

◇ **glutaminase** *noun* enzyme in the kidneys, which helps to break down glutamine **Glutaminase**

◇ **glutamine** *noun* amino acid in protein **Glutamin**

gluteal *adjective* referring to the buttocks **gluteal**; **superior** *or* **inferior gluteal artery** = arteries supplying the buttocks **Arteria glutaea superior/inferior, obere/untere Gesäßschlagader**; **superior** *or* **inferior gluteal vein** = veins draining the buttocks **Vena glutaea superior/inferior, obere/untere Gesäßvene**; **gluteal muscles** = muscles in the buttocks **Gesäßmuskeln**; *see also* GLUTEUS

gluten *noun* protein found in certain cereals, which makes a sticky paste when water is added **Gluten**; **gluten enteropathy** *or* **coeliac disease** = (i) allergic disease (mainly affecting children) in which the lining of the intestine is sensitive to gluten, preventing the small intestine from digesting fat; (ii) condition in adults where the villi in the intestine become smaller, and so reduce the surface which can absorb nutrients **(i) Glutenenteropathie, Zöliakie, intestinaler Infantilismus; einheimische Sprue**

gluteus *noun* one of three muscles in the buttocks, responsible for movements of the hip (the largest is the gluteus maximus, while gluteus medius and minimus are smaller) **Musculus glutaeus, Gluteus, Gesäßmuskel**

glyc- *prefix* referring to sugar **Glyk-**
◇ **glycaemia** *noun* normal level of glucose found in the blood **Glykämie**; *see also* HYPOGLYCAEMIA, HYPERGLYCAEMIA
◇ **glycerin(e)** *or* **glycerol** *noun* colourless viscous sweet-tasting liquid present in all fats **Glyzerin**
◇ **glycine** *noun* amino acid in protein **Glyzin, Glykokoll**

COMMENT: synthetic glycerine is used in various medicinal preparations and also as a lubricant in toothpaste, cough medicines, etc. A mixture of glycerine and honey is useful to soothe a sore throat

glycocholic acid *noun* one of the bile acids **Glykocholsäure**

glycogen *noun* type of starch, converted from glucose by the action of insulin, and stored in the liver as a source of energy **Glykogen**
◇ **glycogenesis** *noun* process by which glucose is converted into glycogen in the liver **Glykogenese, Glykogenaufbau**
◇ **glycogenolysis** *noun* process by which glycogen is broken down to form glucose **Glykogenolyse, Glykogenabbau**
◇ **glycosuria** *noun* high level of sugar in the urine, a symptom of diabetes mellitus **Glykosurie, Glukosurie**

GMC = GENERAL MEDICAL COUNCIL

gnathoplasty *noun* plastic surgery to correct a defect in the jaw **Kieferplastik**

goal *noun* that which is expected to be achieved by a certain treatment **Ziel**

goblet cell *noun* tube-shaped cell in the epithelium which secretes mucus **Becherzelle**

GOC = GENERAL OPTICAL COUNCIL

go down *verb* to become smaller **zurückgehen, sinken**; *when the blood sugar level goes down; the swelling has started to go down*

goitre *or (US)* **goiter** *noun* excessive enlargement of the thyroid gland, seen as a swelling round the neck, caused by a lack of iodine **Struma, Kropf**; **exophthalmic goitre** *or* **Graves' disease** = form of goitre caused by hyperthyroidism, where the heart beats faster, the thyroid gland swells, the eyes protrude and the limbs tremble **Basedow-Krankheit, Morbus Basedow**

◇ **goitrogen** *noun* substance which causes goitre **strumigene Substanz, kropferzeugende Substanz**

gold *noun* soft yellow-coloured precious metal, used as a compound in various drugs, and sometimes as a filling for teeth **Gold**; **gold injections** = injections of a solution containing gold, used to relieve rheumatoid arthritis **Goldinjektionen**; (NOTE: the chemical symbol is **Au**)

◇ **golden** *adjective* coloured like gold **golden**; **golden eye ointment** = yellow ointment, made of an oxide of mercury, used to treat inflammation of the eyelids **Unguentum hydrargyri flavum, Präzipitatsalbe**

Golgi apparatus *noun* folded membranous structure inside the cell cytoplasm which stores and transports enzymes and hormones **Golgi-Apparat**

◇ **Golgi cell** *noun* type of nerve cell in the central nervous system, either with long axons (Golgi type 1) or without axons (Golgi type 2) **Golgi-Zelle**

gomphosis *noun* joint which cannot move, like a tooth in a jaw **Gomphosis, Einkeilung, Einzapfung**

gonad *noun* sex gland which produces gametes (the testicles produce spermatozoa in males, and the ovaries produce ova in females) and also sex hormones **Gonade, Keimdrüse**

◇ **gonadotrophic hormones** *plural noun* hormones (the follicle-stimulating hormone (FSH) and the luteinizing hormone (LH)) produced by the anterior pituitary gland which have an effect on the ovaries in females and on the testes in males **gonadotrope Hormone**

◇ **gonadotrophin** *noun* any of a group of hormones produced by the pituitary gland which stimulates the sex glands at puberty **Gonadotropin**; *see also* CHORIONIC

gonagra *noun* form of gout which occurs in the knees **Gonagra, Kniegicht**

goni- *prefix* meaning angle **Goni-**

◇ **goniopuncture** *noun* surgical operation for draining fluid from the eyes of a patient who has glaucoma **Goniopunktur**

◇ **gonioscope** *noun* lens for measuring the angle of the front part of the eye **Gonioskop**

◇ **goniotomy** *or* **trabeculotomy** *noun* surgical operation to treat glaucoma by cutting Schlemm's canal **Goniotomie, Trabekulotomie**

gonococcus *noun* type of bacterium, *Neisseria gonorrhoea,* which produces gonorrhoea **Gonococcus, Gonokokke;** (NOTE: plural is **gonococci)**

◇ **gonococcal** *adjective* referring to gonococcus **Gonokokken-**

◇ **gonocyte** *noun* germ cell *or* cell which is able to develop into a spermatozoon or an ovum **Gonozyt, Keimzelle**

◇ **gonorrhoea** *noun* sexually transmitted disease, which produces painful irritation of the mucous membrane and a watery discharge from the vagina or penis **Gonorrhoe**

◇ **gonorrhoeal** *adjective* referring to gonorrhoea **gonorrhoisch**

Goodpasture's syndrome *noun* rare lung disease where the patient coughs up blood, is anaemic, and which may result in kidney failure **Goodpasture-Syndrom**

goose flesh *or* **goose pimples** *or* **cutis anserina** *noun* reaction of the skin to being cold *or* frightened, where the skin forms many little bumps **Gänsehaut, Cutis anserina**

Gordh needle *noun* needle with a bag attached, so that several injections can be made one after the other **Gordh-Kanüle**

gorget *noun* surgical instrument used to remove stones from the bladder **Lithotomführungsinstrument**

gouge *noun* surgical instrument like a chisel used to cut bone **Hohlmeisel**

goundou *noun* condition caused by yaws, in which growths form on either side of the nose **Goundou-Syndrom, nasale osteoplastische Periostitis nach Frambösie**

gout *or* **podagra** *noun* disease in which abnormal quantities of uric acid are produced and precipitated as crystals in the cartilage round joints **Gicht, Podagra**

> COMMENT: formerly associated with drinking strong wines such as port, but now believed to arise in three ways: excess uric acid in the diet, excess uric acid synthesized by the body and defective secretion of uric acid. It is likely that both overproduction and defective excretion are due to inherited biochemical abnormalities. Excess intake of alcohol can provoke an attack by interfering with the excretion of uric acid

gown *noun* long robe worn over other clothes to protect them **Kittel;** *the surgeons were wearing green gowns; the patient lay on his bed in a theatre gown, ready to go to the operating theatre*

GP *noun* general practitioner **Arzt/Ärztin für Allgemeinmedizin**
(NOTE: plural is **GPs)**

GPI = GENERAL PARALYSIS OF THE INSANE

gr = GRAIN

Graafian follicle *see* FOLLICLE

gracilis *noun* thin muscle running down the inside of the leg from the top of the leg down to the top of the tibia **Musculus gracilis, Grazilis, Schlankmuskel**

graduate
1 *noun* person who has completed a university or polytechnic course and has a degree **(Hochschul)absolvent/-in, Akademiker/-in;** *she is a graduate from the School of Tropical Medicine*
2 *verb* to finish a course of study at a university or polytechnic and have a degree **graduieren;** *he graduated in Pharmacy last year*

◇ **graduated** *adjective* with marks showing various degrees *or* levels **graduiert, Mess-;** *a graduated measuring jar*

Graefe's knife *noun* sharp knife used in operations on cataracts **Graefe-Starmesser**

graft
1 *noun* (i) act of transplanting an organ (heart *or* lung *or* kidney) or tissue (bone *or* skin) to replace an organ or tissue which is not

functioning or diseased; (ii) organ *or* tissue which is transplanted **(i) Transplantation; (ii) Transplantat;** *she had to have a skin graft; the corneal graft was successful; the patient was given drugs to prevent the graft being rejected* **graft versus host disease** = condition which develops when cells from the grafted tissue react against the patient's own tissue, causing skin disorders **Graft versus host disease, Transplantat-Wirt-Abstoßungsreaktion**; *see also* AUTOGRAFT, HOMOGRAFT
2 *verb* to take a healthy organ *or* tissue and transplant it into a patient in place of diseased or defective organ or tissue **transplantieren, verpflanzen;** *the surgeons grafted a new section of bone at the side of the skull*

grain *noun* measure of weight equal to .0648 grams **Gran**
(NOTE: when used with numbers, **grain** is usually written **gr)**

gram measure of weight **Gramm;** *a thousand grams make one kilogram; I need 5 g of morphine*
(NOTE: when used with numbers, **gram** is usually written **g: 50 g** say "fifty grams")

-gram *suffix* meaning a record in the form of a picture **-gramm**; **cardiogram** = X-ray picture of the heart **Kardiogramm**

Gram's stain *noun* method of staining bacteria so that they can be identified **Gram-Färbung**; **Gram-positive bacterium** = bacterium which retains the first dye and appears blue-black when viewed under the microscope **grampositives Bakterium**; **Gram-negative bacterium** = bacterium which takes up the red counterstain, after the alcohol has washed out the first violet dye **gramnegatives Bakterium**

COMMENT: the tissue sample is first stained with a violet dye, treated with alcohol, and then counterstained with a red dye

grandchild *noun* child of a son or daughter **Enkelkind;** plural **grandchildren**

◇ **granddaughter** *noun* daughter of a son or daughter **Enkelin**

◇ **grandfather** *noun* father of a mother or father **Großvater**

◇ **grandmother** *noun* mother of a mother of father **Großmutter**

◇ **grandparents** *plural noun* parents of a mother or father **Großeltern**

◇ **grandson** *noun* son of a son or daughter **Enkel**

grandes *see* MULTIPARA

grand mal *or* **major epilepsy** *noun* type of epilepsy, in which the patient becomes unconscious and falls down, while the muscles become stiff and twitch violently **Grand-mal-Epilepsie**

granular *adjective* like grains **granulär**; **granular cast** = cast composed of cells filled with protein and fatty granules **granulierter Zylinder**; **granular leucocytes** *or* **granulocytes** = leucocytes with granules (basophils, eosinophils, neutrophils) **Granulozyten**; **nongranular leucocytes** = leucocytes without granules (lymphocytes, monocytes) **ungranulierte Leukozyten**

◇ **granulation** *noun* formation of rough red tissue on the surface of a wound or site of infection, the first stage in the healing process **Granulation**; **granulation tissue** *or* **granulations** = soft tissue, consisting mainly of tiny blood vessels and fibres, which forms over a wound **Granulationsgewebe**

◇ **granule** *noun* small particle *or* grain **Granulom, Körnchen**; **Nissl granules** *or* **Nissl bodies** = coarse granules found in the cytoplasm of the cell bodies of a nerve cell **Nissl-Körperchen, Nissl-Schollen**

◇ **granulocyte** *noun* type of leucocyte *or* white blood cell which contains granules (such as basophils, eosinophils and neutrophils) **Granulozyt**

◇ **granulocytopenia** *noun* usually fatal disease caused by the lowering of the number of granulocytes in the blood due to a defect in the bone marrow **Granulozytopenie**

granuloma *noun* mass of granulation tissue which forms at the site of bacterial infections **Granulom**; **granuloma inguinale** = tropical venereal disease affecting the anus and genitals in which the skin becomes covered with ulcers **Granuloma inguinale, Granuloma venereum, Donovanosis**
(NOTE: plural is **granulomata** or **granulomas)**

◇ **granulomatosis** *noun* chronic inflammation leading to the formation of nodules **Granulomatose**; **Wegener's granulomatosis** = disease of the connective tissue in which the nasal passages and lungs are inflamed and ulcerated **Wegener-Klinger-Granulomatose**

◇ **granulopoiesis** *noun* normal production of granulocytes in the bone marrow **Granulozytopoese**

graph *noun* diagram which shows the relationship between quantities as a line **Diagramm, Schaubild, Kurve**; **temperature graph** = graph showing how a patient's temperature rises and falls **Fieberkurve**

-graph *suffix* meaning a machine which records as pictures **-graph, -graf**

◇ **-grapher** *suffix* meaning a technician who operates a machine which records **-graph, graf**; **radiographer** = technician who operates an X-ray machine **medizinisch-technische(r) Röntgenassistent/-in, MTRA**

◇ **-graphy** *suffix* meaning the technique of study through pictures **-graphie, -grafie**; *radiography* = X-ray examination of part of the body **Röntgenaufnahme**

grattage *noun* scraping the surface of an ulcer which is healing slowly, in order to make it heal more quickly **Entfernen von Granulationen mit scharfem Instrument (z.B. bei Trachom)**

grave *noun* place where a dead person is buried **Grab**; *his grave is covered with flowers*

gravel *noun* small stones which pass from the kidney to the urinary system, causing pain in the ureter **Harngrieß**

Graves' disease *or* **exophthalmic goitre** = THYROTOXICOSIS

gravid *adjective* pregnant **gravide, schwanger**; **hyperemesis gravidarum** = vomiting in pregnancy **Hyperemesis gravidarum, übermäßiges Schwangerschaftserbrechen**; **gravides multiparae** = women who have given birth to at least four live babies **Gravides multiparae, Mehrgebärende**

Grawitz tumour *noun* malignant tumour in kidney cells **Grawitz-Tumor, Hypernephrom**

gray
1 *(US)* = GREY
2 *noun* unit of measurement of absorbed radiation **Gray (Gy)**

graze
1 *noun* scrape on the skin surface, making some blood flow **Abschürfung, Schramme**
2 *verb* to scrape the skin surface **abschürfen**

great *adjective* large **groß**; **great cerebral vein** = median vein draining the choroid plexuses of the lateral and third ventricles **Vena cerebri magna, große Großhirnvene**; **great toe** = big toe *or* largest of the five toes, near the inside of the foot **Großzehe, Hallux**; **great - greater - greatest**

◇ **greater** *adjective* larger **größer**; **greater curvature** = convex line of the stomach **Curvatura ventriculi major, große Magenkrümmung**; *see also* OMENTUM, TROCHANTER

◇ **greatly** *adverb* very much **außerordentlich, sehr, stark**

greedy *adjective* always wanting to eat a lot of food **gierig**
(NOTE: **greedy - greedier - greediest**)

green *adjective & noun* of a colour like the colour of leaves **grün; Grün**; *when he saw the blood he turned green* **green - greener - greenest**

◇ **green monkey disease** = MARBURG DISEASE

◇ **greenstick fracture** *noun* type of fracture occurring in children, where a long bone bends, but is not completely broken **Grünholzfraktur**

grey *or (US)* **gray** *adjective & noun* of a colour between black and white **grau; Grau**; *his hair is quite grey; a grey-haired man* **grey commissure** = part of the grey matter nearest to the central canal of the spinal cord, where axons cross over each other **Commissura grisea**; **grey matter** = nervous tissue of a dark grey colour, formed of cell bodies and occurring in the central nervous system **Substantia grisea, graue Substanz**

> COMMENT: in the brain, grey matter encloses the white matter, but in the spinal cord, white matter encloses grey matter

Griffith's types *noun* various types of haemolytic streptococci, classified according to the antigens present in them **Griffith-Gruppen**

gripe *noun* pains in the abdomen **Kolik**; **gripe water** = solution of glucose and alcohol, used to relieve gripe in babies **Kolikmittel**

grippe *noun* influenza **Grippe**

gristle *noun* cartilage **Knorpel**

grocer *noun* person who sells sugar, butter, tins of food, etc. **Lebensmittelhändler**

◇ **grocer's itch** *noun* form of dermatitis on the hands caused by handling flour and sugar **Handekzem, Krämerkrätze**

groin *noun* junction at each side of the body where the lower abdomen joins the top of the

thighs **Leiste, Leistenbeuge;** *he had a dull pain in his groin*
(NOTE: for other terms referring to the groin, see **inguinal)**

grommet *noun* tube which can be passed from the external auditory meatus into the middle ear **Paukenröhrchen**

groove *noun* long shallow depression in a surface **Furche, Rinne, Sulcus; atrioventricular groove** = groove round the outside of the heart, showing the division between the atria and the ventricles **Sulcus coronarius, Kranzfurche (des Herzens)**

gross anatomy *noun* study of the structure of the body which can be seen without the use of a microscope **makroskopische Anatomie**

ground *noun*
(a) soil *or* earth **Boden**
(b) surface of the earth **Boden**
◇ **ground substance** *or* **matrix** *noun* amorphous mass of cells forming the basis of connective tissue **Grundsubstanz, Matrix**

group
1 *noun*
(a) several people *or* animals *or* things which are all close together **Gruppe;** *a group of patients were waiting in the surgery* **group practice** = practice where several doctors *or* dentists share the same office building and support services **Gemeinschaftspraxis; group therapy** = type of psychotherapy where a group of people with the same disorder meet together with a therapist to discuss their condition and try to help each other **Gruppentherapie**
(b) way of putting similar things together **Gruppe; blood group** = type of blood **Blutgruppe; age group** = all people of a certain age **Altersgruppe**
2 *verb* to bring together in a group **gruppieren;** *the drugs are grouped under the heading 'antibiotics'* **blood grouping** = classifying patients according to their blood groups **Blutgruppenbestimmung**

grow *verb*
(a) to become taller *or* bigger **wachsen;** *your son has grown since I last saw him; he grew three centimetres in one year*
(b) to become **werden;** *it's growing colder at night now; she grew weak with hunger* (NOTE: **grows - growing - grew - grown)**
◇ **growing pains** *noun* pains associated with adolescence, which can be a form of rheumatic fever **Wachstumsschmerzen**

◇ **grown-up** *noun* adult **Erwachsene(r);** *there are three grown-ups and ten children*
◇ **growth** *noun*
(a) increase in size **Wachstum;** *the disease stunts children's growth; the growth in the population since 1960* **growth factor** = chemical substance produced in the body which encourages a type of cell (such as a blood cell) to grow **Wachstumsfaktor; growth hormone (GH)** *or* **somatotrophin** = hormone secreted by the pituitary gland during deep sleep, which stimulates growth of the long bones and protein synthesis **Wachstumshormon, Somatotropin**
(b) lump of tissue which is not natural *or* a cyst *or* a tumour **Tumor, Geschwulst, Wucherung;** *the doctor found she had a cancerous growth on the left breast; he had an operation to remove a small growth from his chin* (NOTE: no plural for (a)

grumbling appendix *noun (informal)* chronic appendicitis *or* condition where the vermiform appendix is always slightly inflamed **chronische Appendizitis**

GU = GASTRIC ULCER, GENITOURINARY

guanine *noun* one of the nitrogen-containing bases in DNA **Guanin**

gubernaculum *noun* fibrous tissue connecting the testes in a fetus (the gonads) to the groin **Gubernaculum, Leitband**

guide
1 *noun* person *or* book which shows you how to do something *or* what to do **Führer, Anleitung;** *read this guide to services offered by the local authority; the council has produced a guide for expectant mothers*
2 *verb* to show someone where to go *or* how to do something **führen, anleiten**
◇ **guide dog** *noun* dog which shows a blind person where to go **Blindenhund**

Guillain-Barré syndrome *noun* nervous disorder, in which after a non-specific infection, demyelination of the spinal roots and peripheral nerves takes place, leading to generalized weakness and sometimes respiratory paralysis **Guillain-Barré-Syndrom, Radikuloneuritis**

guillotine *noun* surgical instrument for cutting out tonsils **Guillotine**

guinea worm = DRACUNCULUS

gullet *or* **oesophagus** *noun* tube down which food and drink passes from the mouth to the stomach **Speiseröhre, Ösophagus;** *she had a piece of bread stuck in her gullet*

gum *or* **gingiva** *noun* part of the mouth, the soft epithelial tissue covering the part of the jaw which surrounds the teeth **Zahnfleisch, Gingiva;** *his gums are red and inflamed; a build-up of tartar can lead to gum disease*

◇ **gumboil** *noun* abscess on the gum near a tooth **Alveolarabszess, Zahnabszess, Parulis**
(NOTE: for other terms referring to the gums see words beginning with **gingiv-, ul(o)-)**

gumma *noun* abscess of dead tissue and overgrown scar tissue, which develops in the later stages of syphilis **Gumma, Gummiknoten**

gustation *noun* act of tasting **Gustatio, Geschmack, Geschmacksinn; Schmecken**

◇ **gustatory** *noun* referring to the sense of taste **gustatorisch**

gut *noun*
(a) *(also informal)*; **guts** = digestive tract *or* alimentary canal *or* the intestines, the tubular organ for the digestion and absorption of food **Eingeweide;** *he complained of having a pain in his gut or he said he had gut pain*
(b) type of thread, made from the intestines of sheep, used to sew up internal incisions **Katgut**

Guthrie test *noun* test used on babies to detect the presence of phenylketonuria **Guthrie-Hemmtest**

gutta *noun* drop of liquid (as used in treatment of the eyes) **Gutta, Tropfen**
(NOTE: plural is **guttae)**

gutter splint *noun* shaped container in which a broken limb can rest without being completely surrounded **Rinnenschiene**

gyn- *prefix* referring to (i) woman; (ii) the female reproductive system **(i) & (ii) Gyn-**

◇ **gynaecological** *adjective* referring to the treatment of diseases of women **gynäkologisch**

◇ **gynaecologist** *noun* doctor who specializes in the treatment of diseases of women **Gynäkologe/Gynäkologin, Frauenarzt/Frauenärztin**

◇ **gynaecology** *noun* study of female sex organs and the treatment of diseases of women in general **Gynäkologie, Frauenheilkunde**

◇ **gynaecomastia** *noun* abnormal development of breasts in a male **Gynäkomastie**
(NOTE: words beginning with **gynae-** are spelled **gyne-** in US English)

gyrus *noun* raised part of the cerebral cortex between the sulci **Gyrus, Hirnwindung; postcentral gyrus** = sensory area of the cerebral cortex, which receives impulses from receptor cells and senses pain, heat, touch, etc. **Gyrus postcentralis, hintere Zentralwindung; precentral gyrus** = motor area of the cerebral cortex **Gyrus praecentralis, vordere Zentralwindung**
(NOTE: plural is **gyri)**

Hh

H *chemical symbol for* hydrogen **H, Wasserstoff**

HA = HEALTH AUTHORITY

habit *noun*
(a) action which is an automatic response to a stimulus **Habit**
(b) regular way of doing something **Gewohnheit;** *he got into the habit of swimming every day before breakfast; she's got out of the habit of taking any exercise*
from force of habit = because you do it regularly **aus Gewohnheit;** *I wake up at 6 o'clock from force of habit*

◇ **habit-forming** *adjective* which makes someone addicted *or* which makes someone get into the habit of taking it **suchterzeugend; habit-forming drugs** = drugs which are addictive **suchterzeugende Drogen/Arzneimittel**

◇ **habitual** *adjective* which is done frequently *or* as a matter of habit **habituell, gewohnheitsmäßig; habitual abortion** = condition where a woman has abortions with successive pregnancies **habitueller Abort**

◇ **habituation** *noun* being psychologically but not physically addicted to *or* dependent on (a drug *or* alcohol, etc.) **Gewöhnung;** *his habituation to nicotine*

◇ **habitus** *noun* general physical appearance of the person (including build and posture) **Habitus, Konstitution, äußere Erscheinung**

haem *noun* molecule containing iron which binds proteins to form haemoproteins such as haemoglobin and myoglobin **Häm**

◇ **haem-** *or* **hem-** *prefix* referring to blood **Häm-**; (NOTE: words beginning with the prefix **haem-** are written **hem-** in US English)

◇ **haemangioma** *noun* benign tumour which forms in blood vessels and appears on the skin as a birthmark **Hämangiom**; **cavernous haemangioma** = tumour in connective tissue with wide spaces which contain blood **kavernöses Hämangiom**; (NOTE: plural is **haemangiomata**)

◇ **haemarthrosis** *noun* pain and swelling caused by blood getting into a joint **Hämarthrose**

◇ **haematemesis** *noun* vomiting of blood (usually because of internal bleeding) **Hämatemesis, Bluterbrechen**

◇ **haematin** *noun* substance which forms from haemoglobin when bleeding takes place **Hämatin**

◇ **haematinic** *noun* drug, such as an iron compound, which increases haemoglobin in blood, used to treat anaemia **Hämatinikum, blutbildendes Mittel**

◇ **haematocoele** *noun* swelling caused by blood getting into an internal cavity **Hämatozele, Blutbruch**

◇ **haematocolpos** *noun* condition where the vagina is filled with blood at menstruation because the hymen has no opening **Hämatokolpos**

◇ **haematocrit** *noun* (i) volume of red blood cells in a patient's blood, shown as a percentage of the total blood volume; (ii) instrument for measuring haematocrit **(i) Hämatokrit; (ii) Hämatokritzentrifuge**

◇ **haematocyst** *noun* cyst which contains blood **Hämatozyste, Blutzyste**

◇ **haematogenous** *adjective* (i) which produces blood; (ii) which is produced by blood **(i) & (ii) hämatogen**

◇ **haematological** *adjective* referring to haematology **hämatologisch**

◇ **haematologist** *noun* doctor who specializes in haematology **Hämatologe/Hämatologin**

◇ **haematology** *noun* scientific study of blood, its formation and its diseases **Hämatologie**

◇ **haematoma** *noun* mass of blood under the skin caused by a blow *or* by the effects of an operation **Hämatom, Bluterguss**; **extradural haematoma** = haematoma in the head, between the dura mater and the skull **extradurales Hämatom**; **intracerebral haematoma** = haematoma inside the cerebrum **intrazerebrales Hämatom**; **perianal haematoma** = haematoma in the anal region **perianales Hämatom**; **subdural haematoma** = blood plasma *or* clot between the dura mater and the arachnoid, which displaces the brain, caused by a blow on the head **subdurales Hämatom**; (NOTE: plural is **haematomata**)

◇ **haematometra** *noun* (i) excessive bleeding in the womb; (ii) swollen womb, caused by haematocolpos **(i) & (ii) Hämatometra**

◇ **haematomyelia** *noun* condition where blood gets into the spinal cord **Hämatomyelie**

◇ **haematopoiesis** = HAEMOPOIESIS

◇ **haematoporphyrin** *noun* porphyrin produced from haemoglobin **Hämatoporphyrin**

◇ **haematosalpinx** = HAEMOSALPINX

◇ **haematozoon** *noun* parasite living in the blood **Hämatozoon, Blutparasit**; (NOTE: plural is **haematozoa**)

◇ **haematuria** *noun* abnormal presence of blood in the urine, as a result of injury *or* disease of the kidney or bladder **Hämaturie, Blutharnen**

◇ **haemochromatosis** *or* **bronze diabetes** *noun* hereditary disease in which the body absorbs and stores too much iron, causing cirrhosis of the liver, and giving the skin a dark colour **Hämochromatose, Siderophilie, Bronzediabetes**

◇ **haemoconcentration** *noun* increase in the percentage of red blood cells because the volume of plasma is reduced **Hämokonzentration**; *opposite of* HAEMODILUTION

◇ **haemocytoblast** *noun* embryonic blood cell in the bone marrow from which red and white blood cells and platelets develop **Hämozytoblast**

◇ **haemocytometer** *noun* glass jar in which a sample of blood is diluted and the blood cells counted **Hämozytometer, Zählkammer**

◇ **haemodialysis** *noun* removing waste matter from blood using a dialyser (kidney machine) **Hämodialyse, Blutwäsche**

◇ **haemodilution** *noun* decrease in the percentage of red blood cells because the volume of plasma has increased **Hämodilution**; *opposite of* HAEMOCONCENTRATION

◇ **haemoglobin (Hb)** *noun* red respiratory pigment (formed of haem and globin) in red blood cells which gives blood its red colour **Hämoglobin (Hb)**; *see also* OXYHAEMOGLOBIN

COMMENT: haemoglobin absorbs oxygen in the lungs and carries it in the blood to the tissues

◇ **haemoglobinaemia** *noun* haemoglobin in the plasma **Hämoglobinämie**

◇ **haemoglobinopathy** *noun* inherited disease where production of haemoglobin is abnormal **Hämoglobinopathie**

◇ **haemoglobinuria** *noun* condition where haemoglobin is found in the urine **Hämoglobinurie**

◇ **haemogram** *noun* printed result of a blood test **Hämogramm**

◇ **haemolysin** *noun* protein which destroys red blood cells **Hämolysin**

◇ **haemolysis** *noun* destruction of red blood cells **Hämolyse**

◇ **haemolytic** *adjective* (substance, such as snake venom) which destroys red blood cells **hämolytisch**; **haemolytic anaemia** = condition where the destruction of red blood cells is about six times the normal rate, and the supply of new cells from the bone marrow cannot meet the demand **hämolytische Anämie**; **haemolytic disease of the newborn** = condition where the red blood cells of the fetus are destroyed because antibodies in the mother's blood react against the blood of the fetus in the womb **Morbus haemolyticus meonatorum, Erythroblastosis neonatorum, Neugeborenenerythroblastose**; **haemolytic jaundice** = jaundice caused by haemolysis of red blood cells **hämolytischer Ikterus**; **haemolytic uraemic syndrome** = condition in which haemolytic anaemia damages the kidneys **hämolytisch-urämisches Syndrom**

◇ **haemopericardium** *noun* blood in the pericardium **Hämoperikard**

◇ **haemoperitoneum** *noun* blood in the peritoneal cavity **Hämoperitoneum**

◇ **haemophilia A** *noun* familial disease, in which inability to synthesize Factor VIII (a clotting factor), means that patient's blood clots very slowly, prolonged bleeding occurs from the slightest wound and internal bleeding can occur without any cause **Hämophilie A**; **haemophilia B** *or* **Christmas disease** = clotting disorder of the blood, similar to haemophilia A, but in which the blood coagulates badly due to deficiency of Factor IX **Hämophilie B, Christmas-Krankheit**

COMMENT: because haemophilia A is a sex-linked recessive characteristic, it is found only in males, but females are carriers. It can be treated by injections of Factor VIII

◇ **haemophiliac** *noun* person who suffers from haemophilia **Hämophile(r)**

◇ **haemophilic** *adjective* referring to haemophilia **hämophil**

◇ **Haemophilus** *noun* genus of bacteria, which need certain factors in the blood to grow **Haemophilus**; **Haemophilus influenzae** = bacterium which lives in healthy throats, but if the patient's resistance is lowered by a bout of flu, then it can cause pneumonia or meningitis **Haemophilus influenzae**

◇ **haemophthalmia** *noun* blood in the eye **Haemophthalmus**

◇ **haemopneumothorax** = PNEUMOHAEMOTHORAX

◇ **haemopoiesis** *noun* continual production of blood cells and blood platelets by the bone marrow **Hämatopoese, Blutbildung**

◇ **haemopoietic** *adjective* referring to the formation of blood **hämatopoetisch, blutbildend**

◇ **haemoptysis** *noun* condition where the patient coughs blood from the lungs, caused by a serious illness such as anaemia, pneumonia, tuberculosis or cancer **Hämoptyse**; **endemic haemoptysis** = PARAGONIMIASIS

haemorrhage

1 *noun* bleeding where a large quantity of blood is lost, especially bleeding from a burst blood vessel **Hämorrhagie, Blutung;** *she had a haemorrhage and was rushed to hospital; he died of a brain haemorrhage* **arterial haemorrhage** = haemorrhage of bright red blood from an artery **arterielle Blutung**; **brain haemorrhage** *or* **cerebral haemorrhage** = bleeding inside the brain from the cerebral artery **Hirnblutung**; **primary haemorrhage** = haemorrhage which occurs immediately after an injury is suffered **Spontanblutung, Sofortblutung**; **secondary haemorrhage** = haemorrhage which occurs some time after the injury, due to infection of the wound **Nachblutung**; **venous haemorrhage** = haemorrhage of dark blood from a vein **venöse Blutung**

2 *verb* to bleed heavily **bluten;** *the injured man was haemorrhaging from the mouth*

◇ **haemorrhagic** *adjective* referring to heavy bleeding **hämorrhagisch**; **haemorrhagic disease of the newborn** = disease of babies, which makes them haemorrhage easily, caused by temporary lack of prothrombin **Morbus haemorrhagicus neonatorum**; **haemorrhagic stroke** = stroke caused by a burst blood vessel **hämorrhagischer Insult**

haemorrhoids *or* **piles** *plural noun* swollen veins in the anorectal passage **Hämorrhoiden**; **external haemorrhoids** = haemorrhoids outside the anus in the skin **äußere Hämorrhoiden**; **internal haemorrhoids** = swollen veins inside the anus **innere Hämorrhoiden**; **first-degree** *or* **second-degree** *or* **third-degree haemorrhoids** = haemorrhoids which remain in the rectum *or* which protrude into the anus but return into the rectum automatically *or* which protrude into the rectum permanently **Hämorrhoiden ersten/zweiten/dritten Grades**

◊ **haemorrhoidectomy** *noun* surgical removal of haemorrhoids **Hämorrhoidektomie**

haemosalpinx *noun* blood accumulating in the Fallopian tubes **Hämatosalpinx**

◊ **haemosiderosis** *noun* disorder in which iron forms large deposits in the tissue, causing haemorrhaging and destruction of red blood cells **Hämosiderose**

◊ **haemostasis** *noun* stopping bleeding *or* slowing the movement of blood **Hämostase, Blutstillung**

◊ **haemostat** *noun* device, such as a clamp, which stops bleeding **Gefäßklemme, Arterienklemme**

◊ **haemostatic** *adjective & noun* (drug) which stops bleeding **hämostatisch, blutstillend; Hämostatikum**

◊ **haemothorax** *noun* blood in the pleural cavity **Hämatothorax**

hair *noun*
(a) long thread growing on the body of an animal, from a small pit in the skin called a follicle (hair is mainly made up of a dense form of keratin) **Haar;** *he's beginning to get a few grey hairs; hairs are growing on his chest* **hair cell** = cell in the organ of Corti in the ear, which senses sound vibrations in the tectorial membrane **Haarzelle**; **hair follicle** = tube of epidermal cells containing the root of a hair **Haarfollikel**; **hair papilla** = part of the skin containing capillaries which feed blood to the hair **Haarpapille;** plural **hairs** *see illustration* SKIN & SENSORY RECEPTORS
(b) mass of hairs growing on the head **Haar(e);** *she's got long black hair; you ought to wash your hair; his hair is too long; he is going to have his hair cut* **superfluous** *or* **unwanted hair** = hair which is growing in places where it is not thought to be beautiful (as on the legs) **unerwünschte Behaarung;** (NOTE: for other terms referring to hair, see words beginning with **pilo-, tricho-** no plural)

◊ **hairy** *adjective* covered with hair **haarig, behaart;** *he's got hairy arms* **hairy cell leukaemia** = form of leukaemia with abnormal white blood cells with thread-like process on them **Haarzellenleukämie**

> COMMENT: hair is dead tissue and grows out of hair follicles. The follicles are tubes leading into the skin and lined with sebaceous glands which secrete the oil which covers the hair. Hair grows on almost all parts of the body, but is thicker and stronger on the head (the scalp, the eyebrows, inside the nose and ears). After puberty, hair becomes thicker on other parts of the body (the chin, chest and limbs in men, the pubic region and the armpits in both men and women). Hair on the head stops growing in many men in middle age, giving various degrees of baldness. Certain treatments, especially chemotherapy, can cause the hair to fall out. In later middle age, hair loses its natural pigmentation and becomes grey or white

halitosis *noun* condition where a person has breath which smells badly **Halitose, Foetor ex ore, Mundgeruch**

> COMMENT: halitosis can have several causes: caries in the teeth, infection of the gums, and indigestion are the most usual. The breath can also have an unpleasant smell during menstruation, or in association with certain diseases such as diabetes mellitus and uraemia

hallucination *noun* seeing an imaginary scene *or* hearing an imaginary sound as clearly as if it were really there **Halluzination;** *he had hallucinations and went into a coma*

◊ **hallucinate** *verb* to have hallucinations **halluzinieren;** *the patient was hallucinating*

◊ **hallucinatory** *adjective* (drug, such as LSD) which causes hallucinations **halluzinatorisch**

◊ **hallucinogen** *noun* drug which causes hallucinations (such as LSD) **Halluzinogen**

◊ **hallucinogenic** *adjective* (substance) which produces hallucinations **halluzinogen;** *a hallucinogenic fungus*

hallux *noun* big toe **Hallux, Großzehe**; **hallux valgus** = deformity of the foot, where the big toe turns towards the other toes and a bunion is formed on the protruding joint **Hallux valgus**
plural is **halluces**

hamamelis *see* WITCH HAZEL

hamate (bone) *or* **unciform bone** *noun* one of the eight small carpal bones in the wrist, shaped like a hook **Os hamatum, Hakenbein** *see illustration* HAND

hammer *noun*

(a) heavy metal tool for knocking nails into wood, etc. **Hammer;** *he hit his thumb with the hammer* **hammer toe** = toe where the middle joint is permanently bent at right angles **Hammerzehe**
(b) malleus *or* one of the three ossicles in the middle ear **Malleus, Hammer**

hamstring *noun* group of tendons behind the knee, which link the thigh muscles to the bones in the lower leg **Kniesehne**; **hamstring muscles** = group of muscles at the back of the thigh, which flex the knee and extend the gluteus maximus **Oberschenkelmuskeln**

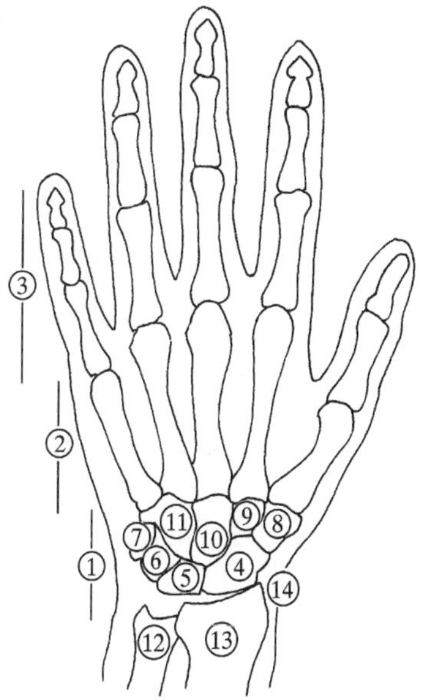

HAND	HAND
1. carpus	1. Carpus
2. metacarpus	2. Metacarpus
3. phalanges	3. Phalangen
4. scaphoid	4. Os scaphoideum
5. lunate	5. Os lunatum
6. triquetrum	6. Os triquetrum
7. pisiform	7. Os pisiforme
8. trapezium	8. Os trapezium
9. trapezoid	9. Os trapezoideum
10. capitate	10. Os capitatum
11. hamate	11. Os hamatum
12. ulna	12. Ulna
13. radius	13. Radius
14. wrist	14. Handgelenk

hand
1 *noun* terminal part of the arm, beyond the wrist, which is used for holding things **Hand;** *he injured his hand with a saw; the commonest hand injuries occur at work*
2 *verb* to pass **reichen, geben;** *can you hand me that book? he handed me the key to the cupboard*

> COMMENT: the hand is formed of twenty-seven bones: fourteen phalanges (in the fingers), five metacarpals in the main part of the hand, and eight carpals in the wrist

handicap
1 *noun* physical disability *or* condition which prevents someone from doing some normal activity **Behinderung;** *in spite of her handicaps, she tries to live as normal a life as possible; after having both legs amputated, he fought to overcome the handicap*
2 *verb* to prevent someone from doing a normal activity **behindern;** *he is handicapped by only having one arm*

◊ **handicapped** *adjective* (person) who suffers from a handicap **behindert**; **the handicapped** = people with physical disabilities **Behinderte**

Hand-Schüller-Christian disease *or* **xanthomatosis** *noun* disturbance of cholesterol metabolism in young children which causes defects in membranous bone, mainly in the skull, exophthalmos, diabetes insipidus, and a yellow-brown colour of the skin **Hand-Schüller-Christian-Krankheit**

hang *verb* to attach (something) above the ground (to a nail or hook, etc.); to be attached above the ground (to a nail or hook, etc) **hängen, aufhängen;** *hang your coat on the hook; she hung the photograph over her bed; his hand was almost severed, it was hanging by a band of flesh* (NOTE: **hangs - hanging - hung - has hung)**

◊ **hangnail** *noun* piece of torn skin at the side of a nail **Niednagel**

◊ **hangover** *noun* condition after having drunk too much alcohol, with dehydration caused by inhibition of the antidiuretic hormone in the kidneys **Kater**

> COMMENT: the symptoms of a hangover are pain in the head, inability to stand noise and trembling of the hands

Hansen's bacillus *or* **Mycobacterium leprae** *noun* bacterium which causes leprosy **Hansen-Bazillus, Mycobacterium leprae**

◊ **Hansen's disease** = LEPROSY

haploid *adjective* (cell, such as a gamete) with a single set of unpaired chromosomes **haploid**; *compare* DIPLOID, POLYPLOID

happen *verb*
(a) to take place **geschehen, sich ereignen, passieren;** *the accident happened at the corner of the street; how did it happen?* **what's happened to his brother?** = what is his brother doing now? **was ist aus seinem Bruder geworden?**
(b) to be *or* to do something (by chance) **etwas zufällig tun;** *she happened to be standing near the cooker when the fire started; luckily a doctor happened to be passing in the street when the baby fell out of the window; do you happen to have an antidote for snake bites?*

hapten *noun* substance which causes an allergy, probably by changing a protein so that it becomes antigenic **Hapten**

harbour *verb* to hold and protect **beherbergen, enthalten; to harbour a disease** = to hold germs *or* bacteria and allow them to breed and spread disease **eine Krankheit begünstigen;** *soiled clothing can harbour dysentery; stagnant water harbours malaria mosquitoes*

hard
1 *adjective*
(a) not soft **hart;** *this bed is not too hard - a hard bed is good for someone suffering from back problems; if you have a slipped disc, you will be made to lie on a hard surface for several weeks* **hard palate** = front part of the roof of the mouth between the upper teeth **harter Gaumen**; **hard water** = tap water which contains a high percentage of calcium **hartes Wasser**
(b) difficult **schwer, schwierig;** *if the exam is too hard, nobody will pass* **he's hard of hearing** = he's rather deaf **er ist schwerhörig**
(c) a hard winter = a very cold winter **ein strenger Winter;** *in a hard winter, old people can suffer from hypothermia* **hard - harder - hardest**
2 *adverb* with a lot of effort **kräftig, schwer;** *hit the nail hard with the hammer; if we all work hard, we'll soon overcome the disease*
◊ **harden** *verb* to make hard *or* to become hard **härten, erhärten**
◊ **hardening of the arteries** = ARTERIOSCLEROSIS

harelip *noun* defect in the upper lip occurring at birth, where the lip is split **Hasenscharte, Lippenspalte, Cheiloschisis**

COMMENT: a harelip is often associated with a cleft palate. Both can be successfully corrected by surgery

harm
1 *noun* damage (especially to a person) **Schaden;** *walking to work every day won't do you any harm* **there's no harm in taking the tablets only for one week** = there will be no side effects if you take the tablets for a week **es ist ungefährlich, wenn die Tabletten nur eine Woche lang eingenommen werden**
2 *verb* to damage *or* to hurt **schaden;** *walking to work every day won't harm you*
◊ **harmful** *adjective* which causes damage **schädlich;** *bright light can be harmful to your eyes; sudden violent exercise can be harmful*
◊ **harmless** *adjective* which causes no damage **harmlos;** *these herbal remedies are quite harmless*

Harrison's sulcus *noun* hollow on either side of the chest which develops in children who have rickets and breathe in with difficulty **Harrison-Furche**

Harris's operation *noun* surgical removal of the prostate gland **Harris-Operation**

Hartmann's solution *noun* chemical solution used in drips to replace body fluids lost in dehydration, particularly as a result of infantile gastroenteritis **Hartmann-Lösung**

Hartnup disease *noun* condition caused by a hereditary defect in amino acid metabolism, producing thick skin and retarded mental development **Hartnup-Krankheit**

Hashimoto's disease *noun* type of goitre in middle-aged women, where the patient is sensitive to secretions from her own thyroid gland, and, in extreme cases, the face swells and the skin turns yellow **Hashimoto-Thyreoiditis**

hashish *or* **marijuana** *or* **cannabis** *noun* drug made from the leaves or flowers of the Indian hemp plant **Haschisch, Marihuana, Cannabis**

haustrum *noun* sac on the outside of the colon **Haustrum**
(NOTE: plural is **haustra**)

Haversian canal *noun* fine canal which runs through compact bone and contains blood vessels, nerves and lymph ducts **Havers-Kanal**
◊ **Haversian system** *noun* osteon *or* unit of compact bone built around a Haversian canal, made of a series of bony layers which form a cylinder **Havers-Lamellensystem**

hay fever *or* **allergic rhinitis** *or* **pollinosis** *noun* inflammation in the nasal passage and eyes caused by an allergic reaction to flowers and their pollen and scent, also to dust **Heuschnupfen, allergische Rhinopathie, Pollinose (Pollenallergie);** *when he has hay fever, he has to stay indoors; the hay fever season starts in May*

H band *noun* part of pattern in muscle tissue, a light band in the dark A band, seen through a microscope **H-Band**

Hb = HAEMOGLOBIN

HBV = HEPATITIS B VIRUS

hCG = HUMAN CHORIONIC GONADOTROPHIN

HDL = HIGH-DENSITY LIPOPROTEIN

He *chemical symbol for* helium **He, Helium**

head
1 *noun*
(a) top part of the body, which contains the eyes, nose, mouth, brain, etc **Kopf;** *can you stand on your head? he hit his head on the low branch* **he shook his head** = he moved his head from side to side to mean 'no' **er schüttelte den Kopf;** (NOTE: for other terms referring to the head, see words beginning with **cephal-**)
(b) first place **erste Stelle;** *he stood at the head of the queue; who's name is at the head of the list?*
(c) (i) rounded top part of a bone which fits into a socket; (ii) round main part of a spermatozoon **(i) & (ii) Kopf;** *head of humerus, head of radius; the head of a sperm* **head of femur** = rounded projecting end part of the thigh bone which joins the acetabulum at the hip **Femurkopf**
(d) most important person **Leiter/-in;** *he's the head of the anatomy department; she was head of the research unit for some years*
2 *verb*
(a) to be the first *or* to lead **an erster Stelle stehen, führen;** *his name heads the list*
(b) to go towards **zusteuern auf, zugehen auf;** *they are heading north; he headed for the administrator's office*

◊ **headache** *noun* pain in the head, caused by changes in pressure in the blood vessels feeding the brain which act on the nerves **Kopfschmerz;** *I must lie down - I've got a headache; she can't come with us because she has got a headache* **cluster headache** = headache which occurs behind one eye for a short period **Cluster-Kopfschmerz**; **migraine headache** = very severe throbbing headache which can be accompanied by nausea, vomiting, visual disturbance and vertigo **Migräne**; **tension headache** *or* **muscular contraction headache** = headache over all the head, caused by worry *or* stress, and thought to result from chronic contraction of the muscles of the scalp and neck **Spannungskopfschmerz**

> COMMENT: headaches can be caused by a blow to the head, by lack of sleep or food, by eye strain, sinus infections and many other causes. Mild headaches can be treated with aspirin and rest. Severe headaches which recur may be caused by serious disorders in the head or nervous system

heal *verb (of wound)* to mend *or* to become better **heilen;** *after six weeks, his wound had still not healed; a minor cut will heal faster if it is left without a bandage*
◊ **healing** *noun* process of getting better **Heilung;** *a substance which will accelerate the healing process*

health *noun* being well *or* not being ill; state of being free from physical *or* mental disease **Gesundheit;** *he's in good health; she had suffered from bad health for some years; the council said that fumes from the factory were a danger to public health; all cigarette packets carry a government health warning* **Health and Safety at Work Act** = Act of Parliament which rules how the health of workers should be protected by the companies they work for **Arbeitsschutzgesetz**; **District Health Authority (DHA** *or* **HA)** = administrative unit in the National Health Service which is responsible for health services, including hospitals and clinics, in a district **Bezirksstelle des staatlichen Gesundheitsdienstes**; **Regional Health Authority (RHA)** = administrative unit in the National Health Service which is responsible for planning the health service in a region **Regionalbehörde des staatlichen Gesundheitsdienstes**; **Medical Officer of Health (MOH)** = formerly, a local government official in charge of the health services in an area **Beamte(r) des Gesundheitsdienstes, Amtsarzt/Amtsärztin**; **National Health Service (NHS)** = British organization which provides medical services free of charge or at a low cost, to the whole population **staatlicher Gesundheitsdienst**; **Environmental Health Officer** *or* **Public Health Inspector** = official of a local authority who examines the environment and tests for air pollution *or* bad sanitation *or* noise levels, etc. **Umwelt- und Gesundheitsbeauftragte(r)**; **health centre** = public building in which a group of doctors practise *or* which contains a children's clinic, etc. **Gesundheitszentrum**; **health education** =

teaching people (school children and adults) to do things to improve their health, such as taking more exercise, stopping smoking, etc. **Gesundheitserziehung**; **health insurance** = insurance which pays the cost of treatment for illness, especially when travelling abroad **Krankenversicherung**; *(US)* **Health Maintenance Organization (HMO)** = private doctors' practice offering health care to patients who pay a regular subscription **System der privaten Krankenversicherung**; **Environmental Health Officer (EHO)** *or* **Public Health Inspector** = official of a local authority who examines the environment and tests for air pollution *or* bad sanitation *or* noise pollution, etc. **Umwelt- und Gesundheitsbeauftragte(r)**; **health service** = organization in a district *or* country which is in charge of doctors, hospitals, etc. **Gesundheitsdienst**; **Health Service Commissioner** *or* **Health Service Ombudsman** = official who investigates complains from the public about the National Health Service **Beschwerdebeauftragter/ Ombudsmann für das Gesundheitswesen**; **health tax** = tax which will be used to help fund the health service **Gesundheitssteuer;** *they have proposed a health tax on tobacco;* **health visitor** = registered nurse with qualifications in obstetrics, midwifery and preventive medicine, who visits babies and sick patients at home and advises on treatment **Krankenschwester mit Qualifikation als Hebamme, die häusliche Krankenpflege und Hebammenhilfe leistet**

◊ **healthy** *adjective* (i) well *or* not ill; (ii) likely to make you well **(i) & (ii) gesund;** *being a farmer is a healthy job; people are healthier than they were fifty years ago; this town is the healthiest place in England; if you eat a healthy diet and take plenty of exercise there is no reason why you should fall ill* **healthy - healthier - healthiest**

QUOTE in the UK, the main screen is carried out by health visitors at 6-10 months
Lancet

QUOTE large numbers of women are dying of cervical cancer in health authorities where the longest backlog of smear tests exists
Nursing Times

QUOTE the HA told the Health Ombudsman that nursing staff and students now received full training in the use of the nursing process
Nursing Times

QUOTE occupational health nurses should be part of health care teams in local health centres
Nursing Times

hear *verb*
(a) to sense sounds with the ears **hören;** *can you hear footsteps? I can't hear what you're saying because of the noise of the aircraft; I heard her shut the front door; he must be getting deaf, because often he doesn't hear the telephone*
(b) to get information **hören, erfahren;** *have you heard that the Prime Minister has died? where did you hear about the new drug for treating AIDS?*
(NOTE: **hears - hearing - heard - has heard)**

◊ **hearing** *noun* ability to hear; function performed by the ear of sensing sounds and sending sound impulses to the brain **Hören, Gehör, Hörvermögen;** *his hearing is failing; she suffers from bad hearing* **hearing aid** = tiny electronic device fitted into or near the ear, to improve the hearing of a deaf person by making sounds louder **Hörhilfe, Hörgerät**
(NOTE: for other terms referring to hearing, see words beginning with **audi-)**

heart *noun* main organ in the body, which maintains the circulation of the blood around the body by its pumping action **Herz;** *the doctor listened to his heart; she has heart trouble* **chambers of the heart** = the two sections (an atrium and a ventricle) of each side of the heart **Herzkammern**; **heart block** = slowing of the action of the heart because the impulses from the SA node to the ventricles are delayed or interrupted **Herzblock**; **heart disease** = any disease of the heart in general **Herzkrankheit;** *he has a long history of heart disease* **heart failure** = failure of the heart to maintain the output of blood to meet the demands of the body **Herzinsuffizienz, Herzversagen**; **heart massage** = treatment to make a heart which has stopped beating start working again **Herzmassage**; **heart murmur** = abnormal sound made by turbulent flow, usually the result of an abnormality in the structure of the heart **Herzgeräusch**; **heart rate** = number of times the heart beats per minute **Herzfrequenz**; **heart sounds** = two different sounds made by the heart as it beats **Herztöne**; *see* LUBB-DUPP; **heart stoppage** = situation where the heart has stopped beating **Herzstillstand**; **heart surgery** = surgical operation to remedy a condition of the heart **Herzoperation**; **heart transplant** = surgical operation to transplant a heart into a patient **Herztransplantation**

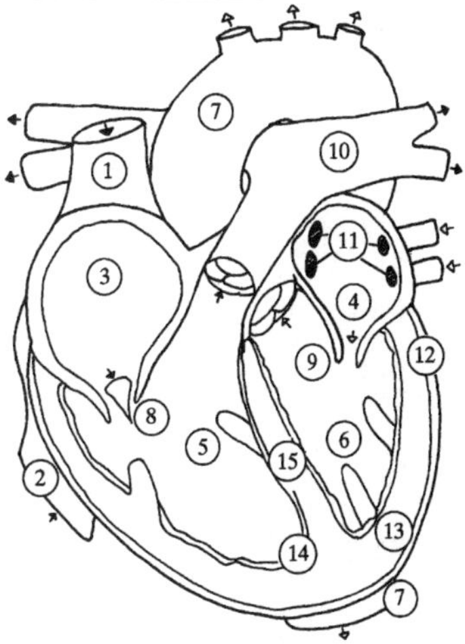

HEART	HERZ
1. superior vena cava	1. Vena cava superior
2. inferior vena cava	2. Vena cava inferior
3. right atrium	3. Atrium dextrum
4. left atrium	4. Atrium sinistrum
5. right ventricle	5. Ventriculus dexter
6. left ventricle	6. Ventriculus sinister
7. aorta	7. Aorta
8. tricuspid valve	8. Trikuspidalklappe
9. bicuspid valve	9. Mitralklappe
10. pulmonary artery	10. Arteria pulmonalis
11. pulmonary veins	11. Venae pulmonales
12. epicardium	12. Epikard
13. myocardium	13. Myokard
14. endocardium	14. Endokard
15. septum	15. Septum

◇ **heart attack** *noun* condition where a coronary artery is blocked by a blood clot (coronary thrombosis), causing myocardial ischaemia and myocardial infarction **Herzanfall**

◇ **heartbeat** *noun* regular noise made by the heart as it pumps blood **Herzschlag**

◇ **heartburn** *or* **pyrosis** *noun* indigestion, causing a burning feeling in the abdomen and oesophagus, and a flow of acid saliva into the mouth **Sodbrennen, Pyrosis**

◇ **heart-lung** *adjective* referring to both the heart and the lungs **Herz-Lungen-**; **heart-lung machine** *or* **cardiopulmonary bypass** = machine used to pump blood round the body of a patient and maintain the supply of oxygen to the blood during heart surgery **Herz-Lungen-Maschine, kardiopulmonaler Bypass**; **heart-lung transplant** = operation to transplant a new heart and lungs into a patient **Herz-Lungen-Transplantation**
(NOTE: for other terms referring to the heart, see also words beginning with **card-** or **cardi-**)

COMMENT: the heart is situated slightly to the left of the central part of the chest, between the lungs. It is divided into two parts by a vertical septum; each half is itself divided into an upper chamber (the atrium) and a lower chamber (the ventricle). The veins bring blood from the body into the right atrium; from there it passes into the right ventricle and is pumped into the pulmonary artery which takes it to the lungs. Oxygenated blood returns from the lungs to the left atrium, passes to the left ventricle and from there is pumped into the aorta for circulation round the arteries. The heart expands and contracts by the force of the heart muscle (the myocardium) under impulses from the sinoatrial node, and a normal heart beats about 70 times a minute; the contracting beat as it pumps blood out (the systole) is followed by a weaker diastole, where the muscles relax to allow blood to flow back into the heart. In a heart attack, part of the myocardium is deprived of blood because of a clot in a coronar y artery; this has an effect on the rhythm of the heartbeat and can be fatal. In heart block, impulses from the sinoatrial node fail to reach the ventricles properly; there are either longer impulses (first degree block) or missing impulses (second degree block) or no impulses at all (complete heart block), in which case the ventricles continue to beat slowly and independently of the SA node

heat

1 *noun* being hot **Hitze, Wärme**; *the heat of the sun made the road melt* **heat cramp** = cramp produced by loss of salt from the body in very hot conditions **Hitzekrampf**; **heat exhaustion** = collapse due to overexertion in hot conditions **Hitzeerschöpfung**; **heat rash** = MILIARIA; **heat spots** = little red spots which develop on the face in very hot weather **Hitzebläschen**; **heat stroke** = condition where the patient becomes too hot and his body temperature rises abnormally **Hitzschlag**; **heat treatment** *or* **heat therapy** = using heat (from hot lamps *or* hot water) to treat certain conditions, such as arthritis and bad circulation **Wärmebehandlung**
2 *verb* to make hot **erhitzen, erwärmen**; *the solution should be heated to 25°C*

COMMENT: heat exhaustion involves loss of salt and body fluids; heat stroke is also caused by high outside temperatures, but in this case the body is incapable of producing sweat and the body temperature rises, leading to headaches, stomach cramps and sometimes loss of consciousness

heavy *adjective*

(a) which weighs a lot **schwer**; *this box is so heavy I can hardly lift it; people with back trouble should not lift heavy weights; he got a slipped disc from trying to lift a heavy box*

(b) strong; in large quantities **schwer, stark;** *don't go to bed after you've had a heavy meal; she has a heavy cold and has to stay in bed; the patient was under heavy sedation* **heavy smoker** = person who smokes large numbers of cigarettes **starker Raucher; heavy - heavier - heaviest**

◇ **heavily** *adverb* strongly **schwer, stark;** *she was breathing heavily; he was heavily sedated*

hebephrenia *or* **hebephrenic schizophrenia** *noun* condition where the patient (usually an adolescent) has hallucinations, delusions, and deterioration of personality, talks rapidly and generally acts in a strange manner **Hebephrenie, hebephrene Schizophrenie**

Heberden's node *noun* small bony lump which develops on the terminal phalanges of fingers in osteoarthritis **Heberden-Knoten**

hebetude *noun* stupidity *or* dullness of the senses during acute fever *or* being uninterested in one's surroundings and not responding to stimuli **Abstumpfung**

hectic *adjective* which recurs regularly **hektisch; hectic fever** = attack of fever which occurs each day in patients suffering from tuberculosis **hektisches Fieber**

heel *noun*
(a) back part of the foot **Ferse, Calx; heel bone** *or* **calcaneus** = bone forming the heel, beneath the talus **Fersenbein, Calcaneus**
(b) block under the back part of a shoe **Absatz;** *she wore shoes with very high heels*

Hegar's sign *noun* way of detecting pregnancy, by inserting the fingers into the womb and pressing with the other hand on the pelvic cavity to feel if the neck of the uterus has become soft **Hegar-Zeichen**

height *noun*
(a) measurement of how tall *or* how high someone *or* something is **Höhe, Größe;** *he is of above average height; the patient's height is 1.23 m*
(b) high place **Höhe;** *he has a fear of heights*

helcoplasty *noun* skin graft to cover an ulcer to aid healing **Helkoplastik**

heliotherapy *noun* treatment of patients by sunlight *or* sunbathing **Heliotherapie**

helium *noun* very light gas used in combination with oxygen, especially to relieve asthma *or* sickness caused by decompression **Helium** (NOTE: chemical symbol is **He**)

helix *noun* curved outer edge of the ear **Helix, Ohrleiste**

Heller's operation = CARDIOMYOTOMY

◇ **Heller's test** *noun* test for protein in the urine **Heller-Ringprobe**

helminth *noun* general term for a parasitic worm (such as a tapeworm *or* fluke) **Helminthes**

◇ **helminthiasis** *noun* infestation with parasitic worms **Helminthiasis**

heloma *noun* corn *or* hard lump of skin, usually on the foot or hand where something has pressed or rubbed against the skin **Heloma, Schwiele**

help
1 *noun*
(a) something which makes it easier for you to do something **Hilfe;** *he cut his nails with the help of a pair of scissors; do you need any help with the patients?* **home help** = person who helps an invalid *or* handicapped person in their house by doing housework **Haushaltshilfe**
(b) making someone safe **Hilfe; they went to his help** = they went to rescue him **sie eilten ihm zu Hilfe;** *she was calling for help; they phoned the police for help*
2 *verb*
(a) to make it easier for someone to do something **helfen;** *she has a home help to help her with the housework; she got another nurse to help put the patients to bed; he helped the old lady across the street*
(b) (used with **cannot)** not to be able to stop doing something **nichts dafür können, sich nicht helfen können;** *she can't help dribbling; he can't help it if he's deaf*
3 help! = call showing that someone is in difficulties **Hilfe!, zu Hilfe!;** *help! help! call a doctor quickly! help, the patient is vomiting blood*

◇ **helper** *noun* person who helps **Helfer/-in, Gehilfe/Gehilfin**

◇ **helpful** *adjective* which helps **hilfreich, nützlich**

◇ **helpless** *adjective* not able to do anything **hilflos**

hem- *see* HAEM-

hemeralopia *or* **day blindness** *noun* being able to see better in bad light than in ordinary daylight (usually a congenital condition) **Hemeralopie, Tagblindheit**

hemi- *prefix* meaning half **Hemi-**

◇ **hemianopia** *noun* state of partial blindness, where the patient has only half the normal field of vision in each eye **Hemianopsie, Halbseitenblindheit**

◇ **hemiatrophy** *noun* condition where half of the body *or* half of an organ or part is atrophied **Hemiatrophie**

◇ **hemiballismus** *noun* sudden movement of the limbs on one side of the body, caused by a disease of the basal ganglia **Hemiballismus**

◇ **hemicolectomy** *noun* surgical removal of part of the colon **Hemikolektomie**

◇ **hemicrania** *noun* headache *or* migraine in one side of the head **Hemikranie**

◇ **hemimelia** *noun* congenital condition where the patient has excessively short or defective arms and legs **Hemimelie**

◇ **hemiparesis** *noun* slight paralysis of the muscles of one side of the body **Hemiparese**

◇ **hemiplegia** *noun* severe paralysis affecting one side of the body due to damage of the central nervous system **Hemiplegie, Halbseitenlähmung**; *compare* DIPLEGIA

◇ **hemiplegic** *adjective* referring to paralysis of one side of the body **halbseitig gelähmt**

◇ **hemisphere** *noun* half of a sphere **Hemisphäre; cerebral hemisphere** = one half of the cerebrum **Großhirnhemisphäre**

hemp *see* INDIAN HEMP

Henle's loop *see* LOOP

Henoch's purpura *noun* blood disorder of children, where the skin becomes dark blue and they suffer abdominal pains **Schönlein-Henoch-Syndrom, Purpura Schönlein-Henoch**

heparin *noun* anticoagulant substance found in the liver and lungs, and also produced artificially for use in the treatment of thrombosis **Heparin**

hepat- *or* **hepato-** *prefix* referring to the liver **Hepat-, Hepato-**

◇ **hepatalgia** *noun* pain in the liver **Hepatalgie, Leberschmerz**

◇ **hepatectomy** *noun* surgical removal of part of the liver **Hepatektomie**

◇ **hepatic** *adjective* referring to the liver **hepatisch**; **hepatic artery** = artery which takes the blood to the liver **Arteria hepatica, Leberschlagader**; **hepatic cells** = epithelial cells of the liver acini **Leberzellen**; **hepatic duct** = duct which links the liver to the bile duct leading to the duodenum **Ductus hepaticus, Lebergallengang**; **hepatic flexure** = bend in the colon, where the ascending and transverse colons join **Flexura coli dextra, rechte Kolonflexur**; **hepatic portal system** = group of veins linking to form the portal vein, which brings blood from the pancreas, spleen, gall bladder and the abdominal part of the alimentary canal to the liver **Vena portae, Pfortader**; **hepatic vein** = vein which takes blood from the liver to the inferior vena cava **Vena hepatica, Lebervene**

◇ **hepaticostomy** *noun* surgical operation to make an opening in the hepatic duct taking bile from the liver **Hepatikostomie**

◇ **hepatis** *see* PORTA

◇ **hepatitis** *noun* inflammation of the liver **Hepatitis**; **infectious virus hepatitis** *or* **infective hepatitis** *or* **hepatitis A** = hepatitis transmitted by a carrier through food or drink **Virushepatitis, infektiöse Hepatitis, Hepatitis A**; **hepatitis A virus (HAV)** = virus which causes hepatitis A **Hepatitis A Virus**; **serum hepatitis** *or* **hepatitis B** = hepatitis transmitted by infected blood *or* unsterilized surgical instruments *or* sexual intercourse **Serumhepatitis, Hepatitis B**; **hepatitis B virus (HBV)** = virus which causes hepatitis B **Hepatitis B Virus**; **hepatitis delta** *or* **delta hepatitis** = severe form of hepatitis caused by the delta virus **Hepatitis D(elta), Deltahepatitis**

> COMMENT: infectious hepatitis and serum hepatitis are caused by different viruses (called A and B), and having had one does not give immunity against an attack of the other. Hepatitis B is more serious than the A form, and can vary in severity from a mild gastrointestinal upset to severe liver failure and death

◇ **hepatoblastoma** *noun* malignant tumour in the liver, made up of epithelial-type cells often with areas of immature cartilage and embryonic bone **Hepatoblastom**

◇ **hepatocele** *noun* hernia of the liver through the diaphragm or the abdominal wall **Hepatozele**

◇ **hepatocellular** *adjective* referring to liver cells **hepatozellulär**; **hepatocellular jaundice** = jaundice caused by injury to *or* disease of the liver cells **hepatozellulärer Ikterus**

◇ **hepatocirrhosis** = CIRRHOSIS OF THE LIVER

◇ **hepatocolic ligament** *noun* ligament which links the gall bladder and the right flexure of the colon **Ligamentum hepatocolicum, Leber-Dickdarm-Band**

◇ **hepatocyte** *noun* liver cell which synthesizes and stores substances, and produces bile **Hepatozyt, Leberzelle**

◇ **hepatolenticular degeneration** = WILSON'S DISEASE

◇ **hepatoma** *noun* malignant tumour of the liver formed of mature cells, especially found in patients with cirrhosis **Hepatom**

◇ **hepatomegaly** *noun* condition where the liver becomes very large **Hepatomegalie**

◇ **hepatotoxic** *adjective* which destroys the liver cells **hepatotoxisch**

herald patch *noun* small spot of a rash (such as pityriasis rosea) which appears some time before the main rash **Primärplaque**

herb *noun* plant which can be used as a medicine *or* to give a certain taste to food *or* to give a certain scent **Herba, Kraut**

◇ **herbal** *adjective* referring to herbs **herbal, Kräuter-**; **herbal remedies** = remedies made from plants, such as infusions made from dried leaves or flowers in hot water **Kräuterheilmittel**

◇ **herbalism** *noun* science of treatment of illnesses *or* disorders by medicines extracted from plants **Naturheilkunde**

◇ **herbalist** *noun* person who treats illnesses *or* disorders by medicine extracted from plants **Naturheilkundige(r)**

hereditary *adjective* which is transmitted from parents to children **hereditär, erblich**

◇ **heredity** *noun* occurrence of physical *or* mental characteristics in children which are inherited from their parents **Vererbung**

> COMMENT: the characteristics which are most commonly inherited are the pigmentation of skin and hair, eyes (including pigmentation, shortsightedness and other eye defects), blood grouping, and disorders which are caused by defects in blood composition, such as haemophilia

Hering-Breuer reflex *noun* reflex which regulates breathing **Hering-Breuer-Reflex**

hermaphrodite *noun* person with both male and female characteristics **Hermaphrodit**

◇ **hermaphroditism** *noun* condition where a person has both male and female characteristics **Hermaphroditismus**

hernia *noun* condition where an organ bulges through a hole *or* weakness in the wall which surrounds it **Hernia, Hernie, Bruch**; **diaphragmatic hernia** = condition where the abdominal contents pass through an opening in the diaphragm into the chest **Zwerchfellhernie;** (NOTE: also called in US English **upside-down stomach**); **femoral hernia** = hernia of the bowel at the top of the thigh **Schenkelhernie**; **hiatus hernia** = hernia where the stomach bulges through the opening in the diaphragm muscle through which the oesophagus passes **Hiatushernie**; **incisional hernia** = hernia which breaks through the abdominal wall at a place where a surgical incision was made during an operation **Narbenhernie**; **inguinal hernia** = hernia where the intestine bulges through the muscles in the groin **Leistenhernie**; **irreducible hernia** = hernia where the organ cannot be returned to its normal position **irreponible Hernie**; **reducible hernia** = hernia where the organ can be pushed back into place without an operation **reponierbare Hernie**; **strangulated hernia** = condition where part of the intestine is squeezed in a hernia and the supply of blood to it is cut off **strangulierte Hernie**; **umbilical hernia** *or* **exomphalos** = hernia which bulges at the navel, usually in young children **Nabelbruch, Exomphalos**

◇ **hernial** *adjective* referring to a hernia **Hernien-**; **hernial sac** = sac formed where a membrane has pushed through a cavity in the body **Bruchsack**

◇ **herniated** *adjective* (organ) which has developed a hernia **bruchsackartig, sich bruchartig vorwölbend**

◇ **herniation** *noun* development of a hernia **Herniation, Einklemmung**

◇ **hernioplasty** *noun* surgical operation to reduce a hernia **Hernioplastik**

◇ **herniorrhaphy** *noun* radical surgical operation to repair a hernia **Herniorrhaphie, Hernienoperation**

◇ **herniotomy** *noun* surgical operation to relieve a hernia which results in its reduction **Herniotomie**

heroin *noun* narcotic drug, a white powder derived from morphine **Heroin**

herpangina *noun* infectious disease of children, where the tonsils and back of the throat become inflamed and ulcerated, caused by a Coxsackie virus **Herpangina**

herpes *noun* inflammation of the skin or mucous membrane, caused by a virus, where small blisters are formed **Herpes**; **herpes simplex (Type I)** *or* **cold sore** = burning sore, usually on the lips **Herpes simplex (Typ I), Herpes febrilis, Fieberbläschen**; **herpes simplex (Type II)** *or* **genital herpes** = sexually transmitted disease which forms blisters in the genital region **Herpes simplex**

(Typ II), Herpes genitalis; **herpes zoster** *or* **shingles** *or* **zona** = inflammation of a sensory nerve, characterized by pain along the nerve causing a line of blisters to form on the skin, usually found mainly on the abdomen or back, or on the face **Herpes zoster, Gürtelrose**

◇ **herpesvirus** *noun* one of a group of viruses which cause herpes and chickenpox (herpesvirus Type I), and genital herpes (herpesvirus Type II) **Herpesvirus**

◇ **herpetic** *adjective* referring to herpes **herpetisch**; **post herpetic neuralgia** = pains felt after an attack of shingles **Zosterneuralgie**

◇ **herpetiformis** *see* DERMATITIS

COMMENT: because the same virus causes herpes and chickenpox, anyone who has had chickenpox as a child carries the dormant herpesvirus in his bloodstream and can develop shingles in later life. It is not known what triggers the development of shingles, though it is known that an adult suffering from shingles can infect a child with chickenpox

hetero- *prefix* meaning different **Hetero-**

◇ **heterochromia** *noun* condition where the irises of the eyes are different colours **Heterochromie**

◇ **heterogametic** *adjective* (person) who produces gametes with different sex chromosomes (as a human male) **heterogametisch**; *see note at* SEX

◇ **heterogeneous** *adjective* having different characteristics *or* qualities **heterogen**

◇ **heterogenous** *adjective* coming from a different source **heterogenetisch**

◇ **heterograft** *noun* tissue taken from one species and grafted onto an individual of another species **Heterotransplantat, Xenotransplantat**

◇ **heterophoria** *noun* condition where if an eye is covered it tends to squint **Heterophorie, latentes Schielen**

◇ **heteropsia** *noun* condition where the two eyes see differently **Heteropsie**

◇ **heterosexual**
1 *adjective* referring to the normal relation of the two sexes **heterosexuell**
2 *noun* person who is sexually attracted to persons of the opposite sex **Heterosexuelle(r)**

◇ **heterosexuality** *noun* condition where a person has sexual attraction towards persons of the opposite sex **Heterosexualität**; *compare* BISEXUAL, HOMOSEXUAL

◇ **heterosis** *or* **hybrid vigour** *noun* increase in size *or* rate of growth *or* fertility *or* resistance to disease found in offspring of a cross between two species **Heterosis**

◇ **heterotopia** *noun* state where an organ is placed in a different position from normal or is malformed or deformed *or* development of tissue which is not natural to the part in which it is produced **Heterotopie, Ektopie, Dystopie**

◇ **heterotropia** *noun* strabismus *or* condition where the two eyes focus on different points **Strabismus**

Hg *chemical symbol for* mercury **Hg, Quecksilber**

hiatus *noun* opening *or* space **Hiatus, Spalt**; **hiatus hernia** *or* *(US)* **hiatal hernia** = hernia where the stomach bulges through the opening in the diaphragm muscle through which the oesophagus passes **Hiatushernie**; **oesophageal hiatus and aortic hiatus** = openings in the diaphragm through which the oesophagus and aorta pass **Hiatus oesophageus und Hiatus aorticus (Aortenschlitz)**

hiccup *or* **hiccough** *or* **singultus**
1 *noun* spasm in the diaphragm which causes a sudden inhalation of breath followed by sudden closure of the glottis which makes a characteristic sound **Schluckauf, Singultus**; *she had an attack of hiccups or a hiccuping attack; he got the hiccups from laughing too much, and found he couldn't stop them*
2 *verb* to make a hiccup **hicksen, den Schluckauf haben**; *she patted him on the back when he suddenly started to hiccup; do you know how to stop someone hiccuping? he hiccuped so loudly that everyone in the restaurant looked at him*

COMMENT: many cures have been suggested for hiccups, but the main treatment is to try to get the patient to think about something else. A drink of water, holding the breath and counting, breathing into a paper bag, are all recommended

hidr- *prefix* meaning sweat **Hidr-**

◇ **hidradenitis** *noun* inflammation of the sweat glands **Hidradenitis, Schweißdrüsenentzündung**

◇ **hidrosis** *noun* (especially excessive) sweating **Hyperhidrose**

◇ **hidrotic**
1 *adjective* referring to sweating **hidrotisch**
2 *noun* substance which makes someone sweat **Hidrotikum, schweißtreibendes Mittel**

Higginson's syringe *noun* syringe with a rubber bulb in the centre that allows flow in one direction only (used mainly to give enemas) **Higginson-Spritze**

high *adjective*
(a) tall *or* reaching far from the ground level **hoch;** *the hospital building is 60 m high; the operating theatre has a high ceiling*
(b) *(referring to numbers)* big **hoch;** *the patient has a very high temperature; there was a high level of glucose in the patient's blood* **high blood pressure** *or* **hypertension** = condition where the pressure of blood in the arteries is too high, causing the heart to strain **Bluthochdruck, Hypertonie; high-density lipoprotein** *see* LIPOPROTEIN; **high-energy foods** = foods containing a large number of calories, such as fats or carbohydrates, which give a lot of energy when they are broken down **kalorienreiche Nahrungsmittel; high temperature short time (HTST) method** = usual method of pasteurizing milk, where the milk is heated to 72°C for 15 seconds and then rapidly cooled **Kurzzeiterhitzung; high - higher - highest**

◇ **highly strung** *adjective* very nervous and tense **angespannt;** *she is highly strung, so don't make comments about her appearance, or she will burst into tears*

◇ **high-risk** *adjective* (person) who is very likely to catch a disease *or* develop a cancer *or* suffer an accident **risikoreich, Risiko-;** *high-risk categories of worker* **high-risk patient** = patient who has a high risk of catching an infection **Risikopatient/-in**

Highmore *noun* **antrum of Highmore** = MAXILLARY SINUS

hilar *adjective* referring to a hilum **hilär**

◇ **hilum** *noun* hollow where blood vessels *or* nerve fibres enter an organ such as a kidney *or* lung **Hilum, Hilus;** (NOTE: the plural is **hila)**

hindbrain *noun* part of brain of an embryo, from which the medulla oblongata, the pons and the cerebellum eventually develop **Rhombenzephalon, Rautenhirn**

◇ **hindgut** *noun* part of an embryo which develops into the colon and rectum **Enddarm**

hinge joint *noun* synovial joint (like the knee) which allows two bones to move in one direction only **Scharniergelenk;** *compare* BALL AND SOCKET JOINT

hip *noun* ball and socket joint where the thigh bone *or* femur joins the acetabulum of the hip bone **Hüfte; hip bath** = small low bath in which a person can sit but not lie down **Sitzbad; hip bone** *or* **innominate bone** = bone made of the ilium, the ischium and the pubis which are fused together, forming part of the pelvic girdle **Hüftbein, Os coxae; hip fracture** = fracture of the ball at the top of the femur **Hüftfraktur; hip girdle** *or* **pelvic girdle** = the sacrum and the two hip bones **Beckengürtel; hip joint** = joint where the rounded end of the femur joins a socket in the acetabulum **Hüftgelenk** *see illustration* PELVIS; **hip replacement** = surgical operation to replace the whole ball and socket joint with an artificial one **Hüftgelenkersatz**

Hippel-Lindau *see* VON HIPPEL-LINDAU

hippocampal formation *noun* curved pieces of cortex inside each part of the cerebrum **Hippokampusformation**

◇ **hippocampus** *noun* long rounded elevation projecting into the lateral ventricle in the brain **Hippocampus**

Hippocratic oath *noun* oath sworn by medical students when they become doctors, in which they swear not to do anything to harm their patients and not to tell anyone the details of each patient's case **hippokratischer Eid**

hippus *noun* alternating rapid contraction and dilatation of the pupil of the eye **Hippus pupillae**

Hirschprung's disease *noun* congenital condition where parts of the lower colon lack nerve cells, making peristalsis impossible, so that food accumulates in the upper colon which becomes swollen **Hirschsprung-Krankheit, kongenitales Megakolon**

hirsutism *noun* having excessive hair, especially condition where a woman grows hair on the body in the same way as a man **Hirsutismus**

hirudin *noun* anticoagulant substance produced by leeches, which is injected into the bloodstream while the leech is feeding **Hirudin**

His *noun* **bundle of His** *or* **atrioventricular bundle** = bundle of modified cardiac muscle which conducts impulses from the atrioventricular node to the septum, and then divides to connect with the ventricles **His-Bündel**

histamine *noun* substance released from mast cells throughout the body which stimulates tissues in various ways **Histamin;**

excess of histamine causes inflammation of the tissues; the presence of substances to which a patient is allergic releases large amounts of histamine into the blood **histamine test** = test to determine the acidity of gastric juice **Histamintest**

COMMENT: histamines dilate the blood vessels (giving nettlerash) or constrict the muscles of the bronchi (giving asthmatic attacks)

◊ **histaminic** *adjective* referring to histamines **Histamin-**; **histaminic headache** *or* **Horton's disease** = headache affecting the region over the external carotid artery, caused by release of histamines (and associated with rise in temperature and lacrimation) **Histaminkopfschmerz, Horton-Syndrom**

◊ **histidine** *noun* amino acid which may be a precursor of histamine **Histidin**

histiocyte *noun* macrophage of the connective tissue, involved in tissue defence **Histiozyt**

◊ **histiocytoma** *noun* tumour containing histiocytes **Histiozytom**

◊ **histiocytosis** *noun* condition where histiocytes are present in the blood **Histiozytose**; **histiocytosis X** = any form of histiocytosis (such as Hand-Schüller-Christian disease) where the cause is not known **Histiozytose X**

histo- *prefix* referring to tissue **Histo-**

◊ **histochemistry** *noun* study of the chemical constituents of cells and tissues and also their function and distribution, using a light or electron microscope to evaluate the stains **Histochemie**

◊ **histocompatibility** *noun* compatibility between antigens of donors and recipients of transplanted tissues **Histokompatibilität, Gewebeverträglichkeit**

◊ **histocompatible** *adjective* (two organisms) which have tissues which are antigenically compatible **histokompatibel**

◊ **histogenesis** *noun* formation and development of tissue from the embryological germ layer **Histogenese, Gewebsentstehung**

◊ **histoid** *adjective* made of *or* developed from a particular tissue; like normal tissue **histoid, gewebsartig**

◊ **histology** *noun* study of anatomy of tissue cells and minute cellular structure, done using a microscope after the cells have been stained **Histologie**

◊ **histological** *adjective* referring to histology **histologisch**

◊ **histolysis** *noun* disintegration of tissue **Histolyse**

◊ **histolytica** *see* ENTAMOEBA

◊ **histoplasmosis** *noun* lung disease caused by infection with a fungus *Histoplasma* **Histoplasmose**

◊ **histotoxic** *adjective* (substance) which is poisonous to tissue **histotoxisch, gewebsschädigend**

history *noun* study of what happened in the past **Geschichte**; **case history** = details of what has happened to a patient under treatment **Fallbericht, Kasuistik**; **medical history** = details of a patient's medical records over a period of time **Krankengeschichte, Anamnese**; *he has a history of serious illness or a history of Parkinsonism* **to take a patient's history** = to ask a patient to tell his medical history in his own words on being admitted to hospital **die Anamnese eines Patienten erheben**

QUOTE these children gave a typical history of exercise-induced asthma
Lancet

QUOTE the need for evaluation of patients with a history of severe heart disease
Southern Medical Journal

HIV = HUMAN IMMUNODEFICIENCY VIRUS; **HIV-negative** = (patient) who has been tested and shown not to have HIV **HIV-negativ**; **HIV-positive** = (patient) who has been tested and shown to have HIV **HIV-positiv**; *tests showed that he was HIV-positive; the hospital is carrying out screening tests for HIV infection; HIV-infected patients need careful counselling*

COMMENT: HIV is the virus which causes AIDS. Two strains of HIV virus have been identified: HIV-1 and HIV-2; a third, HIV-3, is claimed to exist but it is, as yet, unconfirmed

QUOTE HIV-associated dementia is characterized by psychomotor slowing and inattentiveness
British Journal of Nursing

hives *or* **urticaria** *or* **nettlerash** *noun* affection of the skin where white, pink or red patches are formed which itch or sting **Urtikaria, Nesselsucht**; **giant hives** = ANGIONEUROTIC OEDEMA

HLA = HUMAN LEUCOCYTE ANTIGEN

◊ **HLA system** *noun* system of HLA antigens on the surface of cells which need to be histocompatible to allow transplants to take place **HLA-System**

COMMENT: HLA-A is the most important of the antigens responsible for rejection of transplants

HMO *(US)* = HEALTH MAINTENANCE ORGANIZATION

hoarse *adjective* rough *or* irritated (voice *or* throat) **heiser, rau;** *he became hoarse after shouting too much; she spoke in a hoarse whisper*

◇ **hoarseness** *noun* rough sound of the voice, usually caused by laryngitis **Heiserkeit**

hobnail liver *or* **atrophic cirrhosis** *noun* advanced portal cirrhosis in which the liver has become considerably smaller, where clumps of new cells are formed on the surface of the liver where fibrous tissue has replaced damaged liver cells **atrophische Leberzirrhose, kleinknotige Leberzirrhose (‚Schuhzweckenleber')**

Hodgkin's disease *noun* malignant disease in which the lymph glands are enlarged and there is an increase in the lymphoid tissues in the liver, spleen and other organs **Hodgkin-Krankheit**; *see also* PEL-EBSTEIN FEVER

COMMENT: the lymph glands swell to a very large size, and the disease can then attack the liver, spleen and bone marrow. It is frequently fatal if not treated early

hoist *noun* device with pulleys and wires for raising a bed *or* a patient **Hebezeug**

hole *noun* opening *or* space in something **Loch; hole in the heart** = congenital defect where a hole exists in the wall between the two halves of the heart and allows blood to flow abnormally through the heart and lungs **Ventrikelseptumdefekt**

Holger-Nielsen method *noun* method of giving artificial ventilation by hand, where the patient lies face down and the first-aider alternately presses on his back and pulls his arms outwards **Kopenhagener Methode**

holistic *adjective* (method of treatment) involving all the patient's mental and family circumstances rather than just dealing with the condition from which he is suffering **ganzheitlich**

hollow
1 *adjective* (space) which is empty *or* with nothing inside **hohl;** *the surgeon inserted a hollow tube into the lung; the hollow cavity filled with pus*
2 *noun* place which is lower than the rest of the surface **Höhle, Loch**

holocrine *adjective* (gland) which is secretory only *or* where the secretion is made up of disintegrated cells of the gland itself **holokrin**

Homans' sign *noun* pain in the calf when the foot is bent back, a sign of deep vein thrombosis **Homans-Zeichen**

home
1 *noun*
(a) place where you live; house which you live in **Heim, Zuhause;** *are you going to be at home tomorrow? the doctor told her to stay at home instead of going to work* **home help** = person who does housework for an invalid or handicapped person **Haushaltshilfe; home nurse** *or* **district nurse** = nurse who visits patients in their homes **Gemeindeschwester**
(b) house where people are looked after **Heim;** *an old people's home* **children's home** = house where children with no parents are looked after **Kinderheim; convalescent home** = type of hospital where patients can recover from illness *or* surgery **Genesungsheim; nursing home** = house where convalescents or old people can live under medical supervision by a qualified nurse **Pflegeheim**
2 *adverb* towards the place where you usually live **nach Hause;** *I'm going home; I'll take it home with me* **I usually get home at 7 o'clock** = I reach the house where I live **ich komme normalerweise um sieben Uhr nach Hause; she can take the bus home** = she can go to where she lives by bus **sie kann mit dem Bus nach Hause fahren**
(NOTE: used without a preposition: **he went home, she's coming home)**

homeo- *or* **homoeo-** *prefix* meaning like *or* similar **Homöo-**

◇ **homeopathic** *or* **homoeopathic** *adjective*
(a) referring to homeopathy **homöopathisch;** *a homeopathic clinic; she is having a course of homeopathic treatment*
(b) (drug) given in very small quantities **Homöopathikum**

◇ **homeopathist** *or* **homoeopathist** *noun* doctor who practises homeopathy **Homöopath/-in**

◇ **homeopathy** *or* **homoeopathy** *noun* treatment of disorders by giving the patient very small quantities of a substance which, when given to a healthy person, would cause symptoms like those of the disorder being treated **Homöopathie**; *compare* ALLOPATHY

homeostasis *noun* process by which the functions and chemistry of a cell *or* internal organ are kept stable, even when external conditions vary greatly **Homöostase**

homo- *prefix* meaning the same **Homo-**

◇ **homogenize** *verb* to make something all the same *or* to give something a uniform nature **homogenisieren; homogenized milk** = milk where the cream has been mixed up into the milk to give the same consistency throughout **homogenisierte Milch**

◇ **homograft** *or* **allograft** *noun* graft of an organ *or* tissue from a donor to a recipient of the same species (as from one person to another) **Homotransplantat, Allotransplantat**; *compare* AUTOGRAFT

homoiothermic *adjective* (animal) with warm blood *or* warm-blooded (animal) **homoiotherm, warmblütig**; *compare* POIKILOTHERMIC

COMMENT: warm-blooded animals are able to maintain a constant body temperature whatever the outside temperature

homologous *adjective* (chromosomes) which form a pair **homolog**

homonymous *adjective* affecting the two eyes in the same way **homonym; homonymous hemianopia** = condition where the same half of the field of vision is lost in each eye **homonyme Hemianopsie**

homophobia *noun* fear of and hostility towards homosexuals **Homophobie**

homoplasty *noun* surgery to replace lost tissues by grafting similar tissues from another person **Homoplastik, Homoioplastik**

homosexual
1 *adjective* referring to homosexuality **homosexuell**
2 *noun* person who is sexually attracted to people of the same sex, especially a man who experiences sexual attraction for other males **Homosexuelle(r)**

◇ **homosexuality** *noun* condition where a person experiences sexual attraction for persons of the same sex *or* has sexual relations with persons of the same sex **Homosexualität**
(NOTE: although **homosexual** can apply to both males and females, it is commonly used for males only, and **lesbian** is used for females) *compare* BISEXUAL, HETEROSEXUAL, LESBIAN

hook
1 *noun* surgical instrument with a bent end used for holding structures apart in operations **Haken**
2 *verb* to attach something with a hook **festhaken**

◇ **hookworm** = ANCYLOSTOMA; **hookworm disease** = ANCYLOSTOMIASIS

hordeolum *or* **stye** *noun* infection of the gland at the base of an eyelash **Hordoleum, Gerstenkorn**

horizontal *adjective* which is lying flat *or* at a right angle to the vertical **horizontal**

hormone *noun* substance which is produced by one part of the body, especially the endocrine glands and is carried to another part of the body by the bloodstream where it has causing particular effects or functions **Hormon; growth hormone** = hormone which stimulates the growth of long bones **Wachstumshormon; sex hormones** = oestrogens and androgens which promote the growth of secondary sexual characteristics **Geschlechtshormone; hormone replacement therapy (HRT)** *or* **hormone therapy** = (i) treatment for a patient whose endocrine glands have been removed; (ii) generally, treatment to relieve the symptoms of the menopause by supplying oestrogen and reducing the risk of osteoporosis **(i) & (ii) Hormontherapie**

◇ **hormonal** *adjective* referring to hormones **hormonell, hormonal**

horn *noun*
(a) *(in animals)* hard tissue which protrudes from the head **Horn**
(b) *(in humans)* (i) tissue which grows out of an organ; (ii) one of the H-shaped limbs of grey matter seen in a cross-section of the spinal cord; (iii) extension of the pulp chamber of a tooth towards the cusp **(i) & (ii) & (iii) Horn, Cornu**

◇ **horny** *adjective* like horn *or* hard (skin) **hornig, hornartig, schwielig**
(NOTE: for terms referring to horny tissue, see words beginning with **kerat-)**

Horner's syndrome *noun* condition caused by paralysis of the sympathetic nerve in one side of the neck, making the patient's eyelids hang down and the pupils contract **Horner-Syndrom, Horner-Symptomenkomplex**

horseshoe kidney *noun* congenital defect of the kidney, where sometimes the upper but usually the lower parts of each kidney are joined together **Hufeisenniere**

Horton's disease *or* **Horton's headache** *noun* headache repeatedly affecting the region over the external carotid artery, caused by release of histamine in the body **Horton-Syndrom**

hose *noun*
(a) long rubber or plastic tube **Schlauch**
(b) stocking **Strumpf**; **surgical** *or* **elastic hose** = special stocking worn to support and relieve varicose veins **Kompressionsstrumpf**

hospice *noun* hospital which cares for terminally ill patients **Hospiz**

hospital *noun* place where sick or injured people are looked after **Krankenhaus, Klinik;** *she's so ill she has been sent to hospital; he's been in hospital for several days; the children's hospital is at the end of our street* **cottage hospital** = small local hospital set in pleasant gardens in the country **(kleines) Landkrankenhaus**; **day hospital** = hospital where the patients are treated during the day and go home in the evenings **Tagesklinik**; **general hospital** = hospital which cares for all types of patient **allgemeines Krankenhaus**; **geriatric hospital** = hospital which specializes in the treatment of old people **geriatrisches Krankenhaus**; **isolation hospital** = hospital where patients suffering from dangerous infectious diseases can be isolated **Isolierkrankenhaus**; **mental hospital** = hospital for the treatment of mentally ill patients **psychiatrisches Krankenhaus**; **private hospital** = hospital which takes only paying patients **Privatklinik**; **teaching hospital** = hospital attached to a medical school where student doctors work and study as part of their training **Lehrkrankenhaus**; **Hospital Activity Analysis** = regular detailed report on patients in hospitals, including information about treatment, length of stay, death rate. etc. **Krankenhausstatistik**; **hospital bed** = (i) special bed in a hospital; (ii) place in a hospital which can be occupied by a patient **(i) & (ii) Krankenhausbett;** *a hospital bed is needed if the patient has to have traction; the reduction in the number of hospital beds over the last few years;* **hospital trust** = self-governing hospital, a hospital which earns its revenue from services provided to the District Health Authorities and family doctors **staatliches, finanziell selbst verwaltendes Krankenhaus**

◇ **hospitalize** *verb* to send someone to hospital **in ein Krankenhaus einweisen;** *he is so ill that he has had to be hospitalized*

◇ **hospitalization** *noun* sending someone to hospital **Einweisung in ein Krankenhaus;** *the doctor recommended immediate hospitalization*

host *noun* person *or* animal on which a parasite lives **Wirt**

hot *adjective* very warm; of a high temperature **heiß;** *the water in my bath is too hot; if you're hot, take your coat off; affected skin will feel hot* **hot flush** = condition in menopausal women, where the patient becomes hot and sweats, often accompanied by redness of the skin **Hitzewallung; hot - hotter - hottest**

hour *noun* period of time lasting sixty minutes **Stunde;** *there are 24 hours in a day; the hours of work are from 9 to 5* **when is your lunch hour?** = when do you stop work for lunch? **wann hast du Mittagspause?; I'll be ready in a quarter of an hour** *or* **in half an hour** = in 15 minutes *or* 30 minutes **ich bin in einer Viertelstunde** *or* **einer halben Stunde fertig**

◇ **hourglass contraction** *noun* condition where an organ (such as the stomach) is constricted in the centre **Sanduhrkontraktion, sanduhrförmige Kontraktion**

◇ **hourly** *adjective* happening every hour **stündlich**

house *noun* building which someone lives in **Haus;** *he has a flat in the town and a house in the country; all the houses in our street look the same; his house has six bedrooms* **house mite** = small insect living in houses, which can cause an allergic reaction **Hausstaubmilbe**; **house officer** = doctor who works in a hospital (as house surgeon *or* house physician) during the final year of training before registration by the GMC **Arzt im Praktikum**

◇ **housemaid's knee** *or* **prepatellar bursitis** *noun* condition where the fluid sac in the knee becomes inflamed, caused by kneeling on hard surfaces **Bursitis praepatellaris, Dienstmädchenknie**

◇ **houseman** *noun* house surgeon *or* house physician **Arzt im Praktikum, Arzt im praktischen Jahr (PJ)**
(NOTE: the US English is **intern**)

HRT = HORMONE REPLACEMENT THERAPY

HTST method = HIGH TEMPERATURE SHORT TIME METHOD

Huhner's test *noun* test carried out several hours after sexual intercourse to determine the number and motility of spermatozoa **Huhner-(Sims-)Test**

human
1 *adjective* referring to any man, woman or child **human, menschlich**; **a human being** = a person **ein menschliches Wesen**; **human chorionic gonadotrophin (hCG)** = hormone produced by the embryo which suppresses the mother's normal menstrual cycle during pregnancy **humanes Choriongonadotropin (hCG)**; **human immunodeficiency virus (HIV)** = virus which causes AIDS **humanes Immundefekt-Virus (HIV)**; **human leucocyte antigen (HLA)** = any of the system of antigens on the surface of cells which need to be histocompatible to allow transplants to take place **humanes Leukozyt-Antigen (HLA)**; *see* HLA SYSTEM
2 *noun* person **Mensch;** *most animals are afraid of humans*

humeroulnar joint *noun* part of the elbow joint, where the trochlea of the humerus and the trochlear notch of the ulna articulate **Humeroulnargelenk**

◊ **humerus** *noun* top bone in the arm, running from the shoulder to the elbow **Humerus, Oberarmknochen** *see illustration* SHOULDER

humour *noun* fluid in the body **(Körper) flüssigkeit**; **aqueous humour** = fluid in the eye between the lens and the cornea **Kammerwasser**; **vitreous humour** = jelly behind the lens in the eye **Glaskörperflüssigkeit** *see illustration* EYE

hunchback *noun* (i) excessive curvature of the spine; (ii) person suffering from excessive curvature of the spine **(i) Kyphose, Buckel, Rundrücken; (ii) Bucklige(r)**

hunger *noun* feeling a need to eat **Hunger**; **hunger pains** = pains in the abdomen when a person feels hungry (sometimes a sign of a duodenal ulcer) **Hungerschmerz**; **air hunger** *see* AIR

◊ **hungry** *adjective* wanting to eat **hungrig;** *I'm hungry; are you hungry? you must be hungry after that long walk; the patient will not be hungry after the operation; I'm not very hungry - I had a big breakfast* **hungry - hungrier - hungriest**

Huntington's chorea *see* CHOREA

Hurler's syndrome = GARGOYLISM

hurry
1 *noun* rush **Eile;** *get out of the way - we're in a hurry!* **he's always in a hurry** = he is always rushing about *or* doing things very fast **er ist immer in Eile, er hat es immer eilig**; **what's the hurry?** = why are you going so fast? **warum so eilig?**; (NOTE: no plural)
2 *verb* to go or do something fast; to make someone go faster **eilen, beeilen;** *she hurried along the passage; you'll have to hurry if you want to see the doctor, he's just leaving the hospital; don't hurry - we've got plenty of time; don't hurry me, I'm working as fast as I can*

hurt
1 *noun (used by children)* painful spot **Schmerz, Wehweh;** *she has a hurt on her knee*
2 *verb* (i) to have pain; (ii) to give pain **(i) & (ii) schmerzen, weh tun, verletzen;** *he's hurt his hand; where does your foot hurt? his arm is hurting so much he can't write; she fell down and hurt herself; are you hurt? is he badly hurt? my foot hurts; he was slightly hurt in the car crash; two players got hurt in the football game*
(NOTE: **hurts - hurting - hurt - has hurt)**

husky *adjective* slightly hoarse **rau, heiser;** *husky voice*

Hutchinson's tooth *noun* narrow upper incisor tooth, with notches along the cutting edge, a symptom of congenital syphilis but also occurring naturally **Hutchinson-Zahn**

◊ **Hutchinson-Gilford syndrome** *noun* progeria *or* premature senility **Hutchinson-Gilford-Syndrom**

hyal- *prefix* like glass **Hyal-**

◊ **hyalin** *noun* transparent substance produced from collagen and deposited around blood vessels and scars when certain tissues degenerate **Hyalin-**

◊ **hyaline** *adjective* nearly transparent like glass **hyalin**; **hyaline cartilage** = type of cartilage found in the nose, larynx and joints **hyaliner Knorpel** *see illustration* JOINTS; **hyaline membrane disease** *or* **respiratory distress syndrome** = condition of newborn babies, where the lungs do not expand properly **Membransyndrom, Atemnotsyndrom**

◊ **hyalitis** *noun* inflammation of the vitreous humour or the hyaloid membrane in the eye **Hyalitis, Hyaloiditis**

◊ **hyaloid membrane** *noun* transparent membrane round the vitreous humour in the eye **Membrana hyaloidea, Membrana vitrea, Glaskörpermembran**

◊ **hyaluronic acid** *noun* substance which binds connective tissue and is found in the eyes **Hyaluronsäure**

◊ **hyaluronidase** *noun* enzyme which destroys hyaluronic acid **Hyaluronidase**

hybrid *adjective & noun* cross between two species of plant *or* animal **hybrid; Hybrid, Bastard; hybrid vigour** = increase in size *or* rate of growth *or* fertility *or* resistance to disease found in offspring of a cross between two species **Luxurieren der Bastarde, Heterosis**

hydatid (cyst) *noun* cyst found in an organ which covers the larvae of the tapeworm *Taenia solium* **Hydatid(zyste)**

◇ **hydatid disease** *or* **hydatidosis** *noun* disease caused by hydatid cysts in the lung *or* brain **Hydatidose, Echinokokkose**

◇ **hydatidiform mole** *noun* growth in the uterus, which looks like a hydatid cyst, and is formed of villous sacs swollen with fluid **Hydatidenmole, Blasenmole, Traubenmole**

hydr- *prefix* referring to water **Hydr-**

◇ **hydraemia** *noun* excess of water in the blood **Hydrämie**

◇ **hydragogue** *noun* laxative *or* substance which produces watery faeces **Hydragogum**

◇ **hydrarthrosis** *noun* swelling caused by excess synovial liquid at a joint **Hydrarthrose**

hydro- *prefix* referring to water **Hydro-**

◇ **hydroa** *or* **hidroa** *noun* eruption of small itchy blisters (as those caused by sunlight) **Hidroa**

◇ **hydrocele** *noun* collection of watery liquid found in a cavity such as the scrotum **Hydrozele, Wasserbruch**

◇ **hydrocephalus** *noun* excessive quantity of cerebrospinal fluid in the brain **Hydrozephalus, Wasserkopf**

◇ **hydrochloric acid** *noun* acid found in the gastric juices which helps the maceration of food **Salzsäure;** (NOTE: chemical symbol is **HCl**)

◇ **hydrocolpos** *noun* cyst in the vagina containing clear fluid **Hydrocolpos**

◇ **hydrocortisone** *noun* steroid hormone secreted by the adrenal cortex, used to treat rheumatism and inflammatory and allergic conditions **Hydrokortison**

◇ **hydrocyanic acid** *noun* acid which forms cyanide **Zyanwasserstoff, Blausäure**

◇ **hydrogen** *noun* chemical element, a gas which combines with oxygen to form water, and with other elements to form acids, and is present in all animal tissue **Wasserstoff;** (NOTE: chemical symbol is **H**)

◇ **hydrometer** *noun* instrument which measures the density of a liquid **Aräometer, Senkwaage, Senkspindel**

◇ **hydromyelia** *noun* condition where fluid swells the central canal of the spinal cord **Hydromyelie**

◇ **hydronephrosis** *noun* swelling of the pelvis of a kidney caused by accumulation of water due to infection *or* a kidney stone blocking the ureter **Hydronephrose, Harnstauungsniere**

◇ **hydropericarditis** *noun* accumulation of liquid round the heart due to pericarditis **Hydroperikarditis, Pericarditis exsudativa**

◇ **hydropericardium** *noun* accumulation of liquid round the heart **Hydroperikard, Hydrokardie, Herzbeutelwassersucht**

◇ **hydrophobia** *or* **rabies** *noun* frequently fatal virus disease transmitted by infected animals **Hydrophobie, Rabies, Tollwut**

> COMMENT: hydrophobia affects the mental balance, and the symptoms include difficulty in breathing or swallowing and a horror of water

◇ **hydrorrhoea** *noun* discharge of watery fluid **Hydrorrhoe**

◇ **hydrotherapy** *noun* treatment of patients with water, where the patients are put in hot baths *or* are encouraged to swim **Hydrotherapie, Hydriatrie**

◇ **hydrothorax** *noun* collection of liquid in the pleural cavity **Hydrothorax, Brustwassersucht**

◇ **hydroxide** *noun* chemical compound containing a hydroxyl group **Hydroxid; aluminium hydroxide** = chemical substance used as an antacid **Aluminiumhydroxid**

hygiene *noun* (i) being clean and keeping healthy conditions; (ii) science of health **(i) & (ii) Hygiene;** *nurses have to maintain a strict personal hygiene* **dental hygiene** = keeping the teeth clean and healthy **Zahnpflege**

◇ **hygienic** *adjective* (i) clean; (ii) which produces healthy conditions **(i) & (ii) hygienisch;** *don't touch the food with dirty hands - it isn't hygienic*

◇ **hygienist** *noun* person who specializes in hygiene and its application **Hygieniker/-in; dental hygienist** = person who helps a dentist by cleaning teeth and gums, removing plaque from teeth and giving fluoride treatment **zahnärztliche(r) Assistent(in) mit Spezialausbildung in Dentalprophylaxe**

hymen *noun* membrane which partially covers the vaginal passage in a virgin **Hymen, Jungfernhäutchen**

◇ **hymenectomy** *noun* surgical removal of the hymen *or* operation to increase the size of the opening of the hymen *or* surgical removal of any membrane **Hymenexzision**

◇ **hymenotomy** *noun* incision of the hymen during surgery **Hymeninzision**

hyoglossus *noun* muscle which is attached to the hyoid bone and depresses the tongue **Hyoglossus, Musculus hyoglossus**

hyoid bone *noun* small U-shaped bone at the base of the tongue **Os hyoideum, Zungenbein**

hyoscine *noun* drug used as a sedative, in particular for treatment of motion sickness **Hyoscin, Scopolamin**

hyp- *or* **hypo-** *prefix* meaning less *or* too little *or* too small **Hyp-, Hypo-**; *opposite is* HYPER-

◇ **hypaemia** *noun* insufficient amount of blood in the body **Anämie**

◇ **hypalgesia** *noun* low sensitivity to pain **Hypalgesie**

hyper- *prefix* meaning higher *or* too much **Hyper-**; *opposite is* HYP- *or* HYPO-

◇ **hyperacidity** *noun* increase in acid in the stomach **Hyperazidität, Hyperchlorhydrie, Übersäuerung**

◇ **hyperactive** *adjective* being very active **hyperaktiv**

◇ **hyperactivity** *noun* condition where something (a gland *or* a child) is too active **Hyperaktivität**; **hyperactivity syndrome** = condition where a child is extremely active, restless, breaks things for no reason and will not study **hyperaktives/hyperkinetisches Syndrom**

◇ **hyperacusis** *or* **hyperacousia** *noun* being very sensitive to sounds **Hyperakusis**

◇ **hyperaemia** *noun* excess blood in any part of the body **Hyperämie**

◇ **hyperaesthesia** *noun* extremely high sensitivity in the skin **Hyperästhesie**

◇ **hyperalgesia** *noun* increased sensitivity to pain **Hyperalgesie**

◇ **hyperbaric** *adjective* (treatment) where a patient is given oxygen at high pressure, used to treat carbon monoxide poisoning **hyperbar, überdruck-**

◇ **hypercalcaemia** *noun* excess of calcium in the blood **Hyperkalzämie**

◇ **hyperchlorhydria** *noun* excess of hydrochloric acid in the stomach **Hyperchlorhydrie**

◇ **hyperdactylism** *or* **polydactylism** *noun* having more than the normal number of fingers or toes **Hyperdaktylie, Polydaktylie**

◇ **hyperemesis gravidarum** *noun* uncontrollable vomiting in pregnancy **Hyperemesis gravidarum, übermäßiges Schwangerschaftserbrechen**

◇ **hyperglycaemia** *noun* excess of glucose in the blood **Hyperglykämie**

◇ **hyperinsulinism** *noun* reaction of a diabetic to an excessive dose of insulin *or* to hypoglycaemia **Hyperinsulinismus**

◇ **hyperkinesia** *noun* condition where there is abnormally great strength or movement **Hyperkinesie, Hyperkinese**; **essential hyperkinesia** = condition of children where their movements are excessive and repeated **essenzielle Hyperkinesie**

◇ **hyperkinetic heart syndrome** *noun* increase in output from the heart due to unknown causes **hyperkinetisches Herzsyndrom, Gorlin-Herzsyndrom**

◇ **hypermenorrhoea** *noun* menstruation in which the flow is excessive **Hypermenorrhoe**

◇ **hypermetropia** *or* **longsightedness** *or* *(US)* **hypertropia** *noun* condition where the patient sees more clearly objects which are a long way away, but cannot see objects which are close **Hyperopie, Hypermetropie, Weitsichtigkeit**; *compare* MYOPIA

◇ **hypernephroma** = GRAWITZ TUMOUR

◇ **hyperostosis** *noun* excessive overgrowth on the outside surface of a bone, especially the frontal bone **Hyperostose**

◇ **hyperpiesis** *noun* abnormally high pressure, especially of the blood **Hypertonie**

◇ **hyperplasia** *noun* condition in which there is an increase in the number of cells in an organ **Hyperplasie**

◇ **hyperpyrexia** *noun* high body temperature (above 41.1 °C) **Hyperpyrexie**

◇ **hypersensitive** *adjective* (person) who reacts more strongly than normal to an antigen **überempfindlich**

◇ **hypersensitivity** *noun* condition where the patient reacts very strongly to something (such as an allergic substance)

Überempfindlichkeit, Hypersensibilität; *her hypersensitivity to dust; anaphylactic shock shows hypersensitivity to an injection*

◇ **hypertension** *noun* high blood pressure *or* condition where the pressure of the blood in the arteries is too high **Hypertension, Hypertonie, Bluthochdruck**; **portal hypertension** = high pressure in the portal vein, caused by cirrhosis of the liver *or* a clot in the vein and causing internal bleeding **portale Hypertension, Pfortaderhochdruck**; **pulmonary hypertension** = high blood pressure in the blood vessels supplying the lungs **pulmonale Hypertonie**

> COMMENT: high blood pressure can have many causes: the arteries are too narrow, causing the heart to strain; kidney disease; Cushing's syndrome, etc. High blood pressure is treated with drugs such as beta blockers

◇ **hypertensive headache** *noun* headache caused by high blood pressure **Hochdruckkopfschmerz**

◇ **hyperthermia** *noun* very high body temperature **Hyperthermie**

◇ **hyperthyroidism** *noun* condition where the thyroid gland is too active and swells, as in Graves' disease **Hyperthyreose, Schilddrüsenüberfunktion**

◇ **hypertonia** *noun* increased rigidity and spasticity of the muscles **Hypertonie**

◇ **hypertrichosis** *noun* condition where the patient has excessive growth of hair on the body *or* on part of the body **Hypertrichosis**

◇ **hypertrophic** *adjective* associated with hypertrophy **hypertroph**; **hypertrophic rhinitis** = condition where the mucous membranes in the nose become thicker **Rhinitis hypertrophicus, Rhinitis hyperplastica**

◇ **hypertrophy** *noun* increase in the number or size of cells in a tissue **Hypertrophie**

◇ **hypertropia** *noun* *(US)* = HYPERMETROPIA

◇ **hyperventilate** *verb* to breathe very fast **hyperventilieren;** *we all hyperventilate as an expression of fear or excitement*

◇ **hyperventilation** *noun* very fast breathing which can be accompanied by dizziness or tetany **Hyperventilation**

◇ **hypervitaminosis** *noun* condition caused by taking too many synthetic vitamins, especially Vitamins A and D **Hypervitaminose**

hyphaema *noun* (i) insufficient amount of blood in the body; (ii) bleeding into the front chamber of the eye **(i) Oligämie; (ii) Hyphaema**

hypn- *prefix* referring to sleep **Hypn-**

◇ **hypnosis** *noun* state like sleep, but caused artificially, where the patient can remember forgotten events in the past *or* will do whatever the hypnotist tells him to do **Hypnose**

◇ **hypnotherapy** *noun* treatment by hypnosis, used in treating some addictions **Hypnotherapie**

◇ **hypnotic** *adjective* referring to hypnotism; (drug) which causes sleep; (state) which is like sleep but which is caused artificially **hypnotisch**

◇ **hypnotism** *noun* inducing hypnosis **Hypnose**

◇ **hypnotist** *noun* person who hypnotizes other people **Hypnotiseur;** *the hypnotist passed his hand in front of her eyes and she went immediately to sleep*

◇ **hypnotize** *verb* to make someone go into a state where he appears to be asleep, and will do whatever the hypnotist suggests **hypnotisieren;** *he hypnotizes his patients, and then persuades them to reveal their hidden problems*

hypo *informal* = HYPODERMIC SYRINGE

hypo- *prefix* meaning less *or* too little **Hypo-**

◇ **hypoaesthesia** *noun* condition where the patient has a diminished sense of touch **Hypästhesie**

◇ **hypocalcaemia** *noun* abnormally low amount of calcium in the blood, which can cause tetany **Hypokalzämie**

◇ **hypochondria** *noun* condition where a person is too worried about his health and believes he is ill **Hypochondrie**

◇ **hypochondriac**
1 *noun* person who worries about his health too much **Hypochonder**
2 *adjective* **hypochondriac regions** = two parts of the upper abdomen, on either side of the epigastrium below the floating ribs **Regio hypochondriaca, Hypochondrium, Rippenbogengegend**

◇ **hypochondrium** *noun* one of the hypochondriac regions in the upper part of the abdomen **Hypochondrium**

◇ **hypochromic anaemia** *noun* anaemia where haemoglobin is reduced in proportion to the number of red blood cells, which then appear very pale **hypochrome Anämie**

◇ **hypodermic** *adjective* beneath the skin **subkutan**; **hypodermic syringe** *or* **a hypodermic** = syringe which injects liquid under the skin **Subkutanspritze**; **hypodermic**

needle = needle for injecting liquid under the skin **Subkutannadel**

◇ **hypogastrium** *noun* part of the abdomen beneath the stomach **Hypogastrium, Unterbauch**

◇ **hypoglossal nerve** *noun* twelfth cranial nerve which governs the muscles of the tongue **Nervus hypoglossus, zwölfter Hirnnerv**

◇ **hypoglycaemia** *noun* low concentration of glucose in the blood **Hypoglykämie**

◇ **hypoglycaemic** *adjective* suffering from hypoglycaemia **hypoglykämisch**; **hypoglycaemic coma** = state of unconsciousness affecting diabetics after taking an overdose of insulin **hypoglykämisches Koma**

> COMMENT: hypoglycaemia affects diabetics who feel weak from lack of sugar. A hypoglycaemic attack can be prevented by eating glucose or a lump of sugar when feeling faint

◇ **hypohidrosis** *or* **hypoidrosis** *noun* producing too little sweat **Hypohidrosis**

◇ **hypokalaemia** *noun* deficiency of potassium in the blood **Hypokaliämie**

◇ **hypomenorrhoea** *noun* production of too little blood at menstruation **Hypomenorrhoe**

◇ **hyponatraemia** *noun* lack of sodium in the body **Hyponatriämie**

◇ **hypophyseal** *adjective* referring to the hypophysis *or* pituitary gland **hypophysär**; **hypophyseal stalk** = stalk which attaches the pituitary gland to the hypothalamus **Infundibulum hypothalami, Hypophysenstiel**

◇ **hypophysis cerebri** *or* **pituitary gland** *noun* main endocrine gland in the body **Hypophyse, Hirnanhangsdrüse**

> COMMENT: the pituitary gland is about the size of a pea, and hangs down from the base of the brain, inside the sphenoid bone on a stalk which attaches it to the hypothalamus. The front lobe of the gland (the adenohypophysis) secretes several hormones (TSH, ACTH) which stimulate the adrenal and thyroid glands, or which stimulate the production of sex hormones, melanin and milk. The rear lobe of the pituitary gland (the neurohypophysis) secretes the antidiuretic hormone ADH and oxytocin. The pituitary gla nd is the most important gland in the body because the hormones it secretes control the functioning of the other glands

◇ **hypoplasia** *noun* lack of development *or* defective formation of tissue or an organ **Hypoplasie**

◇ **hypopyon** *noun* pus in the aqueous humour in the front chamber of the eye **Hypopyon**

◇ **hyposensitive** *adjective* being less sensitive than normal **hyposensibel**

◇ **hypospadias** *noun* congenital defect of the wall of the male urethra or the vagina, so that the opening occurs on the under side of the penis or in the vagina **Hypospadie**; *compare* EPISPADIAS

◇ **hypostasis** *noun* condition where fluid accumulates in part of the body because of poor circulation **Hypostase**

◇ **hypostatic** *adjective* referring to hypostasis **hypostatisch**; **hypostatic eczema** = eczema which develops on the legs, caused by bad circulation **Stauungsekzem**; **hypostatic pneumonia** = pneumonia caused by fluid accumulating in the lungs of a bedridden patient with a weak heart **hypostatische Pneumonie**

◇ **hypotension** *noun* low blood pressure **Hypotonie, niedriger Blutdruck**

◇ **hypothalamic** *adjective* referring to the hypothalamus **hypothalamisch**; **hypothalamic hormones** *or* **releasing factors** = substances that cause the pituitary gland to release its hormones **hypothalamische Releasinghormone, Releasingfaktoren**

◇ **hypothalamus** *noun* part of the brain above the pituitary gland, which controls the production of hormones by the pituitary gland and regulates important bodily functions such as hunger, thirst and sleep **Hypothalamus** *see illustration* BRAIN

◇ **hypothenar** *adjective* referring to the soft fat part of the palm beneath the little finger **hypothenar**; **hypothenar eminence** = lump on the palm beneath the little finger **Hypothenar, Kleinfingerballen**; *compare* THENAR

◇ **hypothermia** *noun* reduction in body temperature below normal, for official purposes taken to be below 35°C **Hypothermie**

> QUOTE inadvertent hypothermia can readily occur in patients undergoing surgery when there is reduced heat production and a greater potential for heat loss to the environment
> British Journal of Nursing

◇ **hypothermic** *adjective* suffering from hypothermia **hypothermisch**; *examination revealed that she was hypothermic, with a rectal temperature of only 29.4°C*

◊ **hypothyroidism** *noun* underactivity of the thyroid gland **Hypothyreose, Schilddrüsenunterfunktion**

◊ **hypotonia** *noun* reduced tension in any part of the body **Hypotonie**

◊ **hypotonic** *adjective* with reduced tension; (solution) with lower osmotic pressure than plasma **hypoton**

◊ **hypotropia** *noun* form of squint where one eye looks downwards **Hypotropie**

◊ **hypoventilation** *noun* very slow breathing **Hypoventilation**

◊ **hypovitaminosis** *noun* lack of vitamins **Hypovitaminose**

◊ **hypoxia** *noun* inadequate supply of oxygen to tissue or an organ **Hypoxie**

hyster- *prefix* referring to the womb **Hyster-**

◊ **hysteralgia** *noun* pain in the womb **Hysteralgie, Hysterodynie**

◊ **hysterectomy** *noun* surgical removal of the womb, either to treat cancer or because of the presence of fibroids **Hysterektomie**; **subtotal hysterectomy** = removal of the womb, but not the cervix **subtotale Hysterektomie, suprazervikale Hysterektomie**; **total hysterectomy** = removal of the whole womb **totale Hysterektomie**

hysteria *noun* neurotic state, where the patient is unstable, and may scream and wave the arms about, but also is repressed, and may be slow to react to outside stimuli **Hysterie**

◊ **hysterical** *adjective* (reaction) of hysteria **hysterisch;** *he burst into hysterical crying* **hysterical personality** = mental condition of a person who is unstable, lacks normal feelings and is dependent on others **hysterische Persönlichkeitsstruktur**

◊ **hysterically** *adverb* in a hysterical way **hysterisch;** *she was laughing hysterically*

◊ **hysterics** *noun* attack of hysteria **Hysterie, hysterischer Anfall;** *she had an attack or a fit of hysterics or she went into hysterics*

◊ **hystericus** *see* GLOBUS

hystero- *prefix* referring to the womb **Hystero-**

◊ **hysterocele** *noun* hernia of the womb **Hysterozele**

◊ **hysteroptosis** *noun* prolapse of the womb **Hysteroptose, Gebärmuttersenkung**

◊ **hysterosalpingography** *or* **uterosalpingography** *noun* X-ray examination of the womb and Fallopian tubes following injection of radio-opaque material **Hysterosalpingographie**

◊ **hysteroscope** *noun* tube for inspecting the inside of the womb **Hysteroskop**

◊ **hysterotomy** *noun* surgical incision into the womb (as in Caesarean section *or* for some types of abortion) **Hysterotomie**

Ii

I *chemical symbol for* iodine **I, Jod**

-iasis *suffix* meaning disease caused by something **-iasis**; **amoebiasis** = disease caused by an amoeba **Amöbiasis**

iatrogenic *adjective* condition which is caused by a doctor's treatment for another disease *or* condition **iatrogen**

COMMENT: can be caused by a drug (a side-effect), by infection from the doctor, or simply by worry about possible treatment

I band *noun* part of the pattern in muscle tissue, seen through a microscope as a light-coloured band **I-Streifen**

ice *noun*
(a) frozen water **Eis**
(b) dry ice = solid carbon dioxide **Trockeneis**

◊ **ice cream** *noun* frozen sweet made from cream, water and flavouring **Eiscreme;** *after a tonsillectomy, children can be allowed ice cream*

◊ **icebag** *or* **ice pack** *noun* cold compress made of lumps of ice wrapped in a cloth, put on a bruise *or* swelling to reduce the pain **Eisbeutel, Eispackung**

ichor *noun* watery liquid which comes from a wound *or* suppurating sore **Wundsekret**

ichthyosis *noun* hereditary condition where the skin is dry and covered with scales **Ichthyosis**

ICRC = INTERNATIONAL COMMITTEE OF THE RED CROSS

ICSH = INTERSTITIAL CELL STIMULATING HORMONE

icterus = JAUNDICE; **icterus gravis neonatorum** = jaundice associated with erythroblastosis foetalis **Icterus gravis neonatorum**

ictus *noun* stroke *or* fit **Ictus, Iktus**

ICU = INTENSIVE CARE UNIT

id *noun (in psychology)* basic unconscious drives which exist in hidden forms in a person **Es**

ideal *adjective* very suitable *or* perfect; referring to an idea **ideal;** *this is an ideal place for a new hospital*

identical *adjective* exactly the same **identisch**; **identical twins** *or* **monozygotic twins** = two children born at the same time and from the same ovum, and therefore of the same sex and exactly the same in appearance **eineiige Zwillinge**; *compare* FRATERNAL

identify *verb* to determine the identity of something *or* someone **identifizieren;** *the next of kin were asked to identify the body; doctors have identified the cause of the outbreak of dysentery*
◇ **identifiable** *adjective* which can be identified **identifizierbar, erkennbar;** *cot deaths have no identifiable cause*
◇ **identification** *noun* act of identifying **Identifizierung, Identifikation**; **identification with someone** = taking on some characteristics of an older person (such as a parent *or* teacher) **Identifizierung mit jemandem**
◇ **identity** *noun* who a person is **Identität;** **identity bracelet** *or* **label** = label attached to the wrist of a newborn baby *or* patient in hospital, so that he can be identified **Erkennungsarmband, Erkennungsmarke**

idio- *prefix* referring to one particular person **Idio-**

idiocy *noun* severe mental subnormality (IQ below 20) **Idiotie**

idiopathic *adjective* (i) referring to idiopathy; (ii) (disease) with no obvious cause **(i) & (ii) idiopathisch**; **idiopathic epilepsy** = epilepsy not caused by a brain disorder, beginning during childhood or adolescence **idiopathische Epilepsie, genuine Epilepsie**
◇ **idiopathy** *noun* condition which develops without any known cause **idiopathische Erkrankung**
◇ **idiosyncrasy** *noun* (i) way of behaving which is particular to one person; (ii) one person's strong reaction to treatment *or* to a drug **(i) Idiosynkrasie; (ii) Idiosynkrasie, Überempfindlichkeit**

◇ **idioventricular rhythm** *noun* slow natural rhythm in the ventricles of the heart, but not in the atria **Kammereigenrhythmus**

idiot *noun* person suffering from severe mental subnormality **Idiot**; **idiot savant** = person with mental subnormality who also possesses a single particular mental ability (such as the ability to play music by ear, to draw remembered objects, to do mental calculations) **Idiot savant**
(NOTE: the term idiot is no longer used by the medical profession)

IDK = INTERNAL DERANGEMENT OF THE KNEE

Ig = IMMUNOGLOBULIN

IHD = ISCHAEMIC HEART DISEASE

IL-1 = INTERLEUKIN-1
◇ **IL-2** = INTERLEUKIN-2

ile- *prefix* referring to the ileum **Ile-**
◇ **ileal** *adjective* referring to the ileum **ileal, Ileum-**; **ileal bladder** *or* **ileal conduit** = artificial tube formed when the ureters are linked to part of the ileum, and that part is linked to an opening in the abdominal wall **Ileumblase, Ileum-Conduit**
◇ **ileectomy** *noun* surgical removal of all *or* part of the ileum **Ileumresektion**
◇ **ileitis** *noun* inflammation of the ileum **Ileitis**; **regional ileitis** *or* **regional enteritis** *or* **Crohn's disease** = inflammation of part of the intestine (usually the ileum) resulting in pain, diarrhoea and loss of weight **Ileitis regionalis, Enteritis regionalis Crohn, Crohn-Krankheit**

> COMMENT: no certain cause has been found for Crohn's disease, where only one section of the intestine becomes inflamed and can be blocked

◇ **ileocaecal** *adjective* referring to the ileum and the caecum **ileozäkal**; **ileocaecal orifice** = point where the small intestine joins the large intestine **Ostium ileocaecale**
◇ **ileocolic** *adjective* referring to both the ileum and the colon **ileokolisch**; **ileocolic artery** = branch of the superior mesenteric artery **Arteria ileocolica, Krummdarm-Dickdarm-Schlagader**
◇ **ileocolitis** *noun* inflammation of both the ileum and the colon **Ileokolitis**
◇ **ileocolostomy** *noun* surgical operation to make a link directly between the ileum and the colon **Ileokolostomie**

◇ **ileoproctostomy** *noun* surgical operation to create a link between the ileum and the rectum **Ileoproktostomie**

◇ **ileorectal** *adjective* referring to both the ileum and the rectum **ileorektal**

◇ **ileosigmoidostomy** *noun* surgical operation to create a link between the ileum and the sigmoid colon **Ileosigmoidostomie**

◇ **ileostomy** *noun* surgical operation to make an opening between the ileum and the abdominal wall to act as an artificial opening for excretion of faeces **Ileostomie**; **ileostomy bag** = bag attached to the opening after an ileostomy to collect faeces **Stomabeutel**

◇ **ileum** *noun* lower part of the small intestine, between the jejunum and the caecum **Ileum, Krummdarm** *see illustration* DIGESTIVE SYSTEM; *compare* ILIUM

> COMMENT: the ileum is the longest section of the small intestine, being about 2.5 metres long

◇ **ileus** *noun* obstruction in the intestine, but usually distension caused by loss of muscular action in the bowel (paralytic *or* adynamic ileus) **Ileus, Darmverschluss**

ili- *prefix* referring to the ilium **Ili-**

◇ **iliac** *adjective* referring to the ilium **iliakal, Ilium-**; **common iliac artery** = one of two arteries which branch from the aorta in the abdomen and in turn divide into the internal iliac artery (leading to the pelvis) and the external iliac artery (leading to the leg) **Arteria iliaca communis, gemeinsame Hüftschlagader**; **common iliac vein** = one of two veins draining the legs, pelvis and abdomen, which join to form the inferior vena cava **Vena iliaca communis, gemeinsame Hüftvene**; **iliac crest** = curved top edge of the ilium **Crista iliaca, Darmbeinkamm** *see illustration* PELVIS; **iliac fossa** = depression on the inner side of the hip bone **Fossa iliaca, Darmbeingrube**; **iliac regions** = two regions of the lower abdomen, on either side of the hypogastrium **Leistengegenden, Regiones inguinales**; **iliac spine** = projection at the posterior end of the iliac crest **Spina iliaca, Darmbeinstachel**

◇ **iliacus** *noun* muscle in the groin which flexes the thigh **Musculus iliacus, Darmbeinmuskel**

◇ **iliococcygeal** *adjective* referring to both the ilium and the coccyx **iliokokzygeal**

◇ **iliolumbar** *adjective* referring to the iliac and lumbar regions **iliolumbal**

◇ **iliopectineal** *or* **iliopubic** *adjective* referring to both the ilium and the pubis **iliopektinal, iliopubisch**; **iliopectineal** *or* **iliopubic eminence** = raised area on the inner surface of the innominate bone **Eminentia iliopubica**

◇ **iliopsoas** *noun* muscle formed from the iliacus and psoas muscles **Musculus iliopsoas, Hüftlendenmuskel**

◇ **iliotibial** *adjective* referring to both the ilium and the tibia *or* thigh **iliotibial**; **iliotibial tract** = thick fascia on the outside of the tibia *or* thigh **Tractus iliotibialis, Maissiatstreifen**

◇ **ilium** *noun* top part of each of the hip bones, which form the pelvis **Os ilium, Ilium, Darmbein** *see illustration* PELVIS; *compare* ILEUM

ill *adjective* not well *or* sick **krank**; *eating green apples will make you ill; if you feel ill you ought to see a doctor; he's not as ill as he was last week* **ill - worse - worst**

◇ **ill health** *noun* not being well **schlechter Gesundheitszustand**; *he has been in ill health for some time; she has a history of ill health; he had to retire early for reasons of ill health*

◇ **illness** *noun*
(a) state of being ill *or* of not being well **Krankheit**; *his illness makes him very tired; most of the children stayed away from school because of illness*
(b) type of disease **Krankheit**; *he is in hospital with an infectious tropical illness; scarlet fever is no longer considered to be a very serious illness*

illegal *adjective* not done according to the law **illegal**; *she had an illegal abortion*

illusion *noun* condition where a person has a wrong perception of external objects **Illusion, Sinnestäuschung**; **optical illusion** = something which is seen wrongly, usually when it is moving, so that it appears to be something else **optische Täuschung**

i.m. *or* **IM** = INTRAMUSCULAR

image *noun* sensation (such as smell *or* sight *or* taste) which is remembered clearly **Bild**

◇ **imagery** *noun* producing visual sensations clearly in the mind **Vorstellung**

◇ **imaging** *noun* technique for creating pictures of sections of the body, using scanners attached to computers **Bildgebung, bildgebendes Verfahren**; **magnetic resonance imaging (MRI)** = scanning technique, using magnetic fields and radio waves, for examining soft tissue and cells **Kernspintomographie**; **X-ray imaging** = showing X-ray pictures of the inside of part of the body on a screen **Röntgendiagnostik**

imagine *verb* to see *or* hear *or* feel something in your mind **vorstellen**; *imagine* *yourself sitting on the beach in the sun; I thought I heard someone shout, but I must have imagined it because there is no one there* **to imagine things** = to have delusions **sich etwas einbilden**; *she keeps imagining things; sometimes he imagines he is swimming in the sea*

◇ **imaginary** *adjective* which does not exist but which is imagined **imaginär, eingebildet**; **imaginary playmates** = friends who do not exist but who are imagined by a small child to exist **erfundene Spielkameraden**

◇ **imagination** *noun* being able to see things in your mind **Fantasie, Einbildung (skraft), Vorstellung(skraft)**; *in his imagination he saw himself sitting on a beach in the sun*

imbecile *noun* person who is mentally subnormal **Imbezile(r)**

◇ **imbecility** *noun* mental subnormality (where the IQ is below 50) **Imbezillität**
(NOTE: these terms are no longer used by the medical profession)

imitate *verb* to do what someone else does **imitieren, nachahmen**; *when he walks he imitates his father; she is very good at imitating the English teacher; children learn by imitating adults or older children*

immature *adjective* not mature **unreif**; **an immature cell** = cell which is still developing **eine unreife Zelle**

immediate *adjective* which happens now *or* without waiting **sofort, unmittelbar**; *his condition needs immediate treatment*

◇ **immediately** *adverb* just after **sofort**; *he became ill immediately after he came back from holiday; she will phone the doctor immediately (after) her father regains consciousness; if the child's temperature rises, you must call the doctor immediately*

immersion foot *or* **trench foot** *noun* condition, caused by exposure to cold and damp, where the skin of the foot is red and blistered and sometimes becomes affected with gangrene **Immersions-Kälte-Nässe-Schaden, Schützengrabenfuß**

immiscible *adjective (of liquids)* which cannot be mixed **unvermischbar**

immobile *adjective* not moving *or* which cannot move **immobil, unbeweglich**

◇ **immobilization** *noun* being kept still, without moving **Immobilisierung**

◇ **immobilize** *verb* to make someone keep still and not move *or* to attach a splint to a joint to prevent the bones moving **immobilisieren, ruhig stellen**

◇ **immovable** *adjective* (joint) which cannot be moved **unbeweglich**

immune *adjective* protected against an infection *or* allergic disease **immun**; *she seems to be immune to colds; the injection should make you immune to yellow fever* **immune deficiency** = lack of immunity to a disease **Immundefekt, Immundefizienz**; *see also* AIDS; **immune reaction** *or* **immune response** = response of a body where antibodies are produced on introduction of antigens **Immunreaktion, Immunantwort**; **immune system** = complex network of cells and cell products which protects the body from disease; it includes the thymus, spleen, lymph nodes, white blood cells and antibodies **Immunsystem**

◇ **immunity** *noun* ability to resist attacks of a disease because antibodies are produced **Immunität**; *the vaccine gives immunity to tuberculosis* **acquired immunity** = immunity which a body acquires (from having caught a disease *or* from immunization), not one which is congenital **erworbene Immunität**; **active immunity** = immunity which is acquired by catching and surviving an infectious disease *or* by vaccination with a weakened form of the disease which makes the body form antibodies **aktive Immunität**; **natural immunity** = immunity which a body acquires in the womb or from the mother's milk **natürliche Immunität**; **passive immunity** = immunity which is acquired by the transfer of an immune mechanism from another animal **passive Immunität**

◇ **immunization** *noun* making a person immune to an infection, either by injecting an antiserum (passive immunization) or by giving the body the disease in such a small dose that the body does not develop the disease, but produces antibodies to counteract it **Immunisierung**

◇ **immunize** *verb* to give someone immunity from an infection **immunisieren**; (NOTE: you immunize someone **against** a disease)

◇ **immunoassay** *noun* test for the presence and strength of antibodies **Antikörper-Suchtest**

◇ **immunocompetent** *adjective* able to participate in the process of immunization **immunkompetent**

◇ **immunocompromised** *adjective* not able to offer resistance to infection **immunkomprimiert**

◇ **immunodeficiency** *noun* lack of immunity to a disease **Immundefekt, Immundefizienz**; *see also* HIV

◇ **immunodeficient** *adjective* lacking immunity to a disease **immungeschwächt;** *this form of meningitis occurs in persons who are immunodeficient*

◇ **immunoelectrophoresis** *noun* method of identifying antigens in a laboratory, using electrophoresis **Immunelektrophorese**

◇ **immunoglobulin (Ig)** *noun* protein in blood plasma which forms antibodies as protection against infection **Immunglobulin (Ig)**

◇ **immunological** *adjective* referring to immunology **immunologisch**; **immunological tolerance** = tolerance of the lymphoid tissues to an antigen **immunologische Toleranz, Immuntoleranz**

◇ **immunology** *noun* study of immunity and immunization **Immunologie**

◇ **immunosuppression** *noun* suppressing the body's natural immune system so that it will not reject a transplanted organ **Immunsuppression**

◇ **immunosuppressive** *adjective & noun* (drug) used to counteract the response of the immune system to reject a transplanted organ **immunsuppressiv; Immunsuppressivum**

◇ **immunotherapy** *see* ADOPTIVE

◇ **immunotransfusion** *noun* transfusion of blood, serum or plasma containing immune bodies **Immuntransfusion**

> QUOTE the reason for this susceptibility is a profound abnormality of the immune system in children with sickle-cell disease
> Lancet

> QUOTE the AIDS virus attacks a person's immune system and damages his or her ability to fight other diseases
> Journal of the American Medical Association

> QUOTE vaccination is the most effective way to prevent children getting the disease. Children up to 6 years old can be vaccinated if they missed earlier immunization
> Health Visitor

impacted *adjective* tightly pressed *or* firmly lodged against something **impaktiert, eingekeilt, eingeklemmt; impacted fracture** = fracture where the broken parts of the bones are driven against each other **Stauchungsbruch**; **impacted tooth** = tooth which is held in the jawbone and so cannot grow normally **impaktierter Zahn**; **impacted ureteric calculus** = stone which is lodged in a ureter **eingeklemmter Harnleiterstein**

◇ **impaction** *noun* condition where two things are impacted **Impaktion, Einklemmung**; **dental impaction** = condition where a tooth is impacted in the jaw **impaktierter Zahn**; **faecal impaction** = condition where a hardened mass of faeces stays in the rectum **Koteinklemmung**

impair *verb* to harm (a sense) so that it does not function properly **beeinträchtigen, schädigen**; **impaired vision** = eyesight which is not fully clear **eingeschränktes Sehvermögen**

◇ **impairment** *noun* condition where one of the senses is impaired **Beeinträchtigung, Störung;** *his impairment does not affect his work; the impairment was progressive, but she did not notice that her eyesight was getting worse*

impalpable *adjective* which cannot be felt when touched **nicht tastbar**

impediment *noun* obstruction **Funktionsstörung**; **speech impediment** = condition where a person cannot speak properly because of a deformed mouth **Sprachstörung**

imperfecta *see* OSTEOGENESIS

imperforate *adjective* without an opening **imperforatus, atretisch, ohne Öffnung**; **imperforate anus** = condition where the anus does not have an opening **Imperforatio ani, Analatresie**; **imperforate hymen** = membrane in the vagina which has no opening for the menstrual fluid **Hymen imperforatus, Hymenalatresie**

impetigo *noun* irritating and very contagious skin disease caused by staphylococci, which spreads rapidly and is easily passed from one child to another, but can be treated with antibiotics **Impetigo**

implant

1 *noun* drug *or* tissue inserted under the skin of a patient so that it can be absorbed gradually **Implantat**

2 *verb* to become fixed; to insert *or* graft in securely **implantieren;** *the ovum implants in the wall of the uterus*

◇ **implantation** *noun*

(a) inserting of drug *or* tissue into a living body; introduction of one tissue into another surgically **Implantation**

(b) point in the development of an embryo, when the fertilized ovum reaches the uterus and implants in the wall of the uterus **Nidation, Einnisten, Implantation**; *see also* NIDATION

impotence *noun* inability in a male to have an erection *or* to ejaculate, and so have sexual intercourse **Impotenz**

◊ **impotent** *adjective (of a man)* unable to have sexual intercourse **impotent**

impregnate *verb*
(a) to make (a female) pregnant **schwängern**
(b) to soak (a cloth) with a liquid **imprägnieren;** *a cloth impregnated with antiseptic*

◊ **impregnation** *noun* action of impregnating **Befruchtung; Imprägnierung**

impression *noun*
(a) mould of a patient's jaw made by a dentist before making a denture **Abdruck**
(b) depression on an organ *or* structure into which another organ *or* structure fits **Impression, Eindruck, Vertiefung, Eindellung**; **cardiac impression** = (i) concave area near the centre of the upper surface of the liver under the heart; (ii) depression on the mediastinal part of the lungs where they touch the pericardium **(i) Impressio cardiaca hepatis, Herzimpression (der Leber); (ii) Impressio cardiaca pulmonis, Herzimpression (der Lunge)**

improve *verb* to get better; to make better **bessern; verbessern;** *he was very ill, but he is improving now*

◊ **improvement** *noun* getting better **Besserung;** *the patient's condition has shown a slight improvement; doctors have not detected any improvement in her asthma*

impulse *noun* (i) message transmitted by a nerve; (ii) sudden feeling that you want to act in a certain way **(i) Impuls, Reiz; (ii) Impuls**

impure *adjective* not pure **unrein**

◊ **impurities** *plural noun* substances which are not pure *or* clean **Verunreinigungen;** *the kidneys filter impurities out of the blood*

inability *noun* being unable to do something **Unfähigkeit;** *he suffered from a temporary inability to pass water*

inactive *adjective*
(a) not being active *or* not moving **inaktiv, untätig;** *patients must not be allowed to become inactive*
(b) which does not work **unwirksam;** *the serum makes the poison inactive*

◊ **inactivity** *noun* lack of activity **Inaktivität;** *he has periods of complete inactivity*

inadequate *adjective* not sufficient **unzureichend, unzulänglich;** *the hospital has inadequate staff to deal with a major accident*

in articulo mortis *Latin phrase meaning* 'at the onset of death' **in articulo mortis, bei Eintritt des Todes**

inborn *adjective* which is in the body from birth **angeboren;** *a body has an inborn tendency to reject transplanted organs*

inbreeding *noun* breeding between a closely related male and female, who have the same parents or grandparents, so making congenital defects spread **Inzucht**

◊ **inbred** *adjective* suffering from inbreeding **Inzucht-**

incapacitated *adjective* not able to act **unfähig, behindert, arbeitsunfähig;** *he was incapacitated for three weeks by his accident*

incapable *adjective* not able to do something **unfähig, hilflos;** *she was incapable of feeding herself*

incarcerated *adjective* (hernia) which cannot be corrected by physical manipulation **inkarzeriert, eingeklemmt**

inception rate *noun* number of new cases of a disease during a period of time, per thousand of population **Inzidenzrate**

incest *noun* crime of having sexual intercourse with a close relative (daughter, son, mother, father) **Inzest, Blutschande**

◊ **incestuous** *adjective* referring to incest **inzestuös;** *they had an incestuous relationship*

incidence *noun* number of times something happens in a certain population over a period of time **Inzidenz, Häufigkeit;** *the incidence of drug-related deaths; men have a higher incidence of stroke than women* **incidence rate** = number of new cases of a disease during a given period, per thousand of population **Inzidenzrate**

incipient *adjective* which is just beginning *or* which is in its early stages **beginnend, inzipient, incipiens;** *he has an incipient appendicitis; the tests detected incipient diabetes mellitus*

incised *adjective* which has been cut **eingeschnitten**; **incised wound** = wound with clear edges, caused by a sharp knife or razor **Schnittwunde**

◇ **incision** *noun* cut in a patient's body made by a surgeon using a scalpel; any cut made with a sharp knife *or* razor **Inzision, Einschnitt;** *the first incision is made two millimetres below the second rib compare* EXCISION

◇ **incisional** *adjective* referring to an incision **Inszisions-, Einschnitt-**; **incisional hernia** = hernia which breaks through the abdominal wall at a place where a surgical incision was made during an operation **Narbenhernie**

incisor (tooth) *noun* one of the front teeth (four each in the upper and lower jaws) which are used to cut off pieces of food **Schneidezahn** *see illustration* TEETH

include *verb* to count something *or* someone with others **einschließen;** *does the number of cases include the figures for outpatients? the dentist will be on holiday up to and including next Tuesday*

◇ **inclusion** *noun* something enclosed inside something else **Einschluss, Einlagerung**; **inclusion bodies** = very small particles found in cells infected by virus **Einschlusskörperchen**

incoherent *adjective* not able to speak in a way which makes sense **inkohärent**

incompatible *adjective* which does not go together with something else; (drugs) which must not be used together because they undergo chemical change and the therapeutic effect is lost; (tissue) which is genetically different from other tissue, making it impossible to transplant into that tissue **inkompatibel, unverträglich**; **incompatible blood** = blood from a donor that does not match the blood of the patient receiving the transfusion **unverträgliches Blut**

◇ **incompatibility** *noun* being incompatible **Inkompatibilität, Unverträglichkeit;** *the incompatibility of the donor's blood with that of the patient*

incompetence *noun* (i) not being able to do a certain act; (ii); *(of valves)* not closing properly **(i) Inkompetenz, Unfähigkeit; (ii) Insuffizienz**; **aortic incompetence** = condition where the aortic valve does not close properly, causing regurgitation **Aorten(klappen)insuffizienz**; **mitral incompetence** = situation where the mitral valve does not close completely so that blood flows back into the atrium **Mitral(klappen)insuffizienz**

◇ **incompetent** *adjective* not able to function **inkompetent, insuffizient;** *an incompetent mitral valve*

incomplete *adjective* which is not complete **unvollständig**; **incomplete abortion** *see* ABORTION

incontinence *noun* inability to control the discharge of urine **Inkontinenz**; **faecal incontinence** *or* **encopresis** = inability to control the bowel movements **Stuhlinkontinenz, Enkopresis**; **stress incontinence** = condition in women where the sufferer is incapable of retaining urine when the intra-abdominal pressure is raised by coughing or laughing **Stressinkontinenz**

◇ **incontinent** *adjective* unable to control the discharge of urine *or* faeces **inkontinent**

incoordination *noun* situation where the muscles in various parts of the body do not act together, making it impossible to do certain actions **Inkoordination, Ataxie**

incorrect *adjective* not correct **falsch;** *the doctor made an incorrect diagnosis; the dosage prescribed was incorrect*

increase

1 *noun* getting larger *or* higher **Zunahme, Anstieg;** *an increase in heart rate*

2 *verb* to get larger *or* higher **zunehmen, ansteigen, wachsen;** *his pulse rate increased by 10 per cent*

incubation period *noun* (i) time during which a virus *or* bacterium develops in the body after contamination *or* infection, before the appearance of the symptoms of the disease; (ii) time during which a bacterial sample grows in a laboratory culture **(i) & (ii) Inkubationszeit**

◇ **incubator** *noun*

(a) apparatus for growing bacterial cultures **Inkubator**

(b) specially controlled container in which a premature baby can be kept in ideal conditions **Inkubator, Brutkasten**

incurable *adjective & noun* (patient) who will never be cured *or* (illness) which cannot be cured **unheilbar; Unheilbare(r);** *he is suffering from an incurable disease of the blood; she has been admitted to a hospital for incurables*

incus *noun* one of the three ossicles in the middle ear, shaped like an anvil **Incus, Amboss** *see illustration* EAR

COMMENT: the incus is the central one of the three bones: the malleus articulates with it, and the incus articulates with the stapes

independent *adjective* free *or* not controlled by someone else **unabhängig**

◊ **independently** *adverb* not being controlled by anyone *or* anything **unabhängig;** *the autonomic nervous system functions independently of the conscious will*

index finger *noun* first finger next to the thumb **Zeigefinger**

Indian hemp *noun* tropical plant from which cannabis *or* marijuana *or* hashish can be produced **indischer Hanf**

indican *noun* potassium salt **Indikan**

indicate *verb*
(a) to show **hinweisen auf, anzeigen;** *the skin reaction indicates a highly allergenic state*
(b) to suggest that a certain type of treatment should be given **indizieren, anzeigen;** *a course of antibiotics is indicated; therapeutic intervention was indicated in nine of the patients tested*

◊ **indication** *noun* sign which suggests that a certain type of treatment should be given *or* that a condition has a particular cause **Indikation, Anzeige;** *sulpha drugs have been replaced by antibiotics in many indications* *see also* CONTRAINDICATION

◊ **indicator** *noun* substance which shows something, especially a substance secreted in body fluids which shows which blood group a person belongs to **Indikator**

indigestion *or* **dyspepsia** *noun* disturbance of the normal process of digestion, where the patient experiences pain *or* discomfort in the stomach **Verdauungsstörung, Dyspepsie;** *he is taking tablets to relieve his indigestion or he is taking indigestion tablets*

indirect *adjective* not direct **indirekt; indirect contact** = catching a disease by inhaling bacteria *or* by being in contact with a vector, but not in direct contact with an infected person **indirekter Kontakt**

indisposed *adjective* slightly ill **unpässlich, unwohl;** *my mother is indisposed and cannot see any visitors*

◊ **indisposition** *noun* slight illness **Unpässlichkeit, leichtes Unwohlsein**

individual *noun & adjective* one particular person; single **Individuum; individuell**

indolent *adjective* causing little pain; (ulcer) which develops slowly and does not heal **schmerzlos; indolent**

indrawing *noun* pulling towards the inside **Einziehen**

◊ **indrawn** *adjective* which is pulled inside **eingezogen**

induce *verb* to make something happen **induzieren, herbeiführen, hervorrufen; to induce labour** = to make a woman go into labour **die Geburt einleiten; induced abortion** = abortion which is produced by drugs *or* by surgery **induzierter Abort**

◊ **induction of labour** *noun* action of starting childbirth artificially **Geburtseinleitung**

induration *noun* hardening of tissue *or* of an artery because of pathological change **Induration, Verhärtung**

induratum *see* ERYTHEMA

industrial *adjective* referring to industries *or* factories **industriell; industrial disease** = disease which is caused by the type of work done by a worker (such as by dust produced *or* chemicals used in the factory) **Berufskrankheit**

indwelling catheter *noun* catheter left in place for a period of time after its introduction **Verweilkatheter**

inebriation *noun* state where a person is habitually drunk **Trunkenheit**

inertia *noun* complete lack of activity *or* condition of indolence of the body or mind **Inertia, Trägheit**

in extremis *Latin phrase meaning* 'at the moment of death' **in extremis, im Sterben liegend**

infant *noun* small child under two years of age **Kleinkind, Säugling; infant mortality rate** = number of infants who die per thousand births **Säuglingssterblichkeit**

COMMENT: legally, an infant is a child under eighteen years of age

◊ **infantile** *adjective* (i) referring to small children; (ii) (disease) which affects children **(i) & (ii) infantil; infantile convulsions** *or* **spasms** = convulsions *or* minor epileptic fits in small children **infantile Epilepsie, Epilepsia**

infantilis; **infantile paralysis** = POLIOMYELITIS

◇ **infantilism** *noun* condition where a person keeps some characteristics of an infant when he becomes an adult **Infantilismus**

infarct *noun* area of tissue which is killed when the blood supply is cut off by the blockage of an artery **Infarkt**

◇ **infarction** *noun* killing of tissue by cutting off the blood supply **Infarkt**; **cardiac** *or* **myocardial infarction** = death of part of the heart muscle after coronary thrombosis **Herzinfarkt, Myokardinfarkt**; **cerebral infarction** = death of brain tissue as a result of reduction in the blood supply to the brain **Hirninfarkt**

> QUOTE cerebral infarction accounts for about 80% of first-ever strokes
> British Journal of Hospital Medicine

> QUOTE apart from death, coronary heart disease causes considerable morbidity in the form of heart attack or myocardial infarction
> Health Education Journal

infect *verb* to contaminate with disease-producing microorganisms *or* toxins; to transmit infection **infizieren**; *the disease infected his liver; the whole arm soon became infected* **infected wound** = wound which has become poisoned by bacteria **infizierte Wunde, Wundinfektion**

◇ **infection** *noun* entry of microbes into the body, which then multiply in the body **Infektion**; *as a carrier he was spreading infection to other people in the office; she is susceptible to minor infections*

◇ **infectious** *adjective* (disease) which is caused by microbes and can be transmitted to other persons by direct means **infektiös, ansteckend**; *this strain of flu is highly infectious; her measles is at the infectious stage* **infectious hepatitis** *or* **hepatitis A** = hepatitis transmitted by a carrier through food or drink **infektiöse Hepatitis, Hepatitis A**; **infectious mononucleosis** *or* **glandular fever** = infectious disease where the body has an excessive number of white blood cells **infektiöse Mononukleose, Pfeiffer-Drüsenfieber**

> COMMENT: the symptoms include sore throat, fever and swelling of the lymph glands in the neck. The disease is probably caused by the Epstein-Barr virus

◇ **infective** *adjective* (disease) caused by a microbe, which can be caught from another person but which cannot always be directly transmitted **infektiös**; **infective endocarditis** = bacterial infection of the heart valves **bakterielle Endokarditis**; **infective enteritis** = enteritis caused by bacteria **bakterielle Enteritis**; **infective hepatitis** *or* **hepatitis A** = hepatitis transmitted by a carrier through food or drink **infektiöse Hepatitis, Hepatitis A**

◇ **infectivity** *noun* being infective **Infektiosität**; *the patient's infectivity can last about a week*

inferior *adjective* lower (part of the body) **inferior, untere(r,s)**; **inferior vena cava** = main vein carrying blood from the lower part of the body to the heart **Vena cava inferior, untere Hohlvene**
(NOTE: the opposite is **superior**)

◇ **inferiority** *noun* being lower *or* less important *or* less intelligent than others **Inferiorität**; **inferiority complex** = mental state where the patient feels very inferior to others and compensates for this by behaving violently towards them **Minderwertigkeitskomplex**
(NOTE: the opposite is **superiority**)

infertile *adjective* not fertile *or* not able to reproduce **unfruchtbar**

◇ **infertility** *noun* not being fertile *or* able to reproduce **Infertilität, Unfruchtbarkeit**

infest *verb (of parasites)* to be present in large numbers **befallen**; *the child's hair was infested with lice*

◇ **infestation** *noun* having large numbers of parasites; invasion of the body by parasites **Infestation, Parasitenbefall**; *the condition is caused by infestation of the hair with lice*

infiltrate
1 *verb (of liquid or waste)* to pass from one part of the body to another through a wall *or* membrane and be deposited in the other part **infiltrieren**
2 *noun* substance which has infiltrated part of the body **Infiltrat**

◇ **infiltration** *noun* passing of a liquid through the walls of one part of the body into another part; condition where waste is brought to and deposited round cells **Infiltration**

> QUOTE the chest roentgenogram often discloses interstitial pulmonary infiltrates, but may occasionally be normal
> Southern Medical Journal

> QUOTE the lacrimal and salivary glands become infiltrated with lymphocytes and plasma cells. The infiltration reduces lacrimal and salivary secretions which in turn leads to dry eyes and dry mouth
> American Journal of Nursing

infirm *adjective* old and weak **schwach, gebrechlich;** *my grandfather is quite infirm now*

◇ **infirmity** *noun* (i) being old and weak; (ii) illness **(i) Schwäche, Gebrechlichkeit; (ii) Gebrechen, Krankheit;** *in spite of his infirmities he still reads all the newspapers*

◇ **infirmary** *noun*
(a) room in a school *or* factory where people can go if they are ill **Krankenzimmer, Krankenstation**
(b) old name for a hospital **Krankenhaus, Hospital**
(NOTE: **infirmary** is still used in names of hospitals: **the Glasgow Royal Infirmary)**

inflame *verb* to make a tissue react to infection *or* irritation by becoming red and swollen **entzünden;** *the skin has become inflamed around the sore*

◇ **inflammation** *noun* being inflamed *or* having become red and swollen as a reaction to an infection or a blow **Entzündung;** *she has an inflammation of the bladder or a bladder inflammation; the body's reaction to infection took the form of an inflammation of the eyelid*

◇ **inflammatory** *adjective* which makes something become inflamed **entzündlich; inflammatory bowel disease** = any condition (such as Crohn's disease *or* colitis *or* ileitis) where the bowel becomes inflamed **entzündliche Darmkrankheit; inflammatory response** *or* **reaction** = any condition where an organ *or* a tissue reacts to an external stimulus by becoming inflamed **entzündliche Reaktion;** *she showed an inflammatory response to the ointment*

inflate *verb* to fill with air **aufblasen;** *the abdomen is inflated with air before a coelioscopy; in valvuloplasty, a balloon is introduced into the valve and inflated*

◇ **inflatable** *adjective* which can be inflated **aufblasbar**

influence
1 *noun* being able to have an effect on someone *or* something **Einfluss**
2 *verb* to have an effect on someone *or* something **beeinflussen;** *the development of the serum has been influenced by research carried out in the USA*

influenza *noun* infectious disease of the upper respiratory tract with fever, malaise and muscular aches, transmitted by a virus, which occurs in epidemics **Influenza, Grippe;** *she is in bed with influenza; half the staff in the office are off work with influenza; the influenza epidemic has killed several people*

> COMMENT: influenza virus is spread by droplets of moisture in the air, so the disease can be spread by coughing or sneezing. Influenza can be quite mild, but virulent strains occur from time to time (Spanish influenza, Hong Kong flu) and can weaken the patient so much that he becomes susceptible to pneumonia and other more serious infections

inform *verb* to tell someone **informieren;** *have you informed the police that the drugs have been stolen?*

◇ **information** *noun* facts about something **Information;** *have you any information about the treatment of sunburn? the police won't give us any information about how the accident happened; you haven't given me enough information about when your symptoms started; that's a very useful piece or bit of information*
(NOTE: no plural **some information; a piece of information)**

informal *adjective* not official **informell, inoffiziell; zwanglos, ungezwungen; informal patient** = patient who has admitted himself to a hospital, without being referred by a doctor **Patient, der sich ohne Einweisung durch einen Arzt in ein Krankenhaus begeben hat**

infra- *prefix* meaning below **Infra-**

◇ **infraorbital nerve** *noun* continuation of the maxillary nerve below the orbit of the eye **Nervus infraorbitalis; infraorbital vein** = vessel draining the face through the infraorbital canal to the pterygoid plexus **Vena infraorbitalis**

◇ **infrared rays** *or* **infrared radiation** *noun* long invisible rays, below the visible red end of the colour spectrum, used to produce heat in body tissues in the treatment of traumatic and inflammatory conditions **Infrarotstrahlen;** *she was advised to take a course of infrared ray treatment*

infundibulum *noun* any part of the body shaped like a funnel, especially the stem which attaches the pituitary gland to the hypothalamus **Infundibulum, Trichter**

infusion *noun* (i) drink made by pouring boiling water on a dry substance (such as herb tea *or* a powdered drug); (ii) putting liquid into a body, using a drip **(i) Aufguss; (ii) Infusion**; *see also* CAVAL

ingestion *noun* (i) taking in food *or* drink *or* medicine by the mouth; (ii) process by which a foreign body (such as a bacillus) is surrounded by a cell **(i) Einnahme, Nahrungsaufnahme; (ii) Ingestion**

ingredient *noun* substance which is used with others to make something (food to eat *or* lotion to put on the skin, etc.) **Ingredienz, Bestandteil**; **active ingredient** *see* ACTIVE

ingrowing toenail *noun* condition where the nail cuts into the tissue at the side of it, and creates inflammation; sepsis and ulceration can also occur **einwachsender Zehennagel;** *if the nail is slightly ingrown, it can be treated by cutting at the sides*

inguinal *adjective* referring to the groin **inguinal, Leisten-**; **inguinal canal** = passage in the lower abdominal wall, carrying the spermatic cord **Leistenkanal**; **inguinal hernia** = hernia where the intestine bulges through the muscles in the groin, especially through the inguinal canal **Leistenhernie**; **inguinal ligament** *or* **Poupart's ligament** = ligament in the groin, running from the spine to the pubis **Ligamentum inguinale, Leistenband, Poupart-Band**; **inguinal region** = groin *or* part of the body where the lower abdomen joins the top of the thigh **Leistenregion**

◇ **inguinale** *see* GRANULOMA

inhale *verb* to breathe in **inhalieren, einatmen;** *he inhaled some toxic gas fumes and was rushed to hospital; even smoking cigars can be bad for you if you inhale the smoke*

◇ **inhalant** *noun* medicinal substance which is inhaled **Inhalans, Inhalationsmittel**

◇ **inhalation** *noun*

(a) action of breathing in **Inhalation, Einatmung**; **smoke inhalation** = breathing in smoke (as in a fire) **Rauchinhalation**

(b) action of inhaling a medicinal substance as part of treatment; medicinal substance which is breathed in **Inhalation**; **steam inhalation** = treatment of respiratory disease by making the patient inhale steam with medicinal substances in it **Dampfinhalation**

◇ **inhaler** *noun* small device for administering medicinal substances into the mouth *or* nose, so that they can be inhaled **Inhalator**

(NOTE: opposite is **exhale, exhalation)**

inherent *adjective* thing which is part of the essential character of a person *or* a permanent characteristic of an organism **inhärent**

inherit *verb* to receive characteristics from a parent's genes **erben;** *she inherited her father's red hair; haemophilia is a condition which is inherited through the mother's genes*

inhibit *verb* to block *or* to prevent an action happening; to stop a functional process **inhibieren, hemmen;** *aspirin inhibits the clotting of blood* **to have an inhibiting effect on something** = to block something *or* to stop something happening **etwas hemmen**

◇ **inhibition** *noun*

(a) action of blocking *or* preventing something happening, especially preventing a muscle *or* organ from functioning properly **Inhibition, Hemmung**

(b) *(in psychology)* suppressing a thought which is associated to a sense of guilt; blocking of a normal spontaneous action by some mental influence **Hemmung**

◇ **inhibitor** *noun* substance which inhibits **Inhibitor, Hemmstoff, Hemmer**

◇ **inhibitory nerve** *noun* nerve which stops a function taking place **hemmender Nerv, depressorischer Nerv;** *the vagus nerve is an inhibitory nerve which slows down the action of the heart*

inject *verb* to put a liquid into a patient's body under pressure, by using a hollow needle inserted into the tissues **injizieren;** *he was injected with morphine; she injected herself with a drug*

◇ **injection** *noun*

(a) act of injecting a liquid into the body **Injektion**; **intracutaneous injection** = injection of a liquid between the layers of skin (as for a test for an allergy) **intrakutane Injektion**; **intramuscular injection** = injection of liquid into a muscle (as for a slow release of a drug) **intramuskuläre Injektion**; **intravenous injection** = injection of liquid into a vein (as for fast release of a drug) **intravenöse Injektion**; **hypodermic injection** *or* **subcutaneous injection** = injection of a liquid beneath the skin (as for pain-killing drugs) **subkutane Injektion**

(b) liquid introduced into the body **Injektion;** *he had a penicillin injection*

injure *verb* to hurt **verletzen;** *six people were injured in the accident* **the injured** = people who have been injured **Verletzte;** *all the injured were taken to the nearest hospital*

◇ **injury** *noun* damage *or* wound caused to a person's body **Verletzung, Trauma;** *his injuries required hospital treatment; she never recovered from her injuries; he received severe facial injuries in the accident*

ink *noun* coloured liquid which is used for writing **Tinte**; **ink blot test** = RORSCHACH TEST

inlay *noun (in dentistry)* type of filling for teeth **Inlay, Einlage, Zahnfüllung**

inlet *noun* passage *or* opening through which a cavity can be entered **Zugang**; **thoracic inlet** = small opening at the top of the thorax **obere Thoraxapertur**

innate *adjective* inherited *or* which is present in a body from birth **angeboren**

inner *adjective* (part) which is inside **Innen-**; **inner ear** = part of the ear inside the head, behind the eardrum, containing the semicircular canals, the vestibule and the cochlea **Innenohr**; **inner pleura** = membrane attached to the surface of a lung **Pleura visceralis, Lungenfell;** (NOTE: the opposite is **outer)**

◇ **innermost** *adjective* furthest inside **innerste(r,s)**

innervation *noun* nerve supply to an organ (both motor nerves and sensory nerves) **Innervation**

innocent *adjective* (growth) which is benign *or* not malignant **gutartig**

innominate *adjective* with no name **namenlos, anonymus**; **innominate artery** *or* **brachiocephalic artery** = largest branch of the arch of the aorta, which continues as the right common carotid and right subclavian arteries **Truncus brachiocephalicus, Arm-Kopf-Schlagaderstamm, Arteria anonyma**; **innominate bone** = HIP BONE; **innominate veins** *or* **brachiocephalic veins** = two veins which continue the subclavian and jugular veins to the superior vena cava **Venae brachiocephalicae, Arm-Kopf-Venen**

inoculate *verb* to introduce vaccine into a person's body in order to make the body create antibodies, so making the person immune to the disease **inokulieren, impfen;** *the baby was inoculated against diphtheria* (NOTE: you inoculate someone **with** or **against** a disease)

◇ **inoculation** *noun* action of inoculating someone **Inokulation, Impfung;** *has the baby had a diphtheria inoculation?*

◇ **inoculum** *noun* substance (such as a vaccine) used for inoculation **Inokulum**

inoperable *adjective* (condition) which cannot be operated on **inoperabel;** *the surgeon decided that the cancer was inoperable*

inorganic *adjective* (substance) which is not made from animal or vegetable sources **anorganisch**

inotropic *adjective* which affects the way muscles contract, especially those of the heart **inotrop**

inpatient *noun* patient living in a hospital for treatment *or* observation **stationärer Patient**; *compare* OUTPATIENT

inquest *noun* inquiry (by a coroner) into the cause of a death **(amtliche) Leichenschau, gerichtliche Untersuchung der Todesursache**

COMMENT: an inquest has to take place where death is violent or not expected, where death could be murder, or where a prisoner dies and when police are involved

inquire *verb* to ask questions about something **sich erkundigen, Erkundigungen einziehen; untersuchen;** *he inquired if anything was wrong; she inquired about the success rate of that type of operation; the committee is inquiring into the administration of the District Health Authority*

◇ **inquiry** *noun* official investigation **Untersuchung, Ermittlung(en);** *there has been a government inquiry into the outbreak of legionnaires' disease*

insane *adjective* mad *or* suffering from a mental disorder **geisteskrank, geistesgestört**

◇ **insanity** *noun* psychotic mental disorder *or* illness **Geisteskrankheit**

COMMENT: insanity is the legal term used to describe patients whose mental condition is so unstable that they need to be placed in a hospital to prevent them doing actions which could harm themselves or other people, although some are cared for in the community

insanitary *adjective* not sanitary *or* unhygienic **unhygienisch;** *cholera spread* *rapidly because of the insanitary conditions in the town*

insect *noun* small animal with six legs and a body in three parts **Insekt;** *insects were flying round the lamp; he was stung by an insect* **insect bites** = stings caused by insects which puncture the skin to suck blood, and in so doing introduce irritants **Insektenstiche**
◇ **insecticide** *noun* substance which kills insects **Insektizid**

> COMMENT: most insect bites are simply irritating, but some patients can be extremely sensitive to certain types of insect (such as bee stings). Other insect bites can be more serious, as insects can carry the bacteria which produce typhus, sleeping sickness, malaria, filariasis, etc.

insemination *noun* (i) fertilization of an ovum by a sperm; (ii) introduction of sperm into the vagina **(i) & (ii) Insemination, Befruchtung**; **artificial insemination** = introduction of semen into a woman's womb by artificial means **künstliche Insemination**; *see also* AID, AIH

insert *verb* to put something into something **einführen;** *the catheter is inserted into the passage*
◇ **insertion** *noun* (i) point of attachment of a muscle to a bone; (ii) point where an organ is attached to its support; (iii) change in the structure of a chromosome, where a segment of the chromosome is introduced into another member of the complement **(i) & (ii) Ansatz (stelle), Insertion; (iii) Insertion**

insides *plural noun (informal)* internal organs, especially the stomach and intestines **Eingeweide;** *he says he has a pain in his insides; you ought to see the doctor if you think there is something wrong with your insides*

insight *noun* ability of a patient to realise that he is ill **Einsicht**

insipidus *see* DIABETES

in situ *adjective* in place **in situ**

insoluble *adjective* which cannot be dissolved in liquid **unlöslich**; **insoluble fibre** = fibre in bread and cereals, which is not digested, but which swells inside the intestine **Ballaststoff**

insomnia *noun* inability to sleep *or* sleeplessness **Insomnie, Schlaflosigkeit;** *she suffers from insomnia; what does the doctor give you for your insomnia?*
◇ **insomniac** *noun* person who suffers from insomnia **an Schlaflosigkeit Leidende(r)**

inspect *verb* to examine *or* to look at something carefully **prüfen, kontrollieren, untersuchen;** *the doctor inspected the boy's throat; he used a bronchoscope to inspect the inside of the lungs*
◇ **inspection** *noun* act of examining something **Inspektion, Prüfung, Kontrolle, Untersuchung;** *the officials have carried out an inspection of the hospital kitchens*
◇ **inspector** *noun* person who inspects **Inspekteur, Kontrolleur, Prüfer**; **Government Health Inspector** = government official who examines offices *or* factories to see if they are clean and healthy **staatlicher Gesundheitsinspekteur**

inspiration *noun* breathing in *or* taking air into the lungs **Inspiration, Einatmung**
(NOTE: the opposite is **expiration)**

> COMMENT: inspiration takes place when the muscles of the diaphragm contract, allowing the lungs to expand

inspissated *adjective* (liquid) which is thickened by removing water from it **eingedickt**
◇ **inspissation** *noun* removing water from a solution to make it thicker **Eindickung**

instep *noun* arched top part of the foot **Rist, Spann**

instil *or* **instill** *verb* to put a liquid in drop by drop **instillieren, einträufeln;** *instil four drops in each nostril twice a day*
◇ **instillation** *noun* introducing a liquid into part of the body drop by drop **Instillation, Einträufelung**

instinct *noun* tendency *or* ability which the body has from birth, and does not need to learn **Instinkt, Trieb;** *the body has a natural instinct to protect itself from danger*
◇ **instinctive** *adjective* referring to instinct **instinktiv;** *everyone has an instinctive reaction to move away from fire*

institution *noun* hospital *or* clinic, especially a psychiatric hospital *or* children's home **Einrichtung, Anstalt;** *he has lived all his life in institutions*
◇ **institutionalize** *verb* to put a person into an institution **in eine Anstalt einweisen**
◇ **institutionalization** *or* **institutional neurosis** *noun* condition where a patient has become so adapted to life in an institution that it is impossible for him to

live outside it **Institutionalismus, Anstaltsneurose**

instruction *noun* teaching how to do something **Anweisung, Anleitung;** *the students are given instruction in dealing with emergency cases* **instructions** = words which explain how something is used *or* how to do something **Gebrauchsanweisung;** *the instructions are written on the medicine bottle; we can't use this machine because we have lost the book of instructions; she gave the taxi driver instructions how to get to the hospital*

instrument *noun* piece of equipment; tool **Instrument;** *the doctor had a box of surgical instruments*

◊ **instrumental** *adjective*
(a) using an instrument **instrumentell**; **instrumental delivery** = childbirth where the doctor uses forceps to help the baby out of the mother's womb **Zangengeburt**
(b) **instrumental in** = helping to do something **helfend, beteiligt an;** *she was instrumental in developing the new technique*

insufficiency *noun* (i) not being enough to perform normal functions; (ii) incompetence of an organ **(i) Mangel; (ii) Insuffizienz;** *the patient is suffering from a renal insufficiency*

insufflation *noun* blowing something, such as air *or* a powder, into a cavity in the body **Insufflation**

insula *noun* part of the cerebral cortex which is covered by the folds of the sulcus **Insula, Insel**

insulin *noun* hormone produced by the islets of Langerhans in the pancreas **Insulin**

◊ **insulinase** *noun* enzyme which breaks down insulin **Insulinase**

◊ **insulinoma** *or* **insuloma** *noun* tumour in the islets of Langerhans **Insulinom, Inselzelladenom**

COMMENT: insulin controls the way in which the body converts sugar into energy and regulates the level of sugar in the blood; a lack of insulin caused by diabetes mellitus makes the level of glucose in the blood rise. Insulin injections are regularly used to treat diabetes mellitus, but care has to be taken not to exceed the dose as this will cause hyperinsulinism

insure *verb* to agree with a company that they will pay you money if something is lost or damaged **versichern;** *is your car insured?*

◊ **insurance** *noun* agreement with a company that they will pay you money if something is lost or damaged **Versicherung**; **accident insurance** = insurance which pays out money when an accident happens **Unfallversicherung**; **life insurance** = insurance which pays out money when someone dies **Lebensversicherung**; **medical insurance** = insurance which pays for private medical treatment **private Krankenversicherung**; **National Insurance** = weekly payment from a person's wages (with a supplement from the employer) which pays for state assistance, medical treatment, etc. **Sozialversicherung**

intake *noun* taking in (of a substance) **Aufnahme, Zufuhr;** *a high intake of alcohol; she was advised to reduce her intake of sugar*

integration *noun* process where a whole is made into a single unit by the functional combination of the parts **Integration**

COMMENT: there are two modes of integration: nervous and hormonal

integument *noun* covering layer, such as the skin **Integument(um), Hülle**

intelligent *adjective* clever *or* able to learn quickly **intelligent;** *he's the most intelligent boy in the class*

◊ **intelligence** *noun* ability to learn and understand quickly **Intelligenz**; **intelligence quotient (IQ)** = ratio of the mental age as given by an intelligence test, to the actual age of the person **Intelligenzquotient (IQ)**; **intelligence test** = test to see how intelligent someone is, giving a mental age, as opposed to the chronological age of the person **Intelligenztest**

COMMENT: the average IQ is between 90 and 110

intense *adjective* very strong (pain) **heftig, stark, intensiv;** *she is suffering from intense post herpetic neuralgia*

◊ **intensity** *noun* strength (of pain) **Heftigkeit, Intensität**

intensive care *noun* continual supervision and treatment of a patient in a special section of a hospital **Intensivpflege;** *the patient was put in intensive care; he came out of intensive care and was moved to the general ward* **intensive care unit (ICU)** = special section of a hospital which supervises seriously ill patients who need constant supervision **Intensivstation**

intention *noun*
(a) healing process **Intention**; **healing by first intention** = healing of a clean wound where

the tissue reforms quickly **Primärheilung, Wundheilung per primam intentionem**; **healing by second intention** = healing of an infected wound *or* ulcer, which takes place slowly and may leave a permanent scar **Sekundärheilung, Wundheilung per secundam intentionem**
(b) aiming to do something **Intention, Absicht**; **intention tremor** = trembling of the hands when a person makes a voluntary movement to try to touch something **Intentionstremor**

inter- *prefix* meaning between **Inter-**
◇ **interaction** *noun* effect which two *or* more substances (such as drugs) have on each other **Wechselwirkung**
◇ **interatrial septum** *noun* membrane between the right and left atria in the heart **Septum interatriale, Vorhofseptum**
◇ **interbreed** *verb* to reproduce with another member of the same species **(sich) kreuzen**
◇ **intercalated** *adjective* inserted between other tissues **interkalar, zwischengeschaltet**; **intercalated disc** = closely applied cell membranes at the end of adjacent cells in cardiac muscle, seen as transverse lines **Discus intercalaris, Glanzstreifen**
◇ **intercellular** *adjective* between the cells in tissue **interzellulär**
◇ **intercostal** *adjective* between the ribs **interkostal**; **intercostal muscles** *or* **the intercostals** = muscles between the ribs **Interkostalmuskeln, Zwischenrippenmuskeln**

COMMENT: the intercostal muscles expand and contract the thorax, so changing the pressure in the thorax and making the person breathe in or out. There are three layers of intercostal muscle: external, internal and innermost or intercostalis intimis

◇ **intercourse** *noun* **(sexual) intercourse** = action of inserting the man's penis into the woman's vagina, releasing spermatozoa from the penis by ejaculation, which may fertilize an ovum from the woman's ovaries **Geschlechtsverkehr**
◇ **intercurrent disease** *or* **infection** *noun* disease *or* infection which affects someone who is suffering from another disease **interkurrente Erkrankung/Infektion**
◇ **interdigital** *adjective* referring to the space between the fingers or toes **interdigital**

interest
1 *noun*
(a) special attention **Interesse;** *the consultant takes a lot of interest in his students; she has no interest in what goes on in the ward around her; why doesn't he take more interest in physiotherapy?*
(b) something which attracts you particularly **Interesse;** *her main interest is the treatment of cardiac patients; do you have any special interests apart from your work?*
2 *verb* to attract someone's attention **interessieren;** *he's specially interested in the work of the physiotherapy department; nothing seems to interest her very much*
◇ **interesting** *adjective* which attracts your attention **interessant;** *there's an interesting article on the treatment of drug addiction in the magazine*

interfere *verb* to get involved *or* to stop or hinder a function **interferieren, stören**
◇ **interference** *noun* act of interfering **Interferenz, Störung**

interferon *noun* protein produced by cells, usually in response to a virus and which then reduces the spread of viruses **Interferon**

interior *adjective & noun* (part) which is inside **innen, Innen-; Inneres;** *the interior of the intestine is lined with millions of villi*

interleukin *noun* protein produced by the body's immune system **Interleukin**; **interleukin-1 (IL-1)** = protein which causes high temperature **Interleukin-1**; **interleukin-2 (IL-2)** = protein which stimulates T-cell production, used in the treatment of cancer **Interleukin-2**

interlobar *adjective* between lobes **interlobär**; **interlobar arteries** = arteries running towards the cortex on each side of a renal pyramid **Arteriae interlobares, Zwischenlappenschlagadern**
◇ **interlobular** *adjective* between lobules **interlobulär**; **interlobular arteries** = arteries running to the glomeruli of the kidney **Arteriae interlobulares, Zwischenläppchenschlagadern**
◇ **intermediate** *adjective* which is in the middle between two things **intermediär, Zwischen-**
◇ **intermedius** *see* VASTUS
◇ **intermenstrual** *adjective* between the menstrual periods **intermenstruell**
◇ **intermittent** *adjective* occurring at intervals **intermittierend**; **intermittent claudication** = condition of the arteries causing severe pain in the legs which makes the patient limp after having walked a short distance (the symptoms increase with more walking, but stop after a short rest, and recur when the patient walks again) **Claudicatio**

intermittens, intermittierendes Hinken; **intermittent fever** = fever which rises and falls, like malaria **intermittierendes Fieber, Wechselfieber**

intern *noun (US)* medical school graduate who is working in a hospital while at the same time continuing his/her studies **Arzt/Ärztin im Praktikum, Assistenzarzt/Assistenzärztin**; (NOTE: the GB English is **houseman, house officer**)

◊ **internist** *noun* specialist who treats diseases of the internal organs **Internist/-in**

◊ **internship** *noun (US)* position of an intern in a hospital **praktisches Jahr, erstes Jahr nach dem Staatsexamen**

◊ **interna** *see* OTITIS

internal *adjective* inside the body **innerlich, innere(r,s)**; **the drug is for internal use only** = it should not be used on the outside of the body **das Medikament ist nur zur inneren Anwendung bestimmt**; **internal auditory meatus** = channel which takes the auditory nerve through the temporal bone **Meatus acusticus internus, innerer Gehörgang**; **internal bleeding** = loss of blood from an injury inside the body **innere Blutung**; **internal carotid** = artery in the neck, behind the external carotid, which gives off the ophthalmic artery and ends by dividing into the anterior and middle cerebral arteries **Arteria carotis interna, innere Kopfschlagader**; **internal capsule** = broad band of fibres passing to and from the cerebral cortex **Capsula interna, innere Kapsel**; **internal derangement of the knee (IDK)** = condition where the knee cannot function properly because of a torn meniscus **Dérangement interne, Binnenverletzung des Kniegelenks**; **internal ear** = the part of the ear inside the head, behind the eardrum, containing the semicircular canals, the vestibule and the cochlea **Innenohr**; **internal jugular** = largest jugular vein in the neck, leading to the brachiocephalic veins **Vena jugularis interna, innere Halsvene**; *(US)* **internal medicine** = treatment of diseases of the internal organs by specialists **innere Medizin**; **internal oblique** = middle layer of muscle covering the abdomen, beneath the external oblique **Musculus obliquus internus (abdominis), innerer Schrägmuskel des Bauchs**; **internal organs** = organs situated inside the body **innere Organe**; *compare* EXTERNAL

◊ **internally** *adverb* inside the body **innerlich**; *he was bleeding internally*

international unit (IU) *noun* internationally agreed standard used in pharmacy as a measure of a substance such as drug or hormone **internationale Einheit**

internodal *adjective* between two nodes **internodal**

◊ **interneurone** *noun* neurone with short processes which is a link between two other neurones in sensory *or* motor pathways **Interneuron, Zwischenneuron**

◊ **internuncial neurone** *noun* neurone which links two other nerve cells **Zwischenneuron**

◊ **internus** *noun* medial rectus muscle in the orbit of the eye **Musculus rectus medialis, innerer gerader Augenmuskel**

◊ **interoceptor** *noun* nerve cell which reacts to a change taking place inside the body **Interozeptor**; *see also* CHEMORECEPTOR, EXTEROCEPTOR, PROPRIOCEPTOR, RECEPTOR, VISCEROCEPTOR

◊ **interosseous** *adjective* between bones **interossär**

◊ **interpeduncular cistern** *noun* subarachnoid space between the two cerebral hemispheres beneath the midbrain and the hypothalamus **Cisterna interpeduncularis**

◊ **interphalangeal joint** *or* **IP joint** *noun* joint between the phalanges **Interphalangealgelenk**; **distal interphalangeal joint (DIP)** = joint nearest the end of the finger or toe **distales Interphalangealgelenk**; **proximal interphalangeal joint (PIP)** = joint nearest the point of attachment of a finger or toe **proximales Interphalangealgelenk**

◊ **interphase** *noun* stage of a cell between divisions **Interphase**

◊ **interpubic joint** *or* **pubic symphysis** *noun* piece of cartilage which joins the two sections of the pubic bone **Symphysis pubica, Schambeinfuge**

◊ **interruptus** *see* COITUS

◊ **intersexuality** *noun* condition where a baby has both male and female characteristics, as in Klinefelter's syndrome and Turner's syndrome **Intersexualität**

◊ **interstices** *plural noun* small spaces between parts of the body **Interstitien**

◊ **interstitial** *adjective* (tissue) in the spaces between parts of something, especially the tissue between the active tissue in an organ **interstitiell**; **interstitial cells** *or* **Leydig cells** = testosterone-producing cells between the tubules in the testes **interstitielle Drüsen, Leydig-Zwischenzellen**; **interstitial cell stimulating hormone (ICSH)** *or* **luteinizing hormone (LH)** = hormone produced by the pituitary gland which stimulates the formation of corpus luteum in females and testosterone in males **luteinisierendes Hormon (LH)**

◇ **intertrigo** *noun* irritation which occurs when two skin surfaces rub against each other (as in the armpit *or* between the buttocks) **Intertrigo**

◇ **intertubercular plane** *noun* imaginary horizontal line drawn across the lower abdomen at the level of the projecting parts of the iliac bones **Intertuberkularebene**

intervention *noun* treatment **Intervention, Eingriff**; **medical intervention** *or* **surgical intervention** = treatment of illness by drugs *or* by surgery **medikamentöse Behandlung; chirurgische Behandlung**; **nursing intervention** = treatment of illness by nursing care, without surgery **pflegerische Behandlung**

interventricular *adjective* between ventricles (in the heart *or* brain) **interventrikulär**; **interventricular septum** = wall in the lower part of the heart, separating the ventricles **Ventrikelseptum, Kammerscheidewand**; **interventricular foramen** = opening in the brain between the lateral ventricle and the third ventricle, through which the cerebrospinal fluid passes **Foramen interventriculare Monroi**

intervertebral *adjective* between vertebrae **intervertebral**; **intervertebral disc** = thick piece of cartilage which lies between two vertebrae **Bandscheibe**; **intervertebral foramina** = hole in each vertebra through which the nerves pass **Foramina intervertebralia, Zwischenwirbellöcher**; *see also* VERTEBRAL *see illustration* JOINTS, VERTEBRAL COLUMN

intestine *noun* **the intestines** = the bowel *or* gut *or* the tract which passes from the stomach to the anus in which food is digested as it passes through **Eingeweide, Viszera**; **small intestine** = section of the intestine from the stomach to the caecum, consisting of the duodenum, the jejunum and the ileum **Dünndarm, Intestinum tenue**; **large intestine** = section of the intestine from the caecum to the rectum, consisting of the caecum, the ascending, transverse, descending and sigmoid colons and the rectum **Dickdarm, Intestinum crassum**

◇ **intestinal** *adjective* referring to the intestine **intestinal**; **intestinal anastomosis** = surgical operation to join one part of the intestine to another (after a section has been removed) **Darmanastomose**; **intestinal flora** = bacteria which are always present in the intestine **Darmflora**; **intestinal glands** *or* **glands of Lieberkühn** = tubular glands found in the mucous membrane of the small and large intestine **Glandulae intestinales, Lieberkühn-Drüsen**; **intestinal infection** = infection in the intestines **Darminfektion**; **intestinal juice** = colourless fluid secreted by the small intestine which contains enzymes that help digestion **Darmsaft**; **intestinal obstruction** = blocking of the intestine **Darmverschluss**; **intestinal wall** = layers of tissue which form the intestine **Darmwand**; (NOTE: for other terms referring to the intestine, see words beginning with **entero-**)

> COMMENT: absorption of substances in partly digested food is the main function of the small intestine. This is carried out by the little villi in the walls of the intestine which absorb nutrients into the bloodstream. The large intestine absorbs water from the food after it has passed through the small intestine, and the remaining material passes out of the body through the anus as faeces

intima *noun & adjective* **(tunica) intima** = inner layer of the wall of an artery *or* vein **Intima, Tunica intima**

intolerance *noun* (i) being unable to endure something, such as pain; (ii) being unable to take certain drugs because of the body's reaction to them **(i) Unerträglichkeit; (ii) Unverträglichkeit, Überempfindlichkeit**; *he developed an intolerance to penicillin*

intoxicate *verb* to make a person drunk *or* to make a person incapable of controlling his actions, because of the influence of alcohol on his nervous system **berauschen;** *he drank six glasses of whisky and became completely intoxicated*

◇ **intoxicant** *noun* substance, such as an alcoholic drink, which induces a state of intoxication or poisoning **Rauschmittel**

◇ **intoxication** *noun* condition which results from the absorption and diffusion in the body of a poison, such as alcohol **Intoxikation, Vergiftung, Rausch(zustand)**; *she was driving a bus in a state of intoxication*

intra- *prefix* meaning inside **Intra-**

◇ **intra-abdominal** *adjective* inside the abdomen **intraabdominal, intraabdominell**

◇ **intra-articular** *adjective* inside a joint **intraartikulär**

◇ **intracellular** *adjective* inside a cell **intrazellulär**

◇ **intracerebral haematoma** *noun* blood clot inside a cerebral hemisphere **intrazerebrales Hämatom**

◇ **intracranial** *adjective* inside the skull **intrakraniell**

intractable *adjective* which cannot be treated **unbehandelbar;** *an operation to relieve intractable pain*

intracutaneous *or* **intradermal** *adjective* inside layers of skin tissue **intrakutan, intradermal**

◇ **intradural** *adjective* inside the dura mater **intradural**

◇ **intramedullary** *adjective* inside the bone marrow *or* spinal cord **intramedullär**

◇ **intramural** *adjective* inside the wall of an organ **intramural**

◇ **intramuscular** *adjective* inside a muscle **intramuskulär**; **intramuscular injection** = injection made into a muscle **intramuskuläre Injektion**

◇ **intraocular** *adjective* inside the eye **intraokular**; **intraocular lens (IOL)** = artificial lens implanted inside the eye **intraokuläres Linsenimplantat**; **intraocular pressure** = pressure inside the eyeball (if too high, it gives glaucoma) **intraokulärer Druck**

◇ **intrathecal** *adjective* inside a sheath *or* inside the intradural or subarachnoid space **intrathekal**

◇ **intrauterine** *adjective* inside the uterus **intrauterin**; **intrauterine device (IUD)** = plastic coil placed inside the uterus to prevent conception **Intrauterinpessar (IUP)**

◇ **intravenous (IV)** *adjective* into a vein **intravenös (i.v.)**; **intravenous feeding** = giving liquid food to a patient by means of a tube inserted into a vein **parenterale Ernährung**; *see also* DRIP; **intravenous injection** = injection into a vein for fast release of a drug **intravenöse Injektion**; **intravenous pyelogram (IVP)** = series of X-ray photographs of the kidneys using pyelography **intravenöses Pyelogramm (IVP), Ausscheidungspyelogramm**; **intravenous pyelography** = X-ray examination of the kidneys after an opaque substance is injected intravenously into the body, and is carried by the blood into the kidneys **Ausscheidungsurographie (AUG)**

◇ **intravenously** *adverb* into a vein **intravenös;** *a fluid given intravenously*

◇ **intra vitam** *Latin phrase meaning* 'during life' **intra vitam, lebend**

intrinsic *adjective* referring to the essential nature of an organism *or* included inside an organ or part **intrinsisch**; **intrinsic factor** = protein produced in the gastric glands which reacts with the the extrinsic factor, and which, if lacking, causes pernicious anaemia **Intrinsic-Faktor**; **intrinsic ligament** = ligament which forms part of the capsule surrounding a joint **Binnenband**; **intrinsic muscle** = muscle lying completely inside the part or segment, especially of a limb which it moves **innerer Muskel**

introduce *verb*
(a) to put something into something **einführen;** *he used a syringe to introduce a medicinal substance into the body; the nurse introduced the catheter into the vein*
(b) to present two people to one another when they have never met before **vorstellen;** *can I introduce my new assistant?*
(c) to start a new way of doing something **einführen;** *the hospital has introduced a new screening process for cervical cancer*

◇ **introduction** *noun*
(a) putting something inside **Einführung;** *the introduction of semen into the woman's uterus; the introduction of an endotracheal tube into the patient's mouth*
(b) starting a new process **Einführung**

introitus *noun* opening into any hollow organ *or* canal **Introitus, Eingang**

introversion *noun* condition where a person is excessively interested in himself and his own mental state **Introversion**

◇ **introvert** *noun* person who thinks only about himself and his own mental state **Introvertierte(r)**; *compare* EXTROVERT, EXTROVERSION

intubate *verb* to catheterize *or* to insert a tube into any organ *or* part of the body **intubieren**

◇ **intubation** *noun* catheterization *or* therapeutic insertion of a tube into the larynx through the glottis to allow passage of air **Intubation**

intumescence *noun* swelling of an organ **Intumeszenz, Anschwellung**

intussusception *noun* condition where part of the gastrointestinal tract telescopes with the part beneath, causing an obstruction and strangulation of the part which has been telescoped **Intussuszeption, Invagination**

invagination *noun* (i) intussusception; (ii) surgical treatment of hernia, in which a sheath of tissue is made to cover the opening **(i) & (ii) Invagination**

invalid *noun & adjective* (person) who has had an illness and has not fully recovered from it; (person) who is disabled **Invalide(r); invalide;** *he has been an invalid since he had the accident six years ago; she is looking after her invalid parents* **invalid carriage** = small car, specially made for use by an invalid **Behinderten(kraft)fahrzeug**; **invalid chair** *or* **wheelchair** = chair with wheels in which an invalid can sit and move about **Rollstuhl;** *she manages to do all her shopping using her invalid chair; some buildings have special entrances for invalid chairs*

◇ **invalidity** *noun* being disabled **Invalidität**; **invalidity benefit** = money paid by the government to someone who is permanently disabled **Invaliditätsrente**

invasion *noun* entry of bacteria into a body *or* first attack of a disease **Invasion, Eindringen, Befall**

invasive *adjective*
(a) (cancer) which tends to spread throughout the body **invasiv**
(b) (inspection *or* treatment) which involves entering the body by making an incision **invasiv**; *see also* NON-INVASIVE

invent *verb*
(a) to make something which has never been made before **erfinden;** *he invented a new type of catheter*
(b) to make up, using your imagination **erfinden, sich ausdenken;** *he invented the whole story; small children often invent imaginary friends*

◇ **invention** *noun* thing which someone has invented **Erfindung;** *we have seen his latest invention, a brain scanner*

inversion *noun* being turned towards the inside *or* turning of part of the body (such as the foot) towards the inside **Inversion, Einwärtsdrehung**; **inversion of the uterus** = condition where the top part of the uterus touches the cervix, as if it were inside out (which may happen after childbirth) **Inversio uteri, Einstülpung der Gebärmutter**

invertase *noun* enzyme in the intestine which splits sucrose **Invertase**

investigate *verb* to examine something to try to find out what caused it **untersuchen, erforschen;** *health inspectors are investigating the outbreak of legionnaires' disease*

◇ **investigation** *noun* examination to find out the cause of something which has happened **Untersuchung, Erforschung;** *the Health Authority ordered an investigation into how the drugs were stolen*

◇ **investigative surgery** *noun* surgery to investigate the cause of a condition **explorativer Eingriff**

invisible *adjective* which cannot be seen **unsichtbar;** *the microbes are invisible to the naked eye, but can be clearly seen under a microscope*

in vitro *Latin phrase meaning* 'in a glass' **in vitro**; **in vitro experiment** = experiment which takes place in the laboratory **In-vitro-Versuch**; **in vitro fertilization (IVF)** = fertilization of a woman's ovum by her husband's sperm in the laboratory **In-vitro-Fertilisation (IVF)**; *see also* TEST-TUBE BABY

in vivo *Latin phrase meaning* 'in living tissue': experiment which takes place on the living body **in vivo**; **in vivo experiment** = experiment on a living body (such as an animal) **In-vivo-Versuch**

involucrum *noun* covering of new bone which forms over diseased bone **Totenlade**

involuntary *adjective* independent of the will *or* done without any mental processes being involved **unbeabsichtigt, unwillkürlich;** *patients are advised not to eat or drink, to reduce the risk of involuntary vomiting while on the operating table* **involuntary action** = action where a patient does not use his will power **unwillkürliche Handlung**; **involuntary muscle** = muscle supplied by the autonomic nervous system, and therefore not under voluntary control (such as the muscle which activates a vital organ like the heart) **unwillkürlicher Muskel**

involution *noun*
(a) return of an organ to normal size, such as the return of the uterus to normal size after childbirth **Involution, Rückbildung**
(b) period of decline of organs which sets in after middle age **Involution, Rückbildung**

◇ **involutional** *adjective* referring to involution **involutiv**; **involutional melancholia** = depression which occurs in people (mainly women) after middle age, probably caused by a change of endocrine secretions **Involutionsmelancholie**

involve *verb* to concern *or* to have to do with **betreffen, umfassen;** *the operation involves removing part of the duodenum and attaching the stomach directly to the jejunum*

iodine *noun* chemical element which is essential to the body, especially to the

functioning of the thyroid gland Jod; **tincture of iodine** = weak solution of iodine in alcohol, used as an antiseptic **Jodtinktur** (NOTE: chemical symbol is **I**)

COMMENT: lack of iodine in the diet can cause goitre

IOL = INTRAOCULAR LENS

ion *noun* atom which has an electric charge. (Ions with a positive charge are called cations and those with a negative charge are anions) **Ion**

◇ **ionize** *verb* to give an atom an electric charge **ionisieren**

◇ **ionizer** *or* **negative ion generator** *noun* machine that increases the amount of negative ions in the atmosphere of a room, so counteracting the effect of positive ions **Ionisator**

COMMENT: it is believed that living organisms, including human beings, react to the presence of ionized particles in the atmosphere. Hot dry winds contain a higher proportion of positive ions than normal and these winds cause headaches and other illnesses. If negative ionized air is introduced into an air-conditioning system, the incidence of headaches and nausea among people working in the building may be reduced

IP = INTERPHALANGEAL JOINT

ipecacuanha *or (US)* **ipecac** *noun* drug made from the root of an American plant, used as treatment for coughs, and also as an emetic **Ipecacuanha**

ipsilateral *adjective* on the same side of the body **ipsolateral, kollateral**

IQ = INTELLIGENCE QUOTIENT

irid- *prefix* referring to the iris **Irid-**

◇ **iridectomy** *noun* surgical removal of part of the iris **Iridektomie**

◇ **iridencleisis** *noun* operation to treat glaucoma, where part of the iris is used as a drainage channel through a hole in the conjunctiva **Iridenkleisis**

◇ **iridocyclitis** *noun* inflammation of the iris and the tissues which surround it **Iridozyklitis**

◇ **iridodialysis** *noun* separation of the iris from its insertion **Iridodialysis**

◇ **iridoplegia** *noun* paralysis of the iris **Iridoplegie**

◇ **iridotomy** *noun* surgical incision into the iris **Iridotomie**

◇ **iris** *noun* coloured ring in the eye, with at its centre the pupil **Iris, Regenbogenhaut** *see illustration* EYE

◇ **iritis** *noun* inflammation of the iris **Iritis**

COMMENT: the iris acts as a kind of camera shutter, opening and closing to allow more or less light through the pupil into the eye

iron *noun*
(a) chemical element essential to the body, found in liver, eggs, etc. **Eisen, Fe;** (NOTE: chemical symbol is **Fe**)
(b) common grey metal **Eisen**

COMMENT: iron is an essential part of the red pigment in red blood cells. Lack of iron in haemoglobin results in iron-deficiency anaemia. Storage of too much iron in the body results in haemochromatosis

◇ **iron lung** = DRINKER RESPIRATOR

irradiation *noun*
(a) spread from a centre, as nerve impulses **Irradiation, Ausstrahlung**
(b) use of rays to treat patients *or* to kill bacteria in food **Bestrahlung**; **total body irradiation** = treating the whole body with radiation **Ganzkörperbestrahlung**

irreducible *adjective* (hernia) where the organ cannot be returned to its original position without an operation **irreponibel, irreduktibel**

irregular *adjective* not regular *or* abnormal **unregelmäßig;** *the patient's breathing was irregular; the nurse noted that the patient had developed an irregular pulse; he has irregular bowel movements*

irrigation *noun* washing out of a cavity in the body **Irrigation, Spülung**; **colonic irrigation** = washing out the large intestine **Dickdarmspülung**

irritate *verb* to make something painful *or* itchy *or* sore **reizen;** *some types of wool can irritate the skin*

◇ **irritability** *noun* state of being irritable **Irritabilität, Reizbarkeit**

◇ **irritable** *adjective* which can be easily excited **reizbar, irritabel**; **irritable colon** *or* **irritable bowel syndrome** = MUCOUS COLITIS

◇ **irritant** *noun* substance which can irritate **Irritans, Reizmittel (für die Haut)**; **irritant dermatitis** = contact dermatitis *or* skin inflammation caused by touching **Kontaktdermatitis**

◇ **irritation** *noun* action of irritating **Irritation, Reizung**

isch- *prefix* meaning reduction *or* too little **Isch-**

◇ **ischaemia** *noun* deficient blood supply to part of the body **Ischämie**

◇ **ischaemic** *adjective* lacking in blood **ischämisch**; **ischaemic heart disease (IHD)** = disease of the heart caused by a failure in the blood supply (as in coronary thrombosis) **ischämische Herzkrankheit, koronare Herzkrankheit (KHK)**; **transient ischaemic attack (TIA)** = mild stroke caused by a brief stoppage of blood supply **transitorische ischämische Attacke (TIA)**

> QUOTE changes in life style factors have been related to the decline in total mortality from IHD. In many studies a sedentary life style has been reported as a risk factor for IHD
>
> Journal of the American Medical Association

> QUOTE the term stroke does not refer to a single pathological entity. Stroke may be haemorrhagic or ischaemic: the latter is usually caused by thrombosis or embolism
>
> British Journal of Hospital Medicine

ischial *adjective* referring to the ischium *or* hip joint **Ischias-**; **ischial tuberosity** = lump of bone forming the ring of the ischium **Tuber ischiadicum, Sitzbeinhöcker**

◇ **ischiocavernosus muscle** *noun* muscle along one side of the perineum **Musculus ischiocavernosus, Sitzbein-Schwellkörper-Muskel**

◇ **ischiorectal** *adjective* referring to both the ischium and the rectum **ischiorektal**; **ischiorectal abscess** = abscess which forms in fat cells between the anus and the ischium **ischiorektaler Abszess**; **ischiorectal fossa** = space on either side of the lower end of the rectum and anal canal **Fossa ischiorectalis**

◇ **ischium** *noun* lower part of the hip bone in the pelvis **Ischium, Gesäß, Sitzbein** *see illustration* PELVIS

ischuria *noun* retention *or* suppression of urine **Ischurie, Harnverhaltung**

Ishihara test *noun* test for colour blindness where the patient is asked to identify letters or numbers among a mass of coloured dots **Isihara-Farbsehtest**

islets of Langerhans *or* **islet cells** *plural noun* groups of cells in the pancreas which secrete the hormones glucagon and insulin **Langerhans-Inseln, Inselzellen**

iso- *prefix* meaning equal **Iso-**

◇ **isoantibody** *noun* antibody which forms in one person as a reaction to antigens from another person **Isoantikörper, Alloantikörper**

◇ **isograft** *or* **syngraft** *noun* graft of tissue from an identical twin **Isotransplantat, syngenes Transplantat**

◇ **isoimmunization** *noun* immunization of a person with antigens derived from another person **Isoimmunisierung, Alloimmunisierung**

isolate *verb*
(a) to keep one patient apart from others (because he has a dangerous infectious disease) **isolieren**
(b) to identify a single virus *or* bacteria among many **isolieren;** *scientists have been able to isolate the virus which causes legionnaires' disease; candida is easily isolated from the mouths of healthy adults*

◇ **isolation** *noun* separation of a patient, especially one with an infectious disease, from other patients **Isolation**; **isolation hospital** *or* **isolation ward** = special hospital *or* special ward in a hospital where patients suffering from infectious dangerous diseases can be isolated **Isolierkrankenhaus, Isolierstation**

isoleucine *noun* essential amino acid **Isoleuzin**

isometric exercises *noun* exercises which strengthen the muscles, where the muscles contract but do not shorten **isometrische Übungen**

isoniazid *noun* drug used to treat tuberculosis **Isoniazid**

◇ **isotonic** *adjective* (solution, such as a saline drip) with the same pressure as blood, which can therefore be passed directly into the body **isoton**

◇ **isotope** *noun* form of a chemical element which has the same chemical properties as other forms, but different atomic mass **Isotop**; **radioactive isotope** = isotope which sends out radiation, used in radiotherapy **radioaktives Isotop, Radioisotop**

isthmus *noun* (i) short narrow canal *or* cavity; (ii) narrow band of tissue joining two larger masses of similar tissue (such as the section in the centre of the thyroid gland, which joins the two lobes) **(i) & (ii) Isthmus**

itch
1 *noun* any irritated place on the skin, which makes a person want to scratch **Hautjucken, Pruritis**; **the itch** = scabies *or* infection of the skin caused by a mite, producing violent irritation **Krätze, Skabies**
2 *verb* to irritate, so that relief can be found by scratching **jucken**

◊ **itching** *or* **pruritus** *noun* irritation of the skin which makes the patient want to scratch **Juckreiz, Pruritus**

◊ **itchy** *adjective* which makes someone want to scratch **juckend;** *the main symptom of the disease is an itchy red rash*

-itis *suffix* meaning inflammation **-itis**; **otitis** = inflammation of the ear **Otitis**; **rhinitis** = inflammation of the nasal passages **Rhinitis**

IU = INTERNATIONAL UNIT

IUD = INTRAUTERINE DEVICE

IV = INTRAVENOUS

IVP = INTRAVENOUS PYELOGRAM

IVF = IN VITRO FERTILIZATION

Jj

J *abbreviation for* JOULE

jab *noun (informal)* injection *or* inoculation **Einspritzung, Impfung;** *he has had a tetanus jab; go to the doctor to get a cholera jab*

jacket *noun* short coat **Jacke;** *the dentist was wearing a white jacket* **bed jacket** = short warm jacket which a patient can wear when sitting in bed **Bettjäckchen**

Jacksonian epilepsy *see* EPILEPSY

Jacquemier's sign *noun* sign of early pregnancy, when the vaginal mucosa becomes bluish in colour due to an increased amount of blood in the arteries **Jacquemier-Zeichen**

jar
1 *noun* pot (usually glass) for keeping liquids *or* food in **Krug, Glas, Topf, Tiegel;** *specimens of diseased organs can be kept in glass jars*
2 *verb* to give a shock with a blow **erschüttern;** *the patient fell awkwardly and jarred his spine*

jaundice *or* **icterus** *noun* condition where there is an excess of bile pigment in the blood, and where the pigment is deposited in the skin and the whites of the eyes which have a yellow colour **Gelbsucht, Ikterus**; **haemolytic jaundice** *or* **prehepatic jaundice** = jaundice caused by haemolysis of the red blood cells **hämolytischer Ikterus, prähepatischer Ikterus**; **hepatocellular jaundice** = jaundice caused by injury to *or* disease of the liver cells **hepatozellulärer Ikterus, Parenchymikterus**; **infective jaundice** = jaundice caused by a viral disease such as hepatitis **infektiöse Gelbsucht**; **obstructive jaundice** *or* **posthepatic jaundice** = jaundice caused by an obstruction of the bile ducts **posthepatischer Ikterus, Verschlussikterus**; *see also* ACHOLURIC

> COMMENT: jaundice can have many causes, usually relating to the liver: the most common are blockage of the bile ducts by gallstones *or* by disease of the liver, infectious diseases such as the two forms of hepatitis and Weil's disease

jaw *noun* bones in the face which hold the teeth and form the mouth **Kiefer**; **upper jaw and lower jaw** = the two parts of the jaw, the upper (the maxillae) being fixed parts of the skull, and the lower (the mandible) being attached to the skull with a hinge so that it can move up and down **Oberkiefer und Unterkiefer;** *teeth are fixed in both the upper and lower jaw; he fell down and broke his jaw or the punch on his mouth broke his lower jaw*

◊ **jawbone** *noun* one of the bones (the maxilla and the mandible) which form the jaw **Kieferknochen;** (NOTE: **jawbone** usually refers to the lower jaw or mandible)

jejun- *prefix* referring to the jejunum **Jejun-**

◊ **jejunal** *adjective* referring to the jejunum **jejunal**; **jejunal ulcer** = ulcer in the jejunum **Jejunalulkus, Jejunalgeschwür**

◊ **jejunectomy** *noun* surgical removal of all *or* part of the jejunum **Jejunumresektion**

◊ **jejunoileostomy** *noun* surgical operation to make an artificial link between the jejunum and the ileum **Jejunoileostomie**

◊ **jejunostomy** *noun* surgical operation to make an artificial passage to the jejunum through the wall of the abdomen **Jejunostomie**

◊ **jejunotomy** *noun* surgical operation to cut into the jejunum **Jejunotomie**

◇ **jejunum** *noun* part of small intestine between the duodenum and the ileum **Jejunum, Leerdarm** *see illustration* DIGESTIVE SYSTEM

COMMENT: the jejunum is about 2 metres long

jelly *noun* semi-solid substance **Gel**; **lubricating jelly** = jelly used to make a surface slippery **Gleitgel**

jerk
1 *noun* sudden movement of part of the body which indicates that the local reflex arc is intact **Zuckung, Reflex**; **ankle jerk** = jerk as a reflex action of the foot when the back of the ankle is tapped **Achillessehnenreflex (ASR)**; **knee jerk** = jerk made as a reflex action by the knee, when the legs are crossed and the patellar tendon is tapped sharply **Patellarsehnenreflex, Kniesehnenreflex**
2 *verb* to make sudden movements **zucken**; *some forms of epilepsy are accompanied by jerking of the limbs*

◇ **jerky** *adjective* with sudden movement **krampfartig, ruckartig**; *the patient made jerky movements with his hand*

jet lag *noun* condition suffered by people who travel long distances in planes, caused by rapid changes in time zones which affect the metabolism of the body **Jetlag, zirkadiane Dysrhythmie**
(NOTE: does not take **the** or **a: 'she is suffering from jet lag'; 'he took several days to get over his jet lag')**

jigger = SANDFLEA

join *verb* to put things together; to come together **verbinden, vereinigen**; *the bones are joined together by a cartilage; the inflammation started at the point where the ileum joins the caecum*

joint *noun* junction of two or more bones, especially one which allows movement of the bones **Gelenk**; *the elbow is a joint in the arm; arthritis is accompanied by stiffness in the joints* **hip joint** *or* **wrist joint** = place where the hip is joined to the upper leg *or* where the wrist joins the arm **Hüftgelenk; Handgelenk**; **ball and socket joint** = joint (like the shoulder) where the rounded end of a long bone fits into a socket on another bone **Kugelgelenk**; **primary cartilaginous joint** = temporary joint where the intervening cartilage is converted into adult bone **Knorpelgelenk, Synchondrose**; **secondary cartilaginous joint** = joint where the surfaces of the two bones are connected by a piece of cartilage so that they cannot move (such as the pubic symphysis) **Symphyse, Verwachsung**; **fibrous joint** = joint where two bones are fixed together by fibrous tissue, so that they can move only slightly (as in the bones of the skull) **Articulatio fibrosa, Junctura fibrosa**; **hinge joint** = joint (like the knee) which allows the two bones to move in one plane only **Scharniergelenk**; **locking joints** = joints (such as the knee *or* elbow) which can be locked in an extended position **Rastgelenke**; **pivot joint** *or* **trochoid joint** = joint where a bone can rotate easily **Radgelenk, Articulatio trochoidea**; **synovial joint** = joint where the two bones are separated by a space filled with synovial fluid which nourishes and lubricates the surfaces of the bones **Synovialgelenk**; **joint capsule** = fibrous tissue which surrounds and holds a joint together **Gelenkkapsel**; **joint mice** = loose pieces of bone *or* cartilage in the knee joint, making the joint lock **Gelenkmäuse, freie Gelenkkörper**; *see also* CHARCOT'S JOINT (NOTE: for

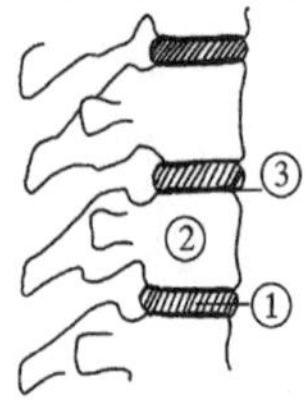

CARTILAGINOUS JOINT	KNORPELGELENK
1. intervertebral disc	1. Bandscheibe
2. vertebra	2. Vertebra
3. hyaline cartilage	3. hyaliner Knorpel

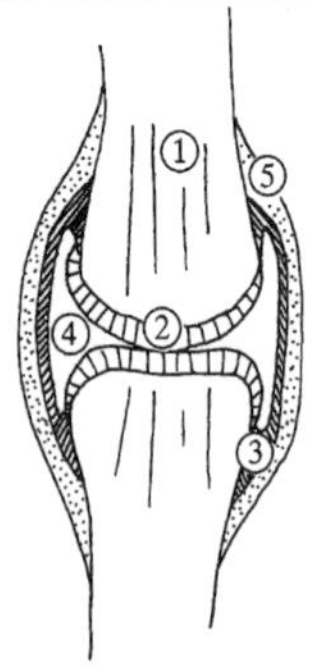

SYNOVIAL JOINT	SYNOVIALGELENK
1. bone	1. Knochen
2. articular cartilage	2. Gelenkknorpel
3. synovial membrane	3. Synovialhaut
4. synovial cavity and fluid	4. Synovialhöhle und Synovialflüssigkeit
5. joint capsule (ligament)	5. Gelenkkapsel (Band)

other terms referring to joints, see words beginning with **arthr-, articul-)**

◇ **jointed** *adjective* linked with joints **gelenkig, durch Gelenk(e) verbunden**

◇ **joint-breaker fever** = O'NYONG-NYONG FEVER

joule *noun* SI unit for measuring energy and heat **Joule;** (NOTE: usually written **J** with figures: **25J)**

> COMMENT: one joule is the amount of energy used to move one kilogram the distance of one metre, using the force of one newton

jugular *adjective* referring to the throat or neck **jugular**; **jugular nerve** = one of the nerves in the neck **Nervus jugularis**; **jugular trunk** = terminal lymph vessel in the neck, draining into the subclavian vein **Truncus jugularis, Halslymphstamm**; **jugular vein** *or* **jugular** = one of the veins which pass down either side of the neck **Vena jugularis, Drosselvene**

> COMMENT: there are three types of jugular vein: the internal jugular is large and leads to the brachiocephalic vein, the external jugular is smaller and leads to the subclavian vein and the anterior jugular is the smallest

juice *noun* fluid secretion of an animal or plant **Saft, Flüssigkeit;** *a glass of orange juice or tomato juice; a tin of grapefruit juice* **gastric juice** = acid liquid secreted by the stomach which helps digest food **Magensaft**; **intestinal juice** = alkaline liquid secreted by the small intestine which helps digest food **Darmsaft**

junction *noun* joining point **Junctura, Verbindung**

juvenile *adjective* referring to children *or* adolescents **juvenil, jugendlich;** *the area has six new cases of juvenile diabetes mellitus*

juxta- *prefix* meaning beside *or* near **Juxta-**

Kk

K
1 *symbol for* potassium **K, Kalium**
2 *noun* **Vitamin K** = vitamin found in green vegetables like spinach and cabbage, and which helps the clotting of blood and is needed to activate prothrombin **Vitamin K**

k *abbreviation for* one thousand; **kg** = kilogram **kg**; **kJ** = kilojoule **kJ**

Kahn test *noun* test of blood serum to diagnose syphilis **Kahn-Reaktion**

kala-azar *noun* severe infection, occurring in tropical countries **Kala-Azar, viszerale Leishmaniase**

> COMMENT: kala-azar is a form of leishmaniasis, caused by the infection of the intestines and internal organs by a parasite *Leishmania* spread by flies. Symptoms are fever, anaemia, general wasting of the body and swelling of the spleen and liver

kalium = POTASSIUM

kaolin *noun* white powder, the natural form of aluminium silicate *or* china clay **Kaolin**

> COMMENT: kaolin is used internally in liquid form to reduce diarrhoea and can also be used externally as a talc or as a poultice

Kaposi's sarcoma *noun* cancer which takes the form of many haemorrhagic nodes affecting the skin, especially on the extremities **Kaposi-Sarkom**

> COMMENT: formerly a relatively rare disease, found mainly in tropical countries; now more common as it is one of the sequelae of AIDS

karyotype *noun* the chromosome complement of a cell, shown as a diagram or as a set of letters and numbers **Karyotyp**

Kayser-Fleischer ring *noun* brown ring on the outer edge of the cornea, which is a diagnostic sign of hepatolenticular degeneration **Kayser-Fleischer-Ring**

keen *adjective*
(a) eager *or* willing **begierig, stark interessiert;** *he's keen to go to medical school; she is not at all keen on prescribing placebos*
(b) *(of senses)* which can notice differences very well **scharf, gut;** *he has a keen sense of smell; she has keen eyesight* **keen - keener - keenest**

keep *verb*
(a) to have for a very long time or for ever **behalten, aufbewahren;** *the hospital keeps its medical records for ten years*

(b) to continue to do something **etwas weiter (hin) tun;** *the pump has to be kept going twenty-four hours a day; keep taking the tablets for ten days*
(c) to make someone stay in a state **halten;** *the patient must be kept warm and quiet; dangerous medicines should be kept locked in a cupboard* (NOTE **keeps - keeping - kept - has kept)**

◇ **keep down** *verb* to take food and retain it in the stomach **bei sich behalten;** *he managed to keep down some soup; she could not even keep a glass of orange juice down*

◇ **keep on** *verb* to continue to do something **weitermachen, nicht aufhören;** *the patient kept on calling out in his sleep; you should keep on doing the exercises at home for several weeks*

Keller's operation *noun* operation on the big toe, to remove a bunion *or* correct an ankylosed joint **Keller-Operation**

keloid *noun* excessive amount of scar tissue at the site of a skin injury **Keloid, Wulstnarbe**

kerat- *prefix* referring to horn *or* horny tissue *or* the cornea **Kerat-**

◇ **keratectasia** *noun* condition where the cornea bulges **Keratektasie**

◇ **keratectomy** *noun* surgical removal of the whole *or* part of the cornea **Keratektomie, Hornhautexzision**

◇ **keratin** *noun* protein found in horny tissue (such as fingernails *or* hair *or* the outer surface of the skin) **Keratin, Hornstoff**

◇ **keratinize** *verb* to convert into keratin *or* into horny tissue **verhornen;** *the cells are gradually keratinized*

◇ **keratinization** *or* **cornification** *noun* appearance of horny characteristics in tissue **Verhornung, Keratinisation**

◇ **keratitis** *noun* inflammation of the cornea **Keratitis**

◇ **keratoacanthoma** *noun* type of benign skin tumour, which disappears after a few months **Keratoakanthom**

◇ **keratoconjunctivitis** *noun* inflammation of the cornea with conjunctivitis **Keratokonjunktivitis**

◇ **keratoconus** *noun* cone-shaped lump on the cornea **Keratokonus, Hornhautkegel**

◇ **keratoglobus** *noun* swelling of the eyeball **Keratoglobus**

◇ **keratoma** *noun* hard thickened growth due to hypertrophy of the horny zone of the skin **Keratom;** (NOTE: plural is **keratomata)**

◇ **keratomalacia** *noun* (i) softening of the cornea frequently caused by Vitamin A deficiency; (ii) softening of the horny layer of the skin **(i) & (ii) Keratomalazie**

◇ **keratome** *noun* surgical knife used for operations on the cornea **Keratom**

◇ **keratometer** *noun* instrument for measuring the curvature of the cornea **Keratometer**

◇ **keratometry** *noun* process of measuring the curvature of the cornea **Keratometrie**

◇ **keratoplasty** *or* **corneal graft** *noun* grafting corneal tissue from a donor in place of diseased tissue **Keratoplastik, Hornhauttransplantation**

◇ **keratoscope** *or* **Placido's disc** *noun* instrument for examining the cornea to see if it has an abnormal curvature **Keratoskop, Placido-Scheibe**

◇ **keratosis** *noun* lesion of the skin **Keratose**

◇ **keratotomy** *noun* surgical operation to make a cut in the cornea, the first step in many intraocular operations **Keratotomie**

kerion *noun* painful soft mass, usually on the scalp, caused by ringworm **Kerion**

kernicterus *noun* yellow pigmentation of the basal ganglia and other nerve cells in the spinal cord and brain, found in children with icterus **Kernikterus**

> COMMENT: the symptoms are convulsions, anorexia and drowsiness. The disease can be fatal, and where it is not fatal, spasticity and mental defects appear

Kernig's sign *noun* symptom of meningitis, when the knee cannot be straightened if the patient is lying down with the thigh brought up against the abdomen **Kernig-Zeichen**

ketoacidosis *noun* accumulation of ketone bodies in tissue in diabetes, causing acidosis **Ketoazidose**

◇ **ketogenesis** *noun* production of ketone bodies **Ketogenese**

◇ **ketogenic diet** *noun* diet with a high fat content, producing ketosis **ketogene Kost**

◇ **ketonaemia** *noun* morbid state where ketone bodies exist in the blood **Ketonämie**

◇ **ketone** *noun* chemical compound containing the group CO attached to two alkyl groups **Keton**; **ketone bodies** = ketone compounds formed from fatty acids **Ketonkörper**

◇ **ketonuria** *noun* state where ketone bodies are excreted in the urine **Ketonurie**

◇ **ketosis** *noun* state where ketone bodies (such as acetone and acetic acid) accumulate in the tissues, a late complication of juvenile diabetes mellitus **Ketose**; *see also* ACETONE, ACETONURIA

key
1 *noun*
(a) piece of shaped metal used to open a lock **Schlüssel;** *she has a set of keys to the laboratory; he signed for the key to the medicine cupboard*
(b) part of a piano *or* a typewriter *or* a computer which you push down with your fingers **Taste**
(c) answer to a problem *or* explanation **Schlüssel;** *the key to successful treatment of arthritis is movement*
2 *adjective* most important **Schlüssel-;** *he has the key position in the laboratory; penicillin is the key factor in the treatment of gangrene*

◇ **keyhole surgery** *noun (informal)* laparoscopic surgery involving inserting tiny surgical instruments through an endoscope **minimal invasive Chirurgie, Schlüssellochchirurgie**

kg = KILOGRAM

kick
1 *noun* hitting with your foot **Tritt, Stoß;** *she could feel the baby give a kick*
2 *verb* to hit something with your foot **treten, einen Tritt versetzen;** *she could feel the baby kicking*

kidney *noun* one of two organs situated in the lower part of the back on either side of the spine behind the abdomen, whose function is to maintain normal concentrations of the main constituents of blood, passing the waste matter into the urine **Niere;** *he has a kidney infection; the kidneys have begun to malfunction; she is being treated for kidney trouble* **kidney dialysis** = removing waste matter from the blood of a patient by passing it through a kidney machine **Hämodialyse**; **kidney failure** = situation where a patient's kidneys do not function properly **Nierenversagen, Niereninsuffizienz**; **kidney machine** = apparatus through which a patient's blood is passed to be cleaned by dialysis if the patient's kidneys have failed **künstliche Niere**; **kidney stones** = small hard deposits sometimes formed in the kidney **Nierensteine**; **floating kidney** = NEPHROPTOSIS; **horseshoe kidney** = congenital defect of the kidney, where usually the lower parts of each kidney are joined together **Hufeisenniere;** (NOTE: for other terms referring to the kidney, see words beginning with **nephr-, ren-, reno-**)

COMMENT: a kidney is formed of an outer cortex and an inner medulla. The nephrons which run from the cortex into the medulla filter the blood and form urine. The urine is passed through the ureters into the bladder. Sudden sharp pain in the back of the abdomen, going downwards, is an indication of a kidney stone passing into the ureter

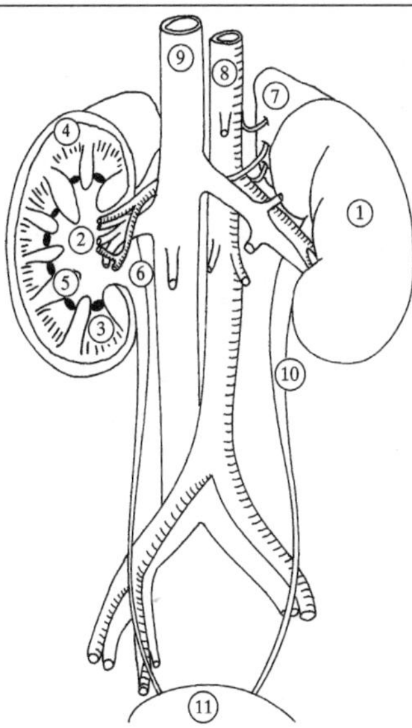

KIDNEY	NIERE
1. kidney	1. Niere
2. calyx	2. Calix
3. pyramid	3. Pyramide
4. cortex	4. Kortex
5. medulla	5. Medulla
6. renal pelvis	6. Pelvis renalis
7. adrenal gland	7. Nebenniere
8. abdominal aorta	8. Aorta abdominalis
9. inferior vena cava	9. Vena cava inferior
10. ureter	10. Ureter
11. urinary bladder	11. Harnblase

kill *verb* to make someone *or* something die **töten;** *she was given the kidney of a person killed in a car crash; heart attacks kill more people every year; antibodies are created to kill bacteria*

◇ **killer** *noun* person *or* disease which kills **Mörder, Killer;** *virulent typhoid fever can be a killer disease; in the winter, bronchitis is the* *killer of hundreds of old people see also* PAIN KILLER

Killian's operation *noun* clearing of the frontal sinus by curetting **Killian-Operation**

COMMENT: in Killian's operation the incision is made in the eyebrow

kilo- *prefix* meaning one thousand **Kilo-**

◊ **kilocalorie** *noun* unit of measurement of heat (= 1,000 calories) **Kilokalorie;** (NOTE: when used with numbers **kilocalories** is usually written **Cal)**

◊ **kilogram** *or* **kilo** *noun* measurement of weight (= 1,000 grams) **Kilogramm, Kilo;** *two kilos of sugar; he weighs 62 kilos (62 kg)* (NOTE: when used with numbers **kilos** is usually written **kg)**

◊ **kilojoule** *noun* measurement of energy or heat (= 1,000 joules) **Kilojoule;** (NOTE: with figures usually written **kJ)**

Kimmelstiel-Wilson disease *or* **syndrome** *noun* form of nephrosclerosis found in diabetics **Kimmelstiel-Wilson-Syndrom, diabetische Glomerulosklerose**

kin *noun* relatives *or* close members of the family **Verwandtschaft, Familie, Angehörige; next of kin** = person *or* persons who are most closely related to someone **nächste(r) Angehörige(r);** *the hospital has notified the next of kin of the death of the accident victim*

kin- *or* **kine-** *prefix* meaning movement **Kin-, Kine-**

◊ **kinaesthesia** *noun* being aware of the movement and position of parts of the body **Kinästhesie**

COMMENT: kinaesthesia is the result of information from muscles and ligaments which is passed to the brain and which allows the brain to recognize movements *or* touch *or* weight

◊ **kinanaesthesia** *noun* not being able to sense the movement and position of parts of the body **Kinanästhesie**

◊ **kinematics** *or* **cinematics** *noun* science of movement, especially of body movements **Kinematik, Bewegungslehre**

◊ **kineplasty** *or* **cineplasty** *noun* amputation where the muscles of the stump of the amputated limb are used to operate an artificial limb **Kineplastik**

◊ **kinesiology** *or* **cinesiology** *noun* study of human movements, referring particularly to their use in treatment **Kinesiologie**

◊ **kinetochore** = CENTROMERE

Kirschner wire *noun* wire attached to a bone and tightened to provide traction to a fracture **Kirschner-Draht**

kiss of life *noun* method of artificial respiration where the aider breathes into the patient's lungs (either through the mouth *or* through the nose) **Mund-zu-Mund-Beatmung;** *he was given the kiss of life*

kit *noun* equipment put together in a container **Ausrüstung, Satz; first-aid kit** = box with bandages and dressings kept ready to be used in an emergency **Verbandskasten**

kJ = KILOJOULE

Klebsiella *noun* form of Gram negative bacteria, one of which, *Klebsiella pneumoniae*, can cause pneumonia **Klebsiella**

Klebs-Loeffler bacillus *noun* diphtheria bacillus **Corynebacterium diphtheriae, Diphtheriebakterium**

kleptomania *noun* form of mental disorder where the patient has a compulsive desire to steal things (even things of little value) **Kleptomanie**

◊ **kleptomaniac** *noun* person who suffers from a compulsive desire to steal **Kleptomane/Kleptomanin**

Klinefelter's syndrome *noun* genetic disorder where a male has an extra female chromosome (making an XXY set), giving sterility and partial female characteristics **Klinefelter-Syndrom**

Klumpke's paralysis *or* **Déjerine-Klumpke's syndrome** *noun* form of paralysis due to an injury during birth, affecting the forearm and hand **Klumpke-Lähmung, untere Armplexuslähmung**

knee *noun* joint in the middle of the leg, joining the femur and the tibia **Knie; water on the knee** = condition where synovial fluid accumulates in the knee joint **Kniegelenkerguss; knee jerk** = PATELLAR REFLEX; **knee joint** = joint where the femur and the tibia are joined, covered by the kneecap **Kniegelenk**

◊ **kneecap** *or* **patella** *noun* small bone in front of the knee joint **Kniescheibe, Patella** (NOTE: for other terms referring to the knee, see words beginning with **genu-)**

knit *verb*

(a) to make something out of wool, using two long needles **stricken**

(b) *(of broken bones)* to join together again **zusammenwachsen, verwachsen;** *broken*

bones take longer to knit in old people than in children
(NOTE: **knits - knitting - knit)**

knock
1 *noun*
(a) sound made by hitting something **Klopfen, Klopfgeräusch**
(b) hitting of something **Schlag, Stoß;** *he was concussed after having had a knock on the head*
2 *verb* to hit something **schlagen, stoßen;** *he knocked his head on the floor as he fell*
◇ **knock down** *verb* to make something fall down by hitting it hard **umwerfen, zu Boden werfen;** *he was knocked down by a car*
◇ **knock knee** *or* **genu valgum** *noun* state where the knees touch and the ankles are apart when a person is standing straight **X-Beine, Genu valgum**
◇ **knock-kneed** *adjective* (person) whose knees touch when he stands straight with feet slightly apart **x-beinig**
◇ **knock out** *verb* to hit someone so hard that he is no longer conscious **bewusstlos schlagen, k.o. schlagen;** *he was knocked out by a blow on the head*

knot
1 *noun* place where two pieces of string *or* gut are tied together **Knoten;** *he tied a knot at the end of the piece of string*
2 *verb* to attach with a knot **knoten;** *the nurse knotted the two bandages*
(NOTE: **knotting - knotted)**

knuckles *plural noun* the backs of the joints on a person's hand **(Finger)knöchel**

Koch's bacillus *noun* bacillus, *Mycobacterium tuberculosis,* which causes tuberculosis **Koch-Bazillus**
◇ **Koch-Weeks bacillus** *noun* bacillus which causes conjunctivitis **Koch-Weeks-Bakterium**

Köhler's disease *or* **scaphoiditis** *noun* degeneration of the navicular bone in children **Köhler-Krankheit, Knochennekrose des Kahnbeins**

koilonychia *or* **spoon nail** *noun* state where the fingernails are brittle and concave, caused by iron-deficiency anaemia **Koilonychie, Löffelnagel, Hohlnagel**

Koplik's spots *plural noun* small bluish-white spots surrounded by red areola, found in the mouth in the early stages of measles **Koplik-Flecken**

Korsakoff's syndrome *noun* condition where the patient's memory fails and he invents things which have not happened and is confused, caused usually by chronic alcoholism or disorders in which there is a deficiency of vitamin B **Korsakow-Syndrom, Korsakow-Psychose**

kraurosis *noun* dryness and shrivelling of a part **Craurosis, Kraurose; kraurosis penis** = state where the foreskin becomes dry and shrivelled **Craurosis penis; kraurosis vulvae** = condition where the vulva becomes thin and dry due to lack of oestrogen (found usually in elderly women) **Craurosis vulvae**

Krause corpuscles *see* CORPUSCLE *see illustration* SKIN AND SENSORY RECEPTORS

Krebs cycle = CITRIC ACID CYCLE

Krukenberg tumour *noun* malignant tumour in the ovary secondary to a tumour in the stomach **Krukenberg-Tumor**

Kuntscher nail *or* **Küntscher nail** *noun* long steel nail used to pin fractures of long bones through the bone marrow **Küntscher-Nagel**

Kupffer's cells *noun* large specialized liver cells which break down haemoglobin into bile **Kupffer-Sternzellen**

Kveim test *noun* skin test to confirm the presence of sarcoidosis **Kveim-Nickerson-Hauttest**

kwashiorkor *noun* malnutrition of small children, mostly in tropical countries, causing anaemia, wasting of the body and swollen liver **Kwashiorkor**

kyphos *noun* lump on the back in kyphosis **Buckel**
◇ **kyphoscoliosis** *noun* condition where the patient has both backward and lateral curvature of the spine **Kyphoskoliose**
◇ **kyphosis** *noun* hunchback, excessive backward curvature of the top part of the spine **Kyphose;** *see also* LORDOSIS
◇ **kyphotic** *adjective* referring to kyphosis **kyphotisch**

Ll

l = LITRE

lab *noun (informal)* = LABORATORY *we'll send the specimens away for a lab test; the lab report is negative; the samples have been returned by the lab*

lab- *prefix* referring to the lips *or* to labia **Lab-**

label
1 *noun* piece of paper *or* card attached to an object *or* person to identify them **Kennzeichen, Etikett; identity label** = label attached to the wrist of a newborn baby *or* a patient in hospital, so that he can be identified easily **Erkennungsmarke, Erkennungsarmband**
2 *verb* to write on a label *or* to attach a label to an object **etikettieren, beschriften;** *the bottle is labelled 'poison'*

labia *see* LABIUM
◇ **labial** *adjective* referring to the lips *or* to labia **labial**

labile *adjective* (drug) which is unstable and likely to change if heated or cooled **labil, instabil**

labio- *prefix* referring to lips *or* to labia **Labio-**
◇ **labioplasty** *noun* surgical operation to repair damaged *or* deformed lips **Lippenplastik, Cheiloplastik**
◇ **labium** *noun* (i) lip; (ii) structure which looks like a lip **(i) & (ii) Labium; labia majora** = two large fleshy folds at the outside edge of the vulva **Labia majora (pudendi), große Schamlippen; labia minora** *or* **nymphae** = two small fleshy folds on the inside edge of the vulva **Labia minora (pudendi), Nymphae, kleine Schamlippen** *see illustration* UROGENITAL SYSTEM (female)
(NOTE: the plural is **labia**)

laboratory *noun* special room where scientists can do research *or* can test chemical substances *or* can grow tissues in culture, etc. **Laboratorium, Labor;** *the new drug has passed its laboratory tests; the samples of water from the hospital have been sent to the laboratory for testing* **laboratory officer** = qualified person in charge of a laboratory **Laborleiter/-in; laboratory techniques** = methods *or* skills needed to perform experiments in a laboratory **Laborverfahren; laboratory technician** = person who does practical work in a laboratory and has particular care of equipment **Labortechniker/-in, Laborant/-in**

labour *(US)* **labor** *noun* childbirth, especially the contractions in the womb which take place during childbirth **Wehen, Geburt**

> COMMENT: labour usually starts about nine months (or 266 days) after conception. The cervix expands and the muscles in the uterus contract, causing the amnion to burst. The muscles continue to contract regularly, pushing the baby into, and then through, the vagina

labyrinth *noun* interconnecting tubes, especially those in the inside of the ear **Labyrinth; bony labyrinth** *or* **osseous labyrinth** = hard part of the temporal bone surrounding the membranous labyrinth in the inner ear **knöchernes Labyrinth; membranous labyrinth** = series of ducts and canals formed of membrane inside the osseous labyrinth **häutiges Labyrinth**
◇ **labyrinthitis** *or* **otitis interna** *noun* inflammation of the labyrinth **Labyrinthitis, Innenohrentzündung**

> COMMENT: the labyrinth of the inner ear is in three parts: the three semicircular canals, the vestibule and the cochlea. The osseous labyrinth is filled with a fluid (perilymph) and the membranous labyrinth is a series of ducts and canals inside the osseous labyrinth. The membranous labyrinth contains a fluid (endolymph). As the endolymph moves about in the membranous labyrinth it stimulates the vestibular nerve which communicates the sense of movement of the head to the brain. If a person turns round a nd round and then stops, the endolymph continues to move and creates the sensation of giddiness

lacerated *adjective* torn *or* with a rough edge **eingerissen, ausgefranst; lacerated wound** = wound where the skin is torn, as by a rough surface *or* barbed wire **Risswunde**
◇ **laceration** *noun* act of tearing tissue; wound which has been cut *or* torn with rough edges, and not the result of stabbing *or* pricking **Riss, Ruptur, Risswunde**

lachrymal *see* LACRIMAL

lack
1 *noun* not having something **Mangel;** *the*

children are dying because of lack of food; the hospital had to close two wards because of lack of money
2 *verb* not to have enough of something **fehlen;** *the children lack winter clothing; their diet lacks essential proteins* **he lacks the strength to feed himself** = he isn't strong enough to feed himself **ihm fehlt die Kraft, um zu essen**

lacrimal *or* **lacrymal** *or* **lachrymal** *adjective* referring to tears *or* tear ducts *or* tear glands **Tränen-**; **lacrimal apparatus** *or* **system** = arrangement of glands and ducts which produce and drain tears **Tränenapparat, Tränenorgane**; **lacrimal bones** = two little bones which join with others to form the orbits **Ossa lacrimales, Tränenbeine**; **lacrimal canaliculus** = small canal draining tears into the lacrimal sac **Canaliculus lacrimalis, Tränenkanälchen**; **lacrimal caruncle** = small red point at the inner corner of each eye **Caruncula lacrimalis, Tränenwärzchen**; **lacrimal duct** *or* **tear duct** *or* **nasolacrimal duct** = canal which takes tears from the lacrimal sac to the nose **Ductus nasolacrimalis, Tränen-Nasen-Gang**; **lacrimal gland** *or* **tear gland** = gland beneath the upper eyelid which secretes tears **Glandula lacrimalis, Tränendrüse**; **lacrimal puncta** = small openings of the lacrimal canaliculus at the corners of the eyes through which tears drain into the nose **Puncta lacrimales, Tränenpunkte**; **lacrimal sac** = sac at the upper end of the nasolacrimal duct, linking it with the lacrimal canaliculus **Tränensack**

◇ **lacrimation** *noun* crying *or* production of tears **Tränensekretion, Tränenfluss**

◇ **lacrimator** *noun* substance which irritates the eyes and makes tears flow **ein die Tränensekretion anregendes Mittel, Tränengas**

lact- *prefix* referring to milk **Lakt-**

◇ **lactase** *noun* enzyme, secreted in the small intestine, which converts milk sugar into glucose and galactose **Laktase**

◇ **lactate** *verb* to produce milk **Milch absondern**

◇ **lactation** *noun* (i) production of milk; (ii) period during which a mother is breast feeding a baby **(i) Milchsekretion, Laktation; (ii) Laktationsperiode, Stillzeit**

> COMMENT: lactation is stimulated by the production of the hormone prolactin by the pituitary gland. It starts about three days after childbirth, during which period the breasts secrete colostrum

lacteal
1 *adjective* referring to milk **milchig, chylös**
2 *noun* lymph vessel in a villus, which helps the digestive process in the small intestine by absorbing fat **Darmlymphgefäß**

lactic acid *noun* sugar which forms in cells and tissue, also in sour milk, cheese and yoghurt **Milchsäure**

> COMMENT: lactic acid is produced as the body uses up sugar during exercise. Excessive amounts of lactic acid in the body can produce muscle cramp

◇ **lactiferous** *adjective* which produces *or* secretes *or* carries milk **laktifer, Milch führend, Milch bildend**; **lactiferous duct** = duct in the breast which carries milk **Ductus lactiferus, Milchgang**; **lactiferous sinus** = dilatation of the lactiferous duct at the base of the nipple **Sinus lactiferus, Milchgangserweiterung**

◇ **Lactobacillus** *noun* genus of Gram-positive bacteria which can produce lactic acid from glucose and may be found in the digestive tract and the vagina **Lactobacillus, Laktobakterium**

◇ **lactogenic hormone** = PROLACTIN

◇ **lactose** *or* **milk sugar** *noun* sugar found in milk **Laktose, Milchzucker**; **lactose intolerance** = condition where a person cannot digest lactose because lactase is absent in the intestine, or because of an allergy to milk, causing diarrhoea **Laktoseintoleranz, Laktosemalabsorption**

◇ **lactosuria** *noun* excretion of lactose in the urine **Laktosurie**

◇ **lactovegetarian** *noun & adjective* (person) who does not eat meat, but eats vegetables, fruit, dairy produce and eggs and sometimes fish **Laktovegetarier/-in; laktovegetarisch;** *he has been on a lactovegetarian diet for twenty years; compare* VEGAN, VEGETARIAN

lacuna *noun* small hollow *or* cavity **Lacuna, Lücke, Loch**
(NOTE: the plural is **lacunae)**

Laennec's cirrhosis *noun* commonest form of alcoholic cirrhosis of the liver **Laennec-Zirrhose, atrophische Leberzirrhose**

laevocardia *noun* normal position of the apex of the heart towards the left side of the body **Lävokardie**; *compare* DEXTROCARDIA

lambda *noun* point at the back of the skull where the sagittal suture and lambdoidal suture meet **Lambda**

◇ **lambdoid(al) suture** *noun* horizontal joint across the back of the skull between the parietal and occipital bones **Sutura lambdoidea, Lambdanaht** *see illustration* SKULL

lamblia *see* GIARDIA

◇ **lambliasis** *see* GIARDIASIS

lame *adjective* not able to walk normally because one leg is shorter than the other *or* walking with a limp because of pain **lahm;** *he has been lame since his accident*

◇ **lameness** *noun* limping *or* walking awkwardly because of pain in a leg *or* because one leg is shorter than the other **Lahmheit**

lamella *noun* (i) thin sheet of tissue; (ii) thin disc placed under the eyelid to apply a drug to the eye **(i) & (ii) Lamelle, Plättchen** (NOTE: plural is **lamellae)**

lamina *noun* (i) thin membrane; (ii) side part of the posterior arch in a vertebra **(i) Lamina; (ii) Lamina arcus vertebrae, Wirbelbogenplatte**; **lamina propria** = connective tissue of mucous membrane containing blood vessels, lymphatics, etc. **Lamina propria mucosa, Schleimhautbindegewebe;** (NOTE: the plural is **laminae)**

◇ **laminectomy** *or* **rachiotomy** *noun* surgical operation to cut through the lamina of a vertebra in the spine to get to the spinal cord **Laminektomie**

lamp *noun* electric device which makes light **Lampe;** *an electric lamp; an endoscope can have a small lamp at the end of it; the ear specialist shone his lamp into the patient's ear; she lay for thirty minutes under an ultraviolet lamp*

lance *verb* to make a cut in a boil *or* abscess to remove the pus **inzidieren, einschneiden**

◇ **lancet** *noun* sharp two-edged pointed knife used in surgery **Lanzette**

◇ **lancinate** *verb* to lacerate *or* cut **lanzinieren**

◇ **lancinating** *adjective* sharp cutting (pain) **lanzinierend**

Landry's paralysis *see* Guillain-Barré syndrome **Landry-Paralyse**

Lange test *noun* method of detecting globulin in the cerebrospinal fluid **Goldsolreaktion**

Langerhans *noun* **islets of Langerhans** = groups of cells in the pancreas which secrete the hormones glucagon, insulin and gastrin **Langerhans-Inseln**

lanolin *noun* grease (from sheep's wool) which absorbs water, and is used to rub on dried skin, or in the preparation of cosmetics **Lanolin, Wollfett**

lanugo *noun* soft hair on the body of a fetus *or* newborn baby; soft hair on the body of an adult (except on the palms of the hands, the soles of the feet, and the parts where long hair grows) **Lanugo, Wollhaar**

laparo- *prefix* referring to the lower abdomen **Laparo-**

◇ **laparoscope** *or* **peritoneoscope** *noun* surgical instrument which is inserted through a hole in the abdominal wall to allow a surgeon to examine the inside of the abdominal cavity **Laparoskop, Peritoneoskop**

◇ **laparoscopy** *or* **peritoneoscopy** *noun* using a laparoscope to examine the inside of the abdominal cavity **Laparoskopie, Peritoneoskopie**

◇ **laparotomy** *noun* surgical operation to cut open the abdominal cavity **Laparotomie**

large *adjective* very big **groß;** *he has a large tumour on the right cerebrum* **large - larger - largest**

◇ **large intestine** *noun* section of the digestive system from the caecum to the rectum **Dickdarm**

larva *noun* stage in the development of an insect *or* tapeworm, after the egg has hatched but before the animal becomes adult **Larve** (NOTE: plural is **larvae)**

laryng- *or* **laryngo-** *prefix* referring to the larynx **Laryng-, Laryngo-**

◇ **laryngeal** *adjective* referring to the larynx **laryngeal**; **laryngeal inlet** = entrance from the laryngopharynx leading through the vocal cords to the trachea **Aditus laryngis, Kehlkopfeingang**; **laryngeal prominence** = Adam's apple **Prominentia laryngea, Adamsapfel**; **laryngeal reflex** = cough **Kehlkopfreflex**

◇ **laryngectomy** *noun* surgical removal of the larynx, usually as treatment for throat cancer **Laryngektomie**

◇ **laryngismus (stridulus)** *noun* spasm of the throat muscles with a sharp intake of breath which occurs when the larynx is irritated, as in children suffering from croup **Laryngismus stridulus, Stimmritzenkrampf, Laryngospasmus**

◇ **laryngitis** *noun* inflammation of the larynx **Laryngitis, Kehlkopfentzündung**

◇ **laryngofissure** *noun* surgical operation to make an opening into the larynx through the thyroid cartilage **Laryngofissur**

◇ **laryngologist** *noun* doctor who specializes in diseases of the larynx, throat and vocal cords **Laryngologe/Laryngologin, Halsspezialist/-in**

◇ **laryngology** *noun* study of diseases of the larynx, throat and vocal cords **Laryngologie**

◇ **laryngopharynx** *noun* part of the pharynx below the hyoid bone **Laryngopharynx**

◇ **laryngoscope** *noun* instrument for examining the inside of the larynx, using a light and mirrors **Laryngoskop**

◇ **laryngospasm** *noun* muscular spasm which suddenly closes the larynx **Laryngospasmus, Stimmritzenkrampf**

◇ **laryngostenosis** *noun* narrowing of the lumen of the larynx **Laryngostenose, Larynxstenose, Kehlkopfverengung**

◇ **laryngotomy** *noun* surgical operation to make an opening in the larynx through the membrane (especially in an emergency, when the throat is blocked) **Laryngotomie**

◇ **laryngotracheobronchitis** *noun* inflammation of the larynx, trachea and bronchi, as in croup **Laryngotracheobronchitis**

◇ **larynx** *or* **voice box** *noun* organ in the throat which produces sounds **Larynx, Kehlkopf** *see illustration* THROAT

> COMMENT: the larynx is a hollow passage made of cartilage, containing the vocal cords, situated behind the Adam's apple. It is closed by the epiglottis when swallowing or before coughing

laser *noun* instrument which produces a highly concentrated beam of light, which can be used to cut or attach tissue, as in operations for detached retina **Laser**; **argon laser** = laser which uses argon as its medium **Argonlaser**; **laser probe** = metal probe which is inserted into the body, then heated by a laser beam, used to burn through blocked arteries **Lasersonde**; **laser surgery** = surgery using lasers (such as removal of tumours, sealing blood vessels, etc.) **Laserchirurgie**

Lassa fever *noun* highly infectious virus disease found in Central and West Africa **Lassa-Fieber**

> COMMENT: the symptoms are high fever, pains, and ulcers in the mouth. It is often fatal

Lassar's paste *noun* ointment made of zinc oxide, used to treat eczema **Lassar-Zinkpaste**

lata *see* FASCIA

latent *adjective* (disease) which is present in the body, but does not show any signs **latent;** *the children were tested for latent viral infection*

lateral *adjective* (i) further away from the midline of the body; (ii) referring to one side of the body **(i) & (ii) lateral**; **lateral aspect** *or* **view** = view of the side of part of the body **Seitenansicht**; **lateral malleolus** = prominence on the outer surface of the ankle joint **Malleolus lateralis, Außenknöchel**; *compare* MEDIAL

◇ **lateralis** *see* VASTUS

◇ **lateroversion** *noun* turning (of an organ) to one side **Lateroversion, Seitwärtswendung**

latissimus dorsi *noun* large flat triangular muscle covering the lumbar region and the lower part of the chest **Musculus latissimus dorsi, Latissimus, breiter Rückenmuskel**

laugh
1 *noun* sound made by the throat when a person is amused **Lachen;** *he said it with a laugh; she gave a hysterical laugh*
2 *verb* to make a sound which shows amusement **lachen;** *he started to laugh hysterically*

◇ **laughing gas** *noun* nitrous oxide, gas used in combinations with other gases by dentists as an anaesthetic **Lachgas**

laundry *noun*
(a) place where clothes, etc. are washed **Wäscherei;** *the bedclothes will be sent to the hospital laundry to be sterilized*
(b) clothes, etc. which need to be washed or which have been washed **Wäsche;** *the report criticized the piles of dirty laundry left lying in the wards*

lavage *noun* washing out *or* irrigating an organ, such as the stomach **Lavage, Spülung**

lavatory *noun* toilet *or* place *or* room where one can get rid of water or solid waste from the body **Toilette;** *the ladies' lavatory is to the right; there are three lavatories for the ward of ten people*

laxative *noun & adjective* (medicine) which causes a bowel movement **Laxativum, Laxans, Abführmittel; laxierend, abführend**

> COMMENT: laxatives are very commonly used without prescription to treat constipation, although they should only be used as a short term solution. Change of diet and regular exercise are better ways of treating most types of constipation

layer *noun* flat area of a substance under or over another area **Schicht, Lage;** *they put three layers of cotton wadding over his eye*

lazy *adjective* not wanting to do any work **faul**; **lazy eye** = eye which does not focus properly **Suppressionsamblyopie; lazy - lazier - laziest**

lb *see* POUND

LD = LETHAL DOSE

LDL = LOW-DENSITY LIPOPROTEIN

L-dopa *or* **levodopa** *noun* amino acid used in the treatment of Parkinson's disease **L-Dopa, Levodopa**

l.e. *or* **LE** *abbreviation for* LUPUS ERYTHEMATOSUS; **LE cells** = white blood cells which show that a patient has lupus erythematosus **LE-Zellen**

lead *noun* very heavy soft metallic element, which is poisonous in compounds **Blei**; **lead line** = blue line seen on the gums in cases of lead poisoning **Bleisaum;** (NOTE: chemical symbol is **Pb)**

◇ **lead-free** *adjective* with no lead in it **bleifrei;** *lead-free paint; lead-free petrol*

◇ **lead poisoning** *or* **plumbism** *or* **saturnism** *noun* poisoning caused by taking in lead salts **Bleivergiftung, Saturnismus**

> COMMENT: lead salts are used externally to treat bruises *or* eczema, but if taken internally produce lead poisoning, which can also be caused by paint (children's toys must be painted in lead-free paint) or by lead fumes from car engines (which can be avoided by using lead-free petrol)

leak *verb (of liquids)* to flow out by accident *or* by mistake **lecken, austreten, auslaufen;** *blood leaked into the subcutaneous layers*

lecithins *noun* constituents of all animal and plant cells, involved with the transport and absorption of fats **Lezithine**

leech *noun* type of parasitic worm which lives in water and sucks the blood of animals by attaching itself to the skin **Blutegel; medicinal leech** = leech which is raised specially for use in medicine **Hirudo medicinalis, medizinischer Blutegel**

> COMMENT: leeches were formerly commonly used in medicine to remove blood from a patient. Today they are used in special cases, where it is necessary to make sure that blood does not build up in part of the body (as in a severed finger which has been sewn back on)

left *adverb, adjective & noun* referring to the side of the body which usually has the weaker hand **links; linke(r,s); Linke(r,s);** *he can't write with his left hand; the heart is on the left side of the body*

◇ **left-hand** *adjective* on the left side **linke(r,s);** *look in the left-hand drawer of the desk; the tablets are on the top left-hand shelf in the cupboard*

◇ **left-handed** *adjective* using the left hand more often than the right for writing **linkshändig;** *she's left-handed; left-handed people need special scissors; about five per cent of the population is left-handed*

◇ **left-handedness** *noun* condition of a person who is left-handed **Linkshändigkeit**

leg *noun* part of the body with which a person or animal walks and stands **Bein;** *she made him stand on one leg and lift the other leg up; he is limping from a leg injury which he received playing football; his left leg is slightly shorter than the right; she complained of pains in her right leg; she fell off the wall and broke her leg*

> COMMENT: the leg is formed of the thigh (with the thighbone or femur), the knee (with the kneecap or patella), and the lower leg (with two bones - the tibia and fibula)

legal *adjective* which is allowed by law **legal**; **legal abortion** = abortion carried out according to the law **legaler Schwangerschaftsabbruch**

Legg-Calvé-Perthes disease *noun* degeneration of the upper end of the thighbone in young boys, which prevents the bone growing properly and can result in a permanent limp **Legg-Calvé-Perthes-Krankheit**

legionnaires' disease *noun* bacterial disease similar to pneumonia **Legionärskrankheit**

> COMMENT: the disease is thought to be transmitted in droplets of moisture in the air, and so the bacterium is found in central air-conditioning systems. It can be fatal to old

or sick people, and so is especially dangerous if present in a hospital

leiomyoma *noun* tumour of smooth muscle, especially the smooth muscle coating the uterus **Leiomyom**

◇ **leiomyosarcoma** *noun* sarcoma in which large bundles of smooth muscle are found **Leiomyosarkom**

Leishmania *noun* tropical parasite which is passed to humans by the bites of sandflies **Leishmania**

◇ **leishmaniasis** *noun* any of several diseases (such as Delhi boil *or* kala-azar) caused by the parasite *Leishmania,* one form giving disfiguring ulcers, another attacking the liver and bone marrow **Leishmaniase; mucocutaneous leishmaniasis** = disorder affecting the skin and mucous membrane **Mukokutane Leishmaniase, Haut-Schleimhaut-Leishmaniase**

Lembert's suture *noun* suture used to close a wound in the intestine which includes all the coats of the intestine **Lembert-Naht**

Lempert operation *noun* fenestration *or* surgical operation to relieve deafness by making a small opening in the inner ear **Lempert-Operation**

length *noun* measurement of how long something is **Länge;** *the small intestine is about 5 metres in length*

lens *noun*
(a) part of the eye behind the iris and pupil, which focuses light coming from the cornea onto the retina **(Augen)linse** *see illustration* EYE
(b) piece of shaped glass *or* plastic which forms part of a pair of spectacles *or* microscope **Glas, Linse; contact lens** = tiny glass *or* plastic lens which fits over the eyeball and is worn instead of spectacles **Kontaktlinse**

◇ **lenticular** *adjective* referring to a lens *or* like a lens **lentikulär, linsenförmig**

COMMENT: the lens in the eye is elastic, and can change its shape under the influence of the ciliary muscle, to allow the eye to focus on objects at different distances

lentigo *noun* freckle *or* small brown spot on the skin often caused by exposure to sunlight **Lentigo, Linsenfleck, Leberfleck**

leper *noun* person suffering from leprosy **Leprakranke(r), Lepröse(r), Aussätzige(r);** *he works in a leper hospital*

lepidosis *noun* skin eruption, where pieces of skin fall off in flakes **Lepidosis, Schuppenbildung**

leproma *noun* lesion of the skin caused by leprosy **Leproma, Lepraknoten**

◇ **leprosy** *or* **Hansen's disease** *noun* infectious bacterial disease of skin and peripheral nerve tracts caused by *Mycobacterium leprae,* which destroys the tissues and can cripple the patient if left untreated **Lepra**

COMMENT: Leprosy attacks the nerves in the skin, and finally the patient loses all feeling in a limb, and parts, such as fingers *or* toes, can drop off

lepto- *prefix* meaning thin **Lepto-**

◇ **leptocyte** *noun* thin red blood vessel found in anaemia **Leptozyt**

◇ **leptomeninges** *noun* two inner meninges (pia mater and arachnoid) **Leptomeningen**

◇ **leptomeningitis** *noun* inflammation of the leptomeninges **Leptomeningitis**

◇ **leptospirosis** *or* **Weil's disease** *noun* infectious disease caused by the spirochaete *Leptospira* transmitted to humans from rats, giving jaundice and kidney damage **Leptospirose, Weil-Krankheit**

leresis *noun* uncoordinated speech, a sign of dementia **Altersschwatzhaftigkeit, Redesucht**

lesbian *adjective & noun* (woman) who experiences sexual attraction towards other women **lesbisch; Lesbierin**

◇ **lesbianism** *noun* sexual attraction in one woman for another **lesbische Liebe, weibliche Homosexualität;** *compare* HOMOSEXUAL

lesion *noun* wound *or* sore *or* damage to the body **Läsion, Schädigung**
(NOTE: lesion is used to refer to any damage to the body, from the fracture of a bone to a cut on the skin)

lessen *verb* to make less strong **verringern, vermindern;** *the injection will lessen the pain; modern antibiotics lessen the chance of a patient getting gangrene*

lesser *adjective* smaller **kleiner; lesser trochanter** = projection on the femur which is the insertion of the psoas major muscle **Trochanter minor, kleiner Rollhügel**

lethal *adjective* which can kill **letal, tödlich;** *she took a lethal dose of aspirin; these fumes* *are lethal if inhaled* **lethal gene** = gene which can kill the person who inherits it **Letalfaktor**

lethargic *adjective* showing lethargy **lethargisch**; **lethargic encephalitis** *or* **encephalitis lethargica** = formerly a common type of virus encephalitis occurring in epidemics **Encephalitis lethargica, Economo-Enzephalitis, Europäische Schlafkrankheit**

◇ **lethargy** *noun* mental torpor *or* tired feeling, when the patient has slow movements and is almost inactive **Lethargie**

leucine *noun* essential amino acid **Leucin, Leuzin**

leuco- *or* **leuko-** *prefix* meaning white **Leuko-**

◇ **leucocyte** *or* **leukocyte** *noun* white blood cell which contains a nucleus but has no haemoglobin **Leukozyt**

◇ **leucocytolysis** *noun* destruction of leucocytes **Leukozytolyse**

◇ **leucocytosis** *noun* increase in numbers of leucocytes in the blood above the normal upper limit (in order to fight an infection) **Leukozytose**

COMMENT: in normal conditions the blood contains far fewer leucocytes than erythrocytes (red blood cells), but their numbers increase rapidly when infection is present in the body. Leucocytes are either granular (with granules in the cytoplasm) *or* nongranular. The main types of leucocyte are: lymphocytes and monocytes which are nongranular, and neutrophils, eosinophils and basophils which are granular (granulocytes). Granular leucocytes are produced by the bone marrow, and their main function is to remov e foreign particles from the blood and fight infection by forming antibodies

◇ **leucoderma** *or* **vitiligo** *noun* condition where white patches appear on the skin **Leukoderm, Vitiligo**

◇ **leucolysin** *noun* protein which destroys white blood cells **Leukolysin**

◇ **leucoma** *noun* white scar of the cornea **Leukom**

◇ **leuconychia** *noun* white marks on the fingernails **Leukonychie**

◇ **leucopenia** *noun* reduction in the number of leucocytes in the blood, usually as a result of a disease **Leukopenie, Leukozytopenie**

◇ **leucoplakia** *noun* condition where white patches form on mucous membranes (such as on the tongue or inside of the mouth) **Leukoplakie**

◇ **leucopoiesis** *noun* production of leucocytes **Leukopoese**

◇ **leucorrhoea** *or* **whites** *noun* excessive discharge of white mucus from the vagina **Leukorrhoe, Fluor albus, Weißfluss**

◇ **leucotomy** *or* **frontal lobotomy** *noun* surgical operation on the brain to treat mental illness by cutting the nerve fibres at the front of the brain **Leukotomie, frontale Lobotomie**

◇ **leukaemia** *noun* any of several malignant diseases where an abnormal number of leucocytes form in the blood **Leukämie**

COMMENT: apart from the increase in the number of leucocytes, the symptoms include swelling of the spleen and the lymph glands. There are several forms of leukaemia: the commonest is acute lymphoblastic leukaemia which occurs in children and can be treated by radiotherapy

levator *noun*
(a) surgical instrument for lifting pieces of fractured bone **Elevatorium, Hebeinstrument**
(b) muscle which lifts a limb *or* a part of the body **Musculus levator, Levator, Heber**

level *adjective* horizontal *or* not rising and falling **waagrecht, eben; gleichbleibend;** *her temperature has remained level for the last hour*

levodopa *or* **L-dopa** *noun* drug used in the treatment of Parkinson's disease **Levodopa, L-Dopa**

Leydig cells *or* **interstitial cells** *noun* testosterone-producing cells between the tubules in the testes **Leydig-Zwischenzellen**

l.g.v. = LYMPHOGRANULOMA VENEREUM

LH = LUTEINIZING HORMONE

liable to *adjective* likely to catch *or* to suffer from **anfällig für;** *people in sedentary occupations are liable to digestive disorders*

libido *noun* sexual urge **Libido**; *(in psychology)* force which drives the unconscious mind, used especially referring to the sexual urge **Geschlechtstrieb**

lice *see* LOUSE

licence *or (US)* **license** *noun* official document which allows someone to do something (such as allowing a doctor to practise, a pharmacist to make and sell drugs *or (US)* a nurse to practise) **Zulassung, Lizenz, Approbation;** *he was practising as a doctor without a licence; she is sitting her registered nurse license examination*

◇ **license** *verb* to give someone a licence to do something **zulassen, approbieren;** *he is licensed to sell dangerous drugs*

◇ **licentiate** *noun* person who has been given a licence to practise as a doctor **approbierter Arzt**

◇ **licensure** *noun (US)* act of licensing a nurse to practise nursing **Zulassung**

lichen *noun* type of skin disease with thick skin and small lesions **Lichen, Flechte; lichen planus** = skin disease where itchy purple spots appear on the arms and thighs **Lichen ruber planus, flache Knötchenflechte**

◇ **lichenification** *noun* thickening of the skin at the site of a lesion **Lichenifikation**

◇ **lichenoid** *adjective* like a lichen **lichenoid, lichenähnlich**

lick *verb* to make the tongue move over something to taste it *or* to wet it **lecken**

lid *noun* top which covers a container **Deckel;** *put the lid back on the jar; a medicine bottle with a child-proof lid*

lie

1 *noun* way in which a fetus is present in the womb **Lage; transverse lie** = position of the fetus across the body of the mother **Querlage**

2 *verb* to be in a flat position **liegen;** *the accident victim was lying on the pavement; make sure the patient lies still and does not move* (NOTE: **lies - lying - lay - lain)**

◇ **lie down** *verb* to put yourself in a flat position **sich hinlegen;** *she lay down on the floor or on the bed; the doctor asked him to lie down on the couch; when I was lying down he asked me to lift my legs in the air*

Lieberkühn's glands *or* **crypts of Lieberkühn** *noun* small glands between the bases of the villi in the small intestine **Lieberkühn-Drüsen, Lieberkühn-Krypten**

lientery *or* **lienteric diarrhoea** *noun* form of diarrhoea where the food passes through the intestine rapidly without being digested **Lienterie**

life *noun* being alive *or* not being dead **Leben;** *the surgeons saved the patient's life; his life is in danger because the drugs are not available; the victim showed no sign of life* **life expectancy** = number of years a person of a certain age is likely to live **Lebenserwartung; life insurance** = insurance against death **Lebensversicherung; life-threatening disease** = disease which may kill the patient **lebensbedrohliche Krankheit**

◇ **lifebelt** *noun* large ring which helps a person to float in water **Rettungsring**

◇ **life-saving equipment** *noun* equipment (such as boats *or* stretchers *or* first-aid kit) kept ready in case of an emergency **Notfallausrüstung**

lift

1 *noun*

(a) machine which takes people from one floor to another in a tall building **Lift, Aufzug**

(b) way of carrying an injured person **Griff; fireman's lift** = way of carrying an unconscious person on the shoulders of one carrier with the carrier's right arm passing between or around the patient's legs and holding the patient's right hand, allowing the carrier's left hand to remain free **Schulterung; shoulder lift** = way of carrying a heavy person, where the upper part of his body rests on the shoulders of two carriers **Schultergriff**

2 *verb* to raise to a higher position; to pick something up **heben;** *this box is so heavy he can't lift it off the floor; she hurt her back lifting a box down from the shelf*

ligament *noun* thick band of fibrous tissue which connects the bones at a joint and forms the joint capsule **Ligamentum, Band;** *see also* EXTRINSIC, INTRINSIC

ligate *verb* to tie with a ligature, as to tie a blood vessel to stop bleeding **abbinden**

◇ **ligation** *noun* surgical operation to tie up a blood vessel **Ligatur, Abbinden**

◇ **ligature** *noun* thread used to tie vessels or a lumen, such as a blood vessel to stop bleeding **Ligatur, Faden**

light

1 *adjective*

(a) not heavy **leicht;** *she can carry this box easily - it's quite light; he's not fit, so he can only do light work*

(b) bright so that one can see well **hell;** *at six o'clock in the morning it was just getting light*

(c) (hair *or* skin) which is nearer white in colour rather than dark **hell;** *she has a very light complexion; he has light coloured hair*

light - lighter - lightest

2 *noun*

(a) thing which shines and helps one to see **Licht;** *the light of the sun makes plants green; there's not enough light in here to take a photo* **light adaptation** = changes in the eye to adapt to an abnormally bright or dim light *or*

to adapt to normal light after being in darkness **Hell-Adaptation; light reflex** = reflex of the pupil of the eye which contracts when exposed to bright light **Lichtreflex, Pupillenreflex**; **light therapy** *or* **light treatment** = treatment of a disorder by exposing the patient to light (sunlight *or* infrared light, etc.) **Lichttherapie, Lichtbehandlung**; **light waves** = waves travelling in all directions from a source of light which stimulate the retina and are visible **Lichtwellen**
(b) object (usually a glass bulb) which gives out light **Licht;** *switch on the lights - it's getting dark; the car was travelling with no lights; the endoscope has a small light at the end*

◊ **lighting** *noun* way of giving light **Beleuchtung;** *the lighting in the operating theatre has to be very good*

◊ **lightly** *adverb* without using much pressure **leicht;** *the doctor pressed lightly round the swollen area with the tips of his fingers*

lightening *noun* late stage in pregnancy where the fetus goes down into the pelvic cavity **Stellwehen**

lightning pains *plural noun* sharp pains in the legs in a patient suffering from locomotor ataxia **blitzartig einschießende Schmerzen, lanzinierende Schmerzen**

lignocaine *or (US)* **lidocaine** *noun* drug used as a local anaesthetic **Lidocain**

limb *noun* one of the legs or arms **Extremität, Glied(maße)**; **lower limbs** = legs **untere Extremitäten**; **upper limbs** = arms **obere Extremitäten**; **limb lead** = electrode attached to an arm *or* leg when taking an electrocardiogram **Extremitätenableitung**

◊ **limbless** *adjective* without a limb **armamputiert, beinamputiert;** *a limbless ex-soldier*

limbic system *noun* system of nerves in the brain, including the hippocampus, the amygdala and the hypothalamus, which are associated with emotions such as fear and anger **limbisches System**

limbus *noun* edge, especially the edge of the cornea where it joins the sclera **Limbus, Saum**

liminal *adjective* (stimulus) at the lowest level which can be sensed **Schwellen-, Grenz-**

limit
1 *noun* furthest point *or* place beyond which you cannot go **Grenze;** *there is a speed limit of 30 miles per hour in towns* **there is no age limit for joining the club** = people of all ages can join **es gibt keine Altersbeschränkung für die Aufnahme in den Club**; **45 is the upper age limit for childbearing** = 45 is the oldest age at which a woman can have a child **45 ist die obere Altersgrenze für eine Schwangerschaft**
2 *verb* to set a limit to something **begrenzen;** *you must limit your intake of coffee to two cups a day*

limp
1 *noun* way of walking, when one leg is shorter than the other *or* where one leg hurts **Hinken;** *he walks with a limp; the operation has left him with a limp*
2 *verb* to walk awkwardly, because one leg is shorter than the other *or* because one leg hurts **hinken;** *he was still limping three weeks after the accident*

linctus *noun* sweet cough medicine **Linctus, Lecksaft**

line
1 *noun* ridge *or* mark which connects two points **Linie**
2 *verb* to provide a lining **auskleiden, überziehen;** *the intestine is lined with mucus; the inner ear is lined with fine hairs*

linea *noun* thin line **Linea, Linie**; **linea alba** = tendon running from the breastbone to the pubic area, to which abdominal muscles are attached **Linea alba, weiße Linie**; **linea nigra** = dark line on the skin from the navel to the pubis which appears during the later months of pregnancy **Linea nigra**

lingual *adjective* referring to the tongue **lingual**; **lingual artery** = artery which supplies blood to the tongue **Arteria lingualis, Zungenschlagader**; **lingual tonsil** = lymphoid tissue on the top surface of the back of the tongue **Tonsilla lingualis, Zungenmandel** *see illustration* TONGUE; **lingual vein** = vein which takes blood from the tongue **Vena lingualis, Zungenvene**

liniment *noun* oily liquid used to rub on the skin, acting as a counterirritant **Liniment(um), Einreibungsmittel**

lining *noun* substance *or* tissue on the inside of an organ **Auskleidung;** *the thick lining of the aorta*

link *verb* to join things together **verbinden;** *the ankle bone links the bones of the lower leg to the calcaneus*

◇ **linkage** *noun (of genes)* being close together on a chromosome, and therefore likely to be inherited together **Verbindung**

linoleic acid *noun* one of the essential fatty acids which cannot be synthesized and has to be taken into the body from food (such as vegetable oil) **Linolsäure**

linolenic acid *noun* one of the essential fatty acids **Linolensäure**

lint *noun* thick flat cotton wadding, used as a surgical dressing **Verbandmull;** *she put some lint on the wound before bandaging it*
(NOTE: no plural)

liothyronine *noun* hormone produced by the thyroid gland, used as a rapid-acting treatment for hypothyroidism **Liothyronin**

lip *noun* (i) one of two fleshy muscular parts round the edge of the mouth; (ii) flesh round the edge of an opening **(i) & (ii) Lippe, Labium;** *her lips were cracked from the cold*
(NOTE: for terms referring to lips, see words beginning with **cheil-, lab-, labi-)**

lipaemia *noun* excessive amount of fat (such as cholesterol) in the blood **Lipämie**

lipase *noun* enzyme which breaks down fats in the intestine **Lipase**

lipid *noun* fat *or* fatlike substance which exists in human tissue and forms an important part of the human diet **Lipid; lipid metabolism** = chemical changes where lipids are broken down into fatty acids **Lipidstoffwechsel, Fettstoffwechsel**

COMMENT: lipids are not water soluble. They float in the blood and can attach themselves to the walls of arteries causing atherosclerosis

◇ **lipidosis** *noun* disorder of lipid metabolism, where subcutaneous fat is not present in some parts of the body **Lipidose**

◇ **lipochondrodystrophy** *noun* congenital disorder of the lipid metabolism, the bones and main organs, causing mental deficiency and physical deformity **Lipochondrodystrophie, Pfaundler-Hurler-Krankheit**

◇ **lipodystrophy** *noun* disorder of lipid metabolism **Lipodystrophie**

◇ **lipogenesis** *noun* production *or* making deposits of fat **Lipogenese**

◇ **lipoid** *noun & adjective* compound lipid *or* fatty substance (such as cholesterol) which is like a lipid **Lipoid; lipoid, fettähnlich**

◇ **lipoidosis** *noun* group of diseases with reticuloendothelial hyperplasia and abnormal deposits of lipoids in the cells **Lipoidose**

◇ **lipolysis** *noun* process of breaking down fat by lipase **Lipolyse**

◇ **lipolytic enzyme** = LIPASE

◇ **lipoma** *noun* benign tumour formed of fat **Lipom**

◇ **lipomatosis** *noun* excessive deposit of fat in the tissues in tumour-like masses **Lipomatose**

lipoprotein *noun* protein which combines with lipids and carries them in the bloodstream and lymph system; lipoproteins are classified according to the percentage of protein which they carry **Lipoprotein; high-density lipoprotein (HDL)** = lipoprotein with a lower percentage of cholesterol **High-density-Lipoprotein (HDL); low-density lipoprotein (LDL)** = lipoprotein with a large percentage of cholesterol which deposits fats in muscles and arteries; high levels of LDL in the blood are associated with atheroma **Low-density-Lipoprotein (LDL)**

liposarcoma *noun* lipoma and sarcoma **Liposarkom**

◇ **lipotrophic** *adjective* (substance) which increases the amount of fat present in the tissues **lipotrop**

Lippes loop *noun* type of intrauterine device **Lippes-Schleife**

lipping *noun* condition where bone tissue grows over other bones **Knochenwucherung**

lipuria *noun* presence of fat *or* oily emulsion in the urine **Lipurie**

liquid *adjective & noun* matter (like water) which is not solid and is not a gas **flüssig; Flüssigkeit;** *sick patients need a lot of liquids; he was put on a liquid diet* **liquid paraffin** = oil used as a laxative **flüssiges Paraffin, Paraffinum liquidum**

liquor *noun (in pharmacy)* solution, usually aqueous, of a pure substance **Liquor, Flüssigkeit**

lisp
1 *noun* speech defect where the patient has difficulty in pronouncing 's' sounds and replaces them with 'th' **Lispeln, Sigmatismus**
2 *verb* to talk with a lisp **lispeln**

list
1 *noun* number of things written down one after the other **Liste;** *there is a list of names in*

alphabetical order; the names of duty nurses are on the list in the office **he's on the danger list** = he is critically ill **er schwebt in Lebensgefahr, sein Zustand ist kritisch**; **she's off the danger list** = she is no longer critically ill **sie ist außer Lebensgefahr, sie ist über den Berg**
2 *verb* to write something in the form of a list **auflisten;** *the drugs are listed at the back of the book; the telephone numbers of the emergency services are listed in the yellow pages*

listen *verb* to pay attention to something heard **(zu)hören, horchen;** *the doctor listened to the patient's chest*

Listeria *noun* genus of bacteria found on domestic animals, which can cause uterine infection or meningitis **Listeria**

listless *adjective* weak and tired **lustlos, teilnahmslos, apathisch**
◊ **listlessness** *noun* being generally weak and tired **Lustlosigkeit, Teilnahmslosigkeit, Apathie**

lith- *prefix* meaning stone **Lith-**
◊ **lithaemia** *or* **uricacidaemia** *noun* abnormal amount of uric acid in the blood **Hyperurikämie**
◊ **lithiasis** *noun* forming of stones in an organ **Lithiasis, Steinleiden**
◊ **litholapaxy** *or* **lithotrity** *noun* evacuation of pieces of a stone in the bladder after crushing it with a lithotrite **Litholapaxie, Lithotripsie, Steinzertrümmerung**
◊ **lithonephrotomy** *noun* surgical removal of a stone in the kidney **Nephrolithotomie**
◊ **lithotomy** *noun* surgical removal of a stone from the bladder **Lithotomie, Steinschnitt**; **lithotomy position** = position of a patient for some medical examinations, where the patient lies on his back with his legs flexed and his thighs on his abdomen **Steinschnittlage**
◊ **lithotrite** *noun* surgical instrument which crushes a stone in the bladder **Lithotriptor, Steinzertrümmerer**
◊ **lithotrity** = LITHOLAPAXY
◊ **lithuresis** *noun* passage of small stones from the bladder during urination **Harngrießabgang**
◊ **lithuria** *noun* presence of excessive amounts of uric acid *or* urates in the urine **Lithurie**

litmus *noun* substance which turns red in acid and blue in alkali **Lackmus**; **litmus paper** = small piece of paper impregnated with litmus, used to test for acidity *or* alkalinity **Lackmuspapier**

litre *or (US)* **liter** *noun* unit of measurement of liquids (= 1.76 pints) **Liter** (NOTE: with figures usually written **l: 2.5l** but it can be written in full to avoid confusion with the numeral **1)**

little *adjective*
(a) small *or* not big **klein; little finger** *or* **little toe** = smallest finger on the hand *or* smallest toe on the foot **kleiner Finger; kleine Zehe;** *he has a ring on his little finger; her little toe was crushed by the door*
(b) not much **wenig;** *she eats very little bread*
little - less - least

Little's disease = SPASTIC DIPLEGIA

live
1 *adjective*
(a) living *or* not dead **lebend, lebendig;** *graft using live tissue*
(b) carrying electricity **Strom führend;** *he was killed when he touched a live wire*
2 *verb* to be alive **leben;** *he is very ill, and the doctor doesn't think he will live much longer*

livedo *noun* discoloured spots on the skin **Livedo**

liver *noun* large gland in the upper part of the abdomen **Leber;** *she has been suffering from liver trouble; he has been having treatment for a liver infection* **liver extract** = food made from animal livers, used as an injection to treat anaemia **Leberextrakt**; **liver fluke** = parasitic flatworm which can infest the liver **Leberegel**; **liver spot** = little brown spot on the skin **Leberfleck** *see illustration* DIGESTIVE SYSTEM; (NOTE: for other terms referring to the liver, see words beginning with **hepat-)**

> COMMENT: the liver is situated in the top part of the abdomen on the right side of the body next to the stomach. It is the largest gland in the body, weighing almost 2 kg. Blood carrying nutrients from the intestines enters the liver by the hepatic portal vein; the nutrients are removed and the blood returned to the heart through the hepatic vein. The liver is the major detoxicating organ in the body; it destroys harmful organisms in the blood, produces clotting agents, secretes bile, stores glycogen an d metabolizes proteins, carbohydrates and fats. Diseases affecting the liver include hepatitis and cirrhosis; the symptom of liver disease is often jaundice

livid *adjective* (skin) with a blue colour because of being bruised *or* because of asphyxiation **livid, blassbläulich, fahl**

Loa loa *noun* tropical threadworm which digs under the skin, especially into the eyes, causing loa loa and loiasis **Loa loa, Filaria loa, Dracunculus oculi, westafrikanischer Augenwurm**
◇ **loa loa** *noun* tropical disease of the eyes caused when a threadworm *Loa loa* enters the eye **Loa-loa-Infektion, Loiasis**

lobar *adjective* referring to a lobe **lobär, Lappen-**; **lobar bronchi** *or* **secondary bronchi** = air passages supplying a lobe of a lung **Bronchi lobares, Lappenbronchien**; **lobar pneumonia** = infection in one or more lobes of the lung **Lobärpneumonie**
◇ **lobe** *noun* (i) rounded section of an organ, such as the brain *or* lung *or* liver; (ii) soft fleshy part at the bottom of the ear; (iii) cusp on the crown of a tooth **(i) Lobus, Lappen; (ii) Ohrläppchen; (iii) Zahnhöcker**; **frontal lobe** = front lobe of each cerebral hemisphere **Frontallappen, Stirnlappen**; **occipital lobe** = lobe at the back of each cerebral hemisphere **Okzipitallappen, Hinterhauptlappen**; **parietal lobe** = lobe at the side and to the top of each cerebral hemisphere **Parietallappen**; **temporal lobe** = lobe above the ear in each cerebral hemisphere **Temporallappen, Schläfenlappen** *see illustration* LUNGS
◇ **lobectomy** *noun* surgical removal of one of the lobes of an organ such as the lung **Lobektomie**
◇ **lobotomy** *or* **frontal lobotomy** *noun* surgical operation to treat mental disease by cutting into a lobe of the brain to cut the nerve fibres **Lobotomie, frontale Lobotomie**

lobule *noun* small section of a lobe in the lung, formed of acini **Lobulus, Läppchen**

local *adjective* referring to a separate place; confined to one part **lokal, örtlich**; **local anesthesia** = loss of feeling in a single part of the body **Lokalanästhesie**; **local anaesthetic** *or* **local** = anaesthetic which removes the feeling in a certain part of the body only **Lokalanästhetikum**; *he had a local for the operation for an ingrowing toenail; the surgeon removed the growth under local anaesthetic*
◇ **localize** *verb* to locate something *or* to find where something is **lokalisieren**
◇ **localized** *adjective* (infection) which occurs in one part of the body only **lokalisiert, umschrieben**; (NOTE: the opposite is **generalized**)
◇ **locate** *verb* (i) to find where something is; (ii) to be situated in a place **(i) lokalisieren, auffinden; (ii) sich befinden, liegen**

QUOTE these patients may be candidates for embolization of their bleeding point, particularly as angiography will often be necessary to localize that point
British Medical Journal

QUOTE few parts of the body are inaccessible to modern catheter techniques, which are all performed under local anaesthesia
British Medical Journal

QUOTE ultrasonography is helpful in determining sites of incompetence and in locating the course of veins in more obese patients
British Journal of Hospital Medicine

QUOTE the target cells for adult myeloid leukaemia are located in the bone marrow, and there is now evidence that childhood leukaemias also arise in the bone marrow
British Medical Journal

lochia *noun* discharge from the vagina after childbirth or abortion **Lochien, Wochenfluss**
◇ **lochial** *adjective* referring to lochia **lochial**

lock *verb*
(a) to close a door *or* box, etc. so that it has to be opened with a key **abschließen, zuschließen**; *the drugs have to be kept in a locked cupboard*
(b) to fix in a position **blockieren, sperren**; **locked knee** = displaced piece of cartilage of the knee *or* condition where a piece of the cartilage in the knee slips (the symptom is a sharp pain, and the knee remains permanently bent) **blockiertes Knie, Knie(gelenk)sperre**; **locking of the knee** = condition where the knee joint suddenly becomes rigid **Kniesperre**
◇ **lockjaw** = TETANUS

locomotion *noun* being able to move **Lokomotion, Fortbewegung**
◇ **locomotor ataxia** = TABES DORSALIS

loculus *noun* small space (in an organ) **Loculus**
◇ **locum (tenens)** *noun* doctor who takes the place of another doctor for a time **Praxisvertreter, Vertreter (eines Arztes)**
◇ **locus** *noun* area *or* point (of infection *or* disease); position on a chromosome where a gene is present **Lokus, Ort, Stelle**

lodge *verb* to stay *or* to stick **bleiben, verharren, stecken bleiben**; *the piece of bone* *lodged in her throat; the larvae of the tapeworm lodge in the walls of the intestine*

logrolling *noun* method of moving a patient who is lying down into another position **Umlagerung**; *(wobei die Halswirbelsäule die Position nicht ändern darf)*

loiasis *noun* infestation with the threadworm Loa loa, which can infect the eye **Loiasis, Loa-loa-Infektion**

loin *noun* lower back part of the body above the buttocks **Lumbus, Lende**

long-acting *adjective* (drug *or* treatment) which has an effect that lasts a long time **lang wirkend**

longitudinal *adjective* lengthwise *or* in the direction of the long axis of the body **länglich, Längs-**; **longitudinal arch** = part of the sole of the foot which curves upwards, running along the length of the foot from the heel to the ball of the foot **Arcus pedis longitudinalis, Längswölbung des Fußes**

longsighted *adjective* able to see clearly things which are far away, but not things which are close **weitsichtig**

◇ **longsightedness** = HYPERMETROPIA

◇ **long-stay** *adjective* staying a long time in hospital **Dauer-, Langzeit-**; *patients in long-stay units or long-stay patients*

longus *see* MUSCLE

look after *verb* to take care of *or* to attend to the needs of (a patient) **versorgen, sich kümmern um**; *the nurses looked after him very well or he was very well looked after in hospital; she is off work looking after her children who have mumps* **some patients need a lot of looking after** = they need continual attention **einigen Patienten benötigen eine intensive Pflege**

loop *noun*

(a) curve *or* bend in a line, especially one of the particular curves in a fingerprint **Schlinge, Schleife**; **loop of Henle** = curved tube which forms the main part of a nephron in the kidney **Henle-Schleife**; **blind loop syndrome** *or* **stagnant loop syndrome** = condition which occurs in cases of diverticulosis or of Crohn's disease, with steatorrhoea, abdominal pain and megaloblastic anaemia **Blind-loop-Syndrom, Blindsacksyndrom**

(b) curved piece of wire placed in the uterus to prevent contraception **Spirale**

loose *adjective* not fixed *or* not attached *or* not tight **locker, frei**; *one of my molars has come loose* **loose - looser - loosest**

◇ **loosely** *adverb* not tightly **locker**; *the bandage was loosely tied round her wrist*

◇ **loosen** *verb* to make loose **lockern, lösen**; *loosen the tie round the victim's neck*

lordosis *noun* excessive forward curving of the lower part of the spine **Lordose**; *see also* KYPHOSIS

◇ **lordotic** *adjective* referring to lordosis **lordotisch**

lose *verb* not to have something any longer **verlieren**; *he lost the ability to walk; when you have a cold you can easily lose all sense of smell and taste* **she has lost weight since last summer** = she has got thinner **sie hat seit letztem Sommer abgenommen**
(NOTE: **loses - losing - lost - has lost**)

loss *noun* not having something any more **Verlust**; **loss of appetite** = not having as much appetite as before **Appetitverlust**; **loss of sensation** = not being able to feel the limbs any more **Sensibilitätsverlust**; **loss of weight** *or* **weight loss** = not weighing as much as before **Gewichtsverlust**

lotion *noun* medicinal liquid used to rub on the skin *or* to use on the body **Lotio(n), Schüttelmixtur**; *he bathed his eyes in a mild antiseptic lotion; use this lotion on your eczema*

louse *noun* small insect of the *Pediculus* genus, which sucks blood and lives on the skin as a parasite on animals and humans **Laus**; (NOTE: the plural is **lice**)

COMMENT: there are several forms of louse: the commonest are the body louse, the crab louse and the head louse

low *adjective & adverb* near the bottom *or* towards the bottom; not high **niedrig**; *he hit his head on the low ceiling; the temperature is too low here for oranges to grow* **low blood pressure** *or* **hypotension** condition where the pressure of the blood is abnormally low **niedriger Blutdruck, Hypotonie**; **low-calorie diet** = diet with few calories (to help a person to lose weight) **kalorienarme Ernährung**; **low-density lipoprotein** *see* LIPOPROTEIN; **lower jaw** = bottom jaw **Unterkiefer**; **lower limbs** = legs **untere Extremitäten**; **low-fat diet** = diet with little animal fat (to help skin conditions) **fettarme Kost**; **low-risk patient** = patient not likely to catch a certain disease **Person mit geringem Risiko**; *see also* NEURONE (NOTE: opposite is **upper**)

◇ **lower** *verb* to make something go down; to reduce **senken, herabsetzen;** *they covered the patient with wet cloth to try to lower his body temperature*

lozenge *noun* sweet medicinal tablet **Pastille;** *she was sucking a cough lozenge*

LPN *(US)* = LICENSED PRACTICAL NURSE

LRCP = LICENTIATE OF THE ROYAL COLLEGE OF PHYSICIANS

LSD *or* **lysergic acid diethylamide** *noun* powerful hallucinogenic drug **LSD, Lysergsäurediäthylamid**

lubb-dupp *noun* two sounds made by the heart, which represent each cardiac cycle when heard through a stethoscope **Lupp-dupp**

lubricate *verb* to make smooth with oil *or* liquid **schmieren, gleitfähig machen**
◇ **lubricant** *noun* fluid which lubricates **Gleitmittel**

lucid *adjective* with a clearly working mind **klar;** *in spite of the pain, he was still lucid*

lucidum *see* STRATUM

Ludwig's angina *noun* cellulitis of the mouth and some parts of the neck which causes the neck to swell and may obstruct the airway **Ludwig-Angina, Angina Ludovici, Mundbodenphlegmone**

lues *noun* former name for syphilis *or* the plague **Lues**

lumbago *noun* pain in the lower back **Lumbago;** *she has been suffering from lumbago for years; he has had an attack of lumbago*

> COMMENT: mainly due to rheumatism, but can be brought on by straining the back muscles or bad posture

lumbar *noun* referring to the lower part of the back **lumbal**; **lumbar arteries** = four arteries which supply blood to the back muscles and skin **Arteriae lumbales, Lendenschlagadern**; **lumbar cistern** = subarachnoid space in the spinal cord, where the dura mater ends, filled with cerebrospinal fluid **Cisterna lumbaris, Lumbalsack**; **lumbar enlargement** = wider part of the spinal cord in the lower spine, where the nerves of the lower limbs are attached **Intumescentia lumbalis, Lendenmarkverdickung**; **lumbar plexus** = point where several nerves which supply the thighs and abdomen join together, lying in the upper psoas muscle **Plexus lumbalis, Lendengeflecht**; **lumbar puncture** *see* PUNCTURE; **lumbar region** = two parts of the abdomen on either side of the umbilical region **Lumbalregion, Lumbalgegend**; **lumbar vertebrae** = five vertebrae between the thoracic vertebrae and the sacrum **Vertebrae lumbales, Lendenwirbel**

lumbosacral *adjective* referring to the lumbar vertebrae and the sacrum **lumbosakral**; **lumbosacral joint** = joint at the bottom of the back between the lumbar vertebrae and the sacrum **Lumbosakralgelenk**

lumbricus *noun* earthworm **Lumbricus, Regenwurm**

lumen *noun*
(a) SI unit of light emitted per second **Lumen (lm)**
(b) (i) inside width of a passage in the body *or* of an instrument (such as an endoscope); (ii) hole at the end of an instrument (such as an endoscope) **(i) & (ii) Lumen, lichte Weite**

lump *noun* mass of hard tissue which rises on the surface *or* under the surface of the skin **Schwellung, Knoten;** *he has a lump where he hit his head on the low door; she noticed a lump in her right breast and went to see the doctor*

lunate (bone) *noun* one of the eight small carpal bones in the wrist **Os lunatum, Mondbein** *see illustration* HAND

lung *noun* one of two organs of respiration in the body into which air is sucked when a person breathes **Lunge;** *the doctor listened to his chest to see if his lungs were all right* **lung cancer** = cancer in the lung **Lungenkrebs**; **lung trouble** = disorder in the lung, such as bronchitis *or* pneumonia, etc. **Lungenerkrankung**; **artificial lung** = machine through which the patient's deoxygenated blood is passed to absorb oxygen to take back to the bloodstream **künstliche Lunge, Oxygenator (der Herz-Lungen-Maschine)**; **farmer's lung** = type of asthma caused by an allergy to rotting hay **Farmerlunge**; **shock lung** = serious condition after a blow, where the patient's lungs fail to work **Schocklunge;** (NOTE: for other terms referring to the lungs, see words beginning with **bronch-, pneumo-, pneumon-, pulmo-, pulmon-)**

> COMMENT: the two lungs are situated in the chest cavity, protected by the rib cage. The heart lies between the lungs. The right lung has three lobes, the left lung only two. Air goes down into the lungs through the trachea and

bronchi. It passes to the alveoli where its oxygen is deposited in the blood in exchange for waste carbon dioxide which is exhaled (gas exchange). Lung cancer can be caused by smoking tobacco, and is commonest in people who are heavy smokers

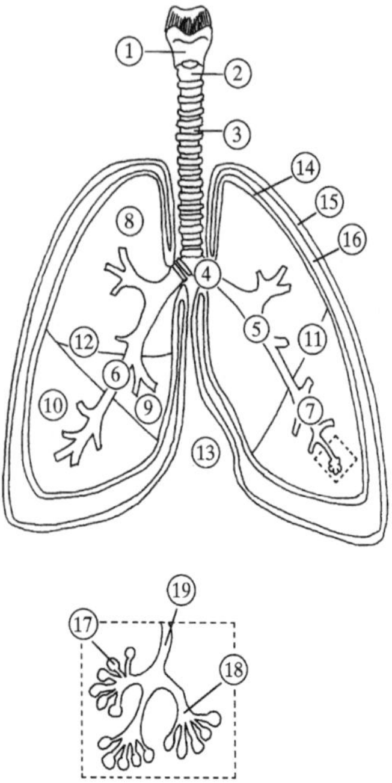

LUNGS	LUNGEN
1. thyroid cartilage	1. Cartilago thyreoidea
2. cricoid cartilage	2. Cartilago cricoidea
3. trachea	3. Trachea
4. main bronchus	4. Bronchus principalis
5. superior lobe bronchus	5. Bronchus lobaris superior
6. middle lobe bronchus	6. Bronchus lobaris medialis
7. inferior lobe bronchus	7. Bronchus lobaris inferior
8. superior lobe	8. Lobus superior
9. middle lobe	9. Lobus medialis
10. inferior lobe	10. Lobus inferior
11. oblique fissure	11. Fissura obliqua
12. horizontal fissure	12. Fissura horizontalis
13. cardiac notch	13. Incisura cardiaca pulmonis sinistri
14. visceral pleura	14. Pleura visceralis
15. parietal pleura	15. Pleura parietalis
16. pleural cavity	16. Pleurahöhle
17. alveolus	17. Alveole
18. alveolar duct	18. Alveolargang
19. bronchiole	19. Bronchiolus

lunula *noun* curved white mark at the base of a fingernail **Lunula (unguis)**

lupus *noun* type of chronic skin disease **Lupus**; **lupus erythematosus acutus (LE)** = one of several collagen diseases *or* a form of lupus, involving the heart and blood vessels **Lupus erythematodes (LE)**; **lupus vulgaris** = form of tuberculosis of the skin, where red spots appear on the face and become infected **Lupus vulgaris, Tuberculosis cutis luposa**; *see also* DISSEMINATED, SYSTEMIC

lutein *noun* yellow pigment in the corpus luteum **Lutein**; **luteinizing hormone (LH)** *or* **interstitial cell stimulating hormone** = hormone produced by the pituitary gland, which stimulates the formation of the corpus luteum in females and of testosterone in males **luteinisierendes Hormon (LH)**

◇ **luteum** *noun* **corpus luteum** = cells which form in the ovary at the place where an ovum has been produced **Corpus luteum, Gelbkörper**; *see also* MACULA LUTEA

lux *noun* SI unit of brightness of light shining on a surface **Lux (lx)**

luxation *noun* dislocation *or* condition where a bone is displaced from its normal position **Luxation, Verrenkung**

Lyme disease *noun* viral disease transmitted by bites from deer ticks *(Borrelia burgdorferi)*. It causes rashes, nervous pains, paralysis and, in extreme cases, death **Lyme-Krankheit**

lymph (fluid) *noun* colourless liquid containing white blood cells, which circulates in the lymph system from all body tissues, carrying waste matter away from tissues to the veins **Lymphe**; **right lymph duct** = short trunk entering the junction of the right subclavian and internal jugular veins **Ductus lymphaticus dexter**; **lymph nodes** *or* **lymph glands** = collections of lymphoid tissue situated in various points of the lymphatic system (especially under the armpits and in the groin) through which lymph passes and in which lymphocytes are produced **Lymphknoten, Lymphdrüsen**; **lymph vessels** = tubes which carry lymph round the body from the tissues to the veins **Lymphgefäße**

COMMENT: lymph drains from the tissues through capillaries into lymph vessels. It is formed of water, protein and white blood cells (lymphocytes). Waste matter (such as infection) in the lymph is filtered out and destroyed as it passes through the lymph nodes, which then add further lymphocytes to the lymph before it continues in the system. It eventually drains into the innominate veins, and joins the venous bloodstream. Lymph is not pumped round the body like blood but moves by muscle pressure on the lymph vessels. Lymph is an essential part of the body's defence against infection

◇ **lymphadenectomy** *noun* surgical removal of a lymph node **Lymphadenektomie**

◇ **lymphadenitis** *noun* inflammation of the lymph nodes **Lymphadenitis, Lymphknotenentzündung**

◇ **lymphadenoma** *noun* hypertrophy of a lymph node **Lymphadenom**

◇ **lymphadenopathy** *noun* any condition of the lymph nodes **Lymphadenopathie**

◇ **lymphangiectasis** *noun* swelling of the smaller lymph vessels as a result of obstructions in larger vessels **Lymphangiektasie**

◇ **lymphangiography** *noun* X-ray examination of the lymph vessels following introduction of radio-opaque material **Lymphangiographie, Lymphographie**

◇ **lymphangioma** *noun* tumour formed of lymph tissues **Lymphangiom(a)**

◇ **lymphangioplasty** *noun* surgical operation to make artificial lymph channels **Lymphangioplastik**

◇ **lymphangiosarcoma** *noun* malignant tumour of the endothelial cells lining the lymph vessels **Lymphangiosarkom**

◇ **lymphangitis** *noun* inflammation of the lymph vessels **Lymphangitis**

◇ **lymphatic**
1 *adjective* referring to lymph **lymphatisch**; **lymphatic capillaries** = capillaries which lead from tissue and join lymphatic vessels **Lymphkapillaren**; **lymphatic duct** = main channel for carrying lymph **Ductus lymphaticus, Lymphgefäßstamm**; **lymphatic nodes** *or* **lymphatic glands** = glands situated in various points of the lymphatic system, especially under the armpits and in the groin where they produce lymphocytes **Lymphknoten, Lymphdrüsen**; **lymphatic nodule** = small lymph node found in clusters in tissues **Lymphknötchen**; **lymphatic system** = series of vessels which transport lymph from the tissues through the lymph nodes and into the bloodstream **lymphatisches System**; **lymphatic vessel** = tube which carries lymph round the body from the tissue to the veins **Lymphgefäß**
2 *noun* **the lymphatics** = lymph vessels **die Lymphgefäße**

◇ **lymphoblast** *noun* abnormal cell which forms in acute lymphatic leukaemia *or* cell formed by the change which takes place in a lymphocyte on contact with an antigen **Lymphoblast**

◇ **lymphoblastic** *adjective* referring to lymphoblasts *or* forming lymphocytes **lymphoblastisch**

◇ **lymphocyte** *noun* type of mature leucocyte *or* white blood cell formed by the lymph nodes, and concerned with the production of antibodies **Lymphozyt**; **T-lymphocyte** = lymphocyte formed in the thymus gland **T-Lymphozyt**

◇ **lymphocytosis** *noun* increased number of lymphocytes in the blood **Lymphozytose**

◇ **lymphoedema** *or* *(US)* **lymphedema** *noun* swelling caused by obstruction of the lymph vessels or abnormalities in the development of lymph vessels **Lymphödem**

◇ **lymphogranuloma inguinale** *or* **lymphogranuloma venereum (l.g.v.)** *noun* venereal disease which causes a swelling of the lymph glands in the groin, occurring in tropical countries **Lymphogranuloma inguinale, Lymphopathia venerea**

◇ **lymphography** *noun* making images of the lymphatic system, after having introduced a radio-opaque substance **Lymphographie**

◇ **lymphoid tissue** *noun* tissue in the lymph nodes, the tonsils and the spleen where masses of lymphocytes are supported by a network of reticular fibres and cells **lymphatisches Gewebe**

◇ **lymphoma** *noun* tumour arising from lymphoid tissue **Lymphom**

◇ **lymphopenia** *or* **lymphocytopenia** *noun* reduction in the number of lymphocytes in the blood **Lymphopenie, Lymphozytopenie**

◇ **lymphopoiesis** *noun* production of lymphocytes *or* lymphoid tissue **Lymphopoese, Lymphozytopoese**

◇ **lymphorrhagia** *or* **lymphorrhoea** *noun* escape of lymph from ruptured *or* severed lymphatic vessels **Lymphorrhagie, Lymphorrhoe**

◇ **lymphosarcoma** *noun* malignant growth arising from lymphocytes and their cells of origin in the lymph nodes **Lymphosarkom**

◇ **lymphuria** *noun* presence of lymph in the urine **Lymphurie**

lyophilize *verb* to preserve tissue *or* plasma *or* serum, etc. by freeze-drying in a vacuum **lyophilisieren, gefriertrocknen**

◇ **lyophilization** *noun* preserving tissue *or* plasma *or* samples by drying them in a frozen state **Lyophilisation, Gefriertrocknung**

lysergic acid diethylamide (LSD) *noun* powerful hallucinogenic drug, used in the treatment of severe mental disorders **Lysergsäurediäthylamid (LSD)**

lysin *noun* protein in the blood which destroys the cell against which it is directed *or* toxin which causes the lysis of cells **Lysin**; *see also* BACTERIOLYSIS, HAEMOLYSIN, LEUCOLYSIN

lysine *noun* essential amino acid **Lysin**

lysis *noun*
(a) destruction of a cell by a lysin, where the membrane of the cell is destroyed **Lyse, Lysis**
(b) reduction in a fever *or* disease over a period of time **Lyse**

COMMENT: in diseases such as typhoid fever, the patient's condition only improves gradually. The opposite where a patient gets rapidly better or worse, is called crisis

lysol *noun* strong disinfectant, made of cresol and soap **Lysol**

lysosome *noun* particle in a cell which contains enzymes which break down substances (such as bacteria) which enter the cell **Lysosom**

lysozyme *noun* enzyme found in whites of eggs and in tears, and which destroys certain bacteria **Lysozym**

Mm

M *symbol for* mega- **M**

m
(a) = METRE
(b) *symbol for* milli- **m**

macerate *verb* to make something soft by letting it lie in a liquid for a time **mazerieren, aufweichen**

◇ **maceration** *noun* softening of a solid by letting it lie in a liquid so that the soluble matter dissolves **Mazeration, Gewebeerweichung**; **neonatal maceration** = softening *or* rotting of fetal tissue after the fetus has died in the womb and has remained in the amniotic fluid **Mazeration des abgestorbenen Feten**

Macmillan nurse *noun* nurse who specializes in cancer care, employed by the organization Macmillan Cancer Relief **Krankenschwester der Krebshilfeorganisation ‚Macmillan Cancer Relief'**

macro- *prefix* meaning large **Makro-**; (NOTE: opposite is **micro-**)

macrobiotic *adjective* (food) which is healthy *or* which has been produced naturally without artificial additives *or* preservatives **makrobiotisch**

COMMENT: macrobiotic diets are usually vegetarian and are prepared in a special way; they consist of beans, coarse flour, fruit and vegetables. They may not contain enough protein or trace elements, especially to satisfy the needs of children

◇ **macrocephaly** *noun* having an abnormally large head **Makrozephalie**

◇ **macrocheilia** *noun* having large lips **Makrocheilie**

◇ **macrocyte** *noun* abnormally large red blood cell found in patients suffering from pernicious anaemia **Makrozyt**

◇ **macrocytosis** *or* **macrocythaemia** *noun* having macrocytes in the blood **Makrozytose**

◇ **macrodactyly** *noun* hypertrophy of the fingers *or* toes **Makrodaktylie**

◇ **macrogenitosoma** *noun* premature development of the body with the genitals being of an abnormally large size **Makrogenitosomie, Makrogenitalismus**

◇ **macroglobulin** *noun* immunoglobulin *or* globulin protein of high molecular weight, which serves as an antibody **Makroglobulin**

◇ **macroglossia** *noun* having an abnormally large tongue **Makroglossie**

◇ **macrognathia** *noun* condition in which the jaw is larger than normal **Makrognathie**

◇ **macromastia** *noun* overdevelopment of breasts **Makromastie, Hypermastie**

◇ **macromelia** *noun* having abnormally large limbs **Makromelie**

◇ **macrophage** *noun* any of several large cells, which destroy inflammatory tissue, found in connective tissue, wounds, lymph nodes and other parts **Makrophage**

◇ **macropsia** *noun* seeing objects larger than they really are, caused by a defect in the retina **Makropsie**

◇ **macroscopic** *adjective* which can be seen with the naked eye **makroskopisch**

macula *noun* (i) change in the colour of a small part of the body without changing the surface (as in freckles); (ii) area of hair cells inside the utricle and saccule of the ear **(i) & (ii) Macula, Makula**; **macula lutea** = yellow spot on the retina, surrounding the fovea, the part of the eye which sees most clearly **Macula lutea, gelber Fleck**
(NOTE: plural is **maculae)**

◇ **macule** *noun* small flat coloured spot on the skin **Makula, Fleck;** (NOTE: a spot which is raised above the surface of the skin is a **papule)**

◇ **maculopapular** *adjective* (rash) made up of macules and papules **makulopapulös**

mad *adjective* (person) who is suffering from a mental disorder **verrückt, wahnsinnig**
(NOTE: not a medical term)

maduromycosis *or* **Madura foot** *or* **maduromycetoma** *noun* tropical fungus infection in the feet, which can destroy tissue and infect bones **Mycetoma pedis, Myzetom, Maduramykose, Madurafuß**

Magendie's foramen *noun* opening in the fourth ventricle of the brain which allows cerebrospinal fluid to flow **Foramen Magendii, Apertura mediana ventriculi quarti, mittlere Öffnung der vierten Hirnkammer**

magna *see* CISTERNA

magnesium *noun* chemical element found in green vegetables, which is essential especially for the correct functioning of muscles **Magnesium (Mg)**; **magnesium sulphate** = magnesium salt used as a laxative **Magnesiumsulfat, Bittersalz**; **magnesium trisilicate** = magnesium compound used to treat peptic ulcers **Magnesiumtrisilikat;** (NOTE: chemical symbol is **Mg)**

◇ **Magnesia (Milk of)** *noun* trade name for a mixture of magnesium hydroxide and water, used as a laxative **Magnesia(milch)**

magnetic *adjective* having the attraction of a magnet **magnetisch**; **magnetic field** = area round a body which is under the influence of its attraction **Magnetfeld**; **magnetic resonance imaging (MRI)** = scanning technique for examining soft body tissue and cells **Kernspintomographie**; *see also* NUCLEAR MAGNETIC RESONANCE

> QUOTE Magnetic Resonance Imaging scans produce more sensitive images than X-rays, so they are more useful in determining pathophysiology. Although MRI scans are similar to CT scans, they work differently
> Nursing 87

magnum *see* FORAMEN

maidenhead *noun* hymen *or* membrane which partially covers the vaginal passage in a virgin **Hymen, Jungfernhäutchen**

maim *verb* to incapacitate someone with a major injury **verstümmeln, zum Krüppel machen;** *the car crash maimed him for life*

maintain *verb* to keep up **aufrechterhalten;** *the heart beats regularly to maintain the supply of oxygen to the tissues*

major *adjective* greater *or* important *or* serious **größer;** *he had to undergo major surgery on his heart; the operation was a major one* **labia majora** = two large fleshy folds at the edge of the vulva **Labia majora, große Schamlippen** *see illustration* UROGENITAL SYSTEM (female)
(NOTE: the opposite is **minor)**

mal *noun* illness *or* disease **Krankheit, Leiden**; **grand mal** = commonest form of epilepsy, where the patient loses consciousness and falls to the ground with convulsions; urinary incontinence is common **Grand mal, großer epileptischer Anfall**; **petit mal** = less severe form of epilepsy, where loss of consciousness happens suddenly but lasts a few seconds only and the patient does not fall or urinate **Petit mal, kleiner epileptischer Anfall**

mal- *prefix* meaning bad *or* abnormal **Mal-**

malabsorption *noun* defective absorption by the intestines of fluids and nutrients in food **Malabsorption**; **malabsorption syndrome** = group of symptoms and signs resulting from steatorrhoea and malabsorption of vitamins, protein, carbohydrates and water, including malnutrition, anaemia, oedema, dermatitis **Malabsorptionssyndrom**

malacia *noun (& suffix)* pathological softening of an organ *or* tissue **Malazie, Malacia, Erweichung**

maladjusted *adjective* (child) who has difficulty fitting into society or family **verhaltensgestört**

malaise *noun* feeling of discomfort **Unwohlsein, Unbehagen**

malar *adjective* referring to the cheek **malar; malar bone** *or* **zygomatic bone** = cheek bone which forms the prominent part of the cheek and the bottom of the orbit **Os zygomaticum, Jochbein**

malaria *or* **paludism** *noun* tropical disease caused by a parasite *Plasmodium* which enters the body after a bite from a mosquito **Malaria, Paludismus**

COMMENT: malaria is a recurrent disease, which produces regular periods of shivering, vomiting, sweating and headaches as the parasites develop in the body; the patient also develops anaemia

◇ **malarial** *adjective* referring to malaria **Malaria-; malarial parasite** = parasite transmitted to human bloodstream by the bite of a mosquito **Malariaerreger**

◇ **malarious** *adjective* (region) where malaria is endemic **Malaria-**

male *adjective & noun* (referring to) a man *or* (of the same sex as) a man **männlich; Mann; male sex hormone** = testosterone *or* hormone produced by the testes, which causes physical changes to take place in males as they become sexually mature **männliches Geschlechtshormon; male sex organs** = the testes, epididymis, vasa deferentia, seminal vesicles, ejaculatory ducts and penis **männliche Geschlechtsorgane**

malformation *noun* abnormal development of a structure **Malformation, Fehlbildung, Missbildung; congenital malformation** = malformation (such as cleft palate) which is present at birth **angeborene Missbildung**

◇ **malformed** *adjective* (part of the body) which has been badly formed **missgebildet, fehlgebildet**

malfunction

1 *noun* abnormal working of an organ **Dysfunktion, Funktionsstörung;** *his loss of consciousness was due to a malfunction of the kidneys or to a kidney malfunction*

2 *verb* to work badly **nicht richtig arbeiten;** *during the operation his heart began to malfunction*

(NOTE: used more in US English than GB English)

malignant *adjective* threatening life *or* tending to cause death *or* virulent (tumour) **maligne, bösartig; malignant tumour** = cancer *or* tumour which is cancerous and can reappear *or* spread into other tissue, even if removed surgically **maligner/bösartiger Tumor**

(NOTE: the opposite is **benign** *or* **non-malignant)**

◇ **malignancy** *noun* state of being malignant **Malignität, Bösartigkeit;** *the tests confirmed the malignancy of the growth*

> QUOTE without a functioning immune system to ward off germs, the patient now becomes vulnerable to becoming infected by bacteria, protozoa, fungi and other viruses and malignancies which may cause life-threatening illness
>
> Journal of the American Medical Association

malingering *adjective* pretending to be ill **simulierend, scheinkrank**

malleolus *noun* one of two bony prominences at each side of the ankle **Malleolus, Knöchel; lateral malleolus** = part of the end of the fibula which protrudes on the outside of the ankle **Malleolus lateralis, Außenknöchel; medial malleolus** = part of the end of the tibia which protrudes on the inside of the ankle **Malleolus medialis, Innenknöchel**

(NOTE: the plural is **malleoli)**

mallet finger *noun* finger which cannot be straightened because the tendon attaching the top joint has been torn **Hammerfinger**

malleus *noun* largest of the three ossicles in the middle ear, shaped like a hammer **Malleus, Hammer** *see illustration* EAR

Mallory-Weiss tears *plural noun* tearing of the mucous membrane at the junction of the oesophagus and the stomach **Mallory-Weiss-Syndrom**

Mallory's stain *noun* trichrome stain, used in histology to distinguish collagen, cytoplasm and nuclei **Mallory-Färbung**

malnourished *adjective* (person) who does not have enough to eat **unterernährt**

malnutrition *noun* (i) bad nutrition, as a result of starvation *or* wrong diet *or* bad absorption of food; (ii) not having enough to eat **(i) & (ii) Malnutrition, Mangelernährung**

malocclusion *noun* condition where the teeth in the upper and lower jaws do not meet properly when the patient's mouth is closed **Okklusionsstörung, Bissanomalie**; *see also* OCCLUSION

Malpighian body *or* **Malpighian corpuscle** *or* **renal corpuscle** *see* CORPUSCLE

◇ **Malpighian glomerulus** *noun* tuft of capillaries inside the renal corpuscle **Malpighi-Knäuel, Glomerulus (renis)**

◇ **Malpighian layer** *noun* deepest layer of the epidermis **Malpighi-Schicht, Stratum basale**

malposition *noun* wrong position (as of the fetus in the womb *or* of fractured bones) **Malposition, Fehlstellung**

malpractice *noun* (i) acting in an unprofessional *or* illegal way; (ii) wrong treatment of a patient (by a doctor *or* surgeon *or* dentist, etc.) for which the doctor may be tried in court **(i) standeswidriges Verhalten, Verletzung der Berufspflichten; (ii) (ärztlicher) Kunstfehler, Fehlbehandlung**; *the surgeon was found guilty of malpractice*

malpresentation *noun* abnormal presentation of the fetus in the womb **anomale Kindslage, Lageanomalie**

Malta fever = BRUCELLOSIS

maltase *noun* enzyme in the small intestine which converts maltose into glucose **Maltase**

◇ **maltose** *noun* sugar formed by digesting starch or glycogen **Maltose, Malzzucker**

malunion *noun* incorrect union of pieces of a broken bone **Frakturheilung in Fehlstellung**

mamma *or* **breast** *noun* one of two glands on the chest of a woman which secrete milk **Mamma, weibliche Brust(drüse)**

◇ **mammal** *noun* type of animal (such as the human being) which gives birth to live young, secretes milk to feed them, keeps a constant body temperature and is covered with hair **Säugetier, Säuger**

◇ **mammary** *adjective* referring to the breast **mammär, Mamma-, Brust-**; **mammary gland** = gland in females which produces milk **Brustdrüse**

◇ **mamilla** *or* **mammilla** *or* **nipple** *noun* protruding part in the centre of the breast, containing the milk ducts through which the milk flows **Mamilla, Mamille, Brustwarze**

◇ **mamillary** *or* **mammillary** *adjective* referring to the nipple **mamillar**; **mamillary bodies** = two little projections on the base of the hypothalamus **Mamillarkörper**

◇ **mammogram** *noun* picture of a breast made using soft-tissue radiography **Mammogramm**

◇ **mammography** *noun* examination of the breast, using a special technique **Mammographie**

◇ **mammoplasty** *noun* plastic surgery to reduce the size of the breasts **Mammaplastik**

◇ **mammothermography** *noun* thermography of a breast **Mammothermographie**

QUOTE mammography is the most effective technique available today for the detection of occult breast cancer. It has been estimated that mammography can detect a carcinoma two years before it becomes palpable
Southern Medical Journal

manage *verb*
(a) to control; to be in charge of **leiten, verwalten, kontrollieren**; *she manages the ward very efficiently; we want to appoint someone to manage the group of hospitals; bleeding can usually be managed, but sometimes an operation may be necessary*
(b) to be able to do something; to succeed in doing something **zurechtkommen, es schaffen**; *did you manage to phone the doctor? can she manage at home all by herself? how are we going to manage without the nursing staff?*

◇ **management** *noun* (i) organization *or* running (of a hospital *or* clinic *or* health authority, etc.); (ii) organization of a series of different treatments for a patient **(i) Management, Verwaltung; (ii) Versorgung, Behandlung**

◇ **manager** *noun* person in charge of a department in the health service *or* person in charge of a group of hospitals **Verwaltungsleiter/-in**; **nurse manager** = nurse who has administrative duties in a hospital *or* the health service **leitende Krankenschwester**

mandible *noun* lower bone in the jaw **Mandibula, Unterkiefer** *see illustration* SKULL

COMMENT: the jaw is formed of two bones, the mandible which is attached to the skull with a hinge joint and can move up and down, and the maxillae which are fixed parts of the skull

◇ **mandibular** *adjective* referring to the lower jaw **mandibular**; **mandibular fossae** =

sockets in the skull into which the ends of the lower jaw fit **Fossae mandibulares, Kiefergelenkpfannen**; **mandibular nerve** = sensory nerve which supplies the teeth in the lower jaw, the temple, the floor of the mouth and the back part of the tongue **Nervus mandibularis, Unterkiefernerv**

mane *Latin word meaning* 'during the daytime': used on prescriptions **mane**
(NOTE: the opposite is **nocte**)

> QUOTE he was diagnosed as having diabetes mellitus at age 14, and was successfully controlled on insulin 15 units mane and 10 units nocte
> British Journal of Hospital Medicine

manganese *noun* metallic trace element **Mangan (Mn)**
(NOTE: chemical symbol is **Mn**)

mania *noun* state of manic-depressive psychosis where the patient is in a state of excitement, very sure of his own abilities and has increased energy **Manie**

◇ **-mania** *suffix* obsession with something **-manie**; **dipsomania** = addiction to alcohol **Dipsomanie**; **kleptomania** = obsessive stealing of objects **Kleptomanie**

◇ **manic** *adjective* referring to mania **manisch**

◇ **manic-depressive psychosis** *noun* psychological condition where a patient moves between mania and depression and experiences delusion **manisch-depressive Psychose**

manifestation *noun* sign *or* indication *or* symptom (of a disease) **Manifestation, Erscheinungsform**

> QUOTE the reason for this susceptibility is a profound abnormality of the immune system in children with sickle cell disease. The major manifestations of pneumococcal infection in SCD are septicaemia, meningitis and pneumonia
> Lancet

manipulate *verb* to rub *or* to move parts of the body with the hands to treat a joint *or* a slipped disc *or* a hernia **manipulieren**

◇ **manipulation** *noun* moving *or* rubbing parts of the body with the hands to treat a disorder of a joint *or* a hernia **Manipulation**

manner *noun* way of doing something *or* way of behaving **Art, Weise, Art und Weise**; *he was behaving in a strange manner* **doctor with a good bedside manner** = doctor who comforts and reassures patients when he examines them in hospital **Arzt, der gut mit den Patienten umgehen kann**

mannitol *noun* diuretic substance, used to treat oedema **Mannitol, Mannit**

Mantoux test *noun* test for tuberculosis, where the patient is given an intracutaneous injection of tuberculin **Mendel-Mantoux-Tuberkulinprobe**; *compare* PATCH TEST

manubrium (sterni) *noun* top part of the breastbone **Manubrium (sterni)**

MAO = MONOAMINE OXIDASE; **MAO inhibitor** = drug used to treat depression by inhibiting the action of MAO, but which also prevents the breakdown of tyramine in the brain and can cause high blood pressure **MAO-Hemmer, Monoaminoxidasehemmer**

marasmus *or* **failure to thrive** *noun* wasting disease which affects small children who have difficulty in absorbing nutrients *or* who are suffering from malnutrition **Marasmus, Gedeihstörung**

marble bone disease = OSTEOPETROSIS

Marburg virus disease *or* **green monkey disease** *noun* virus disease of green monkeys which is transmitted to humans **Marburg-Virus-Krankheit**

> COMMENT: because monkeys are used in laboratory experiments, the disease mainly affects laboratory workers. Symptoms include headaches and bleeding from mucous membranes; the disease is often fatal

march fracture *noun* fracture of one of the metatarsal bones in the foot, caused by excessive exercise to which the body is not accustomed **Marschfraktur**

Marfan's syndrome *noun* hereditary condition where the patient has extremely long fingers and toes, with abnormalities of the heart, aorta and eyes **Marfan-Syndrom, Arachnodaktylie-Syndrom**

margarine *noun* vegetable fat which looks like butter and is used instead of butter **Margarine**

marijuana *or* **cannabis** *noun* drug made from the leaves *or* flowers of the Indian hemp plant **Marijuana, Cannabis**

mark
1 *noun* spot *or* small area of a different colour

Mal, Narbe; Zeichen, Merkmal; *there's a red mark where you hit your head; the rash has left marks on the chest and back*
2 *verb* to make a mark **markieren; the tin is marked 'dangerous'** = it has the word 'dangerous' written on it **die Dose trägt die Aufschrift ‚gefährlich'**

◇ **marker** *noun* (i) label *or* thing which marks a place; (ii) substance which is part of a chromosome and gives it a genetic mark **(i) Marke; (ii) Marker**

marrow *or* **bone marrow** *noun* soft substance in the centre of a long bone **Mark, Knochenmark, Medulla (ossium); bone marrow transplant** = transplant of marrow from a donor to a recipient **Knochenmarktransplantation** *see illustration* BONE STRUCTURE; (NOTE: for terms referring to bone marrow, see words beginning with **myel-, myelo-**)

COMMENT: two types of bone marrow are to be found: red bone marrow, which forms blood cells and is found in cancellous bone in the vertebrae, the sternum and other flat bones; as a person gets older, fatty yellow bone marrow develops in the central cavity of long bones

masculinization *noun* development of male characteristics (such as body hair and a deep voice) in a woman, caused by hormone deficiency *or* treatment with male hormones **Maskulinisierung, Virilisierung, Vermännlichung**

mask *noun* (i) metal and rubber frame that fits over the patient's nose and mouth and is used to administer an anaesthetic; (ii) piece of gauze which fits over the mouth and nose to prevent droplet infection; (iii) cover which fits over the face of a person who has been disfigured in an accident **(i) Narkosemaske; (ii) Mundtuch, OP-Maske; (iii) Gesichtsmaske**

masochism *noun* abnormal sexual condition where a person takes pleasure in being hurt *or* badly treated **Masochismus**

◇ **masochist** *noun* person suffering from masochism **Masochist/-in**

◇ **masochistic** *adjective* referring to masochism **masochistisch**; *compare* SADISM, SADIST, SADISTIC

mass *noun*
(a) (i) body of matter; (ii) mixture for making pills; (iii) main solid part of bone **(i) & (ii) Masse; (iii) Knochenmasse**
(b) large quantity, such as a large number of people **Masse;** *the patient's back was covered with a mass of red spots* **mass radiography** = taking X-ray photographs of large numbers of people to check for tuberculosis **Röntgenreihenuntersuchung; mass screening** = testing large numbers of people for the presence of a disease **Reihenuntersuchung, Screening**

massage
1 *noun* treatment of muscular conditions which involves rubbing *or* stroking *or* pressing a patient's body with the hands **Massage; cardiac massage** = rhythmic compression of the heart to maintain circulation when it has stopped beating spontaneously **Herzmassage;** (NOTE: no plural, but **a massage** is used to refer to a single treatment: **he had a hot bath and a massage**)
2 *verb* to rub *or* stroke *or* press a patient's body with the hands **massieren**

masseter (muscle) *noun* muscle which makes the lower jaw move up or down **Musculus masseter, Masseter, Kaumuskel**

massive *adjective* very large **massiv;** *he was given a massive injection of penicillin; she had a massive heart attack*

mast- *prefix* referring to a breast **Mast(o)-**

◇ **mastalgia** *noun* pain in the mammary gland **Mastalgie, Mastodynie**

◇ **mastatrophy** *noun* atrophy of the mammary gland **Mammaatrophie**

mast cell *noun* large cell in connective tissue, which carries histamine and reacts to allergens **Mastzelle, Mastozyt**

mastectomy *noun* surgical removal of a breast **Mastektomie, Mammaamputation; radical mastectomy** = removal of the breast, and also the associated lymph nodes and muscles **radikale Mastektomie**

masticate *verb* to chew food **kauen**

◇ **mastication** *noun* chewing food **Mastikation, Kauen**

mastitis *noun* inflammation of the breast **Mastitis**

mastoid *adjective* (i) shaped like a nipple; (ii) belonging to the mastoid part of the temporal bone **(i) mastoid, warzenförmig; (ii) mastoid(eus); mastoid antrum** *see* ANTRUM; **mastoid (air) cells** = air cells in the mastoid process **Cellulae mastoideae, lufthaltige Warzenfortsatzzellen; mastoid process** *or* **mastoid** = part of the temporal bone which protrudes at the side of the head behind the ear **Processus mastoideus, Mastoid, Warzenfortsatz** *see illustration* SKULL

◇ **mastoidectomy** *noun* surgical operation to remove part of the mastoid process, as a treatment for mastoiditis **Mastoidektomie**

◇ **mastoiditis** *noun* inflammation of the mastoid process and air cells **Mastoiditis**

COMMENT: symptoms are fever, and pain in the ears. The mastoid process can be infected by infection from the middle ear through the mastoid antrum. Mastoiditis can cause deafness and can affect the meninges if not treated

◇ **mastoidotomy** *noun* surgical operation to make a cut into the mastoid process to treat infection **Mastotomie, Antrotomie**

masturbate *verb* to excite one's own genitals so as to produce an orgasm **masturbieren**

◇ **masturbation** *noun* stimulation of one's own genitals to produce an orgasm **Masturbation, Selbstbefriedigung**

match *verb* to examine two things to see if they are similar *or* to see if they fit together **anpassen;** *they are trying to match the donor to the recipient*

QUOTE bone marrow from donors has to be carefully matched or graft-versus-host disease will ensue
Hospital Update

mater *see* ARACHNOID, DURA MATER, PIA MATER

materia medica *Latin words meaning* 'medical substance': study of drugs *or* dosages as used in treatment **Materia medica, Arzneimittelkunde**

material *noun*
(a) matter which can be used to make something **Material, Substanz**
(b) cloth **Stoff, Material;** *the wound should be covered with gauze or other light material*

maternal *adjective* referring to a mother **maternal, mütterlich; maternal death** = death of a mother during pregnancy, childbirth or up to twelve months after childbirth **mütterlicher Tod; maternal deprivation** *see* DEPRIVATION; **maternal instincts** = instinctive feelings in a woman to look after and protect her child **Mutterinstinkte**

◇ **maternity** *noun* childbirth *or* becoming a mother **Mutterschaft; maternity case** = woman who is about to give birth **Schwangere, werdende Mutter; maternity clinic** = clinic where expectant mothers are taught how to look after babies, do exercises and have medical checkups **Schwangerenberatungsstelle; maternity hospital** *or* **maternity ward** *or* **maternity unit** = hospital *or* ward *or* unit which deals only with women giving birth **Entbindungsklinik; Entbindungsstation**

matrix *or* **ground substance** *noun* amorphous mass of cells forming the basis of connective tissue **Matrix, Mutterboden, Grundsubstanz**

matron *noun* woman in charge of a hospital and the nurses in it **Oberschwester;** *she has been made matron of the maternity hospital; such cases should be reported to the matron* (NOTE: **matron** can be used with names: **Matron Jones)**

matter *noun*
(a) substance **Substanz; grey matter** = nerve tissue which is of a dark grey colour and forms part of the central nervous system **Substantia grisea, graue Substanz; white matter** = nerve tissue in the central nervous system which contains more myelin than grey matter **Substantia alba, weiße Substanz**
(b) (infected) matter = pus **Eiter**

mattress *noun* thick soft part of a bed which you lie on **Matratze; mattress suture** = suture made with a loop on each side of the incision **Matratzennaht**

maturation *noun* becoming mature *or* fully developed **Maturation, Reifung**

◇ **mature** *adjective* fully developed **reif; mature follicle** = a Graafian follicle just before ovulation **reifer Follikel, Graaf-Follikel**

◇ **maturing** *adjective* becoming mature **reifend;** *maturing follicle*

◇ **maturity** *noun*
(a) being fully developed **Reife, Maturität**
(b) *(in psychology)* being a responsible adult **Reife**

maxilla (bone) *noun* upper jaw bone **Maxilla, Oberkiefer** *see illustration* SKULL; (NOTE: the plural is **maxillae.** It is more correct to refer to the upper jaw as the **maxillae** as it is in fact formed of two bones which are fused together)

◇ **maxillary** *noun* referring to the maxilla **maxillär; maxillary air sinus** *or* **maxillary antrum** *or* **antrum of Highmore** = one of two sinuses behind the cheek bones in the upper jaw **Sinus maxillaris, Highmore-Höhle, Kieferhöhle**

MB = BACHELOR OF MEDICINE

McBurney's point *noun* point which indicates the normal position of the appendix on the right side of the abdomen, between the hip bone and the navel, which is extremely painful if pressed when the patient has appendicitis **McBurney-Punkt**

MCP = METACARPOPHALANGEAL

MD = DOCTOR OF MEDICINE

meal *noun* eating food at a particular time **Mahlzeit;** *we have three meals a day - breakfast, lunch and dinner; you should only have a light meal in the evening* **barium meal** = liquid solution containing barium sulphate which a patient drinks so that an X-ray can be taken of his stomach **Bariumbrei**

measles *or* **morbilli** *or* **rubeola** *noun* infectious disease of children, where the body is covered with a red rash **Masern, Morbilli;** *she's in bed with measles; have you had measles? he's got measles; they caught measles from their friend at school see also* GERMAN MEASLES, KOPLIK'S SPOTS

> COMMENT: measles can be a serious disease as it weakens the body's resistance to other diseases, especially bronchitis and ear infections; it can be prevented by immunization. If caught by an adult it can be very serious

measure
1 *noun*
(a) unit of size *or* quantity *or* degree **Maß;** *a metre is a measure of length*
(b) tape measure = long tape with centimetres, inches, etc. marked on it **Maßband, Bandmaß**
2 *verb* to find out the size of something; to be a certain size **messen;** *the room measures 3 metres by 2 metres; a thermometer measures temperature*

◇ **measurement** *noun* size, length, etc. of something which has been measured **Messung**

meat *noun* animal flesh which is eaten **Fleisch**
(NOTE: no plural: **some meat, a piece** *or* **a slice of meat; he refuses to eat meat)**

meatus *noun* opening leading to an internal passage in the body, such as the urethra *or* the nasal cavity **Meatus, Gang; external auditory meatus** = tube in the skull leading from the outer ear to the eardrum **Meatus acusticus externus, äußerer Gehörgang; internal auditory meatus** = channel which takes the auditory nerve through the temporal bone **Meatus acusticus internus, innerer Gehörgang** *see illustration* EAR, SKULL

mechanism *noun* physical *or* chemical changes by which a function is carried out *or* system in the body which functions in a particular way **Mechanismus;** *the inner ear is the body's mechanism for balance*

Meckel's diverticulum *see* DIVERTICULUM

meconium *noun* first dark green faeces produced by a newborn baby **Mekonium, Kindspech**

media *or* **tunica media** *noun* middle layer of the wall of an artery *or* vein **Tunica media, Media**

◇ **medial** *adjective* towards the central midline of the body *or* to the centre of an organ **medial; medial arcuate ligament** = fibrous arch to which the diaphragm is attached **Ligamentum arcuatum mediale, inneres Bogenband; medial malleolus** = bone at the end of the tibia which protrudes at the inside of the ankle **Malleolus medialis, Innenknöchel; medial rectus** = muscle arising from the medial part of the common tendinous ring and inserted into the sclera anterior of the eyeball **Musculus rectus medialis, medialer gerader Augenmuskel;** *compare* LATERAL

◇ **medialis** *see* VASTUS

◇ **medially** *adverb* towards *or* on the sagittal plane of the body **medial**

◇ **median** *adjective* situated in the median plane *or* in the midline of the body **median, medianus; median nerve** = one of the main nerves of the forearm and hand **Nervus medianus, Medianus; median plane** = midline at right angles to the coronal plane and dividing the body into right and left parts **Medianebene**

mediastinal *adjective* referring to the mediastinum **mediastinal;** *the mediastinal surface of pleura or of the lungs*

◇ **mediastinitis** *noun* inflammation of the mediastinum **Mediastinitis**

◇ **mediastinum** *noun* section of the chest between the lungs, where the heart, oesophagus, and phrenic and vagus nerves are situated **Mediastinum, Mittelfellraum**

medical
1 *adjective* (i) referring to the study of diseases; (ii) referring to treatment of disease which does not involve surgery; (iii) (treatment) given by a doctor (as opposed to a surgeon) in a hospital *or* in his surgery **(i)**

medizinisch; (ii) medikamentös, internistisch; (iii) ärztlich, internistisch; *a medical student; medical help was provided by the Red Cross* **medical assistance** = help provided by a nurse *or* by ambulancemen *or* by a member of the Red Cross, etc. **ärztliche Assistenz**; **medical certificate** = certificate signed by a doctor, giving a patient permission to be away from work *or* not to do certain types of work **ärztliches Attest**; **medical committee** = committee of doctors in a hospital who advise the management on medical matters **Ärztekommission**; **medical doctor (MD)** = doctor who practises medicine, but not usually a surgeon **Arzt/Ärztin**; **medical examination** = examination of a patient by a doctor **ärztliche Untersuchung**; **medical history** = details of a patient's medical records over a period of time **Krankengeschichte**; **chief medical officer** = government official responsible for all aspects of public health **Gesundheitsminister/-in**; **Medical Officer of Health (MOH)** = formerly, local government official in charge of the health service in a certain district **Gesundheitsbeauftragte(r), Amtsarzt/Amtsärztin**; **medical practitioner** = person qualified in medicine (a doctor *or* surgeon) **praktischer Arzt/praktische Ärztin**; **Medical Research Council (MRC)** = government body which organizes and pays for medical research **Staatliche Kommission für die medizinische Forschung**; **medical secretary** = qualified secretary who specializes in medical documentation, either in a hospital or in a doctor's surgery **Arztsekretär/-in, medizinische(r) Dokumentar/-in**; **medical social worker** = person who helps patients with their family problems *or* problems related to their work, which may have an effect on their response to treatment **Sozialbetreuer im Krankenhaus**; **medical ward** = ward for patients who do not have to undergo surgical operations **innere Abteilung**

2 *noun* official examination of a person by a doctor **ärztliche Untersuchung;** *he wanted to join the army, but failed his medical; you will have to have a medical if you take out an insurance policy*

Medic-Alert bracelet *noun* bracelet worn by a person to show that he suffers from a certain condition (such as diabetes or an allergy) **medizinisches Informationsarmband**

Medicare *noun* system of public health insurance in the USA **staatliches Krankenversicherungssystem (in den USA)**

medication *noun* (i) method of treatment by giving drugs to a patient; (ii) medicine *or* drug taken by a patient **(i) Medikation, medikamentöse Behandlung; (ii) Medikation;** *he was given medication by the ambulancemen; what sort of medication has she been taking? 80% of elderly patients admitted to geriatric units are on medication* **premedication** = drug given to a patient before an operation **Prämedikation**

◇ **medicated** *adjective* (talcum powder *or* cough sweet) which contains a medicinal drug **medizinisch**; **medicated shampoo** = shampoo containing a chemical which is supposed to prevent dandruff **Medizinalshampoo**

medicine *noun*

(a) drug *or* preparation taken to treat a disease *or* condition **Medizin, Arzneimittel;** *take some cough medicine if your cough is bad; you should take the medicine three times a day* **medicine bottle** = special bottle which contains medicine **Arzneimittelfläschchen**; **medicine cabinet** *or* **medicine chest** = cupboard where medicines, bandages, thermometers, etc. can be left locked up, but ready for use in an emergency **Medizinschrank**

(b) (i) study of diseases and how to cure or prevent them; (ii) study and treatment of diseases which does not involve surgery **(i) Medizin; (ii) innere Medizin;** *he is studying medicine because he wants to be a doctor* **clinical medicine** = study and treatment of patients in a hospital ward *or* in the doctor's surgery (as opposed to the operating theatre *or* laboratory) **klinische Medizin;** (NOTE: no plural for (b)

◇ **medicinal** *adjective* referring to medicine *or* (substance) with healing properties **medizinisch;** *he has a drink of whisky before he goes to bed for medicinal purposes* **medicinal drug** = drug used to treat a disease as opposed to hallucinatory *or* addictive drugs **therapeutische Droge**

◇ **medicinally** *adverb* used as a medicine **medizinisch;** *the herb can be used medicinally*

medico *noun (informal)* doctor **Arzt/Ärztin;** *my medico said I was perfectly fit*

medico- *prefix* referring to medicine *or* to doctors **Mediko-**

◇ **medicochirurgical** *adjective* referring to both medicine and surgery **internistisch und chirurgisch**

medium

1 *adjective* average *or* in the middle *or* at the

halfway point **mittlere(r,s)**
2 *noun* substance through which something acts **Medium, Mittel**; **contrast medium** = radio-opaque dye introduced into an organ *or* part of the body so that soft tissue will show clearly on an X-ray photograph **Kontrastmittel**; **culture medium** = jelly (such as agar) in which a bacterial culture is grown in a laboratory **Kulturmedium**

medroxyprogesterone *noun* synthetic female sex hormone used as a contraceptive **Medroxyprogesteron**

medulla *noun* (i) soft inner part of an organ (as opposed to the outer cortex); (ii) bone marrow; (iii) any structure similar to bone marrow **(i) Medulla, Mark; (ii) Medulla (ossium), Knochenmark; (iii) Mark**; **medulla oblongata** = continuation of the spinal cord going through the foramen magnum into the brain **Medulla oblongata, verlängertes Mark**; **renal medulla** = inner part of a kidney containing no glomeruli **Nierenmark, Medulla renis** *see illustration* KIDNEY; **adrenal medulla** *or* **suprarenal medulla** = inner part of the adrenal gland which secretes adrenaline and noradrenaline **Medulla glandulae suprarenalis, Nebennierenmark**
◊ **medullary** *adjective* (i) similar to marrow; (ii) referring to a medulla **(i) & (ii) medullär, medullar**; **medullary cavity** = hollow centre of a long bone, containing bone marrow **Markhöhle, Markraum** *see illustration* BONE STRUCTURE; **medullary cord** = epithelial fibre found near the hilum of the fetal ovary **Markstrang, primärer Keimstrang**
◊ **medullated nerve** *noun* nerve surrounded by a myelin sheath **markhaltiger Nerv**
◊ **medulloblastoma** *noun* tumour which develops in the medulla oblongata and the fourth ventricle of the brain in children **Medulloblastom**

mega- *or* **megalo-** *prefix* meaning large **Mega-, Megalo-**; (NOTE: the opposite is **micro-**)
◊ **megacolon** *noun* condition where the lower colon is very much larger than normal, because part of the colon above is constricted, making bowel movements impossible **Megakolon**
◊ **megakaryocyte** *noun* bone marrow cell which produces blood platelets **Megakaryozyt**
◊ **megaloblast** *noun* abnormally large blood cell found in the bone marrow of patients suffering from certain types of anaemia caused by vitamin B_{12} deficiency **Megaloblast**
◊ **megaloblastic** *adjective* referring to megaloblasts **megaloblastisch**; **megaloblastic anaemia** = anaemia caused by vitamin B_{12} deficiency **megaloblastische Anämie**
◊ **megalocephaly** *noun* having an abnormally large head **Megalozephalie, Makrozephalie**
◊ **megalocyte** *noun* abnormally large red blood cell, found in pernicious anaemia **Megalozyt**

meibomian cyst *or* **chalazion** *noun* swelling of a sebaceous gland in the eyelid **Chalazion, Hagelkorn**
◊ **meibomian gland** *or* **tarsal gland** *noun* sebaceous gland on the edge of the eyelid which secretes a liquid to lubricate the eyelid **Meibomdrüse, Glandula tarsalis**

meiosis *or (US)* **miosis** *noun* process of cell division which results in two pairs of haploid cells (cells with only one set of chromosomes) **Meiose, Reduktionsteilung**; *compare* MITOSIS

Meissner's plexus *noun* network of nerve fibres in the wall of the alimentary canal **Meissner-Plexus, Plexus submucosus**
◊ **Meissner's corpuscle** *noun* receptor cell in the skin which is thought to be sensitive to touch **Meissner-Körperchen** *see illustration* SKIN & SENSORY RECEPTORS

melaena *or* **melena** *noun* black faeces where the colour is caused by bleeding in the intestine **Melaena, Teerstuhl**

melancholia *noun* (i) severe depressive illness occurring usually between the ages of 45 and 65; (ii) clinical syndrome with tendency to delusion, fixed personality, and agitated movements **(i) & (ii) Melancholie, endogene Depression**; **involutional melancholia** = depression which occurs in people (mainly women) after middle age, probably caused by a change of endocrine secretions **Involutionsmelancholie, Involutionspsychose**

melanin *noun* dark pigment which gives colour to skin and hair, also found in the choroid of the eye and in certain tumours **Melanin**
◊ **melanism** *or* **melanosis** *noun* (i) abnormally depositing of dark pigment; (ii)

staining of all body tissue with melanin in a form of carcinoma **(i) & (ii) Melanose, Melanosis**

◇ **melanocyte** *noun* any cell which carries pigment **Melanozyt**

◇ **melanocyte-stimulating hormone (MSH)** *noun* hormone produced by the pituitary gland which causes darkening in the colour of the skin **melanozytenstimulierendes Hormon (MSH), Melanotropin**

◇ **melanoderma** *noun* (i) abnormally large amount of melanin in the skin; (ii) discoloration of patches of the skin **(i) & (ii) Melanoderma, Melanodermie**

◇ **melanoma** *noun* tumour formed of dark pigmented cells **Melanom**

◇ **melanophore** *noun* cell which contains melanin **Melanophore**

◇ **melanoplakia** *noun* areas of pigment in the mucous membrane inside the mouth **Melanoplakie**

◇ **melanosis** *see* MELANISM

◇ **melanuria** *noun* (i) presence of dark colouring in the urine; (ii) condition where the urine turns black after being allowed to stand (as in cases of malignant melanoma) **(i) & (ii) Melan(in)urie, Schwarzharnen**

melasma *noun* presence of little brown, yellow or black spots on the skin **Melasma**

melatonin *noun* hormone produced by the pineal gland during the hours of darkness, which makes animals sleep during the winter months **Melatonin**

> COMMENT: bright light hitting the eye has the effect of stopping the production of melatonin

melena = MELAENA

mellitus *see* DIABETES

membrane *noun* thin layer of tissue which lines *or* covers an organ **Membran**; **membrane bone** = bone which develops from tissue and not from cartilage **Deckknochen, Belegknochen**; **basement membrane** = membrane at the base of an epithelium **Basalmembran**; **mucous membrane** = membrane which lines internal passages in the body (such as nose *or* mouth) and secretes mucus **Schleimhaut**; **serous membrane** = membrane which lines an internal cavity which does not come into contact with air (such as the peritoneum *or* pericardium) **Tunica serosa, Serosa, seröse Haut**; **synovial membrane** = smooth membrane which forms the inner lining of the capsule covering a joint, and secretes the fluid which lubricates the joint **Membrana synovialis, Synovialis, Gelenkinnenhaut**; **tectorial membrane** = spiral membrane in the inner ear above the organ of Corti, which contains the hair cells which transmit impulses to the auditory nerve **Membrana tectoria**; **tympanic membrane** = eardrum **Membrana tympani, Trommelfell** *see illustration* EAR

◇ **membranous** *adjective* referring to membrane **membranös, häutig**; **membranous labyrinth** = canals round the cochlea **häutiges Labyrinth**

memory *noun* ability to remember **Gedächtnis;** *he has a very good memory for dates; I have no memory for names; he said the whole list from memory* **loss of memory** = not being able to remember anything **Gedächtnisverlust, Amnesie;** *she was found wandering in the street suffering from loss of memory; he lost his memory after the accident*

menarche *noun* start of menstrual periods **Menarche**

mend *verb* to repair; to make something perfect which has a fault in it **reparieren;** *the surgeons are trying to mend the defective heart valves*

Mendel's laws *noun* laws of heredity **Mendel-Gesetze**

Mendelson's syndrome *noun* sometimes fatal condition where acid fluid from the stomach is brought up into the windpipe and passes into the lungs, occurring mainly in obstetric patients **Mendelson-Syndrom**

Ménière's disease *or* **syndrome** *noun* disease of the middle ear, where the patient becomes dizzy, hears ringing in the ears and may vomit and becomes progressively deaf **Ménière-Krankheit**

> COMMENT: the causes are not certain, but may include infections or allergies, which increase the fluid contents of the labyrinth in the middle ear

mening- *or* **meningo-** *prefix* referring to the meninges **Mening-, Meningo-**

◇ **meninges** *plural noun* membranes which surround the brain and spinal cord **Meningen, Hirn- und Rückenmarkhäute;** (NOTE: the singular is **meninx)**

> COMMENT: the meninges are divided into three layers: the tough outer layer (dura mater) which protects the brain and spinal

cord, the middle layer (arachnoid mater) and the delicate inner layer (pia mater) which contains the blood vessels. The cerebrospinal fluid flows in the space (subarachnoid space) between the arachnoid mater and pia mater

◇ **meningeal** *adjective* referring to the meninges **meningeal**; **meningeal haemorrhage** = haemorrhage from a meningeal artery **Subarachnoidalblutung**; **meningeal sarcoma** = malignant tumour in the meninges **Meningiosarkom**

◇ **meningioma** *noun* benign tumour in the meninges **Meningiom, Meningeom**

◇ **meningism** *noun* condition where there are signs of meningeal irritation suggesting meningitis, but where there is no pathological change in the cerebrospinal fluid **Meningismus**

◇ **meningitis** *noun* inflammation of the meninges, where the patient has violent headaches, fever, and stiff neck muscles, and can become delirious **Meningitis, Hirnhautentzündung**; **aseptic meningitis** = relatively mild viral form of meningitis **abakterielle Meningitis**

COMMENT: meningitis is a serious viral or bacterial disease which can cause brain damage and even death. The bacterial form can be treated with antibiotics

◇ **meningocele** *noun* condition where the meninges protrude through the vertebral column or skull **Meningozele**

◇ **meningococcal** *adjective* referring to meningococcus **Meningokokken-**; **meningococcal meningitis** *or* **spotted fever** = commonest epidemic form of meningitis, caused by a bacterial infection where the meninges become inflamed causing headaches and fever **Meningokokkenmeningitis, Meningitis cerebrospinalis epidemica, epidemische Genickstarre**

◇ **meningococcus** *noun* bacterium *Neisseria meningitidis* which causes meningococcal meningitis **Meningokokke, Neisseria meningitidis;** (NOTE: plural is **meningococci)**

◇ **meningoencephalitis** *noun* inflammation of the meninges and the brain **Meningoenzephalitis**

◇ **meningoencephalocele** *noun* condition where part of the meninges and the brain push through a gap in the skull **Meningoenzephalozele, Enzephalomeningozele**

◇ **meningomyelocele** *noun* hernia of part of the meninges and the spinal cord **Meningomyelozele**

◇ **meningovascular** *adjective* referring to the meningeal blood vessels **meningovaskulär**

meniscectomy *noun* surgical removal of a cartilage from the knee **Meniskektomie**

◇ **meniscus** *or* **semilunar cartilage** *noun* one of two pads of cartilage (lateral meniscus and medial meniscus) between the femur and tibia in a knee joint **Meniskus** (NOTE: the plural is **menisci)**

meno- *prefix* referring to menstruation **Meno-**

◇ **menopause** *or* **climacteric** *or* **change of life** *noun* period (usually between 45 and 55 years of age) when a woman stops menstruating and can no longer bear children **Menopause, Klimakterium, Wechseljahre (der Frau)**; **male menopause** = non-medical term given to a period in a man's life in middle age **Climacterium virile, Klimakterium des Mannes**

◇ **menopausal** *adjective* referring to the menopause **menopausal**

◇ **menorrhagia** *noun* very heavy bleeding during menstruation **Menorrhagie**

◇ **menses** *plural noun* blood which flows from the womb during menstruation **Menses, monatliche Regelblutung, Periode**

◇ **menstrual** *adjective* referring to menstruation **menstrual**; **menstrual cramp** = cramp in the muscles round the uterus during menstruation **Dysmenorrhoe, Menstruationsbeschwerden**; **menstrual cycle** = period (usually 28 days) during which a woman ovulates, then the walls of the uterus swell and bleeding takes place if the ovum has not been fertilized **Menstruationszyklus**; **menstrual flow** = flow of blood during menstruation **Regelblutung, Monatsblutung**

◇ **menstruate** *verb* to bleed from the uterus during menstruation **menstruieren**

◇ **menstruation** *noun* bleeding from the uterus which occurs in a woman each month when the lining of the womb is shed because no fertilized egg is present **Menstruation**

◇ **menstruum** *noun* liquid used in the extract of active principles from an unrefined drug **Lösemittel, Arzneistoffträger, Vehikel**

mental *adjective*
(a) referring to the mind **mental, psychisch, geistig**; **mental age** = age of a person's mental development, measured by intelligence tests **Intelligenzalter**; *she has a mental age of three* **mental block** = temporary inability to remember something **mentale Sperre**; **mental deficiency** *or* **defect** *or* **handicap** *or*

retardation *or* **subnormality** = condition where a person's mind has not developed as fully as the body, so that he is not so mentally advanced as others of the same age **geistige Retardierung, Intelligenzdefekt, geistige Behinderung**; **mental development** = development of the mind **geistige Entwicklung;** *although physically handicapped her mental development is higher than normal for her age* **mental hospital** = special hospital for the treatment of mentally ill patients **psychiatrisches Krankenhaus**; **mental illness** = any disorder which affects the mind **Geisteskrankheit**; **mental patient** = patient suffering from a mental illness **Geisteskranke(r), psychisch Kranke(r)**
(b) referring to the chin **mental(is), Kinn-**; **mental nerve** = nerve which supplies the chin **Nervus mentalis, Kinnerv**

◊ **mentalis muscle** *noun* muscle attached to the front of the lower jaw and the skin of the chin **Musculus mentalis, Kinnmuskel**

◊ **mentally** *adverb* in the mind *or* referring to the mind **mental, psychisch, geistig**; *by the age of four he was showing signs of being mentally retarded; mentally, she is very advanced for her age*

menthol *noun* strongly scented compound, produced from peppermint oil, used in cough medicines and in the treatment of neuralgia **Menthol, Mentholum**

◊ **mentholated** *adjective* impregnated with menthol **mentholhaltig, Menthol-**

mentum *noun* chin **Mentum, Kinn**

meralgia (paraesthetica) *noun* pain in the top of the thigh (caused by a pinched nerve) **Meralgia paraesthetica**

mercury *noun* poisonous liquid metal, used in thermometers **Quecksilber (Hg)**; **mercury poisoning** = poisoning by drinking mercury *or* mercury compounds *or* by inhaling mercury vapour **Quecksilbervergiftung;** (NOTE: the chemical symbol is **Hg**)

◊ **mercurialism** *noun* mercury poisoning **Merkurialismus, chronische Quecksilbervergiftung**

◊ **mercurochrome** *noun* red antiseptic solution **Merkurochrom**

mercy killing *noun* euthanasia *or* killing of a sick person to put an end to suffering **Sterbehilfe, Euthanasie**

Merkel's cells *or* **discs** *noun* epithelial cells in the deeper part of the dermis which form touch receptors **Merkel-Tastscheiben**

merocrine *or* **eccrine** *adjective* (gland) which remains intact during secretion, referring especially to the sweat glands **merokrin, ekkrin**

mes- *or* **meso-** *prefix* meaning middle **Mes-, Meso-**

◊ **mesaortitis** *noun* inflammation of the media of the aorta **Mesaortitis**

◊ **mesarteritis** *noun* inflammation of the media of an artery **Mesarteriitis**

◊ **mesencephalon** *or* **midbrain** *noun* small section of the brain stem, above the pons, between the hindbrain and the cerebrum **Mesenzephalon, Mittelhirn**

mesentery *noun* double layer peritoneum which attaches the small intestine and other abdominal organs to the abdominal wall **Mesenterium, Dünndarmgekröse**

◊ **mesenteric** *adjective* referring to the mesentery **mesenterial**; **superior** *or* **inferior mesenteric arteries** = arteries which supply the small intestine *or* the transverse colon and rectum **Arteria mesenterica superior/inferior, obere/untere Gekröseschlagader**; **mesenteric vein** = vein in the portal system running from the intestine to the portal vein **Vena mesenterica, Gekrösevene**

◊ **mesenterica** *see* TABES

mesoappendix *noun* fold of peritoneum which links the appendix and the ileum **Mesoappendix, Mesenteriolum (appendicis vermiformis), Wurmfortsatzgekröse**

◊ **mesocolon** *noun* fold of peritoneum which supports the colon (in an adult it supports the transverse and sigmoid sections only) **Mesokolon, Dickdarmgekröse**

◊ **mesoderm** *or* **embryonic mesoderm** *noun* middle layer of an embryo, which develops into muscles, bones, blood, kidneys, cartilages, urinary ducts, and the cardiovascular and lymphatic systems **Mesoderm, mittleres Keimblatt**

◊ **mesodermal** *adjective* referring to the mesoderm **mesodermal**

◊ **mesometrium** *noun* muscle layer of the uterus **Mesometrium**

◊ **mesomorph** *noun* type of person of average height but strong build **Mesomorpher**

◊ **mesomorphic** *adjective* like a mesomorph **mesomorph**; *see also* ECTOMORPH, ENDOMORPH

◇ **mesonephros** *or* **Wolffian body** *noun* kidney tissue which exists in a human embryo **Mesonephros, Urniere**

◇ **mesosalpinx** *noun* upper part of the broad ligament around the Fallopian tubes **Mesosalpinx**

◇ **mesotendon** *noun* synovial membrane connecting the lining of the fibrous sheath to that of a tendon **Mesotendineum, Mesotenon**

◇ **mesothelium** *noun* layer of cells lining a serous membrane **Mesothel**; *see also* EPITHELIUM, ENDOTHELIUM

◇ **mesovarium** *noun* fold of peritoneum around the ovaries **Mesovarium**

messenger *noun* person who brings a message **Bote**; **messenger RNA** = type of ribonucleic acid which transmits the genetic code from the DNA to the ribosomes which form the proteins coded on the DNA **Boten-RNS, Messenger-RNA, mRNA**

meta- *prefix* which changes **Meta-**

◇ **metabolism** *noun* chemical processes which are continually taking place in the human body and which are essential to life **Metabolismus, Stoffwechsel**; **basal metabolism** = energy used by a person at rest (i.e. energy needed to keep the body functioning and the temperature normal) **Grundumsatz**

◇ **metabolic** *adjective* referring to metabolism **metabolisch**; **basal metabolic rate (BMR)** = amount of energy used by a body in exchanging oxygen and carbon dioxide when at rest, i.e. energy needed to keep the body functioning and the temperature normal (formerly used as a way of testing the thyroid gland) **Grundumsatz (GU), Ruheumsatz**; *see also* ACIDOSIS, ALKALOSIS

◇ **metabolite** *noun* substance produced by metabolism *or* substance taken into the body in food and then metabolized **Metabolit**

◇ **metabolize** *verb* to change the nature of something by metabolism **metabolisieren, verstoffwechseln;** *the liver metabolizes proteins and carbohydrates*

COMMENT: metabolism covers all changes which take place in the body: the building of tissue (anabolism); the breaking down of tissue (catabolism); the conversion of nutrients into tissue; the elimination of waste matter; the action of hormones, etc.

metacarpus *noun* the five bones in the hand between the fingers and the wrist **Metacarpus, Mittelhand** *see illustration* HAND

◇ **metacarpal** *noun & adjective* **metacarpal bone** *or* **metacarpal** = one of the five bones in the metacarpus **Os metacarpalis, Mittelhandknochen; Mittelhand-**

◇ **metacarpophalangeal joint (MCP** *or* **MP joint)** *noun* joint between a metacarpal bone and a finger **Metakarpophalangealgelenk (MCP-MR-Gelenk)**

QUOTE replacement of the MCP joint is usually undertaken to relieve pain, deformity and immobility due to rheumatoid arthritis
Nursing Times

metal *noun* solid material which can carry heat and electricity, some of which are essential for life **Metall**

◇ **metallic** *adjective* like a metal *or* referring to a metal **metallisch**; **metallic element** = chemical element which is a metal **Metall**

metamorphopsia *noun* condition where the patient sees objects in distorted form, usually due to inflammation of the choroid **Metamorphopsie**

metaphase *noun* one of the stages in mitosis *or* meiosis **Metaphase**

metaphysis *noun* end of the central section of a long bone, where the bone grows and where it joins the epiphysis **Metaphyse**

metaplasia *noun* change of one tissue to another **Metaplasie**

metastasis *noun* spreading of a malignant disease from one part of the body to another through the bloodstream *or* the lymph system **Metastase, Metastasierung;** (NOTE: the plural is **metastases)**

◇ **metastasize** *noun* to spread by metastasis **metastasieren**

◇ **metastatic** *adjective* referring to metastasis **metastatisch;** *metastatic growths developed in the liver*

metatarsus *noun* the five long bones in the foot between the toes and the tarsus **Metatarsus, Mittelfuß**

◇ **metatarsal** *noun & adjective* one of the five bones in the metatarsus **Os metatarsalis, Mittelfußknochen; metatarsal; metatarsal arch** = arched part of the sole of the foot running across the sole of the foot **Arcus pedis transversalis, Querwölbung des Fußes**

◇ **metatarsalgia** *noun* pain in the heads of the metatarsal bones **Metatarsalgie, Mittelfußschmerz**

◇ **metatarsophalangeal joint** *noun* joint between a metatarsal bone and a toe **Metatarsophalangealgelenk**

meteorism *or* **tympanites** *noun* condition where gas is present in the stomach or intestines, causing dilatation and pain **Meteorismus, Blähsucht**

methaemoglobin *noun* dark brown substance formed from haemoglobin which develops during illness *or* following treatment with certain drugs **Methämoglobin**

COMMENT: methaemoglobin cannot transport oxygen round the body, and so causes cyanosis

◇ **methaemoglobinaemia** *noun* presence of methaemoglobin in the blood **Methämoglobinämie**

methionine *noun* essential amino acid **Methionin**

method *noun* way of doing something **Methode, Verfahren**

methyl alcohol *noun* wood alcohol (a poisonous alcohol used as fuel) **Methylalkohol, Methanol**

◇ **methylated spirits** *noun* almost pure alcohol, with wood alcohol and colouring added **denaturierter Alkohol, Brennspiritus**

◇ **methylene blue** *noun* blue dye, formerly used as a mild urinary antiseptic, now used to treat drug-induced methaemoglobinaemia **Methylenblau**

metr- *or* **metro-** *prefix* referring to the uterus **Metr-, Metro-**

◇ **metralgia** *noun* pain in the uterus **Metralgie**

metre *or (US)* **meter** *noun* SI unit of length **Meter;** *the room is four metres by three*
(NOTE: **metre** is usually written **m** with figures: **the colon is 1.3 m long)**

metritis *noun* inflammation of the myometrium **Metritis, Myometritis**

◇ **metrocolpocele** *noun* condition where the uterus protrudes into the vagina **Metrokolpozele**

◇ **metropathia haemorrhagica** *or* **essential uterine haemorrhage** *noun* abnormal condition of the uterus, where the lining swells and there is heavy menstrual bleeding **Metropathia haemorrhagica, hämorrhagische Metropathie**

◇ **metroptosis** *or* **prolapsed womb** *or* **prolapse of the uterus** *noun* condition where the womb has moved downwards out of its normal position **Metroptose, Gebärmuttersenkung; Uterusprolaps, Gebärmuttervorfall**

◇ **metrorrhagia** *noun* abnormal bleeding from the vagina between the menstrual periods **Metrorrhagie**

◇ **metrostaxis** *noun* continual light bleeding from the uterus **leichte, aber kontinuierliche Uterusblutung**

Mg *chemical symbol for* magnesium **Mg (Magnesium)**

mg *abbreviation* milligram **mg (Milligramm)**

MI = MITRAL INCOMPETENCE

micelle *noun* tiny particle formed by the digestion of fat in the small intestine **Mizelle**

Michel's clips *see* CLIP

micro- *prefix* meaning very small **Mikro-;**
(NOTE: the opposite is **macro-** *or* **megalo-)**

◇ **microaneurysm** *noun* tiny swelling in the wall of a capillary in the retina **Mikroaneurysma**

◇ **microangiopathy** *noun* any disease of the capillaries **Mikroangiopathie**

microbe *or* **microorganism** *noun* very small organism which may cause disease and which can only be seen with a microscope **Mikrobe, Mikroorganismus**

COMMENT: viruses, bacteria, protozoa and fungi are all forms of microbe

◇ **microbial** *adjective* referring to microbes **mikrobiell, mikrobisch; microbial disease** = disease caused by a microbe **durch Mikroorganismen hervorgerufene Erkrankung; microbial ecology** = study of the way in which microbes develop in nature **Ökologie der Kleinlebewesen**

◇ **microbiological** *adjective* referring to microbiology **mikrobiologisch**

◇ **microbiologist** *noun* scientist who specializes in the study of microorganisms **Mikrobiologe/Mikrobiologin**

◇ **microbiology** *noun* scientific study of microorganisms **Mikrobiologie**

microcephaly *noun* condition where a person has an abnormally small head **Mikrozephalie**

◇ **microcephalic** *adjective* suffering from microcephaly **mikrozephal, kleinköpfig**

COMMENT: microcephaly in a baby can be caused by the mother having had German measles during pregnancy

◇ **microcheilia** *noun* having abnormally small lips **Mikrocheilie**

◇ **Micrococcus** *noun* genus of bacterium, some species of which cause arthritis, endocarditis and meningitis **Micrococcus, Mikrokokke**

◇ **microcyte** *noun* abnormally small red blood cell **Mikrozyt**

◇ **microcytosis** *or* **microcythaemia** *noun* presence of excess microcytes in the blood **Mikrozytose**

◇ **microdactylia** *noun* having abnormally small *or* short fingers or toes **Mikrodaktylie**

◇ **microdontism** *noun* having abnormally small teeth **Mikrodontie**

◇ **microglia** *noun* tiny cells in the central nervous system which destroy other cells **Mikroglia**

◇ **microglossia** *noun* having an abnormally small tongue **Mikroglossie**

◇ **micrognathia** *noun* condition where one jaw is abnormally smaller than the other **Mikrognathie**

◇ **micromastia** *noun* having abnormally small breasts **Mikromastie**

◇ **micromelia** *noun* having abnormally small arms *or* legs **Mikromelie**

◇ **micrometer** *noun*
(a) instrument for taking very small measurements, such as measuring the width *or* thickness of very thin pieces of tissue **Mikrometer**
(b) *(US)* = MICROMETRE

micrometre *or* **micron** *noun* unit of measurement of thickness (= one millionth of a metre) **Mikrometer, Mikron** (NOTE: with figures usually written **µm)**

microorganism *or* **microbe** *noun* very small organism which may cause disease and which can only be seen with a microscope **Mikroorganismus, Mikrobe**

micropsia *noun* seeing objects smaller than they really are, caused by a defect in the retina **Mikropsie**

microscope *noun* scientific instrument with lenses, which makes very small objects appear larger **Mikroskop;** *the tissue was examined under the microscope; under the microscope it was possible to see the cancer cells*

COMMENT: in an ordinary or light microscope, the image is magnified by lenses; an electron microscope uses a beam of electrons instead of light, and so achieves much greater magnification

◇ **microscopic** *noun* so small that it can only be seen through a microscope **mikroskopisch**

◇ **microscopy** *noun* science of the use of microscopes **Mikroskopie**

◇ **Microsporum** *noun* type of fungus which causes ringworm of the hair, skin and sometimes nails **Microsporon, Microsporum**

◇ **microsurgery** *noun* surgery on very small parts of the body, using tiny instruments and a microscope **Mikrochirurgie**

COMMENT: microsurgery is used in operations on eyes and ears, and also to connect severed nerves and blood vessels

◇ **microvillus** *noun* very small process found on the surface of many cells, especially the epithelial cells in the intestine **Mikrovillus, Kleinzotte**
(NOTE: plural is **microvilli)**

micturition *or* **urination** *noun* passing of urine from the body **Miktion, Wasserlassen**

mid- *prefix* meaning middle **Mittel-, Medio-**

◇ **midbrain** *or* **mesencephalon** *noun* small section of the brain stem, above the pons, between the cerebrum and the hindbrain **Mittelhirn, Mesenzephalon**

◇ **midcarpal** *adjective* between the two rows of carpal bones **mediokarpal**

middle *noun*
(a) centre *or* central point of something **Mitte**
(b) waist **Taille;** *the water came up to my middle*

◇ **middle-aged** *adjective* not very young and not very old **mittleren Alters;** *a disease which affects middle-aged women*

◇ **middle ear** *noun* section of the ear between the eardrum and the inner ear **Mittelohr**; **middle ear infection** *or* **otitis media** = infection of the middle ear, usually accompanied by headaches and fever **Mittelohrinfektion, Otitis media**

COMMENT: the middle ear contains the three ossicles which receive vibrations from the eardrum and transmit them to the cochlea. The middle ear is connected to the throat by the Eustachian tube

◇ **middle finger** *noun* the longest of the five fingers **Mittelfinger**

midgut *noun* middle part of the gut in an embryo, which develops into the small intestine **Mitteldarm**

mid-life crisis = MENOPAUSE

midline *noun* imaginary lint drawn down the middle of the body from the head through the navel to the point between the feet **Mittellinie, Medianlinie**

> QUOTE patients admitted with acute abdominal pains were referred for study. Abdominal puncture was carried out in the midline immediately above or below the umbilicus
>
> Lancet

midriff *noun* the diaphragm **Diaphragma, Zwerchfell**

midstream specimen *or* **midstream urine** *noun* urine sample taken in the middle of a flow of urine **Mittelstrahlurin**

midtarsal *adjective* between the tarsal bones **mediotarsal**

midwife *noun* professional person who helps a woman give birth to a child (often at home) **Hebamme**; **community midwife** = midwife who works in a community as part of a primary health care team **Gemeindehebamme;** (NOTE: the plural is **midwives)**

◇ **midwifery** *noun* (i) profession of a midwife; (ii) study of practical aspects of obstetrics **(i) & (ii) Geburtshilfe**; **midwifery course** = training course to teach nurses the techniques of being a midwife **Hebammenausbildung**

> COMMENT: to become a Registered Midwife (RM), a Registered General Nurse has to take a further 18 month course, or alternatively can follow a full 3 year course

migraine *noun* sharp severe recurrent headache, often associated with vomiting and visual disturbances **Migräne;** *he had an attack of migraine and could not come to work; her migraine attacks seem to be worse in the summer*

◇ **migrainous** *adjective* (person) who is subject to migraine attacks **Migräne-**

> COMMENT: the cause of migraine is not known. Attacks are often preceded by an 'aura', where the patient sees flashing lights *or* the eyesight becomes blurred. The pain is normally intense and situated behind one eye

mild *adjective* not severe *or* not cold *or* gentle **mild, geringgradig, leicht;** *we had a very mild winter; she's had a mild attack of measles; he was off work with a mild throat infection* **mild - milder - mildest**

◇ **mildly** *adverb* slightly *or* not strongly **schwach, leicht;** *a mildly infectious disease; a mildly antiseptic solution*

miliaria *or* **prickly heat** *or* **heat rash** *noun* itchy red spots which develop on the chest, under the armpits and between the thighs in hot countries, caused by blocked sweat glands **Miliaria, Frieselausschlag, Schweißfriesel**

◇ **miliary** *adjective* small in size, like a seed **miliar**; **miliary tuberculosis** = tuberculosis which occurs as little nodes in various parts of the body including the meninges of the brain and spinal cord **Miliartuberkulose**

◇ **milium** *noun* (i) white pinhead-sized tumour on the face in adults; (ii) retention cyst in infants; (iii) cyst on the skin **(i) & (ii) & (iii) Milium**
(NOTE: plural is **milia)**

milk *noun*
(a) white liquid produced by female mammals to feed their young **Milch;** *can I have a glass of milk, please? have you enough milk? the patient can only drink warm milk*
(b) milk produced by a woman **Milch;** *the milk will start to flow a few days after childbirth*
(NOTE: no plural) **some milk, a bottle of milk** *or* **a glass of milk**

◇ **milk leg** *or* **white leg** *or* **phlegmasia alba dolens** *noun* condition which affects women after childbirth, where a leg becomes pale and inflamed **Phlegmasia alba dolens, Leukophlegmasie**

◇ **Milk of Magnesia** *noun* trade name for a mixture of magnesium hydroxide and water, taken as a laxative **Magnesiamilch**

◇ **milk sugar** = LACTOSE

◇ **milk teeth** *or* **deciduous teeth** *noun* a child's first twenty teeth, which are gradually replaced by permanent teeth **Milchzähne**

◇ **milky** *adjective* (liquid) which is white like milk **milkig**
(NOTE: for other terms referring to milk, see words beginning with **galact-, lact-)**

milli- *prefix* meaning one thousandth (10^3) **Milli-** (NOTE: symbol is **m)**

◇ **milligram** *noun* unit of measurement of weight (= one thousandth of a gram) **Milligramm** (NOTE: with figures usually written **mg)**

◇ **millilitre** *or (US)* **milliliter** *noun* unit of

measurement of liquid (= one thousandth of a litre) **Milliliter** (NOTE: with figures usually written **ml)**

◊ **millimetre** *or (US)* **millimeter** *noun* unit of measurement of length (= one thousandth of a metre) **Millimeter** (NOTE: with figures usually written **mm)**

◊ **millimole** *noun* unit of measurement of the amount of substance (= one thousandth of a mole) **Millimol** (NOTE: with figures usually written **mmol)**

◊ **millisievert** *noun* unit of measurement of radiation **Millisievert**; **millisievert/year (mSv/year)** = number of millisieverts per year **Millisievert/Jahr (mSv/Jahr)** (NOTE: with figures usually written **mSv)**

> QUOTE radiation limits for workers should be cut from 50 to 5 millisieverts, and those for members of the public from 5 to 0.25
> Guardian

Milroy's disease *noun* hereditary condition where the lymph vessels are blocked and the legs swell **Nonne-Milroy-Meige-Syndrom, chronisches Trophödem, Pseudoelephantiasis neuroarthritica**

Minamata disease *noun* form of mercury poisoning from eating polluted fish, found first in Japan **Minamata-Krankheit**

mind *noun* part of the brain which controls memory *or* consciousness *or* reasoning **Geist, Seele, Psyche, Gedächtnis**; **he's got something on his mind** = he's worrying about something **ihn beschäftigt etwas**; **let's try to take her mind off her exams** = try to stop her worrying about them **versuchen wir doch, sie auf andere Gedanken zu bringen**; **state of mind** = general feeling **psychische Verfassung, Geisteszustand**; *he's in a very miserable state of mind*
(NOTE: for terms referring to mind, see **mental,** and words beginning with **psych-)**

miner *noun* person who works in a coal mine **Bergarbeiter**; **miner's elbow** = inflammation of the elbow caused by pressure **Bergmannsellenbogen**

mineral *noun* inorganic substance **Mineral**; **mineral water** = water taken out of the ground and sold in bottles **Mineralwasser**

> COMMENT: the most important minerals required by the body are: calcium (found in cheese, milk and green vegetables) which helps the growth of bones and encourages blood clotting; iron (found in bread and liver) which helps produce red blood cells; phosphorus (found in bread and fish) which helps in the growth of bones and the metabolism of fats; iodine (found in fish) is essential to the functioning of the thyroid gland

minim *noun* liquid measure used in pharmacy (one sixtieth of a drachm) **Minim**

minimum
1 *adjective* smallest possible **Mindest-**
2 *noun* smallest possible amount **Minimum**
(NOTE: plural is **minimums** *or* **minima)**

◊ **minimal** *adjective* very small **minimal, Minimal-**

minor *adjective* not important **geringer, kleiner**; **minor illness** = illness which is not serious **harmlose Erkrankung**; **minor surgery** = surgery which can be undertaken even when there are no hospital facilities **kleine Chirurgie, kleinere Operation**; **labia minora** = two small fleshy folds at the edge of the vulva **Labia minora, kleine Schamlippen**
(NOTE: the opposite is **major)**

> QUOTE practice nurses play a major role in the care of patients with chronic disease and they undertake many preventive procedures. They also deal with a substantial amount of minor trauma
> Nursing Times

minute[1] *adjective* very small **winzig**; *a minute piece of dust got in my eye*

minute[2] *noun* unit of time equal to 60 seconds **Minute**

miosis *or* **myosis** *noun*
(a) contraction of the pupil of the eye (as in bright light) **Miosis**
(b) *(US)* = MEIOSIS

◊ **miotic** *noun* drug which makes the pupil of the eye become smaller **miotisch**

mis- *prefix* meaning wrong **Mis-, Miss-, Fehl-**

miscarriage *or* **spontaneous abortion** *noun* situation where an unborn baby leaves the womb before the end of the pregnancy, especially during the first seven months of pregnancy **Spontanabort, Fehlgeburt;** *she had two miscarriages before having her first child*

◊ **miscarry** *verb* to have a miscarriage **eine Fehlgeburt haben;** *the accident made her miscarry; she miscarried after catching the infection*

misconduct *noun* wrong action by a professional person, such as a doctor

Fehlverhalten; **professional misconduct** = actions which are considered to be wrong by the body which regulates a profession (such as an action by a doctor which is considered wrong by the Professional Conduct Committee of the General Medical Council) **Verstoß gegen die Berufsethik, standeswidriges Verhalten**

mismatch *verb* to match tissues wrongly **unverträgliche Gewebe kombinieren**

> QUOTE finding donors of correct histocompatible type is difficult but necessary because results using mismatched bone marrow are disappointing
> Hospital Update

mist *or* **mistura** *see* RE.MIST

misuse
1 *noun* wrong use **Missbrauch**; *he was arrested for misuse of drugs*
2 *verb* to use (a drug) wrongly **missbrauchen**

mite *noun* very small parasite, which causes dermatitis **Milbe**; **harvest mite** *or* **chigger** = tiny parasite which enters the skin near a hair follicle and travels under the skin, causing intense irritation **Trombiculalarve, Erntemilbe**

mitochondrion *noun* tiny rod-shaped part of a cell's cytoplasm responsible for cell respiration **Mitochondrium**; (NOTE: plural is **mitochondria**)
◇ **mitochondrial** *adjective* referring to mitochondria **mitochondrial**

mitosis *noun* process of cell division, where the mother cell divides into two identical daughter cells **Mitose**; *compare* MEIOSIS

mitral *adjective* referring to the mitral valve **mitral**; **mitral incompetence (MI)** = situation where the mitral valve does not close completely so that blood goes back into the atrium **Mitral(klappen)insuffizienz**; **mitral stenosis** = condition where the opening in the mitral valve is made smaller because the cusps have stuck together **Mitral(klappen) stenose**; **mitral valve** *or* **bicuspid valve** = valve in the heart which allows blood to flow from the left atrium to the left ventricle but not in the opposite direction **Mitralklappe**; **mitral valvotomy** = surgical operation to detach the cusps of the mitral valve in mitral stenosis **Mitralvalvulotomie**

mittelschmerz *noun* pain felt by women in the lower abdomen at ovulation **Mittelschmerz**

mix *verb* to put things together **mischen, vermischen**; *the pharmacist mixed the chemicals in a bottle*
◇ **mixture** *noun* chemical substances mixed together **Mischung, Mixtur**; *the doctor gave me an unpleasant mixture to drink; take one spoonful of the mixture every three hours* **cough mixture** = medicine taken to stop you coughing **Hustensaft**

ml = MILLILITRE

mm = MILLIMETRE

mmol = MILLIMOLE

MMR = MEASLES, MUMPS AND RUBELLA

Mn *chemical symbol for* manganese **Mn (Mangan)**

Mo *chemical symbol for* molybdenum **Mo (Molybdän)**

MO = MEDICAL OFFICER

mobile *adjective* able to move about **mobil, beweglich**; *it is important for elderly patients to remain mobile*
◇ **mobility** *noun (of patients)* being able to move about **Mobilität, Beweglichkeit**; **mobility allowance** = government benefit to help disabled people pay for transport **staatliche Fahrtkostenbeihilfe für Behinderte**
◇ **mobilization** *noun* making something mobile **Mobilisierung, Mobilisation**; **stapedial mobilization** = operation to relieve deafness by detaching the stapes from the fenestra ovalis **Stapesmobilisation**

modiolus *noun* central stalk in the cochlea **Modiolus, Schneckenspindel**

MOH = MEDICAL OFFICER OF HEALTH

moist *adjective* slightly wet *or* damp **feucht**; *the compress should be kept moist* **moist gangrene** = condition where dead tissue decays and swells with fluid because of infection **feuchte Gangrän**
◇ **moisten** *verb* to make something damp **an-, befeuchten**
◇ **moisture** *noun* water or other liquid **Feuchtigkeit**; *moisture can collect in the scar tissue; there is moisture in the air on a humid day;* **moisture content** = amount of water *or* other liquid which a substance contains **Feuchtigkeitsgehalt**

mol = MOLE (b)

molar
1 *adjective*
(a) referring to the large back teeth **Molar-, Backen-**
(b) referring to the mole, the SI unit of amount of a substance **molar**
2 *noun* one of the large back teeth, used for grinding food **Molar, Backenzahn**; **third molar** *or* **wisdom tooth** = one of the last four molars at the back of the jaw (which sometimes do not appear) **Weisheitszahn** *see illustration* TEETH

COMMENT: in milk teeth there are eight molars, and in permanent teeth there are twelve

◇ **molarity** *noun* strength of a solution shown as the number of moles of a substance per litre of solution **Molarität**

molasses *noun* dark sweet substance made of sugar before it has been refined **Melasse**

mole *noun*
(a) dark raised spot on the skin **Mal, Nävus, Muttermal**
(b) SI unit of measurement of the amount of substance **Mol** (NOTE: with figures usually written **mol)**

molecule *noun* smallest independent mass of a substance **Molekül**

◇ **molecular** *adjective* referring to a molecule **molekular**; **molecular biology** = study of the molecules of living matter **Molekularbiologie**; **molecular weight** = weight of one molecule of a substance **Molekulargewicht, relative Molekularmasse**

molluscum *noun* soft round skin tumour **Molluscum**; **molluscum contagiosum** = contagious viral skin infection which gives a small soft sore **Molluscum contagiosum, Dellwarze**; **molluscum fibrosum** = skin tumours of neurofibromatosis **Molluscum fibrosum, Fibroma molluscum**; **molluscum sebaceum** = benign skin tumour which disappears after a short time **Molluscum sebaceum, Keratoakanthom**

molybdenum *noun* metallic trace element **Molybdän (Mo)**
(NOTE: the chemical symbol is **Mo)**

monaural *adjective* referring to the use of one ear only **monaural**

Mönckeberg's arteriosclerosis *noun* condition of old people, where the media of the arteries in the legs harden, causing limping **Mönckeberg-Sklerose**

mongolism *noun* former name for Down's syndrome **Mongolismus, Down-Syndrom, Trisomie 21**

◇ **mongol** *noun* former word for a person suffering from Down's syndrome **Mongoloide (r)**

Monilia = CANDIDA

◇ **moniliasis** = CANDIDIASIS

monitor
1 *noun* screen (like a TV screen) on a computer **Monitor, Sichtgerät**; **cardiac monitor** = instrument which checks the functioning of the heart in an intensive care unit **Herzmonitor**
2 *verb* to check *or* to examine how a patient is progressing **überwachen**

◇ **monitoring** *noun* regular examination and recording of a patient's temperature *or* weight *or* blood pressure, etc. **Monitoring, Überwachung**

mono- *prefix* meaning single *or* one **Mono-**

◇ **monoamine oxidase (MAO)** *noun* enzyme which breaks down the catecholamines to their inactive forms **Monoaminoxidase (MAO)**; **monoamine oxidase inhibitor** *or* **MAO inhibitor** = drug which inhibits monoamine oxidase (used to treat depression, it can also cause high blood pressure) **Monoaminoxidasehemmer, MAO-Hemmer**

◇ **monoblast** *noun* cell which produces a monocyte **Monoblast**

◇ **monochromat** *noun* colour-blind person **Monochromat, völlig Farbenblinde(r)**

◇ **monocular** *adjective* referring to one eye **monokular**; **monocular vision** = seeing with one eye only, so that the sense of distance is absent **monokulares Sehen, einäugiges Sehen**; *compare* BINOCULAR

◇ **monocyte** *noun* type of nongranular leucocyte *or* white blood cell with a nucleus shaped like a kidney, which destroys bacterial cells **Monozyt**

◇ **monocytosis** *or* **mononucleosis** *or* **glandular fever** *noun* condition in which there is an abnormally high number of monocytes in the blood **Monozytose, Mononukleose, Drüsenfieber**

COMMENT: symptoms include sore throat, swelling of the lymph nodes and fever; it is probably caused by the Epstein-Barr virus

◇ **monodactylism** *noun* congenital condition in which only one finger or toe is present on the hand or foot **Monodaktylie**

◇ **monomania** *noun* deranged state where a person concentrates attention on one idea **Monomanie**

◇ **mononeuritis** *noun* neuritis which affects one nerve **Mononeuritis**

◇ **mononuclear** *adjective* (cell, such as a monocyte) which has one nucleus **mononukleär, einkernig**

◇ **mononucleosis** *or* **glandular fever** *see* MONOCYTOSIS

◇ **monoplegia** *noun* paralysis of one part of the body only (i.e. one muscle, one limb) **Monoplegie**

◇ **monorchism** *noun* condition in which only one testis is visible **Monorchidie, Monorchie**

◇ **monosodium glutamate** *noun* a salt, often used to make food taste better **Natriumglutamat**; *see also* CHINESE RESTAURANT SYNDROME

◇ **monosomy** *noun* condition where a person has a chromosome missing from one or more pairs **Monosomie**

◇ **monosynaptic** *adjective* (nervous pathway) with only one synapse **monosynaptisch**

◇ **monozygotic twins** = IDENTICAL TWINS

◇ **monoxide** *see* CARBON

mons pubis *or* **mons veneris** *noun* cushion of fat covering the pubis **Mons pubis, Mons veneris, Venusberg, Schamberg**

monster *noun* deformed fetus which cannot live **Monstrositas, Monstrum, Missgeburt, Missbildung**

Montezuma's revenge *noun* *(informal)* diarrhoea which affects people travelling in foreign countries, eating unwashed fruit *or* drinking water which has not been boiled **Montezumas Rache**

Montgomery's glands *noun* sebaceous glands around the nipple which become more marked in pregnancy **Montgomery-Drüsen, Glandulae areolares (mammae)**

mood *noun* a person's mental state (of excitement, depression, euphoria, etc.) **Stimmung**

Mooren's ulcer *noun* chronic ulcer of the cornea, found in elderly patients **Mooren-Ulcus, serpiginöses Hornhautgeschwür**

morbid *adjective* (i) showing symptoms of being diseased; (ii) referring to disease; (iii) unhealthy (mental faculty) **(i) & (ii) & (iii) morbid, pathologisch, krank**; *the X-ray showed a morbid condition of the kidneys* **morbid anatomy** *or* **pathology** = visual study of a diseased body and the changes which the disease has caused to the body **pathologische Anatomie, Pathologie**

◇ **morbidity** *noun* being diseased *or* sick **Morbidität**; **morbidity rate** = number of cases of a disease per hundred thousand of population **Morbiditätsrate**

> QUOTE apart from death, coronary heart disease causes considerable morbidity in the form of heart attack, angina and a number of related diseases
> Health Education Journal

> QUOTE adults are considered morbidly obese when they are 45 kg or 100% above their ideal weight
> Southern Medical Journal

morbilli *or* **rubeola** = MEASLES

◇ **morbilliform** *adjective* (rash) similar to measles **morbilliform**

moribund *adjective & noun* dying (person) **moribund, sterbend, im Sterben liegend; Sterbende(r)**

morning *noun* first part of the day before 12 o'clock noon **Morgen**; **morning sickness** = illness (including nausea and vomiting) experienced by women in the early stages of pregnancy when they get up in the morning **Nausea gravidarum, morgendliche Übelkeit**; *(informal)*; **morning-after feeling** = HANGOVER; **morning-after pill** = contraceptive pill which is effective if taken after sexual intercourse **Pille danach, Postkoitalpille**

Moro reflex *noun* reflex of a newborn baby when it hears a loud noise (the baby is laid on a table and raises its arms if the table is struck) **Moro-Reflex**

morphea *or* **morphoea** *noun* form of scleroderma *or* disease where the skin is replaced by thick connective tissue **Morphaea**

morphine *noun* alkaloid made from opium, used to relieve pain **Morphin**; *the doctor gave him a morphine injection*

morphology *noun* study of the structure and shape of living organisms **Morphologie**

mortality (rate) *noun* number of deaths per year, shown per hundred thousand of population **Mortalität(srate), Sterblichkeit**

mortis *see* RIGOR

mortuary *noun* room in a hospital where dead bodies are kept until removed by an undertaker for burial **Leichenhalle**

morula *noun* early stage in the development of an embryo, where the cleavage of the ovum creates a mass of cells **Morula**

mosquito *noun* insect which sucks human blood and passes viruses or parasites into the bloodstream **Moskito, Stechmücke**

COMMENT: in northern countries a mosquito bite merely produces an itchy spot; in tropical countries dengue, filariasis, malaria and yellow fever are transmitted in this way. Mosquitoes breed in water and they spread rapidly in lakes or canals created by dams and other irrigation schemes. Because irrigation is more widely practised in tropical countries, mosquitoes are increasing and diseases such as malaria are spreading

mother *noun* female parent **Mutter; mother cell** = original cell which splits into daughter cells by mitosis **Mutterzelle; mother-fixation** = condition where a patient's development has been stopped at a stage where the adult remains like a child, dependent on the mother **Mutterfixierung**

motile *adjective* (cell *or* microbe) which can move spontaneously **beweglich;** *sperm cells are extremely motile*

◇ **motility** *noun (of cells or microbes)* being able to move about **Motilität, Beweglichkeit**

motion *noun*

(a) faeces *or* matter which is evacuated in a bowel movement **Stuhlgang**

(b) movement **Bewegung; motion sickness** *or* **travel sickness** = illness and nausea felt when travelling **Kinetose, Reisekrankheit**

◇ **motionless** *noun* not moving **bewegungslos;** *catatonic patients can sit motionless for hours*

COMMENT: the movement of liquid inside the labyrinth of the middle ear causes motion sickness, which is particularly noticeable in vehicles which are closed, such as planes, coaches, hovercraft

motor *adjective* referring to movement *or* which produces movement **motorisch; motor area** *or* **motor cortex** *or* **pyramidal area** = part of the cortex in the brain which controls voluntary muscle movement by sending impulses to the motor nerves **motorisches Rindenfeld, motorischer Kortex; motor end plate** = end of a motor nerve where it joins muscle fibre **motorische Endplatte; motor nerve** = nerve which carries impulses from the brain to muscles and causes voluntary movement **motorischer Nerv; motor neurone** = neurone which forms part of a motor nerve pathway leading from the brain to a muscle **motorisches Neuron, Motoneuron; motor neurone disease** = disease of the nerve cells which control the movement of the muscles **Motoneuronerkrankung; motor pathway** = series of motor neurones leading from the motor cortex to a muscle **motorische Bahn**

COMMENT: motor neurone disease has three forms: progressive muscular atrophy (PMA), which affects movements of the hands, lateral sclerosis, which is a form of spasticity, and bulbar palsy, which affects the mouth and throat

mottled *adjective* (skin) with patches of different colours **gefleckt**

mountain fever = BRUCELLOSIS

◇ **mountain sickness** *or* **altitude sickness** *noun* condition where a person suffers from oxygen deficiency from being at a high altitude (as on a mountain) where the level of oxygen in the air is low **Höhenkrankheit, Bergkrankheit**

mouth *noun* opening at the head of the alimentary canal, through which food and drink are taken in, and through which a person speaks and can breathe **Mund;** *she was sleeping with her mouth open* **roof of the mouth** = the palate *or* the top part of the inside of the mouth, which is divided into a hard front part and soft back part **Gaumen; mouth-to-mouth breathing** *or* **mouth-to-mouth ventilation** = method of making a patient start to breathe again, by blowing air through his mouth into his lungs **Mund-zu-Mund-Beatmung**

◇ **mouthful** *noun* amount which you can hold in your mouth **Bissen, Happen, Schluck;** *he had a mouthful of soup*

◇ **mouthwash** *noun* antiseptic solution used to treat infection in the mouth **Mundwasser**

(NOTE: for terms referring to the mouth, see **oral,** and words beginning with **stomat-)**

movement *noun*

(a) act of moving **Bewegung; active movement** = movement made by a patient using his own will **Willkürbewegung, aktive Bewegung**

(b) bowel movement = evacuation of faeces from the bowels **Stuhlgang;** *the patient had a bowel movement this morning*

moxybustion *noun* treatment used in the Far East, where dried herbs are placed on the skin and set on fire **Moxibustion, Moxabrennen**

MP = METACARPOPHALANGEAL (JOINT)

MPS = MEMBER OF THE PHARMACEUTICAL SOCIETY

MRC = MEDICAL RESEARCH COUNCIL

MRCGP = MEMBER OF THE ROYAL COLLEGE OF GENERAL PRACTITIONERS

MRCP = MEMBER OF THE ROYAL COLLEGE OF PHYSICIANS

MRCS = MEMBER OF THE ROYAL COLLEGE OF SURGEONS

MRI = MAGNETIC RESONANCE IMAGING

> QUOTE during a MRI scan, the patient lies within a strong magnetic field as selected sections of his body are stimulated with radio frequency waves. Resulting energy changes are measured and used by the MRI computer to generate images
>
> Nursing 87

MS = MULTIPLE SCLEROSIS, MITRAL STENOSIS

MSH = MELANOCYTE-STIMULATING HORMONE

mucin *noun* compound of sugars and protein which is the main substance in mucus **Muzin**

muco- *prefix* referring to mucus **Muko-**
◇ **mucocele** *noun* cavity containing an accumulation of mucus **Mukozele**
◇ **mucocutaneous** *adjective* referring to mucous membrane and the skin **mukokutan**
◇ **mucoid** *adjective* similar to mucus **mukoid**
◇ **mucolytic** *noun* substance which dissolves mucus **mukolytisch**
◇ **mucomembranous colitis** = MUCOUS COLITIS
◇ **mucoprotein** *noun* form of protein found in blood plasma **Mukoprotein**
◇ **mucopurulent** *adjective* consisting of a mixture of mucus and pus **mukopurulent, schleimig-eitrig**
◇ **mucopus** *noun* mixture of mucus and pus **schleimiger Eiter**

mucormycosis *noun* disease of the ear and throat caused by the fungus *Mucor* **Mukormykose**

mucosa *noun* mucous membrane **Mukosa, Schleimhaut**
◇ **mucosal** *adjective* referring to a mucous membrane **Mukosa-, Schleimhaut-**
◇ **mucous** *adjective* referring to mucus *or* covered in mucus **mukös**; **mucous cell** = cell which contains mucinogen which secretes mucin **Schleimzelle**; **mucous colitis** *or* **irritable bowel syndrome** *or* **irritable colon** *or* **spastic colon** = inflammation of the mucous membrane in the intestine, where the patient suffers pain caused by spasms in the muscles of the walls of the colon **Colon irritabile, Reizkolon**; **mucous membrane** *or* **mucosa** = wet membrane which lines internal passages in the body (such as the nose, mouth, stomach and throat) and secretes mucus **Schleimhaut, Mukosa**; **mucous plug** = plug of mucus which blocks the cervical canal during pregnancy **Schleimpfropf**
◇ **mucoviscidosis** *or* **cystic fibrosis** *noun* hereditary disease in which there is malfunction of the exocrine glands, such as the pancreas, in particular those which secrete mucus **Mukoviszidose, zystische Fibrose**
◇ **mucus** *noun* slippery liquid secreted by mucous membranes inside the body, which protects those membranes **Mucus, Schleim**
(NOTE: for other terms referring to mucus, see words beginning with **blenno-**)

Müllerian duct = PARAMESONEPHRIC DUCT

multi- *prefix* meaning many **Multi-, Mehr (fach)-**
◇ **multicentric** *adjective* in several centres **multizentrisch**; **multicentric trial** *or* **testing** = trials carried out in several centres at the same time **multizentrische Tests**
◇ **multifocal lens** *noun* lens in spectacles whose focus changes from top to bottom so that the person wearing the spectacles can see objects clearly at different distances **multifokales Brillenglas**; *compare* BIFOCAL
◇ **multiforme** *see* ERYTHEMA
◇ **multigravida** *noun* pregnant woman who has been pregnant two or more times before **Multigravida**
◇ **multinucleated** *adjective* (cell) with several nuclei, such as a megakaryocyte **multinukleär, mehrkernig, vielkernig**
◇ **multipara** *noun* woman who has given birth to two or more live children (mainly used for a woman who has just successfully

given birth for the second time) **Multipara, Mehrgebärende**; **gravides multiparae** = women who have had a least four live births **Gravides multiparae**
(NOTE: plural is **multiparae**)

multiple *adjective* which occurs several times *or* in several places **multipel, mehrfach**; **multiple birth** = giving birth to more than one child at the same time **Mehrlingsgeburt**; **multiple fracture** = condition where a bone is broken in several places **Mehrfachbruch**; **multiple myeloma** = malignant tumour in bone marrow, most often affecting flat bones **multiples Myelom**; **multiple pregnancy** = pregnancy where the mother is going to produce more than one baby (i.e. twins, triplets, etc.) **Mehrlingsschwangerschaft**; **multiple sclerosis (MS)** *or* **disseminated sclerosis** = disease of the central nervous system which gets progressively worse, where patches of fibres lose their myelin, causing numbness in the limbs, progressive weakness and paralysis **multiple Sklerose (MS)**
◇ **multipolar** *adjective* (neurone) with several processes **multipolar**
◇ **multiresistant** *adjective* (disease) which is resistant against several types of antibiotic **mehrfach resistent**

mumps *or* **infectious parotitis** *plural noun* infectious disease of children, with fever and swellings in the salivary glands, caused by a paramyxovirus **Mumps, Ziegenpeter, Parotitis epidemica**; *he caught mumps from the children next door; she's in bed with mumps; he can't go to school - he's got mumps*

COMMENT: mumps is a relatively mild disease in children; in adult males it can have serious complications and cause inflammation of the testicles (mumps orchitis)

Münchhausen's syndrome *noun* condition where the patient pretends to be ill in order to be admitted to hospital **Münchhausen-Syndrom**

murder
1 *noun*
(a) the offence of killing someone illegally and intentionally **Mord**; *he was charged with murder or he was found guilty of murder; the murder rate has fallen over the last year*
(NOTE: no plural)
(b) an act of killing someone illegally and intentionally **Mord**; *three murders have been committed during the last week; the police are looking for the knife used in the murder*
2 *verb* to kill someone illegally and intentionally **ermorden**

murmur *noun* sound (usually the sound of the heart), heard through a stethoscope **Geräusch**; **friction murmur** = sound of two serous membranes rubbing together, heard with a stethoscope in patients suffering from pericarditis, pleurisy **Reibegeräusch, Perikardreiben**

Murphy's sign *noun* sign of an inflamed gall bladder, where the patient will experience pain if the abdomen is pressed while he inhales **Murphy-Zeichen**

muscae volitantes *noun* spots *or* shapes which can be seen before the eyes **Muscae volitantes, Mouches volantes, Mückensehen**

muscle *noun* organ in the body, which contracts to make part of the body move **Musculus, Muskel**; *if you do a lot of exercises you develop strong muscles; the muscles in his legs were still weak after he had spent two months in bed; he had muscle cramp after going into the cold water* **muscle fatigue** = tiredness in the muscles after strenuous exercise **Muskelermüdung**; **muscle fibre** = component fibre of muscles (there are two types of fibre which form striated and smooth muscles) **Muskelfaser**; **muscle relaxant** = drug which reduces contractions in the muscles **Muskelrelaxans**; **muscle spindles** = sensory receptors which lie along striated muscle fibres **Muskelspindeln**; **muscle tissue** = tissue which forms the muscles and which is able to expand and contract **Muskelgewebe**; **cardiac muscle** = muscle in the heart which makes the heart beat **Herzmuskel**; **skeletal muscle** = muscle attached to a bone, which makes a limb move **Skelettmuskel**; **smooth muscle** *or* **unstriated muscle** = type of muscle found in involuntary muscles **glatter Muskel**; **striated muscle** *or* **striped muscle** = type of muscle found in skeletal muscles whose movements are controlled by the central nervous system **quer gestreifter Muskel**; **visceral muscle** = muscle in the walls of the intestines which makes the intestine contract **Eingeweidemuskel**; (NOTE: for other terms referring to muscles, see words beginning with **my-, myo-**)

COMMENT: there are two types of muscle: voluntary (striated) muscles, which are attached to bones and move parts of the body when made to do so by the brain, and involuntary (smooth) muscles which move essential organs such as the intestines and bladder automatically. The heart muscle also works automatically

◇ **muscular** *adjective* referring to muscle **muskulär, muskulös**; **muscular branch** = branch of a nerve to a muscle carrying efferent impulses to produce contraction **Ramus muscularis (nervosum), Ast eines Muskelnervs**; **muscular defence** = rigidity of muscles associated with inflammation such as peritonitis **Abwehrspannung**; **muscular disorders** = disorders (such as cramp *or* strain) which affect the muscles **Muskelbeschwerden**; **muscular dystrophy** = type of muscle disease where some muscles become weak and are replaced with fatty tissue **Muskeldystrophie**; *see also* DUCHENNE; **muscular relaxant** = drug which relaxes the muscles **Muskelrelaxans**; **muscular rheumatism** = pains in the back *or* neck, usually caused by fibrositis or inflammation of the muscles **Muskelrheumatismus**; **muscular system** = the muscles in the body, usually applied only to striated muscles **Muskulatur**; **muscular tissue** = tissue which forms the muscles and which is able to expand and contract **Muskelgewebe**

◇ **muscularis** *noun* muscular layer of an internal organ **Tunica muscularis, Muskularis, Muskelschicht**

◇ **musculocutaneous** *noun* referring to muscle and skin **muskulokutan**; **musculocutaneous nerve (in the upper limb)** = nerve in the brachial plexus which supplies the muscles in the arm **Nervus musculocutaneus**

◇ **musculoskeletal** *adjective* referring to muscles and bone **muskuloskelettal**

◇ **musculotendinous** *adjective* referring to both muscular and tendinous tissue **muskulotendinös**

mutant
1 *noun* (i) gene in which mutation has occurred; (ii) organism carrying a mutant gene **(i) mutiertes Gen; (ii) Mutant(e)**
2 *adjective* (i) (gene) in which mutation has taken place; (ii) (organism) carrying a mutant gene **(i) & (ii) mutiert**

◇ **mutate** *verb* to undergo a genetic change **mutieren**; *bacteria can mutate suddenly, and become increasingly able to infect*

◇ **mutation** *noun* change in the DNA which changes the physiological effect of the DNA on the cell **Mutation**

mutism *noun* dumbness *or* being unable to speak **Mutismus**

my- *or* **myo-** *prefix* referring to muscle **My-, Myo-**

◇ **myalgia** *noun* muscle pain **Myalgie, Muskelschmerz**

◇ **myasthenia (gravis)** *noun* general weakness and dysfunction of the muscles, caused by defective conduction at the motor end plates **Myasthenia gravis**

myc- *prefix* referring to fungus **Myk(o)-**

◇ **mycelium** *noun* mass of threads which forms the main part of a fungus **Myzel**

◇ **mycetoma** *or* **Madura foot** = MADUROMYCOSIS

◇ **Mycobacterium** *noun* one of a group of bacteria, including those which cause leprosy and tuberculosis **Mycobacterium, Mykobakterium**

◇ **mycology** *noun* study of fungi **Mykologie**

◇ **Mycoplasma** *noun* type of microorganism similar to a bacterium, associated with diseases such as pneumonia and urethritis **Mykoplasma, Mycoplasma**

◇ **mycosis** *noun* any disease (such as athlete's foot) caused by a fungus **Mykose**; **mycosis fungoides** = form of skin cancer, with irritating nodules **Mycosis fungoides**

mydriasis *noun* enlargement of the pupil of the eye **Mydriasis**

◇ **mydriatic** *noun* drug which makes the pupil of the eye become larger **Mydriatikum**

myectomy *noun* surgical removal of part *or* all of a muscle **Myektomie**

myel- *or* **myelo-** *prefix* referring (i) to bone marrow; (ii) to the spinal cord **(i) & (ii) Myel(o)-**

◇ **myelin** *noun* protective white substance which is formed into a covering (myelin sheath) round nerve fibres by Schwann cells **Myelin** *see illustration* NEURONE

◇ **myelinated** *adjective* (nerve fibre) covered by a myelin sheath **markhaltig**

◇ **myelination** *noun* process by which a myelin sheath forms round nerve fibres **Myelinisation**

◇ **myelitis** *noun* (i) inflammation of the spinal cord; (ii) inflammation of bone marrow **(i) & (ii) Myelitis**

◇ **myeloblast** *noun* precursor of a granulocyte **Myeloblast**

◇ **myelocele** *noun* form of spina bifida where part of the spinal cord passes through a gap in the vertebrae **Myelozele**

◊ **myelocyte** *noun* cell in bone marrow which develops into a granulocyte **Myelozyt**

◊ **myelofibrosis** *noun* fibrosis of bone marrow, associated with anaemia **Myelofibrose, Osteomyelofibrose**

◊ **myelogram** *noun* record of the spinal cord taken by myelography **Myelogramm**

◊ **myelography** *noun* X-ray examination of the spinal cord and subarachnoid space after a radio-opaque substance has been injected **Myelographie**

◊ **myeloid** *adjective* referring to bone marrow *or* to the spinal cord *or* produced by bone marrow **myeloid, myeloisch**; **myeloid leukaemia** = acute form of leukaemia in adults **myeloische Leukämie**; **myeloid tissue** = red bone marrow **rotes Knochenmark, Medulla ossis rubra**

◊ **myeloma** *noun* malignant tumour in bone marrow *or* at the ends of long bones or in the jaw **Myelom**

◊ **myelomalacia** *noun* softening of tissue in the spinal cord **Myelomalazie, Rückenmarkerweichung**

◊ **myelomatosis** *noun* disease where malignant tumours infiltrate the bone marrow **multiples Myelom, Plasmozytom**

◊ **myelopathy** *noun* any disorder of the spinal cord *or* bone marrow **Myelopathie**

myenteron *noun* layer of muscles in the small intestine, which produces peristalsis **Tunica muscularis, Dünndarmmuskulatur**

myiasis *noun* infestation by larvae of flies **Myiasis, Madenkrankheit, Madenfras**

mylohyoid *adjective* referring to the molar teeth in the lower jaw and the hyoid bone **mylohyoid**; **mylohyoid line** = line running along the outside of the lower jawbone, dividing the upper part of the bone which forms part of the mouth from the lower part which is part of the neck **Linea mylohyoidea**

myo- *prefix* meaning muscle **Myo-**

◊ **myoblast** *noun* embryonic cell which develops into muscle **Myoblast**

◊ **myoblastic** *adjective* referring to myoblast **myoblastisch**

◊ **myocardial** *adjective* referring to the myocardium **myokardial**; **myocardial infarction** = death of part of the heart muscle after coronary thrombosis **Myokardinfarkt, Herzinfarkt**

◊ **myocarditis** *noun* inflammation of the heart muscle **Myokarditis**

◊ **myocardium** *noun* middle layer of the wall of the heart, formed of heart muscle **Myokard, Myocardium, Herzmuskel** *see illustration* HEART

◊ **myocele** *noun* condition where a muscle pushes through a gap in the surrounding membrane **Myozele, Muskelhernie**

◊ **myoclonic** *adjective* referring to myoclonus **myoklonisch**; **myoclonic epilepsy** = form of epilepsy where the limbs jerk frequently **myoklonische Epilepsie, Myoklonusepilepsie**

◊ **myoclonus** *noun* muscle spasm which makes a limb give an involuntary jerk **Myoklonus**

◊ **myodynia** *noun* pain in muscles **Myodynie, Myalgie, Muskelschmerz**

◊ **myofibril** *noun* long thread of striated muscle fibre **Myofibrille**

◊ **myofibrosis** *noun* condition where muscle tissue is replaced by fibrous tissue **Myofibrose**

◊ **myogenic** *adjective* (movement) which comes from an involuntary muscle **myogen**

◊ **myoglobin** *noun* muscle haemoglobin, which takes oxygen from blood and passes it to the muscle **Myoglobin, Myohämatin, Myochrom**

◊ **myoglobinuria** *noun* presence of myoglobin in the urine **Myoglobinurie**

◊ **myogram** *noun* record showing how a muscle is functioning **Myogramm**

◊ **myograph** *noun* instrument which records the degree and strength of a muscle contraction **Myograph**

◊ **myokymia** *noun* twitching of a certain muscle **Myokymie, Muskelwogen**

◊ **myology** *noun* study of muscles and their associated structures and diseases **Myologie, Muskellehre**

◊ **myoma** *noun* benign tumour in a smooth muscle **Myoma, Myom**

◊ **myomectomy** *noun* (i) surgical removal of a benign growth from a muscle, especially removal of a fibroid from the uterus; (ii) myectomy **(i) Myomektomie; (ii) Myektomie**

◊ **myometritis** *noun* inflammation of the myometrium **Myometritis**

◊ **myometrium** *noun* muscular tissue in the uterus **Myometrium**

◊ **myoneural junction** = NEUROMUSCULAR JUNCTION

◇ **myopathy** *noun* disease of a muscle, especially where the muscle wastes away **Myopathie, Muskelerkrankung**; **focal myopathy** = destruction of muscle tissue caused by the substance injected **fokale Muskelschädigung**; **needle myopathy** = destruction of muscle tissue caused by using a large needle in intramuscular injections **Spritzenschaden**

myopia *or* **shortsightedness** *or* **nearsightedness** *noun* condition where a patient can see clearly objects which are close, but not ones which are further away **Myopie, Kurzsichtigkeit**

◇ **myopic** *or* **shortsighted** *or* **nearsighted** *adjective* able to see close objects clearly, but not objects which are further away **myop(isch), kurzsichtig**
(NOTE: the opposite is **longsightedness** *or* **hypermetropia)**

myoplasm *or* **sarcoplasm** *noun* cytoplasm of muscle cells **Myoplasma, Sarkoplasma**

◇ **myoplasty** *noun* plastic surgery to repair a muscle **Myoplastik, Muskelplastik**

◇ **myosarcoma** *noun* (i) malignant tumour containing unstriated muscle; (ii) combined myoma and sarcoma **(i) & (ii) Myosarkom**

◇ **myosin** *noun* protein in the A bands of muscle fibre which makes muscles elastic **Myosin**

myosis, myotic *see* MIOSIS, MIOTIC

myositis *noun* inflammation and degeneration of a muscle **Myositis, Muskelentzündung**

◇ **myotatic** *adjective* referring to the sense of touch in a muscle **myotatisch**; **myotatic reflex** = reflex action in a muscle which contracts after being stretched **Streckreflex, Muskeldehnungsreflex**

myotomy *noun* surgical operation to cut a muscle **Myotomie**

◇ **myotonia** *noun* difficulty in relaxing a muscle after exercise **Myotonia, Myotonie**

◇ **myotonic** *adjective* referring to tone in a muscle **myotonisch**; **myotonic dystrophy** *or* **dystrophia myotonica** = hereditary disease with muscle stiffness leading to atrophy of the muscles of the face and neck **myotonische Dystrophie, Curschmann-Batten-Steinert-Syndrom**

◇ **myotonus** *noun* muscle tone **Myotonus, Muskeltonus**

myringa *or* **eardrum** *noun* membrane at the end of the external auditory meatus leading from the outer ear, which vibrates with sound and passes the vibrations on to the ossicles in the middle ear **Myrinx, Trommelfell, Membrana tympani**

◇ **myringitis** *noun* inflammation of the eardrum **Myringitis, Trommelfellentzündung**

◇ **myringoplasty** *noun* plastic surgery to correct a defect in the eardrum **Myringoplastik, Tympanoplastik**

◇ **myringotome** *noun* sharp knife used in myringotomy **Myringotom**

◇ **myringotomy** *noun* surgical operation to make an opening in the eardrum **Myringotomie**

myxoedema *noun* condition caused when the thyroid gland does not produce enough thyroid hormone **Myxödem**

> COMMENT: the patient (usually a middle-aged woman) becomes fat, moves slowly and develops coarse skin; the condition can be treated with thyroxine

◇ **myxoedematous** *adjective* referring to myxoedema **myxödematös**

myxoma *noun* benign tumour of mucous tissue, usually found in subcutaneous tissue of the limbs and neck **Myxoma, Myxom**

myxosarcoma *noun* malignant tumour of mucous tissue **Myxosarkom**

myxovirus *noun* any virus which has an affinity for the mucoprotein receptors in red blood cells (one of which causes influenza) **Myxovirus**

Nn

N
1 *chemical symbol for* nitrogen **N (Stickstoff)**
2 *abbreviation for* newton **N (Newton)**

Na *chemical symbol for* sodium **Na (Natrium)**

nabothian cyst *or* **nabothian follicle** *or* **nabothian gland** *noun* cyst which forms in the cervix of the uterus when the ducts in the cervical glands are blocked **Naboth-Ei, Ovulum Nabothi**

naevus *noun* birthmark *or* mark on the skin which a baby has at birth and which cannot be removed **Naevus, Nävus, Mal, Muttermal**; *see also* HAEMANGIOMA, PORT WINE STAIN, STRAWBERRY
(NOTE: plural is **naevi)**

Naga sore *or* **tropical ulcer** *noun* large area of infection which forms round a wound in tropical countries **Ulcus tropicum, phagedänisches Geschwür**

nagging pain *noun* dull, continuous throbbing pain **dumpf, bohrend**

nail *or* **unguis** *noun* hard growth, formed of keratin, which forms on the top surface at the end of each finger and toe **Nagel, Unguis; nail biting** = obsessive chewing of the fingernails, usually a sign of stress **Nägelkauen, Onychophagie; nail scissors** = special curved scissors for cutting nails **Nagelschere**; *see also* FINGERNAIL, TOENAIL
(NOTE: for terms referring to nail, see words beginning with **onych-)**

nano- *prefix meaning* one thousand millionth (10^{-9}) **Nano-** (NOTE: symbol is **n)**

◇ **nanometre** *noun* unit of measurement of length (= one thousand millionth of a metre) **Nanometer** (NOTE: with figures usually written **nm)**

◇ **nanomole** *noun* unit of measurement of the amount of substance (= one thousand millionth of a mole) **Nanomol** (NOTE: with figures usually written **nmol)**

◇ **nanosecond** *noun* unit of measurement of time (= one thousand millionth of a second) **Nanosekunde** (NOTE: with figures usually written **ns)**

nape *or* **nucha** *noun* back of the neck **Nacken, Nucha**

napkin *noun* soft cloth, used for wiping or absorbing **Serviette**; **sanitary napkin** *or* **sanitary towel** = wad of absorbent cotton material attached by a woman over the vulva to absorb the menstrual flow **Damenbinde**; **napkin rash** = NAPPY RASH

◇ **nappy** *noun* cloth used to wrap round a baby's bottom and groin to keep clothing clean and dry **Windel**; **disposable nappy** = paper nappy which is thrown away when dirty, and not washed and used again **Einmalwindel**; **nappy rash** = sore red skin on a baby's buttocks and groin, caused by reaction to long contact with ammonia in a wet nappy **Windelausschlag**
(NOTE: the US English is **diaper)**

narco- *prefix* meaning sleep *or* stupor **Narko-**

◇ **narcoanalysis** *noun* use of narcotics to induce a comatose state in a patient about to undergo psychoanalysis which may be emotionally disturbing **Narkoanalyse**

◇ **narcolepsy** *noun* condition where the patient has an uncontrollable tendency to fall asleep at any time **Narkolepsie**

◇ **narcoleptic** *noun & adjective* (substance) which causes narcolepsy; (patient) suffering from narcolepsy **Narkoleptiker/-in; narkoleptisch**

narcosis *noun* state of stupor induced by a drug **Narkose, Allgemeinanästhesie**; **basal narcosis** = making a patient completely unconscious by administering a narcotic before a general anaesthetic **Pränarkose, Prämedikation**

◇ **narcotic** *noun & adjective* (pain-relieving drug) which makes a patient sleep *or* become unconscious **Narkotikum; narkotisch;** *the doctor put her to sleep with a powerful narcotic; the narcotic side-effects of an antihistamine*

> COMMENT: although narcotics are used medicinally as pain killers, they are highly addictive. The main narcotics are barbiturates, cocaine, and opium and drugs derived from opium, such as morphine, codeine and heroin. Addictive narcotics are widely used for the relief of pain in terminally ill patients

nares *plural noun* nostrils *or* two passages in the nose through which air is breathed in or out **Nares, Nasenöffnungen, Nasenlöcher**; **anterior nares** *or* **external nares** = the two nostrils **vordere Nasenöffnungen**; **internal nares** *or* **posterior nares** *or* **choanae** = two openings shaped like funnels leading from the nasal cavity to the pharynx **hintere Nasenöffnungen, Choanae**
(NOTE: singular is **naris)**

narrow
1 *adjective* not wide **eng, schmal;** *the blood vessel is a narrow channel which takes blood to the tissues; the surgeon inserted a narrow tube into the vein* **narrow - narrower - narrowest**
2 *verb* to become narrow **(sich) verengen, enger werden;** *the bronchial tubes are narrowed causing asthma*

nasal *adjective* referring to the nose **nasal**; **nasal apertures** *or* **choanae** = two openings shaped like funnels leading from the nasal cavity to the pharynx **(hintere) Nasenöffnungen, Choanae**; **nasal bone** = one of two small bones which form the bridge at the top of the nose **Os nasale, Nasenbein** *see illustration* SKULL; **nasal cavity** = cavity behind the nose between the cribriform plates above and the hard palate below, divided in two by the nasal septum, and leading to the nasopharynx **Nasenhöhle** *see illustration* THROAT; **nasal cartilage** = two cartilages in the nose (the upper is attached to the nasal bone and the front of the maxilla, the lower is thinner and curls round each nostril to the septum) **Nasenknorpel**; **nasal conchae** *or* **turbinate bones** = three ridges of bone (superior, middle and inferior conchae) which project into the nasal cavity from the side walls **Conchae nasales, Nasenmuscheln**; **nasal congestion** = condition where the nose is blocked by mucus **Verstopfung der Nase**; **nasal septum** = division between the two part of the nasal cavity, formed of the vomer and the nasal cartilage **Nasenseptum, Nasenscheidewand**

naso- *prefix* referring to the nose **Naso-**

◇ **nasogastric** *adjective* referring to the nose and stomach **nasogastrisch**; **nasogastric tube** = tube passed through the nose into the stomach **transnasale Magensonde**

◇ **nasogastrically** *adverb* (to feed a patient) via a tube passed through the nose into the stomach **nasogastrisch**

> QUOTE all patients requiring nutrition are fed enterally, whether nasogastrically or directly into the small intestine
>
> British Journal of Nursing

nasolacrimal *adjective* referring to the nose and the tear glands **nasolakrimal**; **nasolacrimal duct** = duct which drains tears from the lacrimal sac into the nose **Ductus nasolacrimalis, Tränennasengang**

◇ **nasopharyngeal** *adjective* referring to the nasopharynx **nasopharyngeal**

◇ **nasopharyngitis** *noun* inflammation of the mucous membrane of the nasal part of the pharynx **Nasopharyngitis**

◇ **nasopharynx** *noun* top part of the pharynx which connects with the nose **Nasopharynx, Nasenrachenraum**

nasty *adjective* unpleasant **unangenehm, scheußlich, ekelhaft, widerlich**; *this medicine has a nasty taste; drink some orange juice to take away the nasty taste; this new drug has some nasty side-effects* **nasty - nastier - nastiest**

nates *plural noun* buttocks **Nates, Clunes, Gesäß(backen)**

National Health Service (NHS) *noun* government service in the UK which provides medical services free of charge, or at reduced cost, to the whole population **staatlicher Gesundheitsdienst**; **a NHS doctor** = a doctor who works in the National Health Service **Kassenarzt, Arzt im staatlichen Gesundheitsdienst**; **NHS glasses** = cheap spectacles provided by the National Health Service **Kassenbrille**; **on the NHS** = free *or* paid for by the NHS **auf Kosten des staatlichen Gesundheitsdienstes, auf Krankenschein**; *he had his operation on the NHS; she went to see a specialist on the NHS* (NOTE: the opposite of **'on the NHS'** is **'privately'**)

> QUOTE figures reveal that 5% more employees in the professional and technical category were working in the NHS compared with three years before
>
> Nursing Times

nature *noun*

(a) (i) essential quality of something; (ii) kind *or* sort; (iii) plants and animals **(i) Natur, Wesen; (ii) Art; (iii) Natur**; **nature study** = learning about plant and animal life at school **Naturkunde**

(b) human nature = general characteristics of human beings **die Natur/das Wesen des Menschen**

◇ **natural** *adjective*

(a) normal *or* not surprising **natürlich**; *his behaviour was quite natural; it's natural for old people to go deaf* **natural childbirth** = childbirth where the mother is not given pain-killing drugs but is encouraged to give birth to the baby with as little medical assistance as possible **natürliche Geburt**; **natural immunity** = immunity from disease a newborn baby has from birth, which is inherited, acquired in the womb or from the mother's milk **natürliche Immunität**

(b) not made by men; (thing) which comes from nature **natürlich**; **natural gas** = gas which is found in the earth and not made in a factory **Erdgas**; **natural history** = study of nature **Naturwissenschaft**

◇ **naturopathy** *noun* treatment of diseases and disorders which does not use medical or surgical means, but natural forces such as light, heat, massage, eating natural foods and using herbal remedies **Naturheilkunde**

nausea *noun* feeling sick *or* feeling that you want to vomit **Nausea, Übelkeit, Brechreiz;** *she suffered from nausea in the morning; he felt slight nausea in getting onto the boat*

◇ **nauseated** *or (US)* **nauseous** *adjective* feeling sick *or* feeling about to vomit **an Übelkeit/Brechreiz leidend;** *the casualty may feel nauseated*

> COMMENT: nausea can be caused by eating habits, such as eating too much rich food or drinking too much alcohol; it can also be caused by sensations such as unpleasant smells *or* motion sickness. Other causes include stomach disorders, such as gastritis, ulcers and liver infections. Nausea is commonly experienced by women in the early stages of pregnancy, and is called **morning sickness**

navel *or* **umbilicus** *noun* scar with a depression in the middle of the abdomen where the umbilical cord was detached after birth **Nabel, Umbilicus**
(NOTE: for terms referring to the navel, see words beginning with **omphal-**)

navicular bone *noun* one of the tarsal bones in the foot **Os naviculare, Kahnbein** *see illustration* FOOT

nearsightedness = MYOPIA

◇ **nearsighted** = MYOPIC

nebula *noun* (i) slightly cloudy spot on the cornea; (ii) spray of medicinal solution, applied to the nose or throat using a nebulizer **(i) Nebula, Nebelfleck; (ii) Spray**

◇ **nebulizer** = ATOMIZER

Necator *noun* genus of hookworm which infests the small intestine **Necator, Hakenwurm**

◇ **necatoriasis** *noun* infestation of the small intestine by the parasite Necator **Necatoriasis, Hakenwurmkrankheit**

neck *noun*
(a) part of the body which joins the head to the body **Hals;** *he is suffering from pains in the neck; the front of the neck is swollen with goitre; the jugular veins run down the side of the neck* **stiff neck** = condition where moving the neck is painful, usually caused by a strained muscle *or* by sitting in a cold draught **Nackensteifigkeit, steifer Hals**; **neck collar** = special strong collar to support the head of a patient with a fractured neck **Halskrawatte**
(b) narrow part (of a bone *or* organ) **Hals; neck of tooth** = point where a tooth narrows slightly, between the crown and the root **Zahnhals**; **neck of the uterus** = CERVIX
(NOTE: for terms referring to the neck, see **cervical**)

> COMMENT: the neck is formed of the seven cervical vertebrae, and is held vertical by strong muscles. Many organs pass through the neck, including the oesophagus, the larynx and the arteries and veins which connect the brain to the bloodstream. The front of the neck is usually referred to as the throat

necro- *prefix* meaning death **Nekro-**

◇ **necrobiosis** *noun* (i) death of cells surrounded by living tissue; (ii) gradual localized death of a part or tissue **(i) & (ii) Nekrobiose**

◇ **necrology** *noun* scientific study of mortality statistics **Nekrologie**

◇ **necrophilia** *or* **necrophilism** *noun* (i) abnormal pleasure in corpses; (ii) sexual attraction to dead bodies **(i) & (ii) Nekrophilie**

◇ **necropsy** = POST MORTEM

◇ **necrosed** *adjective* dead (tissue *or* bone) **nekrotisch**

◇ **necrosis** *noun* death of a part of the body, such as a bone *or* tissue *or* an organ **Nekrose;** *gangrene is a form of necrosis*

◇ **necrospermia** *noun* condition where dead sperm exist in the semen **Nekrospermie**

◇ **necrotic** *adjective* referring to necrosis; dead (tissue) **nekrotisch**

◇ **necrotomy** *noun* dissection of a dead body **Nekrotomie; osteoplastic necrotomy** = surgical removal of a piece of necrosed bone tissue **Sequestrotomie, Sequestrektomie**

needle *noun* (i) thin metal instrument with a hole at one end for attaching a thread, and a sharp point at the other end, used for sewing up surgical incisions; (ii) thin hollow metal instrument with a point at one end, attached to a hypodermic syringe and used for giving injections **(i) Nadel; (ii) Nadel, Kanüle;** *it is important that needles used for injections should be sterilized; AIDS can be transmitted by using non-sterile needles* **stop needle** = needle with a ring round it, so that it can only be pushed a certain distance into the body **Nadel mit Anschlagring**; **surgical needle** = needle for sewing up surgical incisions **chirurgische Nadel**; **needle myopathy** = destruction of muscle tissue caused by using a large needle for intramuscular injections **Spritzenschaden**

◇ **needlestick** *noun* accidental pricking of one's own skin by a needle (as by a nurse picking up a used syringe) **Nadelstichverletzung**

◇ **needling** *noun* puncture of a cataract with a needle **Linsenpunktion (bei Staroperation)**

negative *adjective (& noun)* showing 'no' **negativ**; **the answer is in the negative** = the answer is 'no' **die Antwort ist negativ**; **the test was negative** = the test showed that the patient did not have the disease **der Test war negativ**; **negative feedback** = situation where the result of a process represses the process which caused it **negatives Feedback, negative Rückkopplung**

◇ **negativism** *noun* attitude of a patient who opposes what someone says **Negativismus**

COMMENT: there are two types of negativism: active, where the patient does the opposite of what a doctor tells him, and passive, where the patient does not do what he has been asked to do

negra *see* LINEA

Negri bodies *noun* particles found in the cerebral cells of patients suffering from rabies **Negri-Körperchen**

Neil Robertson stretcher *see* STRETCHER

Neisseria *noun* genus of bacteria, including gonococcus which causes gonorrhoea, and meningococcus which causes meningitis **Neisseria**

nematode *noun* type of parasitic roundworm, such as hookworms, pinworms and threadworms **Nematode**

neo- *prefix* meaning new **Neo-**

◇ **neocerebellum** *noun* middle part of the cerebellum **Neocerebellum**

◇ **neomycin** *noun* type of antibiotic used for treatment of skin disease **Neomycin**

◇ **neonatal** *noun* referring to the first few weeks after birth **neonatal, neugeboren**; **neonatal death rate** = number of newborn babies who die, shown per thousand babies born **Neugeborenensterblichkeit**

◇ **neonate** *noun* newborn baby, less than four weeks old **Neugeborenes**

◇ **neonatorum** *see* ASPHYXIA

◇ **neoplasm** *noun* any new and morbid formation of tissue **Neoplasma**

QUOTE one of the most common routes of neonatal poisoning is percutaneous absorption following topical administration
Southern Medical Journal

QUOTE testicular cancer comprises only 1% of all malignant neoplasms in the male, but it is one of the most frequently occurring types of tumours in late adolescence
Journal of American College Health

nephr- *prefix* referring to the kidney **Nephr(o)-, Nieren-**

◇ **nephralgia** *noun* pain in the kidney **Nephralgie, Nierenschmerz**

◇ **nephrectomy** *noun* surgical removal of the whole kidney **Nephrektomie**

◇ **nephritis** *noun* inflammation of the kidney **Nephritis, Nierenentzündung**

COMMENT: acute nephritis can be caused by a streptococcal infection. Symptoms can include headaches, swollen ankles, and fever

◇ **nephroblastoma** *or* **Wilms' tumour** *noun* malignant tumour in the kidneys in young children, usually under the age of 10, leading to swelling of the abdomen, which is treated by removal of the affected kidney **Nephroblastom, Wilms-Tumor**

◇ **nephrocalcinosis** *noun* condition where calcium deposits are found in the kidney **Nephrokalzinose**

◇ **nephrocapsulectomy** *noun* surgical removal of the capsule round a kidney **Nierendekapsulation**

◇ **nephrolithiasis** *noun* condition where stones form in the kidney **Nephrolithiasis, Nierensteinleiden**

◇ **nephrolithotomy** *noun* surgical removal of a stone in the kidney **Nephrolithotomie**

◇ **nephrologist** *noun* doctor who specializes in the study of the kidney and its diseases **Nephrologe/Nephrologin, Nierenspezialist/-in**

◇ **nephrology** *noun* study of the kidney and its diseases **Nephrologie**

◇ **nephroma** *noun* tumour in the kidney *or* tumour derived from renal substances **Nephrom**

◇ **nephron** *noun* tiny structure in the kidney, through which fluid is filtered **Nephron**

COMMENT: a nephron is formed of a series of tubules, the loop of Henle, Bowman's capsule and a glomerulus. Blood enters the nephron from the renal artery, and waste materials are filtered out by the Bowman's capsule. Some substances return to the bloodstream by reabsorption in the tubules. Urine is collected in the ducts leading from the tubules to the ureters

◇ **nephropexy** *noun* surgical operation to attach a mobile kidney **Nephropexie**

◇ **nephroptosis** *or* **floating kidney** *noun* condition where the kidney is mobile **Nephroptose, Senkniere**

◇ **nephrosclerosis** *noun* kidney disease due to vascular change **Nephrosklerose, Nierensklerose**

◇ **nephrosis** *noun* degeneration of the tissue of a kidney **Nephrose**

◇ **nephrostomy** *noun* surgical operation to make a permanent opening into the pelvis of the kidney from the surface **Nephrostomie**

◇ **nephrotic syndrome** *noun* increasing oedema, albuminuria and raised blood pressure **nephrotisches Syndrom**

◇ **nephrotomy** *noun* surgical operation to cut into a kidney **Nephrotomie**

◇ **nephroureterectomy** *or* **ureteronephrectomy** *noun* surgical removal of all or part of a kidney and the ureter attached to it **Nephroureterektomie, Ureteronephrektomie**

nerve *noun*
(a) bundle of fibres in a body which take impulses from one part of the body to another (each fibre being the axon of a nerve cell) **Nervus, Nerv**; **cranial nerves** = twelve pairs of nerves which are connected directly to the brain, and govern mainly the structures of the head and neck **Hirnnerven**; *see also the list at* CRANIAL; **spinal nerves** = thirty-one pairs of nerves which lead from the spinal cord, and govern mainly the trunk and limbs **Spinalnerven, Rückenmarksnerven**; **motor nerve** *or* **efferent nerve** = nerve which carries impulses from the brain and spinal cord to muscles and causes movements **motorischer Nerv, efferenter Nerv**; **peripheral nerves** = parts of motor and sensory nerves which branch from the brain and spinal cord **periphere Nerven**; **sensory nerve** *or* **afferent nerve** = nerve which registers a sensation, such as heat *or* taste *or* smell, etc., and carries impulses to the brain and spinal cord **sensorischer Nerv, afferenter Nerv**; **vasomotor nerve** = nerve whose impulses make the arterioles become narrower **vasomotorischer Nerv**

(b) *(names of nerves)*; **abducent nerve** = sixth cranial nerve which controls the muscle which makes the eyeball turn **Nervus abducens**; **accessory nerve** = eleventh cranial nerve which supplies the muscles in the neck and shoulders **Nervus accessorius, elfter Hirnnerv**; **acoustic nerve** *or* **auditory nerve** *or* **vestibulocochlear nerve** = eighth cranial nerve which governs hearing and balance **Nervus vestibulocochlearis, Gleichgewichts- und Hörnerv**; **circumflex nerve** = sensory and motor nerve in the upper arm **Nervus axillaris, Achselnerv**; **cochlear nerve** = division of the auditory nerve **Nervus cochlearis, Hörnerv**; **facial nerve** = seventh cranial nerve which governs the muscles of the face, the taste buds on the front of the tongue and the salivary and lacrimal glands **Nervus facialis, Gesichtsnerv**; **femoral nerve** = nerve which governs the muscle at the front of the thigh **Nervus femoralis, Oberschenkelnerv**; **glossopharyngeal nerve** = ninth cranial nerve which controls the pharynx, the salivary glands and part of the tongue **Nervus glossopharyngeus, neunter Hirnnerv**; **hypoglossal nerve** = twelfth cranial nerve which governs the muscles of the tongue **Nervus hypoglossus, zwölfter Hirnnerv**; **oculomotor nerve** = third cranial nerve which controls the eyeballs and eyelids **Nervus oculomotorius, dritter Hirnnerv**; **olfactory nerve** = first cranial nerve which controls the sense of smell **Nervus olfactorius, Geruchsnerv**; **optic nerve** = second cranial nerve which takes sensation of sight from the eye to the brain **Nervus opticus, Sehnerv**; **phrenic nerve** = nerve which controls the muscles in the diaphragm **Nervus phrenicus, Zwerchfellnerv**; **pneumogastric nerve** *or* **vagus nerve** = tenth cranial nerve which controls swallowing and nerve fibres in the heart and chest **Nervus vagus, Vagus**; **radial nerve** = main motor nerve of the arm **Nervus radialis, Radialis, Speichennerv**; **sacral nerves** = nerves which branch from the spinal cord in the sacrum and govern the legs, the arms and the genital area **Nervi sacrales, Kreuznerven**; **trigeminal nerve** = fifth cranial nerve which controls the sensory nerves in the forehead and face and the muscles in the jaw **Nervus trigeminus, Trigeminus(nerv)**; **trochlear nerve** = fourth cranial nerve which controls the muscles of the eyeball **Nervus trochlearis, vierter Hirnnerv**; **ulnar nerve** = nerve running from the neck to the elbow, which controls the muscles in the forearm and fingers **Nervus ulnaris, Ulnaris, Ellennerv**; **vestibulocochlear nerve** = eighth cranial nerve which governs hearing and balance **Nervus vestibulocochlearis, Hör- und Gleichgewichtsnerv**

(c) nerve block = stopping the function of a nerve by injecting an anaesthetic **Nervenblockade**; **nerve cell** *or* **neurone** = cell in the nervous system, consisting of a cell body, axon(s) and dendrites, which transmits nerve impulses **Nervenzelle, Neuron**; **nerve centre** = point at which nerves come together **Nervenzentrum**; **nerve ending** = terminal at the end of a nerve fibre, where a nerve cell connects with another nerve or with a muscle **Nervenendigung**; **nerve fibre** = fibre leading from a nerve cell, carrying the impulses **Nervenfaser**; **nerve gas** = gas which attacks the nervous system **Nervengas**; **nerve impulse** = electrical impulse which is transmitted by nerve cells **Nervenimpuls**; **nerve root** = first part of a nerve as it leaves or joins the spinal column (the dorsal nerve root is the entry for a sensory nerve, and the ventral nerve root is the exit for a motor nerve) **Nervenwurzel**; **nerve tissue** = tissue which forms nerves, and which is able to transmit the nerve impulses **Nervengewebe**

> COMMENT: nerves are the fibres along which impulses are carried. Motor nerves *or* efferent nerves take messages between the central nervous system and muscles, making the muscles move. Sensory nerves *or* afferent nerves transmit impulses (such as sight *or* pain) from the sense organs to the brain

◇ **nervosa** *see* ANOREXIA

◇ **nervous** *adjective*
(a) referring to nerves **nervös, Nerven-**; **nervous breakdown** = non-medical term for a sudden mental illness, where a patient becomes so depressed and worried that he is incapable of doing anything **Nervenzusammenbruch**; **nervous system** = nervous tissues of the body, including the peripheral nerves, spinal cord, ganglia and nerve centres **Nervensystem**; **autonomic nervous system** = nervous system which regulates the automatic functioning of the structures of the body, such as the heart and lungs **autonomes Nervensystem**; **central nervous system (CNS)** = brain and spinal cord which link together all the nerves **Zentralnervensystem (ZNS)**; **peripheral nervous system (PNS)** = nervous tissue outside the central nervous system **peripheres Nervensystem (PNS)**; *see also* PARASYMPATHETIC, SYMPATHETIC
(b) very easily worried **nervös, aufgeregt**; *she's nervous about her exams; don't be nervous - the operation is a very simple one*

◇ **nervousness** *noun* state of being nervous **Nervosität**

◇ **nervy** *adjective (informal)* worried and nervous **nervös, unruhig**

(NOTE: for other terms referring to nerves, see words beginning with **neur-**)

nettlerash *or* **urticaria** *noun* affection of the skin, with white or red weals which sting or itch, caused by an allergic reaction (often to plants) **Nesselsucht, Urtikaria**

network *noun* interconnecting system of lines and spaces, like a net **Netz(werk), Geflecht**; *a network of fine blood vessels*

neur- *or* **neuro-** *prefix* referring to a nerve *or* the nervous system **Neur-, Neuro-**

◇ **neural** *adjective* referring to a nerve *or* the nervous system **neural**; **neural arch** = curved part of a vertebra, which forms the space through which the spinal cord passes **Wirbelbogen**; **neural crest** = ridge of cells in an embryo which forms nerve cells of the sensory and autonomic ganglia **Neuralleiste**; **neural groove** = groove on the back of an embryo, formed as the neural plate closes to form the neural tube **Neuralrinne**; **neural plate** = thickening of an embryonic disc which folds over to form the neural tube **Neuralplatte**; **neural tube** = tube lined with ectodermal cells running the length of an embryo, which develops into the brain and spinal cord **Neuralrohr**; **neural tube defect** = congenital defect (such as spina bifida) which occurs when the edges of the neural tube do not close up properly **Neuralrohrdefekt**

◇ **neuralgia** *noun* spasm of pain which runs along a nerve **Neuralgie**; **trigeminal neuralgia** = pain in the trigeminal nerve, which sends intense pains shooting across the face **Trigeminusneuralgie**

◇ **neurapraxia** *noun* lesion of a nerve which leads to paralysis for a very short time, giving a tingling feeling and loss of function **Neurapraxie**

◇ **neurasthenia** *noun* type of neurosis where the patient is mentally and physically irritable and extremely fatigued **Neurasthenie, neurasthenisches Syndrom**

◇ **neurasthenic** *noun & adjective* (person) suffering from neurasthenia **Neurastheniker/-in; neurasthenisch**

◇ **neurectasis** *noun* surgical operation to stretch a peripheral nerve **Neurektasie, Nervendehnung**

◇ **neurectomy** *noun* surgical removal of all or part of a nerve **Neurektomie**

◇ **neurilemma** *or* **neurolemma** *noun* outer sheath formed of Schwann cells, which covers the myelin sheath covering a nerve fibre **Neurilemm(a), Neurolemm(a), Schwann-Scheide**

◇ **neurilemmoma** *or* **neurinoma** *or* **neurofibroma** *noun* benign tumour of a nerve, formed from the neurilemma **Neurinom, Schwannom**

◇ **neuritis** *noun* inflammation of a nerve, giving a constant pain **Neuritis, Nervenentzündung**

◇ **neuroanatomy** *noun* scientific study of the structure of the nervous system **Neuroanatomie, Anatomie des Nervensystems**

◇ **neuroblast** *noun* cell in the embryonic spinal cord which forms a nerve cell **Neuroblast**

◇ **neuroblastoma** *noun* malignant tumour formed from the neural crest, found mainly in young children **Neuroblastom**

◇ **neurocranium** *noun* part of the skull which encloses and protects the brain **Neurokranium, Gehirnschädel**

◇ **neurodermatitis** *noun* inflammation of the skin caused by psychological factors **Neurodermitis**

◇ **neurodermatosis** *noun* nervous condition involving the skin **Neurodermatose**

◇ **neuroendocrine system** *noun* system where some organs are controlled by both the nervous system and by hormones **Neuroendokrinium**

◇ **neuroepithelium** *noun* epithelial cells forming part of the lining of the mucosa of the nose or the labyrinth of the middle ear **Neuroepithel**

◇ **neuroepithelial** *adjective* referring to the neuroepithelium **neuroepithelial**

◇ **neuroepithelioma** *noun* malignant tumour of the organs of special sense, especially the retina **Neuroepitheliom**

◇ **neurofibril** *noun* fine thread in the cytoplasm of a neurone **Neurofibrille**

◇ **neurofibroma** *noun* benign tumour of a nerve, formed from the neurilemma **Neurofibrom**; **acoustic neurofibroma** = tumour in the sheath of the auditory nerve **Akustikusneurinom**

◇ **neurofibromatosis (NF)** *or* **molluscum fibrosum** *or* **von Recklinghausen's disease** *noun* hereditary condition where the patient has neurofibromata on the nerve trunks, limb plexuses or spinal roots, and pale brown spots appear on the skin **Neurofibromatosis generalisata, Fibroma molluscum multiplex, Recklinghausen-Krankheit**

◇ **neurogenesis** *noun* development and growth of nerves and nervous tissue **Neurogenese**

◇ **neurogenic** *adjective* (i) coming from the nervous system; (ii) referring to neurogenesis **(i) & (ii) neurogen**; **neurogenic bladder** = condition where a patient cannot control his bladder because of nervous disease **neurogene Blase**

◇ **neuroglandular junction** *noun* point where a nerve joins the gland which it controls **neuroglanduläre Synapse**

◇ **neuroglia** *noun* supporting cells of the spinal cord and brain **Neuroglia, Glia**

◇ **neurohormone** *noun* hormone produced in some nerve cells and secreted from the nerve endings **Neurohormon**

◇ **neurohypophysis** *noun* lobe at the back of the pituitary gland, which secretes oxytocin and vasopressin **Neurohypophyse, Hypophysenhinterlappen (HHL)**

◇ **neurolemma** *noun* = NEURILEMMA

◇ **neuroleptic** *or* **major tranquillizer** *noun* drug which calms a patient with a severe mental disorder **Neuroleptikum, Antipsychotikum**

◇ **neurological** *adjective* referring to neurology **neurologisch**

◇ **neurologist** *noun* doctor who specializes in the study of the nervous system and the treatment of its diseases **Neurologe/Neurologin**

◇ **neurology** *noun* scientific study of the nervous system and its diseases **Neurologie**

◇ **neuroma** *noun* benign tumour formed of nerve cells and nerve fibres **Neurom**; **acoustic neuroma** = tumour in the sheath of the auditory nerve **Akustikusneurinom**

◇ **neuromuscular** *adjective* referring to nerves and muscles **neuromuskulär**; **neuromuscular junction** *or* **myoneural junction** = point where a motor nerve joins muscle fibre **neuromuskuläre Synapse**

◇ **neuromyelitis optica** *or* **Devic's disease** *noun* condition similar to multiple sclerosis, where the patient has acute myelitis and the optic nerve is also affected **Neuromyelitis optica, Devic-Krankheit**

◇ **neurone** *or* **neuron** *or* **nerve cell** *noun* cell in the nervous system which transmits nerve impulses **Neuron, Nervenzelle**; **bipolar neurone** = neurone with two processes (found in the retina) **bipolare Nervenzelle**; **motor neurone** = neurone which is part of a nerve pathway transmitting impulses from the brain to a muscle or gland

motorisches Neuron, Motoneuron; **upper motor neurone** = neurone which takes impulses from the cerebral cortex **erstes motorisches Neuron**; **lower motor neurone** = linked neurones which carry motor impulses from the spinal cord to the muscles **zweites motorisches Neuron**; **sensory neurone** = sensory neurone which receives its stimulus directly from the receptor, and passes the impulse to the sensory cortex **sensorisches Neuron**; **unipolar neurone** = neurone with a single process **unipolares Neuron**

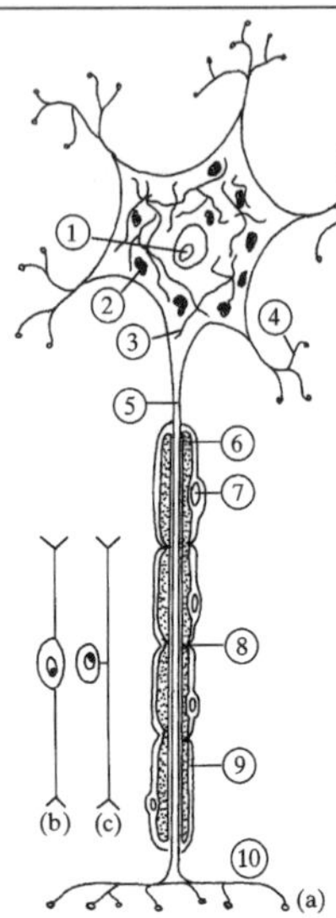

NEURONE — NEURON
(a) multipolar (b) bipolar (c) unipolar

1. nucleus	1. Nucleus
2. Nissl granules	2. Nissl-Körperchen
3. neurofibrilla	3. Neurofibrille
4. dendrite	4. Dendrit
5. axon	5. Axon
6. myelin sheath	6. Myelinscheide
7. Schwann cell nucleus	7. Neurilemmzellkern
8. node of Ranvier	8. Ranvier-Schnürring
9. neurilemma	9. Neurilemm(a)
10. terminal branch	10. Endaufzweigung

neuropathology *noun* study of diseases of the nervous system **Neuropathologie**

◇ **neuropathy** *noun* disease involving destruction of the tissues of the nervous system **Neuropathie**

◇ **neurophysiologist** *noun* scientist who studies the physiology of the nervous system **Neurophysiologe/Neurophysiologin**

◇ **neurophysiology** *noun* study of the physiology of nerves **Neurophysiologie**

◇ **neuroplasty** *noun* surgery to repair damaged nerves **Neuroplastik, Nervenplastik**

◇ **neuropsychiatrist** *noun* doctor who specializes in the study and treatment of mental and nervous disorders **Neuropsychiater/-in**

◇ **neuropsychiatry** *noun* study of mental and nervous disorders **Neuropsychiatrie**

◇ **neurorrhaphy** *noun* surgical operation to join by suture a nerve which has been cut **Neurorrhaphie, Nervennaht**

◇ **neuroscientist** *noun* scientist who studies the nervous system **Neurowissenschaftler/-in**

◇ **neurosecretion** *noun* (i) substance secreted by a nerve cell; (ii) secretion of active substance by nerve cells **(i) Neurosekret; (ii) Neurosekretion**

neurosis *noun* illness of the personality, in which a patient becomes obsessed with something and experiences strong emotions towards it, such as fear of empty spaces, jealousy of a sibling, etc. **Neurose**; **anxiety neurosis** = neurotic condition where the patient is anxious and has morbid fears **Angstneurose**; (NOTE: plural is **neuroses**)

◇ **neurotic** *noun & adjective* (i) (person) who suffers from neurosis; (ii) (any person) who is worried or obsessed with something **(i) & (ii) Neurotiker/-in; neurotisch**

◇ **neurotically** *adverb* in a neurotic way **neurotisch**; *she is neurotically obsessed with keeping herself clean*

neurosurgeon *noun* surgeon who operates on the nervous system, including the brain **Neurochirurg/-in**

◇ **neurosurgery** *noun* surgery on the nervous system, including the brain and spinal cord **Neurochirurgie**

◇ **neurosyphilis** *noun* syphilis which attacks the nervous system **Neurosyphilis, Neurolues**

◇ **neurotmesis** *noun* cutting a nerve completely **Neurotmesis**

◇ **neurotomy** *noun* surgical operation to cut a nerve **Neurotomie**

◇ **neurotoxic** *adjective* (substance) which can harm or be poisonous to nerve cells **neurotoxisch**

◇ **neurotransmitter** *noun* chemical substance which transmits nerve impulses from one neurone to another **Neurotransmitter**

◇ **neurotripsy** *noun* surgical bruising *or* crushing of a nerve **Neurotripsie, (operative) Nervenquetschung**
◇ **neurotropic** *adjective* (bacterium) which is attracted to and attacks nerves **neurotrop**

neuter *adjective* neither male nor female **geschlechtslos; sächlich**
◇ **neutral** *adjective* neither acid nor alkali **neutral;** *a pH factor of 7 is neutral*

neutralize *verb* to counteract the effect of something **neutralisieren;** *(in bacteriology)* to make a toxin harmless by combining it with the correct amount of antitoxin **neutralisieren;** *alkali poisoning can be neutralized by applying acid solution*

neutropenia *noun* condition where there are fewer neutrophils than normal in the blood **Neutropenie**
◇ **neutrophil** *or* **polymorph** *adjective* type of white blood cell with an irregular nucleus, which can attack and destroy bacteria **neutrophil**

nevus *(US)* = NAEVUS

newborn *adjective & noun* (baby) which has been born recently **neugeboren; Neugeborenes**

newton *noun* SI unit of measurement of force **Newton (N);** (NOTE: written **N** after figures: **the muscle exerted a force of 5N)**

> COMMENT: 1 newton is the force required to move 1 kilogram at the speed of 1 metre per second

nexus *noun* link *or* point where two organs *or* tissues join **Nexus, Verbindung**

NF = NEUROFIBROMATOSIS

NHS = NATIONAL HEALTH SERVICE

niacin *or* **nicotinic acid** *noun* vitamin of the vitamin B complex found in milk, meat, liver, kidney, yeast, beans, peas and bread (lack of niacin can cause mental disorders and pellagra) **Niacin, Nikotinsäure**

nick
1 *noun* little cut **Schnitt, Kerbe;** *he had a nick in his ear lobe which bled*
2 *verb* to make a little cut **(an)schneiden;** *he nicked his chin while shaving*

nicotine *noun* main alkaloid substance found in tobacco **Nikotin; nicotine addiction** = addiction to nicotine, derived from smoking tobacco **Nikotinsucht; nicotine patch** = patch containing nicotine which is released slowly into the bloodstream, as a method of curing nicotine addiction **Nikotinpflaster; nicotine poisoning** *or* **nicotinism** = poisoning of the autonomic nervous system with large quantities of nicotine **Nikotinvergiftung, Nikotinismus**
◇ **nicotinic acid** *noun* = NIACIN

nictation *or* **nictitation** *noun* act of winking **Blinzeln**

nidation *noun*
(a) building of the endometrial layers of the uterus between menstrual periods **Nidation**
(b) implantation *or* point in the development of an embryo, when the fertilized ovum reaches the uterus and implants in the wall of the uterus **Nidation, Einnistung**

nidus *noun* centre of infection *or* site where bacteria can settle and breed **Nidus, Infektionsherd**

Nielsen *see* HOLGER

night *noun* period between sunset and sunrise *or* part of the day when it is dark **Nacht;** *I don't like going out alone late at night; there are two nurses on duty each night* **night blindness** = NYCTALOPIA; **night duty** = being on duty at night **Nachtdienst; night nurse** = nurse who is on duty at night **Nachtschwester; night sweat** = heavy sweating when asleep at night **Nachtschweiß; night terror** = disturbed sleep, which a child does not remember **Pavor nocturnus, Nachtangst**
◇ **nightmare** *noun* dream which frightens **Alptraum;** *the little girl had a nightmare and woke up screaming*

nigra *see* LINEA

ninety-nine *or* **aah...** *number or sound* number *or* sound which a doctor asks someone to say, whilst holding down their tongue with a depressor, in order to inspect the back of the throat **Aah...** *the doctor told him to open his mouth wide and say ninety-nine*

nipple *or* **mammilla** *noun* protruding darker part in the centre of the breast, containing the milk ducts through which the milk passes **Mamille, Brustwarze**

Nissl granules *or* **Nissl bodies** *noun* coarse granules surrounding the nucleus in the cytoplasm of nerve cells **Nissl-Körperchen, Nissl-Schollen** *see illustration* NEURONE

nit *noun* egg or larva of a louse **Nisse**

nitrogen *noun* chemical element, a gas which is the main component of air and is an essential part of protein **Stickstoff (N);** (NOTE: chemical symbol is **N)**

◇ **nitrous oxide** *or* **laughing gas** *noun* gas used in combination with other gases as an anaesthetic in dentistry and surgery **Lachgas, Stickoxydul**

> COMMENT: nitrogen is taken into the body by digesting protein-rich foods; excess nitrogen is excreted in urine. When the intake of nitrogen and the excretion rate are equal, the body is in nitrogen balance or protein balance

nm = NANOMETRE

nmol = NANOMOLE

NMR = NUCLEAR MAGNETIC RESONANCE

Nocardia *noun* genus of bacteria found in soil, some species of which cause nocardiosis and Madura foot **Nocardia**

◇ **nocardiosis** *or* **nocardiasis** *noun* lung infection which may metastasize to other tissue, caused by *Nocardia* **Nokardiose**

nociceptive *adjective* (nerves) which carry pain to the brain **nozizeptiv**

◇ **nociceptor** *noun* sensory nerve which carries pain to the brain **Nozizeptor**

nocte *Latin word meaning* 'at night' (written on prescriptions) **nocte, nachts** (NOTE: opposite is **mane)**

◇ **nocturia** *or* **nycturia** *noun* passing abnormally large quantity of urine during the night **Nykturie**

◇ **nocturnal** *adjective* at night **nächtlich**; **nocturnal enuresis** *or* **bedwetting** = passing urine when asleep in bed at night **Enuresis nocturna, Bettnässen**

nod

1 *noun* moving the head forward (as to show agreement) **Nicken;** *when the nurse asked him if he wanted a drink, he gave a nod*

2 *verb* to move the head forward (as to show agreement) **nicken;** *when she asked if anyone wanted an ice cream, all the children nodded*

◇ **nod off** *verb (informal)* to begin to go to sleep **einnicken;** *he nodded off in his chair*

nodal *adjective* referring to nodes **Knoten-**; **nodal tachycardia** = sudden attack of rapid heartbeats **Sinusknotentachykardie**

node *noun* (i) small mass of tissue; (ii) group of nerve cells **(i) & (ii) Nodus, Knoten**; **atrioventricular node** *or* **AV node** = mass of conducting tissue in the right atrium, which continues as the bundle of His, and passes impulses from the atria to the ventricles **Atrioventrikulärknoten, AV-Knoten, Aschoff-Tawara-Knoten**; **axillary nodes** = part of the lymphatic system in the arm **Achsellymphknoten**; **cervical nodes** = lymph nodes in the neck **Halslymphknoten**; **Heberden's node** = small bony lump which develops on the terminal phalanges of fingers in osteoarthritis **Heberden-Knoten**; **lymph nodes** = glands of lymphoid tissue situated at various points of the lymphatic system (especially under the armpits and in the groin), through which lymph passes and in which lymphocytes are produced **Lymphknoten**; **Osler's nodes** = tender swellings at the ends of fingers and toes in patients suffering from subacute bacterial endocarditis **Osler-Knötchen**; **node of Ranvier** = one of a series of points along the length of a nerve, where the myelin sheath round the nerve fibre ends and connective tissue touches the axon **Ranvier-Schnürring**

◇ **nodosa** *see* PERIARTERITIS

◇ **nodosum** *see* ERYTHEMA

◇ **nodule** *noun* small node or group of cells; anterior part of the inferior vermis **Nodulus, Knötchen**; *see also* BOHN

◇ **nodular** *adjective* formed of nodules **nodulär, knotenförmig**

noma *noun* cancrum oris *or* severe ulcers in the mouth, leading to gangrene **Noma, Wasserkrebs, Cancer aquaticus**

nomen proprium *see* N.P.

non- *prefix* meaning not **Non-, Nicht-**; **non-absorbable suture** = suture made of a substance which cannot be absorbed into the body, and which eventually has to be removed **nicht absorbierbare Naht**; **non-allergenic** = (cosmetic, etc.) which will not aggravate an allergy **allergiefrei**; **non-contagious** = not contagious **nicht ansteckend**; **non-emergency surgery** *or* **non-urgent surgery** = operation, such as a joint replacement, for a condition which is not life-threatening and which, therefore, does not need to be performed immediately **elektiver Eingriff**; **non-nucleated** = (cell) with no nucleus **kernlos**; **non-smoker** = person who does not smoke **Nichtraucher/-in**; **non-venereal disease** = disease which is not a venereal disease **nichtvenerische Krankheit**

non compos mentis *Latin phrase meaning* 'not of sound mind': (person) who is mentally incapable of managing his own affairs **non compos mentis, unzurechnungsfähig**

nongranular leucocytes *noun* leucocytes (such as lymphocytes *or* monocytes) which have no granules **nichtgranulierte Leukozyten**

non-invasive *adjective* (inspection *or* treatment) which does not involve entering the body by making an incision **konservativ, nicht invasiv**; *see also* INVASIVE

non-malignant *adjective* not malignant **nicht maligne, nicht bösartig;** *a non-malignant growth*

non-medical *adjective* (word) which is not used in specialized medical speech **allgemeinsprachlich;** *'nervous breakdown' is a non-medical term for a type of sudden mental illness*

non-secretor *noun* person who does not secrete indicators of blood grouping into body fluids **Nichtsekretor, Nichtausscheider**

non-specific *adjective* (condition) which is not caused by any single identifiable cause **unspezifisch**; **non-specific urethritis (NSU)** = formerly, sexually transmitted inflammation of the urethra not caused by gonorrhea **unspezifische Urethritis, Urethritis non gonorrhoica**

non-sterile *adjective* (dressing) which is not sterile *or* (instrument) which has not been sterilized **nicht steril, nicht keimfrei**

non-union *noun* condition where the two parts of a fractured bone do not join together and do not heal **ausbleibende Frakturheilung**

noradrenaline *or* *(US)* **norepinephrine** *noun* hormone secreted by the medulla of the adrenal glands which acts as a vasoconstrictor and is used to maintain blood pressure in shock or haemorrhage or hypotension **Noradrenalin**

norma *noun* in anatomy, the skull as seen from a certain angle **Norma**

normal *adjective* usual *or* ordinary *or* according to a standard **normal;** *after taking the tablets, his blood pressure went back to normal; her temperature is two degrees above normal; he had an above normal pulse rate; it is normal for a person with myopia to suffer from headaches*

◇ **normally** *adverb* in a normal *or* ordinary way **normal, normalerweise, gewöhnlich;** *the patients are normally worried before the operation; he was breathing normally*

normoblast *noun* early form of a red blood cell, normally found only in bone marrow but found in the blood in certain types of leukaemia and anaemia **Normoblast**

normocyte *noun* normal red blood cell **Normozyt**

◇ **normocytic** *adjective* referring to a normocyte **normozytär**

◇ **normocytosis** *noun* having the normal number of red blood cells in the peripheral blood **Normozytose**

normotension *noun* normal blood pressure **Normotonie**

◇ **normotensive** *adjective* (blood pressure) at normal level **normoton**

nose *noun* organ through which a person breathes and smells **Nase**; **she must have a cold - her nose is running** = liquid mucus is dripping from her nose **sie ist wohl erkältet - ihre Nase läuft**; **he blew his nose** = he blew air through his nose into a handkerchief to get rid of mucus in his nose **er putzte sich die Nase, er schneuzte sich (die Nase)**; **to speak through your nose** = to speak as if your nose is blocked, so that you say 'b' instead of 'm' and 'd' instead of 'n' **durch die Nase sprechen, näseln**

◇ **nosebleed** *or* **epistaxis** *noun* bleeding from the nose, usually caused by a blow *or* by sneezing *or* by blowing the nose hard *or* by high blood pressure **Nasenbluten, Epistaxis;** *she had a headache, followed by a violent nosebleed*

(NOTE: for other terms referring to the nose, see **nasal** and words beginning with **naso-, rhin-, rhino-)**

COMMENT: the nose is formed of cartilage and small bones making the bridge at the top. It leads into two passages (the nostrils) which in turn lead to the nasal cavity, divided in two by the septum. The nasal passages connect with the sinuses, with the ears through the Eustachian tubes, and with the pharynx. The receptors which detect smell are in the top of the nasal passage.

noso- *prefix* referring to diseases **Noso-**

◇ **nosocomial** *adjective* referring to hospitals **nosokomial**; **nosocomial infection** = infection which is passed on to someone in a hospital **Nosokomialinfektion**

◇ **nosology** *noun* classification of diseases **Nosologie**

nostril *or* **naris** *noun* one of the two passages in the nose through which air is breathed in or out **Nasenloch, Naris;** *his right nostril is blocked*

notch *noun* depression on a surface, usually on a bone, but sometimes on an organ **Inzisur, Einschnitt, Einkerbung**; **cardiac notch** = (i) point in the left lung, where the right inside wall is bent; (ii) notch at the point where the oesophagus joins the greater curvature of the stomach **(i) Incisura cardiaca (pulmonis sinistri), Herzeinschnitt (der linken Lunge); (ii) Incisura cardiaca (ventriculi), Kardiaverengung**; **preoccipital notch** = point on the lower edge of the cerebral hemisphere, where the surface has a notch **Incisura praeoccipitalis**

notice

1 *noun*

(a) piece of writing giving information, usually put in a place where everyone can see it **Bekanntmachung, Anschlag;** *he pinned up a notice about the meeting; notices warning the public about the dangers of rabies are posted at every port and airport*

(b) warning **Bescheid, Benachrichtigung, Mitteilung;** *they had to leave with ten minutes' notice* **it had to be done at short notice** = with very little warning time **es musste kurzfristig geschehen**

(c) attention **Beachtung**; **take no notice of what he says** = pay no attention to it *or* don't worry about it **achte nicht darauf, was er sagt;** *she took no notice of what the doctor suggested*

2 *verb* to see *or* to take note of **wahrnehmen, bemerken;** *nobody noticed that the patient was sweating; did you notice the development of any new symptoms?*

◇ **noticeable** *adjective* which can be noticed **wahrnehmbar, erkennbar, sichtbar;** *the disease has no easily noticeable symptoms*

◇ **noticeboard** *noun* flat piece of wood, etc., on a wall, on which notices can be pinned **Anschlagbrett, schwarzes Brett**

notify *verb* to inform someone officially **benachrichtigen, melden;** *the local doctor notified the Health Service of the case of cholera* (NOTE: you notify someone **of** something)

◇ **notifiable disease** *noun* serious infectious disease which in Great Britain has to be reported by a doctor to the Department of Health and Social Security so that steps can be taken to stop it spreading **meldepflichtige Krankheit**

> COMMENT: the following are notifiable diseases: cholera, diphtheria, dysentery, encephalitis, food poisoning, jaundice, malaria, measles, meningitis, ophthalmia neonatorum, paratyphoid, plague, poliomyelitis, relapsing fever, scarlet fever, smallpox, tuberculosis, typhoid, typhus, whooping cough, yellow fever

nourish *verb* to give food *or* nutrients to **ernähren**; **nourishing food** = food (such as liver *or* brown bread) which supplies nourishment **nahrhafte Lebensmittel**

◇ **nourishment** *noun* (i) act of supplying nutrients; (ii) nutrients (such as proteins, fats or vitamins) **(i) Ernährung; (ii) Nahrung, Nährstoffe**

noxious *adjective* harmful (drug *or* gas) **schädlich, giftig**

n.p. *abbreviation for the Latin phrase* 'nomen proprium': the name of the drug (written on the label of the container) **n.p.**

NPO *abbreviation for the Latin phrase* 'nil per oram': nothing by the mouth (used to refer to patients being kept without food) **nüchtern;** *the patient should be kept NPO for five hours before the operation*

NSU = NON-SPECIFIC URETHRITIS

nucha *or* **nape** *noun* back of the neck **Nucha, Nacken**

◇ **nuchal** *adjective* referring to the nape **nuchal**

nuclear *adjective* referring to nuclei **nukleär**; **nuclear magnetic resonance (NMR)** = scanning technique, using magnetic fields and radio waves, which reveals abnormalities in soft tissue *or* body fluids, etc. **Kernspintomographie**; *see also* MAGNETIC RESONANCE IMAGING; **nuclear medicine** = use of radioactive substances for detecting and treating disorders **Nuklearmedizin**; **nuclear radiation** *see* RADIATION

◇ **nuclease** *noun* enzyme which breaks down the nucleic acids **Nuklease**

◇ **nucleic acids** *noun* organic acids combined with proteins (DNA or RNA) which exist in the nucleus and protoplasm of all cells **Nukleinsäuren**

◇ **nucleolus** *noun* structure inside a cell nucleus, containing RNA **Nucleolus, Kernkörperchen**

◇ **nucleoprotein** *noun* compound of protein and nucleic acid, such as chromosomes or ribosomes **Nukleoprotein**

◇ **nucleus** *noun*

(a) central body in a cell, containing DNA and

RNA, and controlling the function and characteristics of the cell **Nucleus, Zellkern**
(b) group of nerve cells in the brain or spinal cord **Nucleus, Kern**; **basal nuclei** = masses of grey matter at the bottom of each cerebral hemisphere **Nuclei basales, Basalganglien**; **nucleus pulposus** = soft central part of an intervertebral disc which disappears in old age **Nucleus pulposus, Gallertkern** *see illustration* NEURONE
(NOTE: the plural is **nuclei)**

nullipara *noun* woman who has never had a child **Nullipara**

numb *adjective* (limb) which has no feeling **taub, gefühllos;** *her fingers were numb with cold; the tips of his ears went numb or became numb*

◊ **numbness** *noun* loss of feeling **Taubheitsgefühl**

nurse
1 *noun* person (usually a woman) who looks after sick people in a hospital *or* helps a doctor in his surgery **Krankenschwester;** *she works as a nurse in the local hospital; she's training to be a nurse* **charge nurse** = nurse who is in charge of a group of patients, a ward or a department in a hospital **Stationsschwester**; **district nurse** *or* **home nurse** = nurse who visits and treats patients in their homes **Gemeindeschwester**; **escort nurse** = nurse who goes with a patient to the operating theatre and back to the ward **Begleitschwester**; **practice nurse** *or* **nurse practitioner** = nurse employed by a clinic *or* doctor's practice who can give advice to patients **Praxisschwester**; **staff nurse** = nurse who is on the permanent staff of a hospital **ausgebildete Krankenschwester**; **theatre nurse** = nurse who is specially trained to assist a surgeon during an operation **Operationsschwester**; **nurse manager** = nurse who has administrative duties in the health service *or* in a hospital **leitende Krankenschwester;** (NOTE: although the term nurse applies to both men and women, in popular speech it is used more frequently to refer to women, and **male nurse** is used for men. Nurse can be used as a title before a name: **Nurse Jones)**
2 *verb* to look after sick people **pflegen, betreuen;** *when he was ill his mother nursed him until he was better*

COMMENT: in the UK qualified nurses are either ENs (Enrolled Nurses) or RNs (Registered Nurses). Registered nurses follow a three year course and have to pass the ENB examinations before becoming RGN, RMN or RNMH. RSCNs have a further 6 months or 4 term course before they qualify. Enrolled nurses follow 2 year courses

◊ **nursery school** *noun* school for little children **Kindergarten**; **day nursery** = place where small children can be looked after during the daytime, and go home in the evenings **Kindertagesstätte**

◊ **nursing**
1 *noun* work *or* profession of being a nurse **Krankenpflege;** *she enjoys nursing; he is taking a nursing course; he has chosen nursing as his career*
2 *adjective* **nursing home** = house where convalescents or old people can live, under medical supervision by a qualified nurse **Pflegeheim**; **nursing mother** = mother who breast feeds her baby **stillende Mutter**; **nursing officer** = nurse who has administrative duties in the National Health Service **Krankenschwester mit Verwaltungsaufgaben im Gesundheitsdienst**; **nursing process** = standard method of treatment carried out by nurses, and its documentation **Pflegeprozess**; **nursing practice** = treatment given by nurses **Krankenpflege**

QUOTE all relevant sections of the nurses' care plan and nursing process records had been left blank
Nursing Times

QUOTE few now dispute the need for clear concise nursing plans to guide nursing practice, provide educational tools and give an accurate legal record
Nursing Times

nutans *see* SPASMUS

nutation *noun* involuntary nodding of the head **Nickbewegung**

nutrient *noun* substance (such as protein *or* fat *or* vitamin) in food which is necessary to provide energy or to help the body grow **Nährstoff**

◊ **nutrition** *noun* (i) study of the supply of nutrients to the body from digesting food; (ii) nourishment *or* food **(i) Ernährung; (ii) Ernährung, Nahrung**

◊ **nutritional** *adjective* referring to nutrition **Nähr-, Nahrungs-, Ernährungs-**; **nutritional anaemia** = anaemia caused by an imbalance in the diet **Anämie durch Mangelernährung**; **nutritional disorder** = disorder (such as obesity) related to food and nutrients **Ernährungsstörung**

◇ **nutritionist** *noun* dietitian *or* person who specializes in the study of nutrition and advises on diets **Ernährungswissenschaftler**

nyctalopia *or* **night blindness** *noun* being unable to see in bad light **Nyktalopie, Nachtblindheit**

◇ **nyctophobia** *noun* fear of the dark **Nyktophobie**

nymphae *or* **labia minora** *noun* two small fleshy folds at the edge of the vulva **Nymphae, Labia minora, kleine Schamlippen**

◇ **nymphomania** *noun* obsessive sexual urge in a woman **Nymphomanie;** (NOTE: in a man, called **satyriasis)**

◇ **nymphomaniac** *noun* woman who has an abnormally obsessive sexual urge **Nymphomanin**

nystagmus *noun* rapid movement of the eyes up and down or from side to side **Nystagmus, Augenzittern**

COMMENT: nystagmus can be congenital, but is also a symptom of multiple sclerosis and Ménière's disease

Oo

O *symbol for* oxygen **O (Sauerstoff)**

oat cell carcinoma *noun* type of cancer of the bronchi, with distinctive small cells **Oat-cell-Karzinom, kleinzelliges Bronchialkarzinom**

obese
1 *adjective* (person who is) too fat *or* too heavy **adipös**
2 *noun* **the obese** = overweight people **Adipöse**

◇ **obesity** *noun* being overweight **Adipositas, Fettleibigkeit**

COMMENT: obesity is caused by excess fat accumulating under the skin and around organs in the body. It is sometimes due to glandular disorders, but it is usually caused by eating or drinking too much. A tendency to obesity can be hereditary

obey *verb* to do what someone *or* a rule says you should do **gehorchen, (be)folgen;** *you ought to obey the doctor's instructions and go to bed; patients must obey the hospital rules*

obligate *adjective* (organism) which exists and develops in only one way (as viruses which are parasites only inside cells) **obligat**

oblique *noun & adjective* (muscle) which lies at an angle **Obliquus, Schrägmuskel; obliquus, schräg; oblique fissure** = groove between the lobes of the lungs **Fissura obliqua (pulmonis), schräge Lungenspalte; oblique fracture** = fracture where the bone is not broken directly across its axis **Schrägbruch; oblique muscle** = (i) muscle which controls the eyeball; (ii) muscle which controls the abdominal wall **(i) Musculus obliquus (bulbi), schräger Augenmuskel; (ii) Musculus obliquus abdominis, Schrägmuskel des Bauches; external oblique** = outer abdominal muscle **Musculus obliquus externus abdominis, äußerer Schrägmuskel des Bauches; internal oblique** = muscle covering the abdomen beneath the external oblique **Musculus obliquus internus abdominis, innerer Schrägmuskel des Bauches**

QUOTE there are four recti muscles and two oblique muscles in each eye, which coordinate the movement of the eyes and enable them to work as a pair
Nursing Times

obliterans *see* ENDARTERITIS

obliterate *verb* to block a cavity completely **obliterieren**

◇ **obliteration** *noun* complete blocking (of a cavity, etc.) **Obliteration**

oblongata *see* MEDULLA

observe *verb* to notice *or* to see something and understand it **beobachten;** *the nurses observed signs of improvement in the patient's condition; the girl's mother observed symptoms of anorexia and reported them to her doctor*

◇ **observation** *noun* examining something over a period of time **Beobachtung;** *he was admitted to hospital for observation*

obsession *noun* mental disorder where the patient has a fixed idea *or* emotion which he cannot get rid of, even if he knows it is wrong or unpleasant **Obsession, Zwangsvorstellung;** *she has an obsession about cats*

◇ **obsessional** *adjective* referring to an obsession **Zwangs-;** *he is suffering from an obsessional disorder*

◇ **obsessed** *adjective* suffering from an obsession **besessen;** *he is obsessed with the idea that his wife is trying to kill him*

◇ **obsessive** *adjective* showing an obsession **zwanghaft;** *he has an obsessive desire to steal little objects* **obsessive action** = repeated actions (such as washing) which indicate a mental disorder **Zwangshandlung**

obstetrics *noun* branch of medicine and surgery dealing with pregnancy, childbirth and the period immediately after childbirth **Geburtshilfe**

◇ **obstetric(al)** *adjective* referring to obstetrics **geburtshilflich; obstetrical forceps** = type of large forceps used to hold a baby's head during childbirth **Geburtszange; obstetric patient** = woman who is being treated by an obstetrician **Schwangere**

◇ **obstetrician** *noun* doctor who specializes in obstetrics **Geburtshelfer**

obstruct *verb* to block **verstopfen, verlegen;** *the artery was obstructed by a blood clot*

◇ **obstruction** *noun* (i) something which blocks (a passage *or* a blood vessel); (ii) blocking of a passage *or* blood vessel **(i) Hindernis; (ii) Obstruktion, Verlegung, Verschluss; intestinal obstruction** *or* **obstruction of the bowels** = blockage of the intestine **Darmverschluss, Obstruktionsileus; urinary obstruction** = blockage of the urethra, which prevents urine being passed **Harnröhrenobstruktion**

◇ **obstructive** *adjective* caused by an obstruction **obstruktiv; obstructive jaundice** = jaundice caused by an obstruction in the bile ducts **Verschlussikterus; obstructive lung disease** = bronchitis and emphysema **obstruktive Atemwegserkrankung**

obtain *verb* to get **erhalten, bekommen;** *some amino acids are obtained from food; where did he obtain the drugs?*

obturator *noun* (i) one of two muscles in the pelvis which govern the movement of the hip and thigh; (ii) device which closes an opening, such as a dental prosthesis which covers a cleft palate; (iii) metal bulb which fits into a bronchoscope *or* sigmoidoscope **(i) Musculus obturatorius, Obturator, Hüftlochmuskel; (ii) Obturator, Verschlussprothese; (iii) Obturator; obturator foramen** = opening in the hip bone near the acetabulum **Foramen obturatum**

obtusion *noun* condition where perception and feelings become dulled **Obtusion**

occiput *noun* lower part of the back of the head or skull **Okziput, Hinterhaupt**

◇ **occipital** *adjective* referring to the back of the head **okzipital; occipital bone** *or* **occipital** = one of the bones in the skull, the bone at the back of the head **Os occipitale, Hinterhauptbein; occipital condyle** = round part of the occipital bone which joins it to the atlas **Condylus occipitalis; occipital lobe** = lobe at the back of each cerebral hemisphere **Okzipitallappen, Hinterhauptlappen**

◇ **occipito-anterior** *adjective* (position of a baby at birth) where the baby faces the mother's back **okzipitoanterior**

◇ **occipito-posterior** *adjective* (position of a baby at birth) where the baby faces the front **okzipitoposterior**

occluded *adjective* closed *or* blocked **verschlossen, geblockt**

◇ **occlusion** *noun*

(a) blockage *or* thing which blocks a passage *or* which closes an opening **Okklusion, Verschluss; coronary occlusion** = blood clot in the coronary arteries leading to heart failure **Koronararterienverschluss**

(b) the way in which the teeth in the upper and lower jaws fit together when the jaws are closed **Okklusion, Zahnreihenschluss, Biss;** (NOTE: a bad fit between the teeth is a **malocclusion)**

◇ **occlusive** *adjective* referring to occlusion *or* to blocking **okklusiv; occlusive stroke** = stroke caused by a blood clot **Schlaganfall durch Hirnarterienthrombose, Hirninfarkt; occlusive therapy** = treatment of a squint where the good eye is covered up in order to encourage the squinting eye to become straight **Okklusionstherapie**

occult *adjective* (i) not easy to see with the naked eye; (ii) (symptom *or* sign) which is hidden **(i) & (ii) okkult; occult blood** = very small quantities of blood in the faeces, which can only be detected by tests **okkultes Blut**

◇ **occulta** *see* SPINA BIFIDA

occupancy rate *noun* number of beds occupied in a hospital, shown as a percentage of all the beds **Belegungsrate**

occupation *noun* job *or* work **Beruf;** *what is his occupation? people in sedentary occupations are liable to digestive disorders*

◇ **occupational** *adjective* referring to work **Berufs-, Arbeits-; occupational dermatitis** = dermatitis caused by materials with which one comes into contact at work **Berufsekzem; occupational disease** = disease which is caused by the type of work *or* the conditions in which someone works (such as disease caused by dust *or* chemicals in a factory) **Berufskrankheit**; **occupational health (OH) nurse** = nurse who deals with health problems of people at work **für den Gesundheitsschutz am Arbeitsplatz zuständige Krankenschwester**; **occupational therapist** = qualified therapist who treats people with mental or physical handicaps by using activities such as light work, hobbies, etc. **Arbeitstherapeut/-in, Beschäftigungstherapeut/-in**; **occupational therapy** = light work *or* hobbies used as a means of treatment, especially for handicapped *or* mentally ill patients **Arbeitstherapie, Beschäftigungstherapie**

occur *verb* to happen *or* to take place; to be found **auftreten, vorkommen;** *thrombosis occurred in the artery; a form of glaucoma which occurs in infants; one of the most frequently occurring types of tumour*

◊ **occurrence** *noun* taking place *or* happening **Auftreten, Vorkommen;** *neuralgia is a common occurrence after shingles*

ochronosis *noun* condition where cartilage, ligaments and other fibrous tissue become dark as a result of a metabolic disorder, and also the urine turns black on exposure to air **Ochronosis**

ocular *adjective* referring to the eye **okulär;** *opticians are trained to detect all kinds of ocular imbalance*

◊ **oculi** *see* ALBUGINEA, ORBICULARIS

◊ **oculist** *noun* qualified physician or surgeon who specializes in the treatment of eye disorders **Augenarzt/Augenärztin**

◊ **oculogyric** *adjective* which causes eye movements **okulogyr, Augen bewegend**

◊ **oculomotor** *adjective* referring to movements of the eyeball **okulomotorisch**; **oculomotor nerve** = third cranial nerve which controls the eyeball and upper eyelid **Nervus oculomotorius, Okulomotorius**

◊ **oculonasal** *adjective* referring to the eye and the nose **okulonasal**

o.d.

(a) *abbreviation for the Latin phrase* 'omni die': every day (written on a prescription) **o.d., täglich**

(b) *abbreviation for* overdose **Überdosis**

odont- *prefix* meaning teeth **Odont-**

◊ **odontalgia** *noun* toothache **Odontalgie, Zahnschmerz**

◊ **odontitis** *noun* inflammation of the pulpy interior of a tooth **Odontitis**

◊ **odontoid process** *noun* projecting part of a vertebra, shaped like a tooth **Zahnfortsatz**

◊ **odontology** *noun* study of teeth and associated structures, and their disorders **Zahnheilkunde**

◊ **odontoma** *or* **odontome** *noun* (i) structure like a tooth which has an abnormal arrangement of its component tissues; (ii) solid or cystic tumour derived from cells concerned with the development of a tooth **(i) & (ii) Odontom**

odour *noun* smell **Odor, Geruch**; **body odour** = unpleasant smell produced by a person who has not washed **Körpergeruch**

◊ **odourless** *adjective* (liquid, etc.) with no smell **geruchlos**

odynophagia *noun* condition where pain occurs when food is swallowed **Odynophagie, Schluckschmerz**

oe-

(NOTE: words beginning with **oe-** are written **e-** in American English)

oedema *or (US)* **edema** *noun* dropsy *or* swelling of part of the body caused by accumulation of fluid in the intercellular tissue spaces **Oedema, Ödem, Gewebswassersucht;** *her main problem is oedema of the feet* **pulmonary oedema** = collection of fluid in the lungs as in left-sided heart failure **Lungenödem**; **subcutaneous oedema** = fluid collecting under the skin, usually at the ankles **subkutanes Ödem**

◊ **oedematous** *adjective* referring to oedema **ödematös**

Oedipus complex *noun (in psychology)* condition where a boy feels sexually attracted to his mother and sees his father as an obstacle **Ödipuskomplex**

oesophageal *adjective* referring to the oesophagus **ösophageal**; **oesophageal hiatus** = opening in the diaphragm through which the oesophagus passes **Hiatus oesophageus**; **oesophageal ulcer** = ulcer in the oesophagus **Ösophagusulkus**

◊ **oesophagectomy** *noun* surgical removal of part of the oesophagus **Ösophagektomie**

◊ **oesophagitis** *noun* inflammation of the oesophagus (caused by acid juices from the stomach *or* by infection) **Ösophagitis**

◊ **oesophagocele** *noun* condition where the mucous membrane lining the oesophagus protrudes through the wall **Ösophagozele, Ösophagushernie**

◇ **oesophagoscope** *noun* thin tube with a light at the end, which is passed down the oesophagus to examine it **Ösophagoskop**

◇ **oesophagoscopy** *noun* examination of the oesophagus with an oesophagoscope **Ösophagoskopie**

◇ **oesophagostomy** *noun* surgical operation to make an opening in the oesophagus to allow the patient to be fed, usually after an operation on the pharynx **Ösophagostomie**

◇ **oesophagotomy** *noun* surgical operation to make an opening in the oesophagus to remove something which is blocking it **Ösophagotomie**

◇ **oesophagus** *or (US)* **esophagus** *noun* tube down which food passes from the pharynx to the stomach **Ösophagus, Speiseröhre** *see illustration* STOMACH, THROAT

oestradiol *noun* type of oestrogen secreted by an ovarian follicle, which stimulates the development of secondary sexual characteristics in females at puberty (a synthetic form is given as treatment for oestrogen deficiency) **Östradiol**

◇ **oestriol** *noun* placental hormone with oestrogenic properties, found in the urine of pregnant women **Östriol**

◇ **oestrogen** *noun* any substance with the physiological activity of oestradiol **Östrogen**

◇ **oestrogenic hormone** *noun* oestrogen used to treat conditions which develop during menopause **östrogenes Hormon, Östrogen**

◇ **oestrone** *noun* type of oestrogen **Östron**

> COMMENT: synthetic oestrogens form most oral contraceptives, and are also used in the treatment of menstrual and menopausal disorders

official *adjective* (i) accepted by an authority; (ii) (drug) which is permitted by an authority **(i) offiziell, amtlich; (ii) offizinell**

◇ **officially** *adverb* (accepted *or* permitted) by an authority **offiziell, amtlich;** *the drug has been officially listed as a dangerous drug*

OH = OCCUPATIONAL HEALTH *an OH nurse*

oil *noun* liquid which cannot be mixed with water (there are three types: fixed vegetable *or* animal oils; volatile oils; and mineral oils) **Öl; cod liver oil** = oil from the liver of the cod fish, which is rich in calories and in vitamins A and D **Lebertran; essential oils** = oils from scented plants used in cosmetics and as antiseptics **Ölessenzen, ätherische Öle; fixed oil** = oil which is liquid at 20°C **fettes Öl**

◇ **oily** *adjective* containing oil **ölig**

ointment *noun* smooth oily medicinal preparation which can be spread on the skin to soothe *or* to protect **Salbe, Unguentum**

olecranon (process) *noun* curved process at the end of the ulna **Olekranon, Hakenfortsatz der Elle**
(NOTE: usually called **funny bone)**

oleic *adjective* referring to oil **Öl-; oleic acid** = one of the fatty acids, present in most oils **Ölsäure, Oleinsäure**

◇ **oleaginous** *adjective* oily **ölig, ölhaltig**

◇ **oleum** *noun (term used in pharmacy)* oil **Oleum, Öl**

olfaction *noun* (i) sense of smell; (ii) way in which a person's sensory organs detect smells **(i) Geruchssinn; (ii) Riechen**

◇ **olfactory** *adjective* referring to the sense of smell **olfaktorisch; olfactory bulb** = end of the olfactory tract, where the processes of the sensory cells in the nose are linked to the fibres of the olfactory nerve **Bulbus olfaktorius, Riechkolben; olfactory nerve** = first cranial nerve which controls the sense of smell **Nervus olfactorius, Riechnerv; olfactory tract** = nerve tract which takes the olfactory nerve from the nose to the brain **Tractus olfactorius**

olig- *or* **oligo-** *prefix* meaning few *or* little **Olig(o)-**

◇ **oligaemia** *noun* condition where the patient has too little blood in his circulatory system **Oligämie, Hypovolämie**

◇ **oligodactylism** *noun* congenital condition where a baby is born without some fingers or toes **Oligodaktylie, Hypodaktylie**

◇ **oligodipsia** *noun* condition where a patient does not want to drink **Oligodipsie**

◇ **oligodontia** *noun* state in which most of the teeth are lacking **Oligodontie**

◇ **oligohydramnios** *noun* condition where the amnion surrounding the fetus contains too little amniotic fluid **Oligohydramnie**

◇ **oligomenorrhoea** *noun* condition where the patient menstruates infrequently **Oligomenorrhoe**

◇ **oligospermia** *noun* condition where there are too few spermatozoa in the semen **Oligospermie**

◇ **oliguria** *noun* condition where the patient does not produce enough urine **Oligurie**

olive *noun*
(a) fruit of a tree, which gives an edible oil **Olive**
(b) swelling containing grey matter, on the side of the pyramid of the medulla oblongata **Oliva**

o.m. *abbreviation for the Latin phrase* 'omni mane': every morning (written on a prescription) **o.m., jeden Morgen**

-oma *suffix* meaning tumour **-om, -oma** (NOTE: plural is **-omata)**

Ombudsman *see* HEALTH SERVICE COMMISSIONER

oment- *prefix* referring to the omentum **Oment-**

◇ **omental** *adjective* referring to the omentum **omental**

◇ **omentectomy** *noun* surgical removal of part of the omentum **Omentektomie, Netzresektion**

◇ **omentopexy** *noun* surgical operation to attach the omentum to the abdominal wall **Omentopexie**

◇ **omentum** *or* **epiploon** *noun* double fold of peritoneum hanging down over the intestines **Omentum, Epiploon, Netz;** (NOTE: the plural is **omenta.** Note that for other terms referring to the omentum, see words beginning with **epiplo-)**

COMMENT: the omentum is in two sections: the greater omentum which covers the intestines, and the lesser omentum which hangs between the liver and the stomach and the liver and the duodenum

omphal- *prefix* referring to the navel **Omphal(o)-, Nabel-**

◇ **omphalitis** *noun* inflammation of the navel **Omphalitis, Nabelentzündung**

◇ **omphalocele** *noun* hernia where part of the intestine protrudes through the abdominal wall near the navel **Omphalozele, Nabelbruch**

◇ **omphalus** *or* **navel** *or* **umbilicus** *noun* scar with a depression in the middle of the abdomen where the umbilical cord was detached after birth **Omphalos, Umbilicus, Nabel**

o.n. *abbreviation for the Latin phrase* 'omni nocte': every night (written on a prescription) **o.n., jede Nacht**

onanism *noun* masturbation **Masturbation, Onanie**

Onchocerca *noun* genus of tropical parasitic threadworm **Onchocerca**

◇ **onchocerciasis** *noun* infestation with *Onchocerca* where the larvae can move into the eye, causing river blindness **Onchozerkose**

onco- *prefix* referring to tumours **Onko-**

◇ **oncogene** *noun* part of the genetic system which causes malignant tumours to develop **Onkogen**

◇ **oncogenesis** *noun* origin and development of a tumour **Onkogenese, Krebsentstehung**

◇ **oncogenic** *adjective* (substance *or* virus) which causes tumours to develop **onkogen**

◇ **oncology** *noun* scientific study of new growths **Onkologie**

◇ **oncolysis** *noun* destruction of a tumour *or* of tumour cells **Onkolyse, Tumorzerstörung**

◇ **oncotic** *adjective* referring to a tumour **onkotisch**

QUOTE all cancers may be reduced to fundamental mechanisms based on cancer risk genes or oncogenes within ourselves. An oncogene is a gene that encodes a protein that contributes to the malignant phenotype of the cell
British Medical Journal

onset *noun* beginning **Beginn, Ausbruch;** *the onset of the illness is marked by sudden high temperature*

QUOTE a follow-up study of 84 patients with early onset pre-eclampsia (before 37 weeks' gestation) showed a high prevalence of renal disease
British Medical Journal

ontogeny *noun* origin and development of an individual organism **Ontogenie, Ontogenese**

onych- *prefix* referring to nails **Onych(o)-, Nagel-**

◇ **onychauxis** *noun* overgrowth of the nails of the fingers or toes **Onychauxis**

◇ **onychia** *noun* abnormality of the nails, caused by inflammation of the matrix **Onychia, Onychie**

◇ **onychogryphosis** *noun* condition where the nails are bent or curved over the ends of the fingers or toes **Onychogryphosis, Klauennagel**

◇ **onycholysis** *noun* condition where a nail becomes separated from its bed, without falling out **Onycholysis**

◇ **onychomadesis** *noun* condition where the nails fall out **Onychomadesis**

◇ **onychomycosis** *noun* infection of the nail with a fungus **Onychomykose, Nagelmykose**

◇ **onychosis** *noun* any disease of the nails **Onychose, Nagelerkrankung**

o'nyong-nyong fever *or* **joint-breaker fever** *noun* infectious virus disease prevalent in East Africa, spread by mosquitoes **O'nyong-nyong-Fieber**

COMMENT: the symptoms are high fever, inflammation of the lymph nodes and excruciating pains in the joints

oo- *prefix* referring to an ovum *or* to an embryo **Oo-**

◇ **oocyesis** *noun* pregnancy which develops in the ovary **Ovarialschwangerschaft**

◇ **oocyte** *noun* cell which forms from an oogonium and becomes an ovum by meiosis **Oozyt, Ovocytus, Eimutterzelle**

◇ **oogenesis** *noun* formation and development of ova **Oogenese, Eireifung**

◇ **oogenetic** *adjective* referring to oogenesis **oogenetisch**

◇ **oogonium** *noun* cell produced at the beginning of the development of an ovum **Oogonium, Urei;** (NOTE: the plural is **oogonia)**

COMMENT: in oogenesis, an oogonium produces an oocyte which develops through several stages to produce a mature ovum. Polar bodies are also formed which do not develop into ova

oopho- *or* **oophoro-** *prefix* referring to the ovaries **Oophor(o)-**

◇ **oophoralgia** *noun* pain in the ovaries **Ovarialgie**

◇ **oophorectomy** *or* **ovariectomy** *noun* surgical removal of an ovary **Oophorektomie, Ovariektomie**

◇ **oophoritis** *or* **ovaritis** *noun* inflammation in an ovary, which can be caused by mumps **Oophoritis, Eierstockentzündung**

◇ **oophoroma** *noun* rare ovarian tumour, occurring in middle age **Oophorom**

◇ **oophoron** *or* **ovary** *noun* one of two organs in a woman which produce ova *or* egg cells and secrete the female hormone oestrogen **Oophoron, Ovar(ium), Eierstock**

◇ **oophoropexy** *noun* surgical operation to attach an ovary **Oophoropexie, Ovariopexie**

◇ **oophorosalpingectomy** *noun* surgical removal of an ovary and the Fallopian tube attached to it **Ovariosalpingektomie, Salpingo-Oophorektomie**

ooze *verb (of pus or blood)* to flow slowly **(durch)sickern, nässen (Wunde)**

OP = OUTPATIENT

opacity *noun* (i) not allowing light to pass through; (ii) area in the eye which is not clear **(i) Opazität; (ii) Trübung**

◇ **opaque** *adjective* not transparent **opak, undurchsichtig**; **radio-opaque dye** = liquid which appears on an X-ray, and which is introduced into soft organs (such as the kidney) so that they show up clearly on an X-ray photograph **röntgendichter Farbstoff**

open *adjective* not closed **offen**; **open fracture** *or* **compound fracture** = fracture where the skin surface is damaged *or* where the broken bone penetrates the surface of the skin **offener Bruch**; **open heart surgery** = surgery to repair part of the heart *or* one of the coronary arteries, performed while the heart has been bypassed and the blood is circulated by a pump **Operation am offenen Herzen**; **open visiting** = arrangement in a hospital where visitors can enter the wards at any time **freie Besuchszeit**

◇ **opening** *noun* place where something opens **Öffnung**

operation *noun* (i) way in which a drug acts; (ii) surgical intervention *or* act of cutting open a patient's body to treat a disease *or* disorder **(i) Wirkungsweise, Wirkungsmechanismus; (ii) Operation, chirurgischer Eingriff;** *she's had an operation on her foot; the operation to remove the cataract was successful; a team of surgeons performed the operation; heart operations* *are always difficult* (NOTE: a surgeon **performs** an operation **on** a patient)

◇ **operable** *adjective* (condition) which can be treated by an operation **operabel;** *the cancer is still operable*

◇ **operate** *verb*
(a) to operate on a patient = to treat a patient's condition by cutting open his body and removing a part which is diseased *or* repairing a part which is not functioning correctly **einen Patienten operieren;** *the patient was operated on yesterday; the surgeons decided to operate as the only way of saving the baby's life;* **operating department assistant (ODA)** = nurse working in the operating department **OP-Schwester; operating microscope** = special microscope with two eyepieces and a light, used in very delicate surgery **Operationsmikroskop; operating theatre** *or (US)* **operating room (OR)** = special room in a hospital where surgeons carry out operations **Operationssaal; operating table** = special table on which the patient is placed while an operation is being carried out **Operationstisch**
(b) operating gene = the gene in an operon which regulates the functions of the others **Operator-Gen**

◇ **operative** *or* **peroperative** *adjective* taking place during a surgical operation **operativ**; *see also* POSTOPERATIVE, PREOPERATIVE

◇ **operator** *noun* surgeon who operates **Operateur; operator gene** = OPERATING GENE

operculum *noun* (i) part of the cerebral hemisphere which overlaps the insula; (ii) plug of mucus which can block the cervical canal during pregnancy **(i) Operculum, Deckschicht; (ii) Schleimpfropf**

operon *noun* group of genes which controls the production of enzymes **Operon**

ophth- *prefix* referring to the eye **Ophth-**

◇ **ophthalmectomy** *noun* surgical removal of an eye **Ophthalmektomie, Augenenukleation**

◇ **ophthalmia** *noun* inflammation of the eye **Ophthalmie, Augenentzündung; ophthalmia neonatorum** = conjunctivitis of a newborn baby, beginning 21 days after birth, caused by infection in the birth canal **Ophthalmia neonatorum; Egyptian ophthalmia** *or* **trachoma** = virus disease of the eyes, common in tropical countries **(ägyptische) Körnerkrankheit, Trachom**

◇ **ophthalmic** *adjective* referring to the eye **ophthalmisch; ophthalmic practitioner** *or* **optician** = qualified person who specializes in testing eyes and prescribing lenses **Augenoptiker/-in (mit Berechtigung zur Durchführung von Sehtests und zur Verschreibung von Sehhilfen); ophthalmic surgeon** = surgeon who specializes in surgery to treat eye disorders **Augenchirurg/-in; ophthalmic nerve** = branch of the trigeminal nerve, supplying the eyeball, the upper eyelid, the brow and one side of the scalp **Nervus ophthalmicus, Augennerv**

◇ **ophthalmitis** *noun* inflammation of the eye **Ophthalmie**

◇ **ophthalmological** *adjective* referring to ophthalmology **ophthalmologisch**

◇ **ophthalmologist** *noun* doctor who specializes in the study of the eye and its diseases **Ophthalmologe/Ophthalmologin, Augenarzt/Augenärztin**

◇ **ophthalmology** *noun* study of the eye and its diseases **Ophthalmologie, Augenheilkunde**

◇ **ophthalmoplegia** *noun* paralysis of the muscles of the eye **Ophthalmoplegie**

◇ **ophthalmoscope** *noun* instrument containing a bright light and small lenses, used by a doctor to examine the inside of an eye **Ophthalmoskop, Augenspiegel**

◇ **ophthalmoscopy** *noun* examination of the inside of an eye using an ophthalmoscope **Ophthalmoskopie**

◇ **ophthalmotomy** *noun* surgical operation to make a cut in the eyeball **Ophthalmotomie, Bulbusinzision**

◇ **ophthalmotonometer** *or* **tonometer** *noun* instrument which measures pressure inside the eye **Ophthalmotonometer, Tonometer**

-opia *suffix* referring to a defect in the eye **-opie; myopia** = being shortsighted **Myopie, Kurzsichtigkeit**

opiate *noun* sedative which is prepared from opium, such as morphine or codeine **Opiat**

◇ **opium** *noun* substance made from poppies, used in the preparation of codeine and heroin **Opium**

opinion *noun* what someone thinks about something **Meinung, Ansicht; Gutachten;** *what's the surgeon's opinion of the case? the doctor asked the consultant for his opinion as to the best method of treatment* **she has a very high** *or* **very low opinion of her doctor** = she thinks he is very good *or* very bad **sie hat eine**

hohe/schlechte Meinung von ihrem Arzt; **to ask for a second opinion** = to ask another doctor *or* consultant to examine a patient and give his opinion on diagnosis *or* treatment **einen zweiten Befund/ein Zweitgutachten einholen**

opponens *noun* muscles in the fingers which tend to draw these fingers opposite to other fingers **Musculus opponens, Gegensteller**

opportunist(ic) *adjective* (parasite *or* microbe) which senses that an organism is weak and then attacks it **opportunistisch**

opposition *noun* movement of the hand muscles where the tip of the thumb is made to touch the tip of another finger so as to hold something **Opposition**

opsonic index *noun* number which gives the strength of an individual's serum reaction to bacteria **Opsonisierungsindex, opsonischer Index**

◇ **opsonin** *noun* substance, usually an antibody, in blood which sticks to the surface of bacteria and helps to destroy them **Opsonin**

optic *adjective* referring to the eye *or* to sight **optisch**; **optic chiasma** = structure where the optic nerves from each eye partially cross each other in the hypothalamus **Chiasma opticum, Sehnervenkreuzung**; **optic disc** *or* **optic papilla** = point on the retina where the optic nerve starts **Discus/Papilla nervi optici, Sehnervenscheibe, Sehnervenpapille**; **optic nerve** = second cranial nerve which transmits the sensation of sight from the eye to the brain **Nervus opticus, Sehnerv** *see illustration* EYE; **optic neuritis** = inflammation of the optic nerve, which makes objects appear blurred **Neuritis optica, Neuritis nervi optici, Optikusneuritis**; **optic radiations** = nerve tracts which take the optic impulses from the optic tracts to the visual cortex **Radiatio optica, Sehstrahlung**; **optic tracts** = nerve tracts which take the optic impulses from the optic chiasma to the optic radiations **Tracti optici, Sehstränge**

◇ **optical** *adjective* referring to optics **optisch**; **optical illusion** = something which is seen wrongly so that it appears to be something else **optische Täuschung**

◇ **optician** *noun* **dispensing optician** = person who fits and sells glasses but does not test eyes **Augenoptiker/-in (ohne Berechtigung zur Verschreibung von Sehhilfen)**; **ophthalmic optician** = qualified person who specializes in making glasses and in testing eyes and prescribing lenses **Augenoptiker/-in (mit Berechtigung zur Verschreibung von Sehhilfen)**; (NOTE: in US English an **optician** is a technician who makes lenses and fits glasses, but cannot test patient's eyesight)

> COMMENT: in the UK qualified ophthalmic opticians must be registered by the General Optical Council before they can practise

◇ **optics** *noun* study of light rays and sight **Optik**; *see also* FIBRE OPTICS

◇ **optometer** = REFRACTOMETER

◇ **optometrist** *noun* person who specializes in testing eyes and prescribing lenses **Augenoptiker/-in (mit Berechtigung zur Verschreibung von Sehhilfen)**

◇ **optometry** *noun* testing of eyes and prescribing of lenses to correct defects in sight **Optometrie**

OR *(US)* = OPERATING ROOM *an OR nurse*

oral *adjective* referring to the mouth **oral, Mund-**; **oral cavity** = the mouth **Mundhöhle**; **oral contraceptive** = contraceptive pill which is swallowed **orales Kontrazeptivum**; **oral medication** = medicine which is taken by swallowing **orale Medikation**; **oral thermometer** = thermometer which is put into the mouth to take a patient's temperature **Mundthermometer**

◇ **orally** *adverb* (medicine taken) by the mouth **oral**; *the lotion cannot be taken orally compare* PARENTERAL

orbicularis *adjective* circular muscle in the face **Musculus orbicularis, Orbikularis, Ringmuskel**; **orbicularis oculi** = muscle which opens and closes the eye **Musculus orbicularis oculi, Ringmuskel des Auges**; **orbicularis oris** = muscle which closes the lips tight **Musculus orbicularis oris, Ringmuskel des Mundes**

orbit *noun* eye socket *or* hollow bony depression in the front of the skull in which each eye and lacrimal gland are situated **Orbita, Augenhöhle** *see illustration* SKULL

◇ **orbital** *adjective* referring to the orbit **orbital**

orchi- *prefix* referring to the testes **Orchi-**

◇ **orchidalgia** *noun* neuralgic-type pain in a testis **Orchialgie, Hodenneuralgie**

◇ **orchidectomy** *noun* surgical removal of a testis **Orchi(d)ektomie**

◇ **orchidopexy** *or* **orchiopexy** *noun* surgical operation to place an undescended testis in the scrotum **Orchidopexie, Orchipexie**

◇ **orchidotomy** *noun* surgical operation to make a cut into a testis **Orchiotomie**

◊ **orchis** *noun* testis **Orchis, Testis, Hoden**

◊ **orchitis** *noun* inflammation of the testes, characterized by hypertrophy, pain and a sensation of weight **Orchitis, Hodenentzündung**

orderly *noun* person who does general work **Hilfskraft**; **hospital orderly** = person who does heavy work in a hospital, such as wheeling patients into the operating theatre, moving equipment about, etc. **Krankenpflegehelfer/-in**

organ *noun* part of the body which is distinct from other parts and has a particular function (such as the liver *or* an eye *or* the ovaries, etc.) **Organ**; **organ of Corti** *or* **spiral organ** = membrane in the cochlea which takes sounds and converts them into impulses sent to the brain along the auditory nerve **Corti-Organ, Organum spirale**; **organ transplant** = transplanting of an organ from one person to another **Organtransplantation**

◊ **organic** *adjective*
(a) referring to organs in the body **organisch**; **organic disorder** = disorder caused by changes in body tissue *or* in an organ **organische Störung**
(b) (i) (substance) which comes from an animal *or* plant; (ii) (food) which has been cultivated naturally, without any chemical fertilizers *or* pesticides **(i) & (ii) organisch**

◊ **organically** *adverb* (food) grown using natural fertilizers and not chemicals **organisch**

◊ **organism** *noun* any single living plant, animal, bacterium or fungus **Organismus**

◊ **organotherapy** *noun* treatment of a disease by using an extract from the organ of an animal (such as using liver extract to treat anaemia) **Organotherapie, Organ(extrakt) behandlung**

orgasm *noun* climax of the sexual act, when a person experiences a moment of great excitement **Orgasmus**

oriental sore *or* **Leishmaniasis** *noun* skin disease of tropical countries caused by the parasite *Leishmania* **Orientbeule, kutane Leishmaniase**

orifice *noun* opening **Orifizium, Öffnung**; **cardiac orifice** = opening where the oesophagus joins the stomach **Ostium cardiacum, oberer Magenmund**; **ileocaecal orifice** = opening where the small intestine joins the large intestine **Ostium ileocaecale**; **pyloric orifice** = opening where the stomach joins the duodenum **Ostium pyloricum**

origin *noun* place where a muscle is attached *or* where the branch of a nerve *or* blood vessel begins **Ursprung, Ansatz**

◊ **original** *adjective* as in the first place **ursprünglich**; *the surgeon was able to move the organ back to its original position*

◊ **originate** *verb* to start (in a place); to begin *or* to make something begin **entstehen, entspringen, stammen (aus)**; *the treatment originated in China; drugs which originated in the tropics*

oris *see* CANCRUM ORIS, ORBICULARIS ORIS

ornithine *noun* amino acid produced by the liver **Ornithin**

ornithosis *noun* disease of birds which can be passed to humans as a form of pneumonia **Ornithose**; *see also* PSITTACOSIS

oropharynx *noun* part of the pharynx below the soft palate at the back of the mouth **Oropharynx**

ortho- *prefix* meaning correct *or* straight **Ortho-**

◊ **orthodiagraph** *noun* X-ray photograph of an organ taken using only a thin stream of X-rays which allows accurate measurements of the organ to be made **Orthodiagramm**

◊ **orthodontic** *adjective* which corrects badly formed teeth *or* referring to orthodontics **orthodontisch, kieferorthopädisch**; *he had to undergo a course of orthodontic treatment*

◊ **orthodontics** *or (US)* **orthodontia** *noun* branch of dentistry which deals with correcting badly placed teeth **Orthodontie, Kieferorthopädie**

◊ **orthodontist** *noun* dental surgeon who specializes in correcting badly placed teeth **Kieferorthopäde/Kieferorthopädin**

◊ **orthopaedic** *adjective* which corrects badly formed bones *or* joints; referring to *or* used in orthopaedics **orthopädisch**; **orthopaedic collar** = special strong collar to support the head of a patient with neck injuries or a condition such as cervical spondylosis **Halskrawatte, Halskrause**; **orthopaedic hospital** = hospital which specializes in operations to correct badly formed joints *or* bones **orthopädische Klinik**; **orthopaedic surgeon** = surgeon who specializes in orthopaedics **Orthopäde/ Orthopädin**

◇ **orthopaedics** *noun* branch of surgery dealing with abnormalities, diseases and injuries of the locomotor system **Orthopädie**

◇ **orthopaedist** *noun* surgeon who specializes in orthopaedics **Orthopäde/Orthopädin**

◇ **orthopnoea** *noun* condition where the patient has great difficulty in breathing while lying down **Orthopnoe**; *see also* DYSPNOEA

◇ **orthopnoeic** *adjective* referring to orthopnoea **orthopnoisch**

◇ **orthopsychiatry** *noun* science and treatment of behavioural and personality disorders **vorbeugende Psychiatrie**

◇ **orthoptics** *noun* methods used to treat squints **Orthoptik, orthoptische Übungsbehandlung**

◇ **orthoptist** *noun* eye specialist working in an eye hospital, who treats squints and other disorders of eye movement **Orthoptist/-in**

◇ **orthosis** *noun* device which is fitted to the outside of the body to support a weakness *or* correct a deformity (such as a surgical collar, leg braces, etc.) **Orthese;** (NOTE: plural is **orthoses)**

◇ **orthostatic** *adjective* referring to the position of the body when standing up straight **orthostatisch**; **orthostatic hypotension** = common condition where the blood pressure drops when someone stands up suddenly, causing dizziness **orthostatische Dysregulation** *or* **Hypotonie**

◇ **orthotist** *noun* qualified person who fits orthoses **Orthetiker/-in**

Ortolani's sign *noun* test for congenital dislocation of the hip, where the hip makes a clicking noise if the joint is rotated **Ortolani-Zeichen**

os *Latin noun*
(a) bone **Os, Knochen, Bein;** (NOTE: plural is **ossa)**
(b) mouth **Os, Mund;** (NOTE: plural is **ora)**

osculum *noun* small opening *or* pore **Osculum, kleine Öffnung**

-osis *suffix* referring to disease **-osis, -ose**

Osler's nodes *noun* tender swellings at the ends of fingers and toes in patients suffering from subacute bacterial endocarditis **Osler-Knötchen**

osmosis *noun* movement of solvent from one part of the body through a semipermeable membrane to another part where there is a higher concentration of molecules **Osmose**

◇ **osmoreceptor** *noun* cell in the hypothalamus which checks the level of osmotic pressure in the blood and regulates the amount of water in the blood **Osmorezeptor**

◇ **osmotic pressure** *noun* pressure required to stop the flow of the solvent through a membrane **osmotischer Druck**

osseous *adjective* bony *or* referring to bones **ossär, knöchern**; **osseous labyrinth** = hard part of the temporal bone surrounding the inner ear **knöchernes Labyrinth**

◇ **ossicle** *noun* small bone **Ossiculum, Knöchelchen**; **auditory ossicles** = three little bones (the malleus, the incus and the stapes) in the middle ear **Gehörknöchelchen**

> COMMENT: the auditory ossicles pick up the vibrations from the eardrum and transmit them through the oval window to the cochlea in the inner ear. The three bones are articulated together; the stapes is attached to the membrane of the oval window, and the malleus to the eardrum, and the incus lies between the other two

◇ **ossification** *or* **osteogenesis** *noun* formation of bone **Ossifikation, Osteogenese, Knochenbildung**

◇ **ossium** *see* FRAGILITAS

ost- *or* **osteo-** *prefix* referring to bone **Ost-, Osteo-**

◇ **osteitis** *noun* inflammation of a bone due to injury *or* infection **Osteitis, Ostitis, Knochenentzündung**; **osteitis deformans** *or* **Paget's disease** = disease which gradually softens bones in the spine, legs and skull, so that they become curved **Ostitis deformans, Paget-Krankheit**; **osteitis fibrosis cystica** = generalized weakness of bones, associated with formation of cysts, where bone tissue is replaced by fibrous tissue, caused by excessive activity of the thyroid gland (the localized form is osteitis fibrosis localista) **Ostitis fibrosa cystica (generalisata)**

◇ **osteoarthritis** *or* **osteoarthrosis** *noun* chronic degenerative arthritic disease of middle-aged and elderly people, where the joints are inflamed and become stiff and painful **Osteoarthrose, Arthrosis deformans**

◇ **osteoarthropathy** *noun* disease of the bone and cartilage at a joint, particularly the ankles, knees or wrists, associated with carcinoma of the bronchi **Osteoarthropathie**

◇ **osteoarthrosis** *noun* = OSTEOARTHRITIS

◇ **osteoarthrotomy** *noun* surgical removal of the articular end of a bone **Osteoarthrotomie**

◇ **osteoblast** *noun* cell in an embryo which forms bone **Osteoblast**

◇ **osteochondritis** *noun* degeneration of epiphyses **Osteochondritis**; **osteochondritis dissecans** = painful condition where pieces of articular cartilage become detached from the joint surface **Osteochondritis dissecans, Osteochondrolyse**

◇ **osteochondroma** *noun* tumour containing both bony and cartilaginous cells **Osteochondrom**

◇ **osteoclasia** *or* **osteoclasis** *noun* (i) destruction of bone tissue by osteoclasts; (ii) surgical operation to fracture or refracture bone to correct a deformity **(i) & (ii) Osteoklasie**

◇ **osteoclast** *noun* (i) cell which destroys bone; (ii) surgical instrument for breaking bones **(i) & (ii) Osteoklast**

◇ **osteoclastoma** *noun* usually benign tumour occurring at the ends of long bones **Osteoklastom**

◇ **osteocyte** *noun* bone cell **Osteozyt**

◇ **osteodystrophia** *or* **osteodystrophy** *noun* bone disease, especially one caused by disorder of the metabolism **Osteodystrophia, Osteodystrophie**

◇ **osteogenesis** *noun* formation of bone **Osteogenese, Knochenbildung**; **osteogenesis imperfecta; fragilitas ossium** = congenital condition where bones are brittle and break easily due to abnormal bone formation **Osteogenesis imperfecta; Fragilitas ossium**

◇ **osteogenic** *adjective* made of bone tissue *or* starting from bone tissue **osteogen**

◇ **osteology** *noun* study of bones and their structure **Osteologie**

◇ **osteolysis** *noun* (i) destruction of bone tissue by osteoclasts; (ii) removal of bone calcium **(i) & (ii) Osteolyse**

◇ **osteolytic** *adjective* referring to osteolysis **osteolytisch**

◇ **osteoma** *noun* benign tumour in a bone **Osteom**

◇ **osteomalacia** *noun* condition in adults, where the bones become soft because of lack of calcium and vitamin D **Osteomalazie**

◇ **osteomyelitis** *noun* inflammation of the interior of bone, especially the marrow spaces **Osteomyelitis, Knochenmarkentzündung**

◇ **osteon** *noun* = HAVERSIAN SYSTEM

◇ **osteopath** *noun* person who practises osteopathy **Osteopath/-in**

◇ **osteopathy** *noun* (i) way of treating diseases and disorders by massage and manipulation of bones and joints; (ii) any disease of bone **(i) & (ii) Osteopathie**

◇ **osteopetrosis** *or* **marble bone disease** *noun* disease where bones become condensed **Osteopetrose, Marmorknochenkrankheit**

◇ **osteophony** *see* CONDUCTION

◇ **osteophyte** *noun* bony growth **Osteophyt**

◇ **osteoplasty** *noun* plastic surgery on bones **Osteoplastik, osteoplastische Operation**

◇ **osteoporosis** *noun* condition where the bones become thin, porous and brittle, because of lack of calcium and lack of physical exercise **Osteoporose**

◇ **osteosarcoma** *noun* malignant tumour of bone cells **Osteosarkom**

◇ **osteosclerosis** *noun* condition where the bony spaces become hardened as a result of chronic inflammation **Osteosklerose**

◇ **osteotome** *noun* type of chisel used by surgeons to cut bone **Osteotom**

◇ **osteotomy** *noun* surgical operation to cut a bone, especially to relieve pain in a joint **Osteotomie**

ostium *noun* opening into a passage **Ostium, Mündung, Eingang**

-ostomy *suffix* referring to an operation to make an opening **-ostomie**

◇ **ostomy** *noun (informal)* colostomy *or* ileostomy **Stoma**

ot- *or* **oto-** *prefix* referring to the ear **Ot-, Oto-**

◇ **otalgia** *noun* earache *or* pain in the ear **Otalgie, Ohrenschmerz**

OT = OCCUPATIONAL THERAPIST

OTC *abbreviation* 'over the counter': (drug) which can be bought freely at the chemist's shop, and does not need a prescription **rezeptfrei**

otic *adjective* referring to the ear **Ohr-**

◇ **otitis** *noun* inflammation of the ear **Otitis**; **otitis externa** *or* **external otitis** = any inflammation of the external auditory meatus to the eardrum **Otitis externa**; **otitis interna** *or* **labyrinthitis** = inflammation of the inner ear **Otitis interna, Innenohrentzündung, Labyrinthitis**; **otitis media** *or* **tympanitis** = inflammation of the middle ear **Otitis media, Mittelohrentzündung**; **secretory otitis media** *or* **glue ear** = condition where fluid forms behind the eardrum and causes deafness **seröse Otitis media**; *see also* PANOTITIS

◇ **otolaryngologist** *noun* doctor who specializes in treatment of diseases of the ear and throat **Otolaryngologe/Otolaryngologin**

◇ **otolaryngology** *noun* study of diseases of the ear and throat **Otolaryngologie**

◇ **otolith** *noun* (i) stone which forms in the inner ear; (ii) tiny piece of calcium carbonate attached to the hair cells in the saccule and utricle of the inner ear **(i) Otolith; (ii) Otolith, Statolith**; **otolith organs** = two pairs of sensory organs (the saccule and the utricle) in the inner ear which pass information to the brain about the position of the head **Otolithenorgane**

◇ **otologist** *noun* doctor who specializes in the study of the ear **Otologe/Otologin, Ohrenarzt/Ohrenärztin**

◇ **otology** *noun* scientific study of the ear and its diseases **Otologie, Ohrenheilkunde**

◇ **otomycosis** *noun* infection of the external auditory meatus by a fungus **Otomykose**

◇ **otoplasty** *noun* plastic surgery of the external ear to repair damage *or* deformity **Otoplastik, Ohrplastik**

◇ **otorhinolaryngologist** *or* **ENT specialist** *noun* doctor who specializes in the study of the ear, nose and throat **Otorhinolaryngologe/Otorhinolaryngologin, Hals-Nasen-Ohren-Arzt/-Ärztin, HNO-Arzt/-Ärztin**

◇ **otorhinolaryngology (ENT)** *noun* study of the ear, nose and throat **Otorhinolaryngologie, Hals-Nasen-Ohren-Heilkunde (HNO)**

◇ **otorrhagia** *noun* bleeding from the external ear **Otorrhagie, Ohrblutung**

◇ **otorrhoea** *noun* discharge of pus from the ear **Otorrhoe, Ohrenfluss**

◇ **otosclerosis** *noun* condition where the ossicles in the middle ear become thicker, the stapes becomes fixed to the oval window, and the patient becomes deaf **Otosklerose**

◇ **otoscope** = AURISCOPE

outbreak *noun* series of cases of a disease which start suddenly **Ausbruch**; *there is an outbreak of typhoid fever or a typhoid outbreak in the town*

outer *adjective* (part) which is outside **äußere(r,s)**; **outer ear** *or* **pinna** = part of the ear on the outside of the head, with a channel leading into the eardrum **äußeres Ohr, Auris externa**; **outer pleura** = membrane attached to the diaphragm and covering the chest cavity **Pleura parietalis, parietales Pleurablatt, Brustfell**
(NOTE: opposite is **inner**)

outlet *noun* opening *or* channel through which something can go out **Ausgang, Abfluss, Öffnung**; **thoracic outlet** = large opening at the base of the thorax **Thoraxapertur**

out of hours *adverb* not during the normal opening hours of a doctor's surgery **außerhalb der Sprechstunden**; *there is a special telephone number if you need to call the doctor out of hours*

outpatient *noun* patient living at home, who comes to the hospital for treatment **ambulanter Patient**; *she goes for treatment as an outpatient* **Outpatient** *or* **Outpatients' Department** = department of a hospital, which deals with outpatients **Ambulanz, Poliklinik**; *he cut his hand badly in the accident, and the police took him to the Outpatients' Department to have it dressed; 25 patients were selected from the Outpatient Department for testing see also* INPATIENT

outreach *noun* services provided for patients *or* the public outside a hospital *or* clinic *or* local government department **Außenstelle**

ova *see* OVUM

oval window *or* **fenestra ovalis** *noun* oval opening between the middle ear and the inner ear **ovales Fenster, Fenestra ovalis** *see illustration* EAR; **foramen ovale** = opening between the two parts of the heart in a fetus **Foramen ovale**

ov- *or* **ovar-** *prefix* referring to the ovaries **Ov-, Ovar-**

◇ **ovaralgia** *or* **ovarialgia** *noun* pain in the ovaries **Ovarialgie**

◇ **ovarian** *adjective* referring to the ovaries **ovarial**; **ovarian cyst** = cyst which develops in the ovaries **Ovarialzyste**; **ovarian follicle** *or* **Graafian follicle** = cell which contains an ovum **Graaf-Follikel**

◇ **ovariectomy** *or* **oophorectomy** *noun* surgical removal of an ovary **Ovariektomie, Oophorektomie**

◇ **ovariocele** *noun* hernia of an ovary **Ovariozele**

◇ **ovariotomy** *noun* surgical removal of an ovary *or* a tumour in an ovary **Ovariotomie**

◇ **ovaritis** *or* **oophoritis** *noun* inflammation of an ovary or both ovaries **Oophoritis, Eierstockentzündung**

◇ **ovary** *noun* one of two organs in a woman, which produce ova *or* egg cells and secrete the female hormone oestrogen **Ovar (ium), Oophoron, Eierstock** *see illustration* UROGENITAL SYSTEM (female)
(NOTE: for other terms referring to ovaries, see words beginning with **oophor-)**

over- *prefix* too much **Über-, Hyper-**
◇ **overbite** *noun* normal formation of the teeth, where the top incisors come down over and in front of the bottom incisors when the jaws are closed **Überbiss**
◇ **overcome** *verb*
(a) to fight something and win **überwinden, bezwingen;** *she overcame her disabilities and now leads a normal life*
(b) to make someone lose consciousness **bewusstlos machen, betäuben;** *two people were overcome by smoke in the fire* (NOTE: **overcoming - overcame - has overcome)**
◇ **overcompensate** *verb* to try to cover the effects of a handicap by making too strenuous efforts **überkompensieren**
◇ **overdo (things)** *verb (informal)* to work too hard *or* to do too much exercise **übertreiben;** *he has been overdoing things and has to rest; she overdid it, working until 9 o'clock every evening* (NOTE: **overdoes - overdoing - overdid - has overdone)**
◇ **overdose** *noun* dose (of a drug) which is larger than normal **Überdosis;** *she went into a coma after an overdose of heroin or after a heroin overdose*
◇ **overeating** *noun* eating too much food **Überessen**
◇ **overexertion** *noun* doing too much physical work *or* taking too much exercise **Überanstrengung**
◇ **overgrow** *verb* to grow over a tissue **überwachsen, überwuchern**
◇ **overgrowth** *noun* growth of tissue over another tissue **(Über)wucherung**
◇ **overjet** *noun* space which separates the top incisors from the bottom incisors when the jaws are closed **horizontaler Überbiss**
◇ **overlap** *verb (of bandages, etc.)* to lie partly on top of another **überlappen**
◇ **overprescribe** *verb* to issue too many prescriptions **zu viel (von etwas) verschreiben;** *some doctors seriously overprescribe tranquillizers*
◇ **overproduction** *noun* producing too much **Überproduktion;** *the condition is caused by overproduction of thyroxine by the thyroid gland*
◇ **oversew** *verb* to sew a patch of tissue over a perforation **übernähen**
(NOTE: **oversews - oversewing - oversewed - has oversewn)**

overt *adjective* easily seen with the naked eye **offensichtlich; (a) prima vista** (NOTE: the opposite is **occult)**

overweight *noun & adjective* too much weight; too fat and heavy **Übergewicht (haben);** *he is several kilos overweight for his age and height*
◇ **overwork**
1 *noun* doing too much work **Überarbeiten;** *he collapsed from overwork*
2 *verb* to work too much *or* to make something work too much **überarbeiten;** *he has been overworking his heart*
◇ **overwrought** *adjective* very tense and nervous **angespannt, überreizt;** *he is rather overwrought because of troubles at work*

oviduct = FALLOPIAN TUBE

ovulate *verb* to release a mature ovum into a Fallopian tube **ovulieren**
◇ **ovulation** *noun* release of an ovum from the mature ovarian follicle into the Fallopian tube **Ovulation, Eisprung**
◇ **ovum** *noun* female egg cell **Ovum, Ei**
(NOTE: the plural is **ova.** Note that for other terms referring to ova, see words beginning with **oo-)**

oxidase *noun* enzyme which encourages oxidation by removing hydrogen **Oxidase**; *see also* MONOAMINE
◇ **oxidation** *noun* action of making oxides by combining with oxygen or removing hydrogen **Oxidation**

COMMENT: carbon compounds form oxides when metabolised with oxygen in the body, producing carbon dioxide

◇ **oxide** *noun* compound formed with oxygen **Oxid**; **zinc oxide** = compound of zinc and oxygen, used in creams and lotions **Zinkoxid**

oxycephalic *adjective* referring to oxycephaly **oxyzephalisch**
◇ **oxycephaly** *or* **turricephaly** *noun* condition where the skull is deformed into a point, with exophthalmos and defective sight **Oxyzephalie, Spitzschädel; Turrizephalus, Turmschädel**

oxygen *noun* chemical element, a common colourless gas which is present in the air and essential to human life **Sauerstoff**; **oxygen cylinder** = heavy metal tube which contains oxygen and is connected to a patient's oxygen mask **Sauerstoffbehälter**; **oxygen mask** = mask connected to a supply of oxygen, which can be put over the face to help a patient with breathing difficulties **Sauerstoffmaske**; **oxygen tent** = type of cover put over a patient so that he can breathe in oxygen **Sauerstoffzelt**; **oxygen therapy** = any treatment involving the administering of oxygen, as in an oxygen tent, in emergency treatment for heart failure, etc. **Sauerstofftherapie** (NOTE: chemical symbol is **O**)

> COMMENT: oxygen is absorbed into the bloodstream through the lungs and is carried to the tissues along the arteries; it is essential to normal metabolism and given to patients with breathing difficulties

◇ **oxygenate** *verb* to treat (blood) with oxygen **oxygenieren, mit Sauerstoff anreichern**; **oxygenated** *or* **arterial blood** = blood which has received oxygen in the lungs and is being carried to the tissues along the arteries (it is brighter red than venous deoxygenated blood) **mit Sauerstoff angereichertes Blut, arterielles Blut**

◇ **oxygenation** *noun* becoming filled with oxygen **Oxygenation**; *blood is carried along the pulmonary artery to the lungs for oxygenation*

◇ **oxygenator** *noun* machine which puts oxygen into the blood, used as an artificial lung in surgery **Oxygenator**

◇ **oxyhaemoglobin** *noun* compound of haemoglobin and oxygen, which is the way oxygen is carried in arterial blood from the lungs to the tissues **Oxyhämoglobin**; *see also* HAEMOGLOBIN

oxyntic cell *or* **parietal cell** *noun* cell in the gastric gland which secretes hydrochloric acid **Belegzelle, Parietalzelle**

oxytocin *noun* hormone secreted by the pituitary gland, which controls the contractions of the uterus and encourages the flow of milk **Oxytocin, Oxytozin**

> COMMENT: an extract of oxytocin is used as an injection to start contractions of the uterus

oxyuriasis = ENTEROBIASIS

◇ **Oxyuris** = ENTEROBIUS

ozaena *noun* (i) disease of the nose, where the nasal passage is blocked and mucus forms, giving off an unpleasant smell; (ii) any unpleasant discharge from the nose **(i) Ozaena, Rhinitis atrophicans, Stinknase; (ii) Ozaena**

Pp

P *chemical symbol for* phosphorus **P, Phosphor**

pacemaker *noun*

(a) sinoatrial node *or* SA node *or* node in the heart which regulates the heartbeat **Schrittmacher**; **ectopic pacemaker** = abnormal focus of the heart muscle which takes the place of the SA node **ektoper Schrittmacher**

(b) (cardiac) pacemaker = electronic device implanted on a patient's heart, or which a patient wears attached to his chest, which stimulates and regulates the heartbeat **Herzschrittmacher;** *the patient was fitted with a pacemaker* **endocardial pacemaker** = pacemaker attached to the lining of the heart **endokardialer Schrittmacher**; **epicardial pacemaker** = pacemaker attached to the surface of the ventricle **epikardialer Schrittmacher**

> COMMENT: an electrode is usually attached to the epicardium and linked to the device which can be implanted in various positions in the chest

pachy- *prefix* meaning thickening **Pachy-**

◇ **pachydactyly** *noun* condition where the fingers and toes become thicker than normal **Pachydaktylie**

◇ **pachydermia** *or* **pachyderma** *noun* condition where the skin becomes thicker than normal **Pachydermia, Pachydermie**

◇ **pachymeningitis** *noun* inflammation of the dura mater **Pachymeningitis**

◇ **pachymeninx** *or* **dura mater** *noun* thicker outer layer covering the brain and spinal cord **Pachymeninx, Dura mater encephali, harte Hirnhaut**

◇ **pachysomia** *noun* condition where soft tissues of the body become abnormally thick **Pachysomie, Weichteilverdickung**

pacifier *noun (US)* rubber teat given to a baby to suck, to prevent it crying **Beruhigungssauger, Schnuller**
(NOTE: GB English is **dummy**)

Pacinian corpuscle *see* CORPUSCLE

pacing *noun* surgical operation to implant *or* attach a cardiac pacemaker **Frequenzstimulation, Schrittmachertherapie**

pack
1 *noun*
(a) (i) tampon of gauze *or* cotton wool, used to fill an orifice such as the nose *or* vagina; (ii) wet material folded tightly, used to press on the body; (iii) treatment where a blanket or sheet is used to wrap round the patient's body **(i) Tampon; (ii) Packung, Umschlag, Wickel; (iii) Packung**; **cold pack** *or* **hot pack** = cold *or* hot wet cloth put on a patient's body to reduce *or* increase his body temperature **kalte Packung; warme Packung, Schwitzpackung**; **ice pack** = cold compress made of lumps of ice wrapped in a cloth, and pressed on a swelling *or* bruise to reduce the pain **Eispackung**
(b) box *or* bag of goods for sale **Packung;** *a pack of sticking plaster; she bought a sterile dressing pack; the cough tablets are sold in packs of fifty*
2 *verb*
(a) to fill an orifice with a tampon (of cotton wool) **tamponieren;** *the ear was packed with cotton wool to absorb the discharge*
(b) to put things in cases *or* boxes **verpacken;** *the transplant organ arrived at the hospital packed in ice* **packed cell volume (haematocrit)** = volume of red blood cells in a patient's blood shown against the total volume of blood **Hämatokrit**

◇ **packing** *noun* absorbent material put into a wound or part of the body to absorb fluids **Packung**

◇ **pack up** *verb (informal)* to stop working **den Geist aufgeben, schlappmachen;** *his heart simply packed up under the strain*

pad *noun* (i) soft absorbent material, and placed on part of the body to protect it; (ii) thickening of part of the skin **(i) Kompresse, Polster, Kissen; (ii) Fettpolster, Gewebspolster;** *she wrapped a pad of soft cotton wool round the sore*

paed- *or* **paedo-** *prefix* referring to children **Päd(o)-;** (NOTE: words beginning with **paed-** can also be written **ped-)**

◇ **paediatric** *adjective* referring to the treatment of the diseases of children **pädiatrisch;** *a new paediatric hospital has been opened; parents can visit children in the paediatric wards at any time*

◇ **paediatrician** *noun* doctor who specializes in the treatment of diseases of children **Pädiater/-in, Kinderarzt/Kinderärztin**

◇ **paediatrics** *noun* study of children, their development and diseases **Pädiatrie;** *compare* GERIATRICS

Paget's disease *noun*
(a) osteitis deformans *or* disease which gradually softens and thickens the bones in the spine, skull and legs, so that they become curved **Paget-Krankheit, Ostitis deformans, Osteodystrophia deformans**
(b) form of breast cancer which starts as an itchy rash round the nipple **Paget-Karzinom**

pain *noun* feeling which a person has when hurt **Schmerz;** *she had pains in her legs after playing tennis; the doctor gave him an injection to relieve the pain; she is suffering from back pain* **to be in great pain** = to have very sharp pains which are difficult to bear **starke Schmerzen haben**; **abdominal pain** = pain in the abdomen, caused by indigestion or serious disorder **Bauchschmerz**; **chest pains** = pains in the chest which may be caused by heart disease **Brustschmerzen**; **labour pains** = pains felt at regular intervals by a woman as the muscles of the uterus contract during childbirth **Wehen**; **throbbing pain** = pain which continues in repeated short attacks **pulsierender Schmerz**; **referred pain** = SYNALGIA; **pain pathway** = series of linking nerve fibres and neurones which carry impulses of pain from the site to the sensory cortex **Schmerzbahn**; **pain receptor** = nerve ending which is sensitive to pain **Schmerzrezeptor**; **pain threshold** = point at which a person finds it impossible to bear pain without crying **Schmerzschwelle;** (NOTE: pain can be used in the plural to show that it recurs: **she has pains in her left leg)**

◇ **painful** *adjective* which hurts **schmerzhaft;** *she has a painful skin disease; his foot is so painful he can hardly walk; your eye looks very red - is it very painful?*

◇ **pain killer** *or* **pain-killing drug** *or* **pain-relieving drug** *or* **analgesic** *noun* drug which stops a patient feeling pain **Schmerzmittel, Analgetikum**

◇ **painless** *adjective* which does not hurt *or* which gives no pain **schmerzlos, indolent;** *a painless method of removing warts*

> COMMENT: pain is carried by the sensory nerves to the central nervous system; from the site it travels up the spinal column to the medulla and through a series of neurones to the sensory cortex. Pain is the method by which a person knows that part of the body is damaged *or* infected, though the pain is not always felt in the affected part (see synalgia)

paint
1 *noun* coloured antiseptic *or* analgesic *or*

astringent liquid which is put on the surface of the body **Tinktur, Lösung**
2 *verb* to cover (a wound) with an antiseptic *or* analgesic *or* astringent liquid or lotion **einpinseln;** *she painted the rash with calamine*

◇ **painter's colic** *noun* form of lead poisoning caused by working with paint **Bleikolik**

palate *noun* roof of the mouth and floor of the nasal cavity (formed of the hard and soft palates) **Palatum, Gaumen**; **cleft palate** = congenital defect, where there is a fissure in the hard palate allowing the mouth and nasal cavities to be linked, caused when the two bones forming the palate have not fused together properly **Gaumenspalte**; **hard palate** = front part of the palate between the upper teeth, made of the horizontal parts of the palatine bone and processes of the maxillae **harter Gaumen**; **soft palate** = back part of the palate leading to the uvula **weicher Gaumen** *see illustration* THROAT

◇ **palatine** *adjective* referring to the palate **palatinal**; **palatine arches** = folds of tissue between the soft palate and the pharynx **Gaumenbogen, Gaumenbögen**; **palate bone** *or* **palatine bone** = one of two bones which form part of the hard palate, the orbits of the eyes and the cavity behind the nose **Os palatinum, Gaumenbein**; **palatine tonsil** *or* **tonsil** = lymphoid tissue at the back of the throat, between the soft palate, the tongue and the pharynx **Tonsilla palatina, Gaumenmandel**

◇ **palato-** *prefix* referring to the palate **Palato-**

◇ **palatoglossal arch** *noun* fold between the soft palate and the tongue, anterior to the tonsil **Arcus palatoglossus, Gaumen-Zungen-Bogen, vorderer Gaumenbogen**

◇ **palatopharyngeal arch** *noun* fold between the soft palate and the pharynx, posterior to the tonsil **Arcus palatopharyngeus, Gaumen-Schlund-Bogen, hinterer Gaumenbogen**

◇ **palatoplasty** *noun* plastic surgery of the roof of the mouth, such as to repair a cleft palate **Palatoplastik, Gaumenplastik**

◇ **palatoplegia** *noun* paralysis of the soft palate **Palatoplegie, Gaumen(segel)lähmung**

◇ **palatorrhaphy** *noun* surgical operation to suture and close a cleft palate **Palatorrhaphie, Staphylorrhaphie, Uranorrhaphie, Gaumen(spalten)naht** (NOTE: also called **staphylorrhaphy** *or* **uraniscorrhaphy)**

pale *adjective* light coloured *or* white **blass, bleich;** *after her illness she looked pale and tired; with his pale complexion and dark rings round his eyes, he did not look at all well* **to turn pale** = to become white in the face, because the flow of blood is reduced **blass werden, erbleichen;** *some people turn pale at the sight of blood*

◇ **paleness** *or* **pallor** *noun* being pale **Blässe, Pallor**

pali- *or* **palin-** *prefix* which repeats **Pali-, Palin-**

◇ **palindromic** *adjective* (disease) which recurs **palindromisch**

◇ **palilalia** *noun* speech defect where the patient repeats words **Palilalie**

palliative *noun & adjective* treatment *or* drug which relieves the symptoms, but does nothing to cure the disease which causes the symptoms (a pain killer can reduce the pain in a tooth, but will not cure the caries which causes the pain) **Palliativum; palliativ**

> QUOTE coronary artery bypass grafting is a palliative procedure aimed at the relief of persistent angina pectoris
>
> British Journal of Hospital Medicine

pallor *noun* paleness *or* being pale **Pallor, Blässe**

palm *noun* soft inside part of the hand **Palma manus, Handfläche, Hohlhand**

◇ **palmar** *adjective* referring to the palm **palmar**; **palmar arch** = one of two arches in the palm formed by two arteries which link together **Arcus palmaris, Hohlhandbogen**; **palmar interosseus** = deep muscle between the bones in the hand **Musculus interossei palmaris, palmarer Zwischenknochenmuskel**; **palmar region** = area of skin around the palm **Handfläche**
(NOTE: in the hand **palmar** is the opposite of **dorsal)**

palpable *adjective* which can be felt when touched; which can be examined with the hand **palpabel, tastbar**

◇ **palpate** *verb* to examine part of the body by feeling it with the hand **palpieren**

◇ **palpation** *noun* examination of part of the body by feeling it with the hand **Palpation**; **breast palpation** = feeling a breast to see if a lump is present which might indicate breast cancer **Brustpalpation, Abtasten der Brust**; **digital palpation** = pressing part of the body with the fingers **Palpation**

> QUOTE mammography is the most effective technique available for the detection of occult (non-palpable) breast cancer. It has been estimated that mammography can detect a carcinoma two years before it becomes palpable
> Southern Medical Journal

palpebra *noun* eyelid **Palpebra, Augenlid;** (NOTE: plural is **palpebrae)**

◇ **palpebral** *adjective* referring to the eyelids **palpebral**

palpitation *noun* awareness that the heart is beating abnormally, caused by stress *or* by a disease **Palpitation, Herzklopfen**

◇ **palpitate** *verb* to beat rapidly *or* to throb *or* to flutter **palpitieren**

palsy *noun* paralysis **Lähmung, Paralyse**; **cerebral palsy** = disorder of the brain affecting spastics, due to brain damage which has occurred before birth or due to lack of oxygen during birth **zerebrale Lähmung**; **Erb's palsy** = condition where an arm is paralysed because of birth injuries to the brachial plexus **Erb-(Duchenne-)Lähmung**; *see also* BELL'S PALSY

◇ **palsied** *adjective* suffering from palsy **gelähmt;** *cerebral palsied children*

> COMMENT: cerebral palsy is the disorder affecting spastics. The patient may have bad coordination of muscular movements, impaired speech, hearing and sight, and sometimes mental retardation

paludism = MALARIA

pan- *or* **pant-** *or* **panto-** *prefix* meaning generalized *or* affecting everything **Pan-, Pant-, Panto-**

◇ **panacea** *noun* medicine which is supposed to cure everything **Allheilmittel**

◇ **panarthritis** *noun* inflammation of all the tissues of a joint *or* of all the joints in the body **Panarthritis**

◇ **pancarditis** *noun* inflammation of all the tissues in the heart, i.e. the heart muscle, the endocardium and the pericardium **Pankarditis**

pancreas *noun* gland which lies across the back of the body between the kidneys **Pankreas, Bauchspeicheldrüse**

◇ **pancreatectomy** *noun* surgical removal of all *or* part of the pancreas **Pankreatektomie**; **partial pancreatectomy** = removal of part of the pancreas **partielle Pankreatektomie**; **subtotal pancreatectomy** = removal of most of the pancreas **subtotale Pankreatektomie**; **total pancreatectomy** *or* **Whipple's operation** = removal of the whole pancreas together with part of the duodenum **totale Pankreatektomie, Whipple-Operation**

◇ **pancreatic** *adjective* referring to the pancreas **pankreatisch**; **benign pancreatic disease** = chronic pancreatitis **primär chronische Pankreatitis**; **pancreatic duct** = duct leading through the pancreas to the duodenum **Ductus pancreaticus, Pankreasgang**; **pancreatic fibrosis** = CYSTIC FIBROSIS; **pancreatic juice** *or* **pancreatic secretion** = digestive juice formed of enzymes produced by the pancreas which digests fats and carbohydrates **Pankreassaft**

◇ **pancreatin** *noun* substance made from enzymes secreted by the pancreas and used to treat a patient whose pancreas does not produce pancreatic enzymes **Pankreatin**

◇ **pancreatitis** *noun* inflammation of the pancreas **Pankreatitis**; **acute pancreatitis** = inflammation after pancreatic enzymes have escaped into the pancreas, causing symptoms of acute abdominal pain **akute Pankreatitis**; **chronic pancreatitis** = chronic inflammation, after repeated attacks of acute pancreatitis, where the gland becomes calcified **chronische Pankreatitis**; **relapsing pancreatitis** = form of pancreatitis where the symptoms recur, but in a less painful form **rezidivierende Pankreatitis**

◇ **pancreatomy** *or* **pancreatotomy** *noun* surgical operation to open the pancreatic duct **Pankreatotomie**

> COMMENT: the pancreas has two functions: the first is to secrete the pancreatic juice which goes into the duodenum and digests proteins and carbohydrates; the second function is to produce the hormone insulin which regulates the use of sugar by the body. This hormone is secreted into the bloodstream by the islets of Langerhans which are all around the pancreas

pancytopenia *noun* condition where the numbers of red and white blood cells and blood platelets are all reduced together **Panzytopenie**

◇ **pandemic** *noun & adjective* epidemic disease which affects many parts of the world **Pandemie; pandemisch**; *compare* ENDEMIC, EPIDEMIC

pang *noun* sudden sharp pain (especially in the intestine) **stechender Schmerz;** *after not eating for a day, he suffered pangs of hunger*

panhysterectomy *noun* surgical removal of all the womb and the cervix **totale Hysterektomie**

panic
1 *noun* sudden great fear which cannot be stopped **Panik, panische Angst;** *he was in a panic as he sat in the consultant's waiting room* **panic attack** = sudden attack of panic **Panikanfall**
2 *verb* to be suddenly afraid **in Panik geraten, erschrecken;** *he panicked when the surgeon told him he might have to have an operation*

panniculitis *noun* inflammation of the panniculus adiposus, producing tender swellings on the thighs and breasts **Pannikulitis**

◇ **panniculus** *noun* layer of membranous tissue **Panniculus, Gewebsschicht; panniculus adiposus** = fatty layer of tissue underneath the skin **Panniculus adiposus, Unterhautfettgewebe**

pannus *noun* growth on the cornea containing tiny blood vessels **Pannus**

panophthalmia *or* **panophthalmitis** *noun* inflammation of the whole of the eye **Panophthalmie, Panophthalmitis**

◇ **panosteitis** *or* **panostitis** *noun* inflammation of all of a bone **Panostitis**

◇ **panotitis** *noun* inflammation affecting all of the ear, but especially the middle ear **Panotitis**

◇ **panproctocolectomy** *noun* surgical removal of the whole of the rectum and the colon **komplette Proktokolektomie**

pant *verb* to take short breaths because of overexertion *or* to gasp for breath **keuchen, hecheln;** *he was panting when he reached the top of the stairs*

pantothenic acid *noun* vitamin of the vitamin B complex, found in liver, yeast and eggs **Pantothensäure**

pantotropic *or* **pantropic** *adjective* (virus) which attacks many different parts of the body **pantrop**

Papanicolaou test *or* **Pap test** *or* **Pap smear** *noun* method of staining smears from various body secretions to test for malignancy, such as testing a cervical smear sample to see if cancer is present **Papanicolaou-Färbung, Pap-Abstrich, Pap**

papilla *noun* small swelling which protrudes above the normal surface level **Papilla, Papille;** *the upper surface of the tongue is covered with papillae* **hair papilla** = part of the skin containing capillaries which feed blood to the hair **Haarpapille; optic papilla** *or* **optic disc** = point on the retina where the optic nerve starts **Papilla nervi optici, Discus nervi optici, Sehnervenpapille, Sehnervenscheibe** *see illustration* TONGUE; *see also* CIRCUMVALLATE, FILIFORM, FUNGIFORM, VALLATE (NOTE: plural is **papillae)**

◇ **papillary** *adjective* referring to papillae **papillär**

◇ **papillitis** *noun* inflammation of the optic disc at the back of the eye **Papillitis**

◇ **papilloedema** *noun* oedema of the optic disc at the back of the eye **Papillenödem, Stauungspapille**

◇ **papilloma** *noun* benign tumour on the skin *or* mucous membrane **Papillom**

◇ **papillomatosis** *noun* (i) being affected with papillomata; (ii) formation of papillomata **(i) & (ii) Papillomatose**

papovavirus *noun* family of viruses which start tumours, some of which are malignant, and some of which, like warts, are benign **Papovavirus**

Pap test *or* **Pap smear** *see* PAPANICOLAOU TEST

papule *noun* small coloured spot raised above the surface of the skin as part of a rash **Papula, Papel;** (NOTE: a flat spot is a **macule)**

◇ **papular** *adjective* referring to a papule **papulös**

◇ **papulopustular** *adjective* (rash) with both papules and pustules **papulopustulös**

◇ **papulosquamous** *adjective* (rash) with papules and a scaly skin **papulosquamös**

para- *prefix* meaning (i) similar to *or* near; (ii) changed *or* beyond **(i) & (ii) Para-**

◇ **paracentesis** *noun* draining of fluid from a cavity inside the body, using a hollow needle, either for diagnostic purposes or because the fluid is harmful **Parazentese, Punktion**

◇ **paracetamol** *noun* pain-killing drug **Paracetamol**

◇ **paracolpitis** = PERICOLPITIS

◇ **paracusis** *or* **paracousia** *noun* disorder of hearing **Paracusis**

◇ **paradoxical breathing** *or* **respiration** *noun* condition of a patient with broken ribs, where the chest appears to move in when the patient breathes in, and appears to move out when he breathes out **paradoxe Atmung**

◇ **paradoxus** *see* PULSUS

◇ **paraesthesia** *noun* numbness and tingling feeling, like pins and needles **Parästhesie;** (NOTE: plural is **paraesthesiae)**

> QUOTE the sensory symptoms are paraesthesiae which may spread up the arm over the course of about 20 minutes
>
> British Journal of Hospital Medicine

paraffin *noun* oil produced from petroleum, forming the base of some ointments, and also used for heating and light **Paraffin; liquid paraffin** = oil used as a laxative **flüssiges Paraffin; paraffin gauze** = gauze covered with solid paraffin, used as a dressing **Paraffinmull, Paraffingaze**

parageusia *noun* (i) disorder of the sense of taste; (ii) unpleasant taste in the mouth **(i) & (ii) Parageusie**

◇ **paragonimiasis** *or* **endemic haemoptysis** *noun* tropical disease where the patient's lungs are infested with a fluke and he coughs up blood **Paragonimiasis, endemische Hämoptoe**

paraguard stretcher *see* STRETCHER

para-influenza virus *noun* virus which causes upper respiratory tract infection (in its structure it is identical to paramyxoviruses and the measles virus) **Parainfluenzavirus**

paralysis *noun* condition where the muscles of part of the body become weak and cannot be moved because the motor nerves have been damaged **Paralyse, Lähmung;** *the condition causes paralysis of the lower limbs; he suffered temporary paralysis of the right arm* **bulbar paralysis** = form of motor neurone disease which affects the muscles of the mouth, jaw and throat **Bulbärparalyse; facial paralysis** = BELL'S PALSY; **infantile paralysis** = POLIOMYELITIS; **paralysis agitans** = PARKINSON'S DISEASE; **general paralysis of the insane (GPI)** = very serious condition marking the final stages of syphilis **progressive Paralyse (PP); spastic paralysis** *or* **cerebral palsy** = disorder of the brain affecting spastics, caused by brain damage before birth or lack of oxygen at birth **spastische Lähmung, zentrale Lähmung;** *see also* DIPLEGIA, HEMIPLEGIA, MONOPLEGIA, PARAPLEGIA, QUADRIPLEGIA

> COMMENT: paralysis can have many causes: the commonest are injuries to *or* diseases of the brain or the spinal column

◇ **paralyse** *verb* to weaken (muscles) so that they cannot function **paralysieren, lähmen;** *his arm was paralysed after the stroke; she is paralysed from the waist down*

◇ **paralytic** *adjective* referring to paralysis; (person) who is paralysed **paralytisch; paralytic ileus** = obstruction in the ileum caused by paralysis of the muscles of the intestine **paralytischer Ileus**

◇ **paralytica** *see* DEMENTIA PARALYTICA

paramedian *adjective* near the midline of the body **paramedian**

paramedic *noun* person in a profession linked to that of nurse, doctor or surgeon **Angehörige(r) eines medizinischen Assistenzberufes**

◇ **paramedical** *adjective* referring to services linked to those given by nurses, doctors and surgeons **paramedizinisch**
(NOTE: paramedic is used to refer to all types of services and staff, from therapists and hygienists, to ambulancemen and radiographers, but does not include doctors, nurses or midwives)

paramesonephric duct *or* **Müllerian duct** *noun* one of the two ducts in an embryo which develop into the uterus and Fallopian tubes **Ductus paramesonephricus, Müller-Gang**

parameter *noun* measurement of something (such as blood pressure) which may be an important factor in treating the condition which the patient is suffering from **Parameter**

parametritis *noun* inflammation of the parametrium **Parametritis**

◇ **parametrium** *noun* connective tissue around the womb **Parametrium**

◇ **paramnesia** *noun* disorder of the memory where the patient remembers events which have not happened **Paramnesie**

◇ **paramyxovirus** *noun* one of a group of viruses, which cause mumps, measles and other infectious diseases **Paramyxovirus**

◇ **paranasal** *adjective* by the side of the nose **paranasal; paranasal sinus** = one of the four sinuses in the skull near the nose **Sinus paranasalis, Nasennebenhöhle**

> COMMENT: the four pairs of paranasal sinuses are the frontal, maxillary, ethmoidal, and sphenoidal

paranoia *noun* mental disorder where the patient has fixed delusions, usually that he is being persecuted *or* attacked **Paranoia**

◊ **paranoiac** *noun* person suffering from paranoia **Paranoiker/-in**

◊ **paranoid** *adjective* suffering from a fixed delusion **paranoid**; **paranoid schizophrenia** = form of schizophrenia where the patient believes he is being persecuted **paranoide Schizophrenie**

paraparesis *noun* incomplete paralysis of the legs **Paraparese**

◊ **paraphasia** *noun* speech defect where the patient uses a wrong sound in the place of the correct word or phrase **Paraphasie**

◊ **paraphimosis** *noun* (i) condition where the foreskin is tight and has to be removed by circumcision; (ii) spasm of the eye muscle in infants, leading to congestion and oedema of the eyelids **(i) & (ii) Paraphimose**

◊ **paraphrenia** *noun* paranoid psychosis, where the patient has delusions and the personality disintegrates **Paraphrenie**

paraplegia *noun* paralysis which affects the lower part of the body and the legs, usually caused by an injury to the spinal cord **Paraplegie**; **spastic paraplegia** = paraplegia caused by disturbed nutrition of the cortex in elderly people **spastische Paraplegie**

◊ **paraplegic** *noun & adjective* (person) suffering from paraplegia **Paraplegiker/-in; paraplegisch**

parapsoriasis *noun* group of skin diseases with scales, similar to psoriasis **Parapsoriasis**

parasagittal *adjective* near the midline of the body **parasagittal**; **parasagittal plane** = plane near the midline of the body, parallel to the sagittal plane and at right angles to the coronal plane **Parasagittalebene**

parasite *noun* plant *or* animal which lives on or inside another organism and draws nourishment from that organism **Parasit**

◊ **parasitic** *adjective* referring to parasites **parasitär**; **parasitic cyst** = cyst produced by a parasite, usually in the liver **parasitäre Zyste**

◊ **parasiticide** *noun & adjective* (substance) which kills parasites **Parasitizid; parasitizid**

◊ **parasitology** *noun* scientific study of parasites **Parasitologie**

COMMENT: the commonest parasites affecting humans are lice on the skin, and various types of worms in the intestines. Many diseases (such as malaria and amoebic dysentery) are caused by infestation with parasites

parasuicide *noun* act where the patient tries to kill himself, but without really intending to do so, rather as a way of drawing attention to his psychological condition **Parasuizid, demonstrativer Selbstmordversuch**

parasympathetic nervous system *noun* one of two systems in the autonomic nervous system **parasympathisches Nervensystem**

COMMENT: the parasympathetic nervous system originates in some of the cranial and sacral nerves. It acts in opposition to the sympathetic nervous system, slowing down the action of the heart, reducing blood pressure, and increasing the rate of digestion

parathormone *noun* parathyroid hormone *or* hormone secreted by the parathryoid glands which regulates the level of calcium in blood plasma **Parathormon**

◊ **parathyroid (gland)** *noun & adjective* (relating to) one of four glands in the neck, near the thyroid gland, which secrete parathyroid hormones **Glandula parathyreoidea, Nebenschilddrüse; parathyreoidal**; **parathyroid hormone** = hormone secreted by the parathyroid gland which regulates the level of calcium in blood plasma **Parathormon**

◊ **parathyroidectomy** *noun* surgical removal of a parathyroid gland **Parathyreoidektomie**

paratyphoid (fever) *noun* infectious disease which has similar symptoms to typhoid and is caused by bacteria transmitted by humans or animals **Paratyphus**

COMMENT: there are three forms of paratyphoid fever, known by the letters A, B, and C. They are caused by three types of bacterium, *Salmonella paratyphi* A, B, and C. TAB injections give immunity against paratyphoid A and B, but not against C

paravertebral *adjective* near the vertebrae *or* beside the spinal column **paravertebral**; **paravertebral injection** = injection of local anaesthetic into the back near the vertebrae **Paravertebralanästhesie**

parenchyma *noun* tissues which contain the working cells of an organ as opposed to the stoma or supporting tissue **Parenchym**

parent *noun* mother or father **Elternteil**; **single parent family** = family which consists of a child or children and only one parent (because of death, divorce or separation) **Alleinerziehende(r)**; **parent cell** *or* **mother cell** = original cell which splits into daughter cells by mitosis **Mutterzelle**

◇ **parenthood** *noun* state of being a parent **Elternschaft**; **planned parenthood** = situation where two people plan to have a certain number of children and take contraceptives to limit the number of children in the family **Familienplanung**

> QUOTE in most paediatric wards today open visiting is the norm, with parent care much in evidence. Parents who are resident in the hospital also need time spent with them
>
> Nursing Times

parenteral *adjective* (drug) which is not given orally, and so not by way of the digestive tract, but given in the form of injections *or* suppositories **parenteral**

paresis *noun* partial paralysis **Parese**

paresthesia = PARAESTHESIA

paries *noun* (i) superficial parts of a structure of organ; (ii) wall of a cavity **(i) & (ii) Paries, Wand;** (NOTE: plural is **parietes)**

◇ **parietal** *adjective* referring to the wall of a cavity *or* any organ **parietal**; **parietal bone** *or* **parietal** = one of two bones which form the sides of the skull **Os parietale, Scheitelbein**; **parietal cell** = OXYNTIC CELL; **parietal lobe** = middle lobe of the cerebral hemisphere, which is associated with language and other mental processes, and also contains the postcentral gyrus **Parietallappen, Scheitellappen**; **parietal pericardium** = outer layer of the serous pericardium not in direct contact with the heart muscle, which lies inside and is attached to the fibrous pericardium **Lamina parietalis des serösen Perikards, parietales Perikardblatt**; **parietal peritoneum** = part of the peritoneum which lines the abdominal cavity and covers the abdominal viscera **Peritoneum parietale**; **parietal pleura** = membrane attached to the diaphragm, and covering the chest cavity and lungs **Pleura parietalis, parietale Pleura**

Paris *see* PLASTER

parkinsonism *or* **Parkinson's disease** *noun* slow progressive disorder affecting elderly people **Parkinsonismus, Parkinson-Syndrom**

> COMMENT: Parkinson's disease affects the parts of brain which control movement. The symptoms include trembling of the limbs, a shuffling walk and difficulty in speech. Some cases can be improved by treatment with levodopa

paronychia *noun* inflammation near the nail which forms pus, caused by an infection in the fleshy part of the tip of a finger **Paronychia, Paronychie**; *see also* WHITLOW

parosmia *noun* disorder of the sense of smell **Parosmie, Geruchstäuschung**

parotid *adjective & noun* near the ear **Parotis-; Parotis**; **parotid gland** *or* **parotid** = gland which produces saliva, situated in the neck behind the joint of the jaw and ear **Glandula parotis, Parotis, Ohrspeicheldrüse** *see illustration* THROAT

◇ **parotitis** *noun* inflammation of the parotid glands **Parotitis**

> COMMENT: mumps is the commonest form of parotitis, where the parotid gland becomes swollen and the sides of the face become fat

parous *adjective* (woman) who has given birth to one or more children **para, geboren habend**

paroxysm *noun* (i) sudden movement of the muscles; (ii) sudden appearance of symptoms of the disease; (iii) sudden attack of coughing *or* sneezing **(i) & (ii) & (iii) Paroxysmus, Anfall**; *he suffered paroxysms of coughing during the night*

◇ **paroxysmal** *adjective* referring to a paroxysm; similar to a paroxysm **paroxysmal**; **paroxysmal dyspnoea** = attack of breathlessness at night, caused by heart failure **paroxysmale (nächtliche) Dyspnoe**; **paroxysmal tachycardia** = sudden attack of rapid heartbeats **paroxysmale Tachykardie**

parrot disease = PSITTACOSIS

pars *Latin word meaning* part **Pars**

part *noun* piece *or* one of the sections which make up a whole organ *or* body **Teil, Pars**; **spare part surgery** = surgery where parts of the body (such as bones or joints) are replaced by artificial pieces **Organersatzoperation**

◇ **partial** *adjective* not complete *or* affecting only part of something **partiell;** *he only made a partial recovery* **partial amnesia** = being unable to remember certain facts, such as the names of people **partielle Amnesie**; **partial deafness** = being able to hear some sounds but not all **partielle Taubheit**; **partial gastrectomy** *or* **partial mastectomy** =

operations to remove part of the stomach *or* part of a breast **Magenteilresektion; partielle Mastektomie**; **partial vision** = being able to see only a part of the total field of vision *or* not being able to see anything very clearly **eingeschränktes Sehvermögen**

◇ **partially** *adverb* not completely **partiell, teilweise;** *he is partially paralysed in his right side* **the partially sighted** = people who have only partial vision **Sehbehinderte**

◇ **partly** *adverb* not completely **partiell, teilweise;** *she is partly paralysed*

particle *noun* very small piece of matter **Partikel, Teilchen**

◇ **particulate** *adjective* (i) referring to particles; (ii) made up of separate particles **(i) & (ii) partikulär**

parturition *noun* childbirth **Partus, Geburt, Entbindung**

◇ **parturient** *adjective* (i) referring to childbirth; (ii) (woman) who is in labour **(i) Geburts-; (ii) kreißend, gebärend**

pascal *noun* SI unit of measurement of pressure **Pascal** (NOTE: with figures usually written **Pa)**

COMMENT: 1 pascal is the pressure exerted on an area of 1 square metre by a force of 1 newton

Paschen bodies *plural noun* particles which occur in the skin lesions of smallpox patients **Paschen-Körperchen**

pass *verb* to allow faeces *or* urine to come out of the body **ausscheiden, (Wasser) lassen;** *he passed blood in his bowel movement; she had pains when she passed water; he passed a small stone in his urine*

◇ **pass away** *or* **pass on** *verb* to die **entschlafen, verscheiden**

◇ **pass on** *verb* to give to someone **weitergeben, übertragen;** *haemophilia is passed on by a woman to her sons; the disease was quickly passed on by carriers to the rest of the population*

◇ **pass out** *verb* to faint **in Ohnmacht fallen, umkippen;** *when we told her her father was ill, she passed out*

passage *noun* (i) long narrow channel inside the body; (ii) moving from one place to another; (iii) evacuation of the bowels; (iv) introduction of an instrument into a cavity **(i) Gang, Kanal; (ii) Passage; (iii) Stuhlabgang; (iv) Einführen**; **air passage** = tube which takes air to the lungs **Luftweg, Atemweg**; **anal passage** *or* **back passage** = the anus **Analkanal, Afterkanal**; **front passage** = (i) the urethra; (ii) the vagina **(i) Harnröhre; (ii) Scheide**

passive *adjective* not active **passiv**; **passive immunity** = immunity which is acquired by a baby in the womb *or* by a patient through an injection with an antitoxin **passive Immunität**; **passive movement** = movement of a joint by a doctor *or* therapist, not by the patient himself **passive Bewegung**

past *adjective* (time) which has passed **vergangen**; **past history** = records of earlier illnesses **Anamnese, Krankengeschichte;** *he has no past history of renal disease*

paste *noun* medicinal ointment which is quite solid **Paste**

Pasteur's vaccine *noun* vaccine used for immunization after exposure **Pasteur-Impfstoff**

◇ **Pasteurella** *noun* genus of parasitic bacteria, one of which causes the plague **Pasteurella**

◇ **pasteurization** *noun* heating of food *or* food products to destroy bacteria **Pasteurisation**

◇ **pasteurize** *verb* to kill bacteria in food by heating it **pasteurisieren;** *the government is telling people to drink only pasteurized milk*

COMMENT: there are two types of Pasteur vaccine: simple vaccine containing a fixed virus, grown in rabbit brain, and duck embryo vaccine which is grown in the yolk sacs of fertile eggs. Pasteurization is carried out by heating food for a short time at a lower temperature than that used for sterilization: the two methods used are heating to 72°C for fifteen seconds (the high temperature short time method) *or* to 65° for half an hour, and then cooling rapidly. This has the effect of killing tuberculosis bacteria

pastille *noun* (i) sweet jelly with medication in it, which can be sucked to relieve a sore throat; (ii) small paper disc covered with barium platinocyanide, which changes colour when exposed to radiation **(i) & (ii) Pastille**

pat *verb* to hit lightly **tätscheln, leicht klopfen;** *she patted the baby on the back to make it burp*

patch *noun* piece of plaster with a substance on it, which is stuck to the skin of a patient to allow the substance to be gradually absorbed into the system through the skin (as in HRT) **Pflaster, Patch**; **nicotine patch** = patch containing nicotine which is released slowly into the bloodstream, as a method of curing nicotine addiction **Nikotinpflaster**; **patch test** = test for allergies *or* tuberculosis, where a piece of plaster containing an allergic substance *or* tuberculin is stuck to the skin to see if there is a reaction **Patch-Test, Läppchenprobe**; *compare* MANTOUX TEST

COMMENT: patches are available on prescription for various treatments, especially for administering hormone replacement therapy. They are also used for treating nicotine addiction and can be bought without a prescription

patella *or* **kneecap** *noun* small bone in front of the knee joint **Patella, Kniescheibe**

◇ **patellar** *noun* referring to the kneecap **patellar**; **patellar reflex** *or* **knee jerk** = jerk made as a reflex action by the knee, when the legs are crossed and the patellar tendon is tapped sharply **Patellarsehnenreflex, Kniesehnenreflex**; **patellar tendon** = tendon just below the kneecap **Kniesehne**

◇ **patellectomy** *noun* surgical operation to remove the kneecap **Patellektomie**

patent *adjective*
(a) open; exposed **offen, durchgängig**; *the presence of a pulse shows that the main blood vessels from the heart to the site of the pulse are patent* **patent ductus arteriosus** = congenital condition where the ductus arteriosus does not close, allowing blood into the circulation without having passed through the lungs **offener Ductus (arteriosus) Botalli**
(b) patent medicine = medicinal preparation with special ingredients which is made and sold under a trade name **Markenpräparat, Markenarzneimittel**

◇ **patency** *noun* being open **Durchgängigkeit**; *they carried out an examination to determine the patency of the Fallopian tubes; a salpingostomy was performed to restore the patency of the Fallopian tube*

path- *or* **patho-** *prefix* referring to disease **Path-, Patho-**

◇ **pathogen** *noun* germ *or* microorganism which causes a disease **pathogener Keim, Krankheitserreger**

◇ **pathogenesis** *noun* origin *or* production *or* development of a morbid *or* diseased condition **Pathogenese**

◇ **pathogenetic** *adjective* referring to pathogenesis **pathogenetisch**

◇ **pathogenic** *adjective* which can cause *or* produce a disease **pathogen**

◇ **pathogenicity** *noun* ability of a pathogen to cause a disease **Pathogenität**

◇ **pathognomonic** *adjective* (symptom) which is typical and characteristic, and which indicates that a patient has a particular disease **pathognomonisch**

◇ **pathological** *adjective* referring to a disease *or* which is caused by a disease; which indicates a disease **pathologisch**; **pathological fracture** = fracture of a diseased bone **pathologische Fraktur, Spontanfraktur**

◇ **pathologist** *noun*
(a) doctor who specializes in the study of diseases and the changes in the body caused by disease **Pathologe/Pathologin**
(b) doctor who examines dead bodies to find out the cause of death **Pathologe/Pathologin**

◇ **pathology** *noun* study of diseases and the changes in structure and function which diseases cause in the body **Pathologie**; **clinical pathology** = study of disease as applied to treatment of patients **klinische Pathologie**; **pathology report** = report on tests carried out to find the cause of a disease **pathologischer Bericht**

pathway *noun* series of linked neurones along which nerve impulses travel **Bahn**; **final common pathway** = linked neurones which take all impulses from the central nervous system to a muscle **gemeinsame Endstrecke**; **motor pathway** = series of motor neurones leading from the brain to the muscles **motorische Bahn**

-pathy *suffix* (i) diseased; (ii) treatment of a disease **(i) & (ii) -pathie**

patient
1 *adjective* being able to wait a long time without getting annoyed **geduldig**; *you will have to be patient if you are waiting for treatment - the doctor is late with his appointments*
2 *noun* person who is in hospital *or* who is being treated by a doctor **Patient/-in**; *the patients are all asleep in their beds; the doctor is taking the patient's temperature* **private patient** = patient who is paying for treatment, and who is not being treated under the National Health Service **Privatpatient/-in**

◇ **patiently** *adverb* without getting annoyed **geduldig**; *they waited patiently for two hours before the consultant could see them*

patulous *adjective* stretched open *or* patent **weit offen**

Paul-Bunnell reaction *or* **Paul-Bunnell test** *noun* blood test to see if a patient has glandular fever, where the patient's blood is tested against a solution containing glandular fever bacilli **Paul-Bunnell-Reaktion**

Paul's tube *noun* glass tube used to remove the contents of the bowel after an opening has been made between the intestine and the abdominal wall **Paul-Mixter-Rohr**

pavement epithelium *or* **squamous epithelium** *noun* a simple type of epithelium with flattened cells like scales, forming the lining of the serous membrane of the pericardium, the peritoneum and the pleura **Plattenepithel**

pay bed *noun* bed (usually in a separate room) in a National Health Service hospital for which a patient pays separately **Privatbett**

Pb *chemical symbol for* lead **Pb, Blei**

PBI test = PROTEIN-BOUND IODINE TEST

p.c. *abbreviation for the Latin phrase* 'post cibium': after food (written on prescriptions) **p.c., nach den Mahlzeiten**

PCC = PROFESSIONAL CONDUCT COMMITTEE

pearl *see* BOHN

Pearson bed *noun* type of bed with a Balkan frame, used for patients with fractures **Pearson-Bett**

peau d'orange *French phrase meaning* 'orange peel': thickened skin with many little depressions caused by lymphoedema which forms over a breast tumour or in elephantiasis **Peau d'orange, Orangen(schalen)haut**

pecten *noun* (i) middle section of the wall of the anal passage; (ii) hard ridge on the pubis **(i) Pecten ani; (ii) Pecten ossis pubis, oberer Schambeinkamm**

◊ **pectineal** *adjective* (i) referring to the pecten of the pubis; (ii) (structure) with ridges like a comb **(i) pektineal; (ii) kammartig, kammförmig**

pectoral
1 *noun*
(a) therapeutic substance which has a good effect on respiratory disease **Hustenmittel, Mittel gegen Atemwegserkrankungen**
(b) = PECTORAL MUSCLE
2 *adjective* referring to the chest **pektoral**; **pectoral girdle** *or* **shoulder girdle** = shoulder bones (the scapulae and clavicles) to which the upper arm bones are attached **Schultergürtel**; **pectoral muscle** *or* **chest muscle** = one of two muscles which lie across the chest and control movements of the shoulder and arm **Musculus pectoralis, Brustmuskel**

◊ **pectoralis** *noun* chest muscle **Pektoralis, Musculus pectoralis**; **pectoralis major** = large chest muscle which pulls the arm forward or rotates it **Pektoralis major, großer Brustmuskel**; **pectoralis minor** = small chest muscle which allows the shoulder to be depressed **Pektoralis minor, kleiner Brustmuskel**

◊ **pectoris** *see* ANGINA

◊ **pectus** *noun* anterior part of the chest **Pectus, Brust**; **pectus excavatum** = FUNNEL CHEST

ped- *or* **pedo-** *suffix* referring to children **Päd(o)-**

◊ **pediatrics** *noun* study of children and their diseases **Pädiatrie, Kinderheilkunde**

◊ **pediatrician** *noun* doctor who specializes in the treatment of children **Pädiater/-in, Kinderarzt/Kinderärztin**; *compare* GERIATRICS

pedicle *noun* (i) long thin piece of skin which attaches a skin graft to the place where it was growing originally; (ii) piece of tissue which connects a tumour to healthy tissue; (iii) bridge which connects the lamina of a vertebra to the body **(i) & (ii) & (iii) Pediculus, Stiel**

Pediculus *noun* louse *or* little insect which lives on humans and sucks blood **Pediculus (humanus), Menschenlaus**; **Pediculus capitis** = head louse **Pediculus (humanus) capitis, Kopflaus**; **Pediculus corporis** = body louse **Pediculus (humanus) corporis, Pediculus (humanus) vestimentorum, Kleiderlaus**; **Pediculus pubis** = pubic louse **Pediculus pubis, Schamlaus, Filzlaus;** (NOTE: plural is **Pediculi)**

◊ **pediculosis** *noun* skin disease caused by being infested with lice **Pedikulose, Lausbefall**

pediodontia *noun* study of children's teeth **Pädodontie, Kinderzahnheilkunde**

◊ **pediodontist** *noun* dentist who specializes in the treatment of children's teeth **Kinderzahnarzt/Kinderzahnärztin**

peduncle *noun* stem *or* stalk **Pedunculus, Stiel**; **cerebellar peduncles** = bands of tissue supporting the nerve fibres which enter or leave the cerebellum **Pedunculi cerebellarii,**

Kleinhirnstiele; **cerebral peduncles** = nerve fibres connecting the cerebral hemispheres to the midbrain **Pedunculi cerebri, Hirnstiele** *see illustration* BRAIN

◊ **pedunculate** *adjective* having a stem *or* stalk **gestielt**
(NOTE: the opposite is **sessile)**

PEEP = POSITIVE END-EXPIRATORY PRESSURE

peel *verb* to take the skin off a fruit or vegetable; **(ab)schälen, pellen**; *(of skin)* to come off in pieces **schälen;** *after getting sunburnt his skin began to peel*

Pel-Ebstein fever *noun* fever (associated with Hodgkin's disease) which recurs regularly **Pel-Ebstein-Fieber**

pellagra *noun* disease caused by deficiency of nicotinic acid, riboflavine and pyridoxine from the vitamin B complex, where patches of skin become inflamed, and the patient has anorexia, nausea and diarrhoea **Pellagra**

COMMENT: in some cases the patient's mental faculties can be affected, with depression, headaches and numbness of the extremities. Treatment is by improving the patient's diet

pellet *noun* pill of steroid hormone, usually either oestrogen or testosterone **Pellet, Kügelchen**

pellicle *noun* thin layer of skin tissue **Pellicula, Häutchen**

Pellegrini-Stieda's disease *noun* disease where an injury to a knee causes the ligament to become calcified **Stieda-Pellegrini-Köhler-Syndrom**

pellucida *see* ZONA

pelvic *adjective* referring to the pelvis **pelvin, Becken-**; **pelvic brim** = line on the ilium which separates the false pelvis from the true pelvis **Beckeneingang**; **pelvic cavity** = space below the abdominal cavity above the pelvis **Beckenhöhle, Beckenraum**; **pelvic floor** = lower part of the space beneath the pelvic girdle formed of muscle **Beckenboden**; **pelvic fracture** = fracture of the pelvis **Beckenfraktur**; **pelvic girdle** *or* **hip girdle** = ring formed by the two hip bones to which the thigh bones are attached **Beckengürtel**

◊ **pelvimeter** *noun* instrument to measure the diameter and capacity of the pelvis **Pelvimeter**

◊ **pelvimetry** *noun* measuring the pelvis, especially to see if the internal ring is wide enough for a baby to pass through in childbirth **Pelvimetrie, Beckenmessung**

◊ **pelvis** *noun*
(a) (i) group of bones and cartilage which form a ring and connect the thigh bones to the spine; (ii) the internal space inside the pelvic girdle **(i) & (ii) Pelvis, Becken**
(b) renal pelvis *or* **pelvis of the kidney** = main central tube leading into the kidney from where the ureter joins it **Pelvis renalis, Nierenbecken** *see illustration* KIDNEY; (NOTE: the plural is **pelves** *or* **pelvises.** For terms referring to the renal pelvis, see words beginning with **pyel-** or **pyelo-)**

COMMENT: the pelvis is a bowl-shaped ring, formed of the two hip bones, with the sacrum and the coccyx at the back. The hip bones are each in three sections: the ilium, the ischium and the pubis and are linked in front by the pubic symphysis. The pelvic girdle is shaped in a different way in men and women, the internal space being wider in women. The top part of the pelvis, which does not form a complete ring, is called the 'false pelvis'; the lower part is the 'true pelvis'

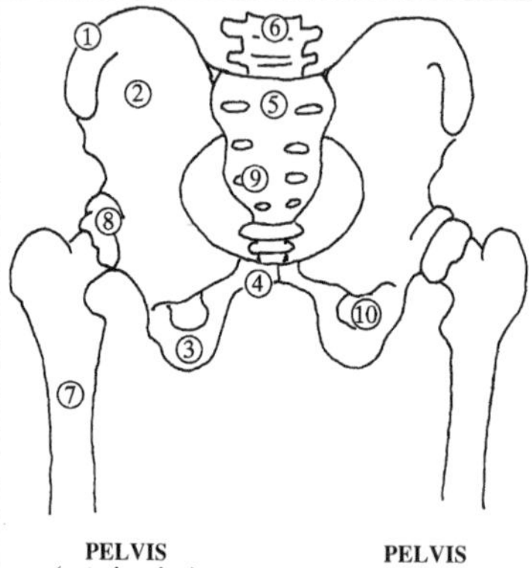

PELVIS (anterior view)	**PELVIS (Vorderansicht)**
1. iliac crest	1. Crista iliaca
2. ilium	2. Os ilium
3. ischium	3. Ischium
4. pubis	4. Os pubis
5. sacrum	5. Os sacrum
6. vertebral column	6. Columna vertebralis
7. femur	7. Femur
8. hip joint	8. Hüftgelenk
9. sacral foramen	9. Foramen sacrale
10. obturator foramen	10. Foramen obturatum

pemphigoid *adjective & noun* (skin disease) which is similar to pemphigus **pemphigoid; Pemphigoid**

◊ **pemphigus** *noun* rare disease where large blisters form inside the skin **Pemphigus, Blasensucht**

penetrate *verb* to go through something *or* to go into something **penetrieren, durchdringen;** *the end of the broken bone has penetrated the liver; the ulcer burst, penetrating the wall of the duodenum*

◊ **penetration** *noun* act of penetrating **Penetration;** *the penetration of the vagina by the penis; penetration of an ovum by a spermatozoon*

-penia *suffix* meaning lack *or* not enough of something **-penie**; **cytopenia** = lack of cellular elements in the blood **Zytopenie**

Penicillium *noun* fungus from which penicillin is derived **Penicillium, Pinselschimmel**

◊ **penicillin** *noun* common antibiotic produced from a fungus **Penizillin**

COMMENT: penicillin is effective against many microbial diseases, but some people can be allergic to it, and this fact should be noted on medical record cards

penile *adjective* referring to the penis **penil, Penis-**; **penile urethra** = tube in the penis through which urine and semen pass **Pars spongiosa urethrae masculinae**

◊ **penis** *noun* male genital organ, which also passes urine **Penis** *see illustration* UROGENITAL SYSTEM (male); *see also* KRAUROSIS

COMMENT: the penis is a mass of tissue containing the urethra. When stimulated the tissue of the penis fills with blood and becomes erect

pentose *noun* sugar containing five carbon atoms **Pentose**

◊ **pentosuria** *noun* abnormal condition where pentose is present in the urine **Pentosurie**

pep *verb (informal)* to give (someone) a feeling of well-being **aufputschen;** *these pills will pep you up*

◊ **pep pill** = AMPHETAMINE

pepsin *noun* enzyme in the stomach which breaks down the proteins in food into peptones **Pepsin**

◊ **pepsinogen** *noun* secretion from the gastric gland which is the inactive form of pepsin **Pepsinogen**

◊ **peptic** *adjective* referring to digestion *or* to the digestive system **peptisch**; **peptic ulcer** = benign ulcer in the duodenum *or* in the stomach **Ulcus pepticum, peptisches Ulkus**

◊ **peptidase** *noun* enzyme which breaks down proteins in the intestine into amino acids **Peptidase**

◊ **peptide** *noun* compound formed of two or more amino acids **Peptid**

◊ **peptone** *noun* substance produced by the action of pepsins on proteins in food **Pepton**

◊ **peptonuria** *noun* abnormal condition where peptones are present in the urine **Peptonurie**

per *preposition* out of *or* for each **von, je**; **ten per thousand** = ten out of every thousand **zehn von Tausend;** *the number of cases of cervical cancer per thousand patients tested*

◊ **per cent** *adverb & noun* out of each hundred **prozentig; Prozent;** *fifty per cent (50%) of the tests were positive; seventy-five per cent (75%) of hospital cases remain in hospital for less than four days* **there has been a five per cent increase in applications** = the number of applications has gone up by five in every hundred **es gab eine fünfprozentige Steigerung von Bewerbungen** (NOTE: usually written **%** with figures: **we need to increase output by 5%)**

◊ **percentage** *noun* quantity shown as a part of one hundred **Prozentsatz, Anteil, Teil;** *what is the percentage of long-stay patients in the hospital?*

perception *noun* impression formed in the brain as a result of information about the outside world which is passed back by the senses **Wahrnehmung**

◊ **perceptive deafness** *noun* deafness caused by a disorder of the auditory nerves *or* the brain centres which receive nerve impulses **Innenohrschwerhörigkeit, Schallempfindungsschwerhörigkeit**

percussion *noun* test (usually on the heart and lungs) in which the doctor taps part of the patient's body and listens to the sound produced **Perkussion**

percutaneous *adjective* through the skin **perkutan**

per diem *Latin phrase meaning* 'per day' (written on prescriptions) **per diem, täglich**

perennial *adjective* which continues all the time, for a period of years **immerwährend, chronisch;** *she suffers from perennial bronchial asthma*

perforation *noun* hole through the whole thickness of a tissue *or* membrane (such as a hole in the intestine or in the eardrum) **Perforation**

◊ **perforate** *verb* to make a hole through something **perforieren;** *the ulcer perforated* *the duodenum* **perforated eardrum** = eardrum with a hole in it **perforiertes Trommelfell**; **perforated ulcer** = ulcer which has made a hole in the wall of the intestine **perforierendes Ulkus**

perform *verb*
(a) to do (an operation) **durchführen;** *a team of three surgeons performed the heart transplant operation*
(b) to work **funktionieren, arbeiten;** *the new heart has performed very well; the kidneys are not performing as well as they should*

◇ **performance** *noun* way in which something works **Leistung, Funktion;** *the doctors are not satisfied with the performance of the transplanted heart*

perfusion *noun* passing of a liquid through vessels *or* an organ *or* tissue, especially the flow of blood into lung tissue **Perfusion, Durchströmung, Durchblutung**; **hypothermic perfusion** = method of preserving donor organs by introducing a preserving solution and the storing the organ at a low temperature **hypothermische Perfusion**

peri- *prefix* meaning near *or* around *or* enclosing **Peri-**

◇ **periadenitis** *noun* inflammation of tissue round a gland **Periadenitis**

◇ **perianal** *adjective* around the anus **perianal**; **perianal haematoma** = small painful swelling outside the anus caused by forcing a bowel movement **perianales Hämatom**

◇ **periarteritis** *noun* inflammation of the outer coat of an artery and the tissue round it **Periarteriitis**; **periarteritis nodosa** *or* **polyarteritis nodosa** = collagen disease, where the walls of the arteries become inflamed, causing asthma, high blood pressure and kidney failure **Periarteriitis nodosa**

◇ **periarthritis** *noun* inflammation of the tissue round a joint **Periarthritis**; **chronic periarthritis** *or* **scapulohumeral arthritis** = inflammation of tissues round the shoulder joint **Periarthropathia humero-scapularis, Periarthritis humero-scapularis**

pericard- *prefix* referring to the pericardium **Perikard-**

◇ **pericardectomy** *or* **pericardiectomy** *noun* surgical removal of the pericardium **Perikardektomie**

◇ **pericardial** *adjective* referring to the pericardium **perikardial**; **pericardial effusion** = fluid which forms in the pericardial sac during pericarditis **Perikarderguss**; **pericardial friction** = rubbing together of the two parts of the pericardium in pericarditis **Perikardreiben**; **pericardial sac** *or* **serous pericardium** = the inner part of the pericardium forming a sac which contains fluid to prevent the two parts of the pericardium rubbing together **Perikard, Herzbeutel**

◇ **pericardiocentesis** *noun* puncture of the pericardium to remove fluid **Perikardpunktion**

◇ **pericardiorrhaphy** *noun* surgical operation to repair a wound in the pericardium **Perikardnaht**

◇ **pericardiostomy** *noun* surgical operation to open the pericardium through the thoracic wall to drain off fluid **Perikardiostomie**

◇ **pericarditis** *noun* inflammation of the pericardium **Perikarditis**; **acute pericarditis** = sudden attack of fever and pains in the chest, caused by the two parts of the pericardium rubbing together **akute Perikarditis**; **chronic pericarditis** *or* **constrictive pericarditis** = condition where the pericardium becomes thickened and prevents the heart from functioning normally **chronische Perikarditis, Pericarditis constrictiva**

◇ **pericardium** *noun* membrane which surrounds and supports the heart **Pericardium, Perikard**; **fibrous pericardium** = outer part of the pericardium which surrounds the heart and is attached to the main blood vessels **Pericardium fibrosum, fibröses Perikard**; **parietal pericardium** = outer layer of serous pericardium attached to the fibrous pericardium **Lamina parietalis des serösen Perikards, parietales Perikardblatt**; **serous pericardium** *or* **pericardial sac** = the inner part of the pericardium, forming a double sac which contains fluid to prevent the two parts of the pericardium from rubbing together **Perikard, Herzbeutel**; **visceral pericardium** = inner layer of serous pericardium, attached to the wall of the heart **Lamina visceralis des serösen Perikards, viszerales Perikardblatt**

◇ **pericardotomy** *or* **pericardiotomy** *noun* surgical operation to open the pericardium **Perikardiotomie**

perichondritis *noun* inflammation of cartilage, especially in the outer ear **Perichondritis**

◇ **perichondrium** *noun* fibrous connective tissue which covers cartilage **Perichondrium, Knorpelhaut**

◇ **pericolpitis** *or* **paracolpitis** *noun* inflammation of the connective tissue round the vagina **Parakolpitis**

◇ **pericranium** *noun* connective tissue which covers the surface of the skull **Pericranium**

◇ **pericystitis** *noun* inflammation of the structures round the bladder, usually caused by infection in the uterus **Perizystitis**

◇ **perifolliculitis** *noun* inflammation of the skin round hair follicles **Perifollikulitis**

◇ **perihepatitis** *noun* inflammation of the membrane round the liver **Perihepatitis**

◇ **perilymph** *noun* fluid found in the labyrinth of the inner ear **Perilymphe**

perimeter *noun* instrument to measure the field of vision **Perimeter**

◇ **perimetry** *noun* measurement of the field of vision **Perimetrie**

perimetritis *noun* inflammation of the perimetrium **Perimetritis**

◇ **perimetrium** *noun* membrane round the uterus **Perimetrium**

◇ **perimysium** *noun* sheath which surrounds a bundle of muscle fibres **Perimysium**

◇ **perinatal** *adjective* referring to the period before and after childbirth **perinatal**; **perinatal mortality rate** = number of babies born dead *or* who die during the period immediately after childbirth, shown per thousand babies born **perinatale Sterblichkeit**

perineal *adjective* referring to the perineum **perineal**; **perineal body** = mass of muscle and fibres between the anus and the vagina or prostate **Centrum tendineum perinei**; **perineal muscles** = muscles which lie in the perineum **Musculi perinei, Damm-Muskeln**

◇ **perineoplasty** *noun* surgical operation to repair the perineum by grafting tissue **Perineoplastik**

◇ **perineorrhaphy** *noun* surgical operation to stitch up a perineum which has torn during childbirth **Perineorrhaphie, Dammnaht**

◇ **perinephric** *adjective* around the kidney **perinephritisch**

◇ **perinephritis** *noun* inflammation of tissue round the kidney, which spreads from an infected kidney **Perinephritis**

◇ **perineum** *noun* skin and tissue between the opening of the urethra and the anus **Perineum, Mittelfleisch, Damm**

◇ **perineurium** *noun* connective tissue which surrounds bundles of nerve fibres **Perineurium**

period *noun*
(a) length of time **Periode, Zeitabschnitt;** *the patient regained consciousness after a short period of time; she is allowed out of bed for two periods each day* **safe period** = time during the menstrual cycle when conception is not likely to occur (used as a method of contraception) **sichere Tage**; *see also* RHYTHM METHOD
(b) menstruation *or* bleeding which occurs in a woman each month as the lining of the uterus bleeds because no fertilized egg is present **Periode, Menstruation;** *she always has heavy periods; some women experience abdominal pain during their periods; she has bleeding between periods*

◇ **periodic** *adjective* which occurs from time to time **periodisch;** *he has periodic attacks of migraine; she has to go to the clinic for periodic checkups* **periodic fever** = disease of the kidneys, common in Mediterranean countries **periodisches Fieber**; **periodic paralysis** = recurrent attacks of weakness where the level of potassium in the blood is low **periodische Lähmung**

◇ **periodicity** *noun* timing of recurrent attacks of a disease **Periodizität**

periodontal *or* **periodontic** *adjective* referring to the area around the teeth **periodontal**; **periodontal disease** = PERIODONTITIS; **periodontal membrane** *or* **periodontal ligament** = membrane which attaches a tooth to the bone of the jaw **Periodontium, Wurzelhaut** *see illustration* TOOTH

◇ **periodontics** *or* **periodontia** *noun* study of diseases of the periodontal membrane **Periodontologie**

◇ **periodontist** *noun* dentist who specializes in the treatment of gum diseases **Parodontologe/Parodontologin**

◇ **periodontitis** *noun* infection of the periodontal membrane leading to pyorrhoea, and usually resulting in the teeth falling out **Periodontitis**

◇ **periodontium** *noun* periodontal membrane, but also used to refer to the gums and bone around a tooth **Periodontium, Wurzelhaut**

perionychia *or* **perionyxis** *noun* painful swelling round a fingernail **Paronychie**

perioperative *adjective* before and after a

surgical operation **perioperativ**

> QUOTE during the perioperative period little attention is given to thermoregulation
> British Journal of Nursing

periosteal *adjective* referring to the periosteum; attached to the periosteum **periostal**

◇ **periosteotome** *noun* surgical instrument used to cut the periosteum **Periosteotom, Knochenhautmesser**

◇ **periosteum** *noun* dense layer of connective tissue around a bone **Periost, Periosteum, Knochenhaut** *see illustration* BONE STRUCTURE

◇ **periostitis** *noun* inflammation of the periosteum **Periostitis, Knochenhautentzündung**

peripheral *adjective* at the edge **peripher**; **peripheral nerves** = pairs of motor and sensory nerves which branch out from the brain and spinal cord **periphere Nerven**; **peripheral nervous system (PNS)** = all the nerves in different parts of the body which are linked and governed by the central nervous system **peripheres Nervensystem**; **peripheral vasodilator** = chemical substance which acts to widen the blood vessels in the arms and legs and so improves bad circulation **peripher wirkender Vasodilatator**

periphlebitis *noun* (i) inflammation of the outer coat of a vein; (ii) inflammation of the connective tissue round a vein **(i) & (ii) Periphlebitis**

◇ **perisalpingitis** *noun* inflammation of the peritoneum and other parts round a Fallopian tube **Perisalpingitis**

◇ **perisplenitis** *noun* inflammation of the peritoneum and other parts round the spleen **Perisplenitis**

peristalsis *noun* movement (like waves) produced by alternate contraction and relaxation of muscles along an organ such as the intestine *or* oesophagus, which pushes the contents of the organ along it automatically **Peristaltik**; *compare* ANTIPERISTALSIS

◇ **peristaltic** *adjective* occurring in waves, as in peristalsis **peristaltisch**

peritendinitis *noun* painful inflammation of the sheath round a tendon **Peritendinitis**

◇ **peritomy** *noun* (i) surgical operation on the eye, where the conjunctiva is cut in a circle round the cornea; (ii) circumcision **(i) Perotomie, Periektomie; (ii) Beschneidung**

peritoneal *adjective* referring to the peritoneum; belonging to the peritoneum **peritoneal**; **peritoneal cavity** = space between the layers of the peritoneum, containing the major organs of the abdomen **Bauchfellhöhle**; **peritoneal dialysis** = removing waste matter from a patient's blood by introducing fluid into the peritoneum which then acts as a filter (as opposed to haemodialysis) **Peritonealdialyse**

◇ **peritoneoscope** = LAPAROSCOPE

◇ **peritoneoscopy** = LAPAROSCOPY

◇ **peritoneum** *noun* membrane which lines the abdominal cavity and covers the organs in it **Peritoneum, Bauchfell**; **parietal peritoneum** = part of the peritoneum which lines the inner abdominal wall **Peritoneum parietale**; **visceral peritoneum** = part of the peritoneum which covers the organs in the abdominal cavity **Peritoneum viscerale**

◇ **peritonitis** *noun* inflammation of the peritoneum as a result of bacterial infection **Peritonitis, Bauchfellentzündung**; **primary peritonitis** = peritonitis caused by direct infection from the blood *or* the lymph **primäre Peritonitis**; **secondary peritonitis** = peritonitis caused by infection from an adjoining tissue, such as the rupturing of the appendix **sekundäre Peritonitis**

> COMMENT: peritonitis is a serious condition and can have many causes. Its effect is to stop the peristalsis of the intestine so making it impossible for the patient to eat and digest

peritonsillar *adjective* around the tonsils **peritonsillär**; **peritonsillar abscess** = QUINSY

peritrichous *adjective* (bacteria) where the surface of the cell is covered with flagella **peritrich**

◇ **periumbilical** *adjective* around the navel **periumbilikal**

◇ **periureteritis** *noun* inflammation of the tissue round a ureter, usually caused by inflammation of the ureter itself **Periureteritis**

◇ **periurethral** *adjective* around the urethra **periurethral**

perlèche *noun* (i) cracks in dry skin at the corners of the mouth, often caused by riboflavine deficiency; (ii) a form of candidiasis **(i) & (ii) Perlèche, Angulus infectiosus oris**

permanent *adjective* which exists always **permanent, bleibend;** *the accident left him* *with a permanent disability* **permanent teeth** = teeth in an adult, which replace the child's milk teeth during late childhood **bleibende Zähne**; **permanent vegetative state (PVS)** = condition where a patient is alive and breathes, but shows no brain activity, and will never recover consciousness **appalisches Syndrom**

> COMMENT: the permanent teeth consist of eight incisors, four canines, eight premolars and twelve molars, the last four molars (one on each side of the upper and lower jaw) being called the wisdom teeth

◊ **permanently** *adverb* always *or* for ever **permanent, bleibend;** *he was permanently disabled in the accident*

permeability *noun (of a membrane)* ability to allow fluid containing chemical substances to pass through **Permeabilität**

◊ **permeable membrane** *noun* membrane which can allow substances in fluids to pass through it **permeable Membran**

pernicious *adjective* harmful *or* dangerous (disease) *or* abnormally severe (disease) which is likely to end in death **perniziös; pernicious anaemia** *or* **Addison's anaemia** = disease where an inability to absorb vitamin B_{12} prevents the production of red blood cells and damages the spinal cord **perniziöse Anämie, Addison-Anämie**

pernio *noun* **erythema pernio** *or* **chilblain** = condition where the skin of the fingers, toes, nose or ears reacts to cold by becoming red, swollen and itchy **Pernio, Erythema pernio, Frostbeule**

◊ **perniosis** *noun* any condition caused by cold which affects blood vessels in the skin **Perniose, Kälteschaden**

pero- *prefix* meaning deformed *or* defective **Pero-**

◊ **peromelia** *noun* congenital deformity of the limbs **Peromelie**

peroneal *adjective* referring to the outside of the leg **peroneal**; **peroneal muscle** *or* **peroneus** = one of three muscles (brevis, longus, tertius) on the outside of the lower leg which make the leg turn outwards **Musculus peronaeus, Peronäus**

peroral *adjective* through the mouth **peroral, per os**

persecute *verb* to make someone suffer all the time **verfolgen;** *in paranoia, the patient feels he is being persecuted*

◊ **persecution** *noun* being made to suffer **Persekution, Verfolgung;** *he suffers from persecution mania*

perseveration *noun* repeating actions *or* words without any stimulus **Perseveration**

persist *verb* to continue for some time **persistieren;** *the weakness in the right arm persisted for two weeks*

◊ **persistent** *adjective* which continues for some time **persistierend, anhaltend;** *she suffered from a persistent cough; treatment aimed at the relief of persistent angina*

person *noun* man *or* woman **Person**

◊ **personal** *adjective* (i) referring to a person; (ii) belonging to a person **(i) & (ii) persönlich;** *only certain senior members of staff can consult the personal records of the patients*

◊ **personality** *noun* way in which one person is mentally different from another **Persönlichkeit, Charakter**; **personality disorder** = disorder which affects the way a person behaves, especially in relation to other people **Persönlichkeitsstörung**

◊ **personnel** *noun* members of staff **Personal;** *all hospital personnel must be immunized against hepatitis; only senior personnel can inspect the patients' medical records* (NOTE: **personnel** is singular)

> QUOTE Alzheimer's disease is a progressive disorder which sees a gradual decline in intellectual functioning and deterioration of personality and physical coordination and activity
>
> Nursing Times

perspiration *noun* (i) action of sweating *or* of producing moisture through the sweat glands; (ii) sweat *or* moisture produced by the sweat glands **(i) Perspiration, Transpiration, Schwitzen; (ii) Schweiß;** *perspiration broke out on his forehead* **sensible perspiration** = drops of sweat which can be seen on the skin, secreted by the sweat glands **Perspiratio sensibilis, Transpirat, Schweiß**

◊ **perspire** *verb* to sweat *or* to produce moisture through the sweat glands **schwitzen;** *after the game of tennis he was perspiring*

> COMMENT: perspiration is formed in the sweat glands under the epidermis and cools the body as the moisture evaporates from the skin. Sweat contains salt, and in hot countries it may be necessary to take salt tablets to replace the salt lost through perspiration

Perthes' disease *or* **Perthes' hip** *noun* disease (found in young boys) where the upper end of the femur degenerates and does not develop normally, sometimes resulting in a permanent limp **Perthes-Calvé-Legg-Krankheit**

pertussis = WHOOPING COUGH

perversion *noun* abnormal sexual behaviour **Perversion**

pes *noun* foot **Pes, Fuß; pes cavus** = CLAW FOOT; **pes planus** = FLAT FOOT

pessary *noun*
(a) vaginal suppository *or* drug in soluble material which is pushed into the vagina and absorbed into the blood there **Vaginalsuppositorium**
(b) contraceptive device worn inside the vagina to prevent spermatozoa entering **Pessar, Scheidendiaphragma**
(c) device like a ring, which is put into the vagina as treatment for prolapse of the womb **Pessar**

pest *noun* animal which carries disease *or* attacks plants and animals and harms or kills them **Schädling;** *a spray to remove insect pests*
◇ **pesticide** *noun* substance which kills pests **Pestizid, Schädlingsbekämpfungsmittel**

petechia *noun* small red spot, where blood has entered the skin **Petechie**
(NOTE: the plural is **petechiae)**

petit mal *noun* less severe form of epilepsy, where loss of consciousness attacks last only a few seconds and the patient appears simply to be thinking deeply **Petit mal, kleiner epileptischer Anfall**

petri dish *noun* small glass *or* plastic dish with a lid, in which a culture is grown **Petrischale**

petrosal *adjective* referring to the petrous part of the temporal bone **Felsenbein-**
◇ **petrositis** *noun* inflammation of the petrous part of the temporal bone **Petrositis**
◇ **petrous** *adjective* (i) like stone; (ii) petrosal **(i) steinartig; (ii) Felsenbein-; petrous bone** = part of the temporal bone which forms the base of the skull and the inner and middle ears **Pars petrosa ossis temporalis, Felsenbein (des Schläfenbeins)**

-pexy *suffix* referring to fixation of an organ by surgery **-pexie**

Peyer's patches *noun* patches of lymphoid tissue on the mucous membrane of the small intestine **Peyer-Plaques**

Peyronie's disease *noun* condition where hard fibre develops in the penis which becomes painful when erect (associated with Dupuytren's contracture) **Peyronie-Krankheit, Induratio penis plastica**

pH *noun* concentration of hydrogen ions in a solution, which determines its acidity **pH; pH factor** = factor which indicates acidity or alkalinity **pH-Wert; pH test** = test to see how acid or alkaline a solution is **pH-Test**

> COMMENT: the pH factor is shown as a number; pH 7 is neutral; pH 8 and above show that the solution is alkaline and pH 6 and below show that the solution is acid

phaco- *prefix see* PHAKO-

phaeochromocytoma *noun* tumour of the adrenal glands which affects the secretion of hormones such as adrenaline, which in turn results in hypertension and hyperglycaemia **Phäochromozytom**

phag- *or* **phago-** *prefix* referring to eating **Phag(o)-**
◇ **-phage** *suffix* which eats **-phage**
◇ **-phagia** *suffix* referring to eating **-phagie**
◇ **phagocyte** *noun* cell, especially a white blood cell, which can surround and destroy other cells, such as bacteria cells **Phagozyt**
◇ **phagocytic** *adjective* (i) referring to phagocytes; (ii) which destroys cells **(i) & (ii) phagozytär, phagozytisch;** *monocytes become phagocytic during infection*
◇ **phagocytosis** *noun* destruction of bacteria cells and foreign bodies by phagocytes **Phagozytose**

phako- *or* **phaco-** *prefix* referring to the lens of the eye **Phako-**
◇ **phakic** *adjective* (eye) which has its natural lens **normalsichtig; nicht getrübt**

phalangeal *adjective* referring to the phalanges **phalangeal**
◇ **phalanges** *plural of* PHALANX
◇ **phalangitis** *noun* inflammation of the fingers or toes caused by infection of tissue **Phalangitis**
◇ **phalanx** *noun* bone in a finger or toe **Phalanx; Fingerglied; Zehenglied** *see illustration* HAND, FOOT

> COMMENT: the fingers and toes have three phalanges each, except the thumb and big toe, which have only two

phalloplasty *noun* surgical operation to repair a damaged *or* deformed penis **Phalloplastik, Penisplastik**

◇ **phallus** *noun* penis *or* male genital organ **Phallus, Penis**

phantom *noun*
(a) model of the whole body *or* part of the body, used to practise or demonstrate surgical operations **Modell**
(b) ghost *or* something which is not there but seems to be there **Phantom, Trugbild**; **phantom limb** = condition where a patient seems to feel sensations in a limb which has been amputated **Phantomglied**; **phantom pregnancy** = PSEUDOCYESIS; **phantom tumour** = condition where a swelling occurs which imitates a swelling caused by the tumour **Pseudotumor**

pharmaceutical
1 *adjective* referring to pharmacy *or* drugs **pharmazeutisch**; **the Pharmaceutical Society** = professional association for pharmacists in Great Britain **britische Gesellschaft für Pharmazie**
2 *noun* **pharmaceuticals** = drugs **Pharmazeutika, Pharmaka, Arzneimittel**

◇ **pharmacist** *noun* trained person who is qualified to prepare medicines according to the instructions on a doctor's prescription **Apotheker/-in**; **community pharmacist** *or* **retail pharmacist** = person who makes medicines and sells them in a chemist's shop **Apotheker/-in**

> COMMENT: qualified pharmacists must be registered by the Pharmaceutical Society of Great Britain before they can practise

◇ **pharmaco-** *prefix* referring to drugs **Pharmako-**

◇ **pharmacological** *adjective* referring to pharmacology **pharmakologisch**

◇ **pharmacologist** *noun* doctor who specializes in the study of drugs **Pharmakologe/Pharmakologin**

◇ **pharmacology** *noun* study of drugs *or* medicines, and their actions, properties and characteristics **Pharmakologie**

◇ **pharmacopoeia** *noun* official list of drugs, their methods of preparation, dosages and the ways in which they should be used **Pharmakopoe, Arzneibuch**

> COMMENT: the British Pharmocopoeia is the official list of drugs used in the United Kingdom. The drugs listed in it have the letters BP after their name. In the USA the official list is the United States Pharmacopoeia, or USP

◇ **pharmacy** *noun*
(a) study of making and dispensing of drugs **Pharmazie**; *the six pharmacy students are taking their diploma examinations this year; he has a qualification in pharmacy*
(b) shop *or* department in a hospital where drugs are prepared **Apotheke**

◇ **Pharmacy Act** *or* **Poisons Act** *noun* one of several Acts of the British Parliament (Pharmacy and Poisons Act 1933, Misuse of Drugs Act 1971, Poisons Act 1972) which regulate the making *or* prescribing *or* selling of drugs **Arzneimittelgesetz**

pharyng- *or* **pharyngo-** *prefix* referring to the pharynx **Pharyng(o)-**

◇ **pharyngeal** *adjective* referring to the pharynx **pharyngeal**; **pharyngeal pouch** *or* **visceral pouch** = one of the pouches in the side of the throat of an embryo **Kiementasche**; **pharyngeal tonsil** = adenoidal tonsil *or* lymphoid tissue at the back of the throat where the passages from the nose join the pharynx **Tonsilla pharyngea, Rachenmandel**

◇ **pharyngectomy** *noun* surgical removal of part of the pharynx, especially in cases of cancer of the pharynx **Pharyngektomie**

◇ **pharyngismus** *or* **pharyngism** *noun* spasm which contracts the muscles of the pharynx **Pharyngismus, Pharyngospasmus**

◇ **pharyngitis** *noun* inflammation of the pharynx **Pharyngitis**

◇ **pharyngocele** *noun* (i) cyst which opens off the pharynx; (ii) hernia of part of the pharynx **(i) Pharynxdivertikel; (ii) Pharyngozele, Pharynxhernie**

◇ **pharyngolaryngeal** *adjective* referring to the pharynx and the larynx **pharyngolaryngeal**

◇ **pharyngoscope** *noun* instrument with a light attached, used by a doctor to examine the pharynx **Pharyngoskop**

◇ **pharyngotympanic tube** *or* **Eustachian tube** *noun* one of two tubes which connect the back of the throat to the middle ear **Tuba auditiva (Eustachii), Ohrtrompete**

◇ **pharynx** *noun* muscular passage leading from the back of the mouth to the oesophagus **Pharynx, Rachen**

> COMMENT: the nasal cavity (or nasopharynx) leads to back of the mouth (or oropharynx) and then into the pharynx proper, which in turn becomes the oesophagus when it reaches the sixth cervical vertebra. The pharynx is the channel both for air and food; the trachea (or windpipe) leads off it before it

joins the oesophagus. The upper part of the pharynx (the nasopharynx) connects with the middle ear through the Eustachian tubes. When air pressure in the middle ear is not equal to that outside (as when going up or down in a plane), the tube becomes blocked and pressure can be reduced by swallowing into the pharynx

phase *noun* stage *or* period of development **Phase, Abschnitt;** *if the cancer is diagnosed in its early phase, the chances of complete cure are much greater*

phenobarbitone *noun* barbiturate drug, used as a sedative **Phenobarbital**

phenol *or* **carbolic acid** *noun* strong disinfectant used for external use **Phenol, Karbolsäure**

phenotype *noun* the particular characteristics of an organism **Phänotyp;** *compare* GENOTYPE

> QUOTE all cancers may be reduced to fundamental mechanisms based on cancer risk genes or oncogenes. An oncogene is a gene that encodes a protein that contributes to the malignant phenotype of the cell
> British Medical Journal

phenylalanine *noun* essential amino acid **Phenylalanin**

phenylketonuria *noun* hereditary defect which affects the way in which the body breaks down phenylalanine, which in turn concentrates toxic metabolites in the nervous system causing brain damage **Phenylketonurie**

COMMENT: to have phenylketonuria, a child has to inherit the gene from both parents. The condition can be treated by giving the child a special diet but early diagnosis is essential to avoid brain damage

phial *noun* small medicine bottle **Phiole, Fläschchen**

-philia *suffix* meaning attraction *or* liking for something **-philie**

philtrum *noun* (i) groove in the centre of the top lip; (ii) drug believed to stimulate sexual desire **(i) Philtrum; (ii) Aphrodisiakum**

phimosis *noun* condition where the foreskin is tight and has to be removed by circumcision **Phimose**

phleb- *or* **phlebo-** *prefix* referring to a vein **Phleb(o)-**

◇ **phlebectomy** *noun* surgical removal of a vein *or* part of a vein **Phlebektomie, Venenresektion**

◇ **phlebitis** *noun* inflammation of a vein **Phlebitis, Venenentzündung**

◇ **phlebogram** *or* **venogram** *noun* X-ray picture of a vein **Phlebogramm, Venogramm**

◇ **phlebography** *or* **venography** *noun* X-ray examination of a vein using a radio-opaque dye so that the vein will show up on the film **Phlebographie, Venographie**

◇ **phlebolith** *noun* stone which forms in a vein as a result of an old thrombus becoming calcified **Phlebolith, Venenstein**

◇ **phlebothrombosis** *noun* blood clot in a deep vein in the legs or pelvis, which can easily detach and form an embolus in a lung **Phlebothrombose, tiefe Venenthrombose**

◇ **phlebotomy** *or* **venesection** *noun* operation where a vein is cut so that blood can be removed (as when taking blood from a donor) **Phlebotomie, Venaesectio**

phlegm *or* **sputum** *noun* mucus found in an inflamed nose, throat or lung and coughed up by the patient **Sputum, Auswurf;** *she was coughing up phlegm into her handkerchief*

◇ **phlegmasia alba dolens** *or* **milk leg** *noun* condition which affects women after childbirth, where a leg becomes pale and inflamed as a result of lymphatic obstruction **Phlegmasia alba dolens**

phlyctenule *noun* (i) tiny blister on the cornea *or* conjunctiva; (ii) any small blister **(i) Phlyktäne; (ii) Bläschen**

phobia *noun* fear **Phobie;** *he has a phobia about or of dogs; fear of snakes is one of the commonest phobias*

◇ **-phobia** *suffix* meaning neurotic fear of something **-phobie**; **agoraphobia** = fear of open spaces **Agoraphobie**; **claustrophobia** = fear of enclosed spaces **Klaustrophobie**

◇ **phobic** *adjective* referring to a phobia **phobisch**; **phobic anxiety** = state of worry caused by a phobia **phobische Angst**

◇ **-phobic** *suffix* person who has a phobia of something **-phob**; **agoraphobic** = (person) who is afraid of open spaces **Agoraphob; agoraphob**

phocomelia *or* **phocomely** *noun* (i) congenital condition where the upper part of the limbs do not develop, leaving the hands or feet directly attached to the body; (ii) congenital condition in which the legs develop normally, but the arms are absent or underdeveloped **(i) & (ii) Phokomelie, Robbengliedrigkeit**

phon- *or* **phono-** *prefix* referring to sound *or* voice **Phon(o)-**

◇ **phonocardiogram** *noun* chart of the sounds made by the heart **Phonokardiogramm**

◇ **phonocardiography** *noun* recording the sounds made by the heart **Phonokardiographie**

phosphataemia *noun* presence of excess phosphates (such as calcium *or* sodium) in the blood **Phosphatämie**

◇ **phosphatase** *noun* group of enzymes which are important in the cycle of muscle contraction and calcification of bones **Phosphatase**

◇ **phosphate** *noun* salt of phosphoric acid, used in tonics **Phosphat**

◇ **phosphaturia** *noun* condition where excess phosphates are present in the urine **Phosphaturie**

> COMMENT: the urine becomes cloudy, which can indicate stones in the bladder or kidney

◇ **phospholipid** *noun* compound with fatty acids, which is one of the main components of membranous tissue **Phospholipid, Phosphatid**

◇ **phosphonecrosis** *noun* necrotic condition affecting the kidneys, liver and bones, usually seen in people who work with phosphorus **Phosphornekrose**

◇ **phosphorescent** *adjective* which shines without producing heat **phosphoreszierend**

◇ **phosphoric acid** *noun* acid which forms phosphates **Phosphorsäure**

◇ **phosphorus** *noun* toxic chemical element which is present in minute quantities in bones and nerve tissue; it causes burns if it touches the skin, and can poison if swallowed **Phosphor;** (NOTE: the chemical symbol is **P)**

◇ **phossy jaw** *noun* disintegration of the bones of the lower jaw, caused by inhaling phosphorus fumes **Phosphornekrose des Kiefers**

phot- *or* **photo-** *prefix* referring to light **Fot(o)-**

◇ **photalgia** *noun* (i) pain in the eye caused by bright light; (ii) severe photophobia **(i) & (ii) Photalgie**

◇ **Fotocoagulation** *noun* process where tissue coagulates from the heat caused by light **Fotokoagulation, Lichtkoagulation**

> COMMENT: photocoagulation is used to treat a detached retina

◇ **photodermatosis** *noun* lesion of the skin after exposure to bright light **Fotodermatose, Lichtdermatose**

◇ **photogenic** *adjective* (i) which is produced by the action of light; (ii) which produces light **(i) & (ii) fotogen**

◇ **photograph**

1 *noun* picture taken with a camera, which uses the chemical action of light on sensitive film **Foto, Fotografie;** *an X-ray photograph of the patient's chest*

2 *verb* to take a picture with a camera **fotografieren**

◇ **photography** *noun* taking pictures with a camera **Fotografie;** *the discovery of X-ray photography has meant that internal disorders can be more easily diagnosed*

◇ **photophobia** *noun* (i) condition where the eyes become sensitive to light and conjunctivitis may be caused (it can be associated with measles and some other infectious diseases); (ii) morbid fear of light **(i) & (ii) Fotophobie**

◇ **photophthalmia** *noun* inflammation of the eye caused by bright light, as in snow blindness **Fotoophthalmie**

◇ **photopic vision** *noun* vision which is adapted to bright light (as in daylight) by using the cones in the retina instead of the rods, as in scotopic vision **fotopisches Sehen, Tagessehen**; *see also* LIGHT ADAPTATION

◇ **photoreceptor neurone** *noun* rod or cone in the retina, which is sensitive to light or colour **Fotorezeptor**

◇ **photoretinitis** *or* **sun blindness** *noun* damaged retina caused by looking at the sun **Fotoretinitis**

◇ **photosensitive** *adjective* (skin *or* lens) which is sensitive to light *or* which is stimulated by light **lichtempfindlich**

◇ **photosensitivity** *noun* being sensitive to light **Lichtempfindlichkeit**

◇ **phototherapy** *noun* treatment of jaundice and vitamin D deficiency, which involves exposing a patient to rays of ultraviolet light **Fototherapie, Lichttherapie**

◇ **photuria** *noun* phosphorescent urine **Foturie, Urinfluoreszenz**

phren- *or* **phreno-** *prefix* referring to (i) the brain; (ii) the phrenic nerve **(i) & (ii) Phren(o)-**

◇ **phrenemphraxis** *noun* surgical operation to crush the phrenic nerve in order to paralyse the diaphragm **Phrenemphraxis, Phrenikusquetschung**

◇ **-phrenia** *suffix* meaning disorder of the mind **-phrenie**

phrenic *adjective* (i) referring to the diaphragm; (ii) referring to the mind *or* intellect **(i) diaphragmatisch; (ii) Geistes-, Verstandes-**; **phrenic nerve** = pair of nerves which controls the muscles in the diaphragm **Nervus phrenicus, Phrenikus, Zwerchfellnerv**; **phrenic avulsion** *see* AVULSION

◇ **phrenicectomy** *noun* surgical removal of all *or* part of the phrenic nerve **Phrenikusresektion**

◇ **phreniclasia** *noun* operation to clamp the phrenic nerve **Phrenikusquetschung (mittels Klammer)**

◇ **phrenicotomy** *noun* operation to divide the phrenic nerve **Phrenikotomie**

Phthirius pubis *noun* pubic louse *or* crab louse *or* louse which infests the pubic region **Phthirius pubis, Schamlaus**

◇ **phthiriasis** *noun* infestation with the crab louse **Phthiriasis, Lausbefall**

phthisis *noun* (i) old term for tuberculosis; (ii) any wasting disease of the body **(i) & (ii) Phthisis, Phthise**

phycomycosis *noun* acute infection of the lungs, central nervous system and other organs by a fungus **Phykomykose**

physi- *or* **physio-** *prefix* referring to (i) physiology; (ii) physical **(i) & (ii) Physi(o)-**

◇ **physic** *noun* old term for medicine **Arzneimittel, Medizin**

physical

1 *adjective* referring to the body, as opposed to the mind **physisch, körperlich**; **physical dependence** = state where a person is addicted to a drug such as heroin and suffers physical effects if he stops taking the drug **physische Abhängigkeit**; **physical education** = teaching of sports and exercises in school **Sportunterricht, Leibeserziehung**; **physical examination** = examination of a patient's body to see if he is healthy **körperliche Untersuchung**; **physical medicine** = branch of medicine which deals with physical disabilities *or* with treatment of disorders after they have been diagnosed **physikalische Medizin**; **physical sign** = symptom which can be seen on the patient's body *or* which can be produced by percussion and palpitation **Symptom, Krankheitszeichen**; **physical therapy** = treatment of disorders by heat *or* by massage *or* by exercise and other physical means **physikalische Therapie, Physiotherapie**
2 *noun* physical examination **ärztliche Untersuchung**; *he has to pass a physical before being accepted by the police force*

◇ **physically** *adverb* referring to the body **physisch, körperlich**; *physically he is very weak, but his mind is still alert*

physician *noun* registered doctor who is not a surgeon **Arzt/Ärztin**
(NOTE: in GB English, physician refers to a specialist doctor, though not usually a surgeon, while in US English it is used for any qualified doctor)

physiological *adjective* referring to physiology *or* to the normal functions of the body **physiologisch**; **physiological saline** *or* **solution** = any solution used to keep cells *or* tissue alive **physiologische Kochsalzlösung**

◇ **physio** *noun (informal)* (i) session of physiotherapy treatment; (ii) physiotherapist **(i) Physiotherapie; (ii) Physiotherapeut/-in**

◇ **physiologist** *noun* scientist who specializes in the study of the functions of living organisms **Physiologe/Physiologin**

◇ **human physiology** *noun* study of the human body and its normal functions **Humanphysiologie**

physiotherapy *noun* treatment of a disorder or condition by exercise *or* massage *or* heat treatment *or* infrared lamps, etc., to restore strength, to restore function after a disease or injury, to correct a deformity **Physiotherapie**; **physiotherapy clinic** = clinic where patients can have physiotherapy **Klinik für Physiotherapie**

◇ **physiotherapist** *noun* trained specialist who gives physiotherapy **Physiotherapeut/-in**

phyt- *or* **phyto-** *prefix* referring to plants *or* coming from plants **Phyt(o)-**

pia mater *noun* delicate inner layer of the meninges, the membrane which covers the brain and spinal cord **Pia mater**

pian = YAWS

pica *noun* desire to eat things (such as wood *or* paper) which are not food, often found in pregnant women and small children **Pica(-Syndrom), Pikazismus**

pick *verb* to take away small pieces of something with the fingers *or* with a tool

klauben, heraussuchen; *she picked the pieces of glass out of the wound with tweezers* **to pick one's nose** = to take pieces of mucus out of the nostrils **in der Nase bohren**; **to pick one's teeth with a pin** = to take away pieces of food which are stuck between the teeth **mit einem Zahnstocher die Zähne reinigen**

◇ **pick up** *verb (informal)*
(a) to catch a disease **sich holen, zuziehen;** *he must have picked up the disease when he was travelling in Africa*
(b) to get stronger *or* better **wieder auf die Beine kommen;** *he was ill for months, but he's picking up now*

Pick's disease *noun*
(a) rare condition, where a disorder of the lipoid metabolism causes retarded mental development, anaemia, loss of weight and swelling of the spleen and liver **Niemann-Pick-Krankheit, Sphingomyelinose**
(b) constrictive pericarditis **perikarditische Pseudoleberzirrhose**

pico- *prefix* meaning one million millionth (10^{12}) **Piko-** (NOTE: symbol is **p)**

◇ **picomole** *noun* unit of measurement of the amount of substance (= one million millionth of a mole) **Pikomol** (NOTE: with figures usually written **pmol)**

picornavirus *noun* virus containing RNA, such as enteroviruses and rhinoviruses **Picornavirus**

PID = PROLAPSED INTERVERTEBRAL DISC

pigeon chest *noun* deformity of the chest, where the breastbone sticks out **Hühnerbrust, Pectus carinatum**

◇ **pigeon toes** *noun* condition where the feet turn towards the inside when a person is standing upright **Pes adductus, Sichelfuß**

pigment *noun* (i) substance which gives colour to part of the body such as blood *or* the skin *or* hair; (ii); *(in pharmacy)* a paint **(i) & (ii) Pigment**; **bile pigment** = yellow colouring matter in bile **Gallenfarbstoff; blood pigment** = HAEMOGLOBIN; **respiratory pigment** = blood pigment which can carry oxygen collected in the lungs and release it in tissues **Atmungspigment**

◇ **pigmentation** *noun* colouring of the body, especially that produced by deposits of pigment **Pigmentierung**

◇ **pigmented** *adjective* coloured *or* showing an abnormal colour **pigmentiert**; **pigmented epithelium** *or* **pigmented layer** = coloured tissue at the back of the retina **Pigmentepithel (des Auges), Stratum pigmenti**

> COMMENT: the body contains several substances which control colour: melanin gives dark colour to the skin and hair; bilirubin gives yellow colour to bile and urine; haemoglobin in the blood gives the skin a pink colour; carotene can give a reddish-yellow colour to the skin if the patient eats too many tomatoes or carrots. Some pigment cells can carry oxygen and are called 'respiratory pigments'

piles = HAEMORRHOIDS

pill *noun* small hard round ball of drug which is to be swallowed whole **Pille;** *he has to take the pills twice a day; the doctor put her on a course of vitamin pills* **the pill** = oral contraceptive **die Pille**; **she's on the pill** = she is taking a regular course of contraceptive pills **sie nimmt die Pille**

◇ **pill-rolling** *noun* nervous action of the fingers, in which the patient seems to be rolling a very small object, associated with Parkinson's disease **Pillendrehen, Münzenzählen**

pillow *noun* soft cushion on a bed which the head lies on when the patient is lying down **Kopfkissen;** *the nurse gave her an extra pillow to keep her head raised*

pilo- *prefix* referring to hair **Pilo-**

◇ **pilomotor nerve** *noun* nerve which supplies the arrector pili muscles attached to hair follicles **pilomotorischer Nerv**

◇ **pilonidal cyst** *noun* cyst containing hair, usually found at the bottom of the spine near the buttocks **Pilonidalzyste**

◇ **pilonidal sinus** *noun* small depression with hairs at the base of the spine **Pilonidalsinus**

◇ **pilosebaceous** *adjective* referring to the hair follicles and the glands attached to them **Haarfollikel-Talgdrüsen-**

◇ **pilosis** *or* **pilosism** *noun* condition where someone has an abnormal amount of hair or where hair is present in an abnormal place **Pilosis, Hypertrichosis**

◇ **pilus** *noun* (i) one hair; (ii) hair-like process on the surface of a bacterium **(i) Pilus, Haar; (ii) Pilus, Fimbrie**; *see also* ARRECTOR PILI

pimple *noun* papule *or* pustule (small swelling on the skin, containing pus) **Pustel,**

Papel, Pickel; *he had pimples on his neck; is that red pimple painful?* **goose pimples** = reaction of the skin to cold *or* fear, where the skin forms many little bumps **Gänsehaut**

◇ **pimply** *adjective* covered with pimples **pickelig**

pin

1 *noun*

(a) small sharp piece of metal for attaching things together **Stecknadel**; *the nurse fastened the bandage with a pin* **safety pin** = special type of bent pin with a guard which protects the point, used for attaching nappies or bandages **Sicherheitsnadel**

(b) metal nail used to attach broken bones **Knochennagel**; *he has had a pin inserted in his hip*

2 *verb* to attach with a pin **anheften, feststecken; nageln**; *she pinned the bandages carefully to stop them slipping; the bone had fractured in several places and needed pinning*

pinch

1 *noun* (i) squeezing the thumb and first finger together; (ii) quantity of something which can be held between the thumb and first finger **(i) Kneifen, Zwicken; (ii) Prise, Quäntchen**; *she put a pinch of salt into the water*

2 *verb*

(a) to squeeze something tightly between the thumb and first finger **kneifen, zwicken**

(b) to squeeze **drücken**; *she developed a sore on her ankle where her shoe pinched*

pineal (body) *or* **pineal gland** *noun* small cone-shaped gland near the midbrain which produces melatonin and is believed to be associated with the circadian rhythm **Corpus pineale, Glandula pinealis, Zirbeldrüse, Epiphyse** *see illustration* BRAIN

pinguecula *or* **pinguicula** *noun* condition affecting old people, where the conjunctiva in the eyes has small yellow growths near the edge of the cornea, usually on the nasal side **Pinguecula**

pink *adjective* of a colour like very pale red **rosa**; **pink disease** *or* **erythroedema** *or* **acrodynia** = children's disease where the child's hands, feet and face swell and become pink, with a fever and loss of appetite, caused by an allergy to mercury **Feer-Selter-Swift-Krankheit, kindliche Akrodynie, Pink Disease**; **pink eye** *or* **epidemic conjunctivitis** = inflammation of the conjunctiva, where the eyelids become swollen and sticky and discharge pus, common in schools and other institutions, caused by the Koch-Weeks bacillus **Conjunctivitis epidemica, rotes Auge**

pinna *or* **outer ear** *noun* part of the ear which is outside the head, connected by a passage to the eardrum **äußeres Ohr, Ohrmuschel** *see illustration* EAR

pinocytosis *noun* process by which a cell surrounds and takes in fluid **Pinozytose**

pins and needles *noun* non-medical term for an unpleasant tingling feeling, caused when a nerve is irritated, as when a limb has become numb after the circulation has been blocked for a short time **Ameisenlaufen, Kribbeln**

pint *noun* measure of liquids (= about .56 of a litre) **Pint (ca. ein halber Liter)**; *he was given six pints of blood in blood transfusions during the operation*

pinta *noun* skin disease of the tropical regions of America, caused by a spirochaete *Treponema* **Pinta(-Krankheit), Carate, Mal de Pinto**

> COMMENT: the skin on the hands and feet swells and loses its colour

pinworm *noun (US)* threadworm *or* thin nematode worm *Enterobius vermicularis* which infests the large intestine **Madenwurm, Enterobius vermicularis**

pipette *noun* thin glass tube used in the laboratory for taking or measuring samples of liquid **Pipette**

piriform fossae *plural noun* two hollows at the sides of the upper end of the larynx **Recessus piriformes**

pisiform (bone) *noun* one of the eight small carpal bones in the wrist **Os pisiforme, Erbsenbein** *see illustration* HAND

pit *noun* hollow place on a surface **Grube, Fossa**; **the pit of the stomach** *or* **epigastrium** = part of the upper abdomen between the rib cage above the navel **Magengrube, Epigastrium**; *see also* ARMPIT

pitcher's elbow *(US)* = TENNIS ELBOW

pithiatism *noun* way of influencing the patient's mind by persuading him of something, as when the doctor treats a condition by telling the patient that he is in fact well **Pithiatismus, Suggestionstherapie, Suggestivbehandlung**

pitted *adjective* covered with small hollows **narbig**; *his skin was pitted by acne*

◇ **pitting** *noun* formation of hollows in the skin **Dellenbildung, Grübchenbildung**

pituitary body *or* **pituitary gland** *or* **hypophysis cerebri** *noun* main endocrine gland in the body **Glandula pituitaria, Hypophyse, Hirnanhangsdrüse** *see illustration* BRAIN; **pituitary fossa** *or* **sella turcica** = hollow in the upper surface of the sphenoid bone in which the pituitary gland sits **Fossa pituitaria, Fossa hypophysialis, Hypophysengrube, Sella turcica, Türkensattel**

◇ **pituitrin** *noun* hormone secreted by the pituitary gland **Hypophysenhormon**

COMMENT: the pituitary gland is about the size of a pea, and hangs down from the base of the brain, inside the sphenoid bone, on a stalk which attaches it to the hypothalamus. The front lobe of the gland (the adenohypophysis) secretes several hormones (TSH, ACTH) which stimulate the adrenal and thyroid glands, or which stimulate the production of sex hormones, melanin and milk. The posterior lobe of the pituitary gland (the neurohypophysis) secretes the antidiuretic hormone and oxytocin. The pituitary gland is the most important gland in the body because the hormones it secretes control the functioning of the other glands

pityriasis *noun* any skin disease where the skin develops thin scales **Pityriasis, Kleienflechte**; **pityriasis alba** = disease of children with flat white patches on the cheeks **Pityriasis alba faciei**; **pityriasis capitis** = dandruff *or* condition where pieces of dead skin form on the scalp and fall out when the hair is combed **Pityriasis capitis, Kopfschuppen**; **pityriasis rosea** = mild irritating rash affecting young people, which appears especially in the early part of the year and has no known cause **Pityriasis rosea**; **pityriasis rubra** = serious, sometimes fatal, skin disease where the skin turns dark red and is covered with white scales **Pityriasis rubra universalis, Zehrröteln**

pivot

1 *noun* stem used to attach an artificial crown to the root of a tooth **Stift(zahn)**

2 *verb* to rest and turn on a point **sich drehen (auf etw.)**; *the atlas bone pivots on the second vertebra* **pivot joint** *or* **trochoid joint** = joint where a bone can rotate freely **Articulatio trochoidea, Radgelenk**

placebo *noun* tablet which appears to be a drug, but has no medicinal substance in it **Placebo**; **placebo effect** = apparently beneficial effect of telling a patient that he is having a treatment, even if this is not true, caused by the patient's hope that the treatment will be effective **Placebo-Effekt**

COMMENT: placebos may be given to patients who have imaginary illnesses; placebos can also help in treating real disorders by stimulating the patient's psychological will to be cured. Placebos are also used on control groups in tests of new drugs (a placebo-controlled study)

placenta *noun* tissue which grows inside the uterus during pregnancy and links the baby to the mother **Plazenta, Mutterkuchen**; **placenta praevia** = condition where the fertilized egg becomes implanted in the lower part of the uterus, which means that the placenta may become detached during childbirth and cause brain damage to the baby **Placenta praevia**; **battledore placenta** = placenta where the umbilical cord is attached at the edge and not the centre **Plazenta mit randständigem Nabelschnuransatz**

◇ **placental** *adjective* referring to the placenta **plazentar**; **placental insufficiency** = condition where the placenta does not provide the fetus with the necessary oxygen and nutrients **Plazentainsuffizienz**

◇ **placentography** *noun* X-ray examination of the placenta of a pregnant woman after a radio-opaque dye has been injected **Plazentographie**

COMMENT: the vascular system of the fetus is not directly connected to that of the mother. The placenta allows an exchange of oxygen and nutrients to be passed from the mother to the fetus to which she is linked by the umbilical cord. It stops functioning when the baby breathes for the first time and is then passed out of the womb as the afterbirth

Placido's disc *or* **keratoscope** *noun* instrument for examining the cornea to see if it has an abnormal curvature **Placido-Scheibe, Keratoskop**

plagiocephaly *noun* condition where a person has a distorted head **Plagiozephalie**

plague *noun* infectious disease which occurs in epidemics where many people are killed **Pest, Seuche**; **bubonic plague** = fatal disease caused by *Pasteurella pestis* in the lymph system transmitted to humans by fleas from rats **Bubonenpest, Beulenpest**; **pneumonic plague** = form of bubonic plague where mainly the lungs are affected **Lungenpest**; **septicaemic plague** = form of bubonic plague where the symptoms are generalized **Pestsepsis;** *the hospitals cannot cope with all the plague victims; thousands of people are dying of plague*

COMMENT: bubonic plague was the Black Death of the Middle Ages; its symptoms are fever, delirium, prostration, rigor and swellings on the lymph nodes

plan
1 *noun* arrangement of how something should be done **Plan**; **care plan** = plan drawn up by the nursing staff for the treatment of an individual patient **Pflegeplan**
2 *verb* to arrange how something is going to be done **planen**; **they are planning to have a family** = they expect to have children and so are not taking contraceptives **sie möchten eine Familie gründen/Kinder haben**
◇ **planned parenthood** *noun* situation where two people plan to have a certain number of children, and take contraceptives to control the number of children in the family **Familienplanung**
◇ **planning** *noun* arranging how something should be done **Planung**; **family planning** = using contraceptives to control the number of children in a family **Familienplanung**; **family planning clinic** = clinic which gives advice on contraception **Beratungszentrum für Familienplanung**

> QUOTE one issue has arisen - the amount of time and effort which nurses need to put into the writing of detailed care plans. Few would now dispute the need for clear, concise nursing plans to guide nursing practice, provide educational tools and give an accurate legal record
> Nursing Times

plane *noun* flat surface, especially that of the body seen from a certain angle **Ebene**; *see* CORONAL, MEDIAN, SAGITTAL

planta *noun* the sole of the foot **Planta (pedis), Fußsohle**
◇ **plantar** *adjective* referring to the sole of the foot **plantar**; **plantar arch** = curved part of the sole of the foot running along the length of the foot **Arcus pedis longitudinalis, Längswölbung des Fußes**; **deep plantar arch** = curved artery crossing the sole of the foot **Arcus plantaris profundus, tiefer Sohlenbogen**; **plantar flexion** = bending of the toes downwards **Plantarflexion**; **plantar reflex** *or* **plantar response** = normal downward movement of the toes when the sole of the foot is stroked in Babinski test **Plantarreflex**; **plantar region** = the sole of the foot **Fußsohle**; **plantar surface** = the skin of the sole of the foot **Fußsohle**; **plantar wart** = wart on the sole of the foot **Verruca plantaris, Sohlenwarze, Dornwarze**

planus *see* LICHEN, PES

plaque *noun* flat area **Plaque, Fleck, Platte**; **bacterial plaque** = hard smooth bacterial deposit on teeth **Zahnbelag**; **atherosclerotic plaque** = deposit on the walls of arteries **atherosklerotische Plaque**

-plasia *suffix* which develops *or* grows **-plasie**

plasm- *or* **plasmo-** *prefix* referring to blood plasma **Plasm(o)-**
◇ **plasma** *noun* (i) yellow watery liquid which makes up the main part of blood; (ii) lymph with no corpuscles; (iii) cytoplasm **(i) & (ii) Plasma; (iii) (Zyto)plasma;** *the accident victim was given plasma* **plasma cell** = lymphocyte which produces a certain type of antibody **Plasmazelle**; **plasma protein** = protein in plasma (such as albumin, gamma globulin and fibrinogen) **Plasmaprotein;** (NOTE: no plural)
◇ **plasmacytoma** *noun* malignant tumour of plasma cells, normally found in lymph nodes *or* bone marrow **Plasmozytom**
◇ **plasmapheresis** *noun* operation to take blood from a patient, then to separate the red blood cells from the plasma, and to return the red blood cells suspended in a saline solution to the patient through a transfusion **Plasmapherese**
◇ **plasmin** *or* **fibrinolysin** *noun* enzyme which digests fibrin **Plasmin, Fibrinolysin**
◇ **plasminogen** *noun* substance in blood plasma which becomes activated and forms plasmin **Plasminogen**

COMMENT: if blood does not clot it separates into blood corpuscles and plasma, which is formed of water and proteins, including the clotting agent fibrinogen. If blood clots, the corpuscles separate from serum, which is a watery liquid similar to plasma, but not containing fibrinogen. Dried plasma can be kept for a long time, and is used, after water has been added, for transfusions

Plasmodium *noun* type of parasite which infests red blood cells and causes malaria **Plasmodium**

plasmolysis *noun* contraction of a cell protoplasm by dehydration, where the surrounding cell wall becomes smaller **Plasmolyse, Protoplasmaauflösung**

plaster *noun*
(a) white powder which is mixed with water and used to make a solid support to cover a broken limb **Gips(verband);** *after his accident he had his leg in plaster for two months* **plaster cast** = hard support made of bandage soaked in liquid plaster of Paris which is

allowed to harden, and is used to wrap round a fracture to prevent the limb moving while the bones are healing **Gipsverband**; **plaster of Paris** = fine white plaster used to make plaster casts **Gips**; **frog plaster** = plaster cast made to keep the legs in the correct position after an operation to correct a dislocated hip **Hüftgipsverband**
(b) sticking plaster = adhesive plaster *or* sticky tape used to cover a small wound *or* to attach a pad of dressing to the skin **Heftpflaster, Pflaster;** *put a plaster on your cut*

plastic
1 *noun* artificial material made from petroleum, and used to make many objects, including replacement organs **Kunststoff, Plastik**
2 *adjective* which can be made in different shapes **plastisch**; **plastic lymph** *or* **inflammatory lymph** = yellow liquid produced by an inflamed wound and which helps the healing process **produktive Lymphe**; **plastic surgery** = surgery which repairs defective *or* deformed parts of the body **plastische Chirurgie**; **plastic surgeon** = surgeon who specializes in plastic surgery **plastische(r) Chirurg/-in**

> COMMENT: plastic surgery is especially important in treating accident victims or people who have suffered burns. It is also used to correct congenital deformities such as a cleft palate. When the object is simply to improve the patient's appearance, it is usually referred to as 'cosmetic surgery'

-plasty *suffix* referring to plastic surgery **-plastik**

plate *noun*
(a) flat round piece of china for putting food on **Teller;** *the nurses brought round sandwiches on a plate for lunch; pass your dirty plates to the person at the end of the table*
(b) (i) flat sheet of metal *or* bone, etc.; (ii) flat piece of metal attached to a fractured bone to hold the broken parts together **(i) & (ii) Platte;** *the surgeon inserted a plate in her skull* **cribriform plate** = top part of the ethmoid bone which forms the roof of the nasal cavity and part of the top of the eye sockets **Lamina cribrosa, Siebbeinplatte**; **dental plate** = prosthesis made to the shape of the mouth, which holds artificial teeth **Zahnprothese, künstliches Gebiss**

platelet *or* **thrombocyte** *noun* little blood cell which encourages the coagulation of blood **Blutplättchen, Thrombozyt**

platy- *prefix* meaning flat **Platy-**

◇ **platysma** *noun* flat muscle running from the collar bone to the lower jaw **Platysma**

-plegia *suffix* meaning paralysis **-plegie**

pleio- *or* **pleo-** *prefix* meaning too many **Pleio-, Pleo-**
◇ **pleocytosis** *noun* condition where there are an abnormal number of leucocytes in the cerebrospinal fluid **Pleozytose**

pleoptics *noun* treatment to help the partially sighted **Pleoptik**

plessor *or* **plexor** *noun* little hammer with a rubber tip, used by doctors to tap tendons to test for reflexes or for percussion of the chest **Perkussionshammer**

plethora *noun* old term meaning too much blood in the body **Plethora, Volumenüberfüllung**
◇ **plethoric** *adjective* (appearance) due to dilatation of superficial blood vessels **plethorisch**

plethysmography *noun* method of recording the changes in the volume of organs, mainly used to measure blood flow in the limbs **Plethysmographie**

pleur- *or* **pleuro-** *prefix* referring to the pleura **Pleur-, Pleuro-**
◇ **pleura** *noun* one of two membranes lining the chest cavity and covering each lung **Pleura, Brustfell**; **parietal pleura** *or* **outer pleura** = membrane attached to the diaphragm and covering the chest cavity **Pleura parietalis, parietales Pleurablatt**; **visceral pleura** *or* **inner pleura** = membrane attached to the surface of the lung **Pleura visceralis, Lungenfell** *see illustration* LUNGS; (NOTE: plural is **pleurae)**
◇ **pleuracentesis** *see* PLEUROCENTESIS
◇ **pleural** *adjective* referring to the pleura **pleural**; **pleural cavity** = space between the inner and outer pleura **Pleurahöhle**; **pleural effusion** = excess fluid formed in the pleural sac **Pleuraerguss**; **pleural fluid** = fluid which forms between the layers of the pleura in pleurisy **Pleuraflüssigkeit**; **pleural membrane** = PLEURA
◇ **pleurectomy** *noun* surgical removal of part of the pleura which has been thickened or made stiff by chronic empyema **Pleurektomie**

pleurisy *noun* inflammation of the pleura, usually caused by pneumonia **Pleuritis, Brustfellentzündung**; **diaphragmatic**

pleurisy = inflammation of the outer pleura only **Pleuritis diaphragmatica, basale Pleuritis**

COMMENT: the symptoms of pleurisy are coughing, fever, and sharp pains when breathing, caused by the two layers of pleura rubbing together

pleuritis = PLEURISY

◇ **pleurocele** *noun* (i) condition where part of the lung *or* pleura is herniated; (ii) fluid in the pleural cavity **(i) & (ii) Pleurozele**

◇ **pleurocentesis** *or* **pleuracentesis** *noun* operation where a hollow needle is put into the pleura to drain liquid **Pleurapunktion**

◇ **pleurodesis** *noun* treatment for a collapsed lung, where the inner and outer pleura are stuck together **Pleurodese**

◇ **pleurodynia** *noun* pain in the muscles between the ribs, due to rheumatic inflammation **Pleurodynie**; **epidemic pleurodynia** *or* **Bornholm disease** = virus disease affecting the intestinal muscles, with symptoms like influenza, (fever, headaches and pains in the chest) **Bornholmer Krankheit, Pleurodynie, Myalgia epidemica**

◇ **pleuropneumonia** *noun* acute lobar pneumonia (the classic type of pneumonia) **Pleuropneumonie**

plexor *noun* little hammer, used by doctors to tap tendons to test reflexes or in percussion of the chest **Perkussionshammer**

plexus *noun* network of nerves *or* blood vessels *or* lymphatics **Plexus, Geflecht, Netzwerk**; **Auerbach's plexus** = group of nerve fibres in the intestine **Auerbach-Plexus, Plexus myentericus**; **brachial plexus** = group of nerves at the base of the neck, which lead to nerves in the arms and hands **Plexus brachialis, Armplexus**; **cervical plexus** = group of nerves in front of the vertebrae in the neck, which lead to nerves supplying the skin and muscles of the neck, and also the phrenic nerve which controls the diaphragm **Plexus cervicalis, Halsgeflecht**; **choroid plexus (of the lateral ventricle)** = part of the pia mater, a network of small blood vessels in the ventricles of the brain which produce cerebrospinal fluid **Plexus choroideus, Adergeflecht**; **lumbar plexus** = point near the spine above the pelvis where several nerves supplying the thigh and abdomen are joined together **Plexus lumbalis, Lendengeflecht**; **sacral plexus** = group of nerves inside the pelvis near the sacrum which lead to nerves in the buttocks, back of the thigh and lower leg and foot **Plexus sacralis, Kreuzbein(nerven)geflecht**; **solar plexus** *or* **coeliac plexus** = network of nerves in the abdomen, behind the stomach **Plexus solaris, Plexus coeliacus, Sonnengeflecht**

pliable *adjective* which can bend easily **biegsam, formbar**

plica *noun* fold **Plica, Falte**

◇ **plicate** *adjective* folded **gefaltet**

◇ **plication** *noun* (i) surgical operation to reduce the size of a muscle *or* a hollow organ by making folds in its walls and attaching them; (ii) the action of folding; (iii) a fold **(i) & (ii) Plikation, Fältelung; (iii) Plica, Falte**

plombage *noun* (i) packing bone cavities with antiseptic material; (ii) packing of the lung *or* pleural cavities with inert material **(i) & (ii) Plombierung**

plumbism *noun* lead poisoning **Bleivergiftung**

Plummer-Vinson syndrome *noun* type of iron-deficiency anaemia, where the tongue and mouth become inflamed and the patient cannot swallow **Plummer-Vinson-Syndrom**

plunger *noun* part of a hypodermic syringe which slides up and down inside the tube, either sucking liquid into the syringe or forcing the contents out **Kolben**

PM = POST MORTEM *what are the results of the PM?*

PMA = PROGRESSIVE MUSCULAR ATROPHY

PMT = PREMENSTRUAL TENSION *she is being treated for PMT; the hospital has a special clinic for PMT sufferers*

-pnea *or* **-pnoea** *suffix* referring to breathing **-pnoe**

pneum- *or* **pneumo-** *prefix* referring to air *or* to the lungs *or* to breathing **Pneum-, Pneumo-**

◇ **pneumatocele** *noun* (i) sac *or* tumour filled with gas; (ii) herniation of the lung **(i) Pneumatozele; (ii) Pneumozele, Lungenhernie**

◇ **pneumaturia** *noun* passing air or gas in the urine **Pneumaturie**

◇ **pneumocephalus** *noun* presence of air *or* gas in the brain **Pneum(at)ozephalus**

◇ **pneumococcal** *adjective* referring to pneumococci **Pneumokokken-**

◇ **pneumococcus** *noun* genus of bacteria which causes respiratory tract infections, including pneumonia **Streptococcus pneumoniae, Pneumokokke;** (NOTE: plural is **pneumococci)**

◇ **pneumoconiosis** *noun* lung disease where fibrous tissue forms in the lungs because the patient has inhaled particles of stone *or* dust over a long period of time **Pneumokoniose**

◇ **pneumoencephalography** *noun* X-ray examination of the ventricles and spaces of the brain after air has been injected into the cerebrospinal fluid by lumbar puncture **Pneumoenzephalographie**

COMMENT: the air takes the place of the cerebrospinal fluid and makes it easier to photograph the ventricles clearly

◇ **pneumogastric** *adjective* referring to the lungs and the stomach **pneumogastrisch**; **pneumogastric nerve** *or* **vagus nerve** = tenth cranial nerve, which controls swallowing and nerve fibres in the heart and chest **Nervus vagus, Vagus(nerv)**

◇ **pneumograph** *noun* instrument which records chest movements during breathing **Pneumograph**

◇ **pneumohaemothorax** *or* **haemopneumothorax** *noun* blood *or* air in the pleural cavity **Hämatopneumothorax**

◇ **pneumomycosis** *noun* infection of the lungs caused by a fungus **Pneumomykose, Lungenmykose**

pneumon- *or* **pneumono-** *prefix* referring to the lungs **Pneumo(n)-**

◇ **pneumonectomy** *noun* surgical removal of all *or* part of a lung **Pneum(on)ektomie**

◇ **pneumonia** *noun* inflammation of a lung, where the tiny alveoli of the lung become filled with fluid **Pneumonie, Lungenentzündung;** *he developed pneumonia and had to be hospitalized; she died of pneumonia* **bacterial pneumonia** = form of pneumonia caused by pneumococcus **bakterielle Pneumonie**; *see also* BRONCHOPNEUMONIA; **double pneumonia** *or* **bilateral pneumonia** = pneumonia in both lungs **beidseitige Lungenentzündung**; **hypostatic pneumonia** = pneumonia caused by fluid which accumulates in the posterior bases of the lungs of a bedridden patient **hypostatische Pneumonie**; **lobar pneumonia** = pneumonia which affects one or more lobes of the lung **Lobärpneumonie**; **viral** *or* **virus pneumonia** = type of inflammation of the lungs caused by a virus **Viruspneumonie**

COMMENT: the symptoms of pneumonia are shivering, pains in the chest, high temperature and sputum brought up by coughing

◇ **pneumonic plague** *noun* form of bubonic plague which mainly affects the lungs **Lungenpest**

◇ **pneumonitis** *noun* inflammation of the lungs **Pneumonitis, Pneumonie**

◇ **pneumoperitoneum** *noun* air in the peritoneal cavity **Pneumoperitoneum**

◇ **pneumoradiography** *noun* X-ray examination of part of the body after air *or* a gas has been inserted to make the organs show more clearly **Pneumoröntgenographie, Pneumoradiographie**

◇ **pneumothorax** *or* **collapsed lung** *noun* condition where air *or* gas is in the thorax **Pneumothorax**; **artificial pneumothorax** = former method of treating tuberculosis, where air was introduced between the layers of the pleura to make the lung collapse **künstlicher Pneumothorax**; **spontaneous pneumothorax** = pneumothorax caused by a rupture of an abnormal condition on the surface of the pleura **Spontanpneumothorax**; **tension pneumothorax** = pneumothorax where rupture of the pleura forms an opening like a valve, through which air is forced during coughing but cannot escape **Ventilpneumothorax, Spannungspneumothorax**; **traumatic pneumothorax** = pneumothorax which results from damage to the lung surface *or* wall of the chest, which allows air to leak into the space between the pleurae **posttraumatischer Pneumothorax**

-pnoea *suffix* referring to breathing **-pnoe**

PNS = PERIPHERAL NERVOUS SYSTEM

pock *noun* (i) localized lesion on the skin, due to smallpox *or* chickenpox; (ii) infective focus on the membrane of a fertile egg, caused by a virus **(i) & (ii) Pocke, Pustel, Blatter**

◇ **pockmark** *noun* scar left by a pustule, as in smallpox **Pockennarbe**

◇ **pockmarked** *adjective* (face) with scars from smallpox **pockennarbig**

pocket *noun* (i) small bag attached to the inside to a coat, etc. in which money, handkerchief, keys, etc., can be kept; (ii) cavity in the body **(i) Tasche; (ii) Tasche,**

Höhle, Hohlraum; **pocket of infection** = place where an infection remains **Infektionsherd**

pod- *prefix* referring to the foot **Pod(o)-**

podagra = GOUT

podalic version *noun* turning of the fetus in the womb by the feet **Fußwendung**

podiatrist *noun (US)* person who specializes in the care of the foot and its diseases **Fußpfleger/-in**

◇ **podiatry** *noun (US)* study of minor diseases and disorders of the feet **Fußpflege**

-poiesis *suffix* which forms **-poese, -bildung**

poikilo- *prefix* meaning irregular *or* varied **Poikilo-**

◇ **poikilocyte** *noun* abnormally large red blood cell with an irregular shape **Poikilozyt**

◇ **poikilocytosis** *noun* condition where poilkilocytes exist in the blood **Poikilozytose**

poikilothermic *adjective* (animal) with cold blood *or* cold-blooded (animal) **poikilotherm, wechselwarm**; *compare* HOMOIOTHERMIC

> COMMENT: the body temperature of cold-blooded animals changes with the outside temperature

point *noun*

(a) sharp end **Spitze;** *surgical needles have to have very sharp points*

(b) dot used to show the division between whole numbers and parts of numbers **Dezimalpunkt, Dezimalkomma;** (NOTE: **3.256:** say "three point two five six"; **his temperature was 38.7:** say "thirty-eight point seven")

(c) mark in a series of numbers **Punkt;** *what's the freezing point of water?*

◇ **pointed** *adjective* with a sharp point **spitz, scharf;** *a pointed rod*

poison

1 *noun* substance which can kill *or* harm body tissues if eaten or drunk **Gift;** *he died after someone put poison in his coffee; poisons must be kept locked up* **poison ivy** *or* **poison oak** = American plants whose leaves can cause a painful rash if touched **Giftefeu, Gifteiche**; **Poisons Act** *see* PHARMACY ACT

2 *verb* to give someone a poison *or* a substance which can harm or kill **vergiften;** *the workers were poisoned by toxic fumes; the wound was poisoned by bacterial infection*

◇ **poisoning** *noun* condition where a person is made ill *or* is killed by a poisonous substance **Vergiftung**; **blood poisoning** = condition where bacteria are present in blood and cause illness **Blutvergiftung**; **Salmonella poisoning** = poisoning by Salmonellae which develop in the intestines **Salmonellenvergiftung, Salmonellose**; **staphylococcal poisoning** = poisoning by staphylococci in food **Lebensmittelvergiftung durch Staphylokokken**

◇ **poisonous** *or* **toxic** *adjective* (substance) which is full of poison *or* which can kill or harm **giftig, toxisch;** *some mushrooms are good to eat and some are poisonous* **poisonous gas** = gas which can kill *or* which can make someone ill **Giftgas**

> COMMENT: The commonest poisons, of which even a small amount can kill, are arsenic, cyanide and strychnine. Many common foods and drugs can be poisonous if taken in large doses. Common household materials such as bleach, glue and insecticides can also be poisonous. Some types of poisoning, such as Salmonella, can be passed to other people through lack of hygienic conditions

polar *adjective* with a pole **polar**; **polar body** = small cell which is produced from an oocyte but does not develop into an ovum **Polkörperchen**

◇ **pole** *noun* (i) end of an axis; (ii) end of a rounded organ, such as the end of a lobe in the cerebral hemisphere **(i) & (ii) Pol**

poli- *or* **polio-** *prefix* referring to grey matter in the nervous system **Poli-, Polio-**

◇ **polio** *informal, see* POLIOMYELITIS

◇ **polioencephalitis** *noun* type of viral encephalitis, an inflammation of the grey matter in the brain caused by the same virus as poliomyelitis **Polioenzephalitis**

◇ **polioencephalomyelitis** *noun* polioencephalitis which also affects the spinal cord **Polioenzephalomyelitis**

◇ **poliomyelitis** *or* **polio** *or* **infantile paralysis** *noun* infection of the anterior horn cells of the spinal cord caused by a virus which attacks the motor neurones and can lead to paralysis **Poliomyelitis, Polio, Kinderlähmung**; **abortive poliomyelitis** = mild form of poliomyelitis which only affects the throat and intestines **abortive Poliomyelitis**; **bulbar poliomyelitis** = poliomyelitis which affects a patient's breathing and swallowing **bulbo-pontine Poliomyelitis**; **nonparalytic poliomyelitis** = form of poliomyelitis similar to the abortive form but which also affects the muscles to a certain degree **aparalytische Poliomyelitis**;

paralytic poliomyelitis = poliomyelitis which affects the patient's muscles **paralytische Poliomyelitis**

◇ **poliovirus** *noun* virus which causes poliomyelitis **Poliovirus**

COMMENT: symptoms of poliomyelitis are paralysis of the limbs, fever and stiffness in the neck. The bulbar form may start with difficulty in swallowing. Poliomyelitis can be prevented by immunization and two vaccines are used: the Sabin vaccine is formed of live polio virus and is taken orally on a piece of sugar; Salk vaccine is given as an injection of dead virus

Politzer bag *noun* rubber bag which is used to blow air into the middle ear to unblock a Eustachian tube **Politzer-Ballon**

pollen *noun* tiny cells from flowers which float in the air in spring and summer, and which cause hay fever **Pollen**; **pollen count** = figure which shows the amount of pollen in a sample of air **Pollenzahl**

pollex *noun* thumb **Pollex**
(NOTE: the plural is **pollices**)

pollinosis = HAY FEVER

pollute *verb* to make the air *or* a river *or* the sea dirty, especially with industrial waste **verunreinigen, (die Umwelt) verschmutzen**

◇ **pollutant** *noun* substance which pollutes **Schadstoff**

◇ **pollution** *noun* making dirty **Pollution, Verschmutzung, Verunreinigung**; **atmospheric pollution** = pollution of the air **Luftverschmutzung**

poly- *prefix* meaning many *or* much *or* touching many organs **Poly-**

◇ **polyarteritis nodosa** *or* **periarteritis nodosa** *noun* collagen disease where the walls of the arteries in various parts of the body become inflamed, leading to asthma, high blood pressure and kidney failure **Periarteriitis nodosa**

◇ **polyarthritis** *noun* inflammation of several joints, such as rheumatoid arthritis **Polyarthritis**

◇ **polycystitis** *noun* congenital disease where several cysts form in the kidney at the same time **polyzystisches Syndrom**

◇ **polycythaemia** *noun* blood disease where the number of red blood cells increases, often due to difficulties which the patient has in breathing **Polyzythämie**; **polycythaemia vera** *or* **erythraemia** = blood disease where the number of red blood cells increases, together with an increase in the number of white blood cells, making the blood thicker and slowing its flow **Polycythaemia rubra vera**

◇ **polydactylism** *or* **hyperdactylism** *noun* condition where a person has more than five fingers or toes **Polydaktylie, Hyperdaktylie**

◇ **polydipsia** *noun* condition (often caused by diabetes insipidus) where the patient is abnormally thirsty **Polydipsie**

◇ **polygraph** *noun* instrument which records the pulse in several parts of the body at the same time **Polygraph, Mehrfachschreiber**

◇ **polymorph** *or* **neutrophil** *noun* type of leucocyte *or* white blood cell with an irregular nucleus **Neutrophiler, neutrophiler Granulozyt**

◇ **polymyalgia rheumatica** *noun* disease of elderly people where the patient has pain and stiffness in the shoulder and hip muscles making them weak and sensitive **Polymyalgia rheumatica**

◇ **polyneuritis** *noun* inflammation of many nerves **Polyneuritis**

◇ **polyneuropathy** *noun* any disease which affects several nerves **Polyneuropathie**

◇ **polyopia** *or* **polyopsia** *or* **polyopy** *noun* condition where the patient sees several images of one object at the same time **Polyopie, Mehrfachsehen**; *compare* DIPLOPIA

polyp *or* **polypus** *noun* tumour, growing on a stalk in mucous membrane, which can be cauterized, often found in the nose, mouth or throat **Polyp**
(NOTE: plural of **polypus** is **polypi**)

polypeptide *noun* type of protein formed of linked amino acids **Polypeptid**

◇ **polyphagia** *noun* (i) condition where a patient eats too much; (ii) morbid desire for every kind of food **(i) & (ii) Polyphagie**

◇ **polypharmacy** *noun* prescribing several drugs to be taken at the same time **Polypragmasie**

◇ **polyploid** *adjective* (cell) where there are more than three sets of the haploid number of chromosomes **polyploid**; *compare* DIPLOID, HAPLOID

◇ **polyposis** *noun* condition where many polyps form in the mucous membrane of the colon **Polypose**

◇ **polypus** = POLYP

◇ **polyradiculitis** *noun* disease of the nervous system which affects the roots of the nerves **Polyradikulitis, Polyradikuloneuritis**

◇ **polysaccharide** *noun* type of carbohydrate **Polysaccharid**

◇ **polyserositis** *noun* inflammation of the membranes lining the abdomen, chest and joints and exudation of serous fluid **Polyserositis**

◇ **polyspermia** *or* **polyspermism** *or* **polyspermy** *noun* (i) excessive seminal secretion; (ii) fertilization of one ovum by several spermatozoa **(i) & (ii) Polyspermie**

◇ **polyunsaturated fat** *noun* fatty acid capable of absorbing more hydrogen (typical of vegetable and fish oils) **mehrfach ungesättigte Fettsäure**

◇ **polyuria** *noun* condition where a patient passes a large quantity of urine, usually as a result of diabetes insipidus **Polyurie**

pompholyx *noun* (i) type of eczema with many irritating little blisters on the hands and feet; (ii) morbid skin condition with bulbous swellings **(i) & (ii) Pompholyx**

pons *noun* (i) tissue which joins parts of an organ; (ii) part of the hindbrain, formed of fibres which continue the medulla oblongata **(i) & (ii) Pons, Brücke** *see illustration* BRAIN

◇ **pontine** *noun* referring to a pons **pontin**; **pontine cistern** = subarachnoid space in front of the pons, containing the basilar artery **Cisterna pontis**

poor *adjective* not very good **schlecht, schwach;** *he's in poor health; she suffers from poor circulation*

◇ **poorly** *adjective (informal)* not very well **unwohl, krank, elend;** *her mother has been quite poorly recently; he felt poorly and stayed in bed*

POP = PROGESTERONE ONLY PILL

popeyes *noun (US)* protruding eyes **Glotzaugen**

popliteal *adjective* referring to the back of the knee **popliteal**; **popliteal artery** = artery which branches from the femoral artery behind the knee and leads into the tibial arteries **Arteria poplitea, Kniekehlenschlagader**; **popliteal fossa** *or* **popliteal space** = space behind the knee between the hamstring and the calf muscle **Fossa poplitea, Kniekehle**

◇ **popliteus** *or* **popliteal muscle** *noun* muscle at the back of the knee **Musculus popliteus, Popliteus, Kniekehlenmuskel**

population *noun*

(a) number of people living in a country *or* town **Population, Bevölkerung;** *population statistics show that the birth rate is slowing down; the government has decided to screen the whole population of the area*

(b) number of patients in hospital **Population, Kollektiv;** *the hospital population in the area has fallen below ten thousand*

pore *noun* (i) tiny hole in the skin through which the sweat passes; (ii) small communicating passage between cavities **(i) & (ii) Pore** *see illustration* SKIN & SENSORY RECEPTORS

porencephaly *or* **porencephalia** *or* **porencephalus** *noun* abnormal cysts in the cerebral cortex, as a result of defective development **Porenzephalie**

porous *adjective* (i) containing pores; (ii) (tissue) which allows fluid to pass through **(i) & (ii) porös;** *porous bone surrounds the Eustachian tubes*

porphyria *noun* hereditary disease affecting the metabolism of porphyrin pigments **Porphyrie**

◇ **porphyrin** *noun* family of biological pigments (the commonest is protoporphyrin IX) **Porphyrin**

◇ **porphyrinuria** *noun* presence of excess porphyrins in the urine, a sign of porphyria or of metal poisoning **Porphyrinurie**

> COMMENT: porphyria causes abdominal pains and attacks of mental confusion. The skin becomes sensitive to light and the urine becomes coloured and turns dark brown when exposed to the light

porta *noun* opening which allows blood vessels to pass into an organ **Porta, Pforte**; **porta hepatis** = opening in the liver through which the hepatic artery, hepatic duct and portal vein pass **Porta hepatis, Leberpforte**

portable *adjective* which can be carried **tragbar;** *he keeps a portable first aid kit in his car; the ambulance team carried a portable blood testing unit*

portal *adjective* referring to a porta, especially the portal system *or* the portal vein **portal**; **portal hypertension** = high pressure in the portal vein, caused by cirrhosis of the liver or a clot in the vein, causing internal bleeding **portale Hypertension, Pfortaderhochdruck**; *see also* BANTI'S SYNDROME; **portal pyaemia** = infection of the portal vein in the liver, giving abscesses **portale Pyämie**; **portal system** = group of veins which have capillaries at both ends and do not go to the heart, such as the portal vein

Portalsystem, Pfortadersystem; **portal vein** = vein which takes blood from the stomach, pancreas, gall bladder, intestines and spleen to the liver **Vena portae, Pfortader**

porter *noun* person who does general work in a hospital, such as wheeling a patient's trolley into the operating theatre, moving heavy equipment, etc. **Pförtner**

portocaval *adjective* linking the portal vein to the inferior vena cava **portokaval**; **portocaval anastomosis** = surgical operation to join the portal vein to the inferior vena cava **portokavale Anastomose**; **portocaval shunt** = artificial passage made between the portal vein and the inferior vena cava to relieve portal hypertension **portokavaler Shunt**

◇ **porto-systemic encephalopathy** *noun* mental disorder and coma caused by liver disorder due to portal hypertension **portokavale Enzephalopathie, hepatoportale Enzephalopathie**

(NOTE: for terms referring to the portal vein, see words beginning with **pyl-** or **pyle-**)

port wine stain *noun* naevus *or* purple birthmark **Naevus flammeus, Feuermal, Weinfleck**

position

1 *noun*

(a) place (where something is) **Position, Lage**; *the exact position of the tumour is located by an X-ray*

(b) the way a patient stands *or* sits *or* lies **Stellung, Lage**; **genupectoral position** = kneeling with the chest on the floor **Knie-Brust-Lage**; **lithotomy position** = lying on the back with the hips and knees bent **Steinschnittlage**; **recovery position** *or* **semiprone position** = lying face downwards, with one knee and one arm bent forwards, and the face turned to one side **Simslage**; *see also* TRENDELENBURG'S

2 *verb* to place in a certain position **positionieren, legen**; *the fetus is correctly positioned in the uterus*

positive *adjective* which indicates the answer "yes" *or* which shows the presence of something **positiv**; *her cervical smear was positive or she gave a positive test for cervical cancer* **positive end-expiratory pressure (PEEP)** = forcing the patient to breathe through a mask in cases where fluid has collected in the lungs **positiver endexspiratorischer Beatmungsdruck (PEEP)**; **positive feedback** = situation where the result of a process stimulates the process which caused it **positive Rückkopplung**; **positive pressure ventilation (PPV)** = forcing air into the lungs to encourage the lungs to expand **Überdruckbeatmung**; **positive pressure respirator** = machine which forces air into a patient's lungs through a tube inserted in the mouth **Überdruckrespirator**

◇ **positively** *adverb* in a positive way **positiv**; *she reacted positively to the test*

posology *noun* study of doses of medicine **Posologie**

posseting *noun (in babies)* bringing up small quantities of curdled milk into the mouth after feeding **Speien, Spucken**

Possum *noun* device using electronic switches which helps a severely paralysed patient to work a machine such as a telephone or typewriter **Possum**

(NOTE: the name is derived from the first letters of **Patient-Operated Selector Mechanism**)

post- *prefix* meaning after *or* later **Post-**

◇ **postcentral gyrus** *noun* sensory area of the cerebral cortex, which receives impulses from receptor cells and senses pain, heat, touch, etc. **Gyrus postcentralis, hintere Zentralwindung**

◇ **post-cibal** *adjective* after having eaten food **postprandial**

◇ **postconcussional** *adjective* (symptoms) which follow after a patient has had concussion **post concussionem, postkommotionell**

◇ **post-epileptic** *adjective* after an epileptic fit **postepileptisch**

posterior *adjective* at the back **posterior, hintere(r,s)**; *the cerebellum is posterior to the medulla oblongata* **posterior chamber (of the eye)** = part of the aqueous chamber which is behind the iris **hintere Augenkammer**; **posterior synechia** = condition of the eye where the iris sticks to the anterior surface of the lens **hintere Synechie**

◇ **posteriorly** *adverb* behind **posterior**; *an artery leads to a posteriorly placed organ; rectal biopsy specimens are best taken posteriorly*

(NOTE: the opposite is **anterior, anteriorly**)

postganglionic *adjective* placed after a ganglion **postganglionär**; **postganglionic fibre** = axon of a nerve cell which starts in a ganglion and extends beyond the ganglion **postganglionäre Faser**; **postganglionic neurone** = neurone which starts in a ganglion and ends in a gland *or* unstriated muscle **postganglionäres Neuron**

◇ **posthepatic** *adjective* after the liver **posthepatisch**; **posthepatic bilirubin** = bilirubin which enters the plasma after being treated by the liver **posthepatisches Bilirubin**; **posthepatic jaundice** *or* **obstructive jaundice** = jaundice caused by an obstruction in the bile ducts **extrahepatischer Ikterus, Verschlussikterus**

◇ **post herpetic neuralgia** *noun* pains felt after an attack of shingles **Zosterneuralgie**

◇ **posthitis** *noun* inflammation of the foreskin **Posthitis**

◇ **posthumous** *adjective* after death **posthum**; **posthumous birth** = (i) birth of a baby after the death of the father; (ii) birth of a baby by Caesarean section after the mother has died **(i) Geburt nach dem Tod des Vaters; (ii) Geburt nach dem Tod der Mutter**

◇ **post-irradiation** *adjective* (pain *or* disorder) caused by X-rays **Strahlen-**

◇ **postmature baby** *noun* baby born more than nine months after conception **überreifes Baby, übertragenes Baby**

◇ **postmaturity** *noun* pregnancy which lasts longer than nine months **Übertragung, Überreife**

◇ **postmenopausal** *adjective* after the menopause **postmenopausal;** *she experienced some postmenopausal bleeding*

◇ **post mortem** *noun* examination of a dead body by a pathologist to find out the cause of death **Obduktion, Autopsie;** *the post mortem (examination) showed that he had been poisoned*

◇ **postnasal** *noun* behind the nose **postnasal**; **postnasal drip** = condition where mucus from the nose runs down into the throat and is swallowed **Postnasal drip, Nasensekretstraße (im Rachen)**

◇ **postnatal** *adjective* after the birth of a child **postnatal, nachgeburtlich**; **postnatal depression** = depression which sometimes affects a woman after childbirth **Wochenbettdepression**

◇ **postnecrotic cirrhosis** *noun* cirrhosis of the liver caused by viral hepatitis **postnekrotische Leberzirrhose**

◇ **post-op** *(informal)* = POSTOPERATIVE, POSTOPERATIVELY

◇ **postoperative** *adjective* after an operation **postoperativ;** *the patient has suffered postoperative nausea and vomiting; occlusion may appear as postoperative angina pectoris* **the second postoperative day** = the second day after an operation **zweiter Tag nach der Operation**; **postoperative pain** = pain felt by a patient after an operation **postoperative Schmerzen**

◇ **postpartum** *or* **postnatal** *adjective* after the birth of a child **post partum, postpartal**; **postpartum haemorrhage (PPH)** = heavy bleeding after childbirth **postpartale Blutung**

◇ **postprandial** *adjective* after eating a meal **postprandial**

◇ **post-primary tuberculosis** *noun* reappearance of tuberculosis in a patient who has been infected with it before **postprimäre Tuberkulose**

◇ **postsynaptic** *adjective* after a synapse **postsynaptisch**; **postsynaptic axon** = nerve leaving one side of a synapse **postsynaptisches Axon**

◇ **post-traumatic** *adjective* after a trauma (such as an accident, rape, fire, etc.) **posttraumatisch**; **post-traumatic amnesia** = amnesia which follows a trauma **posttraumatische Amnesie**

posture *noun* way of standing *or* sitting **Körperhaltung, Stellung;** *bad posture can cause pain in the back; she has to do exercises to correct her bad posture or she has to do posture exercises* (NOTE: no plural)

◇ **postural** *adjective* referring to posture **Lage-, Stellungs-;** *a study of postural disorders* **postural drainage** = removing matter from infected lungs by making the patient lie down with his head lower than his feet, so that he can cough more easily **Lagerungsdrainage**; **postural hypotension** = low blood pressure when standing up suddenly, causing dizziness **orthostatische Dysregulation** *or* **Hypotonie**

postviral *adjective* after a virus **postviral**; **postviral fatigue syndrome** = condition where the patient has weakness in the muscles and cannot work after having had a virus infection **postinfektiöse Erschöpfung**

potassium *noun* metallic element **Kalium;** (NOTE: chemical symbol is **K)**

◇ **potassium permanganate** *noun* purple-coloured poisonous salt, used as a disinfectant **Kaliumpermanganat**

Pott's disease *or* **Pott's caries** *noun* tuberculosis of the spine, causing paralysis **Malum Potti, tuberkulöse Spondylitis**

◇ **Pott's fracture** *noun* fracture of the lower end of the fibula together with displacement of the ankle and foot outwards **Pott-Fraktur**

pouch *noun* small sac *or* pocket attached to an organ **Sack, Tasche**; **branchial pouch** =

pouch on the side of the neck of an embryo **Kiementasche**

poultice *or* **fomentation** *noun* compress made of hot water and flour paste *or* other substances which is pressed on to an infected part to draw out pus *or* to relieve pain *or* to encourage the circulation **Umschlag, feuchte Packung**

pound *noun* measure of weight (about 450 grams) **Pfund;** *the baby weighed only four pounds at birth*
(NOTE: with numbers **pound** is usually written **lb; the baby weighs 6lb)**

Poupart's ligament *or* **inguinal ligament** *noun* ligament in the groin, running from the spine to the pubis **Poupart-Band, Ligamentum inguinale, Leistenband**

powder *noun* medicine like fine dry dust made from particles of drugs **Puder, Pulver;** *he took a powder to help his indigestion or he took an indigestion powder*
◇ **powdered** *adjective* crushed so that it forms a fine dry dust **pulverisiert;** *the medicine is available in tablets or in powdered form*

pox *noun* (i) old name for syphilis; (ii) disease with eruption of vesicles *or* pustules **(i) Syphilis; (ii) Pocken, Blattern**
◇ **poxvirus** *noun* any of a group of viruses, such as those which cause cowpox and smallpox **Pockenvirus**

> QUOTE Molluscum contagiosum is a harmless skin infection caused by a poxvirus that affects mainly children and young adults
> British Medical Journal

PPD = PURIFIED PROTEIN DERIVATIVE

PPH = POSTPARTUM HAEMORRHAGE

PPV = POSITIVE PRESSURE VENTILATION

p.r. *abbreviation for the Latin phrase* 'per rectum': examination by the rectum **p.r.**

practice *noun*
(a) patients of a doctor *or* dentist; work of a doctor *or* dentist **Praxis;** *he has been in practice for six years; after qualifying he joined his father's practice* **general practice** = doctor's practice where patients from an area are treated for all types of disease **Allgemeinpraxis;** *he left the hospital and went into general practice; she is in general practice in the North of London or she has a general practice in North London* **group practice** = medical practice where several doctors *or* dentists share the same office building and support services **Gemeinschaftspraxis**; **practice leaflet** = leaflet produced by the doctors in a practice, giving details of the telephone numbers, hours when the surgery is open, etc. **Praxisinformationsblatt**; **practice nurse** = nurse employed by a clinic *or* doctor's practice who can give advice to patients **Arzthelferin, Praxisschwester**
(b) actual working **Praxis;** *it's a good idea, but will it work in practice?*
◇ **practise** *verb* to work as a doctor **praktizieren;** *he practises in North London; she practises homeopathy; a doctor must be registered before he can practise*
◇ **practitioner** *noun* doctor *or* qualified person who practises **praktischer Arzt/ praktische Ärztin, Praktiker/-in**; **general practitioner (GP)** = doctor who treats many patients in an area for all types of illness and does not specialize **Arzt/Ärztin für Allgemeinmedizin**; **nurse practitioner** = (i) nurse employed by a clinic *or* doctor's practice who can give advice to patients; (ii) *(US)* trained nurse who has not been licensed **(i) Praxisschwester, Arzthelferin; (ii) Krankenschwester**; **ophthalmic practitioner** = qualified person who specializes in testing eyes and prescribing lenses **Augenoptiker/-in (mit Berechtigung zur Verschreibung von Sehhilfen)**

> QUOTE practice nurses play a major role in the care of patients with chronic disease and they undertake many preventive procedures
> Nursing Times

> QUOTE patients presenting with symptoms of urinary tract infection were recruited in a general practice survey
> Journal of the Royal College of General Practitioners

praecox *see* DEMENTIA, EJACULATIO

praevia *see* PLACENTA

pre- *prefix* meaning before *or* in front of **Prä-**; **pre-anaesthetic round** = examination of patients by the surgeon before they are anaesthetized **Visite vor der Operation**
◇ **precancer** *noun* growth *or* cell which is not malignant but which may become cancerous **Präkanzerose**
◇ **precancerous** *adjective* (growth) which is not malignant now, but which can become cancerous later **präkanzerös**

precaution *noun* action taken before something happens **Vorsichtsmaßnahme;** *she took the tablets as a precaution against seasickness* **to take safety precautions** = to do things which will make yourself safe **Sicherheitsvorkehrungen treffen**

precede *verb* to happen before *or* earlier **vorangehen, vorausgehen;** *the attack was preceded by a sudden rise in body temperature*

precentral gyrus *noun* motor area of the cerebral cortex **Gyrus praecentralis, vordere Zentralwindung**

precipitate
1 *noun* substance which is precipitated during a chemical reaction **Präzipitat, Niederschlag**
2 *verb*
(a) to make a substance separate from a chemical compound and fall to the bottom of a liquid during a chemical reaction **präzipitieren, ausfällen;** *casein is precipitated when milk comes into contact with an acid*
(b) to make something start suddenly **beschleunigen**
◊ **precipitation** *noun* action of forming a precipitate **Präzipitation**
◊ **precipitin** *noun* antibody which reacts to an antigen and forms a precipitate, used in many diagnostic tests **Präzipitin**

> QUOTE it has been established that myocardial infarction and sudden coronary death are precipitated in the majority of patients by thrombus formation in the coronary arteries
> British Journal of Hospital Medicine

precise *adjective* very exact *or* correct **genau, präzise;** *the instrument can give precise measurements of changes in heartbeat*

preclinical *adjective*
(a) before diagnosis **präklinisch, vorklinisch;** *the preclinical stage of an infection*
(b) first part of a medical course, before the students are allowed to examine real patients **Vorklinikum;** *a preclinical student*

precocity *noun* being precocious **Frühreife**
◊ **precocious** *adjective* more physically *or* mentally developed than is normal for a certain age **frühreif**

precordial *adjective* referring to the precordium **präkordial**
◊ **precordium** *noun* part of the thorax over the heart **Praecordium, Präkordialgegend**

precursor *noun* substance *or* cell from which another substance *or* cell is developed **Vorstufe, Vorstadium**

predict *verb* to say what will happen in the future **vorhersagen;** *doctors are predicting a rise in cases of whooping cough*
◊ **prediction** *noun* saying what you expect will happen in the future **Vorhersage, Voraussage;** *the Health Ministry's prediction of a rise in cases of hepatitis B*
◊ **predictive** *adjective* which predicts **prädiktiv**; **the predictive value of a test** = the accuracy of the test in predicting a medical condition **der prädiktive (Vorhersage)wert eines Tests**

predigestion *noun* artificial starting of the digestive process before food is eaten **Vorverdauung**
◊ **predigested food** *noun* food which has undergone predigestion **vorverdaute Nahrung**

predisposed to *adjective* with a tendency to **prädisponiert für;** *all the members of the family are predisposed to vascular diseases*
◊ **predisposition** *noun* tendency **Prädisposition;** *she has a predisposition to obesity*

predominant *adjective* which is more powerful than others **überwiegend, vorherrschend**

pre-eclampsia *noun* condition of pregnant women towards the end of the pregnancy, which may lead to eclampsia **Präeklampsie**; **early onset pre-eclampsia** = pre-eclampsia which appears before 37 weeks' gestation **frühe Präeklampsie**

> COMMENT: symptoms are high blood pressure, oedema and protein in the urine

preemie *noun (US informal)* premature infant **Frühchen**

prefrontal *adjective* in the front part of the frontal lobe **präfrontal**; **prefrontal leucotomy** = operation to divide some of the white matter in the prefrontal lobe, formerly used as a treatment for schizophrenia **präfrontale Leukotomie**; **prefrontal lobe** = part of the brain in the front part of each hemisphere, in front of the frontal lobe, which is concerned with memory and learning **vorderer Stirnlappenbereich**
◊ **preganglionic** *adjective* near to and in front of a ganglion **präganglionär;**

preganglionic fibre = nerve fibre which ends in a ganglion where it is linked in a synapse to a postganglionic fibre **präganglionäre Faser**; **preganglionic neurone** = neurone which ends in a ganglion **präganglionäres Neuron**

pregnancy *noun* (i) time between conception and childbirth when a woman is carrying the unborn child in her womb; (ii) condition of being pregnant **(i) & (ii) Schwangerschaft, Gravidität**; **extrauterine** *or* **ectopic pregnancy** = pregnancy where the embryo develops outside the uterus, usually in one of the Fallopian tubes **Extrauteringravidität**; **multiple pregnancy** = pregnancy where the mother is going to give birth to more than one child **Mehrlingsschwangerschaft**; **phantom pregnancy** *or* **pseudocyesis** = psychological condition where a woman has all the symptoms of pregnancy without being pregnant **Pseudoschwangerschaft, Scheinschwangerschaft, Pseudokyesis**; **tubal pregnancy** = the most common form of ectopic pregnancy, where the fetus develops in a Fallopian tube instead of the uterus **Tubargravidität, Eileiterschwangerschaft**; **unwanted pregnancy** = condition where a woman becomes pregnant without wanting to have a child **ungewollte Schwangerschaft**; **pregnancy-associated hypertension** = high blood pressure which is associated with pregnancy **Schwangerschaftshochdruck**; **pregnancy test** = test to see if a woman is pregnant or not **Schwangerschaftstest**

◇ **pregnant** *adjective* (woman) with an unborn child in her uterus **schwanger, gravide;** *she is six months pregnant*

prehepatic *adjective* before the liver **prähepatisch**; **prehepatic bilirubin** = bilirubin in plasma before it passes through the liver **prähepatisches Bilirubin**; **prehepatic jaundice** = jaundice which occurs because of haemolysis before the blood reaches the liver **prähepatischer Ikterus**

premature *adjective* early *or* before the normal time **vorzeitig;** *the baby was born five weeks premature* **premature baby** = baby born earlier than 37 weeks from conception, or weighing less than 2.5 kilos, but capable of independent life **Frühgeborenes**; **premature beat** *or* **ectopic beat** = abnormal extra beat of the heart which can be caused by caffeine or other stimulants **Extrasystole**; **premature birth** = birth of a baby earlier than 37 weeks from conception **Frühgeburt**; **premature ejaculation** = situation where a man ejaculates too early during sexual intercourse **vorzeitige Ejakulation, Ejaculatio praecox**; **premature labour** = starting to give birth earlier than 37 weeks from conception **Frühgeburt;** *after the accident she went into premature labour*

◇ **prematurely** *adverb* early *or* before the normal time **vorzeitig;** *the baby was born two weeks prematurely; a large number of people die prematurely from ischaemic heart disease*

◇ **prematurity** *noun* situation where something occurs early, before the normal time **Vorzeitigkeit, Unreife**

> COMMENT: babies can survive even if born several weeks premature. Even babies weighing less than one kilo at birth can survive in an incubator, and develop normally

premed *noun (informal)* stage of being given premedication **Prämedikation;** *the patient is in premed*

◇ **premedication** *noun* drug (such as a sedative) given to a patient before an operation begins to block the parasympathetic nervous system and prevent vomiting during the operation **Prämedikation**

premenstrual *adjective* before menstruation **prämenstruell**; **premenstrual tension (PMT)** = nervous stress experienced by a woman during the period before menstruation starts **prämenstruelles Syndrom (PMS)**

◇ **premolar** *noun* tooth with two points, situated between the canines and the first proper molar **Prämolar** *see illustration* TEETH

◇ **prenatal** *adjective* before birth **pränatal**; **prenatal diagnosis** *or* **antenatal diagnosis** = medical examination of a pregnant woman to see if the fetus is developing normally **Pränataldiagnostik**

◇ **pre-op** *abbreviation* = PREOPERATIVE

preoperative *adjective* before a surgical operation **präoperativ**; **preoperative medication** = drug (such as a sedative) given to a patient before an operation begins **Prämedikation**

prep *noun & verb (informal)* getting a patient ready before an operation **OP-Vorbereitung; für den OP vorbereiten;** *the prep is finished, so the patient can be taken to the operating theatre; has the patient been prepped?*

prepare *verb* to get something ready; to make something **vorbereiten, zubereiten;** *he prepared a soothing linctus; six rooms in the hospital were prepared for the accident* *victims; the nurses were preparing the patient for the operation*

◇ **preparation** *noun*
(a) act of preparing a patient before an operation **(Operations)vorbereitung**
(b) medicine *or* liquid containing a drug **Präparat;** *he was given a preparation containing an antihistamine*

prepatellar bursitis *or* **housemaid's knee** *noun* condition where the fluid sac at the knee becomes inflamed, caused by kneeling on hard surfaces **Bursitis praepatellaris, Dienstmädchenknie**

◇ **prepubertal** *adjective* referring to the period before puberty **präpubertär, präpuber(t)al**

prepuce *or* **foreskin** *noun* skin covering the top of the penis, which can be removed by circumcision **Präputium, Vorhaut**

presby- *or* **presbyo-** *prefix* referring to old age **Presby-, Presbyo-**

◇ **presby(a)cusis** *noun* condition where an old person's hearing fails gradually, due to degeneration of the internal ear **Presbyakusis, Altersschwerhörigkeit**

◇ **presbyopia** *noun* condition where an old person's sight fails gradually, due to hardening of the lens **Presbyopie, Alterssichtigkeit**

prescribe *verb* to give instructions for a patient to get a certain dosage of a drug *or* a certain form of therapeutic treatment **verschreiben, verordnen;** *the doctor prescribed a course of antibiotics*

◇ **prescription** *noun* order written by a doctor to a pharmacist asking for a drug to be prepared and given or sold to a patient **Rezept, Verordnung**

presence *noun* being there **Gegenwart, Vorhandensein;** *tests showed the presence of sugar in the urine*

presenile *adjective* (i) prematurely old; (ii) (condition) which affects people of early or middle age, but has characteristics of old age **(i) & (ii) präsenil; presenile dementia** = form of mental degeneration affecting adults before old age (as in Alzheimer's disease) **präsenile Demenz**

◇ **presenility** *noun* ageing of the body *or* brain before the normal time, with the patient showing symptoms which are normally associated with old people **Präsenilität**

present
1 *verb*
(a) to show *or* to be present **zeigen, manifestieren;** *the patient presented with severe chest pains; the doctors' first task is to relieve the presenting symptoms; the condition may also present in a baby*
(b) *(in obstetrics)* to appear (in the vaginal channel) **einstellen; the presenting part** = the part of the fetus which appears first **vorangehender Teil**
2 *adjective* which is there **vorhanden, vorliegend;** *all the symptoms of the disease are present*

◇ **presentation** *noun* way in which a baby will be born, i.e. the part of the baby's body which will appear first in the vaginal channel **Lage, Einstellung; breech presentation** = position of the baby in the womb, where the buttocks will appear first **Lage, Einstellung; cephalic presentation** = normal presentation, where the baby's head will appear first **Steißlage; face presentation** = position of the baby in the womb, where the face will appear first **Gesichtslage; transverse presentation** = position of the baby in the womb, where the baby's side will appear first **Querlage**

> QUOTE 26 patients were selected from the outpatient department on grounds of disabling breathlessness present for at least five years
> Lancet

> QUOTE chlamydia in the male commonly presents a urethritis characterized by dysuria
> Journal of American College Health

> QUOTE sickle cell chest syndrome is a common complication of sickle cell disease, presenting with chest pain, fever and leucocytosis
> British Medical Journal

> QUOTE a 24 year-old woman presents with an influenza-like illness of five days' duration
> British Journal of Hospital Medicine

> QUOTE the presenting symptoms of Crohn's disease may be extremely variable
> New Zealand Medical Journal

preserve *verb* to keep *or* to stop (tissue sample) from rotting **konservieren, bewahren**

◇ **preservation** *noun* keeping of tissue sample *or* donor organ in good condition **Konservierung**

press *verb* to push *or* to squeeze **pressen, drücken;** *the tumour is pressing against a nerve*

◇ **pressor** *noun* nerve which increases the action of part of the body; substance which raises blood pressure **Pressor**

◇ **pressure** *noun* (i) action of squeezing *or* of forcing; (ii) force of something on its surroundings; (iii) mental *or* physical stress caused by external events **(i) & (ii) & (iii) Druck**; **blood pressure** = force of the blood as it is being pumped round the body **Blutdruck**; **diastolic pressure** = low point of blood pressure during the diastole **diastolischer Blutdruck**; **osmotic pressure** = pressure by which a fluid goes through a membrane into another part of the body **osmotischer Druck**; **pulse pressure** = difference between the diastolic and systolic pressure **Pulsdruck**; **systolic pressure** = high point of blood pressure during the systole **systolischer Druck**; **pressure area** = area of the body where a bone is near the surface of the skin, so that if the skin is pressed the circulation will be cut off **Druckstelle**; **pressure point** = place where an artery crosses over a bone, so that the blood can be cut off by pressing with the finger **Druckpunkt**; **pressure sore** = ulcer which forms on the skin at a pressure area *or* where something presses on it **Druckgeschwür, Dekubitus**

presynaptic *adjective* before a synapse **präsynaptisch**; **presynaptic axon** = nerve leading to one side of a synapse **präsynaptisches Axon**

presystole *noun* period before systole in the cycle of heartbeats **Präsystole**

preterm *adjective* premature (delivery) **vorzeitig**

prevalent *adjective* common (in comparison to something) **prävalent, verbreitet;** *the disease is prevalent in some African countries; a condition which is more prevalent in the cold winter months*

◇ **prevalence** *noun* percentage *or* number of cases of a disease in a certain place at a certain time **Prävalenz;** *the prevalence of malaria in some tropical countries; the prevalence of cases of malnutrition in large towns; a high prevalence of renal disease*

prevent *verb* to stop something happening **verhindern;** *the treatment is given to prevent the patient's condition from getting worse; doctors are trying to prevent the spread of the outbreak of legionnaires' disease* (NOTE: you prevent something **from** happening or simply **prevent something happening)**

◇ **prevention** *noun* stopping something happening **Prävention, Vorbeugung**; **accident prevention** = taking steps to prevent accidents happening **Unfallverhütung**

◇ **preventive** *adjective* which prevents **präventiv**; **preventive measure** = step taken to prevent a disease from occurring **präventive/vorbeugende Maßnahme**; **preventive medicine** = medical action to prevent a disease from occurring **Präventivmedizin, Vorsorgemedizin**

COMMENT: preventive measures include immunization, vaccination and quarantine

prevertebral *adjective* in front of the spinal column *or* a vertebra **prävertebral**

priapism *noun* erection of the penis without sexual stimulus, caused by a blood clot in the tissue of the penis *or* injury to the spinal cord *or* stone in the urinary bladder **Priapismus**

prick *verb* to make a small hole with a sharp point **stechen;** *the nurse pricked the patient's finger to take a blood sample; she pricked her finger on the syringe and the spot became infected*

prickle cell *noun* cell with many processes connecting it to other cells, found in the inner layer of the epidermis **Stachelzelle**

prickly heat = MILIARIA

primary *adjective*
(a) (condition) which is first, and leads to another (the secondary condition) **primär;** **primary complex** = first lymph node to be infected by tuberculosis **Primärkomplex;** **primary haemorrhage** = bleeding which occurs immediately after an injury has been suffered **Sofortblutung, Spontanblutung;** **primary tubercle** = first infected spot where tuberculosis starts in a lung **Primärtuberkel, Primärknötchen**; **primary tuberculosis** = infection of a patient with tuberculosis for the first time **Primärtuberkulose**; *see also* AMENORRHOEA
(b) which is most important **primär, Haupt-;** **primary colour** = main colour in the spectrum (red, yellow, blue) from which other colours are formed **Hauptfarbe**; **primary health care** *or* **primary medical care** = treatment provided by a general practitioner **medizinische/ärztliche Grundversorgung;** *compare* SECONDARY

> QUOTE among primary health care services, 1.5% of all GP consultations are due to coronary heart disease
>
> Health Services Journal

> QUOTE primary care is largely concerned with clinical management of individual patients, while community medicine tends to view the whole population as its patient
>
> Journal of the Royal College of General Practitioners

primigravida *or* **unigravida** *noun* woman who is pregnant for the first time **Primigravida, Erstschwangere**

◇ **primipara** *or* **unipara** *noun* woman who has given birth to one child **Primipara, Erstgebärende**

primordial *adjective* in the very first stage of development **primordial, ursprünglich**; **primordial follicle** = first stage of development of an ovarian follicle **Primordialfollikel**

principle *noun* rule *or* theory **Prinzip**; **active principle** = main ingredient of a drug which makes it have the required effect on a patient **Wirkstoff**

private *adjective* (i) belonging to one person, not to the public; (ii) which is paid for by a person **(i) & (ii) privat**; *he runs a private clinic for alcoholics; she is in private practice as an orthopaedic consultant* **private patient** = patient who is paying for his treatment, not having it done through the National Health Service **Privatpatient/-in**; **private practice** = services of a doctor *or* surgeon *or* dentist which are paid for by the patients themselves (or by a medical insurance), but not by the National Health Service **Privatpraxis**

◇ **privately** *adverb* paid by the patient, not by the National Health Service **privat**; *she decided to have the operation done privately* (NOTE: the opposite is **on the National Health**)

p.r.n. *abbreviation for the Latin phrase* 'pro re nata': as and when required (written on a prescription) **p.r.n., bei Bedarf**

pro- *prefix* meaning before *or* in front of **Pro-, Prä-, Vor-**

probang *noun* surgical instrument, like a long rod with a brush at one end, formerly used to test and find strictures in the oesophagus and to push foreign bodies into the stomach **Ösophagussonde**

probe
1 *noun* (i) instrument used to explore inside a cavity *or* wound; (ii) device inserted into a medium to obtain information **(i) & (ii) Sonde**; **laser probe** = metal probe which is inserted into the body, then heated by a laser beam, used to burn through blocked arteries **Lasersonde**; **ultrasonic** *or* **ultrasound probe** = instrument which locates organs *or* tissues inside the body, using ultrasound **Ultraschallsonde**
2 *verb* to investigate the inside of something **sondieren, untersuchen**; *the surgeon probed the wound with a scalpel*

problem *noun*
(a) something which is difficult to find an answer to **Problem**; *scientists are trying to find a solution to the problem of drug-related disease* **problem child** = child who is difficult to control **Problemkind**
(b) medical disorder, usually an addiction **Problem**; **he has an alcohol problem** *or* **a drugs problem** = he is addicted to alcohol *or* drugs **er trinkt (zuviel); er nimmt Drogen**; **problem drinking** = alcoholism which has a bad effect on a person's behaviour or work **Alkoholprobleme**

procedure *noun* (i) type of treatment; (ii) treatment given at one time **(i) Verfahren, Behandlungsmethode; (ii) Behandlung**; *the hospital has developed some new procedures for treating Parkinson's disease; we are hoping to increase the number of procedures carried out per day* **surgical procedure** = one surgical operation **chirurgische Behandlung**

> QUOTE disposable items now available for medical and nursing procedures range from cheap syringes to expensive cardiac pacemakers
>
> Nursing Times

> QUOTE the electromyograms and CT scans were done as outpatient procedures
>
> Southern Medical Journal

process
1 *noun*
(a) projecting part of the body **Processus, Fortsatz**; **articulating process** = piece of bone which sticks out of the neural arch in a vertebra and articulates with the next vertebra **Processus articularis, Wirbelgelenkfortsatz**; **ciliary processes** = series of ridges behind the iris to which the lens of the eye is attached

Processus ciliares, Ziliarfortsätze *see illustration* EYE; **mastoid process** = part of the temporal bone which protrudes at the side of the head behind the ear **Processus mastoideus, Warzenfortsatz (des Schläfenbeins)** *see illustration* SKULL; **transverse process** = part of a vertebra which protrudes at the side **Processus transversus, Querfortsatz (der Wirbel)**; **xiphoid process** = bottom part of the breastbone which is originally cartilage but becomes bone by middle age **Processus xiphoideus, Schwertfortsatz (des Brustbeins)**
(b) technical *or* scientific action **Prozess, Verfahren, Vorgang**; *a new process for testing serum samples has been developed in the research laboratory*
(c) nursing process = standard method of treatment carried out by nurses, and the documents which go with it **Pflegeprozess**
2 *verb* to examine *or* to test samples **bearbeiten, untersuchen**; *the blood samples are being processed by the laboratory*

> QUOTE the nursing process serves to divide overall patient care into that part performed by nurses and that performed by the other professions
> Nursing Times

> QUOTE all relevant sections of the nurses' care plan and nursing process records had been left blank
> Nursing Times

procidentia *noun* movement of an organ downwards **Prolaps**; **uterine procidentia** = condition where the womb has passed through the vagina **Uterusprolaps, Gebärmuttervorfall**

proct- *or* **procto-** *prefix* referring to the anus *or* rectum **Prokt-, Prokto-**

◇ **proctalgia** *noun* pain in the lower rectum *or* anus, caused by neuralgia **Proktalgie**; **proctalgia fugax** = condition where the patient suffers sudden pains in the rectum during the night, usually relieved by eating or drinking **Proctalgia fugax**

◇ **proctatresia** *or* **imperforate anus** *noun* condition where the anus does not have an opening **Analatresie, Anus imperforatus**

◇ **proctectasia** *noun* condition where the rectum *or* anus is dilated because of continued constipation **Proktektasie**

◇ **proctectomy** *noun* surgical removal of the rectum **Proktektomie, Rektumresektion**

◇ **proctitis** *noun* inflammation of the rectum **Proktitis**

◇ **proctocele** *noun* **vaginal proctocele** = condition associated with prolapse of the womb, where the rectum protrudes into the vagina **Rektozele, Proktozele**

◇ **proctoclysis** *noun* introduction of a lot of fluid into the rectum slowly **Tropfklistier, Tropfeinlauf**

◇ **proctocolectomy** *noun* surgical removal of the rectum and the colon **Proktokolektomie**

◇ **proctocolitis** *noun* inflammation of the rectum and part of the colon **Proktokolitis**

◇ **proctodynia** *noun* sensation of pain in the anus **Proktodynie**

◇ **proctology** *noun* scientific study of the rectum and anus and their associated diseases **Proktologie**

◇ **proctorrhaphy** *noun* surgical operation to stitch up a tear in the rectum *or* anus **Rektumnaht**

◇ **proctoscope** *noun* surgical instrument consisting of a long tube with a light in the end, used to examine the rectum **Proktoskop**

◇ **proctoscopy** *noun* examination of the rectum using a proctoscope **Proktoskopie**

◇ **proctosigmoiditis** *noun* inflammation of the rectum and the sigmoid colon **Proktosigmoiditis**

◇ **proctotomy** *noun* (i) surgical operation to divide a structure of the rectum *or* anus; (ii) opening of an imperforate anus **(i) & (ii) Proktotomie**

prodromal *adjective* (time) between when the first symptoms of a disease appear, and the appearance of the major effect, such as a fever *or* rash **prodromal**; **prodromal rash** = early rash *or* rash which appears as a symptom of a disease before the major rash **Prodromalexanthem**

◇ **prodrome** *or* **prodroma** *noun* early symptom of an attack of a disease **Prodrom**

> QUOTE in classic migraine a prodrome is followed by an aura, then a headache, and finally a recovery phase. The prodrome may not be recognised
> British Journal of Hospital Medicine

produce *verb* to make **produzieren, hervorrufen**; *the drug produces a sensation of dizziness; doctors are worried by the side-effects produced by the new pain killer*

◇ **product** *noun* (i) thing which is produced; (ii) result *or* effect of a process **(i) Produkt; (ii) Produkt, Ergebnis**; **pharmaceutical products** = medicines *or* pills *or* lozenges *or* creams which are sold in chemists' shops **Pharmazeutika**

proenzyme *or* **zymogen** *noun* first mature form of an enzyme, before it develops into an active enzyme **Proenzym, Zymogen**

profession *noun* (i) type of job for which special training is needed; (ii) all people working in a specialized type of employment for which they have been trained **(i) Beruf; (ii) Berufsstand**; **the medical profession** = all doctors **die Ärzteschaft**; **he's a doctor by profession** = his job is being a doctor **er ist Arzt von Beruf**

◇ **professional** *adjective* referring to a profession **beruflich, Berufs-**; **professional body** = organization which acts for all the members of a profession **Berufsverband, Standesvertretung**; **Professional Conduct Committee (PCC)** = committee of the General Medical Council which decides on cases of professional misconduct **Kommission, die Verstöße gegen die ärztlichen Berufspflichten untersucht**; **professional misconduct** = action which is thought to be wrong by the body which regulates a profession (such as an action by a doctor which is considered wrong by the General Medical Council) **standeswidriges Verhalten, Verstoß gegen das Berufsethos**

profound *adjective* deep *or* serious **tief, tief greifend**; *a profound abnormality of the immune system*

profunda *adjective* (blood vessels) which lie deep in tissues **tief, tief liegend**

profuse *adjective* very large quantity **reichlich, stark**; *fever accompanied by profuse sweating; pains with profuse internal bleeding*

progeria *or* **Hutchinson-Gilford syndrome** *noun* premature senility **Progeria infantilis, Hutchinson-Gilford-Syndrom**

progesterone *noun* hormone produced in the second part of the menstrual cycle by the corpus luteum and which stimulates the formation of the placenta if an ovum is fertilized (it is also produced by the placenta itself) **Progesteron**

◇ **progestogen** *noun* any substance which has the same effect as progesterone **Gestagen**

> COMMENT: because natural progesterones prevent ovulation during pregnancy, synthetically produced progestogens are used to make contraceptive pills

prognathism *noun* condition where one jaw (especially the lower) or both jaws protrude **Prognathie (Oberkiefer), Progenie (Unterkiefer)**

◇ **prognathic jaw** *noun* jaw which protrudes further than the other **prognathischer/progener Kiefer**

prognosis *noun* opinion of how a disease *or* disorder will develop **Prognose**; *compare* DIAGNOSIS

◇ **prognostic** *adjective* referring to prognosis **prognostisch**; **prognostic test** = test to decide how a disease will develop *or* how long a patient will survive an operation **prognostischer Test**

programme *noun* series of medical treatments given in a set way at set times **Programm**; *the doctor prescribed a programme of injections; she took a programme of steroid treatment*

progress

1 *noun* development *or* way in which a person is becoming well **Fortschritt**; *the doctors seem pleased that she has made such good progress since her operation*

2 *verb* to develop *or* to continue to do well **fortschreiten, Fortschritte machen**; *the patient is progressing well; the doctor asked how the patient was progressing*

◇ **progression** *noun* development **Progression, Progredienz, Fortschreiten**; **progression of a disease** = way in which a disease develops **Krankheitsverlauf**

◇ **progressive** *adjective* which develops all the time **progressiv, progredient, fortschreitend**; *Alzheimer's disease is a progressive disorder which sees a gradual decline in intellectual functioning* **progressive deafness** = condition where the patient becomes more and more deaf **fortschreitende Schwerhörigkeit**; **progressive muscular atrophy** = any form of muscular dystrophy, with progressive weakening of the muscles, particularly in the pelvic and shoulder girdles **progressive Muskeldystrophie**

◇ **progressively** *adverb* more and more **zunehmend**; *he became progressively more disabled*

proinsulin *noun* substance produced by the pancreas, then converted to insulin **Proinsulin**

project *verb* to protrude *or* to stick out **vorspringen, hervorragen, hervorstehen**

◇ **projection** *noun*

(a) piece of a part which protrudes **Vorsprung**; **projection tract** = fibres connecting the

cerebral cortex with the lower parts of the brain and spinal cord **Projektionsbahn**
(b) *(in psychology)* mental action, where the patient blames another person for his own faults **Projektion**

prolactin *or* **lactogenic hormone** *noun* hormone secreted by the pituitary gland which stimulates the production of milk **Prolaktin**

prolapse *noun* condition where an organ has moved downwards out of its normal position **Prolaps, Vorfall**; **rectal prolapse** *or* **prolapse of the rectum** = condition where mucous membrane of the rectum moves downwards and passes through the anus **Analprolaps, Rektumprolaps**; **prolapsed intervertebral disc (PID)** *or* **slipped disc** = condition where an intervertebral disc becomes displaced *or* where the soft centre of a disc passes through the hard cartilage of the exterior and presses onto a nerve **Bandscheibenvorfall**; **prolapsed womb** *or* **prolapse of the uterus** = UTERINE PROLAPSE

proliferate *verb* to produce many similar cells or parts, and so grow **proliferieren**

◇ **proliferation** *noun* process of proliferating **Proliferation**

◇ **proliferative** *adjective* which multiplies **proliferativ**; **proliferative phase** = period when a disease is spreading fast **proliferative Phase**

proline *noun* amino acid found in proteins, especially in collagen **Prolin**

prolong *verb* to make longer **verlängern**; *the treatment prolonged her life by three years*

◇ **prolonged** *adjective* very long **protrahiert, verlängert**; *she had to undergo a prolonged course of radiation treatment*

prominent *adjective* which stands out *or* which is very visible **vorstehend, vorspringend, erhaben**; *she had a prominent scar on her neck which she wanted to have removed*

◇ **prominence** *noun* projection *or* part of the body which stands out **Prominentia, Vorsprung**; **the laryngeal prominence** = the Adam's apple **Prominentia laryngea, Adamsapfel**

promontory *noun* projection *or* section of an organ (especially the middle ear and sacrum) which stands out above the rest **Promontorium**

promote *verb* to help something take place **fördern, anregen**; *the drug is used to promote blood clotting*

pronate *verb* (i) to lie face downwards; (ii) to turn the hand so that palm faces downwards **(i) sich auf den Bauch legen; (ii) pronieren, einwärts drehen**

◇ **pronation** *noun* turning the hand round so that the palm faces downwards **Pronation, Einwärtsdrehung**

◇ **pronator** *noun* muscle which makes the hand turn face downwards **Pronator, Musculus pronator, Einwärtsdreher**

◇ **prone** *adjective* (i) lying face downwards; (ii) (arm) with the palm facing downwards **(i) in Bauchlage; (ii) mit der Handfläche nach unten**
(NOTE: the opposite is **supination, supine**)

pronounced *adjective* very obvious *or* marked **ausgeprägt**; *she has a pronounced limp*

propagate *verb* to multiply **sich fortpflanzen, sich ausbreiten**

◇ **propagation** *noun* increasing *or* causing something to spread **Fortpflanzung, Ausbreitung**

properdin *noun* protein in blood plasma which can destroy Gram-negative bacteria and neutralize viruses when acting together with magnesium **Properdin**

prophase *noun* first stage of mitosis when the chromosomes are visible as long thin double threads **Prophase**

prophylactic *noun & adjective* (substance) which helps to prevent the development of a disease **Prophylaktikum; prophylaktisch**

◇ **prophylaxis** *noun* (i) prevention of disease; (ii) preventive treatment **(i) & (ii) Prophylaxe, Vorbeugung**

> QUOTE most pacemakers are inserted prophylactically for either atrioventricular block or sick sinus syndrome
> British Journal of Hospital Medicine

proportion *noun* quantity of something, especially as compared to the whole **Verhältnis, Anteil**; *a high proportion of cancers can be treated by surgery; the* *proportion of outpatients to inpatients is increasing*

> QUOTE the target cells for adult myeloid leukaemia are located in the bone marrow, and there is now evidence that a substantial proportion of childhood leukaemias also arise in bone marrow
> British Medical Journal

proprietary *adjective* which belongs to a commercial company **gesetzlich (oder patentrechtlich) geschützt, Marken-**; **proprietary drug** = drug which is sold under a trade name **Markenpräparat**; **proprietary name** = trade name for a drug **Handelsname**

proprioceptor *noun* end of a sensory nerve which reacts to stimuli from muscles and tendons as they move **Propriozeptor**
◊ **proprioception** *noun* reaction of nerves to body movements and relation of information about movements to the brain **Propriozeption**
◊ **proprioceptive** *adjective* referring to sensory impulses from the joints, muscles and tendons, which relate information about body movements to the brain **propriozeptiv**

proptosis *noun* forward displacement of the eyeball **Protrusio bulbi, Exophthalmus**

prosop- *or* **prosopo-** *prefix* referring to the face **Prosop-, Prosopo-**

prostaglandins *noun* fatty acids present in many parts of the body, which are associated with the sensation of pain and have an effect on the nervous system, blood pressure and in particular the uterus at menstruation **Prostaglandine**

prostate (gland) *noun* gland in men which produces a secretion in which sperm cells float **Prostata, Vorsteherdrüse**; **he has prostate trouble** = he is suffering from prostatitis *or* he has an enlarged prostate gland **er leidet an Prostatabeschwerden; die Prostata macht ihm zu schaffen** *see illustration* UROGENITAL SYSTEM (MALE)
◊ **prostatectomy** *noun* surgical removal of all *or* part of the prostate gland **Prostatektomie**; **retropubic prostatectomy** = prostatectomy where the operation is performed through the membrane surrounding the prostate gland **retropubische Prostatektomie**; **transurethral prostatectomy** *or* **transurethral resection** = prostatectomy where the operation is performed through the urethra **transurethrale Prostatektomie, transurethrale Resektion**; **transvesical prostatectomy** = prostatectomy where the operation is performed through the bladder **transvesikale Prostatektomie**; *see also* HARRIS'S OPERATION
◊ **prostatic** *adjective* referring to the prostate gland; belonging to the prostate gland **prostatisch**; **prostatic hypertrophy** = enlargement of the prostate gland **Prostatahypertrophie**; **prostatic massage** = removing fluid from the prostate gland through the rectum **Prostatamassage**; **prostatic urethra** = section of the urethra which passes through the prostate **Pars prostatica urethrae (masculinae)**; **prostatic utricle** = sac branching from the prostatic urethra **Utriculus prostaticus**
◊ **prostatitis** *noun* inflammation of the prostate gland **Prostatitis**
◊ **prostatocystitis** *noun* inflammation of the prostatic part of the urethra and the bladder **Prostatozystitis**
◊ **prostatorrhoea** *noun* discharge of fluid from the prostate gland **Prostatorrhoe**

> COMMENT: the prostate gland lies under the bladder and surrounds the urethra (the tube leading from the bladder to the penis). It secretes a fluid containing enzymes. As a man grows older, the prostate gland tends to enlarge and constrict the point at which the urethra leaves the bladder, making it difficult to pass urine

prosthesis *noun* device which is attached to the body to take the place of a part which is missing (such as an artificial leg *or* glass eye, etc.) **Prothese**; **dental prosthesis** = one or more false teeth **Zahnprothese;** (NOTE: plural is **prostheses)**
◊ **prosthetic** *adjective* (artificial limb) which replaces a part of the body which has been amputated *or* removed **prothetisch;** *he was fitted with a prosthetic hand*
◊ **prosthetics** *noun* study and making of prostheses **Prothetik, Prothesenherstellung**
◊ **prosthetist** *noun* qualified person who fits prostheses **Prothetiker/-in, Orthopädie-Mechaniker/-in**

prostration *noun* extreme tiredness of body *or* mind **Prostration**

protamine *noun* simple protein found in fish, used with insulin to slow down the insulin absorption rate **Protamin**

protanopia = DALTONISM

protease *or* **proteolytic enzyme** *noun* digestive enzyme which breaks down protein in food by splitting the peptide link **Protease, proteolytisches Enzym**

protect *verb* to keep something safe from harm **schützen;** *the population must be protected against the spread of the virus*

◇ **protection** *noun* thing which protects **Schutz;** *children are vaccinated as a protection against disease*

◇ **protective** *adjective* which protects **protektiv; protective cap** = condom *or* rubber sheath put over the penis before intercourse as a contraceptive or as a protection against venereal disease **Präservativ, Kondom**

protein *noun* nitrogen compound which is present in and is an essential part of all living cells in the body, formed by the condensation of amino acids **Protein; protein balance** = situation when the nitrogen intake in protein is equal to the excretion rate (in the urine) **Proteingleichgewicht; protein deficiency** = lack of enough proteins in the diet **Eiweißmangel**

◇ **protein-bound iodine** *noun* compound of thyroxine and iodine **proteingebundenes Jod; protein-bound iodine test (PBI test)** = test to measure if the thyroid gland is producing adequate quantities of thyroxine **PBI-Test**

◇ **proteinuria** *noun* proteins in the urine **Proteinurie**

◇ **proteolysis** *noun* breaking down of proteins in food by proteolytic enzymes **Proteolyse**

◇ **proteolytic** *adjective* referring to proteolysis **proteolytisch; proteolytic enzyme** = PROTEASE

> COMMENT: proteins are necessary for growth and repair of the body's tissue; they are mainly formed of carbon, nitrogen and oxygen in various combinations as amino acids. Certain foods (such as beans, meat, eggs, fish and milk) are rich in protein

Proteus *noun* genus of bacteria commonly found in the intestines **Proteus**

prothrombin *noun* Factor II *or* protein in blood which helps blood to coagulate and which needs vitamin K to be effective **Prothrombin; prothrombin time** = time taken (in Quick's test) for clotting to take place **Prothrombinzeit, Thromboplastinzeit**

proto- *prefix* meaning first *or* at the beginning **Proto-**

◇ **protopathic** *adjective* (i) referring to nerves which are able to sense only strong sensations; (ii) referring to a first symptom *or* lesion; (iii) referring to the first sign of partially restored function in an injured nerve **(i) & (ii) & (iii) protopathisch;** *see also* EPICRITIC

protoplasm *noun* substance like a jelly which makes up the largest part of each cell **Protoplasma**

◇ **protoplasmic** *adjective* referring to protoplasm **protoplasmatisch**

protoporphyrin IX *noun* commonest form of porphyrin, found in haemoglobin and chlorophyll **Protoporphyrin IX**

Protozoa *plural noun* tiny simple organisms with a single cell **Protozoen;** (NOTE: the singular is **protozoon)**

◇ **protozoan** *adjective* referring to the Protozoa **protozoisch, Protozoen-**

> COMMENT: parasitic Protozoa can cause several diseases, such as amoebiasis, malaria and other tropical diseases

protrude *verb* to stick out **(her)vorstehen, vorwölben;** *she wears a brace to correct her protruding teeth; protruding eyes are associated with some forms of goitre*

protuberance *noun* rounded part of the body which projects above the rest **Protuberanz, Vorsprung, Höcker**

proud flesh *noun* new vessels and young fibrous tissue which form when a wound *or* incision *or* lesion is healing **Granulationsgewebe, Caro luxurians, wildes Fleisch**

provide *verb* to supply *or* to give **bereitstellen, zur Verfügung stellen, liefern, sorgen für;** *a balanced diet should provide the necessary protein required by the body; a dentist's surgery should provide adequate room for patients to wait in; the hospital provides an ambulance service to the whole area*

◇ **provision** *noun* act of providing **Bereitstellung, Beschaffung, Versorgung;** *the provision of aftercare facilities for patients recently discharged from hospital*

◇ **provisional** *adjective* temporary *or* which may be changed **provisorisch, vorläufig;** *the hospital has given me a provisional date for the operation; the paramedical team attached sticks to the broken leg to act as provisional splints*

◇ **provisionally** *adverb* in a temporary way *or* not certainly **vorläufig;** *she has provisionally accepted the offer of a bed in the hospital*

provoke *verb* to stimulate *or* make something happen **hervorrufen, auslösen;** *the medication provoked a sudden rise in body temperature; the fit was provoked by the shock of the accident*

proximal *adjective* near the midline *or* the central part of the body **proximal**; **proximal convoluted tubule** = part of the kidney filtering system, between the loop of Henle and the glomerulus **Tubulus contortus proximalis, proximales gewundenes Nierenkanälchen**; **proximal interphalangeal joint (PIP)** = joint nearest the point of attachment of a finger *or* toe **proximales Interphalangealgelenk**

◇ **proximally** *adverb* placed further towards the centre *or* point of attachment **proximal** (NOTE: the opposite is **distal, distally**)

prurigo *noun* itchy eruption of papules **Prurigo**; **Besnier's prurigo** = irritating form of prurigo on the backs of the knees and the insides of the elbows **Besnier-Prurigo, Neurodermitis atopica**

◇ **pruritus** *noun* irritation of the skin which makes a patient want to scratch **Pruritus, Hautjucken**; **pruritus ani** = itching round the anal orifice **Pruritus ani, Afterjucken**; **pruritus vulvae** = itching round the vulva **Pruritus vulvae**

prussic acid = CYANIDE

pseud- *or* **pseudo-** *prefix* meaning false *or* similar to something, but not the same **Pseud-, Pseudo-**

◇ **pseudoangina** *noun* pain in the chest, caused by worry but not indicating heart disease **Pseudoangina (pectoris), Angina pectoris spuria/falsa**

◇ **pseudoarthrosis** *noun* false joint, as when the two broken ends of a fractured bone do not bind together but heal separately **Pseudarthrose, Fractura non sanata**

◇ **pseudocoxalgia** *or* **Legg-Calvé-Perthes disease** *noun* degeneration of the upper end of the femur (in young boys) which prevents the femur from growing properly and can result in a permanent limp **Osteochondropathia deformans coxae juvenilis, Perthes-Calvé-Legg-Krankheit**

◇ **pseudocrisis** *noun* sudden fall in the temperature of the patient with fever, but which does not mark the end of the fever **Pseudokrise**

◇ **pseudocroup** *noun* (i) laryngismus stridulus; (ii) form of asthma, where contractions take place in the larynx **(i) & (ii) Pseudokrupp**

◇ **pseudocyesis** *or* **phantom pregnancy** *noun* condition where a woman has the physical symptoms of pregnancy, but is not pregnant **Pseudokyesis, Scheinschwangerschaft**

◇ **pseudocyst** *noun* (i) false cyst; (ii) space which fills with fluid in an organ, but without the walls which would form a cyst, as a result of softening *or* necrosis of the tissue **(i) & (ii) Pseudozyste**

◇ **pseudodementia** *noun* condition of extreme apathy found in hysterical people (where their behaviour corresponds to what they imagine to be insanity, though they show no signs of true dementia) **Pseudodemenz**

◇ **pseudohypertrophic muscular dystrophy** *noun* Duchenne muscular dystrophy *or* hereditary disease affecting the muscles, which swell and become weak, beginning in early childhood **pseudohypertrophe Muskeldystrophie**

◇ **pseudohypertrophy** *noun* overgrowth of fatty *or* fibrous tissue in a part *or* organ, which results in the part *or* organ being enlarged **Pseudohypertrophie**

◇ **pseudomyxoma** *noun* tumour rich in mucus **Pseudomyxoma**

◇ **pseudoplegia** *or* **pseudoparalysis** *noun* (i) loss of muscular power in the limbs, but without true paralysis; (ii) paralysis caused by hysteria **(i) & (ii) Pseudoplegie, Pseudoparalyse**

◇ **pseudopolyposis** *noun* condition where polyps are found in many places in the intestine, usually resulting from an earlier infection **Pseudopolypose**

psilosis *or* **sprue** *noun* disease of the small intestine, which prevents the patient from absorbing food properly **tropische Sprue**

> COMMENT: the condition is often found in the tropics, and results in diarrhoea and loss of weight

psittacosis *or* **parrot disease** *noun* disease of parrots which can be transmitted to humans **Psittakose, Papageienkrankheit**

> COMMENT: the disease is similar to typhoid fever, but atypical pneumonia is present; symptoms include fever, diarrhoea and distension of the abdomen

psoas major *noun* muscle in the groin which flexes the hip **Psoas major, Musculus psoas major, großer Lendenmuskel**; **psoas minor** = small muscle, similar to the psoas major, but which is not always present **Psoas**

minor, Musculus psoas minor, kleiner Lendenmuskel

psoriasis *noun* common inflammatory skin disease where red patches of skin are covered with white scales **Psoriasis (vulgaris), Schuppenflechte**

◇ **psoriatic** *adjective* referring to psoriasis **psoriatisch**; **psoriatic arthritis** = form of psoriasis which is associated with arthritis **Arthropathia psoriatica, Psoriasis arthropathica**

psych- *or* **psycho-** *prefix* referring to the mind **Psych-, Psycho-**

◇ **psychasthenia** *noun* (i) any psychoneurosis, except hysteria; (ii) psychoneurosis characterized by fears and phobias **(i) & (ii) Psychasthenie**

◇ **psyche** *noun* the mind **Psyche**

◇ **psychedelic** *adjective* (drug, such as LSD) which expands a person's consciousness **psychedelisch**

◇ **psychiatric** *adjective* referring to psychiatry **psychiatrisch;** *he is undergoing psychiatric treatment* **psychiatric hospital** = hospital which specializes in the treatment of patients with mental disorders **psychiatrisches Krankenhaus**

◇ **psychiatrist** *noun* doctor who specializes in the diagnosis and treatment of mental disorders and behaviour **Psychiater/-in**

◇ **psychiatry** *noun* branch of medicine concerned with diagnosis and treatment of mental disorders and behaviour **Psychiatrie**

◇ **psychoanalysis** *noun* treatment of mental disorder, where a specialist talks to the patient and analyses with him his condition and the past events which have caused it **Psychoanalyse**

◇ **psychoanalyst** *noun* doctor who is trained in psychoanalysis **Psychoanalytiker/-in**

◇ **psychogenic** *or* **psychogenetic** *or* **psychogenous** *adjective* (illness) which starts in the mind, rather than in a physical state **psychogen**

◇ **psychogeriatrics** *adjective* study of the mental disorders of old people **Alterspsychiatrie**

◇ **psychological** *adjective* referring to psychology; caused by a mental state **psychologisch**; **psychological dependence** = state where a person is addicted to a drug (such as cannabis) but does not suffer physical effects if he stops taking it **psychische Abhängigkeit**

◇ **psychologically** *adverb* in a way which is caused by a mental state **psychologisch;** *she is psychologically incapable of making decisions; he is psychologically addicted to tobacco*

◇ **psychologist** *noun* doctor who specializes in the study of the mind and mental processes **Psychologe/Psychologin**; **clinical psychologist** = psychologist who studies and treats sick patients in hospital **klinischer Psychologe/klinische Psychologin**; **educational psychologist** = psychologist who studies the problems of education **Erziehungspsychologe/ Erziehungspsychologin**

◇ **psychology** *noun* study of the mind and mental processes **Psychologie**

◇ **psychometrics** *noun* way of measuring intelligence and personality where the result is shown as a number on a scale **Psychometrie**

◇ **psychomotor** *adjective* referring to muscle movements caused by mental activity **psychomotorisch**; **psychomotor disturbance** = muscles movements (such as twitching) caused by mental disorder **psychomotorische Störung**; **psychomotor epilepsy** = epilepsy in which fits are characterized by blurring of consciousness and accompanied by coordinated but wrong movements **Temporallappenepilepsie, Epilepsie mit psychomotorischen Anfällen**; **psychomotor retardation** = slowing of thought and action **psychomotorischer Entwicklungsrückstand**

◇ **psychoneurosis** *or* **neurosis** *noun* any of a group of mental disorders in which a patient has a faulty response to the stresses of life **Psychoneurose, Neurose**

◇ **psychopath** *noun* person whose behaviour is abnormal and may be violent and antisocial **Psychopath/-in**

◇ **psychopathic** *adjective* referring to psychopathy **psychopathisch**

◇ **psychopathological** *adjective* referring to psychopathology **psychopathologisch**

◇ **psychopathology** *noun* branch of medicine concerned with the pathology of mental disorders and diseases **Psychopathologie**

◇ **psychopathy** *noun* any disease of the mind **Psychopathie**

◇ **psychopharmacology** *noun* study of the actions and applications of drugs which have a powerful effect on the mind and behaviour **Psychopharmakologie**

◇ **psychophysiological** *adjective* referring to psychophysiology **psychophysiologisch**

◇ **psychophysiology** *noun* physiology of the mind and its functions **Psychophysiologie, physiologische Psychologie**

◇ **psychosis** *noun* general term for any serious mental disorder where the patient shows lack of insight **Psychose**

◇ **psychosocial** *adjective* concerning the interaction of psychological and social factors **psychosozial**

QUOTE recent efforts to redefine nursing have moved away from the traditional medically dominated approach towards psychosocial care and forming relationships with patients
British Journal of Nursing

◇ **psychosomatic** *adjective* referring to the relationship between body and mind **psychosomatisch**

COMMENT: many physical disorders, such as duodenal ulcers or high blood pressure, can be caused by mental conditions like worry or stress, and are termed psychosomatic

◇ **psychosurgery** *noun* brain surgery, used as a treatment for psychological disorders **Psychochirurgie**

◇ **psychosurgical** *adjective* referring to psychosurgery **psychochirurgisch**

◇ **psychotherapeutic** *adjective* referring to psychotherapy **psychotherapeutisch**

◇ **psychotherapist** *noun* person trained to give psychotherapy **Psychotherapeut/-in**

◇ **psychotherapy** *noun* treatment of mental disorders by psychological methods, as when a psychotherapist talks to the patient and encourages him to talk about his problems **Psychotherapie**; *see also* THERAPY

◇ **psychotic** *adjective* (i) referring to psychosis; (ii) characterized by mental disorder **(i) & (ii) psychotisch**

◇ **psychotropic** *adjective* (drug) which affects a patient's mood (such as a stimulant or a sedative) **psychotrop**

pterion *noun* point on the side of the skull where the frontal, temporal parietal and sphenoid bones meet **Pterion**

pterygium *noun* triangular growth of conjunctiva which covers part of the cornea, with its apex towards the pupil **Pterygium, Flügelfell**

pterygo- *suffix* referring to the pterygoid process **Pterygo-**

◇ **pterygoid process** *noun* one of two projecting parts on the sphenoid bone **Processus pterygoideus, Flügelfortsatz (des Keilbeins)**; **pterygoid plate** = small flat bony projection on the pterygoid process **Lamina lateralis/medialis processus pterygoidei, Flügelplatte**; **pterygoid plexus** = group of veins and sinuses which join together behind the cheek **Plexus pterygoideus**

◇ **pterygomandibular** *adjective* referring to the pterygoid process and the mandible **pterygomandibular**

◇ **pterygopalatine fossa** *noun* space between the pterygoid process and the upper jaw **Fossa pterygopalatina, Flügel-Gaumen-Grube**

ptomaine *noun* group of nitrogenous substances produced in rotting food, which gives the food a special smell **Ptomain, Leichengift**

(NOTE: **ptomaine poisoning** was the term formerly used to refer to any form of food poisoning)

ptosis *noun* (i) prolapse of an organ; (ii) drooping of the upper eyelid, which makes the eye stay half closed **(i) & (ii) Ptosis**

◇ **-ptosis** *suffix* meaning prolapse *or* fallen position of an organ **-ptosis, -ptose**

ptyal- *or* **ptyalo-** *prefix* referring to the saliva **Ptyal(o)-**

◇ **ptyalin** *noun* enzyme in saliva which cleanses the mouth and converts starch into sugar **Ptyalin**

◇ **ptyalism** *noun* production of an excessive amount of saliva **Ptyalismus**

◇ **ptyalith** *or* **sialolith** *noun* stone in the salivary gland **Ptyalith, Sialolith, Speichelstein**

◇ **ptyalography** *or* **sialography** *noun* X-ray examination of the ducts of the salivary gland **Sialographie**

pubertal *or* **puberal** *adjective* referring to puberty **pubertär, puberal**

◇ **puberty** *noun* physical and psychological changes which take place when childhood ends and adolescence and sexual maturity begin and the sex glands become active **Pubertät**

COMMENT: puberty starts at about the age of 10 in girls, and slightly later in boys

pubes *noun* part of the body just above the

groin, where the pubic bones are found **Pubes, Schamgegend**

◇ **pubis** *noun* bone forming the front part of the pelvis **Os pubis, Schambein;** (NOTE: the plural is **pubes)**

◇ **pubic** *adjective* referring to the area near the genitals **pubisch**; **pubic bone** = pubis *or* bone in front of the pelvis **Os pubis, Schambein**; **pubic hair** = tough hair growing in the genital region **Schamhaare; pubic louse** *or* **Phthirius** = louse which infests the pubic regions **Schamlaus, Phthirius pubis**; **pubic symphysis** = piece of cartilage which joins the two sections of the pubic bone **Symphysis pubica, Schamfuge**

COMMENT: in a pregnant woman, the pubic symphysis stretches to allow the pelvic girdle to expand so that there is room for the baby to pass through

pudendal *adjective* referring to the pudendum **Pudendus-**; **pudendal block** = operation to anaesthetize the pudendum during childbirth **Pudendusblock, Pudendusanästhesie**

◇ **pudendum** *noun* external genital organ of a woman **Pudendum femininum, Vulva** (NOTE: the plural is **pudenda)**

puerpera *noun* woman who has recently given birth *or* is giving birth, and whose womb is still distended **Puerpera, Wöchnerin**

◇ **puerperal** *or* **puerperous** *adjective* (i) referring to the puerperium; (ii) referring to childbirth; (iii) which occurs after childbirth **(i) & (ii) & (iii) puerperal**; **puerperal fever** = form of septicaemia, which was formerly common in mothers immediately after childbirth and caused many deaths **Puerperalfieber, Wochenbettfieber, Kindbettfieber**

◇ **puerperalism** *noun* illness of a baby or its mother resulting from *or* associated with childbirth **Wochenbetterkrankung**

◇ **puerperium** *noun* period of about six weeks which follows immediately after the birth of a child, during which the mother's sexual organs recover from childbirth **Puerperium, Wochenbett, Kindbett**

puke *verb (informal)* to vomit *or* to be sick **kotzen, spucken**

Pulex *noun* genus of human fleas **Pulex irritans, Menschenfloh**

pull *verb* to strain *or* to make a muscle move in a wrong direction **zerren;** *he pulled a muscle in his back*

◇ **pull through** *verb (informal)* to recover from a serious illness **durchkommen;** *the doctor says she is strong and should pull through*

◇ **pull together** *verb* **to pull yourself together** = to become calmer **sich zusammenreißen;** *although he was very angry he soon pulled himself together*

pulley *noun* device with rings through which wires *or* cords pass, used in traction to make wires tense **Rolle**

pulmo- *or* **pulmon-** *or* **pulmono-** *prefix* referring to the lungs **Pulmo(n)-**

◇ **pulmonale** *see* COR PULMONALE

◇ **pulmonary** *adjective* referring to the lungs **pulmonal**; **pulmonary arteries** = arteries which take deoxygenated blood from the heart to the lungs for oxygenation **Pulmonalarterien, Lungenschlagadern** *see illustration* HEART; **pulmonary circulation** = circulation of blood from the heart through the pulmonary arteries to the lungs for oxygenation and back to the heart through the pulmonary veins **Lungenkreislauf, kleiner Kreislauf**; **pulmonary embolism** = blockage of a pulmonary artery by a blood clot **Lungenembolie**; **pulmonary hypertension** = high blood pressure in the blood vessels supplying blood to the lungs **pulmonale Hypertonie**; **pulmonary insufficiency** *or* **incompetence** = dilatation of the main pulmonary artery and stretching of the valve ring, due to pulmonary hypertension **Lungeninsuffizienz**; **pulmonary oedema** = collection of fluid in the lungs, as occurs in left-sided heart failure **Lungenödem**; **pulmonary stenosis** = condition where the opening of the right ventricle becomes narrow **Pulmonal(klappen)stenose**; **pulmonary valve** = valve at the opening of the pulmonary artery **Pulmonalklappe**; **pulmonary vein** = vein which takes oxygenated blood from the lungs to the atrium of the heart **Pulmonalvene, Lungenvene**

◇ **pulmonectomy** *or* **pneumonectomy** *noun* surgical removal of a lung *or* part of a lung **Pneumektomie**

pulp *noun* soft tissue, especially when surrounded by hard tissue such as the inside of a tooth **Pulpa**; **pulp cavity** = centre of a tooth containing soft tissue **Pulpahöhle**

◇ **pulpy** *adjective* made of pulp **pulpös;** *the pulpy tissue inside a tooth*

pulsation *noun* action of beating regularly, such as the visible pulse which can be seen under the skin in some parts of the body **Pulsation**

◊ **pulse** *noun*
(a) (i) any regular recurring variation in quantity; (ii) pressure wave which can be felt in an artery each time the heart beats to pump blood **(i) & (ii) Puls**; **to take someone's pulse** = to place fingers on an artery to feel the pulse and count the number of beats per minute **jdm den Puls fühlen;** *has the patient's pulse been taken? her pulse is very irregular* **carotid pulse** = pulse in the carotid artery at the side of the neck **Karotispuls**; **radial pulse** = main pulse in the wrist, taken near the outer edge of the forearm, just above the wrist **Radialispuls**; **ulnar pulse** = secondary pulse in the wrist, taken near the inner edge of the forearm **Ulnarispuls**; **pulse point** = place on the body where the pulse can be taken **Pulspunkt**; **pulse pressure** = difference between the diastolic and systolic pressure **Pulsdruck**; *see also* CORRIGAN
(b) *(food)*; **pulses** = beans and peas **Hülsenfrüchte;** *pulses provide a large amount of protein*

◊ **pulseless** *adjective* (patient) who has no pulse because the heart is beating very weakly **pulslos**

◊ **pulsus** *noun* the pulse **Pulsus**; **pulsus alternans** = pulse with a beat which is alternately strong and weak **Pulsus alternans, Alternans**; **pulsus bigeminus** = double pulse, with an extra ectopic beat **Pulsus bigeminus, Bigeminie**; **pulsus paradoxus** = condition where there is a sharp fall in the pulse when a patient breathes in **Pulsus paradoxus, paradoxer Puls**

> COMMENT: the normal, adult pulse is about 72 beats per minute, but it is higher in children. The pulse is normally taken by placing the fingers on the patient's wrist, at the point where the radial artery passes through the depression just below the thumb

pulvis *noun* powder **Pulvis**

pump
1 *noun* machine which forces liquids *or* air into or out of something **Pumpe**; **stomach pump** = instrument for sucking out the contents of a patient's stomach, especially if he has just swallowed a poison **Magenpumpe**
2 *verb* to force liquid *or* air along a tube **pumpen;** *the heart pumps blood round the body; the nurses tried to pump the poison out of the stomach*

punch drunk syndrome *noun* condition of a patient (usually a boxer) who has been hit on the head many times, and develops impaired mental faculties, trembling limbs and speech disorders **Punch drunk syndrome, Boxerenzephalopathie**

punctum *noun* point **Punctum, Punkt**; **puncta lacrimalia** = small openings at the corners of the eyes through which tears drain into the nose **Puncta lacrimalia, Tränenpunkte** (NOTE: plural is **puncta)**

puncture
1 *noun* (i) neat hole made by a sharp instrument; (ii) making a hole in an organ *or* swelling to take a sample of the contents *or* to remove fluid **(i) Punktur, Einstich; (ii) Punktion**; **lumbar puncture** *or* **spinal puncture** = surgical operation to remove a sample of cerebrospinal fluid by inserting a hollow needle into the lower part of the spinal canal **Lumbalpunktion;** (NOTE: US English is also **spinal tap)**; **sternal puncture** = surgical operation to remove a sample of bone marrow from the breastbone for testing **Sternalpunktion**; **puncture wound** = wound made by a sharp instrument which makes a hole in the tissue **Stichwunde**
2 *verb* to make a hole in tissue with a sharp instrument **punktieren**

pupil *noun* central opening in the iris of the eye, through which light enters the eye **Pupille** *see illustration* EYE

◊ **pupillary** *adjective* referring to the pupil **pupillar, pupillär**; **pupillary reaction** *or* **light reflex** = reflex where the pupil changes size according to the amount of light going into the eye **Pupillenreaktion, Lichtreflex**

pure *adjective* very clean *or* not mixed with other substances **rein, sauber**; **pure alcohol** *or* **alcohol BP** = alcohol with 5% water **reiner Alkohol**

purgation *noun* using a drug to make a bowel movement **Abführen**

◊ **purgative** *or* **laxative** *noun & adjective* (medicine) which causes evacuation of the bowels **Laxativum, Laxans, Abführmittel; laxativ, abführend**

◊ **purge** *verb* to induce evacuation of a patient's bowels **abführen**

purify *verb* to make pure **reinigen**; **purified protein derivative (PPD)** = pure form of tuberculin, used in tuberculin tests **gereinigtes Tuberkulin, PPD**

Purkinje cells *noun* neurones in the cerebellar cortex **Purkinje-Zellen**

◊ **Purkinje fibres** *noun* bundle of fibres which form the atrioventricular bundle and pass from the AV node to the septum **Purkinje-Fasern**

◇ **Purkinje shift** *noun* change which takes place in the eye when darkness falls, when the eye starts using the rods instead of the cones **Purkinje-Phänomen**

purpura *noun* purple colouring on the skin, similar to a bruise, caused by blood disease and not by trauma **Purpura**; **Henoch's purpura** = blood disorder of children, where the skin becomes purple and bleeding takes place in the intestine **Henoch-Purpura, Purpura nervosa**; **Schönlein's purpura** = blood disorder of children, where the skin becomes purple and the joints are swollen and painful **Purpura Schönlein-Henoch, Schönlein-Henoch-Syndrom**

pursestring *see* SHIRODKAR

purulent *or* **suppurating** *adjective* containing *or* producing pus **purulent, suppurativ, eitrig**

pus *noun* yellow liquid composed of blood serum, pieces of dead tissue, white blood cells and the remains of bacteria, formed by the body in reaction to infection **Pus, Eiter**
(NOTE: for terms referring to pus, see words beginning with **py-** or **pyo-**)

pustule *noun* small pimple filled with pus **Pustula, Pustel**
◇ **pustular** *adjective* (i) covered with *or* composed of pustules; (ii) referring to pustules **(i) & (ii) pustulös**

put up *verb* to arrange (a drip for a patient) **aufstellen**

putrefaction *noun* decompositon of organic substances by bacteria, making an unpleasant smell **Putreszenz, Fäulnis**
◇ **putrefy** *verb* to rot *or* to decompose **verfaulen**

p.v. *abbreviation for the Latin phrase* 'per vaginam': by examination of the vagina **p.v., durch die Scheide**

PVS = PERMANENT VEGETATIVE STATE

PWA *noun* person with AIDS **Aidskranke(r)**

py- *or* **pyo-** *prefix* referring to pus **Py-, Pyo-**
◇ **pyaemia** *noun* invasion of blood with bacteria, which then multiply and form many little abscesses in various parts of the body **Pyämie**
◇ **pyarthrosis** *noun* acute suppurative arthritis *or* condition where a joint becomes infected with pyogenic organisms and fills with pus **Pyarthrose**

pyel- *or* **pyelo-** *prefix* referring to the pelvis of the kidney *or* renal pelvis **Pyel-, Pyelo-**
◇ **pyelitis** *noun* inflammation of the central part of the kidney **Pyelitis**
◇ **pyelocystitis** *noun* inflammation of the pelvis of the ureter and the urinary bladder **Pyelozystitis, Zystopyelitis**
◇ **pyelogram** *noun* X-ray photograph of a kidney and the urinary tract **Pyelogramm, Urogramm**; **intravenous pyelogram** = X-ray photograph of a kidney using intravenous pyelography **intravenöses Pyelogramm**
◇ **pyelography** *noun* X-ray examination of a kidney after introduction of a contrast medium **Pyelographie**; **intravenous pyelography** = X-ray examination of a kidney after opaque liquid has been injected intravenously into the body and taken by the blood into the kidneys **intravenöse Pyelographie, Ausscheidungspyelographie**; **retrograde pyelography** = X-ray examination of the kidney where a catheter is passed into the kidney and the opaque liquid is injected directly into it **retrograde Pyelographie**
◇ **pyelolithotomy** *noun* surgical removal of a stone from the pelvis of the ureter **Pyelolithotomie**
◇ **pyelonephritis** *noun* inflammation of the kidney and the pelvis of the ureter **Pyelonephritis**
◇ **pyeloplasty** *noun* any surgical operation on the pelvis of the ureter **Pyeloplastik, Nierenbeckenplastik**
◇ **pyelotomy** *noun* surgical operation to make an opening in the pelvis of the ureter **Pyelotomie**

pyemia = PYAEMIA

pyknolepsy *noun* former name for a type of frequent attack of petit mal epilepsy, affecting children **Pyknolepsie**

pyl- *or* **pyle-** *prefix* referring to the portal vein **Pyl-, Pyle-**
◇ **pylephlebitis** *noun* thrombosis of the portal vein **Pylephlebitis, Pfortader(wand) entzündung**
◇ **pylethrombosis** *noun* condition where blood clots are present in the portal vein or any of its branches **Pylethrombose**

pylor- *or* **pyloro-** *prefix* referring to the pylorus **Pylor-, Pyloro-**
◇ **pylorectomy** *noun* surgical removal of the pylorus and the antrum of the stomach **Pylorektomie, Pylorusresektion**

◇ **pyloric** *adjective* referring to the pylorus **pylorisch**; **pyloric antrum** = space at the bottom of the stomach before the pyloric sphincter **Antrum pyloricum, Magenantrum**; **pyloric orifice** = opening where the stomach joins the duodenum **Ostium pyloricum**; **pyloric sphincter** = muscle which surrounds the pylorus, makes it contract and separates it from the duodenum **Musculus sphincter pylori, Schließmuskel des Magenpförtners**; **pyloric stenosis** = blockage of the pylorus, which prevents food from passing from the stomach into the duodenum **Pylorusstenose**

◇ **pyloromyotomy** *or* **Ramstedt's operation** *noun* surgical operation to cut into the muscle surrounding the pylorus to relieve pyloric stenosis **Pyloromyotomie, Ramstedt-(Weber-)Operation**

◇ **pyloroplasty** *noun* surgical operation make the pylorus larger, sometimes combined with treatment for peptic ulcers **Pyloroplastik**

◇ **pylorospasm** *noun* muscle spasm which closes the pylorus so that food cannot pass through into the duodenum **Pylorospasmus, Magenpförtnerkrampf**

◇ **pylorus** *noun* opening at the bottom of the stomach leading into the duodenum **Pylorus, Magenpförtner**

pyo- *prefix* referring to pus **Pyo-**

◇ **pyocele** *noun* enlargement of a tube *or* cavity due to accumulation of pus **Pyozele**

◇ **pyocolpos** *noun* accumulation of pus in the vagina **Pyokolpos**

◇ **pyoderma** *noun* eruption of pus in the skin **Pyodermie**

◇ **pyogenic** *adjective* which produces *or* forms pus **pyogen, Eiter bildend**

◇ **pyometra** *noun* accumulation of pus in the uterus **Pyometra**

◇ **pyomyositis** *noun* inflammation of a muscle caused by staphylococci *or* streptococci **Pyomyositis, Myositis purulenta**

◇ **pyonephrosis** *noun* distension of the kidney with pus **Pyonephrose**

◇ **pyopericarditis** *noun* bacterial pericarditis *or* inflammation of the pericardium due to infection with staphylococci *or* streptococci *or* pneumococci **eitrige Perikarditis**

◇ **pyorrhoea** *noun* discharge of pus **Pyorrhoe, Eiterfluss**; **pyorrhoea alveolaris** = suppuration from the supporting tissues round the teeth **Alveolarpyorrhoe, Parodontitis marginalis**

◇ **pyosalpinx** *noun* inflammation and formation of pus in a Fallopian tube **Pyosalpinx**

◇ **pyosis** *noun* formation of pus *or* suppuration **Eiterung, Eiterbildung**

◇ **pyothorax** = EMPYEMA

pyr- *or* **pyro-** *prefix* referring to burning *or* fever **Pyr-, Pyro-**

pyramid *noun* cone-shaped part of the body, especially a cone-shaped projection on the surface of the medulla oblongata *or* in the medulla of the kidney **Pyramide** *see illustration* KIDNEY

◇ **pyramidal** *adjective* referring to a pyramid **pyramidal**; **pyramidal cell** = cone-shaped cell in the cerebral cortex **Pyramidenzelle**; **pyramidal tracts** = tracts in the brain and spinal cord which carry the motor neurone fibres from the cerebral cortex **Pyramidenbahnen**

pyrexia *or* **fever** *noun* rise in body temperature *or* sickness when the temperature of the body is higher than normal **Pyrexie, Fieber**

pyridoxine = VITAMIN B_6

pyrogen *noun* substance which causes a fever **Pyrogen**

◇ **pyrogenic** *adjective* which causes a fever **pyrogen**

pyrosis = HEARTBURN

pyruvic acid *noun* substance formed from muscle glycogen when it is broken down to release energy **Brenztraubensäure**

pyuria *noun* pus in the urine **Pyurie**

Qq

q.d.s. *or* **q.i.d.** *abbreviation for the Latin phrase* 'quater in die sumendus': four times a day (written on prescriptions) **q.i.d., viermal täglich**

Q fever *noun* infectious rickettsial disease of sheep and cows caused by *Coxiella burnetti* transmitted to humans **Q-Fieber, Balkangrippe**

COMMENT: Q fever mainly affects farm workers and workers in the meat industry. The symptoms are fever, cough and headaches

q.s. *abbreviation for the Latin phrase* 'quantum sufficiat': as much as necessary (written on prescriptions) **q.s., zur Genüge, soviel wie nötig**

quad = QUADRUPLET

quadrant *noun* quarter of a circle **Quadrant**
◇ **quadrantanopia** *noun* blindness in a quarter of the field of vision **Quadranten (hemi)anopsie**

quadrate lobe *noun* lobe on the lower side of the liver **Lobus quadratus, quadratischer Leberlappen**
◇ **quadratus** *noun* any muscle with four sides **Quadratus, Musculus quadratus; quadratus femoris** = muscle at the top of the femur, that rotates the thigh **Musculus quadratus femoris**

quadri- *prefix* referring to four **Quadri-**
◇ **quadriceps femoris** *noun* large muscle in the front of the thigh, which extends to the leg **Musculus quadriceps femoris**

COMMENT: the quadriceps femoris is divided into four parts: the rectus femoris, vastus lateralis, vastus medialis, and the vastus intermedius. It is the sensory receptors in the quadriceps which react to give a knee jerk when the patellar tendon is tapped

◇ **quadriplegia** *noun* paralysis of all four limbs: both arms and both legs **Tetraplegie**
◇ **quadriplegic** *noun & adjective* (person) paralysed in all four arms and legs **Tetraplegiker/-in; tetraplegisch**

quadruple *adjective* four times *or* in four parts **quadrupulär, vierfach; quadruple vaccine** = vaccine which immunizes against four diseases: diphtheria, whooping cough, poliomyelitis, and tetanus **Vierfachimpfstoff**

quadruplet *or* **quad** *noun* one of four babies born to a mother at the same time **Vierling;** *she had quadruptlets or quads* *see also* QUINTUPLET, SEXTUPLET, TRIPLET, TWIN

qualify *verb* to pass a course of study and be accepted as being able to practise **sich qualifizieren;** *he qualified as a doctor two years ago*
◇ **qualification** *noun* being qualified **Qualifikation;** *she has a qualification in pharmacy; are his qualifications recognized in Great Britain?*

quarantine
1 *noun* period (originally forty days) when an animal *or* person *or* ship just arrived in a country has to be kept separate in case a serious disease may be carried, to allow the disease time to develop **Quarantäne;** *the animals were put in quarantine on arrival at the port; a ship in quarantine shows a yellow flag called the quarantine flag*
2 *verb* to put a person *or* animal in quarantine **unter Quarantäne stellen, isolieren**

COMMENT: animals coming into Great Britain are quarantined for six months because of the danger of rabies. People who are suspected of having an infectious disease can be kept in quarantine for a period which varies according to the incubation period of the disease. The main diseases concerned are cholera, yellow fever and typhus

quartan fever *noun* infectious disease *or* form of malaria caused by *Plasmodium malariae* where the fever returns every four days **Quartana, Malaria quartana, Febris quartana;** *see also* TERTIAN

Queckenstedt test *noun* test done during a lumbar puncture where pressure is applied to the jugular veins, to see if the cerebrospinal fluid is flowing correctly **Queckenstedt-Versuch**

quickening *noun* first sign of life in an unborn baby, usually after about four months of pregnancy, when the mother can feel it moving in her uterus **erste spürbare Kindsbewegungen**

Quick test *noun* test to identify the clotting factors in a blood sample **Quick-Test**

quiescent *adjective* inactive; (disease) with symptoms reduced either by treatment *or* in the normal course of the disease **ruhend, inaktiv, asymptomatisch**

quin = QUINTUPLET

quinidine *noun* drug similar to quinine, used to treat tachycardia **Chinidin**

quinine *noun* alkaloid drug made from the bark of a South American tree (the cinchona) **Chinin; quinine poisoning** = illness caused by taking too much quinine **Chininvergiftung**
◇ **quininism** *or* **quinism** *noun* quinine poisoning **Chininvergiftung**

COMMENT: quinine was formerly used to treat the fever symptoms of malaria, but is not often used now because of its side-effects. Symptoms of quinine poisoning are dizziness and noises in the head. Small amounts of quinine have a tonic effect and are used in tonic water

quinsy *or* **peritonsillar abscess** *noun* acute throat inflammation with an abscess round a tonsil **Peritonsillarabszess**

quintuplet *or* **quin** *noun* one of five babies born to a mother at the same time **Fünfling**; *see also* QUADRUPLET, SEXTUPLET, TRIPLET, TWIN

quotidian *adjective* recurring daily **täglich**; **quotidian fever** = violent form of malaria where the fever returns at daily or even shorter intervals **Quotidiana, Febris quotidiana**

quotient *noun* result when one number is divided by another **Quotient**; **intelligence quotient (IQ)** = ratio of the result of an intelligence test shown as a relationship of the mental age to the actual age of the person tested (the average being 100) **Intelligenzquotient (IQ)**; **respiratory quotient** = ratio of the amount of carbon dioxide passed from the blood into the lungs to the amount of oxygen absorbed into the blood from the air **respiratorischer Quotient**

Rr

R *symbol for* roentgen **R, Röntgen**

R/ *abbreviation for the Latin word* 'recipe': prescription **Rp., Rec. (Rezepturanweisung: nimm)**

Ra *chemical symbol for* radium **Ra, Radium**

rabbit fever = TULARAEMIA

rabid *adjective* referring to rabies *or* suffering from rabies **tollwütig**; *he was bitten by a rabid dog* **rabid encephalitis** = fatal encephalitis resulting from the bite of a rabid animal **Tollwutenzephalitis**

◊ **rabies** *or* **hydrophobia** *noun* frequently fatal viral disease transmitted to humans by infected animals **Rabies, Hydrophobie, Tollwut**

COMMENT: rabies affects the mental balance, and the symptoms include difficulty in breathing or swallowing and an intense fear of water (hydrophobia) to the point of causing convulsions at the sight of water

rachi- *or* **rachio-** *prefix* referring to the spine **Rachi-, Rachio-, Rhachio-**

◊ **rachianaesthesia** = SPINAL ANAESTHESIA

◊ **rachiotomy** *or* **laminectomy** *noun* surgical operation to cut through a vertebra in the spine to reach the spinal cord **Rhachiotomie, Laminektomie**

◊ **rachis** = BACKBONE

◊ **rachischisis** = SPINA BIFIDA

◊ **rachitic** *adjective* (child) with rickets **rachitisch**

◊ **rachitis** = RICKETS

rad *noun* SI unit of radiation absorbed into the body **Rad (rd)**; *see also* BECQUEREL (NOTE: **Gray** is now more often used)

radial *adjective* (i) referring to something which branches; (ii) referring to the radius, one of the bones in the forearm **(i) radiär; (ii) radial**; **radial artery** = artery which branches from the brachial artery, running near the radius, from the elbow to the palm of the hand **Arteria radialis, Speichenschlagader**; **radial nerve** = main motor nerve in the arm, running down the back of the upper arm and the outer side of the forearm **Nervus radialis, Radialis, Speichennerv**; **radial pulse** = main pulse in the wrist, taken near the outer edge of the forearm, just above the wrist **Radialispuls**; **radial recurrent** = artery in the arm which forms a loop beside the brachial artery **Arteria recurrens radialis, rückläufige Speichenschlagader**; **radial reflex** = jerk made by the forearm when the insertion in the radius of one of the muscles (the brachioradialis) is hit **Radiusperiostreflex**

radiate *verb*
(a) to spread out in all directions from a central point **ausstrahlen**; *the pain radiates from the site of the infection*
(b) to send out rays **abstrahlen**; *heat radiates from the body*

◊ **radiation** *noun* waves of energy which are given off by certain substances, especially radioactive substances **Radiation, Strahlung**; **radiation burn** = burning of the skin caused by exposure to large amounts of radiation **Strahlenverbrennung**; **radiation enteritis** = enteritis caused by X-rays **Strahlenenteritis**; **radiation sickness** = illness caused by exposure to radiation from radioactive substances **Strahlenkrankheit**; **radiation treatment** = RADIOTHERAPY *see also* OPTIC RADIATION, SENSORY RADIATION

COMMENT: prolonged exposure to many types of radiation can be harmful. Nuclear radiation is the most obvious, but exposure to X-rays (either as a patient being treated, or as a radiographer) can cause radiation sickness. First symptoms of the sickness are diarrhoea and vomiting, but radiation can also be followed by skins burns and loss of hair. Massive exposure to radiation can kill quickly, and any person exposed to radiation is more likely to develop certain types of cancer than other members of the population

radical *adjective* (i) very serious *or* which deals with the root of a problem; (ii) (operation) which removes the whole of a part *or* of an organ and its lymph system, along with other tissue **(i) & (ii) radikal**; **radical mastectomy** = surgical removal of a breast and the lymph nodes and muscles associated with it **radikale Mastektomie**; **radical treatment** = treatment which aims at complete eradication of a disease **Radikalbehandlung**

radicle *noun* (i) a small root *or* vein; (ii) tiny fibre which forms the root of a nerve **(i) & (ii) Radicula**

◇ **radicular** *adjective* referring to a radicle **radikulär**

◇ **radiculitis** *noun* inflammation of a radicle of a cranial *or* spinal nerve **Radikulitis**; *see also* POLYRADICULITIS

radio- *prefix* referring to (i) radiation; (ii) radioactive substances; (iii) the radius in the arm **(i) & (ii) & (iii) Radio-**

radioactive *adjective* (substance) which gives off energy in the form of radiation which can pass through other substances **radioaktiv**

◇ **radioactivity** *noun* giving off energy in the form of radiation **Radioaktivität**

COMMENT: the commonest radioactive substances are radium and uranium. Other substances can be made radioactive for medical purposes. Radioactive iodine is used to treat conditions such as thyrotoxicosis. Radioactive isotopes of various chemicals are used to check the functioning of or disease in internal organs

◇ **radiobiologist** *noun* doctor who specializes in radiobiology **Radio-, Strahlenbiologe/Radio-, Strahlenbiologin**

◇ **radiobiology** *noun* scientific study of radiation and its effects on living things **Radiobiologie, Strahlenbiologie**

radiocarpal joint *noun* wrist joint *or* joint where the radius articulates with the scaphoid (one of the carpal bones) **Radiokarpalgelenk**

radiodermatitis *noun* inflammation of the skin after exposure to radiation **Strahlendermatitis**

◇ **radiograph** *noun* X-ray photograph **Röntgenaufnahme**

◇ **radiographer** *noun* (i) person specially trained to operate a machine to take X-ray photographs *or* radiographs (diagnostic radiographer); (ii) person specially trained to use X-rays *or* radioactive isotopes in treatment of patients (therapeutic radiographer) **(i) medizinisch-technische(r) Röntgenassistent/-in; (ii) Röntgenassistent/-in in der Strahlentherapie**

◇ **radiography** *noun* examining the internal parts of a patient by taking X-ray photographs **Radiographie, Röntgendiagnostik**

◇ **radioimmunoassay** *noun* process of finding out if antibodies are present by injecting radioactive tracers into the bloodstream **Radioimmunoassay (RIA)**

◇ **radioisotope** *noun* isotope of a chemical element which has been made radioactive **Radioisotop**

COMMENT: radioisotopes are used in medicine to provide radiation for radiation treatment. Radioactive isotopes of various chemicals are used to check how organs function or if they are diseased: for example, radioisotopes of iodine are used to investigate thyroid activity

◇ **radiologist** *noun* doctor who specializes in radiology **Radiologe/Radiologin**

◇ **radiology** *noun* use of radiation to diagnose disorders (as in the use of X-rays or radioactive tracers) *or* to treat diseases such as cancer **Radiologie**

◇ **radio-opaque** *adjective* (substance) which absorbs all or most of a radiation **strahlenundurchlässig, strahlendicht**

COMMENT: radio-opaque substances appear dark on X-rays and are used to make it easier to have clear radiographs of certain organs

◇ **radiopharmaceutical** *noun* radioisotope used in medical diagnosis *or* treatment **Radiopharmakon**

◇ **radio pill** *noun* tablet with a tiny radio transmitter **Funktablette**

COMMENT: the patient swallows the pill and as it passes through the body it gives off information about the digestive system

◊ **radioscopy** *noun* examining an X-ray photograph on a fluorescent screen **Radioskopie, Durchleuchtung**

◊ **radiosensitive** *adjective* (cancer cell) which is sensitive to radiation and can be treated by radiotherapy **strahlenempfindlich**

◊ **radiotherapy** *noun* treating a disease by exposing the affected part to radioactive rays such as X-rays *or* gamma rays **Strahlentherapie**

COMMENT: many forms of cancer can be treated by directing radiation at the diseased part of the body

radium *noun* radioactive metallic element **Radium (Ra)**
(NOTE: chemical symbol is **Ra**)

radius *noun* the shorter and outer of the two bones in the forearm between the elbow and the wrist (the other bone is the ulna) **Radius, Speiche** *see illustration* HAND, SKELETON

radix *or* **root** *noun* (i) point from which a part of the body grows; (ii) part of a tooth which is connected to a socket in the jaw **(i) & (ii) Radix, Wurzel**

radon *noun* radioactive gas, formed from radium, and used in capsules (known as radon seeds) to treat cancers inside the body **Radon (Rn)**
(NOTE: chemical symbol is **Rn**)

COMMENT: radon occurs naturally in soil, in construction materials and even in ground water. It can seep into houses and causes radiation sickness

raise *verb*
(a) to lift **(an)heben;** *lie with your legs raised above the level of your head*
(b) to increase **erhöhen;** *anaemia causes a raised level of white blood cells in the body*

rale = CREPITATION

Ramstedt's operation = PYLOROMYOTOMY

ramus *noun*
(a) branch of a nerve *or* artery *or* vein **Ramus, Ast**
(b) the ascending part on each side of the mandible **Ramus mandibulae**
(NOTE: plural is **rami**)

randomized *adjective* which has been selected *or* carried out at random **randomisiert;** *a double-blind randomized trial*

range *noun* (i) series of different but similar things; (ii) difference between lowest and highest values in a series of data **(i) Reihe, Auswahl, Spektrum; (ii) Bereich, Variationsbreite;** *the drug offers protection against a wide range of diseases; doctors have a range of drugs which can be used to treat arthritis*

ranula *noun* small cyst under the tongue, on the floor of the mouth, which forms when a salivary duct is blocked **Ranula, Froschgeschwulst**

Ranvier *see* NODE

raphe *noun* long thin fold which looks like a seam, along a midline such as on the dorsal face of the tongue **Raphe, Naht**

rapid *adjective* fast **schnell; rapid eye movement (REM) sleep** = phase of normal sleep with fast movements of the eyeballs which occur at intervals **REM-Schlaf**

COMMENT: during REM sleep, a person dreams, breathes lightly and has a raised blood pressure and an increased rate of heartbeat. The eyes may be half-open, and the sleeper may make facial movements

◊ **rapid-acting** *adjective* (drug *or* treatment) which has an effect very quickly **schnell wirkend**

rare *adjective* not common *or* (disease) of which there are very few cases **selten;** *he is suffering from a rare blood disorder; AO is not a rare blood group*

rarefy *verb (of bones)* to become less dense **rarefizieren**

◊ **rarefaction** *noun* condition where bone tissue becomes more porous and less dense because of lack of calcium **Rarefizierung, Dichteabnahme, Osteoporose**

rash *noun* mass of small spots which stays on the skin for a period of time, and then disappears **Exanthem, Ausschlag; to break out in a rash** = to have a rash which starts suddenly **einen Ausschlag bekommen;** *she had a high temperature and then broke out in a rash* **nappy** *or (US)* **diaper rash** = sore red skin on a baby's buttocks and groin, caused by long contact with ammonia in a wet nappy **Windelausschlag**

COMMENT: many common diseases such as chickenpox and measles have a special rash as their main symptom. Rashes can be very irritating, but the itching can be relieved by bathing in calamine lotion

raspatory *noun* surgical instrument like a file, which is used to scrape the surface of a bone **Raspatorium, Knochenschaber**

rat-bite fever *noun* fever developing after having been bitten by a rat, caused by either of two bacteria, *Spirillum minus* or *Actinomyces muris,* transmitted to humans from rats **Rattenbisskrankheit, Rattenbissfieber**

rate *noun*
(a) amount *or* proportion of something compared to something else **Rate, Anteil**; **birth rate** = number of children born per 1000 of population **Geburtsrate**; **fertility rate** = number of births per year calculated per 1000 females aged between 15 and 44 **Fertilitätsrate**
(b) number of times something happens **Frequenz, Häufigkeit**; *the heart was beating at a rate of only 59 per minute* **heart rate** = number of times the heart beats per minute **Herzfrequenz**; **pulse rate** = number of times the pulse beats per minute **Pulsfrequenz**

COMMENT: pulse rate is the heart rate felt at various parts of the body

ratio *noun* number which shows a proportion *or* which is the result of one number divided by another **Verhältnis, Quotient;** *an IQ is the ratio of the person's mental age to his chronological age*

Rauwolfia *noun* tranquillizing drug extracted from a plant *Rauwolfia serpentina* sometimes used to treat high blood pressure **Rauwolfia**; *see also* RESERPINE

raw *adjective*
(a) not cooked **roh**
(b) (i) sensitive (skin); (ii) (skin) scraped *or* partly removed **(i) empfindlich; (ii) wund, offen;** *the scab came off leaving the raw wound exposed to the air*

ray *noun* line of light *or* radiation *or* heat **Strahl**; **infrared rays** = long invisible rays, below the visible red end of the spectrum, used to warm body tissue **Infrarotstrahlen**; **ultraviolet rays (UV rays)** = short invisible rays beyond the violet end of the spectrum, which form the element in sunlight which tans the skin **Ultraviolettstrahlen, UV-Strahlen**; *see also* X-RAY

Raynaud's disease *or* **dead man's fingers** *noun* condition where the fingers and toes become cold, white and numb at temperatures that would not affect a normal person **Raynaud-Krankheit**

RBC = RED BLOOD CELL

RCGP = ROYAL COLLEGE OF GENERAL PRACTITIONERS

◇ **RCN** = ROYAL COLLEGE OF NURSING

◇ **RCOG** = ROYAL COLLEGE OF OBSTETRICIANS AND GYNAECOLOGISTS

◇ **RCP** = ROYAL COLLEGE OF PHYSICIANS

reabsorb *verb* to absorb again **rückresorbieren;** *glucose is reabsorbed by the tubules in the kidney*

◇ **reabsorption** *noun* process of being reabsorbed **Rückresorption;** *some substances which are filtered into the tubules of the kidney, then pass into the bloodstream by tubular reabsorption*

reach
1 *noun* distance which one can stretch a hand; distance which one can travel easily **Reichweite;** *medicines should be kept out of the reach of children; the hospital is in easy reach of the railway station*
2 *verb* to arrive at a point **erreichen;** *infection has reached the lungs*

react *verb*
(a) to react to something = to act because of something else *or* to act in response to something **reagieren auf etw., ansprechen auf etw.** *the tissues reacted to the cortisone injection; the patient reacted badly to the penicillin; she reacted positively to the Widal test*
(b) *(of a chemical substance)*; **to react with something** = to change because of the presence of another substance **reagieren mit etw.**

◇ **reaction** *noun*
(a) (i) action which takes place because of something which has happened earlier; (ii) effect produced by a stimulus **(i) & (ii) Reaktion;** *a rash appeared as a reaction to the penicillin injection; the patient suffers from an allergic reaction to oranges*
(b) particular response of a patient to a test **Reaktion**; **Wassermann reaction** = reaction to a blood test for syphilis **Wassermann-Reaktion**

◇ **reactive** *or* **reactionary** *adjective* which takes place because of a reaction **reaktiv**; **reactionary haemorrhage** = bleeding which follows an operation **Reaktionsblutung**; **reactive hyperaemia** = congestion of blood vessels after an occlusion has been removed **reaktive Hyperämie**

◇ **reactivate** *verb* to make active again **reaktivieren;** *his general physical weakness has reactivated the dormant virus*

reading *noun* note taken of figures, especially of degrees on a scale **Messwert, Wert;** *the sphygmomanometer gave a diastolic reading of 70*

reagent *noun* chemical substance which reacts with another substance (especially when used to detect the presence of the second substance) **Reagenz**

◇ **reagin** *noun* antibody which reacts against an allergen **Reagin**

reappear *verb* to appear again **wieder auftreten, wieder erscheinen**

◇ **reappearance** *noun* appearing again **Wiederauftreten, Wiedererscheinen;** *the reappearance of the symptoms after a period of several months*

reason *noun*
(a) thing which explains why something happens **Grund, Ursache;** *what was the reason for the sudden drop in the patient's pulse rate?*
(b) being mentally stable **Verstand;** *her reason was beginning to fail*

reassure *verb* to make someone sure *or* to give someone hope **beteuern, versichern; beruhigen;** *the doctor reassured her that the drug had no unpleasant side-effects; he reassured the old lady that she should be able to walk again in a few weeks*

◇ **reassurance** *noun* act of reassuring **Versicherung, Beteuerung; Beruhigung**

rebore *noun (informal)* endarterectomy *or* surgical operation to remove the lining of a blocked artery **Gefäßausräumung, Gefäßausschälung**

rebuild *verb* to build up again bone which has been destroyed **wiederherstellen;** *she has had a rebuilding operation on the pelvis*

recalcitrant *adjective* (condition) which does not respond to treatment **hartnäckig, therapieresistent**

recall
1 *noun* act of remembering something from the past **Erinnerung; total recall** = being able to remember something in complete detail **vollständige Erinnerung**
2 *verb* to remember something which happened in the past **sich erinnern, sich entsinnen**

receive *verb* to get something (especially a transplanted organ) **erhalten;** *she received six pints of blood in a transfusion; he received a new kidney from his brother*

receptaculum *noun* part of a tube which is expanded to form a sac **Receptaculum**

receptor (cell) *noun* nerve ending which senses a change in the surrounding environment *or* in the body (such as cold *or* pressure *or* pain) and reacts to it by sending an impulse to the central nervous system **Rezeptor**; *see also* ADRENERGIC, CHEMORECEPTOR, EXTEROCEPTOR, INTEROCEPTOR, THERMORECEPTOR, VISCERORECEPTOR

recess *noun* hollow part in an organ **Recessus, Ausbuchtung, Tasche**

◇ **recessive** *adjective or* noun (trait) which is weaker than and hidden by a dominant gene **rezessiv; rezessives Merkmal**

> COMMENT: since each physical characteristic is governed by two genes, if one is dominant and the other recessive, the resulting trait will be that of the dominant gene. Traits governed by recessive genes will appear if both genes are recessive

recipient *noun* person who receives something, such as a transplant *or* a blood transfusion from a donor **Empfänger/-in**

> QUOTE bone marrow has to be carefully matched with the recipient or graft-versus-host disease will ensue
> Hospital Update

Recklinghausen *see* VON RECKLINGHAUSEN

recognize *verb*
(a) to sense something (as to see a person *or* to taste a food) and remember it from an earlier sensing **erkennen, wiedererkennen;** *she did not recognize her mother*
(b) to approve of something officially **anerkennen;** *the diploma is recognized by the Department of Health*

recommend *verb* to suggest that it would be a good thing if someone did something **empfehlen;** *the doctor recommended that she should stay in bed; I would recommend following a diet to try to lose some weight*

reconstruct *verb* to rebuild a defective *or* damaged part of the body **wiederherstellen**

◇ **reconstruction** *noun* rebuilding a defective *or* damaged part of the body **Wiederherstellung**

◇ **reconstructive surgery** *noun* plastic surgery *or* surgery which repairs defective *or* deformed parts of the body **Wiederherstellungschirurgie**

reconvert *verb* to convert back into an earlier form **wieder umwandeln, zurückkonvertieren;** *the liver reconverts some of its stored glycogen into glucose*

record
1 *verb* to note information **aufzeichnen, registrieren;** *the chart records the variations in the patient's blood pressure; you must take the patient's temperature every hour and record it in this book*
2 *noun* piece of information about something **Aufzeichnung, Unterlage, Akte**; **medical records** = information about a patient's medical history **Krankenunterlagen**

COMMENT: patients are not usually allowed to see their medical records because the information in them is confidential to the doctor

recover *verb*
(a) to get better after an illness *or* operation *or* accident **genesen, sich erholen;** *she recovered from her concussion in a few days; it will take him weeks to recover from the accident*
(NOTE: you recover **from** an illness)
(b) to get back something which has been lost **wiedererlangen;** *will he ever recover the use of his legs? she recovered her eyesight after all the doctors thought she would be permanently blind*

◇ **recovery** *noun* getting better after an illness *or* accident *or* operation **Genesung, Wiederherstellung**; **he is well on the way to recovery** = he is getting better **er ist auf dem Weg der Besserung**; **she made only a partial recovery** = she is better, but will never be completely well **es kam nur zu einer Defektheilung (bei ihr)**; **she has made a complete** *or* **splendid recovery** = she is completely well **sie ist völlig wiederhergestellt**; **recovery room** = room in a hospital where a patient who has had an operation is placed until the effects of the anaesthetic have worn off and he can be moved into an ordinary ward **Aufwachraum**; **recovery position** = position where the patient lies faces downwards, with one knee and one arm bent forwards, and the face turned to one side **Sims-Lage, stabile Seitenlage**

COMMENT: called the recovery position because it is recommended for accident victims *or* people who are suddenly ill, while waiting for an ambulance to arrive. The position prevents the patient from swallowing and choking on blood *or* vomit

recrudescence *noun* reappearance of symptoms (of a disease which seemed to have got better) **Wiederaufflammen, Rezidiv**

◇ **recrudescent** *adjective* (symptom) which has reappeared **wieder aufflammend, von neuem ausbrechend**

recruit *verb* to get people to join the staff *or* a group **rekrutieren, (an)werben, einstellen;** *we are trying to recruit more nursing staff*

QUOTE patients presenting with symptoms of urinary tract infection were recruited in a general practice surgery
Journal of the Royal College of General Practitioners

rect- *or* **recto-** *prefix* referring to the rectum **Rekt-, Rekto-**

◇ **rectal** *adjective* referring to the rectum **rektal**; **rectal fissure** = crack in the wall of the anal canal **Analfissur**; **rectal prolapse** = condition where part of the rectum moves downwards and passes through the anus **Rektumprolaps, Analprolaps**; **rectal temperature** = temperature in the rectum, taken with a rectal thermometer **Rektaltemperatur**; **rectal thermometer** = thermometer which is inserted into the patient's rectum to take the temperature **Rektalthermometer**; **rectal triangle** *or* **anal triangle** = posterior part of the perineum **Analdreieck**

◇ **rectally** *adverb* through the rectum **rektal;** *the temperature was taken rectally*

◇ **rectocele** *or* **proctocele** *noun* condition associated with prolapse of the womb, where the rectum protrudes into the vagina **Rektozele, Proktozele**

◇ **rectopexy** *noun* surgical operation to attach a rectum which has prolapsed **Rektopexie**

◇ **rectosigmoidectomy** *noun* surgical removal of the sigmoid colon and the rectum **Rektosigmoidektomie**

◇ **rectovaginal examination** *noun* examination of the rectum and vagina **Rektovaginaluntersuchung**

◇ **rectovesical** *adjective* referring to the rectum and the bladder **rektovesikal**

rectum *noun* end part of the large intestine leading from the sigmoid colon to the anus **Rektum, Mastdarm** *see illustration* DIGESTIVE SYSTEM, UROGENITAL TRACT
(NOTE: for terms referring to the rectum, see words beginning with **procto-**)

rectus *noun* straight muscle **Musculus rectus, Rektus, gerader Muskel**; **rectus**

abdominis = long straight muscle which runs down the front of the abdomen **Musculus rectus abdominis, gerader Bauchmuskel**; **rectus femoris** = flexor muscle in the front of the thigh, one of the four parts of the quadriceps femoris **Musculus rectus femoris, gerader Schenkelmuskel**; (NOTE: plural is **recti**)

> QUOTE there are four recti muscles and two oblique muscles in each eye, which coordinate the movement of the eyes and enable them to work as a pair
> Nursing Times

recumbent *adjective* lying down **liegend**

recuperate *verb* to recover *or* to get better after an illness *or* accident **genesen, sich erholen**; *he is recuperating after an attack of flu; she is going to stay with her mother while she recuperates*

◇ **recuperation** *noun* getting better after an illness **Genesung, Rekonvaleszenz, Erholung**; *his recuperation will take several months*

recur *verb* to return **rezidivieren, wiederkehren**; *the headaches recurred frequently, but usually after the patient had eaten chocolate*

◇ **recurrence** *noun* act of returning **Rezidiv, Rückfall**; *he had a recurrence of a fever which he had caught in the tropics*

◇ **recurrent** *adjective*

(a) which occurs again **rezidivierend, rekurrent**; **recurrent abortion** = condition where a woman has abortions with one pregnancy after another **habitueller Abort**; **recurrent fever** = fever (like malaria) which returns at regular intervals **Febris recurrens, Rückfallfieber**

(b) (vein *or* artery *or* nerve) which forms a loop **recurrens, rückläufig**; **radial recurrent** = artery in the arm which forms a loop beside the brachial artery **Arteria recurrens radialis, rückläufige Speichenschlagader**

red *adjective & noun* (of) a colour like the colour of blood **rot; Rot**; *blood in an artery is bright red, but venous blood is darker* **red blood cell (RBC)** *or* **erythrocyte** = blood cell which contains haemoglobin and carries oxygen **rotes Blutkörperchen, Erythrozyt**; **red eye** = PINK EYE

◇ **Red Crescent** *noun* organization similar to the Red Cross, working in Muslim countries **Roter Halbmond**

◇ **Red Cross** *noun* international organization whose full title is: International Committee of the Red Cross (ICRC), which provides mainly emergency medical help, but also relief to victims of earthquakes, floods, etc., or to prisoners of war **Rotes Kreuz**

◇ **redness** *noun* being red *or* red colour **Rötung**; *the redness showed where the skin had reacted to the injection*

reduce *verb*

(a) to make something smaller *or* lower **verringern, senken**; *they used ice packs to try to reduce the patient's temperature*

(b) to put (a dislocated *or* a fractured bone, a displaced organ *or* part) back into its proper position, so that it can heal **reponieren, einrichten, einrenken**

◇ **reducible** *adjective* (hernia) where the organ can be pushed back into place without an operation **reponibel**

◇ **reduction** *noun*

(a) making less *or* becoming less **Herabsetzung, Senkung, Abnahme**; *they noted a reduction in body temperature*

(b) putting (a hernia *or* dislocated joint *or* a broken bone) back into the correct position **Reposition, Einrichtung, Einrenkung**

> QUOTE blood pressure control reduces the incidence of first stroke and aspirin appears to reduce the risk of stroke after transient ischaemic attacks by some 15%
> British Journal of Hospital Medicine

re-emerge *verb* to come out again **wieder herauskommen, wieder auftauchen**

◇ **re-emergence** *noun* coming out again **Wiederauftauchen**

refer *verb*

(a) to mention *or* to talk about something **erwähnen, sprechen von**; *the doctor referred to the patient's history of sinus problems*

(b) to suggest that someone should consult something **verweisen**; *for method of use, please refer to the manufacturer's instructions; the user is referred to the page giving the results of the tests*

(c) to pass on information about a patient to someone else **überweisen**; *she was referred to a gynaecologist* **the GP referred the patient to a consultant** = he passed details about the patient's case to the consultant so that the consultant could examine him **der Hausarzt überwies den Patienten zu einem Facharzt**

(d) to send to another place **senden, weiterleiten**; **referred pain** = SYNALGIA

◇ **referral** *noun* sending a patient to a specialist **Überweisung**; *she asked for a* *referral to a gynaecologist*

> QUOTE 27 adult patients admitted to hospital with acute abdominal pains were referred for study because their attending clinicians were uncertain whether to advise an urgent laparotomy
> Lancet

> QUOTE many patients from outside districts were referred to London hospitals by their GPs
> Nursing Times

> QUOTE he subsequently developed colicky abdominal pain and tenderness which caused his referral
> British Journal of Hospital Medicine

reflex *noun* automatic reaction to something (such as a knee jerk) **Reflex**; **accommodation reflex** = reaction of the pupil when the eye focuses on an object which is close **Akkommodationsreflex**; **light reflex** = reaction of the pupil of the eye which changes size according to the amount of light going into the eye **Lichtreflex, Pupillenreflex**; **reflex action** = automatic reaction to a stimulus (such as a sneeze) **Reflexhandlung**; **reflex arc** = basic system of a reflex action, where a receptor is linked to a motor neurone which in turn is linked to an effector muscle **Reflexbogen**; *see also* PATELLAR, PLANTAR, RADIAL

◇ **reflexologist** *noun* person specializing in reflexology **Reflexologe/Reflexologin; Spezialist/-in für Reflexzonenbehandlung**

◇ **reflexology** *noun* treatment to relieve tension by massaging the soles of the feet and thereby stimulating the nerves and increasing the blood supply **Reflexologie, Reflexzonenmassage**

reflux *noun* flowing backwards (of a liquid) in the opposite direction to normal flow **Reflux, Rückfluss**; *the valves in the veins prevent blood reflux* **reflux oesophagitis** = inflammation of the oesophagus caused by regurgitation of acid juices from the stomach **Refluxösophagitis**; *see also* VESICOURETERIC

refract *verb* to make light rays change direction as they go from one medium (such as air) to another (such as water) at an angle **brechen**; *the refracting media in the eye are the cornea, aqueous humour and vitreous humour*

◇ **refraction** *noun* (i) change of direction of light rays as they enter a medium (such as the eye); (ii) measuring the angle at which the light rays bend, as a test to see if someone needs to wear glasses **(i) Refraktion, Lichtbrechung; (ii) Refraktionsbestimmung, Brechkraftbestimmung**

◇ **refractometer** *or* **optometer** *noun* instrument which measures the refraction of the eye **Refraktometer, Optometer**

refractory *adjective* which it is difficult *or* impossible to treat *or* (condition) which does not respond to treatment **refraktär**; **refractory period** = short space of time after the ventricles of the heart have contracted, when they cannot contract again **refraktäre Phase**

refrigerate *verb* to make something cold **kühlen**; *the serum should be kept refrigerated*

◇ **refrigeration** *noun* (i) making something cold; (ii) making part of the body very cold, to give the effect of an anaesthetic **(i) & (ii) Kühlung**

◇ **refrigerator** *noun* machine which keeps things cold **Kühlschrank**

regain *verb* to get back something which was lost **wiedererlangen, wiedergewinnen**; *he has regained the use of his left arm; she went into a coma and never regained consciousness*

regenerate *verb* to grow again **regenerieren**

◇ **regeneration** *noun* growing again of tissue which has been destroyed **Regeneration**

regimen *noun* fixed course of treatment (such as a course of drugs *or* a special diet) **Kur, Therapieschema**

region *noun* area *or* part which is around something **Regio, Region, Gegend**; *she experienced itching in the anal region; the rash started in the region of the upper thigh; the plantar region is very sensitive*

◇ **regional** *adjective* in *or* referring to a particular region **regionär**; **Regional Health Authority (RHA)** = administrative unit in the National Health Service which is responsible for the planning of health services in a large part of the country **Regionalbehörde des staatlichen britischen Gesundheitsdienstes**; **regional ileitis** *or* **regional enteritis** *or* **Crohn's disease** *see* ILEITIS

register

1 *noun* official list **Register, (amtliches) Verzeichnis**; **the Medical Register** = list of doctors approved by the General Medical Council **Ärzteregister**; *the committee ordered his name to be struck off the register*

2 *verb* to write a name on an official list, especially to put your name on the official list of patients treated by a GP *or* dentist *or* on the list of patients suffering from a certain disease **registrieren, einschreiben;** *she registered with her local GP; he is a registered heroin addict; they went to register the birth with the Registrar of Births, Marriages and Deaths; before registering with the GP, she asked if she could visit him; all practising doctors are registered with the General Medical Council* **registered midwife** = qualified midwife who is registered to practise **examinierte und amtlich zugelassene Hebamme**; **Registered Nurse (RN)** *or* **Registered General Nurse (RGN)** *or* **Registered Theatre Nurse (RTN)** = nurses who have been registered by the UKCC **examinierte Krankenschwester**; *see also note at* NURSE

◇ **registrar** *noun*
(a) qualified doctor *or* surgeon in a hospital who supervises house officers **Oberarzt/Oberärztin**
(b) person who registers something officially **Registerbeamte(r)/-beamtin**; **Registrar of Births, Marriages and Deaths** = official who keeps the records of people who have been born, married or who have died in a certain area **Standesbeamte(r)/-beamtin**

◇ **registration** *noun* act of registering **Registrierung, Approbation;** *a doctor cannot practise without registration by the General Medical Council*

regress *verb* to return to an earlier stage *or* condition **sich (zu)rückbilden**

◇ **regression** *noun* (i) stage where symptoms of a disease are disappearing and the patient is getting better; (ii); *(in psychiatry)* returning to a mental state which existed when the patient was younger **(i) Regression, Rückbildung; (ii) Regression**

regular *adjective* which takes place again and again after the same period of time; which happens at the same time each day **regelmäßig;** *he was advised to make regular visits to the dentist; she had her regular six-monthly checkup*

◇ **regularly** *adverb* happening repeatedly after the same period of time **regelmäßig;** *the tablets must be taken regularly every evening; you should go to the dentist regularly*

regulate *verb* to make something work (in a regular way) **regulieren, steuern, regeln;** *the heartbeat is regulated by the sinoatrial node*

◇ **regulation** *noun* act of regulating **Regulation, Steuerung;** *the regulation of the body's temperature*

regurgitate *verb* to bring into the mouth food which has been partly digested in the stomach **regurgitieren, zurückströmen**

◇ **regurgitation** *noun* flowing back in the opposite direction to the normal flow, especially bringing up partly digested food from the stomach into the mouth **Regurgitation, Rückströmen**; **aortic regurgitation** = flow of blood backwards, caused by a defective heart valve **Aorten(klappen)insuffizienz**

rehabilitate *verb* to make someone fit to work *or* to lead a normal life **rehabilitieren**

◇ **rehabilitation** *noun* making a patient fit to work *or* to lead a normal life again **Rehabilitation**

rehydration *noun* giving water *or* liquid to a patient suffering from dehydration **Rehydratation**

reinfect *verb* to infect again **reinfizieren**

Reiter's syndrome *or* **Reiter's disease** *noun* illness which may be venereal, with arthritis, urethritis and conjunctivitis at the same time, affecting mainly men **Reiter-Syndrom, Reiter-Krankheit**

reject *verb* not to accept **abstoßen;** *the new heart was rejected by the body; they gave the patient drugs to prevent the transplant being rejected*

◇ **rejection** *noun* act of rejecting tissue **Abstoßung;** *the patient was given drugs to reduce the possibility of tissue rejection*

relapse
1 *noun (of patient or disease)* becoming worse *or* reappearing (after seeming to be getting better) **Rezidiv, Rückfall**
2 *verb* to become worse *or* to return **rezidivieren, einen Rückfall erleiden;** *he relapsed into a coma* **relapsing fever** = disease caused by a bacterium, where attacks of fever recur at regular intervals **Rückfallfieber**; **relapsing pancreatitis** = form of pancreatitis where the symptoms recur, but in a milder form **(chronisch-)rezidivierende Pankreatitis**

relate *verb* to connect to **zusammenhängen (mit);** *the disease is related to the weakness of the heart muscles*

◇ **-related** *suffix* connected to **-bedingt;** *drug-related diseases*

◇ **relationship** *noun* way in which someone *or* something is connected to another **Verwandtschaft, Beziehung, Verhältnis;** *the incidence of the disease has a close relationship to the environment; he became withdrawn and broke off all relationships with his family*

relax *verb* to become less tense *or* less strained **relaxieren, entspannen, erschlaffen;** *he was given a drug to relax the muscles; after a hard day in the clinic the nurses like to relax by playing tennis; the muscle should be fully relaxed*

◇ **relaxant** *adjective* (substance) which relieves strain **relaxierend, entspannend, erschlaffend; muscle relaxant** = drug which reduces contractions in muscles **Muskelrelaxans**

◇ **relaxation** *noun* (i) reducing strain in a muscle; (ii) reducing stress in a person **(i) Relaxation, Erschlaffung, Entspannung; (ii) Entspannung; relaxation therapy** = treatment of a patient where he is encouraged to relax his muscles to reduce stress **Entspannungstherapie**

◇ **relaxative** *noun (US)* drug which reduces stress **Relaxans**

◇ **relaxin** *noun* hormone which may be secreted by the placenta to make the cervix relax and open fully in the final stages of pregnancy before childbirth **Relaxin**

release

1 *noun* allowing something to go out **Freisetzung;** *the slow release of the drug into the bloodstream*

2 *verb* to let something out *or* to let something go free **freisetzen;** *hormones are released into the body by glands* **release hormones** = hormones secreted by the hypothalamus which make the pituitary gland release certain hormones **Releasing-Hormone**

relieve *verb* to make better *or* to make easier **erleichtern, mildern, lindern;** *nasal congestion can be relieved by antihistamines; the patient was given an injection of morphine to relieve the pain; the condition is relieved by applying cold compresses*

◇ **relief** *noun* making better *or* easier **Erleichterung, Linderung;** *the drug provides rapid relief for patients with bronchial spasms*

> QUOTE complete relief of angina is experienced by 85% of patients subjected to coronary artery bypass surgery
>
> British Journal of Hospital Medicine

> QUOTE replacement of the metacarpophalangeal joint is mainly undertaken to relieve pain, deformity and immobility due to rheumatoid arthritis
>
> Nursing Times

REM = RAPID EYE MOVEMENT

remedy *noun* cure *or* drug which will cure **Heilmittel;** *honey and glycerine is an old remedy for sore throats*

◇ **remedial** *adjective* which cures **heilsam, heilend**

remember *verb* to bring back into the mind something which has been seen *or* heard before **sich erinnern an;** *he remembers nothing or he can't remember anything about the accident*

remission *noun* period when an illness *or* fever is less severe **Remission**

◇ **remittent fever** *noun* fever which goes down for a period each day, like typhoid fever **Febris remittens, remittierendes Fieber**

re. mist. *abbreviation for the Latin phrase* 'repetatur mistura': repeat the same mixture (written on a prescription) **re. mist.**

remove *verb* to take away **beseitigen, entfernen;** *he will have an operation to remove an ingrowing toenail*

◇ **removal** *noun* action of removing **Entfernung, Beseitigung;** *an appendicectomy is the surgical removal of an appendix*

ren- *or* **reni-** *or* **reno-** *prefix* referring to the kidneys **Ren-, Reni-, Reno-**

◇ **renal** *adjective* referring to the kidneys **renal; renal arteries** = pair of arteries running from the abdominal aorta to the kidneys **Arteriae renales, Nierenschlagadern; renal calculus** = stone in the kidney **Nierenstein; renal capsule** = fibrous tissue surrounding a kidney **Capsula fibrosa renis, Nierenkapsel; renal colic** = sudden pain caused by kidney stones in the ureter **Nierenkolik; renal corpuscle** = part of a nephron in the cortex of a kidney **Nierenkörperchen; renal cortex** = outer covering of the kidney, immediately beneath the capsule **Cortex renis, Nierenrinde; renal hypertension** = high blood pressure linked to kidney disease **renale Hypertonie; renal pelvis** = upper and wider part of the ureter leading from the kidney where urine is collected before passing down the ureter into the bladder **Pelvis renalis, Nierenbecken; renal rickets** = form of rickets caused by kidneys which do not function properly **renale**

Rachitis, renale Osterdystrophie; **renal sinus** = cavity in which the renal pelvis and other tubes leading into the kidney fit **Sinus renalis**; **renal transplant** = kidney transplant **Nierentransplantation**; **renal tubule** *or* **uriniferous tubule** = tiny tube which is part of a nephron **Nierentubulus, Nierenkanälchen**

◇ **renin** *noun* enzyme secreted by the kidney to prevent loss of sodium, and which also affects blood pressure **Renin**

rennin *noun* enzyme which makes milk coagulate in the stomach, so as to slow down the passage of the milk through the digestive system **Rennin, Labferment**

renography *noun* examination of a kidney after injection of a radioactive substance, using a gamma camera **Isotopennephrographie**

reovirus *noun* virus which affects both the intestine and the respiratory system, but does not cause serious illness **REO-Virus**; *compare* ECHOVIRUS

rep *abbreviation of the Latin word* 'repetatur': repeat (a prescription) **Rep.**

repair *verb* to mend *or* to make something good again **wiederherstellen;** *surgeons operated to repair a defective heart valve*

repeat *verb* to say *or* do something again **wiederholen;** *the course of treatment was repeated after two months* **repeat prescription** = prescription which is exactly the same as the previous one, and is often given without examination of the patient by the doctor, and sometimes over the telephone **Wiederholungsrezept**

repel *verb* to make something go away **abwehren;** *if you spread this cream on your skin it will repel insects*

repetitive strain injury *or* **repetitive stress injury (RSI)** *noun* pain in the arm felt by someone who performs the same movement many times over a certain period, as when operating a computer terminal or playing a musical instrument **Überbeanspruchung des Sehnen- und Bandapparates (RSI)**

replace *verb* (i) to put back; (ii) to exchange one part for another **(i) reponieren, einrichten, einrenken; (ii) austauschen, ersetzen;** *an operation to replace a prolapsed uterus; the surgeons replaced the diseased hip with a metal one*

◇ **replacement** *noun* operation to replace part of the body with an artificial part **Ersatz, Austausch**; **replacement transfusion** *or* **exchange transfusion** = treatment for leukaemia *or* erythroblastosis where almost all the abnormal blood is removed from the body and replaced by normal blood **Austauschtransfusion**; **hip replacement** = surgical operation to replace a defective *or* arthritic hip with an artificial one **Hüftgelenkersatz**; **total hip replacement** = replacing both the head of the femur and the acetabulum with an artificial joint **Totalendoprothese (TEP)**

replicate *verb (of a cell)* to make a copy of itself **replizieren, sich reproduzieren**

◇ **replication** *noun* process in the division of a cell, where the DNA makes copies of itself **Replikation, Reduplikation**

report

1 *noun* official note stating what action has been taken *or* what treatment given *or* what results have come from a test, etc. **Bericht;** *the patient's report card has to be filled in by the nurse; the inspector's report on the hospital kitchens is good*

2 *verb* to make an official report about something **berichten, melden, anzeigen;** *the patient reported her doctor to the FPC for misconduct; occupational diseases or serious accidents at work must be reported to the local officials* **reportable diseases** = diseases (such as asbestosis *or* hepatitis *or* anthrax) which may be caused by working conditions or may infect other workers and must be reported to the District Health Authority **meldepflichtige Krankheiten**

repositor *noun* surgical instrument used to push a prolapsed organ back into its normal position **Repositionsinstrument**

repress *verb* to hide in the back of the mind feelings *or* thoughts which may be unpleasant *or* painful **unterdrücken, verdrängen**

◇ **repression** *noun (in psychiatry)* hiding feelings *or* thoughts which might be unpleasant **Unterdrückung, Verdrängung**

reproduce *verb*

(a) to produce children **sich fortpflanzen**; *(of bacteria, etc.)* to produce new cells **sich vermehren**

(b) to do a test again in exactly the same way **reproduzieren**

◇ **reproduction** *noun* process of making children *or* derived cells, etc **Reproduktion, Fortpflanzung, Vermehrung**; **organs of**

reproduction = REPRODUCTIVE ORGANS

◊ **reproductive** *adjective* referring to reproduction **reproduktiv**; **reproductive organs** = parts of the bodies of men and women which are involved in the conception and development of a fetus **Fortpflanzungsorgane, Geschlechtsorgane**; **reproductive system** = arrangement of organs and ducts in the bodies of men and women which produces spermatozoa and ova **Fortpflanzungsapparat, Genitalapparat**; **reproductive tract** = series of tubes and ducts which carry spermatozoa and ova from one part of the body to another **Fortpflanzungstrakt**

COMMENT: in the human male, the testes form the spermatozoa, which pass through the vasa efferentia and the vasa deferentia where they receive liquid from the seminal vesicles, then out of the body through the urethra and penis on ejaculation; in the female, ova are produced by the ovaries, and pass through the Fallopian tubes where they are fertilized by spermatozoa from the male. The fertilized ovum moves down into the uterus where it develops into an embryo

require *verb* to need **brauchen, benötigen, erfordern**; *his condition may require surgery; is it a condition which requires immediate treatment?* **required effect** = effect which a drug is expected to have **gewünschte Wirkung**; *if the drug does not produce the required effect, the dose should be increased*

◊ **requirement** *noun* something which is necessary **Erfordernis, Bedarf**; *one of the requirements of the position is a qualification in pharmacy*

RES = RETICULOENDOTHELIAL SYSTEM

research

1 *noun* scientific study which investigates something new **Forschung**; *he is the director of a medical research unit; she is doing research into finding a cure for leprosy; research workers or research teams are trying to find a vaccine against AIDS* **the Medical Research Council (MRC)** = government body which organizes and pays for medical research **staatliche Kommission für medizinische Forschung**

2 *verb* to carry out scientific study **erforschen**; *he is researching the origins of cancer*

resect *verb* to remove part of the body by surgery **resezieren**

◊ **resection** *noun* surgical removal of part of an organ **Resektion**; **submucous resection** = removal of bent cartilage from the nasal septum **submuköse Resektion**; **transurethral resection (TUR)** *or* **resection of the prostate** = surgical removal of the prostate gland through the urethra **transurethrale Resektion**

◊ **resectoscope** *noun* surgical instrument used to carry out a transurethral resection **Resektoskop**

reserpine *noun* tranquillizing drug derived from Rauwolfia, used in the treatment of high blood pressure and nervous tension **Reserpin**

reset *verb* to break a badly set bone and set it again correctly **reponieren**; *his arm had to be reset*

resident *noun & adjective*

(a) (person) who lives in a place **Bewohner/-in, Insasse/Insassin (Heim); wohnhaft, ansässig**; *all the residents of the old people's home were tested for food poisoning* **resident doctor** *or* **nurse** = doctor *or* nurse who lives in a certain building (such as an old people's home) **Anstaltsarzt; Anstaltsschwester**

(b) *(US)* qualified doctor who is employed by a hospital and sometimes lives in the hospital **Assistenzarzt/Assistenzärztin (in der Weiterbildung zum Facharzt)**; *compare* INTERN

◊ **residential** *adjective* living in a hospital *or* at home **stationär, Wohn-, Heim-**; **residential care** = care of patients either in a hospital or at home (but not as outpatients) **stationäre Pflege**

residual *adjective* remaining *or* which is left behind **residual, Rest-**; **residual urine** = urine left in the bladder after a person has passed as much water as possible **Restharn**; **residual air** *or* **residual volume** = air left in the lungs after a person has breathed out as much air as possible **Residualvolumen, Residualluft**

resin *noun* sticky juice which comes from some types of tree **Harz**

resist *verb* to be strong enough to fight against a disease *or* to avoid being killed *or* attacked by a disease **widerstehen**; *a healthy body can resist some infections*

◊ **resistance** *noun* (i) ability of a person not to get a disease; (ii) ability of a germ not to be affected by antibiotics **(i) & (ii) Resistenz, Widerstand(sfähigkeit)**; *the bacteria have developed a resistance to certain antibiotics; after living in the tropics his resistance to colds was low*

(b) opposition to force **Widerstand**; **peripheral resistance** = ability of the peripheral blood vessels to slow down the flow of blood inside them **peripherer Widerstand**

◇ **resistant** *adjective* able not to be affected by something **resistent, widerstandsfähig**; *the bacteria are resistant to some antibiotics* **resistant strain** = strain of bacterium which is not affected by antibiotics **resistenter Bakterienstamm**

resolution *noun* (i) amount of detail which can be seen in a microscope; (ii) point in the development of a disease where the inflammation begins to disappear **(i) Auflösung; (ii) Resolution, Lösung**

◇ **resolve** *verb (of inflammation)* to begin to disappear **lösen, zurückgehen**

> QUOTE valve fluttering disappears as the pneumothorax resolves. Always confirm resolution with a physical examination and X-ray
> American Journal of Nursing

resonance *noun* sound made by a hollow part of the body when hit **Resonanz**

resorption *noun* absorbing again of a substance already produced back into the body **Resorption**

respiration *noun* action of breathing **Respiration, Atmung**; **artificial respiration** = way of reviving someone who has stopped breathing (as by mouth-to-mouth resuscitation) **künstliche Beatmung**; **assisted respiration** = breathing with the help of a machine **assistierte Beatmung**; **controlled respiration** = control of a patient's breathing by an anaesthetist during an operation, if normal breathing has stopped **kontrollierte Beatmung**; **external respiration** = part of respiration concerned with oxygen in the air being exchanged in the lungs for carbon dioxide from the blood **äußere Atmung**; **internal respiration** = part of respiration concerned with the passage of oxygen from the blood to the tissues, and the passage of carbon dioxide from the tissues to the blood **innere Atmung**; **respiration rate** = number of times a person breathes per minute **Atemfrequenz**

◇ **respirator** *or* **ventilator** *noun*
(a) machine which gives artificial respiration **Respirator, Beatmungsgerät**; **cuirass respirator** = type of iron lung, where the patient's limbs are not enclosed **Cuirass-Respirator**; **Drinker respirator** *or* **iron lung** = machine which encloses all a patient's body, except the head, and in which air pressure is increased and decreased in turn, so forcing the patient to breathe **Drinker-Respirator, eiserne Lunge**; **positive pressure respirator** = machine which forces air into a patient's lungs through a tube inserted in the mouth *or* in the trachea (after a tracheostomy), and then let out by releasing pressure **Überdruckrespirator**; **the patient was put on a respirator** = the patient was attached to a machine which forced him to breathe **der Patient wurde künstlich beatmet**
(b) mask worn to prevent someone breathing gas *or* fumes **Atemschutzmaske**

◇ **respiratory** *adjective* referring to breathing **respiratorisch**; **respiratory bronchiole** = end part of a bronchiole in the lung, which joins the alveoli **Bronchiolus respiratorius, Endbronchiole**; **respiratory centre** = nerve centre in the brain which regulates the breathing **Atemzentrum**; **respiratory distress syndrome** *or* **hyaline membrane disease** = condition of newborn babies, where the lungs do not expand properly, due to lack of surfactant (the condition is common among premature babies) **Atemnotsyndrom**; **respiratory failure** = failure of the lungs to oxygenate the blood correctly **respiratorische Insuffizienz**; **respiratory illness** = illness which affects the patient's breathing **respiratorische Erkrankung**; **upper respiratory infection** = infection in the upper part of the respiratory system **Infektion der oberen Atemwege**; **respiratory pigment** = blood pigment which can carry oxygen collected in the lungs and release it in tissues **Atmungspigment**; **respiratory quotient (RQ)** = ratio of the amount of carbon dioxide taken into the alveoli of the lungs from the blood to the amount the oxygen which the alveoli take from the air **respiratorischer Quotient (RQ)**; **respiratory syncytial virus (RSV)** = virus which causes infections of the nose and throat in adults but serious bronchiolitis in children **Respiratory syncytial virus, RS-Virus (RSV)**; **respiratory system** *or* **respiratory tract** = series of organs and passages which take air into the lungs, and exchange oxygen for carbon dioxide **Atemtrakt, Respirationstrakt**

> COMMENT: respiration includes two stages: breathing in (inhalation) and breathing out (exhalation). Air is taken into the respiratory system through the nose or mouth, and goes down into the lungs through the pharynx, larynx, and windpipe. In the lungs, the bronchi take the air to the alveoli (air sacs) where oxygen in the air is passed to the bloodstream in exchange for waste carbon dioxide which is then breathed out

respond *verb* to react to something *or* to begin to get better because of a treatment

reagieren/ansprechen auf; *the cancer is not responding to drugs; she is responding to treatment*

◊ **response** *noun* reaction by an organ *or* tissue *or* a person to an external stimulus **Antwort, Reaktion, Ansprechen**; **immune response** = reaction of a body which rejects a transplant **Immunreaktion**

◊ **responsible** *adjective* which is the cause of something **verantwortlich**; *the allergen which is responsible for the patient's reaction; this is one of several factors which can be responsible for high blood pressure*

◊ **responsiveness** *noun* being able to respond to other people *or* to sensations **Reaktionsfähigkeit, Reagibilität, Ansprechbarkeit**

> QUOTE many severely confused patients, particularly those in advanced stages of Alzheimer's disease, do not respond to verbal communication
> Nursing Times

> QUOTE anaemia may be due to insufficient erythrocyte production, in which case the reticulocyte count will be low, or to haemolysis or haemorrhage, in which cases there should be a reticulocyte response
> Southern Medical Journal

rest
1 *noun* lying down *or* being calm **Ruhe, Erholung**; *what you need is a good night's rest; I had a few minutes' rest and then I started work again; the doctor prescribed a month's total rest*
2 *verb* to lie down *or* to be calm **ruhen, sich ausruhen**; *don't disturb your mother - she's resting*

◊ **restless** *adjective* not still *or* not calm **unruhig, rastlos**; *the children are restless in the heat; she had a few hours' restless sleep*

restore *verb* to give back **wiederherstellen**; *she needs vitamins to restore her strength; the physiotherapy should restore the strength of the muscles; a salpingostomy was performed to restore the patency of the Fallopian tube*

restrict *verb* (i) to make less *or* smaller; (ii) to set limits to something **(i) & (ii) beschränken, einschränken, begrenzen**; *the blood supply is restricted by the tight bandage; the doctor suggested she should restrict her intake of alcohol*

◊ **restrictive** *adjective* which restricts *or* which makes smaller **restriktiv, einschränkend**

result
1 *noun* figures at the end of a calculation *or* at the end of a test **Resultat, Ergebnis**; *what was the result of the test? the doctor told the patient the result of the pregnancy test; the result of the operation will not be known for some weeks*
2 *verb* to happen because of something **resultieren, sich ergeben aus; führen zu**; *the cancer resulted from exposure to radiation at work; his illness resulted in his being away from work for several weeks*

resuscitate *verb* to make someone who appears to be dead start breathing again, and to restart the circulation of blood **reanimieren, wiederbeleben**

◊ **resuscitation** *noun* reviving someone who seems to be dead, by making him breathe again and restarting the heart **Reanimation, Wiederbelebung**; **cardiopulmonary resuscitation (CPR)** = method of reviving someone where stimulation is applied to both heart and lungs **kardiopulmonale Reanimation**

> COMMENT: the commonest methods of resuscitation are artificial respiration and cardiac massage

retain *verb* to keep *or* to hold **(be)halten**; *he was incontinent and unable to retain urine in his bladder see also* RETENTION

retard *verb* to make something slower *or* to slow down the action of a drug **retardieren, verzögern**; *the drug will retard the onset of the fever; the injections retard the effect of the anaesthetic*

◊ **retardation** *noun* making slower **Retardierung, Verzögerung**; **mental retardation** = condition where a person's mind has not developed as fully as normal, so that he is not as advanced mentally as others of the same age **geistige Retardierung**; **psychomotor retardation** = slowing of movement and speech, caused by depression **psychomotorischer Entwicklungsrückstand**

◊ **retarded** *adjective* (person) who has not developed mentally as far as others of the same age **geistig zurückgeblieben**; *a school for retarded children; by the age of four, he was showing signs of being mentally retarded*

retch *verb* to try to vomit without bringing any food up from the stomach **würgen**

◊ **retching** *noun* attempting to vomit without being able to do so **Würgen**

rete *noun* structure, formed like a net, made up of tissue fibres *or* nerve fibres *or* blood vessels **Rete, Netz**; **rete testis** = network of channels in the testis which take the sperm to

the epididymis **Rete testis, Hodennetz**; *see also* RETICULAR
(NOTE: the plural is **retia)**

retention *noun* holding back (such as holding back urine in the bladder) **Retention, Verhaltung**; **retention cyst** = cyst which is formed when a duct from a gland is blocked **Retentionszyste**; **retention of urine** = condition where passing urine is difficult *or* impossible because the urethra is blocked *or* because the prostate gland is enlarged **Harnverhaltung**

reticular *adjective* made like a net *or* (fibres) which criss-cross or branch **retikulär**; **reticular fibres** *or* **reticular tissue** = fibres in connective tissue which support organs *or* blood vessels, etc. **Retikulinfasern, retikuläres Bindegewebe**

◊ **reticulin** *noun* fibrous protein which is one of the most important components of reticular fibres **Retikulin**

◊ **reticulocyte** *noun* red blood cell which has not yet fully developed **Retikulozyt**

◊ **reticulocytosis** *noun* condition where the number of reticulocytes in the blood increases abnormally **Retikulozytose**

◊ **reticuloendothelial system (RES)** *noun* series of phagocytic cells in the body (found especially in bone marrow, lymph nodes, liver and spleen) which attack and destroy bacteria and form antibodies **retikuloendotheliales System (RES)**; **reticuloendothelial cell** = phagocytic cell in the RES **Retikuloendothelzelle**

◊ **reticuloendotheliosis** *noun* condition where cells in the RES grow large and form swellings in bone marrow *or* destroy bones **Retikuloendotheliose**

◊ **reticulosis** *noun* any of several conditions where cells in the reticuloendothelial system grow large and form usually malignant tumours **Retikulose**

◊ **reticulum** *noun* series of small fibres *or* tubes forming a network **Reticulum**; **endoplasmic reticulum (ER)** = network in the cytoplasm of a cell **endoplasmatisches Retikulum (ER)**; **sarcoplasmic reticulum** = network in the cytoplasm of striated muscle fibres **sarkoplasmatisches Retikulum**

retina *noun* inside layer of the eye which is sensitive to light **Retina, Netzhaut**; **detached retina** = RETINAL DETACHMENT *see illustration* EYE

retinaculum *noun* band of tissue which holds a structure in place, as found in the wrist and ankle over the flexor tendons **Retinaculum, Halteband**

retinal *adjective* referring to the retina **retinal**; **retinal artery** = sole artery of the retina (it accompanies the optic nerve) **Arteria centralis retinae, zentrale Netzhautschlagader**; **retinal detachment** = condition where the retina is partly detached from the choroid **Netzhautablösung**

◊ **retinitis** *noun* inflammation of the retina **Retinitis, Netzhautentzündung**; **retinitis pigmentosa** = hereditary condition where inflammation of the retina can result in blindness **Retinitis pigmentosa**

◊ **retinoblastoma** *noun* rare tumour in the retina, affecting infants **Retinoblastom, Glioma retinae**

◊ **retinol** *noun* vitamin A *or* vitamin (found in liver, vegetables, eggs and cod liver oil) which is essential for good vision **Retinol**

◊ **retinopathy** *noun* any disease of the retina **Retinopathia, Retinopathie**; **diabetic retinopathy** = defect in vision linked to diabetes **Retinopatia retinopathia, diabetische Retinopathie**

◊ **retinoscope** *noun* instrument with various lenses, used to measure the refraction of the eye **Retinoskop, Skiaskop**

> COMMENT: light enters the eye through the pupil and strikes the retina. Light-sensitive cells in the retina (cones and rods) convert the light to nervous impulses; the optic nerve sends these impulses to the brain which interprets them as images. The point where the optic nerve joins the retina has no light-sensitive cells, and is known as the blind spot

retire *verb* to stop work at a certain age **in den Ruhestand treten, in Pension gehen, sich pensionieren lassen;** *most men retire at 65, but women only go on working until they are 60; although she has retired, she still does voluntary work at the clinic*

◊ **retirement** *noun* act of retiring; being retired **Ruhestand;** *the retirement age for men is 65*

retraction *noun* moving backwards *or* becoming shorter **Retraktion, Zurückziehen, Schrumpfung;** *there is retraction of the overlying skin* **retraction ring** *or* **Bandl's ring** = groove round the womb, separating the upper and lower parts of the uterus, which, in obstructed labour, prevents the baby from moving forward normally into the cervical canal **Bandl-Kontraktionsring**

◊ **retractor** *noun* surgical instrument which pulls and holds back the edge of the incision in an operation **Wundhaken, Wundspreizer**

retro- *prefix* meaning at the back *or* behind **Retro-**

◇ **retrobulbar neuritis** *or* **optic neuritis** *noun* inflammation of the optic nerve which makes objects appear blurred **Retrobulbärneuritis, Neuritis optica retrobulbaris**

◇ **retroflexion** *noun* being bent backwards **Retroflexion**; **uterine retroflexion** *or* **retroflexion of the uterus** = condition where the uterus bends backwards away from its normal position **Retroflexio uteri**

◇ **retrograde** *adjective* going backwards **retrograd**; **retrograde pyelography** = X-ray examination of the kidney where a catheter is passed into the kidney through the ureter, and the opaque liquid is injected directly into it **retrograde Pyelographie**

◇ **retrogression** *noun* returning to an earlier state **Regression, Degeneration**

◇ **retrolental fibroplasia** *noun* condition where fibrous tissue develops behind the lens of the eye, resulting in blindness **rentrolentale Fibroplasie**

> COMMENT: the condition is likely in premature babies if they are treated with large amounts of oxygen immediately after birth

◇ **retro-ocular** *adjective* at the back of the eye **retro-okulär**

◇ **retroperitoneal** *adjective* at the back of the peritoneum **retroperitoneal**

◇ **retropharyngeal** *adjective* at the back of the pharynx **retropharyngeal**

◇ **retropubic** *adjective* at the back of the pubis **retropubisch**; **retropubic prostatectomy** = removal of the prostate gland which is carried out through a suprapubic incision and by cutting the membrane which surrounds the gland **retropubische Prostatektomie**

◇ **retrospection** *noun* recalling what happened in the past **Rückblick**

◇ **retroversion** *noun* sloping backwards **Retroversion**; **uterine retroversion** *or* **retroversion of the uterus** = condition where the uterus slopes backwards away from its normal position **Retroversio uteri**

◇ **retroverted uterus** *noun* uterus which slopes backwards from the normal position **retrovertierter Uterus**

reveal *verb* to show **zeigen, aufdecken**; *digital palpation revealed a growth in the breast*

revision *noun* subsequent examination of a surgical operation **Revision**; *a revision of a radical mastoidectomy*

revive *verb* to bring back to life *or* to consciousness **reanimieren, wiederbeleben**; *they tried to revive him with artificial respiration; she collapsed on the floor and had to be revived by the nurse*

Reye's syndrome *noun* encephalopathy affecting young children who have had a viral infection **Reye-Syndrom**

RGN = REGISTERED GENERAL NURSE

Rh *abbreviation for* rhesus **Rh**

RHA = REGIONAL HEALTH AUTHORITY

rhabdovirus *noun* any of a group of viruses containing RNA, one of which causes rabies **Rhabdovirus**

rhachio- *suffix* referring to the spine **Rhachio-**

rhagades *noun* fissures *or* long thin scars in the skin round the nose, mouth or anus, seen in syphilis **Rhagaden**

rhesus factor *or* **Rh factor** *noun* antigen in red blood cells, which is an element in blood grouping **Rhesus-Faktor, Rh-Faktor**; **rhesus baby** = baby with erythroblastosis fetalis **Rhesus-Baby**; **Rh-negative** = (person) who does not have the rhesus factor in his blood **Rh-negativ**; **Rh-positive** = (person) who has the rhesus factor in his blood **Rh-positiv**

> COMMENT: the rhesus factor is important in blood grouping, because, although most people are Rh-positive, a Rh-negative patient should not receive a Rh-positive blood transfusion as this will cause the formation of permanent antibodies. If a Rh-negative mother has a child by a Rh-positive father, the baby will inherit Rh-positive blood, which may then pass into the mother's circulation at childbirth and cause antibodies to form. This can be prevented by an injection of anti D immunoglobulin immediately after the birth of the first Rh-positive child and any subsequent Rh-positive children. If a Rh-negative mother has formed antibodies to Rh-positive blood in the past, these antibodies will affect the blood of the fetus and may cause erythroblastosis fetalis

rheumatic *adjective* referring to rheumatism **rheumatisch**; **rheumatic fever** *or* **acute rheumatism** = collagen disease of young people and children, caused by haemolytic streptococci, where the joints and also the valves and lining of the heart become inflamed **rheumatisches Fieber**

> COMMENT: rheumatic fever often follows another streptococcal infection such as a strep throat *or* tonsillitis. Symptoms are high fever, pains in the joints, which become red, formation of nodules on the ends of bones, and difficulty in breathing. Although recovery can be complete, rheumatic fever can recur and damage the heart permanently

rheumatism *noun* general term for pains and stiffness in the joints and muscles **Rheuma, Rheumatismus;** *she has rheumatism in her hips; he has a history of rheumatism; she complained of rheumatism in her knees* **muscular rheumatism** = pains in muscles *or* joints, usually caused by fibrositis *or* inflammation of the muscles *or* osteoarthritis **Muskelrheumatismus;** *see also* RHEUMATOID ARTHRITIS, RHEUMATIC FEVER, OSTEOARTHRITIS

◇ **rheumatoid** *adjective* similar to rheumatism **rheumatoid; rheumatoid arthritis** = general painful disabling collagen disease affecting any joint, but especially the hands, feet and hips, making them swollen and inflamed **rheumatoide Arthritis, chronische Polyarthritis; rheumatoid erosion** = erosion of bone and cartilage in the joints caused by rheumatoid arthritis **rheumatoide Erosion, rheumatoide Degeneration**

◇ **rheumatologist** *noun* doctor who specializes in rheumatology **Rheumatologe/Rheumatologin**

◇ **rheumatology** *noun* branch of medicine dealing with rheumatic disease of muscles and joints **Rheumatologie**

> QUOTE rheumatoid arthritis is a chronic inflammatory disease which can affect many systems of the body, but mainly the joints. 70% of sufferers develop the condition in the metacarpophalangeal joints
> Nursing Times

Rh factor *see* RHESUS FACTOR

rhin- *or* **rhino-** *prefix* referring to the nose **Rhin-, Rhino-**

◇ **rhinitis** *noun* inflammation of the mucous membrane in the nose, which makes the nose run, caused by a virus infection (cold) *or* an allergic reaction to dust *or* flowers, etc. **Rhinitis, Nasenschleimhautentzündung; acute rhinitis** = common cold *or* a virus infection which causes inflammation of the mucous membrane in the nose and throat **Rhinitis acuta, gewöhnlicher Schnupfen; allergic rhinitis** = HAY FEVER; **chronic catarrhal rhinitis** = chronic form of inflammation of the nose where excess mucus is secreted by the mucous membrane **chronische Rhinitis**

◇ **rhinology** *noun* branch of medicine dealing with diseases of the nose and the nasal passage **Rhinologie**

◇ **rhinomycosis** *noun* infection of the nasal passages by a fungus **Rhinomykose**

◇ **rhinophyma** *noun* condition caused by rosacea, where the nose becomes permanently red and swollen **Rhinophym, Pfundnase, Knollennase**

◇ **rhinoplasty** *noun* plastic surgery to correct the appearance of the nose **Rhinoplastik, Nasenplastik**

◇ **rhinorrhoea** *noun* watery discharge from the nose **Rhinorrhoe**

◇ **rhinoscopy** *noun* examination of the inside of the nose **Rhinoskopie**

◇ **rhinosporidiosis** *noun* infection of the nose, eyes, larynx and genital organs by a fungus *Rhinosporidium seeberi* **Rhinosporidiose**

◇ **rhinovirus** *noun* group of viruses containing RNA, which cause infection of the nose, including the virus which causes the common cold **Rhinovirus**

rhiz- *or* **rhizo-** *prefix* referring to a root **Rhizo-, Wurzel-**

◇ **rhizotomy** *noun* surgical operation to cut *or* divide the roots of a nerve to relieve severe pain **Rhizotomie**

rhodopsin *or* **visual purple** *noun* light-sensitive purple pigment in the rods of the retina, which makes it possible to see in dim light **Rhodopsin, Sehpurpur**

rhombencephalon *or* **hindbrain** *noun* part of the brain which contains the cerebellum, the medulla oblongata and the pons **Rhombenzephalon, Rautenhirn**

◇ **rhomboid** *noun* one of two muscles in the top part of the back which move the shoulder blades **Musculus rhomboideus, Rautenmuskel**

rhonchus *noun* abnormal sound in the chest, heard through a stethoscope, caused by a partial blockage in the bronchi **Rhonchus, Rasselgeräusch**
(NOTE: the plural is **rhonchi)**

rhythm *noun* regular movement *or* beat **Rhythmus;** *see also* CIRCADIAN; **rhythm method** = method of birth control where sexual intercourse should take place only during the safe periods *or* when conception is least likely to occur, that is at the beginning and at the end of the menstrual cycle **Rhythmusmethode**

> COMMENT: this method is not as safe as other methods of contraception because the time when ovulation takes place cannot be accurately calculated if a woman does not have regular periods

◇ **rhythmic** *adjective* regular *or* with a repeated rhythm **rhythmisch, regelmäßig**

rib *noun* one of twenty-four curved bones which protect the chest **Rippe; cervical rib** = extra rib sometimes found attached to the cervical vertebrae **Halsrippe; false ribs** = the bottom five ribs on each side which are not directly attached to the breastbone **Costae spuriae, falsche Rippen; floating ribs** = two lowest false ribs on each side, which are not attached to the breastbone **Costae fluitantes, fliegende Rippen; true ribs** = top seven pairs of ribs **Costae verae, echte Rippen; rib cage** = the ribs and the space enclosed by them **Brustkorb;** (NOTE: for other terms referring to the ribs, see words beginning with **cost-)**

> COMMENT: the rib cage is formed of twelve pairs of curved bones. The top seven pairs (the true ribs) are joined to the breastbone in front by costal cartilage; the other five pairs of ribs (the false ribs) are not attached to the breastbone, though the 8th, 9th and 10th pairs are each attached to the rib above. The bottom two pairs, which are not attached to the breastbone at all, are called the floating ribs

riboflavine = VITAMIN B_2

ribonuclease *noun* enzyme which breaks down RNA **Ribonuklease**

ribonucleic acid (RNA) *noun* one of the nucleic acids in the nucleus of all living cells, which takes coded information form DNA and translates it into specific enzymes and proteins **Ribonukleinsäure (RNS)**; *see also* DNA

ribose *noun* type of sugar found in RNA **Ribose**

ribosomal *adjective* referring to ribosomes **ribosomal**

◇ **ribosome** *noun* tiny particle in a cell, containing RNA and protein, where protein is synthesized **Ribosom**

rice *noun* common food plant, grown in hot countries, of which the whitish grains are eaten **Reis**

◇ **ricewater stools** *noun* typical watery stools, passed by patients suffering from cholera **Reiswasserstuhl**

rich *adjective*
(a) rich in = having a lot of something **reich an;** *green vegetables are rich in minerals; the doctor has prescribed a diet which is rich in protein or a protein-rich diet*
(b) (food) which has high calorific value **schwer, gehaltvoll, nahrhaft**

> QUOTE the sublingual region has a rich blood supply derived from the carotid artery
> Nursing Times

ricin *noun* highly toxic albumin found in the seeds of the castor oil **Rizin**

rickets *or* **rachitis** *noun* disease of children, where the bones are soft and do not develop properly because of lack of vitamin D **Rachitis; renal rickets** = form of rickets caused by poor kidney function **renale Rachitis, renale Osteodystrophie**

> COMMENT: initial treatment for rickets in children is a vitamin-rich diet, together with exposure to sunshine which causes vitamin D to form in the skin

Rickettsia *noun* genus of microorganisms which causes several diseases including Q fever and typhus **Rickettsia, Rickettsie**

◇ **rickettsial** *adjective* referring to Rickettsia **Rickettsien-; rickettsial pox** = disease found in North America, caused by *Rickettsia akari* passed to humans by bites from mites which live on mice **Rickettsienpocken**

rid *verb* **to get rid of something** = to make something go away **etwas loswerden; to be rid of something** = not to have something unpleasant any more **etwas los sein;** *he can't get rid of his cold - he's had it for weeks; I'm very glad to be rid of my flu*

ridge *noun* long raised part on the surface of a bone *or* organ **Crista, Kamm**

right
1 *adjective & adverb & noun* not left *or* referring to the side of the body which usually has the stronger hand (which most people use to write with) **rechte(r,s); rechts;** *my right arm is stronger than my left; he writes with his right hand*
2 *noun* what the law says a person is bound to have **Recht;** *the patient has no right to inspect his medical records; you always have the right to ask for a second opinion*

◇ **right-hand** *adjective* on the right side **rechte(r,s);** *the stethoscope is in the right-hand drawer of the desk*

◇ **right-handed** *adjective* using the right hand more often than the left **rechtshändig;** *he's right-handed; most people are right-handed*

rigid *adjective* stiff *or* not moving **rigide, starr, steif**

◇ **rigidity** *noun* being rigid *or* bent *or* not able to be moved **Rigidität, Steifheit**; *see also* SPASTICITY

◇ **rigor** *noun* attack of shivering, often with fever **Rigor**; **rigor mortis** = condition where the muscles of a dead body become stiff a few hours after death and then become relaxed again **Rigor mortis, Totenstarre**

> COMMENT: rigor mortis starts about eight hours after death, and begins to disappear several hours later; environment and temperature play a large part in the timing

rima *noun* narrow crack *or* cleft **Rima, Spalte, Ritze**; **rima glottidis** = space between the vocal cords **Rima glottidis, Stimmritze**

ring *noun* circle of tissue; tissue *or* muscle shaped like a circle **Ring**; **ring finger** *or* **third finger** = the finger between the little finger and the middle finger **Ringfinger**

◇ **ringing in the ear** *see* TINNITUS

◇ **ringworm** *noun* any of various infections of the skin by a fungus, in which the infection spreads out in a circle from a central point (ringworm is very contagious and difficult to get rid of) **Tinea**; *see also* TINEA

Rinne's test *noun* hearing test **Rinne-Versuch**

> COMMENT: a tuning fork is hit and its handle placed near the ear (to test for air conduction) and then on the mastoid process (to test for bone conduction). It is then possible to determine the type of lesion which exists by finding if the sound is heard for a longer period by air *or* by bone conduction

rinse out *verb* to wash the inside of something to make it clean **ausspülen;** *she rinsed out the measuring jar; rinse your mouth out with mouthwash*

ripple bed *noun* type of bed with an air-filled mattress divided into sections, in which the pressure is continuously being changed so that the patient's body can be massaged and bedsores can be avoided **Dekubitusbett**

rise *verb* to go up **steigen;** *his temperature rose sharply*
(NOTE: **rises - rising - rose - has risen)**

risk
1 *noun*
(a) possible harm *or* possibility of something happening **Risiko;** *there is a risk of a cholera epidemic; there is no risk of the disease spreading to other members of the family; businessmen are particularly at risk of having a heart attack* **children at risk** = children who are more likely to be harmed *or* to catch a disease **Risikokinder**; *see also* HIGH-RISK, LOW-RISK
2 *verb* to do something which may possibly harm *or* have bad results **riskieren;** *if the patient is not moved to an isolation ward, all the patients and staff in the hospital risk catching the disease*

> QUOTE adenomatous polyps are a risk factor for carcinoma of the stomach
> Nursing Times

> QUOTE three quarters of patients aged 35 - 64 on GPs' lists have at least one major risk factor: high cholesterol, high blood pressure or addiction to tobacco
> Health Services Journal

risus sardonicus *noun* twisted smile which is a symptom of tetanus **Risus sardonicus, sardonisches Lachen**

river blindness *noun* blindness caused by larvae getting into the eye in cases of onchocerciasis **Flussblindheit, okuläre Onchozerkose**

RM = REGISTERED MIDWIFE

RMN = REGISTERED MENTAL NURSE

Rn *chemical symbol for* radon **Rn, Radon**

RN = REGISTERED NURSE

RNA = RIBONUCLEIC ACID; **messenger RNA** = type of RNA which transmits information from DNA to form enzymes and proteins **Boten-RNS, Messenger-RNA**

RNMH = REGISTERED NURSE FOR THE MENTALLY HANDICAPPED

Rocky Mountain spotted fever *noun* type of typhus caused by *Rickettsia rickettsii*, transmitted to humans by ticks **Rocky-**

Mountain-Fleckfieber, Zeckenfleckfieber, Rocky Mountain Spotted Fever (RMSF)

rod *noun*
(a) long thin round stick **Stäbchen;** *some bacteria are shaped like rods or are rod-shaped*
(b) one of two types of light-sensitive cell in the retina of the eye **Stäbchen**; *see also* CONE

> COMMENT: rods are sensitive to poor light. They contain rhodopsin *or* visual purple, which produces the nervous impulse which the rod transmits to the optic nerve

rodent ulcer *or* **basal cell carcinoma** *noun* malignant tumour on the face **Ulcus rodens, Epithelioma basocellulare exulcerans, Basaliom**

> COMMENT: rodent ulcers are different from some other types of cancer in that they do not spread to other parts of the body and do not metastasize, but remain on the face, usually near the mouth or eyes. Rodent ulcer is rare before middle age

roentgen *noun* unit which measures the amount of exposure to X-rays *or* gamma rays **Röntgen**; **roentgen rays** = X-rays *or* gamma rays which can pass through tissue and leave an image on a photographic film **Röntgenstrahlen**
◊ **roentgenogram** *noun* X-ray photograph **Röntgenaufnahme, Röntgenbild**
◊ **roentgenology** *noun* study of X-rays and their use in medicine **Radiologie**

rolled bandage *or* **roller bandage** *noun* bandage in the form of a long strip of cloth which is rolled up from one or both ends **Rollbinde**

Romberg's sign *noun* symptom of a sensory disorder in the position sense **Romberg-Zeichen**

> COMMENT: if a patient cannot stand upright when his eyes are closed, this shows that nerves in the lower limbs which transmit position sense to the brain are damaged

rongeur *noun* strong surgical instrument like a pair of pliers, used for cutting bone **Knochenzange**

roof *noun* top part of the mouth *or* other cavity **Dach**

root *or* **radix** *noun* (i) origin *or* point from which a part of the body grows; (ii) part of a tooth which is connected to a socket in the jaw **(i) & (ii) Radix, Wurzel**; **root canal** = canal in the root of a tooth through which the nerves and blood vessels pass **Wurzelkanal** *see illustration* TOOTH

Rorschach test *or* **ink blot test** *noun* test used in psychological diagnosis, where the patient is shown a series of blots of ink on paper, and is asked to say what each blot reminds him of. The answers give information about the patient's psychological state **Rorschach-(Behn-)Test**

rosacea *noun* common skin disease affecting the face, and especially the nose, which becomes red because of enlarged blood vessels; the cause is not known **Rosacea, Acne rosacea, Kupferfinnen, Rotfinnen**

rosea *see* PITYRIASIS

roseola *noun* any disease with a light red rash **Roseola; roseola infantum** *or* **exanthem subitum** = sudden infection of small children, with fever, swelling of the lymph glands and a rash **Roseola infantum, Exanthema subitum, Dreitagefieberexanthem**

rostral *adjective* like the beak of a bird **rostral**
◊ **rostrum** *noun* projecting part of a bone *or* structure shaped like a beak **Rostrum, Schnabel**
(NOTE: plural is **rostra)**

rot *verb* to decay *or* to become putrefied **verfaulen, verwesen;** *the flesh was rotting round the wound as gangrene set in; the fingers can rot away in leprosy*

rotate *verb* to move in a circle **rotieren, drehen**
◊ **rotation** *noun* moving in a circle **Rotation, Drehung**; **lateral and medial rotation** = turning part of the body to the side *or* towards the midline **Außen- und Innenrotation**
◊ **rotator** *noun* muscle which makes a limb rotate **Musculus rotator, Rotator(muskel), Drehmuskel, Dreher**

rotavirus *noun* any of a group of viruses associated with gastroenteritis in children **Rotavirus**

> QUOTE rotavirus is now widely accepted as an important cause of childhood diarrhoea in many different parts of the world
> East African Medical Journal

Roth spot *noun* pale spot which sometimes occurs on the retina of a person suffering from leukaemia or some other diseases **Roth-Fleck**

Rothera's test *noun* test to see if acetone is present in urine, a sign of ketosis which is a complication of diabetes mellitus **Rothera-Probe**

rotunda *see* FENESTRA

rough *adjective* not smooth **rau;** *she put cream on her hands which were rough from heavy work*

◊ **roughage** *or* **dietary fibre** *noun* fibrous matter in food, which cannot be digested **Ballaststoffe**

COMMENT: roughage is found in cereals, nuts, fruit and some green vegetables. It is believed to be necessary to help digestion and avoid developing constipation, obesity and appendicitis

rouleau *noun* roll of red blood cells which have stuck together like a column of coins **Rouleau, Geldrolle**
(NOTE: the plural is **rouleaux)**

round
1 *adjective* shaped like a circle **rund**; **round ligament** = band of ligament which stretches from the uterus to the labia **Ligamentum teres uteri, rundes Mutterband**; **round window** *or* **fenestra rotunda** = round opening between the middle ear and the inner ear **Fenestra rotunda, rundes Fenster**
2 *noun* regular visit **Runde**; **to do the rounds of the wards** = to visit various wards in a hospital and talk to the nurses and check on patients, progress *or* condition **die Stationsvisite machen**; **a health visitor's rounds** = regular series of visits made by a health visitor **Hausbesuche einer Gemeindeschwester/Sozialpflegerin**

◊ **roundworm** *noun* any of several common types of parasitic worms with round bodies, such as hookworms (as opposed to flatworms) **Rundwurm, Nemathelminth**

Rovsing's sign *noun* pain in the right iliac fossa when the left iliac fossa is pressed **Rovsing-Zeichen**

COMMENT: a sign of acute appendicitis

Royal College of Nursing *noun* professional association which represents nurses **Berufsverband der Krankenschwestern/Krankenpfleger**

RQ = RESPIRATORY QUOTIENT

-rrhagia *or* **-rrhage** *suffix* referring to abnormal flow *or* discharge of blood **-rrhagie**

-rrhaphy *suffix* referring to surgical sewing *or* suturing **-rrhapie, -naht**

-rrhexis *suffix* referring to splitting *or* rupture **-rrhexis**

-rrhoea *suffix* referring to an abnormal flow *or* discharge of fluid from an organ **-rrhoe**

RSCN = REGISTERED SICK CHILDREN'S NURSE

RSI = REPETITIVE STRAIN INJURY

RSV = RESPIRATORY SYNCYTIAL VIRUS

RTN = REGISTERED THEATRE NURSE

rub
1 *noun* lotion used to rub on the skin **Einreibemittel, Liniment(um);** *the ointment is used as a rub*
2 *verb* to move something (especially the hands) backwards and forwards over a surface **reiben;** *she rubbed her leg after she knocked it against the table; he rubbed his hands to make the circulation return*

◊ **rub into** *verb* to make an ointment go into the skin by rubbing **einreiben, einmassieren;** *rub the liniment gently into the skin*

◊ **rubbing alcohol** *noun (US)* ethyl alcohol, used as a disinfectant *or* for rubbing on the the skin **Äthanol, Spiritus aethylicus**
(NOTE: GB English is **surgical spirit)**

rubber *noun* material which we can be stretched and compressed, made from the thick white liquid (latex) from a tropical tree **Gummi; rubber sheet** = waterproof sheet put on hospital beds *or* on the bed of a child who suffers from bedwetting, to protect the mattress **Gummiunterlage**

rubefacient *adjective & noun* (substance) which makes the skin warm, and pink or red **rötend; Rubefaziens**

rubella = GERMAN MEASLES

rubeola = MEASLES

Rubin's test *noun* test to see if the Fallopian tubes are free from obstruction **Insufflationsprobe, Pertubation**

rubor *noun* redness (of the skin *or* tissue) **Rubor, Rötung**

rubra *see* PITYRIASIS

rudimentary *adjective* which exists in a small form *or* which has not developed fully

rudimentär; *the child was born with rudimentary arms*

Ruffini corpuscles *or* **Ruffini nerve endings** *see* CORPUSCLE

ruga *noun* fold *or* ridge (especially in mucous membrane such as the lining of the stomach) **Ruga, Runzel, Falte**
(NOTE: plural is **rugae)**

rule out *verb* to state a patient does not have a certain disease **ausschließen;** *we can rule out shingles*

rumbling *noun* noise in the intestine caused by gas bubbles **Kollern**

run *verb (of the nose)* to drip with liquid secreted from the mucous membrane in the nasal passage **laufen;** *his nose is running; if your nose is running, blow it on a handkerchief; one of the symptoms of a cold is a running nose*
◇ **runny nose** *noun* nose which is dripping with liquid from the mucous membrane **Schnupfen**; **I've got a runny nose** = mir läuft die Nase

R-unit = ROENTGEN UNIT

rupture
1 *noun*
(a) breaking *or* tearing (of an organ such as the appendix) **Ruptur, Zerreißung, Durchbruch**
(b) hernia *or* condition where the muscles *or* wall round an organ become weak and the organ bulges through the wall **Bruch, Hernie**
2 *verb* to break *or* tear **rupturieren**; **ruptured spleen** = spleen which has been torn by piercing *or* by a blow **rupturierte Milz, Milzruptur**

Russell traction *noun* type of traction with weights and slings used to straighten a femur which has been fractured **Russel-Extension**

Ryle's tube *noun* thin tube which is passed into a patient's stomach through either the nose *or* mouth, used to pump out the contents of the stomach *or* to introduce a barium meal in the stomach **Ryle-Sonde**

Ss

S *chemical symbol for* sulphur **S, Schwefel**

SA node *or* **S - A node** = SINOATRIAL NODE

Sabin vaccine *noun* vaccine against poliomyelitis **Sabin-Impfstoff**; *compare* SALK

> COMMENT: the Sabin vaccine is given orally, and consists of weak live polio virus

sac *noun* part of the body shaped like a bag **Saccus, Sack, Tasche**; **amniotic sac** = thin sac which covers an unborn baby in the womb, containing the amniotic fluid **Fruchtblase**; **hernial sac** = membranous sac of peritoneum where an organ has pushed through a cavity in the body **Bruchsack**; **pericardial sac** = the serous pericardium **Perikard, Herzbeutel**

sacchar- *or* **saccharo-** *prefix* referring to sugar **Sacchar-, Saccharo-**

◇ **saccharide** *noun* form of carbohydrate **Saccharid**

◇ **saccharin** *noun* sweet substance, used in place of sugar because although it is nearly 500 times sweeter than sugar it contains no carbohydrates **Saccharin**

saccule *or* **sacculus** *noun* smaller of two sacs in the vestibule of the inner ear which is part of the mechanism which relates information about the position of the head in space **Sacculus, Säckchen**

sacral *adjective* referring to the sacrum **sakral**; **sacral foramina** = openings *or* holes in the sacrum through which pass the sacral nerves **Foramina sacralia, Kreuzbeinlöcher** *see illustration* PELVIS; **sacral nerves** = nerves which branch from the spinal cord in the sacrum **Nervi sacrales, Sakralnerven**; **sacral plexus** = plexus *or* group of nerves inside the pelvis near the sacrum, which supply nerves in the buttocks, back of the thigh and lower leg, foot and the urogenital area **Plexus sacralis, Kreuzbeingeflecht**; **sacral vertebrae** = five vertebrae in the lower part of the spine which are fused together to form the sacrum **Vertebrae sacrales, Kreuzbeinwirbel**

◇ **sacralization** *noun* abnormal condition where the lowest lumbar vertebra fuses with the sacrum **Sakralisation**

◇ **sacro-** *prefix* referring to the sacrum **Sakro-**

◇ **sacrococcygeal** *adjective* referring to the sacrum and the coccyx **sakrokokzygeal**

◇ **sacroiliac** *adjective* referring to the sacrum and the ilium **sakroiliakal**; **sacroiliac joint** = joint where the sacrum joins the ilium **Sakroiliakalgelenk**

◊ **sacroiliitis** *noun* inflammation of the sacroiliac joint **Sakroiliitis**

◊ **sacrotuberous ligament** *noun* large ligament between the iliac spine, the sacrum, the coccyx and the ischial tuberosity **Ligamentum sacrotuberale**

◊ **sacrum** *noun* flat triangular bone, between the lumbar vertebrae and the coccyx with which it articulates, formed of five sacral vertebrae fused together; it also articulates with the hip bones **Os sacrum, Sakrum, Kreuzbein** *see illustration* PELVIS, VERTEBRAL COLUMN

saddle joint *noun* synovial joint where one element is concave and the other convex, like the joint between the thumb and the wrist **Sattelgelenk**

saddle-nose *noun* deep bridge of the nose, normally a sign of injury but sometimes a sign of tertiary syphilis **Sattelnase**

sadism *noun* abnormal sexual condition, where a person finds sexual pleasure in hurting others **Sadismus**

◊ **sadist** *noun* person whose sexual urge is linked to sadism **Sadist/-in**

◊ **sadistic** *adjective* referring to sadism **sadistisch**; *compare* MASOCHISM

safe *adjective* not likely to hurt or cause damage **sicher, unbedenklich;** *medicines should be kept in a place which is safe from children; this antibiotic is safe to be used on very small babies; it is a safe pain killer, with no harmful side-effects; it is not safe to take the drug and also drink alcohol* **safe dose** = amount of a drug which can be taken without causing harm to the patient **unbedenkliche Dosis**; **safe period** = time during the menstrual cycle, when conception is not likely to occur, and sexual intercourse can take place (used as a method of contraception) **sichere Tage**; **safe sex** = measures to reduce the possibility of catching a sexually transmitted disease, such as using a contraceptive sheath and having only one sexual partner **Safe Sex, geschützter Geschlechtsverkehr** (NOTE: **safe - safer - safest)**

◊ **safely** *adverb* without danger *or* without being hurt **unbesorgt, gefahrlos;** *you can safely take six tablets a day without any risk of side-effects*

◊ **safety** *noun* being safe *or* without danger **Sicherheit, Unbedenklichkeit**; **to take safety precautions** = to do certain things which make your actions or condition safe **Sicherheitsvorkehrungen treffen**; **safety belt** = belt which is worn in a car or a plane to help to stop a passenger being hurt if there is an accident **Sicherheitsgurt**; **safety pin** = special type of bent pin with a guard which covers the point, used for attaching nappies *or* bandages **Sicherheitsnadel**

> QUOTE a good collateral blood supply makes occlusion of a single branch of the coeliac axis safe
>
> British Medical Journal

sagittal *adjective* which goes from the front of the body to the back, dividing it into right and left **sagittal**; **sagittal plane** *or* **median plane** = division of the body along the midline, at right angles to the coronal plane. diving the body into right and left parts **Sagittalebene, Medianebene**; **sagittal section** = any section *or* cut through the body, going from the front to the back along the length of the body **Sagittalschnitt**; **sagittal suture** = joint along the top of the head where the two parietal bones are fused **Sutura sagittalis, Pfeilnaht**

salicylic acid *noun* white antiseptic substance, which destroys bacteria and fungi and which is used in ointments to treat corns, warts and other skin disorders **Salizylsäure**

◊ **salicylate** *or* **acetylsalicylic acid** *noun* pain-killing substance, derived from salicylic acid, used in the treatment of rheumatism, headaches and minor pains **Azetylsalizylsäure**

saline

1 *adjective* referring to salt **salinisch, salzig, salzhaltig;** *the patient was given a saline transfusion; she is on a saline drip* **saline drip** = drip containing a saline solution **Tropfinfusion mit Salzlösung**; **saline solution** = salt solution, made of distilled water and sodium chloride, which is introduced into the body intravenously through a drip **Kochsalzlösung**

2 *noun* saline solution **Kochsalzlösung**

saliva *noun* fluid in the mouth, secreted by the salivary glands, which starts the process of digesting food **Saliva, Speichel**

◊ **salivary** *adjective* referring to saliva **Speichel-, Sialo-**; **salivary calculus** = stone which forms in a salivary gland **Sialolith, Speichelstein**; **salivary gland** = gland which secretes saliva **Speicheldrüse**

◊ **salivate** *verb* to produce saliva **Speichel absondern**

◊ **salivation** *noun* production of saliva **Salivation, Speichelfluss;** (NOTE: for terms referring to saliva, see words beginning with **ptyal-, sial-)**

> COMMENT: saliva is a mixture of a large quantity of water and a small amount of mucus, secreted by the salivary glands. Saliva acts to keep the mouth and throat moist, allowing food to be swallowed easily. It also contains the enzyme ptyalin, which begins the digestive process of converting starch into sugar while food is still in the mouth. Because of this association with food, the salivary glands produce saliva automatically when food is seen, smelt or even simply talked about. The salivary glands are situated under the tongue (the sublingual glands), beneath the lower jaw (the submandibular glands) and in the neck at the back of the lower jaw joint (the parotid glands)

Salk vaccine *noun* vaccine against poliomyelitis **Salk-Impfstoff**; *compare* SABIN

> COMMENT: the Salk vaccine consists of dead polio virus and is given by injection

Salmonella *noun* genus of bacteria which are in the intestines, which are pathogenic, are usually acquired by eating contaminated food, and cause typhoid or paratyphoid fever, gastroenteritis or food poisoning **Salmonella;** *five people were taken to hospital with Salmonella poisoning* (NOTE: plural is **Salmonellae)**

◇ **salmonellosis** *noun* food poisoning caused by *Salmonella* in the digestive system **Salmonellose**

salping- *or* **salpingo-** *prefix* referring to a tube (i) the Fallopian tubes; (ii) the auditory meatus **(i) & (ii) Salping-, Salpingo-**

◇ **salpingectomy** *noun* surgical operation to remove *or* cut a Fallopian tube (used as a method of contraception) **Salpingektomie**

◇ **salpingitis** *noun* inflammation, usually of a Fallopian tube **Salpingitis, Eileiterentzündung**

◇ **salpingography** *noun* X-ray examination of the Fallopian tubes **Salpingographie**

◇ **salpingo-oophoritis** *or* **salpingo-oothecitis** *noun* inflammation of a Fallopian tube and the ovary connected to it **Salpingo-Oophoritis, Salpingo-Ovaritis**

◇ **salpingo-oophorocele** *or* **salpingo-oothecocele** *noun* hernia where a Fallopian tube and its ovary pass through a weak point in surrounding tissue **Salpingo-Oophorozele, Salpingo-Ovariozele**

◇ **salpingostomy** *noun* surgical operation to open up a blocked Fallopian tube **Salpingostomie**

◇ **salpinx** = FALLOPIAN TUBE

salt

1 *noun*

(a) common salt = sodium chloride, a white powder used to make food, especially meat, fish and vegetables, taste better **Salz**; **salt depletion** = loss of salt from the body, by sweating or vomiting, which causes cramp and other problems **Salzverlust;** *a patient with heart failure is put on a salt-restricted diet; he should reduce his intake of salt*

(b) chemical compound formed from an acid and a metal **Salz; bile salts** = alkaline salts in the bile **Gallensäurensalze**; **Epsom salts** = sulphate of magnesium *or* white powder used as a laxative when dissolved in water **Bittersalz, Magnesiumsulfat;** (NOTE: the plural is not used for meaning (a)

2 *adjective* tasting of salt **salzig;** *sea water is salt; sweat tastes salt*

> COMMENT: salt forms a necessary part of diet, as it replaces salt lost in sweating and helps to control the water balance in the body. It also improves the working of the muscles and nerves. Most diets contain more salt than each person actually needs, and although it has not been proved to be harmful, it is generally wise to cut down on salt consumption. Salt is one of the four tastes, the others being sweet, sour and bitter

salve *noun* ointment **Salbe**; **lip salve** = ointment, usually sold as a soft stick, used to rub on lips to prevent them cracking **Lippensalbe**

sample *noun* small quantity of something used for testing **Probe, Stichprobe;** *blood samples were taken from all the staff in the hospital; the doctor asked her to provide a urine sample*

sanatorium *noun* institution (like a hospital) which treats certain types of disorder, such as tuberculosis, or offers special treatment such as hot baths, massage, etc. **Sanatorium**
(NOTE: plural is **sanatoria, sanatoriums)**

sandflea *or* **jigger** *noun* tropical insect which enters the skin between the toes and digs under the skin, causing intense irritation **Sandfloh, Tunga penetrans**

sandfly fever *noun* virus infection like influenza, which is transmitted by the bite of the sandfly *Phlebotomus papatasii* and is common in the Middle East **Sandfliegenfieber, Phlebotomus-Fieber, Pappataci-Fieber**

sanguineous *adjective* referring to blood *or* containing blood **blutig**

sanies *noun* discharge from a sore *or* wound which has an unpleasant smell **übelriechendes Wundsekret**

sanitary *adjective* (i) clean; (ii) referring to hygiene *or* to health **(i) & (ii) hygienisch, sanitär; sanitary napkin** *or* **sanitary towel** = wad of absorbent cotton placed over the vulva to absorb the menstrual flow **Damenbinde**

◇ **sanitation** *noun* being hygienic (especially referring to public hygiene) **Hygiene, sanitäre Einrichtung(en);** *poor sanitation in crowded conditions can result in the spread of disease*

saphenous nerve *noun* branch of the femoral nerve which connects with the sensory nerves in the skin of the lower leg **Nervus saphenus, Saphenusnerv; saphenous opening** = hole in the fascia of the thigh through which the saphenous vein passes **Hiatus saphenus, Fossa ovalis; saphenous vein** *or* **saphena** = one of two veins which take blood from the foot up the leg **Vena saphena, Rosenvene**

COMMENT: the long (internal) saphenous vein, the longest vein in the body, runs from the foot up the inside of the leg and joins the femoral vein. The short (posterior) saphenous vein runs up the back of the lower leg and joins the popliteal vein

sapraemia *noun* blood poisoning by saprophytes **Saprämie**

◇ **saprophyte** *noun* microorganism which lives on dead *or* decaying tissue **Saprophyt**

◇ **saprophytic** *adjective* (organism) which lives on dead *or* decaying tissue **saprophytisch, saprophytär**

sarc- *or* **sarco-** *prefix* referring to (i) flesh; (ii) muscle **(i) & (ii) Sark-, Sarko-**

◇ **sarcoid** *adjective & noun* (tumour) which is like a sarcoma **sarkoid; Sarkoid**

◇ **sarcoidosis** *or* **Boeck's disease** *noun* disease causing enlargement of the lymph nodes, where small nodules *or* granulomas form in certain tissues, especially in the lungs *or* liver and other parts of the body **Sarkoidose, Boeck-(Besnier-Schauman-) Krankheit**

COMMENT: the Kveim test confirms the presence of sarcoidosis

◇ **sarcolemma** *noun* membrane surrounding a muscle fibre **Sarkolemm**

◇ **sarcoma** *noun* cancer of connective tissue, such as bone, muscle or cartilage **Sarkom**

◇ **sarcomatosis** *noun* condition where a sarcoma has spread through the bloodstream to many parts of the body **Sarkomatose**

◇ **sarcomatous** *adjective* referring to a sarcoma **sarkomatös**

◇ **sarcomere** *noun* filament in myofibril **Sarkomer**

◇ **sarcoplasm** *or* **myoplasm** *noun* semi-liquid cytoplasm in muscle membrane **Sarkoplasma, Myoplasma**

◇ **sarcoplasmic** *adjective* referring to sarcoplasm **sarkoplasmatisch; sarcoplasmic reticulum** = network in the cytoplasm of striated muscle fibres **sarkoplasmatisches Retikulum**

◇ **sarcoptes** *noun* type of mite which causes scabies **Sarcoptes, Krätzmilbe**

sardonicus *see* RISUS

sartorius *noun* very long muscle (the longest muscle) which runs from the anterior iliac spine, across the thigh down to the tibia **Musculus sartorius, Sartorius, Schneidermuskel**

saturated fat *noun* fat which has the largest amount of hydrogen possible **gesättigtes Fett**

COMMENT: animal fats such as butter and fat meat are saturated fatty acids. It is known that increasing the amount of unsaturated and polyunsaturated fats (mainly vegetable fats and oils, and fish oil), and reducing saturated fats in the food intake helps reduce the level of cholesterol in the blood, and so lessens the risk of atherosclerosis

saturnism *noun* lead poisoning **Saturnismus, Bleivergiftung**

satyriasis *noun* abnormal sexual urge in a man **Satyriasis**
(NOTE: in a woman, called **nymphomania)**

save *verb* to rescue someone *or* to stop someone from being hurt or killed *or* to stop something from being damaged **retten, bewahren (vor);** *the doctors saved the little boy from dying of cancer; the surgeons were unable to save the sight of their patient* **the surgeons saved her life** = they stopped the patient from dying **die Ärzte retteten ihr Leben**

saw
1 *noun* tool with a long metal blade with teeth

along its edge, used for cutting **Säge**
2 *verb* to cut with a saw **sägen**
(NOTE: **saws - sawing - sawed - has sawn)**

Sayre's jacket *noun* plaster cast which supports the spine when vertebrae have been deformed by tuberculosis or spinal disease **Sayre-Korsett**

s.c. = SUB CUTANEOUS

scab *noun* crust of dry blood which forms over a wound and protects it **Schorf, Kruste**

scabicide *noun & adjective* (solution) which kills mites **Antiskabiosum, Krätzemittel; antiskabiös**
◇ **scabies** *noun* very irritating infection of the skin caused by a mite which lives under the skin **Scabies, Skabies**

scala *noun* spiral canal in the cochlea **Scala**

> COMMENT: the cochlea is formed of three spiral canals: the scala vestibuli which is filled with perilymph and connects with the oval window; the scala media which is filled with endolymph and transmits vibrations from the scala vestibuli through the basilar membrane to the scala tympani, which in turn transmits the sound vibrations to the round window

scald
1 *noun* burn made by a very hot liquid *or* steam **Verbrühung**
2 *verb* to burn with a very hot liquid **verbrühen**
◇ **scalding** *adjective* (i) very hot (liquid); (ii) (urine) which gives a burning sensation when passed **(i) brühheiß, siedendheiß; (ii) brennend**

scale
1 *noun*
(a) flake of dead tissue (as dead skin in dandruff) **Schuppe**
(b) scales = machine for weighing **Waage;** *the nurses weighed the baby on the scales*
2 *verb* to scrape teeth to remove plaque **Zahnstein entfernen**
◇ **scale off** *verb* to fall off in scales **abblättern, abschilfern**

scalenus *or* **scalene** *noun* one of a group of muscles in the neck which bend the neck forwards and sideways, and also help expand the lungs in deep breathing **Musculus scalenus, Skalenus, Rippenhalter; scalenus syndrome** *or* **thoracic outlet syndrome** = pain in an arm, caused by the scalenus anterior muscle pressing the subclavian artery and the brachial plexus against the vertebrae **Skalenussyndrom**

scaler *noun* surgical instrument for scaling teeth **Zahnsteinentferner**

scalp *noun* thick skin and muscle (with the hair) which covers the skull **Kopfhaut; scalp wound** = wound in the scalp **Kopfhautverletzung**

scalpel *noun* small sharp pointed knife used in surgery **Skalpell**

scaly *adjective* covered in scales **schuppig, geschuppt;** *the pustules harden and become scaly*

scan
1 *noun* making a three-dimensional picture of part of the body on a screen, using information supplied by X-rays directed by a computer **Scan, Abtastung, Aufnahme; CAT scan** = scan where a narrow X-ray beam is controlled by a computer and photographs from different angles a thin section of the body *or* of an organ; the results are fed into the computer which analyses them and produces a picture of a slice of the body or of an organ **Computertomogramm (CT)**
2 *verb* to examine part of the body, using computer-interpreted X-rays, and create a picture of the part on a screen **abtasten**
◇ **scanner** *noun*
(a) machine which scans a part of the body **Scanner; a brain scanner** *or* **a body scanner** = machines which scan only the brain *or* all the body **Hirnscanner; Ganzkörperscanner**
(b) (i) person who examines a test slide; (ii) person who operates a scanning machine **(i) Untersucher/-in; (ii) Scanner-Bediener/-in**
◇ **scanning speech** *noun* defect in speaking, where each sound is spoken separately and given equal stress **skandierende Sprache**

scaphocephaly *noun* condition where the skull is abnormally long and narrow **Skaphokephalie, Skaphozephalie, Kahnschädel**
◇ **scaphocephalic** *adjective* having a long narrow skull **skaphozephalisch**

scaphoid (bone) *noun* one of the carpal bones in the wrist **Os scaphoideum, Kahnbein**
◇ **scaphoiditis** *noun* degeneration of the navicular bone in children **Skaphoiditis, Kahnbeinentzündung**

scapula *noun* shoulder blade *or* one of two large flat bones covering the top part of the back **Scapula, Skapula, Schulterblatt;** (NOTE: plural is **scapulae)**

◇ **scapular** *adjective* referring to the shoulder blade **skapular**

◇ **scapulohumeral** *adjective* referring to the scapula and humerus **skapulohumeral; scapulohumeral arthritis** = PERIARTHRITIS

scar

1 *noun* cicatrix *or* mark left on the skin after a wound *or* surgical incision has healed; **Narbe** *he still has the scar of his appendicectomy* **scar tissue** = fibrous tissue which forms a scar **Narbengewebe**

2 *verb* to leave a scar on the skin **vernarben;** *the burns have scarred him for life; plastic surgeons have tried to repair the scarred arm; patients were given special clothes to reduce hypertrophic scarring*

scarification *noun* scratching *or* making minute cuts on the surface of the skin (as for smallpox vaccination) **Skarifikation**

scarlatina *or* **scarlet fever** *noun* infectious disease with a fever, sore throat and red rash, caused by a haemolytic streptococcus **Scarlatina, Scharlach**

> COMMENT: scarlet fever can sometimes have serious complications if the kidneys are infected

Scarpa's triangle *or* **femoral triangle** *noun* slight hollow in the groin; it contains the femoral vessels and nerve **Scarpa-Dreieck, Trigonum femorale Scarpae**

scat- *or* **scato-** *prefix* referring to the faeces **Skat(o)-**

◇ **scatole** *noun* substance in faeces, formed in the intestine, which causes a strong smell **Skatol**

SCD = SICKLE CELL DISEASE

> QUOTE even children with the milder forms of SCD have an increased frequency of pneumococcal infection
> Lancet

scent *noun* (i) pleasant smell; (ii) cosmetic substance which has a pleasant smell; (iii) smell given off by a substance which stimulates the sense of smell **(i) Duft; (ii) Parfüm; (ii) Geruch;** *the scent of flowers makes me sneeze*

◇ **scented** *adjective* with a strong pleasant smell **parfümiert;** *he is allergic to scented soap*

schema *see* BODY SCHEMA

Scheuermann's disease *noun* inflammation of the bones and cartilage in the spine, usually affecting adolescents **Scheuermann-Krankheit, Adoleszentenkyphose**

Schick test *noun* test to see if a person is immune to diphtheria **Schick-Test**

> COMMENT: in this test, a small amount of diphtheria toxin is injected, and if the point of injection becomes inflamed it shows the patient is not immune to the disease (= positive reaction)

Schilling test *noun* test to see if a patient can absorb vitamin B_{12} through the intestines, to determine cases of pernicious anaemia **Schilling-Test, Urinexkretionstest**

-schisis *suffix* referring to a fissure *or* split **-schisis**

◇ **schisto-** *or* **schizo-** *prefix* referring to something which is split **Schisto-, Schizo-**

Schistosoma *or* **schistosome** = BILHARZIA

◇ **schistosomiasis** = BILHARZIASIS

schiz- *or* **schizo-** *prefix* referring to something which is split **Schiz(o)-**

◇ **schizoid**

1 *adjective* referring to schizophrenia **schizoid; schizoid personality** *or* **split personality** = disorder where the patient is cold towards other people, thinks mainly about himself and behaves in an odd way **schizoider Charaktertyp, gespaltene Persönlichkeit**

2 *noun* person suffering from a less severe form of schizophrenia **Schizoide(r)**

◇ **schizophrenia** *noun* mental disorder where the patient withdraws from contact with other people, has delusions and seems to lose contact with the real world **Schizophrenie; catatonic schizophrenia** *see* CATATONIC

◇ **schizophrenic** *noun & adjective* (person) suffering from schizophrenia **Schizophrene(r); schizophren**

Schlatter's disease *noun* inflammation in the bones and cartilage at the top of the tibia **Osgood-Schlatter-Krankheit**

Schlemm's canal *noun* circular canal in the sclera of the eye, which drains the aqueous humour **Schlemm-Kanal**

Schönlein's purpura *see* PURPURA

school *noun*

(a) place where children are taught **Schule;**

school health service = special service, part of the Local Health Authority, which looks after the health of children in school **Schulgesundheitsdienst**
(b) specialized section of a university **Fakultät, Fachbereich, Institut**; **medical school** = section of a university which teaches medicine **medizinische Fakultät;** *he is at medical school; she is taking a course at the School of Dentistry*

Schwann cells *noun* cells which form the myelin sheath round a nerve fibre **Schwann-Zellen** *see illustration* NEURONE

◊ **schwannoma** *or* **neurofibroma** *noun* benign tumour of a peripheral nerve **Schwannom, Neurofibrom**

Schwartze's operation *noun* the original surgical operation to drain fluid and remove infected tissue from the mastoid process **Schwartze-Mastoidektomie**

sciatic *adjective* referring to (i) the hip; (ii) the sciatic nerve **(i) Hüft-; (ii) ischial**; **sciatic nerve** = one of two main nerves which run from the sacral plexus into the thighs, dividing into a series of nerves in the lower legs and feet; it is the largest nerve in the body **Nervus ischiadicus, Ischiasnerv**

◊ **sciatica** *noun* pain along the sciatic nerve, usually at the back of the thighs and legs **Ischias, Ischiassyndrom**

COMMENT: sciatica can be caused by a slipped disc which presses on a spinal nerve, or can simply be caused by straining a muscle in the back

science *noun* study based on looking at and noting facts, especially facts arranged into a system **Wissenschaft**

◊ **scientific** *adjective* referring to science **wissenschaftlich;** *he carried out scientific experiments*

◊ **scientist** *noun* person who specializes in scientific studies **Wissenschaftler/-in**

scintigram *noun* recording radiation from radioactive isotopes injected into the body **Szintigramm**

◊ **scintillascope** *noun* instrument which produces a scintigram **Szintilloskop**

◊ **scintillator** *noun* substance which produces a flash of light when struck by radiation **Szintillator**

◊ **scintiscan** *noun* scintigram which shows the variations in radiation from one part of the body to another **Szintigramm**

scirrhus *noun* hard malignant tumour (especially in the breast) **Scirrhus, Szirrhus, Faserkrebs**

◊ **scirrhous** *adjective* hard (tumour) **szirrhös**

scissors *plural noun* instrument for cutting, made of two blades and two handles **Schere**; **scissor legs** = deformed legs, where one leg is permanently crossed over in front of the other **Scherenbeine, Scherengang**
(NOTE: say "a pair of scissors" when referring to one instrument)

scler- *or* **sclero-** *prefix* (i) meaning hard *or* thick; referring to (ii) sclera; (iii) sclerosis **(i) & (ii) & (iii) Skler-, Sklero-**

◊ **sclera** *or* **sclerotic (coat)** *noun* hard white outer covering of the eyeball **Sklera, Lederhaut (des Auges)** *see illustration* EYE

COMMENT: the front part of the sclera is the transparent cornea, through which the light enters the eye. The conjunctiva, or inner skin of the eyelids, connects with the sclera and covers the front of the eyeball

◊ **scleral** *adjective* referring to the sclera **skleral**; **scleral lens** = large contact lens which covers most of the front of the eye **Sklerallinse**

◊ **scleritis** *noun* inflammation of the sclera **Skleritis**

◊ **scleroderma** *noun* collagen disease which thickens connective tissue and produces a hard thick skin **Sklerodermie**

◊ **scleroma** *noun* patch of hard skin *or* hard mucous membrane **Sklerom**

◊ **scleromalacia (perforans)** *noun* condition of the sclera in which holes appear **Skleromalazie, Scleromalacia perforans**

◊ **sclerosing** *adjective* which becomes hard *or* which makes tissue hard **sklerosierend**; **sclerosant agent** *or* **sclerosing agent** *or* **sclerosing solution** = irritating liquid injected into tissue to harden it **sklerosierendes Mittel**

◊ **sclerosis** *noun* hardening of tissue **Sklerose**; **multiple sclerosis** *or* **disseminated sclerosis** = nervous disease which gets progressively worse, where patches of the fibres of the central nervous system lose their myelin, causing numbness in the limbs and progressive weakness and paralysis **multiple Sklerose**; *see also* ATHEROSCLEROSIS, ARTERIOSCLEROSIS, GEHRIG'S DISEASE

◊ **sclerotherapy** *noun* treatment of a varicose vein by injecting a sclerosing agent into the vein, and so encouraging the blood in the vein to clot **Sklerotherapie, Varizenverödung**

◇ **sclerotic**
1 *adjective* referring to sclerosis; suffering from sclerosis **sklerotisch**
2 *noun* hard white covering of the eyeball **Sklera**

◇ **sclerotome** *noun* sharp knife used in sclerotomy **Sklerotom**

◇ **sclerotomy** *noun* surgical operation to cut into the sclera **Sklerotomie**

scolex *noun* head of a tapeworm, with hooks which attach it to the wall of the intestine **Scolex, Bandwurmkopf**

scoliosis *noun* condition where the spine curves sideways **Skoliose**

◇ **scoliotic** *adjective* (spine) which curves sideways **skoliotisch**

scoop stretcher *noun* type of stretcher formed of two jointed sections which can slide under a patient and lock together **zweiteilige Krankentrage**

-scope *suffix* referring to an instrument for examining by sight **-skop**

scorbutus *or* **scurvy** *noun* disease caused by lack of vitamin C *or* ascorbic acid which is found in fruit and vegetables **Skorbut**

◇ **scorbutic** *adjective* referring to scurvy **Skorbut-**; *see note at* SCURVY

scoto- *prefix* meaning dark **Skoto-**

◇ **scotoma** *noun* small area in the field of vision where the patient cannot see **Skotom, Gesichtsfeldausfall**

◇ **scotometer** *noun* instrument used to measure areas of defective vision **Skotometer**

◇ **scotopia** *noun* the power of the eye to adapt to poor lighting conditions and darkness **Skotopsie**

◇ **scotopic** *adjective* referring to scotopia **skotopisch**; **scotopic vision** = vision in the dark and in dim light (the rods of the retina are used instead of the cones which are used for photopic vision) **skotopisches Sehen**; *see* DARK ADAPTATION

scrape *verb* to remove the surface of something by moving a sharp knife across it **kratzen, schaben**

scratch
1 *noun* slight wound on the skin made when a sharp point is pulled across it **Kratzer, Schramme;** *she had scratches on her legs and arms; wash the dirt out of that scratch in case it gets infected*
2 *verb* to harm the skin by moving a sharp point across it **(zer)kratzen;** *the cat scratched the girl's face; be careful not to scratch yourself on the wire*

scream
1 *noun* loud sharp cry **Schrei, Aufschrei;** *you could hear the screams of the people in the burning building*
2 *verb* to make a loud sharp cry **schreien;** *she screamed when a man suddenly opened the door*

screen
1 *noun*
(a) light wall, sometimes with a curtain, which can be moved about and put round a bed to shield the patient **Schirmwand, spanische Wand**
(b) screening **Screening, Reihenuntersuchung**
2 *verb* to examine large numbers of people to test them for a disease **Reihenuntersuchungen durchführen;** *the population of the village was screened for meningitis*

◇ **screening** *noun* testing large numbers of people to see if any has a certain type of disease **Screening, Suchtest, Reihenuntersuchung**

> QUOTE in the UK the main screen is carried out by health visitors at 6 - 10 months. With adequately staffed and trained community services, this method of screening can be extremely effective
> Lancet

> QUOTE GPs are increasingly requesting blood screening for patients concerned about HIV
> Journal of the Royal College of General Practitioners

scrofula *noun* form of tuberculosis in the lymph nodes in the neck, formerly caused by unpasteurized milk, but now rare **Skrofulose**

◇ **scrofulous** *adjective* suffering from scrofula **skrofulös**

◇ **scrofuloderma** *noun* form of tuberculosis of the skin, forming ulcers, and secondary to tuberculous infection of an underlying lymph gland *or* structure **Skrofuloderm**

scrotal *adjective* referring to the scrotum **skrotal**

◇ **scrotum** *noun* bag of skin hanging from behind the penis, containing the testes, epididymides and part of the spermatic cord **Skrotum, Hodensack** *see illustration* UROGENITAL SYSTEM (male)

scrub nurse *noun* nurse who cleans the operation site on a patient's body before an operation **OP-Schwester**

◇ **scrub up** *verb (of surgeon or theatre nurse)* to wash the hands and arms carefully before an operation **die Hände desinfizieren**

scrub typhus *or* **tsutsugamushi disease** *noun* severe form of typhus caused by Rickettsia bacteria, passed to humans by mites, found in South East Asia **Scrub typhus, Tsutsugamushi-Krankheit**

scurf *or* **dandruff** *or* **pityriasis capitis** *noun* pieces of dead skin which form on the scalp and fall out when the hair is combed **Kopfschuppen, Pityriasis capitis**

scurvy *or* **scorbutus** *noun* disease caused by lack of vitamin C *or* ascorbic acid which is found in fruit and vegetables **Skorbut**

COMMENT: scurvy causes general weakness and anaemia, with bleeding from the gums, joints, and under the skin. In severe cases, the teeth drop out. Treatment consists of vitamin C tablets and a change of diet to include more fruit and vegetables

scybalum *noun* very hard faeces **Skybalum, harter Kotballen**

sea *noun* area of salt water which covers a large part of the earth **Meer, See;** *when the sea is rough he is often sick*

◇ **seasick** *adjective* suffering from travel sickness on a ship **seekrank;** *as soon as the ferry started to move she felt seasick*

◇ **seasickness** *or* **travel sickness** *or* **motion sickness** *noun* illness, with nausea, vomiting and sometimes headache, caused by the movement of a ship **Seekrankheit, Reisekrankheit, Kinetose;** *take some seasickness tablets if you are going on a long journey*

sebaceous *adjective* (i) referring to sebum; (ii) which produces oil **(i) & (ii) talgig, Talg-**; **sebaceous cyst** = cyst which forms when a sebaceous gland is blocked **Talgzyste**; **sebaceous gland** = gland in the skin which secretes sebum at the base of each hair follicle **Talgdrüse** *see illustration* SKIN & SENSORY RECEPTORS

◇ **seborrhoea** *noun* excessive secretion of sebum by the sebaceous glands, common in young people at puberty, and sometimes linked to seborrhoeic dermatitis **Seborrhoe, Schmerfluss**

◇ **seborrhoeic** *adjective* (i) caused by seborrhoea; (ii) with an oily secretion **(i) & (ii) seborrhoisch**; **seborrhoeic dermatitis** *or* **seborrhoeic eczema** = type of eczema where scales form on the skin **seborrhoische Dermatitis, seborrhoisches Ekzematoid**; **seborrhoeic rash** = rash where the skin surface is oily **seborrhoisches Exanthem**

◇ **sebum** *noun* oily substance secreted by a sebaceous gland, which makes the skin smooth; it also protects the skin against bacteria and the body against rapid evaporation of water **Sebum, Talg**

second

1 *noun* unit of time equal to 1/60 of a minute **Sekunde**

2 *adjective* coming after the first **zweite(r,s)**; **second intention** = healing of an infected wound *or* ulcer, which takes place slowly and leaves a prominent scar **Sekundärheilung**; **second molars** = molars at the back of the jaw, before the wisdom teeth, erupting at about 12 years of age **zweite Molaren**

◇ **secondary**

1 *adjective* (i) which comes after the first; (ii) (condition) which develops from another condition (the primary condition) **(i) & (ii) sekundär;** *he was showing symptoms of secondary syphilis* **secondary amenorrhoea** *see* AMENORRHOEA; **secondary bronchi** = air passages which supply a lobe of the lung **Lappenbronchien**; **secondary haemorrhage** = haemorrhage which occurs some time after an injury, usually due to infection of the wound **Nachblutung**; **secondary medical care** = specialized treatment provided by a hospital **fachärztliche Betreuung**; **secondary prevention** = ways (such as screening tests) of avoiding a serious disease by detecting it early **Sekundärprävention**; **secondary sexual characteristics** = sexual characteristics (such as pubic hair *or* breasts) which develop after puberty **sekundäre Geschlechtsmerkmale**

2 *noun* malignant tumour which metastasized from another malignant tumour **Tochtergeschwulst**; *see also* PRIMARY

secrete *verb (of a gland)* to produce a substance (such as hormone *or* oil *or* enzyme) **sezernieren, absondern**

◇ **secretin** *noun* hormone secreted by the duodenum, which encourages the production of pancreatic juice **Secretin, Sekretin**

◇ **secretion** *noun*

(a) process by which a substance is produced by a gland **Sekretion, Absonderung, Ausscheidung;** *the pituitary gland stimulates the secretion of hormones by the adrenal gland*

(b) substance produced by a gland **Sekret;** *sex hormones are bodily secretions*

◇ **secretor** *noun* person who secretes ABO blood group substances into mucous fluids in the body (such as the semen, the saliva) **Sekretor, Ausscheider**

◇ **secretory** *adjective* referring to *or* accompanied by *or* producing a secretion **sekretorisch**

section *noun*
(a) part of something **Abschnitt;** *the middle section of the aorta*
(b) (i) action of cutting tissue; (ii) cut made in tissue **(i) & (ii) Sektion, Schnitt**; **Caesarean section** = surgical operation to deliver a baby by cutting through the abdominal wall into the uterus **Kaiserschnitt, Sectio (caesarea)**
(c) slice of tissue cut for examination under a microscope **Schnitt**
(d) part of a document, such as an Act of Parliament **Paragraph;** *she was admitted under section 5 of the Mental Health Act*

sedate *verb* to calm (a patient) by giving a drug which acts on the nervous system and relieves stress *or* pain, and in larger doses makes a patient sleep **sedieren;** *elderly or confused patients may need to be sedated to prevent them wandering*

◇ **sedation** *noun* calming a patient with a sedative **Sedierung, Sedation**; **under sedation** = having been given a sedative **unter Sedierung;** *he was still under sedation, and could not be seen by the police*

◇ **sedative** *noun & adjective* (drug) which acts on the nervous system to help a patient sleep *or* to relieve stress **Sedativum; sedierend, sedativ, beruhigend;** *she was prescribed sedatives by the doctor*

sedentary *adjective* sitting **sitzend**; **sedentary occupations** = jobs where the workers sit down for most of the time **sitzende Tätigkeiten, sitzende Berufe**

> QUOTE changes in lifestyle factors have been related to the decline in mortality from ischaemic heart disease. In many studies a sedentary lifestyle has been reported as a risk factor for ischaemic heart disease
> Journal of the American Medical Association

sediment *noun* solid particles, usually insoluble, which fall to the bottom of a liquid **Sediment, Niederschlag, Bodensatz**

◇ **sedimentation** *noun* action of solid particles falling to the bottom of a liquid **Sedimentation**; **erythrocyte sedimentation rate (ESR)** = test to show how fast erythrocytes settle in a sample of blood plasma **Blut(körperchen)senkungsgeschwindigkeit (BSG)**

segment *noun* part of an organ *or* piece of tissue which is clearly separate from other parts **Segment, Abschnitt**

◇ **segmental** *adjective* formed of segments **segmentär, segmental**; **segmental ablation** = surgical removal of part of a nail as treatment for an ingrowing toenail **Nagelkeilexzision**; *see also* BRONCHI

◇ **segmentation** *noun* movement of separate segments of the wall of the intestine to mix digestive juice with the food before it is passed along by the action of peristalsis **Segmentierung**

◇ **segmented** *adjective* formed of segments **segmentiert**

seizure *noun* fit *or* convulsion *or* sudden contraction of the muscles, especially in a heart attack *or* stroke *or* epileptic fit **Anfall, Krampf**

select *verb* to make a choice *or* to choose some things, but not others **auswählen;** *the committee is meeting to select the company which will supply kitchen equipment for the hospital service; she was selected to go on a midwifery course*

◇ **selection** *noun* act of choosing some things, but not others **Selektion, Auswahl;** *the candidates for the post have to go through a selection process; the selection of suitable donor for a bone marrow transplant* **genetic selection** = choosing only the best examples of a genus for reproduction **genetische Selektion**

◇ **selective** *adjective* which choose only certain things, and not others **selektiv**

selenium *noun* non-metallic trace element **Selen**
(NOTE: the chemical symbol is **Se**)

self- *prefix* referring to oneself **Selbst-**

◇ **self-admitted** *adjective* (patient) who has admitted himself to hospital without being sent by a doctor **ohne ärztliche Über-/Einweisung**

◇ **self-care** *noun* looking after yourself properly, so that you remain healthy **Gesundheitsbewusstsein, Gesundheitspflege**

◇ **self-defence** *noun* defending yourself when someone is attacking you **Selbstverteidigung**

◇ **self-governing hospital** *noun* NHS hospital trust, a hospital which earns its revenue from services provided to the District

Health Authorities and family doctors **selbstverwaltetes Krankenhaus**

sella turcica *noun* pituitary fossa *or* hollow in the upper surface of the sphenoid bone in which the pituitary gland sits **Sella turcica, Türkensattel**

semeiology = SYMPTOMATOLOGY

semen *noun* thick pale fluid containing spermatozoa, produced by the testes and seminal vesicles, and ejaculated from the penis **Semen, Samen(flüssigkeit), Sperma**

semi- *prefix* meaning half **Semi-, Halb-**
◇ **semicircular** *adjective* shaped like half a circle **halbkreisförmig**; **semicircular canals** = three canals in the inner ear filled with fluid and which regulate the sense of balance **Canales semicirculares ossei, knöcherne Bogengänge** *see illustration* EAR; **semicircular ducts** = ducts inside the canals in the inner ear **Ductus semicirculares, häutige Bogengänge**

> COMMENT: the three semicircular canals are on different planes. When a person's head moves (as when he bends down), the fluid in the canals moves and this movement is communicated to the brain through the vestibular section of the auditory nerve

◇ **semi-conscious** *adjective* half conscious *or* only partly aware of what is going on **halb bewusstlos, nicht ganz bei Bewusstsein;** *she was semi-conscious for most of the operation*
◇ **semi-liquid** *adjective* half solid and half liquid **halbflüssig**
◇ **semilunar** *adjective* shaped like half a moon **semilunar**; **semilunar cartilage** *or* **meniscus** = one of two pads of cartilage (lateral meniscus and medial meniscus) between the femur and the tibia in the knee **Meniskus**; **semilunar valve** = one of two valves in the heart, either the pulmonary or the aortic valve, through which blood flows out of the ventricles **Semilunarklappe, Taschenklappe**

seminal *adjective* referring to semen **Samen-**; **seminal fluid** = fluid part of semen, formed in the epididymis and seminal vesicles **Samenflüssigkeit**; **seminal vesicles** = two glands near the prostate gland which secrete fluid into the vas deferens **Samenblasen, Vesiculae seminales** *see illustration* UROGENITAL SYSTEM (male)
◇ **seminiferous tubule** *noun* tubule in the testis which carries semen **Tubulus seminiferus, Hodenkanälchen**
◇ **seminoma** *noun* malignant tumour in the testis **Seminom**

semipermeable membrane *noun* membrane which allows some substances in liquid solution to pass through, but not others **semipermeable Membran**
◇ **semiprone** *adjective* (position) where the patient lies face down, with one leg and one arm bent forwards, and the face turned to one side **in Halbseitenlage**
◇ **semi-solid** *adjective* halfway between solid and liquid **halbfest**

SEN = STATE ENROLLED NURSE

senescence *noun* the ageing process **Seneszenz, Altern**
◇ **senescent** *adjective* becoming old **alternd**

Sengstaken tube *noun* tube with a balloon, which is passed through the mouth into the oesophagus to stop oesophageal bleeding **Sengstaken-Blakemore-Sonde**

senile *adjective* (i) referring to old age *or* to the infirmities of old age; (ii) (person) whose mental faculties have become weak because of age **(i) & (ii) senil**; **senile cataract** = cataract which occurs in an elderly person **Cataracta senilis, Altersstar**; **senile dementia** = form of mental degeneration sometimes affecting old people **senile Demenz**
◇ **senility** *noun* weakening of the mental and physical faculties in an old person **Senilität**
◇ **senilis** *see* ARCUS

senior *adjective & noun* (person) who has a more important position than others **leitend; leitende(r) Mitarbeiter/-in;** *he is the senior anaesthetist in the hospital; senior members of staff are allowed to consult the staff records*

senna *noun* laxative made from the dried fruit and leaves of a tropical tree **Senna**

sensation *noun* feeling *or* information about something which has been sensed by a sensory nerve and is passed to the brain **Wahrnehmung, Sinnesempfindung**
◇ **sense**
1 *noun* one of the five faculties by which a person notices things in the outside world (sight, hearing, smell, taste and touch) **Sensus, Sinn;** *when he had a cold, he lost his sense of smell; blind people develop an acute sense of touch* **sense organ** = organ (such as

the nose, the skin) in which there are various sensory nerves and which can detect environmental stimuli (such as scent, heat and pain) and transmit information about them to the central nervous system **Sinnesorgan**
2 *verb* to notice something **wahrnehmen, empfinden;** *teeth can sense changes in temperature*

◇ **sensible** *adjective* which can be detected by the senses **wahrnehmbar; sensible perspiration** = drops of sweat which can be seen on the skin **Perspiratio sensibilis, Schweiß**

◇ **sensibility** *noun* being able to detect and interpret sensations **Sensibilität**

◇ **sensitive** *adjective* able to respond to a stimulus coming from outside **sensitiv, empfindlich, sensibel**

◇ **sensitivity** *noun* (i) being able to respond to an outside stimulus; (ii) rate of positive responses in a test, from persons with a specific disease (a high rate of sensitivity means a low rate of false negatives) **(i) Sensibilität, Empfindlichkeit; (ii) Sensitivität, Empfindlichkeit;** (NOTE: compare with **specificity)**

◇ **sensitization** *noun* (i) making a person sensitive; (ii) abnormal reaction to an allergen *or* to a drug, caused by the presence of antibodies which were created when the patient was exposed to the drug *or* allergen in the past **(i) & (ii) Sensibilisierung**

◇ **sensitize** *verb* to make someone sensitive to a drug or allergen **sensibilisieren; sensitized person** = person who is allergic to a drug *or* who reacts badly to a drug **Sensibilisierte(r); sensitizing agent** = substance which, by acting as an antigen, makes the body form antibodies **Sensibilisator**

sensorineural deafness *or* **perceptive deafness** *noun* deafness caused by a disorder in the auditory nerves *or* the brain centres which receive impulses from the nerves **Innenohrschwerhörigkeit, Schallempfindungsschwerhörigkeit**

◇ **sensory** *noun* referring to the detection of sensations by nerve cells **sensorisch; sensory cortex** = term which was formerly used to refer to the area of the cerebral cortex which receives information from nerves in all parts of the body **sensorisches Rindenareal; sensory deprivation** = condition where a person becomes confused because of lacking sensations **sensorische Deprivation; sensory nerve** = afferent nerve which transmits impulses relating to a sensation (such as a taste *or* a smell) to the brain **sensorischer Nerv, Sinnesnerv; sensory neurone** = nerve cell which transmits impulses relating to sensations from the receptor to the central nervous system **sensorisches Neuron, sensibles Neuron; sensory receptor** = nerve ending *or* special cell which senses a change in the surrounding environment (such as cold *or* pressure) and reacts to it by sending out an impulse through the nervous system **sensorischer Rezeptor, Sinneszelle** *see illustration* SKIN & SENSORY RECEPTORS

separate *verb* to move two things apart *or* to divide **separieren, trennen;** *the surgeons believe it may be possible to separate the Siamese twins; the retina has become separated from the back of the eye*

◇ **separation** *noun* act of separating *or* dividing **Separation, Trennung**

sepsis *noun* presence of bacteria and their toxins in the body (usually following the infection of a wound), which kill tissue and produce pus **Sepsis, Blutvergiftung, Septikämie**

◇ **sept-** *or* **septi-** *prefix* referring to sepsis **Sept-, Septi-**

septa- *prefix* referring to a septum **Septum-**

◇ **septal** *adjective* referring to a septum **septal; (atrial** *or* **ventricular) septal defect** = congenital defect where a hole exists in the wall between the two atria *or* the two ventricles of the heart which allows blood to flow abnormally through the heart and lungs **Vorhof-/Ventrikelseptumdefekt**

◇ **septate** *adjective* divided by a septum **septiert**

septic *adjective* referring to *or* produced by sepsis **septisch**

◇ **septicaemia** *or* **blood poisoning** *noun* condition where bacteria or their toxins are present in the blood, multiply rapidly and destroy tissue **Septikämie, Sepsis, Blutvergiftung**

◇ **septicaemic** *adjective* caused by septicaemia *or* associated with septicaemia **septikämisch;** *see also* PLAGUE

septo- *prefix* referring to a septum **Septo-**

◇ **septum** *noun* wall between two parts of an organ (as between two parts of the heart *or* between the two sides of the nose) **Septum, Scheidewand** *see illustration* HEART; **interatrial septum** = membrane between the right and left atria in the heart **Septum interatriale, Vorhofseptum; interventricular septum** = membrane between the right and

left ventricles in the heart **Septum interventriculare, Ventrikelseptum, Kammerscheidewand**; **nasal septum** = wall of cartilage between the two nostrils and the two parts of the nasal cavity **Nasenseptum, Nasenscheidewand**; **septum defect** = condition where a hole exists in a septum (usually the septum of the heart) **Septumdefekt**
(NOTE: the plural is **septa)**

sequelae *noun* disease *or* conditions which follow on from an earlier disease **Folgen, Folgeerscheinungen;** *Kaposi's sarcoma can be a sequela of AIDS; biochemical and hormonal sequelae of the eating disorders*
(NOTE: singular is **sequela, sequel)**

sequence
1 *noun* series of things, numbers, etc., which follow each other in order **Sequenz**
2 *verb* to put in order **sequenzieren**; **to sequence amino acids** = to show how amino acids are linked together in chains to form protein **Aminosäuren sequenzieren, eine Sequenzanalyse an Aminosäuren durchführen**

sequestrectomy *noun* surgical removal of a sequestrum **Sequestrotomie**

◇ **sequestrum** *noun* piece of dead bone which is separated from whole bone **Sequester**

ser- *or* **sero-** *prefix* referring to (i) blood serum; (ii) serous membrane **(i) & (ii) Ser-, Sero-**

sera *see* SERUM

serine *noun* an amino acid in protein **Serin**

serious *adjective* very bad **schwer, ernst;** *he's had a serious illness; there was a serious accident on the motorway; there is a serious shortage of plasma*

◇ **seriously** *adverb* in a serious way **schwer, ernst;** *she is seriously ill*

serological *adjective* referring to serology **serologisch**; **serological type** = SEROTYPE

◇ **serology** *noun* scientific study of serums **Serologie**

◇ **seronegative** *adjective* (person) who gives a negative reaction to a serological test **seronegativ**

◇ **seropositive** *adjective* (person) who gives a positive reaction to a serological test **seropositiv**

◇ **seropus** *noun* mixture of serum and pus **seropurulentes Exsudat, eitrig-seröses Exsudat**

◇ **serosa** *noun* serous membrane *or* membrane which lines an internal cavity which has no contact with air (such as the peritoneum) **Serosa, Tunica serosa**

◇ **serositis** *noun* inflammation of serous membrane **Serositis**

◇ **serotherapy** *noun* treatment of a disease using serum from immune individuals or immunized animals **Serotherapie, Serumtherapie**

◇ **serotonin** *noun* compound (5-hydroxytryptamine) which exists mainly in blood platelets and is released after tissue is injured **Serotonin**

◇ **serotype** *or* **serological type**
1 *noun* (i) category of microorganisms *or* bacteria that have some antigens in common; (ii) series of common antigens which exists in microorganisms and bacteria **(i) & (ii) Serotyp**
2 *verb* to group microorganisms and bacteria according to their antigens **serotypisieren**

◇ **serous** *adjective* referring to serum *or* producing serum *or* like serum **serös**; **serous membrane** *or* **serosa** = membrane which lines an internal cavity which has no contact with air (such as the peritoneum and pleura) and covers the organs in the cavity (such as the heart and lungs) **Tunica serosa, Serosa**

serpens *see* ERYTHEMA

serpiginous *adjective* (i) (ulcer *or* eruption) which creeps across the skin; (ii) (wound *or* ulcer) with a wavy edge **(i) & (ii) serpiginös, kriechend, schlangenförmig**

serrated *adjective* (wound) with a zigzag *or* saw-like edge **gezackt, sägeartig**

◇ **serration** *noun* one of the points in a zigzag *or* serrated edge **Zacke, gezackter Rand**

Sertoli cells *noun* cells which support the seminiferous tubules in the testis **Sertoli-Zellen**

serum *noun*
(a) blood serum = yellowish liquid which separates from (whole) blood when the blood clots **Blutserum**; **serum albumin** = major protein in plasma **Serumalbumin**
(b) antitoxic serum = immunizing agent formed of serum taken from an animal which has developed antibodies to a disease and used to protect a patient from that disease **antitoxisches Serum**; **snake bite serum** = ANTIVENENE; **serum hepatitis** = HEPATITIS B; **serum sickness** =

anaphylactic shock *or* allergic reaction to a serum injection **Serumkrankheit**; *see also* ANTISERUM (NOTE: plural is **sera, serums)**

> COMMENT: blood serum is plasma without the clotting agents. It contains salt and small quantities of albumin, fats and sugars; its main component is water. Serum used in serum therapy is taken from specially treated animals; in rare cases this can cause an allergic reaction in a patient

service *noun* group of people working together **Dienst**; **the National Health Service** = British medical system, including all doctors, nurses, dentists, hospitals, clinics, etc., which provide free or cheap treatment to patients **staatlicher Gesundheitsdienst**

sesamoid bone *noun* any small bony nodule in a tendon, the largest being the kneecap **Os sesamoideum, Sesambein**

sessile *adjective* anything which has no stem (often applied to a tumour) **sessil, breitbasig, ungestielt**
(NOTE: the opposite is **pedunculate)**

session *noun* visit of a patient to a therapist for treatment **Sitzung, Behandlung(stermin)**; *she has two sessions a week of physiotherapy; the evening session had to be cancelled because the therapist was ill*

set *verb*
(a) to put the parts of a broken bone back into their proper places and keep the bone fixed until it has mended **reponieren, einrichten**; *the doctor set his broken arm*
(b) *(of a broken bone)* to mend *or* to form a solid bone again **heilen**; *his arm has set very quickly; her broken wrist is setting very well* *see also* RESET

settle *verb (of a sediment)* to fall to the bottom of a liquid **sich setzen, sich absetzen, sich niederschlagen**; *(of a parasite)* to attach itself *or* to stay in a part of the body **siedeln**; *the fluke settles in the liver*

sever *verb* to cut off **abtrennen**; *his hand was severed at the wrist; surgeons tried to sew the severed finger back onto the patient's hand*

severe *adjective* very bad **schwer, heftig, stark**; *the patient is suffering from severe bleeding; a severe outbreak of whooping cough occurred during the winter; she is suffering from severe vitamin D deficiency*
◇ **severely** *adverb* very badly **schwer, stark**; *severely handicapped children need special care; her breathing was severely affected*

◇ **severity** *noun* degree to which something is bad **Schwere(grad)**; *treatment depends on the severity of the attack*

> QUOTE many severely confused patients, particularly those in advanced stages of Alzheimer's disease, do not respond to verbal communication
>
> Nursing Times

sex *noun*
(a) one of two groups (male and female) into which animals and plants can be divided **Geschlecht**; *the sex of a baby can be identified before birth; the relative numbers of the two sexes in the population are not equal, more males being born than females* **sex act** = act of sexual intercourse **Geschlechtsakt**; **sex chromatin** *or* **Barr body** = chromatin found only in female cells, which can be used to identify the sex of a baby before birth **Geschlechtschromatin, Barr-Körper**; **sex determination** = way in which the sex of an individual organism is fixed by the number of chromosomes which make up its cell structure **Geschlechtsbestimmung**; **sex organs** = organs which are associated with reproduction and sexual intercourse (such as the testes and penis in men, and the ovaries, Fallopian tubes, vagina and vulva in women) **Geschlechtsorgane**
(b) sexual intercourse **Geschlechtsverkehr**; **safe sex** = measures to reduce the possibility of catching a sexually transmitted disease, such as using a contraceptive sheath and having only one sexual partner **Safe Sex, geschützter Geschlechtsverkehr**

◇ **sex chromosome** *noun* chromosome which determines if a person is male or female **Geschlechtschromosom**

> COMMENT: out of the twenty-three pairs of chromosomes in each human cell, two are sex chromosomes which are known as X and Y. Females have a pair of X chromosomes and males have a pair consisting of one X and one Y chromosome. The sex of a baby is determined by the father's sperm. While the mother's ovum only carries X chromosomes, the father's sperm can carry either an X or a Y chromosome. If the ovum is fertilized by a sperm carrying an X chromosome, the embryo will contain the XX pair and so be female

◇ **sex hormone** *noun* hormone secreted by the testis *or* ovaries, which regulates sexual development and reproductive functions **Geschlechtshormon, Sexualhormon**

> COMMENT: the male sex hormones are androgens (testosterone and androsterone), and the female hormones are oestrogen and progesterone

◇ **sex-linkage** *noun* existence of characteristics which are transmitted through the X chromosomes **Geschlechtsverbindung**

◇ **sex-linked** *adjective* (i) (genes) which are linked to X chromosomes; (ii) (characteristics, such as colour-blindness) which are transmitted through the X chromosomes **(i) & (ii) geschlechtsgebunden**

◇ **sexology** *noun* study of sex and sexual behaviour **Sexualwissenschaft**

◇ **sexual** *adjective* referring to sex **sexuell, Sexual-**; **sexual act** *or* **sexual intercourse** *or* **coitus** = action of inserting the man's erect penis into the woman's vagina, and releasing spermatozoa from the penis by ejaculation, which may fertilize ova from the woman's ovaries **Geschlechtsakt, Geschlechtsverkehr, Koitus**

◇ **sexually transmitted disease (STD)** *noun* any of several diseases which are transmitted from an infected person to another person during sexual intercourse **Geschlechtskrankheit, STD**

> COMMENT: among the commonest STDs are non-specific urethritis, genital herpes, hepatitis B and gonorrhoea; AIDS is also a sexually transmitted disease

sextuplet *noun* one of six babies born to a mother at the same time **Sechsling**; *see also* QUADRUPLET, QUINTUPLET, TRIPLET, TWIN

shaft *noun* long central section of a long bone **Schaft**

shake *verb* to move *or* make something move with short quick movements **schütteln**

sharp *adjective*
(a) which cuts easily **scharf;** *a surgeon's knife has to be kept sharp*
(b) acute (pain) (as opposed to dull pain) **heftig;** *she felt a sharp pain in her shoulder*

◇ **sharply** *adverb* suddenly **plötzlich, unversehens;** *his condition deteriorated sharply during the night*

shave
1 *noun* cutting off hair with a razor **Rasur**
2 *verb* to cut off hair with a razor **rasieren;** *he cut himself while shaving; the nurse shaved the area where the surgeon was going to make the incision*

sheath *noun*
(a) layer of tissue which surrounds a muscle *or* a bundle of nerve fibres **Scheide**
(b) **(contraceptive) sheath** = condom *or* rubber covering put over the penis before sexual intercourse as a protection against infection and also as a contraceptive **Präservativ, Kondom**

shed *verb* to lose (blood *or* tissue) **abstoßen, verlieren, vergießen;** *the lining of the uterus is shed at each menstrual period; he was given a transfusion because he had shed a lot of blood* (NOTE: **shedding - has shed)**

sheet *noun* large piece of cloth which is put on a bed **Bettlaken, Betttuch;** *the sheets must be changed each day; the soiled sheets were sent to the hospital laundry see also* DRAW-SHEET

shelf operation *noun* surgical operation to treat congenital dislocation of the hip in children, where bone tissue is grafted onto the acetabulum **Hüftpfannenplastik bei angeborener Hüftluxation**

sheltered accommodation *or* **sheltered housing** *noun* rooms *or* small flats provided for elderly people, with a resident supervisor or nurse **sozial betreute Wohngruppen für Senioren/Behinderte**

shift *noun*
(a) way of working, where one group of workers work for a period and are then replaced by another group; period of time worked by a group of workers **Schicht;** *she is working on the night shift; the day shift comes on duty at 6.30 in the morning*
(b) movement **Verschiebung**; **Purkinje shift** = change in colour sensitivity which takes place in the eye in low light, when the eye starts using the rods in the retina because the light is too weak to stimulate the cones **Purkinje-Phänomen**

Shigella *noun* genus of bacteria which causes dysentery **Shigella, Shigellen**

◇ **shigellosis** *noun* infestation of the digestive tract with *Shigella,* causing bacillary dysentery **Shigellose**

shin *noun* front part of the lower leg **Schienbein**; **shin splints** = extremely sharp pains in the front of the lower leg, felt by athletes **Shin splints**

◇ **shinbone** *noun* the tibia **Schienbein**

shingles = HERPES ZOSTER

Shirodkar's operation *or* **Shirodkar pursestring** *noun* surgical operation to narrow the cervix of the womb in a woman who suffers from habitual abortion, to prevent another miscarriage, the suture being removed before labour starts **Shirodkar-Operation, Cerclage, Kreisnaht**

shiver *verb* to shake all over the body, because of cold or because of a fever **zittern**

◇ **shivering** *noun* involuntary rapid contraction and relaxation of the muscles which helps to keep them warm **Zittern**

shock
1 *noun*
(a) weakness caused by illness *or* injury, which suddenly reduces the blood pressure **Schock;** *the patient went into shock; several of the passengers were treated for shock; a patient in shock should be kept warm and lying down, until plasma or blood transfusions can be given* **shock syndrome** = group of symptoms (pale face, cold skin, high blood pressure, rapid and irregular pulse) which show that a patient is in a state of shock **Schocksyndrom; neurogenic shock** = state of shock caused by bad news *or* an unpleasant surprise **neurogener Schock; traumatic shock** = state of shock caused by an injury which leads to loss of blood **traumatischer Schock;** *see also* ANAPHYLACTIC (NOTE: you say that someone is **in shock, in a state of shock** or **went into shock)**
(b) electric shock = sudden pain caused by the passage of an electric current through the body **elektrischer Schlag; shock therapy** *or* **shock treatment** = method of treating some mental disorders by giving the patient an electric shock to induce an epileptic convulsion **Elektrokrampftherapie**
2 *verb* to give someone an unpleasant surprise, and so put him in a state of shock **schockieren, einen Schock versetzen;** *she was still shocked several hours after the accident*

shoe *noun* piece of clothing made of leather or hard material which is worn on the foot **Schuh; surgical shoe** = specially made shoe to support *or* correct a deformed foot **orthopädischer Schuh**

short *adjective* lacking *or* with not enough of something **knapp, zu wenig;** *after running up the stairs he was short of breath*

◇ **shortness of breath** *noun* panting *or* being unable to breathe quickly enough to supply oxygen needed **Kurzatmigkeit**

◇ **shortsighted** = MYOPIC

◇ **shortsightedness** = MYOPIA

shot *noun (informal)* injection **Schuss, Injektion;** *the doctor gave him a tetanus shot; he needed a shot of morphine to relieve the pain*

shoulder *noun* joint where the top of the arm joins the main part of the body **Schulter;** *he dislocated his shoulder; she was complaining of pains in her left shoulder or of shoulder pains* **shoulder blade** *or* **scapula** = one of two large triangular flat bones covering the top part of the back **Schulterblatt, Scapula; shoulder girdle** *or* **pectoral girdle** = the shoulder bones (scapulae and clavicles) to which the arm bones are attached **Schultergürtel; shoulder joint** = ball and socket joint which allows the arm to rotate and move in any direction **Schultergelenk; shoulder lift** = way of carrying a heavy patient where the upper part of his body rests on the shoulders of two carriers **Schultergriff; frozen shoulder** = stiffness and pain in the shoulder, after injury *or* after the shoulder has been immobile for some time, when it may be caused by inflammation of the membranes of the shoulder joint with deposits forming in the tendons **Periarthropathia humero-scapularis, Duplay-Schultersteife**

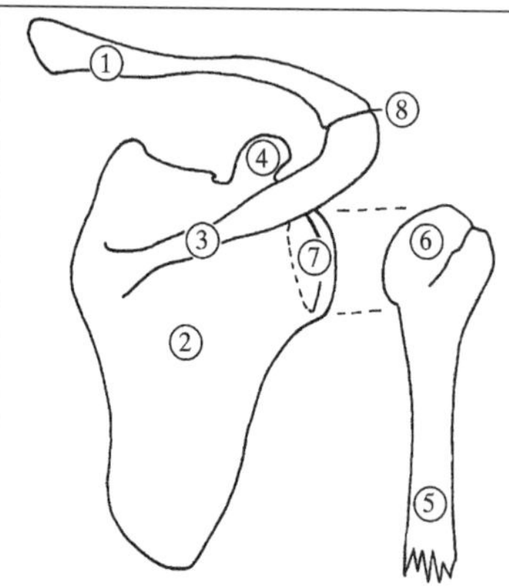

SHOULDER (right posterior view)	**SCHULTER (rechte Hinteransicht)**
1. clavicle	1. Clavicula
2. scapula	2. Scapula
3. spine	3. Spina scapulae
4. coracoid process	4. Processus coracoideus
5. humerus	5. Humerus
6. head of humerus	6. Humeruskopf
7. glenoid cavity	7. Cavitas glenoidalis
8. acromion	8. Akromion

show *noun* first discharge of blood at the beginning of childbirth **(erstes) Zeichnen**

shrivel *verb* to become dry and wrinkled **schrumpfen, runzlig werden**

shuffling walk *or* **shuffling gait** *noun* way of walking (as in Parkinson's disease) where the feet are not lifted off the ground **schlurfender Gang**

shunt
1 *noun* (i) passing of blood through a channel which is not the usual one; (ii) channel which links two different blood vessels and carries blood from one to the other **(i) & (ii) Shunt, Nebenschluss**; **portocaval shunt** = artificial passage made between the portal vein and the inferior vena cava to relieve pressure on the liver **portokavaler Shunt**; **right-left shunt** = defect in the heart, allowing blood to flow from the pulmonary artery to the aorta **Rechts-Links-Shunt**
2 *verb (of blood)* to pass through a channel which is not the normal one **shunten, übertreten**; *as much as 5% of venous blood can be shunted unoxygenated back to the arteries*

◇ **shunting** *noun* condition where some of the deoxygenated blood in the lungs does not come into contact with air, and full gas exchange does not take place **Shunting**

SI *abbreviation for* Système International, the international system of metric measurements **SI**; **SI units** = international system of units for measuring physical properties (such as weight *or* speed *or* light, etc.) **SI-Einheiten**; *see also table in supplement*

sial- *or sialo- prefix* meaning (i) saliva; (ii) a salivary gland **(i) & (ii) Sial-, Sialo-**

◇ **sialadenitis** *or* **sialodenitis** *or* **sialitis** *noun* inflammation of a salivary gland **Sialadenitis, Speicheldrüsenentzündung**

◇ **sialagogue** *or* **sialogogue** *noun* substance which increases the production of saliva **Sialagogum**

◇ **sialography** *or* **ptyalography** *noun* X-ray examination of a salivary gland **Sialographie**

◇ **sialolith** *or* **ptyalith** *noun* stone in a salivary gland **Sialolith**

◇ **sialorrhoea** *noun* production of an excessive amount of saliva **Sialorrhoe**

Siamese twins *or* **conjoined twins** *noun* twins who are joined together at birth **siamesische Zwillinge**

> COMMENT: Siamese twins are always identical twins, and can be joined at the head, chest or hip. In some cases Siamese twins can be separated by surgery, but this is not possible if they share a single important organ, such as the heart

sib = SIBLING

sibilant *adjective (applied to a rale)* whistling (sound) **pfeifend, zischend**

sibling *noun* brother *or* sister **Geschwisterteil**

Sichuan flu *noun (informal)* virulent type of flu **Sichuan-Grippe**

> COMMENT: the virus was first discovered in 1987 in Sichuan, a southwestern province of China; the symptoms are the same as those of ordinary flu (fever, sore throat, aching muscles, etc.) but more pronounced

sick *adjective*
(a) ill *or* not well **krank**; *he was sick for two weeks; she's off sick from work* **to report sick** = to say officially that you are ill and cannot work **sich krank melden**
(b) wanting to vomit *or* having a condition where food is brought up from the stomach into the mouth **übel, schlecht**; *the patient got up this morning and felt sick; he was given something to make him sick; the little boy ate too much and was sick all over the floor* **she had a sick feeling** *or* **she felt sick** = she felt that she wanted to vomit **ihr war übel/schlecht**

◇ **sickbay** *noun* room where patients can visit a doctor for treatment in a factory *or* on a ship **Krankenstation**

◇ **sickbed** *noun* bed where a person is lying sick **Krankenbett**; *she sat for hours beside her daughter's sickbed*

◇ **sick building syndrome** *noun* condition where many people working in a building feel ill or have headaches, caused by blocked air-conditioning ducts in which stale air is recycled round the building, often carrying allergenic substances or bacteria **Sick-Building-Syndrom, Neubaukrankheit**

◇ **sicken for** *verb (informal)* to begin to have an illness *or* to feel the first symptoms of an illness **krank werden**; *she's looking pale - she must be sickening for something*

◇ **sicklist** *noun* list of people (children in a school *or* workers in a factory) who are sick **Krankenstand**; *we have five members of staff on the sicklist*

◇ **sickly** *adjective (usually of children)* always slightly ill *or* never completely well; weak *or* subject to frequent sickness **kränklich, schwächlich, anfällig**; *he was a sickly child, but now is a strong and healthy man*

◇ **sickness** *or* **illness** *noun*
(a) not being well **Krankheit, Erkrankung**; *there is a lot of sickness in the winter months; many children are staying away from school because of sickness*
(b) feeling of wanting to vomit **Übelkeit, Brechreiz**

◇ **sickroom** *noun* bedroom where someone is ill **Krankenzimmer;** *visitors are not allowed into the sickroom*

sickle cell *or* **drepanocyte** *noun* abnormal red blood cell shaped like a sickle, due to an abnormal haemoglobin (HbS), which can cause blockage of capillaries **Sichelzelle, Drepanozyt; sickle-cell disease (SCD)** = disease caused by sickle cells in the blood **Sichelzellen-Krankheit; sickle-cell anaemia** *or* **drepanocytosis** = hereditary condition where the patient develops sickle cells which block the circulation, causing anaemia and pains in the joints and abdomen **Sichelzellenanämie, Drepanozytose; sickle-cell chest syndrome** = common complication of sickle-cell disease, with chest pain, fever and leucocytosis **Sichelzellen-Thoraxsyndrom**

COMMENT: sickle-cell anaemia is a hereditary condition which is mainly found in Africa and the West Indies

QUOTE children with sickle-cell anaemia are susceptible to severe bacterial infection. Even children with the milder forms of sickle-cell disease have an increased frequency of pneumococcal infection
Lancet

side *noun* (i) part of the body between the hips and the shoulder; (ii) part of an object which is not the front, back, top or bottom **(i) & (ii) Seite;** *she was lying on her side; the nurse wheeled the trolley to the side of the bed* **side rails** = rails at the side of a bed which can be lifted to prevent a patient falling out **Bettgeländer;** *see also* BEDSIDE

◇ **side-effect** *noun* effect produced by a drug *or* treatment which is not the main effect intended **Nebenwirkung;** *one of the side-effects of chemotherapy is that the patient's hair falls out; doctors do not recommend using the drug for long periods because of the unpleasant side-effects; the drug is being withdrawn because of its side-effects*

QUOTE the treatment is not without possible side-effects, some of which can be particularly serious. The side-effects may include middle ear discomfort, claustrophobia, increased risk of epilepsy
New Zealand Medical Journal

sidero- *prefix* referring to iron **Sidero-**

◇ **sideropenia** *noun* lack of iron in the blood probably caused by insufficient iron in diet **Sideropenie, Eisenmangel**

◇ **siderophilin** *or* **transferrin** *noun* substance found in the blood, which carries iron in the bloodstream **Siderophilin, Transferrin**

◇ **siderosis** *noun* (i) condition where iron deposits form in tissue; (ii) inflammation of the lungs caused by inhaling dust containing iron **(i) Siderose, Siderosis; (ii) Siderosis pulmonum, Eisenstaublunge**

SIDS *(US)* = SUDDEN INFANT DEATH SYNDROME

sight *noun* one of the five senses, the ability to see **Sehen, Sehvermögen;** *his sight is beginning to fail; surgeons are fighting to save her sight* **he lost his sight** = he became blind **er hat sein Augenlicht verloren**

◇ **sighted** *adjective* (person) who can see **sehend; the sighted** = people who can see **die Sehenden;** *he is partially sighted and uses a white stick*

sigmoid *or* **sigmoid colon** *or* **sigmoid flexure** *noun* fourth section of the colon which joins the rectum **Sigmoid, Colon sigmoideum, Flexura sigmoidea** *see illustration* DIGESTIVE SYSTEM

◇ **sigmoidectomy** *noun* surgical operation to remove the sigmoid colon **Sigmoidektomie**

◇ **sigmoidoscope** *noun* surgical instrument with a light at the end which can be passed into the rectum so that the sigmoid colon can be examined **Sigmoidoskop**

◇ **sigmoidostomy** *noun* surgical operation to bring the sigmoid colon out through a hole in the abdominal wall **Sigmoidostomie**

sign

1 *noun*

(a) movement *or* mark *or* colouring *or* change which has a meaning and can be recognized by a doctor as indicating a condition **Zeichen, objektives Krankheitszeichen;** (NOTE: a change in function which is also noticed by the patient is a **symptom)**

(b) sign language = signs made with the fingers and hands, used to indicate words when talking to a deaf and dumb person, or when such a person wants to communicate **Zeichensprache**

2 *verb* to write one's name on a form, cheque, etc. or at the end of a letter **signieren, unterzeichnen, unterschreiben;** *the doctor signed the death certificate*

◇ **signature** *noun* name which someone writes when he signs **Signatur, Unterschrift;** *the chemist could not read the doctor's signature; her signature is easy to recognize*

significant *adjective* important, worth noting **bedeutend, wichtig, signifikant;** *no significant inflammatory responses were observed*

◊ **significantly** *adverb* in an important manner, in a manner worth noting **bedeutend; he was significantly better on the following day** = he was much better **er war am nächsten Tag bedeutend besser**

silence *noun* lack of noise *or* lack of speaking **Stille, Ruhe, Schweigen;** *the crowd waited in silence*

◊ **silent** *adjective*
(a) not making any noise *or* not talking **still, ruhig, schweigsam**
(b) not visible *or* showing no symptoms **stumm, asymptomatisch, latent;** *genital herpes may be silent in women; graft occlusion is often silent with 80% of patients*

silicon *noun* non-metallic chemical element **Silicium, Silizium; silicon dioxide** = SILICA (NOTE: chemical symbol is **Si)**

◊ **silica** *noun* silicon dioxide, mineral which forms quartz and sand **Kieselerde**

◊ **silicosis** *noun* kind of pneumoconiosis *or* disease of the lungs caused by inhaling silica dust from mining *or* stone-crushing operations **Silikose, Quarzstaublunge**

COMMENT: this is a serious disease which makes breathing difficult and can lead to emphysema and bronchitis

silver *noun* white-coloured metallic element **Silber;** chemical symbol is **Ag**

◊ **silver nitrate** *noun* salt of silver, mixed with a cream or solution, used to disinfect burns, to kill warts, etc. **Silbernitrat**

Silvester method *noun* method of giving artificial respiration where the patient lies on his back and the first-aider brings the patient's hands together on his chest and then moves them above the patient's head **Silvester-Methode**; *see also* HOLGER NIELSEN METHOD

Silvius *see* AQUEDUCT

Simmonds' disease *noun* condition of women where there is lack of activity in the pituitary gland, resulting in wasting of tissue, brittle bones and premature senility, due to postpartum haemorrhage **Simmonds-Krankheit, Hypopituitarismus**

simple *adjective* ordinary *or* not very complicated **einfach, unkompliziert**; **simple epithelium** = epithelium formed of a single layer of cells **einschichtiges Epithel**; **simple fracture** = fracture where the skin surface around the damaged bone has not been broken and the broken ends of the bone are close together **einfache Fraktur, unkomplizierter Bruch**; *see also* TACHYCARDIA

simplex *see* HERPES

sinew *noun* ligament *or* tissue which holds together the bones at a joint; tendon *or* tissue which attaches a muscle to a bone **Sehne**

singultus = HICCUP

sino- *or* **sinu-** *prefix* referring to a sinus **Sino-, Sinu-**

◊ **sinoatrial node (SA node)** *noun* node in the heart at the junction of the superior vena cava and the right atrium, which regulates the heartbeat **Sinusknoten, Sinoatrialknoten (SA-Knoten)**

◊ **sinogram** *noun* X-ray photograph of a sinus **Sinogramm**

◊ **sinography** *noun* examining a sinus by taking an X-ray photograph **Sinographie**

◊ **sinuatrial node** = SINOATRIAL NODE

sinus *noun* (i) cavity inside the body, including the cavities inside the head behind the cheekbone, forehead and nose; (ii) tract *or* passage which develops between an infected place where pus has gathered and the surface of the skin; (iii) wide venous blood space **(i) Sinus, Höhle, Erweiterung; (ii) Sinus, Fistelgang; (iii) Sinus;** *he has had sinus trouble during the winter; the doctor diagnosed a sinus infection* **carotid sinus** = expanded part attached to the carotid artery which monitors blood pressure in the skull **Sinus caroticus, Karotissinus**; **cavernous sinus** = one of two cavities in the skull behind the eyes, which form part of the venous drainage system **Sinus cavernosus**; **coronary sinus** = vein which takes most of the venous blood from the heart muscles to the right atrium **Sinus coronarius, Koronarsinus**; **ethmoidal sinuses** = air cells inside the ethmoid bone **Sinus/Cellulae ethmoidales, Siebbeinzellen**; **frontal sinus** = one of two sinuses in the front of the face above the eyes and near the nose **Sinus frontalis, Stirnhöhle**; **maxillary sinus** = one of two sinuses behind the cheekbones in the upper jaw **Sinus maxillaris, Kieferhöhle**; **paranasal sinus** = one of the four pairs of sinuses in the skull near the nose (the frontal, maxillary, ethmoidal and sphenoidal) **Sinus paranasalis, Nasennebenhöhle**; **renal sinus** = cavity in which the tubes leading into a kidney fit **Sinus renalis**; **sphenoidal sinus** = one of two sinuses behind the nasal passage **Sinus sphenoidalis, Keilbeinhöhle**; **sinus nerve** = nerve which branches from the glossopharyngeal nerve **Sinusnerv**; *see also* TACHYCARDIA

◇ **sinusitis** *or* **sinus trouble** *noun* inflammation of the mucous membrane in the sinuses, especially the maxillary sinuses **Sinusitis, Nasennebenhöhlenentzündung**; **she has sinus trouble** = she has a disorder in her sinuses **die Nasennebenhöhlen machen ihr zu schaffen**

◇ **sinusoid** *noun* specially shaped small blood vessel in the liver, adrenal glands and other organs **Sinusoid**

◇ **sinus venosus** *noun* cavity in the heart of an embryo, part of which develops into the coronary sinus, and part of which is absorbed into the right atrium **Sinus venosus**

siphonage *noun* removing liquid from one place to another, with a tube, as used to empty the stomach of its contents **Aushebern, Ausheberung**

Sippy diet *noun (US)* alkaline diet of milk and dry biscuits, as a treatment for peptic ulcers **Sippy-Kur, Sippy-Diät**

sister *noun*
(a) female who has the same father and mother as another child **Schwester;** *he has three sisters; her sister works in a children's clinic*
(b) senior nurse **Oberschwester**; **sister in charge** *or* **ward sister** = senior nurse in charge of a hospital ward **Stationsschwester**; **nursing sister** = sister with certain administrative duties **Krankenschwester**
(NOTE: sister can be used with names: **Sister Jones)**

sit up *verb* (i) to sit with your back straight; (ii) to move from a lying to a sitting position **(i) aufrecht sitzen, gerade sitzen; (ii) sich aufrichten, sich aufsetzen;** *the patient is sitting up in bed*

site
1 *noun* position of something *or* place where something happened; place where an incision is to be made in an operation **Situs, Stelle, Sitz;** *the X-ray showed the site of the infection*
2 *verb* to put something in a particular place **legen;** *the hearing aid was sited behind the left ear*

◇ **situated** *adjective* in a place **gelegen, lokalisiert;** *the tumour is situated in the bowel; the atlas bone is situated above the axis*

> QUOTE arterial thrombi have a characteristic structure: platelets adhere at sites of endothelial damage and attract other platelets to form a dense aggregate
> British Journal of Hospital Medicine

> QUOTE the sublingual site is probably the most acceptable and convenient for taking temperature
> Nursing Times

> QUOTE with the anaesthetist's permission, the scrub nurse and surgeon began the process of cleaning up the skin round the operation site
> NATNews

situ *see* CARCINOMA-IN-SITU

situs inversus viscerum *noun* abnormal congenital condition, where the organs are not on the normal side of the body (i.e. where the heart is on the right side and not the left) **Situs inversus viscerum, Heterotaxie**

sitz bath *noun* small low bath where a patient can sit, but not lie down **Sitzbad**

Sjögren's syndrome *noun* chronic autoimmune disease where the lacrimal and salivary glands become infiltrated with lymphocytes and plasma cells, and the mouth and eyes become dry **Sjögren-Syndrom**

skatole *or* **scatole** *noun* substance in faeces which causes a strong foul smell **Skatol**

skeletal *adjective* referring to a skeleton **Skelett-**; **skeletal muscle** *or* **voluntary muscle** = muscle which is attached to a bone, which makes a limb move **Skelettmuskel, willkürlicher Muskel**

◇ **skeleton** *noun* all the bones which make up a body **Skelett, Knochengerüst**; **appendicular skeleton** = part of the skeleton, formed of the pelvic girdle, pectoral girdle and the bones of the arms and legs **Extremitätenskelett**; **axial skeleton** = trunk *or* main part of the skeleton, formed of the spine, skull, ribs and breastbone **Achsenskelett**

Skene's glands *noun* small mucous glands in the urethra in women **Skene-Drüsen**

skia- *prefix* meaning shadow **Skia-**

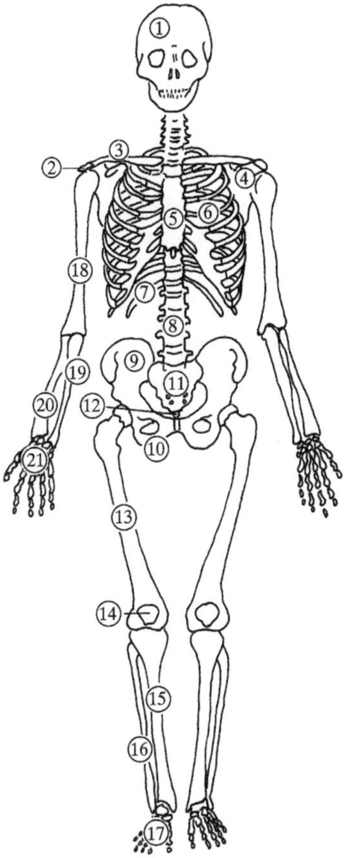

SKELETON
1. skull
2. acromion
3. clavicle
4. scapula
5. sternum
6. rib
7. floating rib
8. vertebral column
9. ilium
10. ischium
11. sacrum
12. coccyx
13. femur
14. patella
15. tibia
16. fibula
17. foot
18. humerus
19. ulna
20. radius
21. hand

SKELETT
1. Schädel
2. Akromion
3. Clavicula
4. Scapula
5. Sternum
6. Rippe
7. Costa fluitantis
8. Columna vertebralis
9. Os ilium
10. Ischium
11. Os sacrum
12. Os coccygis
13. Femur
14. Patella
15. Tibia
16. Fibula
17. Fuß
18. Humerus
19. Ulna
20. Radius
21. Hand

◇ **skiagram** *noun* old term for X-ray photograph **Skiagramm**

skill *noun* ability to do difficult work, which is acquired by training **Fähigkeit, Fertigkeit;** *you need special skills to become a doctor*

◇ **skilled** *adjective* having acquired a particular skill by training **ausgebildet;** *he's a skilled plastic surgeon*

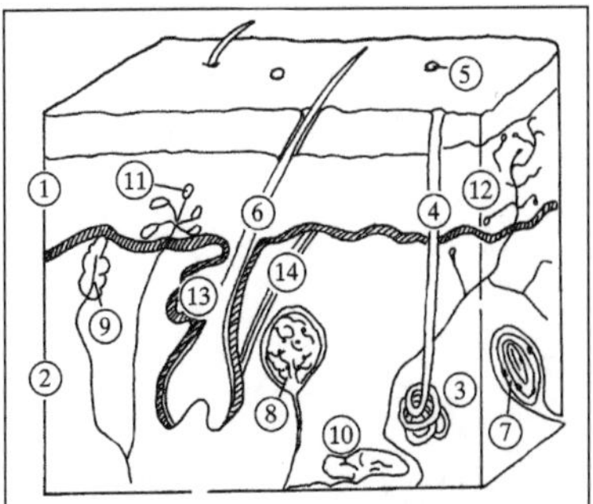

SKIN & SENSORY RECEPTORS
1. epidermis
2. dermis
3. sweat gland
4. sweat duct
5. pore
6. hair
7. Pacinian corpuscle (pressure)
8. Meissner's corpuscle (touch)
9. Krause corpuscle (cold)
10. Ruffini corpuscle (heat)
11. Merkel's discs (touch)
12. free nerve endings (pain)
13. sebaceous gland
14. arrector pili

HAUT UND SENSORISCHE REZEPTOREN
1. Epidermis
2. Dermis
3. Schweißdrüse
4. Schweißdrüsenausführungsgang
5. Pore
6. Haar
7. Pacini-Körperchen (Druckgefühl)
8. Meissner-Körperchen (Tastgefühl)
9. Krause-Körperchen (Kältegefühl)
10. Ruffini-Körperchen (Wärmegefühl)
11. Merkel-Tastscheiben (Tastgefühl)
12. freie Nervenendigungen (Schmerzgefühl)
13. Talgdrüse
14. Musculus arrector pili

skin *noun* tissue (the epidermis and dermis) which forms the outside surface of the body **Haut;** *his skin turned brown in the sun; after the operation she had to have a skin graft; skin problems in adolescents may be caused by diet; she went to see a specialist about her skin trouble* **skin graft** = layer of skin transplanted from one part of the body to cover an area where the skin has been destroyed **Hauttransplantat;** (NOTE: for other terms referring to skin, see words beginning with **cut-** or **derm-**)

◇ **skinny** *adjective (informal)* very thin **dünn, mager, dürr**

COMMENT: the skin is the largest organ in the human body. It is formed of two layers: the epidermis is the outer layer, and includes the top layer of particles of dead skin which are continuously flaking off. Beneath the

COMMENT: ... epidermis is the dermis, which is the main layer of living skin. Hairs and nails are produced by the skin, and pores in the skin secrete sweat from the sweat glands underneath the dermis. The skin is sensitive to touch and heat and cold, which are sensed by the nerve endings in the skin. The skin is a major source of vitamin D which it produces when exposed to sunlight

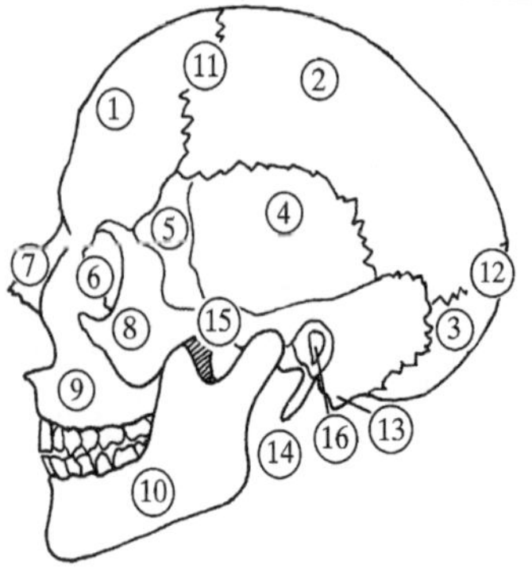

SKULL	SCHÄDEL
1. frontal bone	1. Os frontale
2. parietal bone	2. Os parietale
3. occipital bone	3. Os occipitale
4. temporal bone	4. Os temporale
5. sphenoid bone	5. Os sphenoidale
6. orbit	6. Orbita
7. nasal bone	7. Os nasale
8. zygomatic bone	8. Os zygomaticum
9. maxilla	9. Maxilla
10. mandible	10. Mandibula
11. coronal suture	11. Sutura coronalis
12. lambdoidal suture	12. Sutura lambdoidea
13. mastoid process	13. Processus mastoideus
14. styloid process	14. Pocessus styloideus
15. zygomatic arch	15. Arcus zygomaticus
16. external auditory meatus	16. Meatus acusticus externus

skull *noun* bones which are fused *or* connected together to form the head **Schädel**; **skull fracture** *or* **fracture of the skull** = condition where one of the bones in the skull has been fractured **Schädelfraktur;** (NOTE; for other terms referring to the skull, see words beginning with **crani-)**

COMMENT: the skull is formed of eight cranial bones which make up the head, and fourteen facial bones which form the face

slash

1 *noun* long cut with a knife **Schnitt;** *he had bruises on his face and slashes on his hands; the slash on her leg needs three stitches*

2 *verb*

(a) to cut with a knife *or* sharp edge **aufschneiden, aufschlitzen**; **to slash one's wrists** = to try to kill oneself by cutting the blood vessels in the wrists **sich die Pulsadern aufschneiden**

(b) to cut costs *or* spending sharply **kürzen, zusammenstreichen;** *the hospital building programme has been slashed*

SLE = SYSTEMIC LUPUS ERYTHEMATOSUS

sleep

1 *noun* resting (usually at night) when the eyes are closed and you are not conscious of what is happening **Schlaf;** *most people need eight hours' sleep each night; you need to get a good night's sleep if you have a lot of work to do tomorrow; he had a short sleep in the middle of the afternoon* **to get to sleep** *or* **go to sleep** = to start sleeping **einschlafen;** *don't make a noise, the baby is trying to go to sleep*

2 *verb* to be asleep *or* to rest with the eyes closed not knowing what is happening **schlafen;** *he always sleeps for eight hours each night; don't disturb him - he's trying to sleep* (NOTE: **sleeps - sleeping - slept - has slept)**

◇ **sleeping pill** *or* **sleeping tablet** *noun* drug (usually a barbiturate) which makes a person sleep **Schlaftablette;** *she died of an overdose of sleeping tablets*

◇ **sleeping sickness** *or* **African trypanosomiasis** *noun* African disease, spread by the tsetse fly, where trypanosomes infest the blood **Schlafkrankheit, afrikanische Trypanosomiasis**

COMMENT: symptoms are headaches, lethargy and long periods of sleep. The disease is fatal if not treated

◇ **sleeplessness** *or* **insomnia** *noun* being unable to sleep **Schlaflosigkeit, Insomnie**

◇ **sleepwalker** = SOMNAMBULIST

◇ **sleepwalking** = SOMNAMBULISM

◇ **sleepy** *adjective* feeling ready to go to sleep **schläfrig, müde;** *the children are very sleepy by 10 o'clock* **sleepy sickness** *or* **lethargic encephalitis** = virus infection, a form of encephalitis which formerly occurred in epidemics **Encephalitis lethargica sive epidemica, Economo-Krankheit; sleepy - sleepier - sleepiest** (NOTE: for other terms referring to sleep, see words beginning with **hypn-, narco-)**

COMMENT: sleep is a period when the body rests and rebuilds tissue, especially protein. Most adults need eight hours' sleep each night. Children require more (10 to 12 hours) but old people need less, possibly only four to six hours. Sleep forms a regular pattern of stages: during the first stage the person is still conscious of his surroundings, and will wake if he hears a noise; afterwards the sleeper goes into very deep sleep (slow-wave sleep), where the eyes are tightly closed, the pulse is regular and the sleeper breathes deeply. During this stage the pituitary gland produces the growth hormone somatotrophin. It is difficult to wake someone from deep sleep. This stage is followed by rapid eye movement sleep (REM sleep), where the sleeper's eyes are half open and move about, he makes facial movements, his blood pressure rises and he has dreams. After this stage he relapses into the first sleep stage again

slice *noun* thin flat piece of tissue which has been cut off **Scheibe;** *he examined the slice of brain tissue under the microscope*

slide
1 *noun* piece of glass, on which a tissue sample is placed, to be examined under a microscope **Objektträger**
2 *verb* to move along smoothly **gleiten, rutschen, schieben;** *the plunger slides up and down the syringe* **sliding traction** = traction for a fracture of a femur, where weights are attached to pull the leg **Drahtextension**

slight *adjective* not very serious **leicht, mild;** *he has a slight fever; she had a slight accident*
slight - slighter - slightest

slim
1 *adjective* pleasantly thin **schlank;** *she has become slim again after being pregnant*
2 *verb* to try to become thinner *or* to weight less **eine Schlankheitskur machen, abnehmen;** *he stopped eating bread when he was slimming; she is trying to slim before she goes on holiday* **slimming diet** *or* **slimming food** = special diet *or* special food which is low in calories and which is supposed to stop a person getting fat **Schlankheitsdiät, kalorienarme Nahrungsmittel**

sling *noun* triangular bandage attached round the neck, and wrapped round an injured arm to prevent it from moving **Schlinge; elevation sling** = sling tied round the neck, used to hold an injured hand or arm in a high position to prevent bleeding **Armtragetuch**

slipped disc *noun* condition where a disc of cartilage separating two bones in the spine becomes displaced *or* where the soft centre of a disc passes through the hard cartilage outside and presses on a nerve **Bandscheibenvorfall**

slow-wave sleep *noun* period of sleep when the sleeper sleeps deeply and the eyes do not move **Slow-Wave-Schlaf, Non-REM-Schlaf, orthodoxer Schlaf**

COMMENT: during slow-wave sleep, the pituitary gland secretes the hormone somatotrophin

slough
1 *noun* dead tissue (especially dead skin) which has separated from healthy tissue **Schorf**
2 *verb* to lose dead skin which falls off **verschorfen, (Haut) abstoßen**

small *adjective*
(a) not large **klein;** *his chest was covered with small red spots; she has a small cyst in the colon* **small intestine** = section of the intestine from the stomach to the caecum, consisting of the duodenum, jejunum and ileum **Dünndarm; small stomach** = stomach which is reduced in size after an operation, making the patient unable to eat large meals **kleiner Magen**
(b) young **klein;** *he had chickenpox when he was small* **small children** = young children (between about 1 and 14 years of age) **kleine Kinder**

◇ **small of the back** *noun* middle part of the back between and below the shoulder blades **Kreuz**

◇ **smallpox** *or* **variola** *noun* formerly a very serious, usually fatal, contagious disease, caused by the poxvirus, with a severe rash, leaving masses of small scars on the skin **Pocken, Blattern, Variola**

COMMENT: vaccination has proved effective in eradicating smallpox

smear *noun* sample of soft tissue (such as blood *or* mucus) taken from a patient and spread over a glass slide to be examined under a microscope **Abstrich, Ausstrich; cervical smear** = test for cervical cancer, where cells taken from the mucus in the cervix of the uterus are examined **Zervixabstrich; smear test** = PAP TEST

smegma *noun* oily secretion with an unpleasant smell, which collects on and under the foreskin of the penis **Smegma**

smell
1 *noun* one of the five senses *or* the sense which is felt through the nose **Geruchssinn; Geruch;** *dogs have a good sense of smell; the smell of flowers makes him sneeze*
2 *verb*
(a) to notice the smell of something through the nose **riechen;** *I can smell smoke; he can't smell anything because he's got a cold*

(b) to produce a smell **riechen nach**; *it smells of gas in here* (NOTE: **smells - smelling - smelled** *or* **smelt - has smelled** *or* **has smelt)**

◊ **smelling salts** *noun* crystals of an ammonia compound, which give off a strong smell and can revive someone who has fainted **Riechsalze**

COMMENT: the senses of smell and taste are closely connected, and together give the real taste of food. Smells are sensed by receptors in the nasal cavity which transmit impulses to the brain. When food is eaten, the smell is sensed at the same time as the taste is sensed by the taste buds, and most of what we think of as taste is in fact smell, which explains why food loses its taste when someone has a cold and a blocked nose

Smith-Petersen nail *noun* metal nail used to attach the fractured neck of a femur **Smith-Petersen-Nagel**

smog *noun* pollution of the atmosphere in towns, caused by warm damp air combining with smoke and exhaust fumes from cars **Smog**

smoke

1 *noun* white, grey or black product made of small particles, given off by something which is burning **Rauch;** *the room was full of cigarette smoke; several people died from inhaling toxic smoke*

2 *verb* to breathe in smoke from a cigarette, cigar, pipe, etc., which is held in the lips **rauchen;** *she was smoking a cigarette; he only smokes a pipe; doctors are trying to persuade people to stop smoking; smoking can injure your health*

◊ **smokeless** *adjective* where there is no smoke *or* where smoke is not allowed **rauchfrei**; **smokeless** *or* **smoke-free area** = part of a public place (restaurant *or* aircraft, etc.) where smoking is not allowed **Nichtraucherbereich**; **smokeless fuel** = special fuel which does not make smoke when it is burnt **rauchloser Brennstoff**; **smokeless zone** = part of a town where open fires are not permitted **rauchfreie Zone**

◊ **smoker** *noun* person who smokes cigarettes **Raucher/-in; smoker's cough** = dry asthmatic cough, often found in people who smoke large numbers of cigarettes **Raucherhusten**

COMMENT: the connection between smoking tobacco, especially cigarettes, and lung cancer has been proved to the satisfaction of the British government, which prints a health warning on all packets of cigarettes. Smoke from burning tobacco contains nicotine and other substances which stick in the lungs, and can in the long run cause cancer

QUOTE three quarters of patients aged 35-64 on GPs' lists have at least one major risk factor: high cholesterol, high blood pressure or addiction to tobacco. Of the three risk factors, smoking causes a quarter of heart disease deaths
Health Services Journal

smooth

1 *adjective* flat *or* not rough **glatt**; **smooth muscle** *or* **involuntary muscle** = muscle which moves without a person being aware of it, such as the muscle in the walls of the intestine which makes the intestine contract **glatter Muskel, unwillkürlicher Muskel, Eingeweidemuskel**; *compare* STRIATED, VOLUNTARY MUSCLE **smooth - smoother - smoothest**

2 *verb* to make something smooth **glätten;** *she smoothed down the sheets on the bed*

SMR = SUBMUCOUS RESECTION

snake bite *noun* bite from a snake, especially a poisonous one **Schlangenbiss**

snare *noun* surgical instrument made of a loop of wire, used to remove growths without the need of an incision **Schlinge**; **diathermy snare** = snare which is heated by electrodes and burns away tissue **Diathermieschlinge**

sneeze

1 *noun* reflex action to blow air suddenly out of the nose and mouth because of irritation in the nasal passages **Niesen;** *she gave a loud sneeze*

2 *verb* to blow air suddenly out of the nose and mouth because of irritation in the nasal passages **niesen;** *the smell of flowers makes him sneeze; he was coughing and sneezing and decided to stay in bed*

◊ **sneezing fit** *noun* sudden attack when the patient sneezes many times **Niesanfall**

COMMENT: a sneeze sends out a spray of droplets of liquid, which, if infectious, can then infect anyone who happens to inhale them

Snellen chart *noun* chart commonly used by opticians to test eyesight **Snellen-Sehprobentafel**; **Snellen type** = different type sizes used on a Snellen chart **Snellen-Sehproben**

COMMENT: the Snellen chart has rows of letters, the top row being very large, and the bottom very small, with the result that the more rows a person can read, the better his eyesight

sniff
1 *noun* breathing in air *or* smelling through the nose **Schnüffeln, Schniefen;** *they gave her a sniff of smelling salts to revive her*
2 *verb* to breathe in air *or* to smell through the nose **schniefen, schnüffeln, schnuppern;** *he was sniffing because he had a cold; she sniffed and said that she could smell smoke; he is coughing and sniffing and should be in bed*
◇ **sniffles** *noun (informal, used to children)* cold (when you sniff and sneeze) **(leichter) Schnupfen;** *don't go out into the cold when you have the sniffles*

snore
1 *noun* loud noise produced in the nose and throat when asleep **Schnarchen**
2 *verb* to make a loud noise in your nose and throat when you are asleep **schnarchen**
◇ **snoring** *noun* making a series of snores **Schnarchen**

> COMMENT: a snore is produced by the vibration of the soft palate at the back of the mouth, and occurs when a sleeping person breathes through both mouth and nose

snot *noun (informal)* mucus in the nose **Rotz**

snow *noun* water which falls as white flakes in cold weather **Schnee**; **snow blindness** = temporary painful blindness caused by bright sunlight shining on snow **Schneeblindheit**; **carbon dioxide snow** = carbon dioxide which has been solidified at a very low temperature and is used in treating skin growths such as warts, or to preserve tissue samples **Kohlensäureschnee**

snuffles *noun (informal, used of small children)* breathing noisily through a nose which is blocked with mucus, which can sometimes be a sign of congenital syphilis **Schniefen, (chronischer) Schnupfen**

soak *verb* to put something in liquid, so that it absorbs some of it **einweichen, (durch) tränken;** *use a compress made of cloth soaked in warm water*

social *adjective* referring to society *or* to groups of people **sozial, gesellschaftlich**; *(US)* **social diseases** = sexually transmitted diseases **Geschlechtskrankheiten**; **social medicine** = medicine as applied to treatment of diseases which occur in certain social groups **Sozialmedizin**; **social security** = payments made by the government to people *or* families who need money **Sozialhilfe**; **social worker** = government official who works to improve living standards of groups (such as families) **Sozialbetreuer/-in**

socket *noun* hollow part in a bone, into which another bone *or* organ fits **Gelenkpfanne;** *the tip of the femur fits into a socket in the pelvis* **ball and socket joint** *see* JOINT; **eye socket** *or* **orbit** = hollow bony depression in the front of the skull in which each eye is placed **Augenhöhle, Orbita**

soda *see* BICARBONATE

sodium *noun* chemical element which is the basic substance in salt **Natrium**; **sodium balance** = balance maintained in the body between salt lost in sweat and urine and salt taken in from food, the balance is regulated by aldosterone **Natriumgleichgewicht**; **sodium bicarbonate** = sodium salt used in cooking, also as a relief for indigestion and acidity **Natriumbikarbonat**; **sodium chloride** = common salt **Natriumchlorid**; **sodium pump** = cellular process where sodium is immediately excreted from any cell which it enters and potassium is brought in **Natriumpumpe;** (NOTE: chemical symbol is **Na)**

> COMMENT: salt is an essential mineral and exists in the extracellular fluid of the body. Sweat and tears also contain a high proportion of sodium chloride

sodokosis *or* **sodoku** *noun* form of rat-bite fever, but without swellings in the jaws **Rattenbisskrankheit, Sodoku**

sodomy *noun* anal sexual intercourse between men **Sodomie**

soft *adjective* not hard **weich**; **soft palate** = back part of the palate, leading to the uvula **weicher Gaumen**; **soft sore** *or* **soft chancre** *or* **chancroid** = infected sore in the groin caused by the venereal disease chancroid, but not a sign of syphilis **weicher Schanker; soft - softer - softest**
◇ **soften** *verb* to make *or* become soft **weich machen, erweichen**

soil
1 *noun* earth in which plants grow **Boden, Erde**
2 *verb* to make dirty **beschmutzen;** *he soiled his sheets; soiled bedclothes are sent to the hospital laundry*

solarium *noun* room where patients can lie under sun lamps *or* where patients can lie in the sun **Solarium**

solar plexus *noun* nerve network situated at the back of the abdomen between the adrenal glands **Plexus solaris, Sonnengeflecht**

sole *noun* part under the foot **Fußsohle;** *the soles of the feet are very sensitive*

soleus *noun* flat muscle which goes down the calf of the leg **Musculus soleus, Soleus, Schollenmuskel**

solid *adjective* hard *or* not liquid **fest;** *water turns solid when it freezes* **solid food** *or* **solids** = food which is chewed and eaten, not drunk **feste Nahrung;** *she is allowed some solid food or she is allowed to eat solids*

◇ **solidify** *verb* to become solid **fest werden, erstarren;** *carbon dioxide solidifies at low temperatures*

soln *abbreviation for* SOLUTION

soluble *adjective* which can dissolve **löslich;** *a tablet of soluble aspirin* **soluble fibre** = fibre in vegetables, fruit and pulses and porridge oats, which is partly digested in the intestine and reduces the absorption of fats and sugar into the body, so lowering the level of cholesterol **lösliche Pflanzenfaser**

◇ **solute** *noun* solid substance which is dissolved in a solvent to make a solution **gelöster Stoff**

◇ **solution** *noun* mixture of a solid substance dissolved in a liquid **Lösung; barium solution** = liquid solution containing barium sulphate ($BaSO_4$) which a patient drinks to increase the contrast of an X-ray of the alimentary tract **Bariumlösung**

◇ **solvent** *noun* liquid in which a solid substance can be dissolved **Lösungsmittel; solvent inhalation** *or* **solvent abuse** *or* **glue sniffing** = type of drug abuse where the addict inhales the toxic fumes given off by certain types of solvent **Lösungsmittelinhalation, Lösungsmittelmissbrauch, Leim-Schnüffeln**

> QUOTE deaths among teenagers caused by solvent abuse have reached record levels
>
> Health Visitor

soma *noun* the body (as opposed to the mind) **Soma, Körper**

◇ **somat-** *or* **somato-** *prefix* (i) referring to the body; (ii) meaning somatic **(i) & (ii) Somat-, Somato-**

◇ **somatic** *adjective* referring to the body (i) as opposed to the mind; (ii) as opposed to the intestines and inner organs **(i) & (ii) somatisch; somatic nerves** = sensory and motor nerves which control skeletal muscles **somatische Nerven;** *see also* PSYCHOSOMATIC

◇ **somatotrophic hormone** *or* **somatotrophin** *noun* growth hormone, secreted by the pituitary gland, which stimulates the growth of long bones **somatotropes Hormon, Somatotropin**

-some *suffix* referring to tiny cell bodies **-som**

somnambulism *or* **sleepwalking** *noun* condition affecting some people (especially children), where the person gets up and walks about while still asleep **Somnambulismus, Schlafwandeln**

◇ **somnambulist** *or* **sleepwalker** *noun* person who walks in his sleep **Schlafwandler/-in, Somnambule**

◇ **somnambulistic** *adjective* referring to sleepwalking **somnambulistisch, schlafwandlerisch**

◇ **somnolent** *adjective* sleepy **somnolent, schläfrig**

◇ **somnolism** *noun* trance which is induced by hypnotism **Somnolismus, hypnotischer Trancezustand, Hypnose (zustand)**

-somy *suffix* referring to the presence of chromosomes **-somie**

son *noun* male child of a parent **Sohn;** *they have two sons and one daughter*

Sonne dysentery *noun* common form of mild dysentery in the UK, caused by *Shigella sonnei* **Bakterienruhr, E-Ruhr**

sonogram *noun* chart produced using ultrasound waves to find where something is situated in the body **Sonogramm, Ultraschallbild**

◇ **sonoplacentography** *noun* use of ultrasound waves to find how the placenta is placed in a pregnant woman **Ultraschall-Plazentographie**

◇ **sonotopography** *noun* use of ultrasound waves to produce a sonogram **Sonographie, Ultraschalldiagnostik**

soothe *verb* to relieve pain **lindern, mildern;** *the calamine lotion will soothe the rash*

◇ **soothing** *adjective* which relieves pain *or* makes someone less tense **schmerzlindernd, beruhigend, wohltuend;** *they played soothing music in the dentist's waiting room*

soporific *noun & adjective* (drug) which makes a person go to sleep **Schlafmittel; einschläfernd**

sordes *noun* dry deposits round the lips of a patient suffering from fever **Sordes**

sore

1 *noun* small wound on any part of the skin, usually with a discharge of pus **Geschwür,**

Ulkus, umschriebene Hautläsion; **cold sore** *or* **herpes simplex** = burning sore, usually on the lips **Herpes labialis**; **running sore** = sore which is discharging pus **Eitergeschwür**; **soft sore** = infected sore in the groin, sign of a venereal disease **weicher Schanker**; *see also* BEDSORE
2 *adjective* rough and inflamed (skin); painful (muscle) **wund, entzündet; schmerzhaft, empfindlich**; **sore throat** = condition where the mucous membrane in the throat is inflamed (sometimes because the patient has been talking too much, but usually because of an infection) **Halsentzündung, Halsschmerzen**

s.o.s. *abbreviation for the Latin phrase* 'si opus sit': if necessary (written on a prescription to show that the dose should be taken once) **s.o.s., bei Bedarf**

souffle *noun* soft breathing sound, heard through a stethoscope **blasendes Geräusch**

sound
1 *noun*
(a) something which can be heard **Geräusch, Ton, Laut;** *the doctor listened to the sounds of the patient's lungs; his breathing made a whistling sound*
(b) long rod, used to examine *or* to dilate the inside of a cavity in the body **Sonde**
2 *adjective* strong and healthy **gesund, kräftig;** *he has a sound constitution; her heart is sound, but her lungs are congested*
3 *verb*
(a) to make a noise **klingen;** *her lungs sound as if she had pneumonia*
(b) to examine the inside of a cavity using a rod **sondieren**

sour *adjective* one of the basic tastes, not bitter, salt or sweet **sauer**

source *noun* substance which produces something; place where something comes from **Quelle, Ursprung, Herkunft;** *sugar is a source of energy; vegetables are important sources of vitamins; the source of the allergy has been identified; the medical team has isolated the source of the infection*

soya *noun* plant which produces edible beans which have a high protein and fat content and very little starch **Soja**

space *noun* place *or* empty area between things **Raum, Zwischenraum;** *an abscess formed in the space between the bone and the cartilage; write your name in the space at the top of the form* **dead space** = breath in the last part of the inspiration which does not get further than the bronchial tubes **Totraum**

spare
1 *adjective* extra *or* which is only used in emergencies **überzählig, Ersatz-;** *we have no spare beds in the hospital at the moment; the doctor carries a spare set of instruments in his car* **spare part surgery** = surgery where parts of the body (such as bones *or* joints) are replaced by artificial pieces **Organersatzchirurgie**
2 *verb* to be able to give *or* spend **(übrig) haben, frei haben;** *can you spare the time to see the next patient? we have only one bed to spare at the moment*

sparganosis *noun* condition caused by the larvae of the worm Sparganum under the skin (it is widespread in the Far East) **Sparganose**

spasm *noun* sudden, usually painful, involuntary contraction of a muscle (as in cramp) **Spasmus, Zuckung, Krampf;** *the muscles in his leg went into spasm; she had painful spasms in her stomach* **clonic spasms** = spasms which recur regularly **klonische Krämpfe**; *(of a muscle)*; **to go into spasm** = to begin to contract **verkrampfen**

◊ **spasmo-** *prefix* referring to a spasm **Spasmo-**

◊ **spasmodic** *adjective* (i) which occurs in spasms; (ii) which happens from time to time **(i) & (ii) spasmodisch, spasmisch**

◊ **spasmolytic** *noun* drug which relieves muscle spasms **Spasmolytikum**

◊ **spasmus nutans** *noun* condition where the patient nods his head and at the same time has spasms in the neck muscles and rapid movements of the eyes **Spasmus nutans, Nickkrampf**

◊ **spastic**
1 *adjective* (i) with spasms *or* sudden contractions of muscles; (ii) referring to cerebral palsy **(i) & (ii) spastisch**; **spastic colon** = MUCOUS COLITIS; **spastic diplegia** *or* **Little's disease** = congenital form of cerebral palsy which affects mainly the legs **spastische Diplegie, Little-Krankheit**; **spastic gait** = way of walking where the legs are stiff and the feet not lifted off the ground **spastischer Gang**; **spastic paralysis** *or* **cerebral palsy** = disorder of the brain affecting spastics, due to brain damage which has occurred before birth **spastische Lähmung, zentrale Lähmung**; **spastic paraplegia** = paralysis of one side of the body after a stroke **spastische Paraplegie**

2 *noun* **a spastic** = patient suffering from cerebral palsy **Spastiker/-in**

◊ **spasticity** *noun* condition where a limb resists passive movement **Spastik**; *see also* RIGIDITY

speak *verb* to say words *or* to talk **sprechen;** *he is learning to speak again after a laryngectomy* (NOTE: **speaks - speaking - spoke - has spoken)**

◊ **speak up** *verb* to speak louder **lauter sprechen;** *speak up, please - I can't hear you!*

special *adjective* which refers to one particular thing *or* which is not ordinary **speziell, Spezial-;** *he has been given a special diet to cure his allergy; she wore special shoes to correct a defect in her ankles* **special care baby unit** = unit in a hospital which deals with premature babies *or* babies with serious disorders **Säuglings(intensiv)station; special hospital** = hospital for dangerous mental patients **psychiatrische Fachklinik; special school** = school for children who are handicapped **Sonderschule**

◊ **specialism** = SPECIALITY

◊ **specialist** *noun* doctor who specializes in a certain branch of medicine **Spezialist/-in, Facharzt/Fachärztin;** *he is a heart specialist; she was referred to an ENT specialist*

◊ **speciality** *noun* particular branch of medicine **Spezialgebiet, Fachgebiet**

◊ **specialization** *noun* (i) act of specializing in a certain branch of medicine; (ii) particular branch of medicine which a doctor specializes in **(i) Spezialisierung; (ii) Spezialgebiet, Fachgebiet**

◊ **specialize in** *verb* to study *or* to treat one particular disease *or* one particular type of patient **sich spezialisieren in;** *he specializes in children with breathing problems; she decided to specialize in haematology*

◊ **specialty** *(US)* SPECIALITY

species *noun* division of a genus *or* group of living things which can interbreed **Spezies, Art**

specific

1 *adjective* particular *or* (disease) caused by one microbe **spezifisch**; **specific urethritis** = inflammation of the urethra caused by gonorrhoea **spezifische Urethritis, gonorrhoische Urethritis**; *see also* NON-SPECIFIC

2 *noun* drug which is used to treat a particular disease **Spezifikum, spezifisches Heilmittel**

◊ **specificity** *noun* rate of negative responses in a test from persons free from a disease (a high specificity means a low rate of false positives) **Spezifität**; *compare with* SENSITIVITY

specimen *noun* (i) small quantity of something given for testing; (ii) one item out of a group **(i) Probe; (ii) Probe, Muster;** *he was asked to bring a urine specimen; we keep specimens of diseased organs for students to examine*

spectacles *plural noun* glasses which are worn in front of the eyes to help correct defects in vision **Brille;** *the optician said he needed a new pair of spectacles; she was wearing a pair of spectacles with gold frames*

> COMMENT: spectacles can correct defects in the focusing of the eye, such as shortsightedness, longsightedness and astigmatism. Where different lenses are required for reading, an optician may prescribe two pairs of spectacles, one for normal use and the other reading glasses. Otherwise, spectacles can be fitted with a divided lens (bifocals)

spectrography *noun* recording of a spectrum on photographic film **Spektrographie**

◊ **spectroscope** *noun* instrument used to analyse a spectrum **Spektroskop, Spektrometer**

◊ **spectrum** *noun* (i) range of colours (from red to violet) into which white light can be split (different substances in solution have different spectra); (ii) range of diseases which an antibiotic can be used to treat **(i) & (ii) Spektrum;** (NOTE: the plural is **spectra)**

> QUOTE narrow-spectrum compounds have a significant advantage over broad-spectrum ones in that they do not upset the body's normal flora to the same extent
>
> British Journal of Hospital Medicine

speculum *noun* surgical instrument which is inserted into an opening in the body (such as the vagina) to keep it open, and allow a doctor to examine the inside **Spekulum, Spiegel**

(NOTE: plural is **specula, speculums)**

speech *noun* making intelligible sounds with the vocal cords **Sprache**; **speech block** = temporary inability to speak, caused by the effect of nervous stress on the mental processes **Sprachblockade**; **speech impediment** = condition where a person cannot speak properly because of a deformed mouth or tongue **Sprachstörung**; **speech therapist** = qualified person who practises speech therapist **Sprachtherapeut/-in, Logopäde/Logopädin**; **speech therapy** = treatment to cure a speech disorder such as stammering **Sprachtherapie, Logopädie**

spell *noun* short period **kurze Zeit, Weile; Anfall;** *he had two spells in hospital during the winter; she has dizzy spells*

sperm *noun* spermatozoon *or* male sex cell **Spermium, Spermie, Samenfaden**; **sperm bank** = place where sperm can be stored for use in artificial insemination **Samenbank**; **sperm count** = calculation of the number of sperm in a quantity of semen **Spermienzählung, Spermienzahl**; **sperm duct** *or* **vas deferens** = tube along which sperm pass from the epididymis to the prostate gland **Vas deferens, Ductus deferens, Ductus spermaticus, Samenleiter;** (NOTE: no plural for **sperm: there are millions of sperm in each ejaculation)**

◊ **sperm-** *or* **spermi(o)-** *or* **spermo-** *prefix* referring to sperm and semen **Sperm-, Spermi(o)-**

◊ **spermat-** *or* **spermato-** *prefix* referring to (i) sperm; (ii) the male reproductive system **(i) & (ii) Spermat(o)-**

◊ **spermatic** *adjective* referring to sperm **Sperma-, Samen-**; **spermatic artery** = artery which leads into the testes **Arteria spermatica (interna), Arteria testicularis, Hodenschlagader**; **spermatic cord** = cord running from the testis to the abdomen carrying the vas deferens, the blood vessels, nerves and lymphatics of the testis **Funiculus spermaticus, Samenstrang**

◊ **spermatid** *noun* immature cell, formed from a spermatocyte, which becomes a spermatozoon **Spermatide**

◊ **spermatocele** *noun* cyst which forms in the scrotum **Spermatozele, Samenbruch**

◊ **spermatocyte** *noun* early stage in the development of a spermatozoon **Spermatozyt**

◊ **spermatogenesis** *noun* formation and development of spermatozoa in the testes **Spermatogenese, Spermiogenese**

◊ **spermatogonium** *noun* cell which forms a spermatocyte **Spermatogonium**

◊ **spermatorrhoea** *noun* discharge of a large amount of semen frequently and without an orgasm **Spermatorrhoe**

◊ **spermatozoon** *or* **sperm** *noun* mature male sex cell, which is ejaculated from the penis and is capable of fertilizing an ovum **Spermatozoon, Spermium;** (NOTE: plural is **spermatozoa)**

◊ **spermaturia** *noun* sperm in the urine **Spermaturie**

◊ **spermicidal** *adjective* which can kill sperm **spermizid**

◊ **spermicide** *noun* substance which kills sperm **Spermizid**

> COMMENT: a human spermatozoon is very small, and is formed of a head, neck and very long tail. A spermatozoon can swim by moving its tail from side to side. The sperm are formed in the testis and ejaculated through the penis. Each ejaculation may contain millions of sperm. Once a sperm has entered the female uterus, it remains viable for about three days

spheno- *prefix* referring to the sphenoid bone **Spheno-**

◊ **sphenoid bone** *noun* one of two bones in the skull which form the side of the socket of the eye **Os sphenoidale, Keilbein**; **sphenoid sinus** *or* **sphenoidal sinus** = one of the sinuses in the skull behind the nasal passage **Sinus sphenoidalis, Keilbeinhöhle**; **sphenopalatine ganglion** = ganglion in the pterygopalatine fossa associated with maxillary sinus **Ganglion sphenopalatinum, Ganglion pterygopalatinum, Meckel-Ganglion**

spherocyte *noun* abnormal round red blood cell **Sphärozyt, Kugelzelle**

◊ **spherocytosis** *noun* condition where a patient has spherocytes in his blood, causing anaemia, enlarged spleen and gallstones, as in acholuric jaundice **Sphärozytose, Kugelzellenanämie**

sphincter (muscle) *noun* ring of muscle at the opening of a passage in the body, which can contract to close the passage **Musculus sphincter, Sphinkter, Schließmuskel**; **anal sphincter** = ring of muscle which closes the anus **Sphincter ani, Afterschließmuskel**; **pyloric sphincter** = muscle which surrounds the pylorus, makes it contract and separates it from the duodenum **Sphincter pylori, Pylorusschließmuskel**; **sphincter pupillae muscle** = annular muscle in the iris which constricts the pupil **Sphincter pupillae, Pupillenverengerer**

◊ **sphincterectomy** *noun* surgical operation to remove (i) a sphincter; (ii) part of the edge of the iris in the eye **(i) & (ii) Sphinkterektomie**

◊ **sphincteroplasty** *noun* surgery to relieve a tightened sphincter **Sphinkterplastik**

◊ **sphincterotomy** *noun* surgical operation to make an incision into a sphincter **Sphinkterotomie**

sphyg *noun* *(informal)* = SPHYGMOMANOMETER

◇ **sphygmo-** *prefix* referring to the pulse **Sphygmo-**

◇ **sphygmocardiograph** *noun* device which records heartbeats and pulse rate **Sphygmokardiograph**

◇ **sphygmograph** *noun* device which records the pulse **Sphygmograph**

◇ **sphygmomanometer** *noun* instrument which measures blood pressure in the arteries **Sphygmomanometer, Blutdruckmessgerät**

COMMENT: the sphygmomanometer is a rubber sleeve connected to a scale with a column of mercury, allowing the nurse to take a reading; the rubber sleeve is usually wrapped round the arm and inflated until the blood flow is stopped; the blood pressure is determined by listening to the pulse with a stethoscope placed over an artery as the pressure in the rubber sleeve is slowly reduced, and by the reading on the scale

spica *noun* way of bandaging a joint where the bandage criss-crosses over itself like the figure 8 on the inside of the bend of the joint **Spica, Kornährenverband**
(NOTE: plural is **spicae** or **spicas)**

spicule *noun* small splinter of bone **Spicula, Spitze, Dorn**

spina bifida *or* **rachischisis** *noun* serious condition where the backbone and spinal cord has a gap in it, allowing the spinal cord to pass through **Spina bifida, Rachischisis, Spaltwirbel, Wirbelspalt**

COMMENT: spina bifida takes two forms: a mild form, spina bifida occulta, where only the bone is affected, and there are no visible signs of the condition; and the serious spina bifida cystica where part of the meninges *or* spinal cord passes through the gap; it may result in paralysis of the legs, and mental retardation is often present where the condition is associated with hydrocephalus

spinal *adjective* referring to the spine **spinal;** *he has spinal problems; she suffered spinal injuries in the crash* **spinal accessory nerve** = eleventh cranial nerve which supplies the muscles in the neck and shoulders **Nervus accessorius, elfter Hirnnerv, Akzessorius**; **spinal anaesthesia** = anaesthesia (subarachnoid *or* epidural) of one part of the body only, caused by injecting an anaesthetic into the space around the spinal cord **Spinalanästhesie**; **spinal block** = reduction of pain by giving a spinal anaesthetic **Spinalblock, Spinalanästhesie**; **spinal canal** *or* **vertebral canal** = hollow running down the back of the vertebrae, containing the spinal cord **Spinalkanal, Wirbelkanal, Rückenmarkkanal**; **spinal column** = backbone *or* spine *or* vertebral column **Wirbelsäule; spinal cord** = part of the central nervous system running from the medulla oblongata to the filum terminale, in the vertebral canal of the spine **Rückenmark**; **spinal curvature** *or* **curvature of the spine** = abnormal bending of the spine **Wirbelsäulenverkrümmung**; **spinal fusion** = surgical operation to join two vertebrae together to make the spine more rigid **Wirbelsäulenversteifung, Spondylodese**; **spinal nerves** = 31 pairs of nerves which lead from the spinal cord **Spinalnerven, Rückenmarksnerven**; **spinal puncture** *or* **lumbar puncture** *or (US)* **spinal tap** = surgical operation to remove a sample of cerebrospinal fluid by inserting a hollow needle into the lower part of the spinal canal **Spinalpunktion, Lumbalpunktion**
(NOTE: for terms referring to the spinal cord, see words beginning with **myel-, myelo-, rachi-, rachio-)**

spindle *noun* long thin structure **Spindel**; **spindle fibre** = one of the elements visible during cell division **Spindelfaser**; **muscle spindles** = sensory receptors which lie along striated muscle fibres **Muskelspindeln**

spine *noun* (i) backbone *or* series of bones linked together to form a flexible column running from the pelvis to the skull; (ii) any sharp projecting part of a bone **(i) Wirbelsäule; (ii) Spina, Stachel, Dorn;** *she injured her spine or she had spine injuries in the crash* **spine of the scapula** = ridge on the posterior face of the scapula **Spina scapulae, Schulterblattgräte** *see illustration* SHOULDER

◇ **spino-** *prefix* referring to (i) the spine; (ii) the spinal cord **(i) & (ii) Spino-**

◇ **spinocerebellar tracts** *noun* nerve fibres in the spinal cord, taking impulses to the cerebellum **Tractus spinocerebellaris, Kleinhirnseitenstrangbahnen**

◇ **spinous process** *noun* projection on a vertebra *or* a bone, that looks like a spine **Processus spinosus, Dornfortsatz** *see illustration* VERTEBRAL COLUMN

COMMENT: the spine is made up of twenty-four ring-shaped vertebrae, with the sacrum and coccyx, separated by discs of cartilage. The hollow canal of the spine (the spinal canal) contains the spinal cord. See also note at VERTEBRA

spiral *adjective* which runs in a continuous circle upwards **spiralförmig**; **spiral bandage** = bandage which is wrapped round a limb, each turn overlapping the one before **Spiralverband**; **spiral ganglion** = ganglion in the eighth cranial nerve which supplies the organ of Corti **Ganglion spirale cochleae, Ganglion cochleare, Spiralganglion**; **spiral organ** = ORGAN OF CORTI

Spirillum *noun* one of the bacteria which cause rat-bite fever **Spirillum**

spirit *noun* strong mixture of alcohol and water **Spiritus, Weingeist**; **methylated spirit** = almost pure alcohol, with wood alcohol and colouring added **denaturierter Alkohol, Brennspiritus**; **surgical spirit** = ethyl alcohol with an additive giving it an unpleasant taste, used as a disinfectant *or* for cleansing the skin **Wundalkohol**

spiro- *prefix* referring to (i) a spiral; (ii) the respiration **(i) & (ii) Spiro-**

◇ **spirochaetaemia** *noun* presence of spirochaetes in the blood **Spirochätensepsis**

◇ **spirochaete** *or* *(US)* **spirochete** *noun* bacterium with a spiral shape, such as that which causes syphilis **Spirochäte**

◇ **spirogram** *noun* record of a patient's breathing made by a spirograph **Spirogramm**

◇ **spirograph** *noun* device which records depth and rapidity of breathing **Spirograph**

◇ **spirography** *noun* recording of a patient's breathing by use of a spirograph **Spirographie**

◇ **spirometer** *noun* instrument which measures how much air a person inhales or exhales **Spirometer**

◇ **spirometry** *noun* measurement of the vital capacity of the lungs by use of a spirometer **Spirometrie**

spit

1 *noun* saliva which is sent out of the mouth **Spucke**

2 *verb* to send liquid out of the mouth **spucken**; *rinse your mouth out and spit into the cup provided; he spat out the medicine* (NOTE: **spitting - spat - has spat**)

Spitz-Holter valve *noun* valve with a one-way system, surgically placed in the skull, and used to drain fluid from the brain in hydrocephalus **Spitz-Holter-Ventil**

splanchnic *adjective* referring to viscera **viszeral, Splanchnik(o)-**; **splanchnic nerve** = any sympathetic nerve which supplies organs in the abdomen **Nervus splanchnicus, Splanchnikus, Eingeweidenerv**

◇ **splanchnology** *noun* special study of the organs in the abdominal cavity **Splanchnologie**

spleen *noun* organ in the top part of the abdominal cavity behind the stomach and below the diaphragm **Milz, Splen, Lien** *see illustration* DIGESTIVE SYSTEM

◇ **splen-** *or* **spleno-** *prefix* referring to the spleen **Splen-, Spleno-**

◇ **splenectomy** *noun* surgical operation to remove the spleen **Splenektomie, Milzekstirpation**

◇ **splenic** *adjective* referring to the spleen **splenisch, lienal**; **splenic anaemia** *or* **Banti's syndrome** = type of anaemia where the patient has portal hypertension and an enlarged spleen caused by cirrhosis of the liver **Banti-Syndrom, splenogene Anämie**; **splenic flexure** = bend in the colon, where the transverse colon joins the descending colon **Flexura coli sinistra, linke Kolonflexur**

◇ **splenitis** *noun* inflammation of the spleen **Splenitis, Milzentzündung**

◇ **splenomegaly** *noun* condition where the spleen is abnormally large, associated with several disorders including malaria and some cancers **Splenomegalie**

◇ **splenorenal anastomosis** *noun* surgical operation to join the splenic vein to a renal vein, as a treatment for portal hypertension **splenorenale Anastomose, splenorenaler Shunt**

◇ **splenovenography** *noun* X-ray examination of the spleen and the veins which are connected to it **Splenoportographie**

> COMMENT: the spleen, which is the largest endocrine (ductless) gland, appears to act to remove dead blood cells and fight infection, but its functions are not fully understood and an adult can live normally after his spleen has been removed

splint *noun*

(a) stiff support attached to a limb to prevent a broken bone from moving **Schiene**; *he had to keep his arm in a splint for several weeks see also* BRAUN'S SPLINT, DENIS BROWNE SPLINT, FAIRBANKS' SPLINT, THOMAS'S SPLINT

(b) **shin splints** *see* SHIN

splinter *noun* tiny thin piece of wood *or* metal which gets under the skin and can be irritating and cause infection **Splitter**

split *verb* to divide **spalten**

◇ **split-skin graft** *or* **Thiersch graft** *noun* type of skin graft where thin layers of skin are grafted over a wound **Spalthauttransplantat, Thiersch-Lappen**

spondyl *noun* a vertebra **Spondylus, Wirbel**
◇ **spondyl-** *or* **spondylo-** *prefix* referring to the vertebrae **Spondyl(o)-**
◇ **spondylitis** *noun* inflammation of the vertebrae **Spondylitis, Wirbelentzündung**; **ankylosing spondylitis** = condition with higher incidence in young men, where the vertebrae and sacroiliac joints are inflamed and become stiff **Spondylitis ankylosans, Spondylarthritis ankylopoetica**
◇ **spondylolisthesis** *noun* condition where one of the lumbar vertebrae moves forward over the one beneath **Spondylolisthesis, Wirbelgleiten**
◇ **spondylosis** *noun* stiffness in the spine and degenerative changes in the intervertebral discs, with osteoarthritis (it is common in older people) **Spondylose**; **cervical spondylosis** = degenerative change in the neck bones **zervikale Spondylose**

sponge *noun* piece of light absorbent material, either natural *or* synthetic, used in bathing, cleaning etc. **Schwamm**; **contraceptive sponge** = piece of synthetic sponge impregnated with spermicide, which is inserted into the vagina before intercourse **Scheidenpessar**
◇ **sponge bath** *noun* washing a a patient in bed, using a sponge *or* damp cloth **Ganzkörperwaschung**; *the nurse gave the old lady a sponge bath*

spongioblastoma = GLIOBLASTOMA

spongiosum *see* CORPUS

spongy *adjective* soft and full of holes like a sponge **spongiös, schwammartig**; **spongy bone** = the soft inner core of a bone, containing the marrow **Spongiosa, Substantia spongiosa**

spontaneous *adjective* which happens without any particular outside cause **spontan**; **spontaneous abortion** = MISCARRIAGE

spoon *noun* instrument with a long handle at one end and a small bowl at the other, used for taking liquid medicine **Löffel**; *a 5 ml spoon*
◇ **spoonful** *noun* quantity which a spoon can hold **Löffel**; *take two 5 ml spoonfuls of the medicine twice a day*

sporadic *adjective* (disease) where outbreaks occur as separate cases, not in epidemics **sporadisch**

spore *noun* reproductive body of certain bacteria which can survive in extremely hot or cold conditions for a long time **Spore**
◇ **sporicidal** *adjective* which kills spores **sporizid, sporentötend**
◇ **sporicide** *noun* substance which kills bacterial spores **Sporizid**
◇ **sporotrichosis** *noun* fungus infection of the skin which causes abscesses **Sporotrichose**
◇ **Sporozoa** *noun* type of parasitic Protozoa which includes Plasmodium, the cause of malaria **Sporozoa, Sporozoen, Sporentierchen**

sport *noun* playing of games **Sport**; **sports injuries** = injuries commonly occurring when playing sports (injuries to the neck in Rugby, ligament injuries in football, etc.) **Sportverletzungen**; **sports medicine** = study of the treatment of sports injuries **Sportmedizin**

spot *noun* small round mark *or* pimple **Fleck**; *the disease is marked by red spots on the chest; he suddenly came out in spots on his chest* **black spots (in front of the eyes)** = moving black dots seen when looking at something, more noticeable when a person is tired *or* run-down, more common in shortsighted people **Mouches volantes, Sternchen (vor den Augen)**; **to break out in spots** *or* **to come out in spots** = to have a sudden rash **Flecken bekommen, Pickel bekommen**; *see also* KOPLIK
◇ **spotted fever** *or* **meningococcal meningitis** *noun* commonest epidemic form of meningitis, caused by a bacterial infection, where the meninges become inflamed causing headaches and fever **Meningitis cerebrospinalis epidemica, Meningokokkenmeningitis, epidemische Genickstarre**; *see also* ROCKY MOUNTAIN
◇ **spotty** *adjective* covered with pimples **fleckig, pickelig**

sprain
1 *noun* condition where the ligaments in a joint are stretched or torn because of a sudden movement **Verstauchung**
2 *verb* to tear the ligaments in a joint with a sudden movement **verstauchen**; *she sprained her wrist when she fell*

spray
1 *noun*
(a) mass of tiny drops **Sprühnebel**; *an aerosol sends out a liquid in a fine spray*
(b) special liquid for spraying onto an infection **Spray**; *throat spray or nasal spray*
2 *verb* to send out a liquid in fine drops **sprühen, zerstäuben**; *they sprayed the room with disinfectant*

spread *verb* to go out over a large area **ausbreiten;** *the infection spread right through the adult population; sneezing in a crowded bus can spread infection* (NOTE: **spreads - spreading - spread - has spread)**

> QUOTE spreading infection may give rise to cellulitis of the abdominal wall and abscess formation
> Nursing Times

Sprengel's deformity *or* **Sprengel's shoulder** *noun* congenitally deformed shoulder, where one scapula is smaller and higher than the other **Sprengel-Deformität**

sprue = PSILOSIS

spud *noun* needle used to get a piece of dust *or* other foreign body out of the eye **Hornhautlöffel**

spur *noun* sharp projecting part of a bone **Sporn**

sputum *or* **phlegm** *noun* mucus which is formed in the inflamed nose *or* throat *or* lungs and is coughed up **Sputum, Auswurf; Phlegma, Schleim;** *she was coughing up bloodstained sputum*

squama *noun* thin piece of hard tissue, such as a thin flake of bone *or* scale on the skin **Squama, Schuppe;** (NOTE: plural is **squamae)**
◇ **squamous** *adjective* thin and hard like a scale **squamös, schuppig, schuppenförmig; squamous bone** = part of the temporal bone which forms the side of the skull **Pars squamosa ossis temporalis; squamous epithelium** *or* **pavement epithelium** = epithelium with flat cells like scales which forms the lining of the pericardium, the peritoneum and the pleura **Plattenepithel**

squint
1 *noun* strabismus *or* condition where the eyes focus on different points **Schielen; convergent squint** = condition where one or both eyes look towards the nose **Strabismus convergens, Einwärtsschielen, Esotropie; divergent squint** = condition where one or both eyes look away from the nose **Strabismus divergens, Auswärtsschielen, Exotropie**
2 *verb* to have one eye or both eyes looking towards the nose **schielen;** *babies often appear to squint, but it is corrected as they grow older*

SRN = STATE REGISTERED NURSE

stab
1 *noun*
(a) stab wound = deep wound made by the point of a knife **Stichwunde**
(b) sharp pain **stechender Schmerz;** *he had a stab of pain in his right eye*
2 *verb* to cut by pushing the point of a knife into the flesh **stechen;** *he was stabbed in the chest*
◇ **stabbing** *adjective* (pain) in a series of short sharp stabs **stechend;** *he had stabbing pains in his chest*

stabilize *verb* to make a condition stable **stabilisieren;** *we have succeeded in stabilizing his blood sugar level*

stable *adjective* not changing **stabil, beständig;** *his condition is stable* **stable angina** = angina which has not changed for a long time **stabile Angina pectoris**

staccato speech *noun* abnormal way of speaking, with short pauses between each word **skandierende Sprache, Skandieren**

Stacke's operation *noun* surgical operation to remove the posterior and superior wall of the auditory meatus **Stacke-Operation**

stadium invasioni *noun* incubation period *or* period between catching an infectious disease and the appearance of the first symptoms of the disease **Stadium invasioni, Invasionsstadium**

staff *noun* people who work in a hospital, clinic, doctor's surgery, etc. **Personal, Stab;** *we have 25 full-time medical staff; the hospital is trying to recruit more nursing staff; the clinic has a staff of 100* **staff midwife** = midwife who is on the permanent staff of a hospital **Krankenhaushebamme; staff nurse** = senior nurse who is employed full-time **Stationsschwester, ausgebildete Krankenschwester**
Note: when used as a subject, **staff** takes a plural verb: **a staff of 25** but **the ancillary staff work very hard**

stage *noun* point in the development of a disease, which allows a decision to be taken about the treatment which should be given **Stadium;** *the disease has reached a critical stage; this is a symptom of the second stage of syphilis*

> QUOTE memory changes are associated with early stages of the disease; in later stages, the patient is frequently incontinent, immobile and unable to communicate
> Nursing Times

stagger *verb* to move from side to side while walking *or* to walk unsteadily **schwanken, taumeln, wanken**

stagnant loop syndrome *see* LOOP

stain
1 *noun* dye *or* substance used to give colour to tissues which are going to be examined under the microscope **Farbstoff**
2 *verb* to treat a piece of tissue with a dye to increase contrast before it is examined under the microscope **färben**
◇ **staining** *noun* colouring of tissue *or* bacterial samples, etc., to make it possible to examine them and to identify them under the microscope **Färben, Färbung**

stalk *noun* stem *or* piece of tissue which attaches a growth to the main tissue **Stängel, Stiel**

stammer
1 *noun* speech defect, where the patient repeats parts of a word or the whole word several times *or* stops to try to pronounce a word **Stottern;** *he has a bad stammer; she is taking therapy to try to correct her stammer*
2 *verb* to speak with a stammer **stottern, stammeln**
◇ **stammerer** *noun* person who stammers **Stotterer**
◇ **stammering** *or* **dysphemia** *noun* difficulty in speaking, where the person repeats parts of a word or the whole word several times *or* stops to try to pronounce a word **Stottern, Dysphemie**; *see also* STUTTER

stamp out *verb* to remove completely **ausrotten, ausmerzen;** *international organizations have succeeded in stamping out smallpox; the government is trying to stamp out waste in the hospital service*

stand up *verb*
(a) to get up from being on a seat **aufstehen;** *he tried to stand up, but did not have the strength*
(b) to hold yourself upright **stehen;** *she still stands up straight at the age of ninety-two*

standard
1 *adjective* normal **normal, üblich, Standard-;** *it is the standard practice to take the patient's temperature twice a day*
2 *noun* something which has been agreed upon and is used to measure other things by **Standard, Norm;** *the standard of care in hospitals has increased over the last years; the report criticized the standards of hygiene in the clinic*

stapedectomy *noun* surgical operation to remove the stapes **Stapedektomie**
◇ **stapediolysis** *or* **stapedial mobilization** *noun* surgical operation to relieve deafness by detaching an immobile stapes from the fenestra ovalis **Stapesmobilisation, Stapedolyse**
◇ **stapes** *noun* one of the three ossicles in the middle ear, shaped like a stirrup **Stapes, Steigbügel; mobilization of the stapes** = STAPEDIOLYSIS *see illustration* EAR

> COMMENT: the stapes fills the fenestra ovalis, and is articulated with the incus, which in turn articulates with the malleus

staphylectomy *noun* surgical operation to remove the uvula **Staphylektomie, Uvulektomie, Gaumenzäpfchenresektion**

staphylococcal *adjective* referring to Staphylococci **Staphylokokken-; staphylococcal poisoning** = poisoning by Staphylococci which have spread in food **Lebensmittelvergiftung durch Staphylokokken**
◇ **Staphylococcus** *noun* bacterium which grows in a bunch like a bunch of grapes, and causes boils and food poisoning **Staphylococcus, Staphylokokke**
(NOTE: plural is **Staphylococci)**

staphyloma *noun* swelling of the cornea or the white of the eye **Staphylom(a), Beerengeschwulst**

staphylorrhaphy = PALATORRHAPHY

staple *noun* small piece of bent metal, used to attach tissues together **Klammer**
◇ **stapler** *noun* device used in surgery to attach tissues with staples, instead of suturing **Klammernahtapparat**

starch *noun* usual form in which carbohydrates exist in food, especially in bread, rice and potatoes **Stärke**
◇ **starchy** *adjective* (food) which contains a lot of starch **stärkehaltig, kohlenhydratreich;** *he eats too much starchy food*

> COMMENT: starch is present in common foods, and is broken down by the digestive process into forms of sugar

Starling's Law *noun* law that the contraction of the ventricles is in proportion to the length of the ventricular muscle fibres at end of diastole **Starling-Gesetz**

starvation *noun* having had very little *or* no food **Hungern; starvation diet** = diet which contains little nourishment, and is not enough to keep a person healthy **Hungerkur, Nulldiät**

◇ **starve** *verb* to have little *or* no food or nourishment **hungern;** *the parents let the baby starve to death*

stasis *noun* stoppage *or* slowing in the flow of a liquid (such as blood in veins *or* food in the intestine) **Stase, Stauung**

◇ **-stasis** *suffix* referring to stoppage in the flow of a liquid **-stase**

> QUOTE a decreased blood flow in the extremities has been associated with venous stasis which may precipitate vascular complications
> British Journal of Nursing

stat. *abbreviation for the Latin word* 'statim': immediately (written on prescriptions) **stat., sofort**

state *noun* the condition of something *or* of a person **Status, Zustand;** *his state of health is getting worse; the disease is in an advanced state*

statistics *plural noun* study of facts in the form of official figures **Statistik;** *population statistics show that the birth rate is slowing down*

status *Latin for* 'state' **Status, Zustand**; **status asthmaticus** = attack of bronchial asthma which lasts for a long time and results in exhaustion and collapse **Status asthmaticus**; **status epilepticus** = repeated and prolonged epileptic seizures without recovery of consciousness between them **Status epilepticus**; **status lymphaticus** = condition where the glands in the lymphatic system are enlarged **Status lymphaticus, lymphatische Diathese**

> QUOTE the main indications being inadequate fluid and volume status and need for evaluation of patients with a history of severe heart disease
> Southern Medical Journal

> QUOTE the standard pulmonary artery catheters have four lumens from which to obtain information about the patient's haemodynamic status
> RN Magazine

stay

1 *noun* time which someone spends in a place **Aufenthalt;** *the patient is only in hospital for a short stay* **long-stay patient** = patient who will stay in hospital for a long time **Langzeitpatient/-in, Dauerpatient/-in**; **long-stay ward** = ward for patients who will stay in hospital for a long time **Langzeitstation**

2 *verb* to stop in a place for some time **bleiben;** *she stayed in hospital for two weeks; he's ill with flu and has to stay in bed*

STD = SEXUALLY TRANSMITTED DISEASE

steapsin *noun* enzyme produced by the pancreas, which breaks down fats in the intestine **Steapsin**

stearic acid *noun* one of the fatty acids **Stearinsäure**

steat- *or* **steato-** *prefix* referring to fat **Steat-, Steato-**

◇ **steatoma** *noun* sebaceous cyst *or* cyst in a blocked sebaceous gland **Steatom**

◇ **steatorrhoea** *noun* condition where fat is passed in the faeces **Steatorrhoe, Stearrhoe**

Stein-Leventhal syndrome *noun* condition in young women, where menstruation becomes rare, or never takes place, together with growth of body hair, usually due to cysts in the ovaries **Stein-Leventhal-Syndrom**

Steinmann's pin *noun* pin for attaching traction wires to a fractured bone **Steinmann-Nagel**

stellate *adjective* shaped like a star **sternförmig**; **stellate fracture** = fracture of the kneecap, shaped like a star **Sternfraktur**; **stellate ganglion** = inferior cervical ganglion *or* group of nerve cells in the neck **Ganglion stellatum, Ganglion cervicothoracicum**

Stellwag's sign *noun* symptom of exophthalmic goitre, where the patient does not blink often, because the eyeball is protruding **Stellwag-Zeichen**

stem *noun* thin piece of tissue which attaches an organ *or* growth to the main tissue **Stamm**; **brain stem** = lower part of the brain which connects the brain to the spinal cord **Hirnstamm, Stammhirn**

steno- *prefix* meaning (i) narrow; (ii) constricted **(i) & (ii) Steno-**

◇ **stenose** *verb* to make narrow **stenosieren, verengen**; **stenosed valve** =

valve which has become narrow *or* constricted **Klappenstenose**; **stenosing condition** = condition which makes a passage narrow **Stenose**

◇ **stenosis** *noun* condition where a passage becomes narrow **Stenose, Verengung**; **aortic stenosis** = condition where the aortic valve is narrow **Aorten(klappen)stenose**; **mitral stenosis** = condition where the opening in the mitral valve becomes smaller because the cusps have fused (almost always the result of rheumatic endocarditis) **Mitral(klappen)stenose**; **pulmonary stenosis** = condition where the opening to the pulmonary artery in the right ventricle becomes narrow **Pulmonalstenose**

◇ **stenostomia** *or* **stenostomy** *noun* abnormal narrowing of an opening **Stenostomie**

Stensen's duct *noun* duct which carries saliva from the parotid gland **Stensen-Gang, Stenon-Gang, Ductus parotideus**

stent *noun* support of artificial material often inserted in a tube *or* vessel which has been sutured **Stent, endoluminale Gefäßprothese**

step *noun* movement of the foot and the leg as in walking **Schritt;** *he took two steps forward; the baby is taking his first steps*

◇ **step up** *verb (informal)* to increase **erhöhen, steigern;** *the doctor has stepped up the dosage*

sterco- *prefix* referring to faeces **Sterko-**

◇ **stercobilin** *noun* brown pigment which colours the faeces **Sterkobilin**

◇ **stercobilinogen** *noun* substance which is broken down from bilirubin and produces stercobilin **Sterkobilinogen**

◇ **stercolith** *noun* hard ball of dried faeces in the bowel **Koprolith, Kotstein**

◇ **stercoraceous** *adjective* made of faeces; similar to faeces; containing faeces **sterkoral**

stereognosis *noun* being able to tell the shape of an object in three dimensions by means of touch **Stereognosie**

◇ **stereoscopic vision** *noun* being able to judge the distance and depth of an object by binocular vision **stereoskopisches Sehen, räumliches Sehen**

◇ **stereotaxy** *or* **stereotaxic surgery** *noun* surgical procedure to identify a point in the interior of the brain, before an operation can begin, to locate exactly the area to be operated on **Stereotaxie, stereotaktische Operation**

◇ **stereotypy** *noun* repeating the same action *or* word again and again **Stereotypie**

sterile *adjective*

(a) with no microbes *or* infectious organisms **steril, keimfrei;** *she put a sterile dressing on the wound; he opened a pack of sterile dressings*

(b) infertile *or* not able to produce children **steril, unfruchtbar**

◇ **sterility** *noun* (i) being free from germs; (ii) infertility *or* being unable to produce children **(i) Sterilität, Keimfreiheit; (ii) Sterilität, Unfruchtbarkeit**

◇ **sterilization** *noun* (i) action of making instruments, etc., free from germs; (ii) action of making a person sterile **(i) & (ii) Sterilisation**

◇ **sterilize** *verb*

(a) to make something sterile (by killing microbes *or* bacteria) **sterilisieren;** *surgical instruments must be sterilized before use; not using sterilized needles can cause infection*

(b) to make a person unable to have children **sterilisieren**

◇ **sterilizer** *noun* machine for sterilizing surgical instruments by steam *or* boiling water, etc. **Sterilisator**

> COMMENT: sterilization of a woman can be done by removing the ovaries or cutting the Fallopian tubes; sterilization of a man is carried out by cutting the vas deferens (vasectomy)

sternal *adjective* referring to the breastbone **sternal**; **sternal angle** = ridge of bone where the manubrium articulates with the body of the sternum **Angulus sterni**; **sternal puncture** = surgical operation to remove a sample of bone marrow from the breastbone for testing **Sternalpunktion**

◇ **sternoclavicular angle** *noun* angle between the sternum and the clavicle **Sternoklavikularwinkel**

◇ **sternocleidomastoid muscle** *noun* muscle in the neck, running from the breastbone to the mastoid process **Musculus sternocleidomastoideus, Sternokleidomastoideus, Kopfwender**

◇ **sternocostal joint** *noun* joint where the breastbone joins a rib **Sternokostalgelenk**

◇ **sternohyoid muscle** *noun* muscle in the neck which runs from the breastbone into the hyoid bone **Musculus sternohyoideus, Brustbein-Zungenbein-Muskel**

◇ **sternomastoid** *adjective* referring to the breastbone and the mastoid **sternomastoidal**; **sternomastoid muscle** =

STERNOCLEIDOMASTOID MUSCLE; **sternomastoid tumour** = benign tumour which appears in the sternomastoid muscle in newborn babies **Kopfwendergeschwulst**

◇ **sternotomy** *noun* surgical operation to cut through the breastbone, so as to be able to operate on the heart **Sternotomie**

◇ **sternum** *or* **breastbone** *noun* bone in the centre of the front of the chest **Sternum, Brustbein**

COMMENT: the sternum runs from the neck to the bottom of the diaphragm. It is formed of the manubrium (the top section), the body of the sternum, and the xiphoid process. The upper seven pairs of ribs are attached to the sternum

sternutatory *adjective* (substance) which makes someone sneeze **zum Niesen reizend**

steroid *noun* any of several chemical compounds with characteristic ring systems, including the sex hormones, which affect the body and its functions **Steroid**

COMMENT: the word steroid is usually used to refer to corticosteroids. Synthetic steroids are used in steroid therapy, to treat arthritis, asthma and some blood disorders. They are also used by some athletes to improve their physical strength, but these are banned by athletic organizations and can have serious side-effects

sterol *noun* insoluble substance which belongs to the steroid alcohols such as cholesterol **Sterin**

stertor *noun* noisy breathing sounds in an unconscious patient **Stertor, röchelnde Atmung**

steth- *or* **stetho-** *prefix* referring to the chest **Stetho-**

◇ **stethograph** *noun* instrument which records breathing movements of the chest **Stethograph**

◇ **stethography** *noun* recording movements of the chest **Stethographie**

◇ **stethometer** *noun* instrument which records how far the chest expands when a person breathes in **Stethometer**

◇ **stethoscope** *noun* surgical instrument with two earpieces connected to a tube and a metal disc, used by doctors to listen to sounds made inside the body (such as the sound of the heart *or* lungs) **Stethoskop; electronic stethoscope** = stethoscope with an amplifier which makes sounds louder **elektronisches Stethoskop**

Stevens-Johnson syndrome *noun* severe form of erythema multiforme affecting the face and genitals, caused by an allergic reaction to drugs **Stevens-Johnson-Syndrom**

stick *verb* to attach *or* to fix together (as with glue) **kleben;** *in bad cases of conjunctivitis the eyelids can stick together*

◇ **sticking plaster** *noun* adhesive plaster *or* tape used to cover a small wound or to attach a pad of dressing to the skin **Heftpflaster**

◇ **sticky** *adjective* which attached like glue **klebrig; sticky eye** = condition in babies where the eyes remain closed because of conjunctivitis **Neugeborenenkonjunktivitis**

stiff *adjective* which cannot be bent *or* moved easily **steif, versteift;** *my knee is stiff after playing football* **stiff neck** = condition where moving the neck is painful, usually caused by a strained muscle *or* by sitting in cold draughts **Nackensteife; stiff - stiffer - stiffest**

◇ **stiffly** *adverb* in a stiff way **steif;** *he is walking stiffly because of the pain in his hip*

◇ **stiffness** *noun* being stiff **Steifheit, Steifigkeit;** *arthritis accompanied by stiffness in the joints*

stigma *noun* visible symptom which shows that a patient has a certain disease **Stigma, Merkmal, Kennzeichen, Wundmal**
(NOTE: plural is **stigmas, stigmata)**

stilet *or* **stilette** *noun* thin wire inside a catheter to make it rigid **Stilett**

stillbirth *noun* birth of a dead fetus, more than 28 weeks after conception **Totgeburt**

◇ **stillborn** *adjective* (baby) born dead **tot geboren;** *her first child was stillborn*

Still's disease *noun* arthritis affecting children, similar to rheumatoid arthritis in adults **Still-Syndrom, Chauffard-Ramon-Still-Krankheit**

stimulant *noun & adjective* (substance) which makes part of the body function faster **Stimulans; stimulierend, anregend;** *caffeine is a stimulant*

◇ **stimulate** *verb* to make a person *or* organ react *or* respond *or* function **stimulieren, anregen;** *the drug stimulates the heart; the therapy should stimulate the patient into attempting to walk unaided*

◇ **stimulation** *noun* action of stimulating **Stimulation, Anregung, Reizung**

◇ **stimulus** *noun* something (drug, impulse, etc.) which makes part of the body react **Stimulus, Reiz;** (NOTE: plural is **stimuli)**

COMMENT: natural stimulants include some hormones, and drugs such as digitalis which encourage a weak heart. Drinks such as tea and coffee contain stimulants

sting
1 *noun* piercing of the skin by an insect which passes a toxic substance into the bloodstream **Stich**
2 *verb (of an insect)* to make a hole in the skin and pass a toxic substance into the blood **stechen**

COMMENT: stings by some insects, such as the tsetse fly can transmit a bacterial infection to a patient. Other insects such as bees have toxic substances which they pass into the bloodstream of the victim, causing irritating swellings. Some people are particularly allergic to insect stings

stirrup *or* **stapes** *noun* one of the three ossicles in the middle ear **Stapes, Steigbügel**

stitch
1 *noun*
(a) suture *or* small loop of thread or gut, used to attach the sides of a wound or incision to help it to heal **Stich, Naht;** *he had three stitches in his head; the doctor told her to come back in ten days' time to have the stitches taken out*
(b) pain caused by cramp in the side of the body after running **Seitenstechen;** *he had to stop running because he developed a stitch*
2 *verb* to attach with a suture **nähen;** *they tried to stitch back the finger which had been cut off in an accident*

stock culture *noun* basic culture of bacteria, from which other cultures can be taken **Stammkultur**

Stokes-Adams syndrome *noun* loss of consciousness due to the stopping of the action of the heart because of asystole *or* fibrillation **Adams-Stokes-Syndrom, Adams-Stokes-Anfall**

stoma *noun* (i) any opening into a cavity in the body; (ii) the mouth; (iii); *(informal)* colostomy **(i) Stoma; (ii) Stoma, Mund; (iii) Stoma, künstlicher Darmausgang;** (NOTE: the plural is **stomata)**

◇ **stomal** *adjective* referring to a stoma **Stoma-**; **stomal ulcer** = ulcer in the region of the jejunum **Ulcus pepticum jejuni, Anastomosengeschwür**

stomach *noun*
(a) part of the body shaped like a bag, into which food passes after being swallowed and where the process of digestion continues **Magen;** *she complained of pains in the stomach or of stomach pains; he has had stomach trouble for some time* **acid stomach** *see* ACIDITY; **stomach ache** = pain in the abdomen *or* stomach (caused by eating too much food *or* by an infection) **Magenschmerzen**; **stomach cramp** = sharp spasm of the stomach muscles **Magenkrampf**; **stomach pump** = instrument for sucking out the contents of a patient's stomach, especially if he has just swallowed a poisonous substance **Magenpumpe**; **stomach tube** = tube passed into the stomach to wash it out or to take samples of the contents **Magensonde**; **stomach upset** = slight infection of the stomach **Magenverstimmung**
(b) region of the abdomen **Magengrube;** *he had been kicked in the stomach*

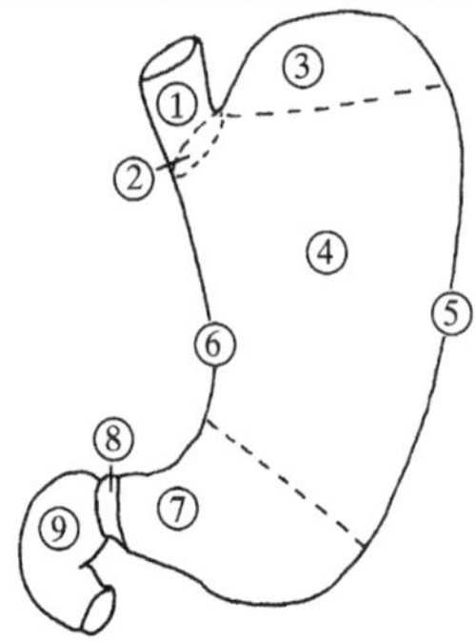

STOMACH	MAGEN
1. oesophagus	1. Ösophagus
2. cardia	2. Pars cardiaca ventriculi
3. fundus	3. Fundus gastricus
4. body	4. Magenkörper
5. greater curvature	5. Curvatura ventriculi major
6. lesser curvature	6. Curvatura ventriculi minor
7. pylorus	7. Pylorus
8. pyloric sphincter	8. Musculus sphincter pylori
9. duodenum	9. Duodenum

◇ **stomachic** *noun* substance which increases the appetite of a person by stimulating the secretion of gastric juice by the stomach **Stomachikum, Magenmittel;** (NOTE: for other terms referring to the stomach, see words beginning with **gastr-)**

COMMENT: the stomach is situated in the top of the abdomen, and on the left side of the body between the oesophagus and the duodenum. Food is partly broken down by hydrochloric acid and other gastric juices secreted by the walls of the stomach and is mixed and squeezed by the action of the muscles of the stomach, before being passed on into the duodenum. The stomach continues the digestive process started in the mouth, but few substances (except alcohol and honey) are actually absorbed into the bloodstream in the stomach

stomat- *or* **stomato-** *prefix* referring to the mouth **Stomat-, Stomato-**

◇ **stomatitis** *noun* inflammation of the inside of the mouth **Stomatitis, Mundschleimhautentzündung**

◇ **stomatology** *noun* branch of medicine which studies diseases of the mouth **Stomatologie**

-stomy *or* **-ostomy** *suffix* meaning an operation to make an opening **-stomie, -ostomie**

stone *noun*
(a) calculus *or* hard mass of calcium like a little piece of stone which forms inside the body **Stein**; *see also* GALLSTONE, KIDNEY STONE (NOTE: for other terms referring to stones, see words beginning or ending with **lith)**
(b) measure of weight (= 14 pounds or 6.35 kilograms) **britische Gewichtseinheit (6,35 kg)**; *he tried to lose weight and lost three stone; she weighs eight stone ten (i.e. 8 stone 10 pounds)* (NOTE : no plural for (b): **'she weighs ten stone')**

◇ **stone deaf** *adjective* totally deaf **stocktaub**

stools *or* **faeces** *plural noun* solid waste matter passed from the bowel through the anus **Stuhl, Kot, Fäzes**
(NOTE: can also be used in the singular: **'he passed an abnormal stool')**

stop needle *noun* needle with a ring round it, so that it can only be pushed a certain distance into the body **Nadel mit Anschlagring**

◇ **stoppage** *noun* act of stopping the function of an organ **Unterbrechung, Stillstand**; **heart stoppage** = condition where the heart has stopped beating **Herzstillstand**

storage disease *noun* disease where abnormal amounts of a substance accumulate in a part of the body **Speicherkrankheit**

stove-in chest *noun* result of an accident, where several ribs are broken and pushed towards the inside **Spannungspneumothorax**

strabismus *or* **squint** *noun* condition where the eyes focus on different points **Strabismus, Schielen**; **convergent strabismus** = condition where one or both eyes look towards the nose **Strabismus convergens, Einwärtsschielen**; **divergent strabismus** = condition where one or both eyes look away from the nose **Strabismus divergens, Auswärtsschielen**

◇ **strabismal** *adjective* cross-eyed **Schiel-**

straight *adjective* (line) with no irregularities such as bends, curves or angles **gerade**

◇ **straighten** *verb* to make straight **strecken;** *his arthritis is so bad that he cannot straighten his knees*

strain
1 *noun*
(a) condition where a muscle has been stretched *or* torn by a strong or sudden movement **Zerrung**; **back strain** = condition where the muscles *or* ligaments in the back have been stretched **Rückenzerrung, überanstrengter Rücken**
(b) group of microorganisms which are different from others of the same type **Stamm;** *a new strain of influenza virus*
(c) nervous tension and stress **Belastung, Überanstrengung;** *her work is causing her a lot of strain; he is suffering from nervous strain and needs to relax*
2 *verb* to stretch a muscle too far **zerren, überanstrengen;** *he strained his back lifting the table; she had to leave the game with a strained calf muscle; the effort of running upstairs strained his heart*

strangle *verb* to kill someone by squeezing his throat so that he cannot breathe or swallow **strangulieren, erwürgen, erdrosseln**

◇ **strangulated** *adjective* (part of the body) caught in an opening in such a way that the circulation of blood is stopped **abgeschnürt, eingeklemmt**; **strangulated hernia** = condition where part of the intestine is squeezed in a hernia and the supply of blood to it is cut **eingeklemmte Hernie, inkarzerierte Hernie**

◇ **strangulation** *noun* squeezing a passage in the body, especially the throat **Strangulation, Abschnürung, Einklemmung**

strangury *noun* condition where very little urine is passed, although the patient wants to pass water, caused by a bladder disorder *or* by a stone in the urethra **Strangurie, Harnzwang**

strap (up) *verb* to wrap a bandage round a limb tightly *or* to attach tightly **bandagieren; festschnallen;** *the nurses strapped up his stomach wound; the patient was strapped to the stretcher*

◇ **strapping** *noun* wide strong bandages *or* adhesive plaster used to bandage a large part of the body **Heftpflasterverband, Streifenverband**

stratified *adjective* made of several layers **stratifiziert, mehrschichtig; stratified epithelium** = epithelium formed of several layers of cells **mehrschichtiges Epithel**

◇ **stratum** *noun* layer of tissue forming the epidermis **Stratum, Schicht**
(NOTE: the plural is **strata)**

COMMENT: the main layers of the epidermis are: the Malpighian layer or 'stratum germinativum' which produces the cells that are pushed up to form the 'stratum lucidum', a thin clear layer of dead and dying cells, and the 'stratum corneum', the outside layer made of dead keratinized cells

strawberry mark *noun* naevus *or* red birthmark in children, which will disappear in later life **Strawberry mark, Haemangioma tubero-nodosum, Blutschwamm**

streak *noun* long thin line of a different colour **Streifen**

strength *noun* being strong **Kraft, Stärke;** *after her illness she had no strength in her limbs* **full strength solution** = solution which has not been diluted **unverdünnte Lösung;** (NOTE: no plural)

◇ **strengthen** *verb* to make strong **stärken, kräftigen**

strenuous *adjective* (exercise) which involves using a lot of force **anstrengend, ermüdend;** *avoid doing any strenuous exercise for some time while the wound heals*

strep throat *noun (informal)* infection of the throat by a streptococcus **Streptokokkenangina**

◇ **strepto-** *prefix* referring to organisms which grow in chains **Strepto-**

◇ **streptobacillus** *noun* type of bacterium which forms a chain **Streptobacillus**

◇ **streptococcus** *noun* genus of bacteria which grows in long chains, and causes fevers such as scarlet fever, tonsillitis and rheumatic fever **Streptococcus, Streptokokke;** (NOTE: plural is **streptococci)**

◇ **streptococcal** *adjective* (infection) caused by a streptococcus **Streptokokken-**

◇ **streptodornase** *noun* enzyme formed by streptococci which can make pus liquid **Streptodornase**

◇ **streptokinase** *noun* enzyme formed by streptococci which can break down blood clots **Streptokinase**

◇ **streptolysin** *noun* toxin produced by streptococci in rheumatic fever, which acts to destroy red blood cells **Streptolysin**

◇ **Streptomyces** *noun* genus of bacteria used to produce antibiotics **Streptomyces**

◇ **streptomycin** *noun* antibiotic used against many types of infection, but especially tuberculosis **Streptomycin, Streptomyzin**

stress *noun*
(a) physical pressure **Belastung; stress fracture** = fracture of a bone caused by excessive force, as in certain types of sport **Belastungsfraktur, Überlastungsbruch;**
(b) condition where an outside influence changes the working of the body, used especially of mental *or* emotional stress which can affect the hormone balance **Stress, Belastung, Überlastung; stress disorder** = disorder caused by stress **Stresskrankheit; stress incontinence** = condition where the sufferer is not able to retain his urine when coughing **Stressinkontinenz; stress reaction** = response to an outside stimulus which disturbs the normal physiological balance of the body **Stressreaktion**

stretch *verb* to pull out *or* to make longer **strecken, dehnen; stretch mark** = mark on the skin of the abdomen of a pregnant woman *or* of a woman who has recently given birth **Schwangerschaftsstreifen; stretch reflex** = reflex reaction of a muscle which contracts after being stretched **Dehnungsreflex**

stretcher *noun* folding bed, with handles, on which an injured person can be carried by two people **Krankentrage;** *she was carried out of the restaurant on a stretcher; some of the accident victims could walk to the ambulances, but there were several stretcher cases* **stretcher bearer** = person who helps to carry a stretcher **Krankenträger; stretcher case** = person who is so ill that (s)he has to be carried on a stretcher **nicht gehfähige(r) Patient/-in; stretcher party** = group of people who carry a stretcher and look after the patient on it **Rettungsteam, Team von Krankenträgern; Furley stretcher** *or* **standard stretcher** = stretcher made of a folding frame with a canvas bed, with carrying poles at each side and small feet underneath **Furley-Krankentrage, Standardkrankentrage; paraguard stretcher** *or* **Neil Robertson stretcher** = type of strong stretcher to which the injured person is attached, so that he can be carried upright (used for rescuing people from mountains *or* from tall buildings) **Bergwachtkrankentrage**; **pole and canvas stretcher** = simple stretcher made of a piece of canvas and two poles which slide into tubes at the side of the canvas **Stab-Leinentuch-Krankentrage**; **scoop stretcher** = stretcher in two sections which slide under the patient and can lock together **zweiteilige Krankentrage**

stria *noun* pale line on skin which is stretched (as in obese people) **Stria, Streifen**; **striae gravidarum** = lines on the skin of the abdomen of a pregnant woman *or* of a woman who has just given birth **Striae gravidarum, Schwangerschaftsstreifen;** (NOTE: plural is **striae)**

◇ **striated** *adjective* marked with pale lines **gestreift, striär**; **striated muscle** = muscle which is attached to the bone which it moves **quer gestreifter Muskel**; *compare* SMOOTH

strict *adjective* severe *or* which must not be changed **streng;** *she has to follow a strict diet; the doctor was strict with the patients who wanted to drink alcohol in the hospital*

stricture *noun* narrowing of a passage in the body **Striktur, Verengung**; **urethral stricture** = narrowing *or* blocking of the urethra by a growth **Harnröhrenstriktur**

stridor *or* **stridulus** *noun* sharp high sound made when air passes an obstruction in the larynx **Stridor, Stridulus**; *see also* LARYNGISMUS

strike-through *noun* blood absorbed right through a dressing so as to be visible on the outside **Durchbluten**

> QUOTE if strike-through occurs, the wound dressing should be repadded, not removed
> British Journal of Nursing

strip

1 *noun* long thin piece of material *or* tissue **Streifen;** *the nurse bandaged the wound with strips of gauze; he grafted a strip of skin over the burn*

2 *verb* to take off (especially clothes) **(sich) ausziehen, (sich) freimachen;** *the patients had to strip for the medical examination* **to strip to the waist** = to take off the clothes on the top part of the body **den Oberkörper freimachen**

stroke

1 *noun*

(a) sudden loss of consciousness caused by a cerebral haemorrhage or a blood clot in the brain **Schlaganfall, Apoplexie;** *he had a stroke and died; she was paralysed after a stroke* **heat stroke** = condition where the patient becomes too hot and his body temperature rises abnormally **Hitzschlag**; **sunstroke** = serious condition caused by exposure to the sun *or* to hot conditions, where the patient becomes dizzy, has a fever, but does not perspire **Sonnenstich**

(b) stroke volume = amount of blood pumped out the ventricle at each heartbeat **Schlagvolumen**

2 *verb* to touch softly with the fingers **streicheln**

> COMMENT: there are two causes of stroke: cerebral haemorrhage (haemorrhagic stroke), when an artery bursts and blood leaks into the brain, and cerebral thrombosis (occlusive stroke), where a blood clot blocks an artery

> QUOTE stroke is the third most frequent cause of death in developed countries after ischaemic heart disease and cancer
> British Journal of Hospital Medicine

> QUOTE raised blood pressure may account for as many as 70% of all strokes. The risk of stroke rises with both systolic and diastolic blood pressure
> British Journal of Hospital Medicine

stroma *noun* tissue which supports an organ, as opposed to parenchyma *or* functioning tissues in the organ **Stroma**

Strongyloides *noun* parasitic worm which infests the intestines **Strongyloides**

◇ **strongyloidiasis** *noun* being infested with *Strongyloides* which enters the skin and then travels to the lungs **Strongyloidiasis, Strongyloidosis**

strontium *noun* metallic element **Strontium**; **strontium-90** = isotope of strontium which is formed in nuclear reactions and, because it is part of the fallout of nuclear explosions, can enter the food chain, attacking in particular the bones of humans and animals **Strontium 90** (NOTE: chemical symbol is **Sr)**

structure *noun* way in which an organ *or* muscle is formed **Struktur**

struma *noun* goitre **Struma, Kropf**

strychnine *noun* poisonous alkaloid drug, made from the seeds of a tropical tree, and formerly used in small dose as a tonic **Strychnin**

student *noun* person who is studying at a college or university **Student/-in;** *all the medical students have to spend some time in hospital* **student nurse** = person who is studying to become a nurse **Schwesternschülerin**

study
1 *noun* examining something to learn about it **Studie, Untersuchung;** *he's making a study of diseases of small children; they have finished their study of the effects of the drug on pregnant women*
2 *verb* to examine something to learn about it **studieren, untersuchen;** *he's studying pharmacy; doctors are studying the results of the screening programme*

stuffy *or* **stuffed up** *adjective* (nose) which is blocked with mucus **verstopft, verschnupft**

stump *noun* short piece of a limb which is left after the rest has been amputated **(Amputations)stumpf**

stun *verb* to concuss *or* to knock out by a blow to the head **betäuben**

stunt *verb* to stop something growing **hemmen, verkümmern lassen;** *the children's development was stunted by disease*

stupe *noun* wet medicated dressing used as a compress **Umschlag**

stupor *noun* state of being semi-conscious **Stupor, Benommenheit;** *after the party several people were found lying on the floor in a stupor*

Sturge-Weber syndrome *noun* dark red mark on the skin above the eye, together with similar marks inside the brain, possibly causing epileptic fits **Sturge-Weber-Syndrom, Neuroangiomatosis encephalofacialis**

stutter
1 *noun* speech defect where the patient repeats the sound at the beginning of a word several times **Stottern;** *he is taking therapy to try to cure his stutter*
2 *verb* to speak with a stutter **stottern**
◊ **stuttering** *or* **dysphemia** *noun* difficulty in speaking where the person repeats parts of words *or* stops to try to pronounce words **Stottern, Dysphemie**

St Vitus' dance *noun* old name for Sydenham's chorea **Veitstanz**

stye *or* **hordeolum** *noun* inflammation of the gland at the base of an eyelash **Gerstenkorn, Hordoleum**

stylo- *prefix* referring to the styloid process **Stylo-**
◊ **styloglossus** *noun* muscle which links the tongue to the styloid process **Musculus styloglossus, Griffel-Zungen-Muskel**
◊ **styloid** *adjective* pointed **griffelförmig; styloid process** = piece of bone which projects from the bottom of the temporal bone **Processus styloideus (ossis temporalis), Griffelfortsatz (des Schläfenbeins)** *see illustration* SKULL

stylus *noun* long thin instrument used for applying antiseptics *or* ointments onto the skin **Stylus, Stift**

styptic *adjective & noun* (substance) which stops bleeding **blutstillend; Styptikum, Hämostyptikum; styptic pencil** = stick of alum, used to stop bleeding from small cuts **Blutstillstift, Alaunstift**

sub- *prefix* meaning underneath **Sub-, Unter-**
◊ **subacute** *adjective* (condition) which is not acute but may become chronic **subakut; subacute bacterial endocarditis** = inflammation of the lining of the heart caused by bacteria **subakute bakterielle Endokarditis; subacute combined degeneration (of the spinal cord)** = condition (caused by vitamin B_{12} deficiency) where the sensory and motor nerves in the spinal cord become damaged and the patient has difficulty in moving **funikuläre Spinalerkrankung, funikuläre Myelose, Dana-Putnam-Syndrom**
◊ **subarachnoid** *adjective* beneath the arachnoid membrane **subarachnoidal; subarachnoid haemorrhage** = bleeding into the cerebrospinal fluid of the subarachnoid space **Subarachnoidalblutung; subarachnoid space** = space between the arachnoid membrane and the pia mater in the brain, containing cerebrospinal fluid **Subarachnoidalraum**
◊ **subclavian** *adjective* underneath the clavicle **subklavikulär; subclavian artery** = one of two arteries branching from the aorta on the left, and from the innominate artery on the right, continuing into the brachial arteries and supplying blood to each arm **Arteria subclavia, Schlüsselbeinschlagader; subclavian veins** = veins which continue the axillary veins into the brachiocephalic vein **Venae subclaviae, Schlüsselbeinvenen**
◊ **subclinical** *adjective* (disease) which is present in the body, but which has not yet developed any symptoms **subklinisch**

◇ **subconscious** *adjective & noun* (referring to) mental processes (such as the memory) of which people are not aware all the time, but which can affect their actions **unterbewusst; Unterbewusstsein**

◇ **subcostal** *adjective* below the ribs **subkostal; subcostal plane** = imaginary horizontal line drawn across the front of the abdomen below the ribs **Subkostalebene**

◇ **subcortical** *adjective* beneath a cortex **subkortikal**

◇ **subculture** *noun* culture of bacteria which is taken from a stock culture **Subkultur**

◇ **subculturing** *noun* taking of a bacterial culture from a stock culture **Anlegen einer Subkultur**

◇ **subcutaneous** *adjective* under the skin **subkutan; subcutaneous injection** = injection made just under the skin (as to administer pain-killing drugs) **subkutane Injektion; subcutaneous oedema** = fluid collecting under the skin, usually at the ankles **Hautödem; subcutaneous tissue** = fatty tissue under the skin **Subkutis, Unterhautgewebe**

◇ **subdural** *adjective* between the dura mater and the arachnoid **subdural**

◇ **subinvolution** *noun* condition where a part of the body does not go back to its former size and shape after having swollen *or* stretched (as in the case of the uterus after childbirth) **Subinvolution**

subject *noun*
(a) patient *or* person suffering from a certain disease **Person, Patient, Proband;** *the hospital has developed a new treatment for arthritic subjects*
(b) thing which is being studied *or* written about **Gegenstand;** *the subject of the article is 'Rh-negative babies'*

◇ **subjective** *adjective* referring to the person concerned **subjektiv;** *the psychiatrist gave a subjective opinion on the patient's problem*

◇ **subject to** *adverb* likely to suffer from **anfällig für;** *the patient is subject to fits; after returning from the tropics he was subject to attacks of malaria*

sublimate
1 *noun* deposit left when a vapour condenses **Sublimat**
2 *verb* to convert violent emotion into a certain action which is not antisocial **sublimieren**

◇ **sublimation** *noun* doing a certain action as an unconscious way of showing violent emotions which would otherwise be expressed in antisocial behaviour **Sublimierung**

subliminal *adjective* (stimulus) which is too slight to be noticed by the senses **unterschwellig**

sublingual *adjective* under the tongue **sublingual; sublingual gland** = salivary gland under the tongue **Glandula sublingualis, Unterzungendrüse** *see illustration* THROAT

> QUOTE the sublingual region has a rich blood supply derived from the carotid artery and indicates changes in central body temperature more rapidly than the rectum
> Nursing Times

subluxation *noun* condition where a joint is partially dislocated **Subluxation**

◇ **submandibular gland** *or* **submaxillary gland** *noun* salivary gland on each side of the lower jaw **Glandula submandibularis/submaxillaris, Unterkieferdrüse** *see illustration* THROAT

◇ **submental** *adjective* under the chin **submental**

◇ **submucosa** *noun* tissue under mucous membrane **Submukosa**

◇ **submucous** *adjective* under mucous membrane **submukös; submucous resection (SMR)** = removal of a bent cartilage from the septum in the nose **submuköse Septumresektion, submuköse Killian-Septumresektion**

◇ **subnormal** *adjective* (patient) with a mind which has not developed fully **subnormal, unterdurchschnittlich, debil; severely subnormal** = (patient) whose mind has not developed and is incapable of looking after himself **schwer geistig behindert**

◇ **subnormality** *noun* condition where a patient's mind has not developed fully **Subnormalität**

◇ **suboccipital** *adjective* beneath the back of the head **subokzipital**

◇ **subphrenic** *adjective* under the diaphragm **subphrenisch; subphrenic abscess** = abscess which forms between the diaphragm and the liver **subphrenischer Abszess**

subside *verb* to go down *or* to become less violent **sinken, fallen, nachlassen, abklingen;** *after being given the antibiotics, his fever subsided*

substance *noun* chemical material **Substanz, Stoff;** *toxic substances released* *into the bloodstream; he became addicted to certain substances*

substitution *noun* replacing one thing with another **Substitution, Ersatz**; **substitution therapy** = treating a condition by using a different drug from the one used before **Substitutionstherapie**

substrate *noun* substance which is acted on by an enzyme **Substrat**

> QUOTE insulin is a protein hormone and the body's major anabolic hormone, regulating the metabolism of all body fuels and substrates
> Nursing 87

subsultus *noun* twitching of the muscles and tendons, caused by fever **Subsultus, Muskelzucken, Sehnenhüpfen**

subtertian fever *noun* type of malaria, where the fever is present most of the time **Falciparum-Malaria**

subtotal *adjective* of an operation to remove most of an organ **subtotal**; **subtotal gastrectomy** = surgical removal of most of the stomach **subtotale Gastrektomie**; **subtotal hysterectomy** = removal of the uterus, but not the cervix **subtotale Hysterektomie**; **subtotal thyroidectomy** = removal of most of the thyroid gland **subtotale Thyreoidektomie**

subungual *adjective* under a nail **subungual**

succeed *verb* to do well *or* to do what one was trying to do **Erfolg haben, erfolgreich sein, gelingen**; *scientists have succeeded in identifying the new influenza virus; they succeeded in stopping the flow of blood*

◇ **success** *noun*
(a) doing something well *or* doing what one was trying to do **Erfolg**; *they tried to isolate the virus but without success*
(b) something which does well **Erfolg**; *the operation was a complete success*

◇ **successful** *adjective* which works well **erfolgreich, gelungen**; *the operation was completely successful*

◇ **succession** *noun* line of things, one after the other **Folge, Serie, Kette**; *she had a succession of miscarriages*

◇ **successive** *adjective* (things) which follow one after the other **folgend, aufeinander folgend**; *she had a miscarriage with each successive pregnancy*

succus *noun* juice secreted by an organ **Sucus, Saft**; **succus entericus** = juice formed of enzymes, produced in the intestine to help the digestive process **Sucus entericus, Darmsaft**

succussion *noun* splashing sound made when there is a large amount of liquid inside a cavity in the body (as in the stomach) **Succussio, Plätschergeräusch**

suck *verb* to pull liquid *or* air into the mouth *or* into a tube **saugen, lutschen**; *they applied the stomach pump to suck out the contents of the patient's stomach; the baby's sucking its thumb*

◇ **suction** *noun* action of sucking **Saugen, Absaugen**; *the dentist hooked a suction tube into the patient's mouth*

sucrase *noun* enzyme in the intestine which breaks down sucrose into glucose and fructose **Saccharase**

◇ **sucrose** *noun* sugar found in plants, especially in sugar cane, beet and maple syrup (sucrose is formed of glucose and fructose) **Saccharose, Rohrzucker**

sudamen *noun* little blister caused by sweat **Sudamen, Schweißbläschen**
(NOTE: plural is **sudamina**)

sudden *adjective* which happens quickly **plötzlich**; **sudden death** = death without identifiable cause *or* not preceded by an illness; *(US)* **sudden infant death syndrome (SIDS)** *or* **crib death** = sudden death of a baby in bed, without any identifiable cause **plötzlicher Säuglingstod, Krippentod**

Sudeck's atrophy *noun* osteoporosis in the hand or foot **Sudeck-Syndrom**

sudor *noun* sweat **Sudor, Schweiß**

◇ **sudorific** *noun* drug which makes a patient sweat **Sudorifikum, Diaphoretikum, schweißtreibendes Mittel**

suffer *verb*
(a) to have an illness for a long period of time **leiden (an/unter)**; *she suffers from headaches; he suffers from not being able to distinguish certain colours*
(b) to feel pain **leiden**; *did she suffer much in her last illness? he did not suffer at all, and was conscious until he died*

◇ **sufferer** *noun* person who has a certain disease **Leidende(r)**; *a drug to help asthma sufferers or sufferers from asthma*

◊ **suffering** *noun* feeling pain over a long period of time **Leiden;** *the doctor gave him a morphine injection to relieve his suffering*

suffocate *verb* to make someone stop breathing by cutting off the supply of air to his nose and mouth **ersticken**

◊ **suffocation** *noun* making someone become unconscious by cutting off his supply of air **Ersticken**

suffuse *verb* to spread over something **durchfluten, überziehen, erfüllen**

◊ **suffusion** *noun* spreading (of a red flush) over the skin **Suffusion**

sugar *noun* any of several sweet carbohydrates **Zucker**; **blood sugar level** = amount of glucose in the blood **Blutzuckerspiegel**; **sugar content** = percentage of sugar in a substance *or* food **Zuckergehalt**; **sugar intolerance** = diarrhoea caused by sugar which has not been absorbed **Zuckerintoleranz;** (NOTE: for other terms referring to sugar, see words beginning with **glyc-)**

> COMMENT: there are several natural forms of sugar: sucrose (in plants), lactose (in milk), fructose (in fruit), glucose and dextrose (in fruit and in body tissue). Edible sugar used in the home is a form of refined sucrose. All sugars are useful sources of energy, though excessive amounts of sugar can increase weight and cause tooth decay. Diabetes mellitus is a condition where the body is incapable of absorbing sugar from food

suggest *verb* to mention an idea **vorschlagen, anregen;** *the doctor suggested that she should stop smoking*

◊ **suggestion** *noun*
(a) idea which has been mentioned **Vorschlag, Anregung;** *the doctor didn't agree with the suggestion that the disease had been caught in the hospital*
(b) *(in psychiatry)* making a person's ideas change, by suggesting different ideas which the patient can accept, such as that he is in fact cured **Suggestion**

suicidal *adjective* (person) who wants to kill himself **suizidal, selbstmörderisch;** *he has suicidal tendencies*

◊ **suicide** *noun* act of killing oneself **Suizid, Selbsttötung, Selbstmord**; **to commit suicide** = to kill yourself **Selbstmord begehen;** *after his wife died he committed suicide* **attempted suicide** = trying to kill yourself, but not succeeding **Suizidversuch, Selbstmordversuch**

sulcus *noun* groove *or* fold (especially between the gyri in the brain) **Sulcus, Rinne, Furche**; **Harrison's sulcus** = hollow on either side of the chest which develops in children with lung problems **Harrison-Furche**; **lateral sulcus and central sulcus** = two grooves which divide a cerebral hemisphere into lobes **Sulcus lateralis und Sulcus centralis, seitliche Großhirnfurche und Zentralfurche**
(NOTE: plural is **sulci)**

sulphate *noun* salt of sulphuric acid **Sulfat**; **barium sulphate** = salt of barium not soluble in water and which shows as opaque in X-ray photographs **Bariumsulfat**

◊ **sulphonamide** *or* **sulpha drug** *or* **sulpha compound** *noun* bacteriostatic drug used to treat bacterial infection, especially in the intestine and urinary system **Sulfonamid**

◊ **sulphur** *noun* yellow non-metallic chemical element which is contained in some amino acids and is used in creams to treat some skin disorders **Schwefel;** (NOTE: chemical symbol is **S.** Note also that words beginning **sulph-** are spelt **sulf-** in US English)

sun *noun* very hot star round which the earth travels and which gives light and heat **Sonne**

◊ **sunbathing** *noun* lying in the sun to absorb sunlight **Sonnenbaden**

◊ **sun blindness** = PHOTORETINITIS

◊ **sunburn** *noun* damage to the skin by excessive exposure to sunlight **Sonnenbrand**

◊ **sunburnt** *adjective* (skin) made brown *or* red by exposure to sunlight **sonnengebräunt, sonnenverbrannt**

◊ **sunglasses** *plural noun* dark glasses which are worn to protect the eyes from the sun **Sonnenbrille**

◊ **sunlight** *noun* light from the sun **Sonnenlicht;** *he is allergic to strong sunlight*

◊ **sunstroke** *noun* serious condition caused by excessive exposure to the sun *or* to hot conditions, where the patient becomes dizzy, and has a high body temperature but does not perspire **Sonnenstich**

> COMMENT: sunlight is essential to give the body vitamin D, but excessive exposure to sunlight will not simply turn the skin brown, but also may burn the surface of the skin so badly that it dies and pus forms beneath. Constant exposure to the sun can cause cancer of the skin

super- *prefix* meaning (i) above; (ii) extremely **(i) & (ii) Super-, Hyper-, Über-**

◊ **superciliary** *adjective* referring to the eyebrows **superziliär, Augenbrauen-**

◇ **superego** *noun (in psychology)* part of the mind which is the conscience *or* which is concerned with right and wrong **Superego, Über-Ich**

◇ **superfecundation** *noun* condition where two or more ova produced at the same time are fertilized by different males **Superfekundation, Überschwängerung**

◇ **superfetation** *noun* condition where an ovum is fertilized in a woman who is already pregnant **‚superfetation', Überbefruchtung**

◇ **superficial** *adjective* on the surface *or* close to the surface *or* on the skin **superfiziell, oberflächlich**; **superficial burn** = burn on the skin surface **oberflächliche Verbrennung**; **superficial fascia** = membranous layers of connective tissue found just under the skin **Fascia superficialis**; **superficial vein** = vein near the surface of the skin (as opposed to deep vein) **oberflächliche Vene**

◇ **superinfection** *noun* second infection which affects the treatment of the first infection, because it is resistant to the drug used to treat the first **Superinfektion**

superior *adjective (of part of the body)* higher up than another part **superior, obere (r,s)**; **superior vena cava** = branch of the large vein into the heart, carrying blood from the head and the top part of the body **Vena cava superior, obere Hohlvene**

◇ **superiority** *noun* being better than something *or* someone else **Überlegenheit**; **superiority complex** = condition where a person feels he is better in some way than others and pays little attention to them **Superioritätskomplex**
(NOTE: the opposite is **inferior, inferiority)**

supernumerary *adjective* extra; *(of teeth, etc.)* one (or more than one) more than the usual number **überzählig**

> QUOTE allocation of supernumerary students to clinical areas is for their educational needs and not for service requirements
> Nursing Times

supervise *verb* to manage *or* to organize something **beaufsichtigen, überwachen**; *the administration of drugs has to be supervised by a qualified person; she has been appointed to supervise the transfer of patients to the new ward*

◇ **supervision** *noun* management *or* organization **Aufsicht, Überwachung, Leitung**; *elderly patients need constant supervision; the sheltered housing is under the supervision of a full-time nurse*

◇ **supervisor** *noun* person who supervises **Aufseher/-in, Leiter/-in**; *the supervisor of hospital catering services*

supinate *verb* to turn (the hand) so that the palm is upwards **supinieren, auswärts drehen**

◇ **supination** *noun* turning the hand so that palm faces upwards **Supination, Auswärtsdrehung**

◇ **supinator** *noun* muscle which turns the hand so that the palm faces upwards **Musculus supinator, Supinator, Auswärtsdreher**

◇ **supine** *adjective* (i) lying on the back; (ii) with the palm of the hand facing upwards **(i) in Rückenlage; (ii) mit der Handfläche nach oben**; (NOTE: the opposite is **pronation, prone)**

> QUOTE the patient was to remain in the supine position, therefore a pad was placed under the Achilles tendon to raise the legs
> NATNews

supply
1 *noun* something which is provided **Zufuhr, Versorgung, Angebot**; *the arteries provide a continuous supply of oxygenated blood to the tissues; the hospital service needs a constant supply of blood for transfusion; the government sent medical supplies to the disaster area*
2 *verb* to provide *or* to give something which is needed **versorgen, liefern**; *a balanced diet will supply the body with all the vitamins and trace elements it needs; the brachial artery supplies the arms and hands*

support
1 *noun*
(a) help to keep something in place **Stütze**; *the bandage provides some support for the knee; he was so weak that he had to hold onto a chair for support*
(b) handle *or* metal rail which a person can hold **Stütze, Haltevorrichtung**; *there are supports at the side of the bed; the bath is provided with metal supports*
2 *verb* to hold something *or* to keep something in place **unterstützen, stützen, tragen**; *he wore a truss to support a hernia*

◇ **supportive** *adjective* of a person who helps *or* comforts someone in trouble **stützend, Rückhalt gebend**; *her family were very supportive when she was in hospital; the local health authority has been very supportive of the hospital management*

suppository *noun* piece of soluble material (such as glycerine jelly) containing a drug, which is placed in the rectum (to act as lubricant), or in the vagina (to treat disorders such as vaginitis) and is dissolved by the body's fluids **Suppositorium, Zäpfchen**

suppress *verb* to remove (a symptom) *or* to reduce the action of something completely *or* to stop (the release of a hormone) **supprimieren, unterdrücken, hemmen;** *a course of treatment which suppresses the painful irritation; the drug suppresses the body's natural instinct to reject the transplanted tissue; the release of adrenaline from the adrenal cortex is suppressed*
◊ **suppression** *noun* act of suppressing **Suppression, Unterdrückung, Hemmung;** *the suppression of allergic responses; the suppression of a hormone*

suppurate *verb* to form and discharge pus **eitern**
◊ **suppurating** *or* **purulent** *adjective* containing *or* discharging pus **purulent, eitrig**
◊ **suppuration** *noun* formation and discharge of pus **Eiterung**

supra- *prefix* meaning above *or* over **Supra-, Über-**
◊ **supraoptic nucleus** *noun* nucleus in the hypothalamus from which nerve fibres run to the posterior pituitary gland **Nucleus supraopticus**
◊ **supraorbital** *adjective* above the orbit of the eye **supraorbital**; **supraorbital ridge** = ridge of bone above the eye, covered by the eyebrow **Arcus superciliaris, Augenbrauenbogen**
◊ **suprapubic** *adjective* above the pubic bone **suprapubisch**
◊ **suprarenal** *adjective* above the kidney **suprarenal**; **suprarenal area** = the area of the body above the kidney **Suprarenalgegend**; **suprarenal glands** *or* **suprarenals** *or* **adrenal glands** = two endocrine glands at the top of the kidneys, which secrete adrenaline and other hormones **Glandulae suprarenales, Nebennieren**

surface *noun* top layer of something **Oberfläche, Fläche;** *the surfaces of the two membranes may rub together*

surfactant *noun* substance in the alveoli of the lungs which keeps the surfaces of the lungs wet and prevents lung collapse **Surfactant**

surgeon *noun* doctor who specializes in surgery **Chirurg/-in**; **eye surgeon** = surgeon who specializes in operations on eyes **Augenchirurg/-in**; **heart surgeon** = surgeon who specializes in operations on hearts **Herzchirurg/-in**; **plastic surgeon** = surgeon who repairs defective *or* deformed parts of the body **plastische(r) Chirurg/-in**; *(US)* **surgeon general** = government official responsible for all aspects of public health; *(etwa)* **Gesundheitsminister/-in** (NOTE: although surgeons are doctors, in the UK they are traditionally called 'Mr' and not 'Dr', so 'Dr Smith' may be a GP, but 'Mr Smith' is a surgeon)

◊ **surgery** *noun*
(a) treatment of a disease *or* disorder which requires an operation to cut into *or* to remove *or* to manipulate tissue *or* organs *or* parts **Chirurgie, Operation, operativer Eingriff;** *the patient will need plastic surgery to remove the scars he received in the accident; the surgical ward is for patients waiting for surgery; two of our patients had to have surgery* **exploratory surgery** = surgical operations in which the aim is to discover the cause of the patient's symptoms *or* the extent of the illness **explorativer Eingriff**; **major surgery** = surgical operations involving important organs in the body **große Chirurgie, großer Eingriff**; **plastic surgery** *or* **reconstructive surgery** = surgery to repair defective *or* deformed parts of the body **plastische Chirurgie, Wiederherstellungschirurgie**; **spare part surgery** = surgical operations where parts of the body (such as bones *or* joints) are replaced by artificial pieces **Organersatzchirurgie**; *see also* CRYOSURGERY, MICROSURGERY
(b) room where a doctor *or* dentist sees and examines patients **Sprechzimmer;** *there are ten patients waiting in the surgery; surgery hours are from 8.30 in the morning to 6.00 at night*

◊ **surgical** *adjective* (i) referring to surgery; (ii) (disease) which can be treated by surgery **(i) & (ii) chirurgisch;** *all surgical instruments must be sterilized; we manage to carry out six surgical operations in an hour* **surgical care** = looking after patients who have had surgery **Operationsnachsorge**; **surgical emphysema** = air bubbles in tissue, not in the lungs **Hautemphysem**; **surgical gloves** = thin plastic gloves worn by surgeons **Operationshandschuhe**; **surgical neck** = narrow part at the top of the humerus, where the arm can easily be broken **Collum chirurgicum humeri**; **surgical spirit** = ethyl alcohol with an additive which gives it an unpleasant taste, used as a disinfectant *or* for rubbing on the skin **Wundalkohol;** (NOTE: the US English is **rubbing alcohol**); **surgical stocking** = strong elastic stocking worn to support a weak joint in the knee, or to hold varicose veins tightly **Stützstrumpf, elastische Stützbandage, Kompressionsstrumpf**; **surgical ward** = ward in a hospital for patients who have to have operations **chirurgische Abteilung, Chirurgie**

◇ **surgically** *adverb* using surgery **chirurgisch;** *the growth can be treated surgically*

surrogate *adjective* taking the place of **Ersatz-**; **surrogate mother** = (i) person who takes the place of a real mother; (ii) woman who has a child by AID for a couple where the wife cannot bear children, with the intention of handing the child over to them when it is born **(i) Ersatzmutter; (ii) Leihmutter**

surround *verb* to be all around something **umgeben;** *the wound is several millimetres deep and the surrounding flesh is inflamed*

◇ **surroundings** *noun* area round something **Umgebung;** *the cottage hospital is set in pleasant surroundings*

survive *verb* to continue to live **überleben;** *he survived two attacks of pneumonia; they survived a night on the mountain without food; the baby only survived for two hours*

◇ **survival** *noun* continuing to live **Überleben;** *the survival rate of newborn babies has begun to fall*

◇ **survivor** *noun* person who survives **Überlebende(r)**

susceptible *adjective* likely to catch (a disease) **empfindlich, empfänglich, anfällig;** *she is susceptible to colds or to throat infections*

◇ **susceptibility** *noun* lack of resistance to a disease **Empfindlichkeit, Empfänglichkeit, Anfälligkeit**

> QUOTE low birthweight has been associated with increased susceptibility to infection
> East African Medical Journal

> QUOTE even children with the milder forms of sickle-cell disease have an increased frequency of pneumococcal infection. The reason for this susceptibility is a profound abnormality of the immune system
> Lancet

suspect

1 *noun* person who doctors believe may have a disease **Verdächtige(r);** *they are screening all typhoid suspects*

2 *verb* to think that someone may have a disease **verdächtigen, vermuten;** *he is a suspected diphtheria carrier; several cases of suspected meningitis have been reported*

> QUOTE those affected are being nursed in five isolation wards and about forty suspected sufferers are being barrier nursed in other wards
> Nursing Times

suspension *noun* liquid with solid particles in it **Suspension, Aufschwemmung**

◇ **suspensory** *adjective* which is hanging down **hängend**; **suspensory bandage** = bandage to hold a part of the body which hangs **Stützverband**; **suspensory ligament** = ligament which holds a part of the body in position **Ligamentum suspensorium, Aufhängeband**

sustain *verb* to keep *or* to support **halten, stützen**

sustentacular *adjective* referring to sustentaculum **stützend**

◇ **sustentaculum** *noun* part of the body which supports another part **Sustentaculum, Stütze**

suture

1 *noun*

(a) fixed joint where two bones are fused together, especially the bones in the skull **Sutura, Naht** *see illustration* SKULL; **coronal suture** = horizontal joint across the top of the skull between the parietal and frontal bones **Sutura coronalis, Kranznaht**; **lambdoidal suture** = horizontal joint across the back of the skull between the parietal and occipital bones **Sutura lambdoidea, Lambdanaht**; **sagittal suture** = joint along the top of the head between the two parietal bones **Sutura sagittalis, Pfeilnaht**

(b) attaching the sides of an incision *or* wound with thread, so that healing can take place **Naht**

(c) thread used for attaching the sides of a wound so that they can heal **Nahtmaterial**

2 *verb* to attach the sides of a wound *or* incision together with thread so that healing can take place **nähen**

> COMMENT: wounds are usually stitched using thread or catgut which is removed after a week or so. Sutures are either absorbable (made of a substance which is eventually absorbed into the body) or non-absorbable, in which case they need to be removed after a certain time

swab *noun*

(a) cotton wool pad, often attached to a small stick, used to clean a wound *or* to apply ointment *or* to take a specimen, etc. **Tupfer, Abstrichtupfer**

(b) specimen taken with a swab **Abstrich;** *a cervical swab*

swallow *verb* to make liquid *or* food (and sometimes air) go down from the mouth to the stomach **(ver)schlucken;** *patients suffering from nosebleeds should try not to swallow the blood*

◇ **swallowing** *or* **deglutition** *noun* action of passing food *or* liquids (sometimes also air) from the mouth into the oesophagus and down into the stomach **Schlucken, Schluckakt, Deglutition**; *see also* AEROPHAGY

sweat

1 *noun* sudor *or* perspiration *or* salt moisture produced by the sweat glands **Schweiß;** *sweat was running off the end of his nose; her hands were covered with sweat* **sweat duct** = thin tube connecting the sweat gland with the surface of the skin **Schweißdrüsenausführungsgang**; **sweat gland** = gland which produces sweat, situated beneath the dermis and connected to the surface of the skin by a thin tube **Schweißdrüse**; **sweat pore** = hole in the skin through which the sweat comes out **Porus sudoriferus, Schweißpore** *see illustration* SKIN & SENSORY RECEPTORS

2 *verb* to perspire *or* to produce moisture through the sweat glands and onto the skin **schwitzen;** *after working in the fields he was sweating*

COMMENT: sweat cools the body as the moisture evaporates from the skin. Sweat contains salt, and in hot countries it may be necessary to take salt tablets to replace the salt lost through the skin

sweet *adjective* one of the basic tastes, not bitter, sour or salt **süß;** *sugar is sweet, lemons are sour*

swell *verb* to become larger **schwellen;** *the disease affects the lymph glands, making them swell; the doctor noticed that the patient had swollen glands in his neck; she finds her swollen ankles painful* (NOTE: **swelling - swelled - has swollen)**

◇ **swelling** *noun* condition where fluid accumulates in tissue, making the tissue become large **Schwellung;** *they applied a cold compress to try to reduce the swelling*

sycosis *noun* bacterial infection of hair follicles **Sykose, Sycosis**; **sycosis barbae** *or* **barber's rash** = infection of hair follicles on the sides of the face and chin **Sycosis barbae, Bartflechte**

Sydenham's chorea *see* CHOREA

Sylvius *see* AQUEDUCT

symbiosis *noun* condition where two organisms exist together and help each other to survive **Symbiose**

symblepharon *noun* condition where the eyelid sticks to the eyeball **Symblepharon**

symbol *noun* sign *or* letter which means something **Symbol, Zeichen**; **chemical symbol** = letters which indicate a chemical substance **chemisches Symbol;** *Na is the symbol for sodium*

Syme's amputation *noun* surgical operation to amputate the foot above the ankle **Syme-Amputation**

sympathectomy *noun* surgical operation to cut part of the sympathetic nervous system, as a treatment of high blood pressure **Sympathektomie**

◇ **sympathetic nervous system** *noun* part of the autonomic nervous system, which runs down the spinal column and connects with various important organs, such as the heart, the lungs, the sweat glands, etc. **sympathisches Nervensystem**

◇ **sympatholytic** *noun* drug which stops the sympathetic nervous system working **Sympatholytikum**

◇ **sympathomimetic** *adjective* (drug) which stimulates the activity of the sympathetic nervous system **sympathomimetisch**

symphysiectomy *noun* surgical operation to remove part of the pubic symphysis to make childbirth easier **Symphysenresektion**

◇ **symphysiotomy** *noun* surgical operation to make an incision in the pubic symphysis to make the passage for a fetus wider **Symphyseotomie**

◇ **symphysis** *noun* point where two bones are joined by cartilage which makes the joint rigid **Symphyse, Verwachsung**; **pubic symphysis** *or* **interpubic joint** = piece of cartilage which joins the two sections of the pubic bone **Symphysis pubica, Schambeinfuge**; **symphysis menti** = point in the front of the lower jaw where the two halves of the jaw are fused to form the chin **Symphysis menti**

symptom *noun* change in the way the body works *or* change in the body's appearance, which shows that a disease *or* disorder is present and is noticed by the patient himself **Symptom, Krankheitszeichen;** *the symptoms* *of hay fever are a running nose and eyes; a doctor must study the symptoms before making his diagnosis; the patient presented all the symptoms of rheumatic fever* (NOTE: if a symptom is noticed only by the doctor, it is a **sign)**

◇ **symptomatic** *adjective* which is a symptom **symptomatisch;** *the rash is symptomatic of measles*

◇ **symptomatology** *or* **semeiology** *noun* branch of medicine concerned with the study of symptoms **Symptomatologie, Semiologie**

syn- *prefix* meaning joint *or* fused **Syn-**

◇ **synalgia** *or* **referred pain** *noun* pain which is felt in one part of the body, but is caused by a condition in another part (such as pain in the groin which can be a symptom of kidney stone and pain in the right shoulder which can indicate gall bladder infection) **Synalgie, fortgeleiteter Schmerz**

synapse
1 *noun* point in the nervous system where the axons of neurones are in contact with the dendrites of other neurones **Synapse**
2 *verb* to link with a neurone **synaptisch verbinden**

◇ **synaptic** *adjective* referring to a synapse **synaptisch**; **synaptic connection** = link between the dendrites of one neurone with another neurone **synaptische Verbindung, Synapsenverbindung**

synarthrosis *noun* joint (as in the skull) where the bones have fused together **Synarthrose**

◇ **synchondrosis** *noun* joint, as in children, where the bones are linked by cartilage, before the cartilage has changed to bone **Synchondrose**

◇ **synchysis** *noun* condition where the vitreous humour in the eye becomes soft **Synchysis (corporis vitrei), Glaskörperverflüssigung**

◇ **syncope** *or* **fainting fit** *noun* becoming unconscious for a short time because of reduced flow of blood to the brain **Synkope, Ohnmachtsanfall**

◇ **syncytium** *noun* continuous length of tissue in muscle fibres **Synzytium**; **respiratory syncytial virus** = virus which causes infections of the nose and throat in children **Respiratory syncytial virus, RS-Virus**

◇ **syndactyly** *noun* condition where two toes *or* fingers are joined together with tissue **Syndaktylie**

syndesm- *or* **syndesmo-** *prefix* referring to ligaments **Syndesm(o)-**

◇ **syndesmology** *noun* branch of medicine which studies joints **Syndesmologie, Arthrologie**

◇ **syndesmosis** *noun* joint where the bones are tightly linked by ligaments **Syndesmose, Bandhaft**

syndrome *noun* group of symptoms and other changes in the body's functions which, when taken together, show that a particular disease is present **Syndrom**

synechia *noun* condition where the iris sticks to another part of the eye **Synechie, Verwachsung**

◇ **syneresis** *noun* releasing of fluid as in a blood clot when it becomes harder **Synäresie**

◇ **synergism** *noun (of two things)* acting together in such a way that both are more effective **Synergismus**

◇ **synergist** *noun* muscle *or* drug which acts with another and increases the effectiveness of both **Synergist**

◇ **synergy** *noun* working together, so that the combination is twice as effective **Synergie**

◇ **syngraft** *or* **isograft** *noun* graft of tissue from an identical twin **syngenes Transplantat, Isotransplantat**

◇ **synoptophore** *noun* instrument used to correct a squint **Synoptophor**

◇ **synostosis** *noun* fusing of two bones together by forming new bone tissue **Synostose**; **synostosed** = *(of bones)* fused together with bone tissue **synostotisch**

synovectomy *noun* surgical operation to remove the synovial membrane of a joint **Synovektomie**

◇ **synovia** *or* **synovial fluid** *noun* fluid secreted by a synovial membrane to lubricate a joint **Synovia, Synovialflüssigkeit, Gelenkschmiere, Gelenkflüssigkeit**

◇ **synovial** *adjective* referring to the synovium **synovial**; **synovial cavity** = space inside a synovial joint **Synovialhöhle**; **synovial fluid** = fluid secreted by a synovial membrane to lubricate a joint **Synovialflüssigkeit, Gelenkflüssigkeit**; **synovial joint** *or* **diarthrosis** = joint which can move freely in any direction **Synovialgelenk, Diarthrose**; **synovial membrane** *or* **synovium** = smooth membrane which forms the inner lining of the capsule covering a joint and secretes the fluid which lubricates the joint **Synovialhaut, Synovialis, Membrana synovialis**

◇ **synovioma** *noun* tumour in a synovial membrane **Synovialom**

◇ **synovitis** *noun* inflammation of the synovial membrane **Synovitis, Synovialitis**

◇ **synovium** = SYNOVIAL MEMBRANE *see illustration* JOINTS

> QUOTE 70% of rheumatoid arthritis sufferers develop the condition in the metacarpophalangeal joints. The synovium produces an excess of synovial fluid which is abnormal and becomes thickened
>
> Nursing Times

synthesize *verb* to make a chemical compound from its separate components **synthetisieren;** *essential amino acids cannot be synthesized; the body cannot synthesize essential fatty acids and has to absorb them from food*

◇ **synthetic** *adjective* made by man *or* made artificially **synthetisch, künstlich**

◇ **synthetically** *adverb* made artificially **synthetisch, künstlich;** *synthetically produced hormones are used in hormone therapy*

syphilide *noun* rash *or* open sore which is a symptom of the second stage of syphilis **Syphilid**

◇ **syphilis** *noun* sexually transmitted disease caused by a spirochaete *Treponema pallidum* **Syphilis, Lues (venerea); congenital syphilis** = syphilis which is passed on from a mother to her unborn child **angeborene Syphilis**

◇ **syphilitic** *noun & adjective* (person) suffering from syphilis **Syphilitiker/-in; syphilitisch**

> COMMENT: syphilis is a serious sexually transmitted disease, but it is curable with penicillin injections if the treatment is started early. Syphilis has three stages: in the first (or primary) stage, a hard sore (chancre) appears on the genitals or sometimes on the mouth; in the second (or secondary) stage about two or three months later, a rash appears, with sores round the mouth and genitals. It is at this stage that the disease is particularly infectious. After this stage, symptoms disappear for a long time, sometimes many years. The disease reappears in the third (or tertiary) stage in many different forms: blindness, brain disorders, ruptured aorta, or general paralysis leading to insanity and death. The tests for syphilis are the Wassermann test and the less reliable Kahn test

syring- *or* **syringo-** *prefix* referring to tubes, especially the central canal of the spinal cord **Syring(o)-**

◇ **syringe** *noun* surgical instrument made of a tube with a plunger which slides down inside it, forcing the contents out through a needle (as in an injection) or slides up the tube, allowing a liquid to be sucked into it **Spritze**

◇ **syringobulbia** *noun* syringomyelia in the brain stem **Syringobulbie**

◇ **syringocystadenoma** *or* **syringoma** *noun* benign tumour in sweat glands and ducts **Syringozystadenom, Syringom**

◇ **syringomyelia** *noun* disease which forms cavities in the neck section of the spinal cord, affecting the nerves so that the patient loses his sense of touch and pain **Syringomyelie**

◇ **syringomyelocele** *noun* severe form of spina bifida where the spinal cord pushes through a hole in the spine **Syringomyelozele**

◇ **syrinx** = EUSTACHIAN TUBE

system *noun*

(a) the body as a whole **System, Gesamtorganismus;** *amputation of a limb gives a serious shock to the system*

(b) arrangement of certain parts of the body so that they work together **System; the alimentary system** = system of organs and tracts which digest and break down food (including the alimentary canal, the salivary glands, the liver, etc.) **der Verdauungstrakt; the cardiovascular system** = system of organs and blood vessels where the blood circulates round the body (including the heart, arteries and veins) **das Herz-Kreislauf-System; central nervous system** = the brain and spinal cord which link together all the nerves **Zentralnervensystem (ZNS); respiratory system** = series of organs and passages which take air into the lungs and exchange oxygen for carbon dioxide **Atemtrakt; urinary system** = system of organs and ducts which separate waste liquids from blood and excrete them as urine (including the kidneys, bladder, ureters and urethra) **Harntrakt, Harnapparat;** *see also* AUTONOMIC, PARASYMPATHETIC, PERIPHERAL, SYMPATHETIC

◇ **Système International** *see* SI

◇ **systemic** *adjective* referring to the whole body **systemisch;** *septicaemia is a systemic infection* **systemic circulation** = circulation of blood around the whole body (except the lungs), starting with the aorta and returning through the venae cavae **Körperkreislauf, großer Kreislauf; systemic**

lupus erythematosus (SLE) = one of several collagen diseases, forms of lupus, where red patches form on the skin and spread throughout the body **systemischer Lupus erythematodes (SLE)**

systole *noun* phase in the beating of the heart when it contracts as it pumps blood out **Systole**; **the heart is in systole** = the heart is contracting and pumping **das Herz ist in der Systole**; (NOTE: often used without **the: 'at systole the heart pumps blood into the arteries')**

◇ **systolic** *adjective* referring to the systole **systolisch**; **systolic pressure** = blood pressure taken at the systole **systolischer Blutdruck**; *compare* DIASTOLE, DIASTOLIC

COMMENT: systolic pressure is always higher than diastolic

Tt

T-cell *or* **T-lymphocyte** *noun* lymphocyte produced by the thymus gland **T-Zelle, T-Lymphozyt**

Ta *chemical symbol for* tantalum **Ta, Tantal**

TAB vaccine *noun* vaccine which immunizes against typhoid fever and paratyphoid A and B **TAB-Impfstoff;** *he was given a TAB injection; TAB injections give only temporary immunity against paratyphoid*

tabes *noun* wasting away **Tabes, Schwindsucht, Auszehrung**; **tabes dorsalis** *or* **locomotor ataxia** = disease of the nervous system, caused by advanced syphilis, where the patient loses his sense of feeling, the control of his bladder, the ability to coordinate movements of the legs, and suffers severe pains **Tabes dorsalis, Rückenmarksschwindsucht**; **tabes mesenterica** = wasting of glands in the abdomen **Tabes mesenterica, Tabes mesaraica, Bauchschwindsucht**

◇ **tabetic** *adjective* which is wasting away *or* affected by tabes dorsalis **tabisch**

table *noun* piece of furniture with a flat top and legs, used to eat at *or* to work at **Tisch**; **operating table** = special flat table on which a patient lies while undergoing an operation **Operationstisch**

tablet *noun* small flat round piece of dry drug which a patient swallows **Tablette;** *a bottle of aspirin tablets; the soluble tablets dissolve in water; take two tablets three times a day*

taboparesis *noun* final stage of syphilis where the patient has locomotor ataxia and general paralysis of the insane **Taboparalyse**

tachy- *prefix* meaning fast **Tachy-**

◇ **tachycardia** *noun* rapid beating of the heart **Tachykardie**; **paroxysmal tachycardia** = sudden attack of rapid heartbeats **paroxysmale Tachykardie**; **sinus tachycardia** *or* **simple tachycardia** = rapid heartbeats caused by stimulation of the sinoatrial node **Sinustachykardie**

◇ **tachyphrasia** *noun* rapid speaking, as in some mentally disturbed patients **Tachyphrasie**

◇ **tachyphyl(l)axis** *noun* rapid decrease of the effect of a drug **Tachyphylaxie**

◇ **tachypnoea** *noun* very fast breathing **Tachypnoe**

tactile *adjective* which can be sensed by touch **taktil, Tast-**; **tactile anaesthesia** = loss of sensation of touch **taktile Anästhesie, Berührungsunempfindlichkeit**

taenia *noun*
(a) long ribbon-like part of the body **Tänie, Taenia**; **taenia coli** = outer band of muscle running along the large intestine **Taenia coli**
(b) Taenia = genus of tapeworm **Taenia;** (NOTE: plural is **taeniae, Taeniae)**

◇ **taeniacide** *adjective* substance which kills tapeworms **Taenicidum, Bandwurmmittel**

◇ **taeniafuge** *noun* substance which makes tapeworms leave the body **Taenifugum, Bandwurmmittel**

◇ **taeniasis** *noun* infestation of the intestines with tapeworms **Taeniasis, Bandwurmbefall**

COMMENT: the various species of Taenia which affect humans are taken into the body from eating meat which has not been properly cooked. The most obvious symptom of tapeworm infestation is a sharply increased appetite, together with a loss of weight. The most serious infestation is with *Taenia solium*, found in pork, where the larvae develop in the body and can form hydatid cysts

take
1 *noun* **on (the) take** = on duty (admitting patients to hospital) **im Dienst**
2 *verb*
(a) to swallow *or* to drink (a medicine) **nehmen, einnehmen;** *she has to take her tablets three times a day; the medicine should be taken in a glass of water*
(b) to do certain actions **nehmen;** *the dentist took an X-ray of his teeth; the patient has been allowed to take a bath*
(c) *(of graft)* to be accepted by the body **annehmen;** *the skin graft hasn't taken; the kidney transplant took easily* (NOTE: **takes - taking - took - has taken)**

◇ **take after** *verb* to be like (a parent) **jdm nachschlagen;** *he takes after his father*

◇ **take care of** *verb* to look after *or* to attend to (a patient) **versorgen, sich kümmern um;** *the nurses will take care of the accident victims*

◇ **take off** *verb* to remove (especially clothes) **ausziehen, ablegen;** *the doctor asked him to take his shirt off or to take off his shirt*

talc *noun* soft white powder used to dust on irritated skin **Talcum, Talkum**

◇ **talcum powder** *noun* scented talc **Talkumpulver**

talipes *or* **club foot** *noun* congenitally deformed foot **Talipes, Klumpfuß**

> COMMENT: the most usual form (talipes equinovarus) is where the person walks on the toes because the foot is permanently bent forward; in other forms, the foot either turns towards the inside (talipes varus) *or* towards the outside (talipes valgus) *or* upwards (talipes calcaneus) at the ankle, so that the patient cannot walk on the sole of the foot

tall *adjective* high, usually higher than other people **groß;** *he's the tallest in the family - he's taller than all his brothers; how tall is he? he's 5 foot 7 inches (5'7") tall or 1.25 metres tall* **tall - taller - tallest**

talo- *prefix* referring to the ankle bone **Talo-**

◇ **talus** *noun* ankle bone *or* top bone in the tarsus which articulates with the tibia and fibula in the leg, and with the calcaneus in the heel **Talus, Sprungbein** *see illustration* FOOT

tampon *noun* (i) wad of absorbent material put into a wound to soak up blood during an operation; (ii) type of sanitary towel *or* wad of absorbent material which is inserted into the vagina to absorb menstrual flow **(i) & (ii) Tampon**

◇ **tamponade** *noun* (i) putting a tampon into a wound; (ii) abnormal pressure on part of the body **(i) & (ii) Tamponade; cardiac tamponade** = pressure on the heart when the pericardial cavity fills with blood **Herz(beutel) tamponade**

tan *verb (of skin)* to become brown (in sunlight) **bräunen, braun werden;** *he tans easily; she is using a tanning lotion*

◇ **tannin** *or* **tannic acid** *noun* substance found in the bark of trees and in tea and other liquids, which stains brown **Tannin, Gerbsäure**

tantalum *noun* rare metal, used to repair damaged bones **Tantal (Ta); tantalum mesh** = type of net made of tantalum wire, used to repair cranial defects **Tantalnetz**
(NOTE: chemical symbol is **Ta)**

tantrum *noun* violent attack of bad behaviour, usually in a child, where the child breaks things *or* lies on the floor and screams **Wutanfall**

tap
1 *noun* pipe with a handle which can be turned to make a liquid *or* gas come out of a container **Hahn**
2 *verb*
(a) to remove *or* drain liquid from part of the body **punktieren, drainieren;** *See also* SPINAL
(b) to hit lightly **perkutieren, beklopfen;** *the doctor tapped his chest with his finger*

◇ **tapping** *or* **paracentesis** *noun* removing liquid from part of the body using a hollow needle **Punktion, Parazentese**

tape *noun* long thin flat piece of material **Band; tape measure** *or* **measuring tape** = tape with marks on it showing centimetres or inches **Maßband, Bandmaß**

◇ **tapeworm** *noun* parasitic worm with a small head and long body like a ribbon **Bandwurm**

> COMMENT: tapeworms enter the intestine when a person eats raw meat or fish. The worms attach themselves with hooks to the side of the intestine and grow longer by adding sections to their bodies. Tapeworm larvae do not develop in humans, with the exception of the pork tapeworm, Taenia solium

tapotement *noun* type of massage where the therapist taps the patient with his hands **Klopfmassage**

target *noun* place which is to be hit by something **Ziel; target cell** *or* **target organ** = (i) cell *or* organ which is affected by a drug *or* by a hormone *or* by a disease; (ii) large red blood cell which shows a red spot in the middle when stained (i) **Zielzelle, Zielorgan; (ii) Schießscheibenerythrozyt, Kokardenzelle, Target-Zelle**

> QUOTE the target cells for adult myeloid leukaemia are located in the bone marrow
> British Medical Journal

tars(o)- *prefix* referring to (i) the ankle bones; (ii) the edge of an eyelid **(i) & (ii) Tars(o)-**

◊ **tarsal**

1 *adjective* referring to the tarsus **tarsal; tarsal bones** = seven small bones in the ankle, including the talus (ankle bone) and calcaneus (heel bone) **Ossa tarsi, Fußwurzelknochen; tarsal gland** = MEIBOMIAN GLAND

2 *noun* **the tarsals** = seven small bones which form the ankle **Fußwurzel(knochen)**

◊ **tarsalgia** *noun* pain in the ankle **Tarsalgie**

◊ **tarsectomy** *noun* surgical operation to remove (i) one of the tarsal bones in the ankle; (ii) the tarsus of the eyelid **(i) & (ii) Tarsektomie**

◊ **tarsitis** *noun* inflammation of the edge of the eyelid **Tarsitis**

◊ **tarsorrhaphy** *noun* operation to join the two eyelids together to protect the eye after an operation **Tarsorrhaphie**

◊ **tarsus** *noun*

(a) the seven small bones of the ankle **Tarsus, Fußwurzel**

(b) connective tissue which supports an eyelid **Tarsus (palpebrae), Lidknorpel** *see illustration* FOOT; (NOTE: plural is **tarsi**)

> COMMENT: the seven bones of the tarsus are: calcaneus, cuboid, the three cuneiforms, navicular and talus

tartar *noun* hard deposit of calcium which forms on teeth, and has to be removed by scaling **Zahnstein, Zahnbelag**

tartrazine *noun* yellow substance (E102) added to food to give it an attractive colour (although widely used, tartrazine provokes reactions in hypersensitive people and is banned in some countries) **Tartrazin, Hydrazingelb**

taste

1 *noun* one of the five senses, where food *or* substances in the mouth are noticed through the tongue **Geschmacksinn; Geschmack;** *he doesn't like the taste of onions; he has a cold, so food seems to have lost all taste or seems to have no taste* **taste bud** = tiny sensory receptor in the vallate and fungiform papillae of the tongue, and in part of the back of the mouth **Geschmacksknospe**

2 *verb* (i) to notice the taste of something with the tongue; (ii) to have a taste **(i) & (ii) schmecken;** *you can taste the salt in this butter; this cake tastes of chocolate; he has a cold so he can't taste anything*

> COMMENT: the taste buds can tell the difference between salt, sour, bitter and sweet tastes. The buds on the tip of the tongue identify salt and sweet tastes, those on the sides of the tongue identify sour, and those at the back of the mouth the bitter tastes. Note that most of what we think of as taste is in fact smell, and this is why when someone has a cold and a blocked nose, food seems to lose its taste. The impulses from the taste buds are received by the taste cortex in the temporal lobe of the cerebral hemisphere

taurine *noun* amino acid which forms bile salts **Taurin**

taxis *noun* pushing *or* massaging dislocated bones or hernias to make them return to their normal position **Taxis**

◊ **-taxis** *suffix* meaning manipulation **-taxis**

Tay-Sachs disease *or* **amaurotic familial idiocy** *noun* inherited form of mental abnormality, where the legs are paralysed and the child becomes blind and mentally retarded **Tay-Sachs-Syndrom, infantile amaurotische Idiotie**

TB *abbreviation for* TUBERCULOSIS *he is suffering from TB; she has been admitted to a TB sanatorium*

T bandage *noun* bandage shaped like the letter T, used for bandaging the area between the legs **T-Verband**

TBI = TOTAL BODY IRRADIATION

t.d.s. *or* **TDS** *abbreviation for the Latin phrase* 'ter in diem sumendus': three times a day (written on prescriptions) **t.d.s., dreimal täglich**

tea *noun* (i) dried leaves of a plant used to make a hot drink; (ii) hot drink made by pouring hot water onto the dried leaves of a plant **(i) & (ii) Tee; herb tea** = hot drink made from the leaves of a herb **Kräutertee;** *she drank a cup of peppermint tea*

teach *verb* (i) to give lessons; (ii) to show someone how to do something **(i) unterrichten, lehren; (ii) jdm etwas beibringen, jdm etwas zeigen;** *Professor Smith teaches neurosurgery; she was taught first aid by her mother* **teaching hospital** = hospital which is part of a medical school, where student doctors work and study as part of their training **Lehrkrankenhaus**

(NOTE: **teaches - teaching - taught - has taught)**

team *noun* group of people who work together **Team, Gruppe;** *the heart-lung transplant was carried out by a team of surgeons*

tear
1 *noun*
(a) salty excretion which forms in the lacrimal gland when a person cries **Träne;** *tears ran down her face* **she burst into tears** = she suddenly started to cry **sie brach in Tränen aus**; **tear gland** *or* **lacrimal gland** = gland which secretes tears **Glandula lacrimalis, Tränendrüse;** (NOTE: for other terms referring to tears, see words beginning with **dacryo-, lacrim-, lacrym-)**
(b) a hole *or* a split in a tissue often due to over-stretching **Riss;** *an episiotomy was needed to avoid a tear in the perineal tissue*
2 *verb* to make a hole *or* a split in a tissue by pulling or stretching too much **reißen, zerreißen;** *he tore a ligament in his ankle; they carried out an operation to repair a torn ligament*
(NOTE: **tears - tearing - tore - has torn)**

teat *noun* rubber nipple on the end of a baby's feeding bottle **Sauger**

technique *noun* way of doing scientific *or* medical work **Technik, Methode, Verfahren;** *a new technique for treating osteoarthritis; she is trying out a new laboratory technique*
◇ **technician** *noun* qualified person who does practical work in a laboratory *or* scientific institution **Techniker/-in, technische (r) Assistent/-in;** *he is a laboratory technician in a laboratory attached to a teaching hospital* **dental technician** = qualified person who makes false teeth, plates, etc. **Zahntechniker/-in**

QUOTE few parts of the body are inaccessible to modern catheter techniques, which are all performed under local anaesthesia
British Medical Journal

QUOTE the technique used to treat aortic stenosis is similar to that for any cardiac catheterization
Journal of the American Medical Association

QUOTE cardiac resuscitation techniques used by over half the nurses in a recent study were described as 'completely ineffective'
Nursing Times

tectorial membrane *noun* membrane in the inner ear which contains the hair cells which transmit impulses to the auditory nerve **Membrana tectoria (ductus cochlearis), Deckmembran**

tectospinal tract *noun* tract which takes nerve impulses from the mesencephalon to the spinal cord **Tractus tectospinalis**

teeth *see* TOOTH
◇ **teething** *noun* period when a baby's milk teeth are starting to erupt, and the baby is irritable **Zahnen;** *he is awake at night because he is teething; she has teething trouble and won't eat*

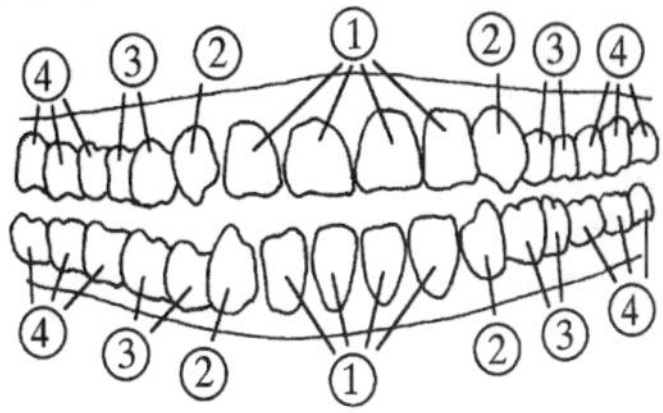

TEETH	ZÄHNE
1. incisors	1. Schneidezähne
2. canines	2. Eckzähne
3. premolars	3. Prämolaren
4. molars	4. Molaren

tegmen *noun* covering for an organ **Tegmen, Decke, Dach;** (NOTE: plural is **tegmina)**

tel- *or* **tele-** *prefix* meaning done at a distance **Tel-, Tele-**

telangiectasis *noun* small dark red spots on the skin, formed by swollen capillaries **Teleangiektasie**

teleceptor *noun* sensory receptor which receives sensations from a distance **Telerezeptor**

telencephalon *noun* cerebrum *or* main part of the brain **Telenzephalon, Endhirn**

COMMENT: the telencephalon is the largest part of the brain, formed of two cerebral hemispheres. It controls the main mental processes, including the memory

teleradiography *noun* radiography where the source of the X-rays is at a distance from the patient **Röntgenfernaufnahme (technik)**
◇ **teleradiotherapy** *noun* radiotherapy, where the patient is some way away from the source of radiation **Teleradiotherapie**

telo- *prefix* meaning end **Telo-**

◇ **telophase** *noun* final stage of mitosis, the stage in cell division after anaphase **Telophase**

temper *noun* (usually bad) state of mind **Wesen, Naturell; Wut, Zorn; he's in a (bad) temper** = he is annoyed **er ist schlecht aufgelegt, er ist schlecht gelaunt; he lost his temper** = he became very angry **er hat die Beherrschung verloren; temper tantrum** = violent attack of bad behaviour, usually in a child, where the child breaks things *or* lies on the floor and screams **Wutanfall**

temperature *noun*
(a) heat of the body measured in degrees **Temperatur;** *the doctor asked the nurse what the patient's temperature was; his temperature was slightly above normal; the thermometer showed a temperature of 99°F* **to take a patient's temperature** = to insert a thermometer in a patient's body to see what his body temperature is **die Temperatur eines Patienten messen;** *they took his temperature every four hours; when her temperature was taken this morning, it was normal* **central temperature** = temperature of the brain, thorax and abdomen, which is constant **Kerntemperatur; environmental temperature** = temperature of the air outside the body **Umgebungstemperatur**
(b) illness when your body is hotter than normal **Fieber, Temperatur;** *he's in bed with a temperature; her mother says she's got a temperature, and can't come to work*

> COMMENT: the normal average body temperature is about 37° Celsius or 98° Fahrenheit. This temperature may vary during the day, and can rise if a person has taken a hot bath or had a hot drink. If the environmental temperature is high, the body has to sweat to reduce the heat gained from the air around it. If the outside temperature is low, the body shivers, because rapid movement of the muscles generates heat. A fever will cause the body temperature to rise sharply, to 40°C (103°F) or more. Hypothermia exists when the body temperature falls below about 35°C (95°F)

temple *noun* flat part of the side of the head between the top of the ear and the eye **Tempus, Schläfe**

◇ **temporal** *adjective* referring to the temple **temporal; temporal arteritis** = inflammation of the arteries in the temple **Arteriitis temporalis/cranialis, Horton-Riesenzellarteriitis; temporal fossa** = depression at the side of the temporal bone, above the zygomatic arch **Fossa temporalis, Schläfengrube; temporal lobe** = lobe above the ear in each cerebral hemisphere **Temporallappen, Schläfenlappen; temporal lobe epilepsy** = epilepsy due to a disorder of the temporal lobe and causing impaired memory, hallucinations and automatism **Temporallappenepilepsie**

◇ **temporal bone** *noun* one the bones which form the sides and base of the cranium **Os temporale, Schläfenbein** *see illustration* SKULL, EAR

> COMMENT: the temporal bone is in two parts: the petrous part forms the base of the skull and the inner and middle ears, while the squamous part forms the side of the skull. The lower back part of the temporal bone is the mastoid process, while the part between the ear and the cheek is the zygomatic arch

◇ **temporalis (muscle)** *noun* flat muscle running down the side of the head from the temporal bone to the coronoid process, which makes the jaw move up and down **Musculus temporalis, Schläfenmuskel**

temporary *adjective* which is not permanent *or* which is not final **temporär, vorübergehend, provisorisch;** *the dentist gave him a temporary filling; the accident team put a temporary bandage on the wound*

temporo- *prefix* referring to (i) the temple; (ii) the temporal lobe **(i) & (ii) Temporo-**

◇ **temporomandibular joint** *noun* joint between the jaw and the skull, in front of the ear **Temporomandibulargelenk**

tenaculum *noun* surgical instrument shaped like a hook, used to pick up small pieces of tissue during an operation **Häkchen**

tend *verb* **to tend to do something** = to do something generally *or* as a normal process **dazu neigen, etwas zu tun; gewöhnlich etwas tun;** *the prostate tends to enlarge as a man grows older*

◇ **tendency** *noun* being likely to do something **Tendenz, Neigung; to have a tendency to something** = to be likely to have something **neigen/tendieren zu etwas, gewöhnlich etwas sein/tun;** *there is a tendency to obesity in her family; the children of the area show a tendency to vitamin-deficiency diseases*

> QUOTE premature babies have been shown to have a higher tendency to develop a squint during childhood
> Nursing Times

tender *adjective* (skin *or* flesh) which is painful when touched **empfindlich, berührungsschmerzhaft, druckschmerzhaft;** *the bruise is still tender; her shoulders are* *still tender where she got sunburnt; a tender spot on the abdomen indicates that an organ is inflamed*

◇ **tenderness** *noun* feeling painful when touched **Empfindlichkeit, Berührungsschmerzhaftigkeit, Druckschmerzhaftigkeit;** *tenderness when pressure is applied is a sign of inflammation*

tendineae *noun* **chordae tendineae** = tiny fibrous ligaments in the heart which attach the edges of some of the valves to the walls of the ventricles **Chordae tendinae, Sehnenfäden**

◇ **tendinitis** *noun* inflammation of a tendon, especially after playing sport, and often associated with tenosynovitis **Tendinitis, Sehnenentzündung**

◇ **tendinous** *adjective* referring to a tendon **tendinös**

◇ **tendo calcaneus** *or* **Achilles tendon** *noun* tendon at the back of the ankle which connects the calf muscles to the heel and pulls the heel upwards when the calf muscles are tense **Tendo calcaneus (Achillis), Achillessehne**

◇ **tendon** *noun* strip of connective tissue which attaches a muscle to a bone **Tenon, Tendo, Sehne**; **tendon sheath** = tube of membrane which covers and protects a membrane **Sehnenscheide**

◇ **tendovaginitis** *noun* inflammation of a tendon sheath, especially in the thumb **Tendovaginitis, Sehnenscheidenentzündung** (NOTE: for other terms referring to a tendon, see also words beginning with **teno-**)

tenens *see* LOCUM

tenesmus *noun* condition where the patient feels he needs to pass faeces, but is unable to do so and experiences pain **Tenesmus**

tennis elbow *noun* inflammation of the tendons of the extensor muscles in the hand which are attached to the bone near the elbow **Tennisellenbogen**

teno- *prefix* referring to a tendon **Teno-**

◇ **tenonitis** *noun* inflammation of a tendon **Tendinitis**

Tenon's capsule *noun* tissue which lines the orbit of the eye **Tenon-Kapsel, Vagina bulbi**

tenoplasty *noun* surgical operation to repair a torn tendon **Sehnenplastik**

◇ **tenorrhaphy** *noun* surgical operation to stitch pieces of a torn tendon together **Tenorrhaphie, Sehnennaht**

◇ **tenosynovitis** *or* **peritendinitis** *noun* painful inflammation of the tendon sheath and the tendon inside **Ten(d)osynovitis, Peritendinitis**

◇ **tenotomy** *noun* surgical operation to cut through a tendon **Tenotomie**

◇ **tenovaginitis** *noun* inflammation of the tendon sheath, especially in the thumb **Tendovaginitis**

tense *adjective*
(a) *(of a muscle)* contracted **gespannt**
(b) nervous and worried **angespannt, nervös;** *the patient was very tense while he waited for the report from the laboratory*

◇ **tension** *noun* nervous stress **Spannung, Anspannung**; **tension headache** = headache all over the head, caused by worry and stress **Spannungskopfschmerz**

◇ **tensor** *noun* muscle which makes a joint stretch out **Tensor, Musculus tensor, Spanner**; *compare* EXTENSOR, FLEXOR

tent *noun* small shelter put over and round a patient's bed so that gas *or* vapour can be passed inside **Zelt**; **oxygen tent** = type of cover put over a patient's bed so that he can inhale oxygen **Sauerstoffzelt**

tentorium cerebelli *noun* part of the dura mater which separates the cerebellum from the cerebral hemispheres **Tentorium cerebelli, Kleinhirnzelt**

terat- *or* **terato-** *prefix* meaning congenitally abnormal **Terat-, Terato-**

◇ **teratogen** *noun* substance (such as the German measles virus) which causes an abnormality to develop in an embryo **Teratogen**

◇ **teratogenesis** *noun* development of abnormalities in an embryo and fetus **Teratogenese**

◇ **teratology** *noun* study of abnormal development of embryos and fetuses **Teratologie**

◇ **teratoma** *noun* tumour which is formed of abnormal tissue, usually developing in an ovary or testis **Teratom**

teres *noun* one of two shoulder muscles running from the shoulder blade to the top of the humerus **Musculus teres, Rundmuskel**

> COMMENT: the larger of the two muscles, the teres major, makes the arm turn towards the inside, and the smaller, the teres minor, makes it turn towards the outside

term *noun*
(a) length of time, especially the period from conception to childbirth **Zeitraum, Dauer; normale Schwangerschaftsdauer; she was coming near the end of her term** = she was near the time when she would give birth **sie näherte sich dem Geburtstermin, der Geburtstermin rückte näher**
(b) part of a college *or* school year **Trimester;** *the anatomy exams are at the beginning of the third term*

terminal
1 *adjective* (i) referring to the last stage of a fatal illness; (ii) referring to the end *or* being at the end of something **(i) & (ii) terminal;** *the disease is in its terminal stages; he is suffering from terminal cancer* **terminal branch** = end part of a neurone which is linked to a muscle **Endaufzweigung** *see illustration* NEURONE; **terminal illness** = illness from which the patient will soon die **terminale Krankheit**
2 *noun* ending *or* part at the end of an electrode *or* nerve **Endigung, Endstück**
◇ **terminale** *see* FILUM
◇ **terminally ill** *adjective* very ill and about to die **todkrank, sterbenskrank;** *she was admitted to a hospice for terminally ill patients or for the terminally ill*
◇ **termination** *noun* ending **Beendigung; termination of pregnancy** = abortion **Schwangerschaftsabbruch**

tertian fever *noun* type of malaria where the fever returns every two days **Tertiana, Malaria tertiana**; *see also* QUARTAN

tertiary *adjective* third *or* coming after secondary and primary **tertiär; tertiary bronchi** = air passages supplying a segment of a lung **Segmentbronchien**; *see also* SYPHILIS

test
1 *noun* short examination to see if a sample is healthy *or* if part of the body is working well **Test, Untersuchung;** *he had an eye test this morning; laboratory tests showed that she was a meningitis carrier; tests are being carried out on swabs taken from the operating theatre* **blood test** = test of a blood sample to find the chemical composition of a patient's blood **Bluttest, Blutuntersuchung;** *the patient will have to have a blood test* **the urine test was positive** = the examination of the urine sample showed the presence of an infection **der Urintest war positiv**
2 *verb* to examine a sample of tissue to see if it is healthy *or* an organ to see if it is is working well **testen, untersuchen, prüfen;** *they sent the urine sample away for testing; I must have my eyes tested*
◇ **test meal** *noun* test to test the secretion of gastric juices **Probemahlzeit**
◇ **test tube** *noun* small glass tube with a rounded bottom, used in laboratories to hold samples of liquids **Reagenzglas; test-tube baby** = baby which develops after the mother's ova have been removed from the ovaries, fertilized with a man's spermatozoa in a laboratory, and returned to the mother's womb to continue developing normally **Retortenbaby**

COMMENT: this process of in vitro fertilization is carried out in cases where the mother is unable to conceive, though both she and the father are normally fertile

testicle *or* **testis** *noun* one of two male sex glands in the scrotum **Testikel, Testis, Hoden;** (NOTE: the plural of **testis** is **testes)**
◇ **testicular** *adjective* referring to the testes **testikulär;** *testicular cancer comprises only 1% of all malignant neoplasms in the male* **testicular hormone** = testosterone **Hodenhormon;** (NOTE: for other terms referring to the testes, see words beginning with **orchi-)** *see illustration* UROGENITAL SYSTEM (male)

COMMENT: the testes produce both spermatozoa and the sex hormone, testosterone. Spermatozoa are formed in the testes, and passed into the epididymis to be stored. From the epididymis they pass along the vas deferens through the prostate gland which secretes the seminal fluid, and are ejaculated through the penis

testosterone *noun* male sex hormone, secreted by the Leydig cells in the testes, which causes physical changes (such as the development of body hair and deep voice) to take place in males as they become sexually mature **Testosteron**

tetanic *adjective* referring to tetanus **tetanisch**
◇ **tetanus** *noun*
(a) continuous contraction of a muscle, under repeated stimuli from a motor nerve **Tetanus**
(b) lockjaw *or* infection caused by *Clostridium tetani* in the soil, which affects the spinal cord and causes spasms in the muscles which occur first in the jaw **Tetanus, Wundstarrkrampf**

COMMENT: people who are liable to infection with tetanus, such as farm workers, should be immunized against it, though booster injections are needed from time to time

tetany *noun* spasms of the muscles in the feet and hands, caused by a reduction in the level of calcium in the blood *or* by lack of carbon dioxide **Tetanie**; *see* PARATHYROID HORMONE

tetracycline *noun* antibiotic used to treat a wide range of bacterial diseases **Tetrazyklin**

tetradactyly *noun* congenital deformity where a child has only four fingers or toes **Tetradaktylie**

tetralogy of Fallot *or* **Fallot's tetralogy** *noun* disorder of the heart which makes a child's skin blue **Fallot-Tetralogie**; *see also* WATERSTON'S OPERATION

> COMMENT: the condition is formed of four disorders occurring together: the artery leading to the lungs is narrow, the right ventricle is enlarged, there is a defect in the membrane between the ventricles, and the aorta is not correctly placed

tetraplegia = QUADRIPLEGIA

textbook *noun* book which is used by students **Lehrbuch;** *a haematology textbook or a textbook on haematology* **textbook case** = case which shows symptoms which are exactly like those described in a textbook **Fall wie aus dem Lehrbuch, Paradebeispiel**

thalam- *or* **thalamo-** *prefix* referring to the thalamus **Thalam-, Thalamo-**

◇ **thalamencephalon** *noun* group of structures in the brain linked to the brain stem, formed of the epithalamus, hypothalamus, and thalamus **Thalamenzephalon**

◇ **thalamic syndrome** *noun* condition where a patient is extremely sensitive to pain, caused by a disorder of the thalamus **Thalamussyndrom**

◇ **thalamocortical tract** *noun* tract containing nerve fibres, running from the thalamus to the sensory cortex **Tractus thalamocorticalis, Fasciculus thalamocorticalis**

◇ **thalamotomy** *noun* surgical operation to make an incision into the thalamus to treat intractable pain **Thalamotomie**

◇ **thalamus** *noun* one of two masses of grey matter situated beneath the cerebrum where impulses from the sensory neurones are transmitted to the cerebral cortex **Thalamus** *see illustration* BRAIN
(NOTE: plural is **thalami)**

thalassaemia *or* **Cooley's anaemia** *noun* hereditary type of anaemia, found in Mediterranean countries, due to a defect in the production of haemoglobin **Thalassämie, Cooley-Anämie**

thaw *verb* to bring something which is frozen back to normal temperature **auftauen**

theatre *noun* **operating theatre** *or (US)* **operating room** = special room in a hospital where surgeons carry out operations **Operationssaal**; **theatre gown** = gown worn by a patient *or* by a surgeon *or* nurse in an operating theatre **Operationskittel**; **theatre nurse** = nurse who is specially trained to assist in operations **Operationsschwester**

theca *noun* tissue shaped like a sheath **Theka, Hülle, Kapsel**

thenar *adjective* (referring to) the palm of the hand **thenar**; **thenar eminence** = the ball of the thumb *or* lump of flesh in the palm of the hand below the thumb **Thenar, Daumenballen**; *compare* HYPOTHENAR

theory *noun* argument which explains a scientific fact **Theorie**

therapeutic *adjective* (treatment *or* drug) which is given in order to cure a disorder *or* disease **therapeutisch**; **therapeutic abortion** = abortion carried out because the health of the mother is in danger **therapeutischer Abort, indizierter Abort**

◇ **therapeutics** *noun* study of various types of treatment and their effect on patients **Therapeutik**

◇ **therapist** *noun* person specially trained to give therapy **Therapeut/-in;** *an occupational therapist*

◇ **therapy** *noun* treatment of a patient to help cure a disease *or* disorder **Therapie, Behandlung**; **aversion therapy** = treatment where the patient is cured of a type of behaviour by making him develop a great dislike for it **Aversionstherapie**; **behaviour therapy** = psychiatric treatment where the patient learns to improve his condition **Verhaltenstherapie**; **group therapy** = type of treatment where a group of people with the same disorder meet together with a therapist to discuss their condition and try to help each other **Gruppentherapie**; **heat therapy** *or* **thermotherapy** = using heat (from infrared lamps *or* hot water) to treat certain conditions such as arthritis and bad circulation **Wärmetherapie, Wärmebehandlung**; **light therapy** = treatment of a disorder by exposing the patient to light (sunlight, UV light, etc) **Lichttherapie**; **occupational therapy** = work *or* hobbies used as a means of treatment, especially for handicapped *or* mentally ill patients **Arbeitstherapie, Beschäftigungstherapie**; **psychotherapy** = treatment of mental and personality disorders

which does not involve drugs or surgery, but where a psychotherapist talks to the patient and encourages him to talk about his problems **Psychotherapie**; **radiotherapy** = treating a disease by exposing the affected part to radioactive rays **Strahlentherapie**; **shock therapy** = method of treating some mental disorders by giving the patient an electric shock to induce convulsions and loss of consciousness **Elektrokrampftherapie**; **speech therapy** = treatment to cure a speech disorder such as stammering **Sprachtherapie**
(NOTE: both therapy and therapist are used as suffixes: **psychotherapist, radiotherapy)**

thermal *adjective* referring to heat **thermal, thermisch**; **thermal anaesthesia** = loss of feeling of heat **Thermanästhesie**

◇ **thermo-** *prefix* referring to (i) heat; (ii) temperature **(i) & (ii) Thermo-**

◇ **thermoanaesthesia** *noun* condition where the patient cannot tell the difference between hot and cold **Thermanästhesie**

◇ **thermocautery** *noun* removing dead tissue by heat **Thermokaustik**

◇ **thermocoagulation** *noun* removing tissue and coagulating blood by heat **Thermokoagulation**

◇ **thermogram** *noun* infrared photograph of part of the body **Thermogramm**

◇ **thermography** *noun* technique of photographing part of the body using infrared rays, which record the heat given off by the skin, and show variations in the blood circulating beneath the skin, used especially in screening for breast cancer **Thermographie**

◇ **thermolysis** *noun* loss of body temperature (as by sweating) **Thermolyse**

◇ **thermometer** *noun* instrument for measuring temperature **Thermometer**; **clinical thermometer** = thermometer used in a hospital *or* by a doctor for taking a patient's body temperature **Fieberthermometer**; **oral thermometer** = thermometer which is put into the mouth to take a patient's temperature **Mundthermometer**; **rectal thermometer** = thermometer which is inserted into the patient's rectum to take the temperature **Rektalthermometer**

◇ **thermophilic** *adjective* (organism) which needs a high temperature to grow **thermophil**

◇ **thermoreceptor** *noun* sensory nerve which registers heat **Thermorezeptor**

◇ **thermotaxis** *noun* automatic regulation of the body's temperature **Thermotaxis**

◇ **thermotherapy** *noun* heat treatment *or* using heat (as in hot water *or* infrared lamps) to treat conditions such as arthritis and bad circulation **Wärmetherapie**

thiamine = VITAMIN B_1

thicken *verb* to become thicker **sich verdicken, dicker werden;** *the walls of the arteries thicken under deposits of fat*

Thiersch graft = SPLIT-SKIN GRAFT

thigh *noun* top part of the leg from the knee to the groin **Oberschenkel**

◇ **thighbone** *or* **femur** *noun* bone in the top part of the leg, which joins the acetabulum at the hip and the tibia at the knee **Oberschenkelknochen, Femur**
(NOTE: for other terms referring to the thigh, see words beginning with **femor-)**

thin *adjective*
(a) not fat **dünn;** *his arms are very thin; she's getting too thin - she should eat more; he became quite thin after his illness*
(b) not thick **dünn;** *they cut a thin slice of tissue for examination under the microscope*
(c) watery (blood) **dünn(flüssig)**

thirst *noun* feeling of wanting to drink **Durst;** *he had a fever and a violent thirst*

◇ **thirsty** *adjective* wanting to drink **durstig;** *if the patient is thirsty, give her a glass of water*
(NOTE: **thirsty - thirstier - thirstiest)**

Thomas's splint *noun* type of splint used on a fractured femur, with a ring at the top round the thigh, and a bar under the foot at the lower end **Thomas-Schiene**

thorac(o)- *prefix* referring to the chest **Thorak(o)-**

◇ **thoracectomy** *noun* surgical operation to remove one or more ribs **Rippenresektion**

◇ **thoracentesis** *noun* operation where a hollow needle is inserted into the pleura to drain fluid **Thorakozentese, Pleurapunktion**

◇ **thoracic** *adjective* referring to the chest *or* thorax **thorakal**; **thoracic cavity** = chest cavity, containing the diaphragm, heart and lungs **Brusthöhle**; **thoracic duct** = one of the main terminal ducts in the lymphatic system, running from the abdomen to the left side of the neck **Ductus thoracicus, Milchbrustgang**; **thoracic inlet** = small opening at the top of the thorax **obere Thoraxapertur**; **thoracic outlet** = large opening at the bottom of the thorax **untere Thoraxapertur**; **thoracic outlet**

syndrome *or* **scalenus syndrome** = pain in an arm, caused by the scalenus anterior muscle pressing the subclavian artery and the brachial plexus against the vertebrae **Thoracic-outlet-Syndrom, Skalenussyndrom; thoracic vertebrae** = the twelve vertebrae in the spine behind the chest, to which the ribs are attached **Vertebrae thoracicae/thoracales, Brustwirbel** *see illustration* VERTEBRAL COLUMN

◊ **thoracocentesis** *noun* operation where a hollow needle is inserted into the pleura to drain fluid **Thorakozentese, Pleurapunktion**

◊ **thoracoplasty** *noun* surgical operation to cut through the ribs to allow the lungs to collapse, formerly a treatment for pulmonary tuberculosis **Thorakoplastik**

◊ **thoracoscope** *noun* surgical instrument, like a tube with a light at the end, used to examine the inside of the chest **Thorakoskop**

◊ **thoracoscopy** *noun* examination of the inside the chest, using a thoracoscope **Thorakoskopie**

◊ **thoracotomy** *noun* surgical operation to make a hole in the wall of the chest **Thorakotomie**

◊ **thorax** *or* **chest** *noun* cavity in the top part of the body above the abdomen, containing the diaphragm, heart and lungs, all surrounded by the rib cage **Thorax, Brust (korb)**

thread *noun* thin piece of cotton, etc. **Faden;** *the surgeon used strong thread to make the suture*

◊ **threadworm** *or* **pinworm** *noun* thin parasitic worm, *Enterobius* which infests the large intestine and causes itching round the anus **Fadenwurm, Madenwurm**

threonine *noun* essential amino acid **Threonin**

threshold *noun* (i) point below which a drug has no effect; (ii) point at which a sensation is strong enough to be sensed by the sensory nerves **(i) & (ii) Schwelle;** *she has a low hearing threshold* **pain threshold** = point at which a person cannot bear pain without crying **Schmerzschwelle**

> QUOTE if intracranial pressure rises above the treatment threshold, it is imperative first to validate the reading and then to eliminate any factors exacerbating the rise in pressure
>
> British Journal of Hospital Medicine

thrill *noun* vibration which can be felt with the hands **Schwirren, Schnurren**

thrive *verb* to do well *or* to live and grow strongly **gedeihen; failure to thrive** = wasting disease of small children who have difficulty in absorbing nutrients *or* who are suffering from malnutrition **Gedeihstörung**

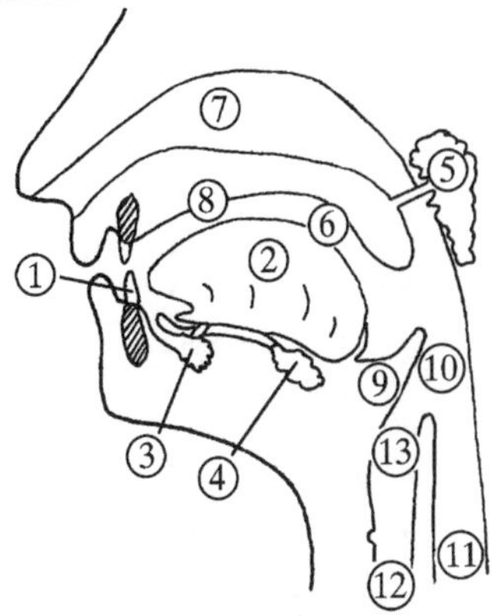

THROAT	HALS
1. tooth	1. Zahn
2. tongue	2. Zunge
3. sublingual salivary gland	3. Glandula sublingualis
4. submandibular salivary gland	4. Glandula submandibularis
5. parotid gland	5. Glandula parotis
6. oral cavity	6. Mundhöhle
7. nasal cavity	7. Nasenhöhle
8. palate	8. Palatum
9. epiglottis	9. Epiglottis
10. pharynx	10. Pharynx
11. oesophagus	11. Ösophagus
12. trachea	12. Trachea
13. larynx	13. Larynx

throat *noun* (i) top part of the tube which goes down from the mouth to the stomach; (ii) front part of the neck below the chin **(i) Hals, Kehle, Gurgel; (ii) Hals, Rachen;** *if it is cold, wrap a scarf round your throat; a piece of meat got stuck in his throat* **to clear the throat** = to give a little cough **sich räuspern; sore throat** = condition where the mucous membrane in the pharynx is inflamed (sometimes because the person has been talking too much, but usually because of an infection) **Halsentzündung, Halsschmerzen**

> COMMENT: the throat carries both food from the mouth and air from the nose and mouth. It divides into the oesophagus, which takes food to the stomach, and the trachea, which takes air into the lungs

throb *verb* to have a regular beat, like the heart **pulsieren, schlagen;** *his head was throbbing with pain*

◊ **throbbing** *adjective* (pain) which comes again and again like a heart beat **pulsierend;** *she has a throbbing pain in her finger; he has a throbbing headache*

thrombectomy *noun* surgical operation to remove a blood clot **Thrombektomie**

◊ **thrombin** *noun* substance which converts fibrinogen to fibrin and so coagulates blood **Thrombin**

◊ **thrombo-** *prefix* referring to (i) blood clot; (ii) thrombosis **(i) (ii) Thrombo-**

◊ **thromboangiitis obliterans** *or* **Buerger's disease** *noun* disease of the arteries, where the blood vessels in a limb (usually the leg) become narrow, causing gangrene **Thromboangiitis obliterans, Buerger-Krankheit**

◊ **thromboarteritis** *noun* inflammation of an artery caused by thrombosis **Thrombarteriitis**

◊ **thrombocyte** *or* **platelet** *noun* little blood cell which encourages the coagulation of blood **Thrombozyt, Blutplättchen**

◊ **thrombocythaemia** *noun* disease where the patient has an abnormally high number of platelets in his blood **Thrombozythämie**

◊ **thrombocytopenia** *noun* condition where the patient has an abnormally low number of platelets in his blood **Thrombo(zyto)penie**

◊ **thrombocytopenic** *adjective* referring to thrombocytopenia **thrombo(zyto)penisch**

◊ **thrombocytosis** *noun* increase in the number of platelets in a patient's blood **Thrombozytose**

◊ **thromboembolism** *noun* condition where a blood clot forms in one part of the body and moves through the blood vessels to block another part **Thromboembolie**

◊ **thromboendarterectomy** *noun* surgical operation to open an artery to remove a blood clot which is blocking it **Thrombendarteriektomie**

◊ **thromboendarteritis** *noun* inflammation of the inside of an artery, caused by thrombosis **Thrombendarteriitis**

◊ **thrombokinase** *or* **thromboplastin** *noun* substance which converts prothrombin into thrombin **Thrombokinase, Thromboplastin**

◊ **thrombolysis** *noun* breaking up of blood clots **Thrombolyse**

◊ **thrombolytic** *adjective* (substance) which will break up blood clots **thrombolytisch**

◊ **thrombophlebitis** *noun* blocking of a vein by a blood clot, sometimes causing inflammation **Thrombophlebitis**

◊ **thromboplastin** *or* **thrombokinase** *noun* substance which converts prothrombin into thrombin **Thromboplastin, Thrombokinase**

◊ **thrombopoiesis** *noun* process by which blood platelets are formed **Thrombo(zyto)poese**

◊ **thrombosis** *noun* blood clotting *or* blocking of an artery *or* vein by a mass of coagulated blood **Thrombose; cerebral thrombosis** *or* **stroke** = condition where a blood clot enters and blocks a brain artery **zerebrale Thrombose, Hirninfarkt; coronary thrombosis** = blood clot which blocks one of the coronary arteries, leading to a heart attack **Koronarthrombose; deep vein thrombosis** = blood clot in the deep veins of the leg or pelvis **tiefe Venenthrombose**

◊ **thrombus** *noun* blood clot *or* mass of coagulated blood in an artery *or* vein **Thrombus**
(NOTE: plural is **thrombi)**

throw up *verb* to be sick *or* to vomit **erbrechen;** *she threw up all over the bathroom floor; he threw up his dinner*

thrush *noun* infection of the mouth (or sometimes the vagina) with the bacterium *Candida albicans* **Mundsoor, Soor**

thumb *noun* short thick finger, with only two phalanges, which is separated from the other four fingers on the hand **Daumen;** *he hit his thumb with the hammer; the baby was sucking its thumb*

◊ **thumb-sucking** *noun* action of sucking a thumb (by a baby) **Daumenlutschen;** *thumb-sucking tends to push the teeth forward*

thym- *prefix* referring to the thymus gland **Thym-**

◊ **thymectomy** *noun* surgical operation to remove the thymus gland **Thymektomie**

-thymia *suffix* referring to a state of mind **-thymie**

thymic *adjective* referring to the thymus gland **Thymus-**

◇ **thymitis** *noun* inflammation of the thymus gland **Thymitis, Thymus(drüsen)entzündung**

◇ **thymocyte** *noun* lymphocyte formed in the thymus gland **Thymozyt**

◇ **thymoma** *noun* tumour in the thymus gland **Thymom**

◇ **thymus (gland)** *noun* endocrine gland in the front part of the top of the thorax, behind the breastbone **Thymus(drüse)**

COMMENT: the thymus gland produces lymphocytes and is responsible for developing the system of natural immunity in children. It grows less active as the person becomes an adult. Lymphocytes produced by the thymus are known as T-lymphocytes or T-cells

thyro- *prefix* referring to the thyroid gland **Thyr(e)o-**

◇ **thyrocalcitonin** *or* **calcitonin** *noun* hormone, produced by the thyroid gland, which is believed to regulate the level of calcium in the blood **Thyreokalzitonin, Kalzitonin**

◇ **thyrocele** *noun* swelling of the thyroid gland **Kropf, Struma**

◇ **thyroglobulin** *noun* protein stored in the thyroid gland which is broken down into thyroxine **Thyreoglobulin**

◇ **thyroglossal** *adjective* referring to the thyroid gland and the throat **thyreoglossal**; **thyroglossal cyst** = cyst in the front of the neck **Thyreoglossuszyste**

◇ **thyroid**

1 *adjective* referring to the thyroid gland **thyreoidal, Schilddrüsen-**; **thyroid cartilage** = large cartilage in the larynx, part of which forms the Adam's apple **Cartilago thyreoidea, Schildknorpel** *see illustration* LUNGS; **thyroid extract** = substance extracted from thyroid glands of animals and used to treat hypothyroidism **Schilddrüsenextrakt; thyroid hormone** = hormone produced by the thyroid gland **Schilddrüsenhormon**

2 *noun* **thyroid (gland)** = endocrine gland in the neck below the larynx **Glandula thyreoidea, Schilddrüse**

COMMENT: the thyroid gland is activated by the pituitary gland, and produces thyroxine, a hormone which regulates the body's metabolism. The thyroid gland needs a supply of iodine in order to produce thyroxine. If the thyroid gland malfunctions, it can result in hyperthyroidism (producing too much thyroxine) leading to goitre, or in hypothyroidism (producing too little thyroxine) which causes cretinism in children and myxoedema in adults

◇ **thyroidectomy** *noun* surgical operation to remove all *or* part of the thyroid gland **Thyreoidektomie**

◇ **thyroiditis** *noun* inflammation of the thyroid gland **Thyreoiditis, Schilddrüsenentzündung**

◇ **thyroid-stimulating hormone (TSH)** *or* **thyrotrophin** *noun* hormone secreted by the pituitary gland which stimulates the thyroid gland **Thyreoidea-stimulierendes Hormon (TSH), Thyreotropin**

◇ **thyrotomy** *noun* surgical opening made in the thyroid cartilage *or* the thyroid gland **Thyreotomie**

◇ **thyrotoxic** *adjective* referring to severe hyperthyroidism **thyreotoxisch**; **thyrotoxic crisis** = sudden illness caused by hyperthyroidism **thyreotoxische Krise**; **thyrotoxic goitre** = goitre caused by thyrotoxicosis **thyreotoxische Struma**

◇ **thyrotoxicosis** *or* **Graves' disease** *or* **exophthalmic goitre** *or* **Basedow's disease** *noun* type of goitre, caused by hyperthyroidism, where the heart beats faster, the thyroid gland swells, the patient trembles and his eyes protrude **Thyreotoxikose**; *(veraltete Bezeichnung für Hyperthyreose)*, **‚Graves disease', Basedow-Krankheit**

◇ **thyrotrophin** *or* **thyroid-stimulating hormone** *noun* hormone secreted by the pituitary gland which stimulates the thyroid gland **Thyreotropin, Thyreoidea-stimulierendes Hormon**

◇ **thyrotrophin-releasing hormone (TRH)** *noun* hormone secreted by the hypothalamus, which makes the pituitary gland release thyrotrophin, which in turn stimulates the thyroid gland **Thyreotropin-Releasing-Hormon (TRH)**

◇ **thyroxine** *noun* hormone produced by the thyroid gland which regulates the body's metabolism and conversion of food into heat **Thyroxin**

COMMENT: synthetic thyroxine is used in treatment of hypothyroidism

TIA = TRANSIENT ISCHAEMIC ATTACK

QUOTE blood pressure control reduces the incidence of first stroke and aspirin appears to reduce the risk of stroke after TIAs by some 15%

British Journal of Hospital Medicine

tibia *or* **shin bone** *noun* the larger of two long bones in the lower leg running from the knee to the ankle (the other, thinner, bone in the lower leg is the fibula) **Tibia, Schienbein**

◇ **tibial** *adjective* referring to the tibia **tibial**; **tibial arteries** = two arteries which run down the front and back of the lower leg **Arteriae tibiales, Schienbeinschlagadern**

◇ **tibialis** *noun* one of two muscles in the lower leg running from the tibia to the foot **Musculus tibialis, Tibialis, Schienbeinmuskel**

◇ **tibio-** *prefix* referring to the tibia **Tibio-, Schienbein-**

◇ **tibiofibular** *adjective* referring to both the tibia and the fibula **tibiofibular**

tic *noun* involuntary twitching of the muscles (usually in the face) **Tic, Tick**; **tic douloureux** *or* **trigeminal neuralgia** = pain in the trigeminal nerve which sends intense pains shooting across the face **Tic douloureux, Trigeminusneuralgie**

tick *noun* tiny parasite which sucks blood from the skin **Zecke**; **tick fever** = infectious disease transmitted by bites from ticks **Zecken (fleck)fieber**

t.i.d. *or* **TID** *abbreviation for the Latin phrase* 'ter in die': three times a day (written on prescriptions) **t.i.d., dreimal täglich**

tie *verb* to attach a thread with a knot **binden;** *the surgeon quickly tied up the stitches; the nurse had tied the bandage too tight*
(NOTE: **ties - tying - tied - has tied)**

tight *adjective* which fits firmly *or* which is not loose **eng, fest;** *make sure the bandage is not too tight; the splint must be kept tight, or the bone may move; tight-fitting clothes can affect the circulation*
(NOTE: **tight - tighter - tightest)**

◇ **tightly** *adverb* in a tight way **eng, fest;** *she tied the bandage tightly round his arm*

time *noun* period of hours, minutes, seconds, etc. **Zeit**; **bleeding time** = test of clotting of a patient's blood, by timing the length of time it takes for the blood to congeal **Blutungszeit**; **clotting time** *or* **coagulation time** = the time taken for blood to coagulate under normal conditions **Gerinnungszeit**

tincture *noun* medicinal substance dissolved in alcohol **Tinctura, Tinktur**; **tincture of iodine** = disinfectant made of iodine and alcohol **Jodtinktur**

tinea *or* **ringworm** *noun* infection by a fungus, in which the infection spreads out in a circle from a central point **Tinea**; **tinea barbae** = ringworm in the beard **Tinea barbae; tinea capitis** = ringworm on the scalp **Tinea capitis**; **tinea pedis** = athlete's foot *or* fungus infection between the toes **Tinea pedis**

tingle *verb* to give a feeling like a slight electric shock **prickeln, kribbeln;** *he had a tingling feeling in his fingers*

tinnitus *noun* ringing sound in the ears **Tinnitus, Ohrenklingen**

> COMMENT: tinnitus can sound like bells, or buzzing, or a loud roaring sound. In some cases it is caused by wax blocking the auditory canal, but it is also associated with Ménière's disease and infections of the middle ear

tipped womb *noun (US)* condition where the uterus slopes backwards away from its normal position **Retroversio uteri**
(NOTE: the UK English is **retroverted uterus)**

tired *adjective* feeling sleepy *or* feeling that a person needs to rest **müde;** *the patients are tired, and need to go to bed; there is something wrong with her - she's always tired*

◇ **tired out** *adjective* feeling extremely tired *or* feeling in need of a rest **völlig erschöpft;** *she is tired out after the physiotherapy*

◇ **tiredness** *noun* being tired **Müdigkeit**

tissue *noun* material made of cells, of which the parts of the body are formed **Gewebe;** *most of the body is made up of soft tissue, with the exception of the bones and cartilage; the main types of body tissue are connective, epithelial, muscular and nerve tissue* **adipose tissue** = tissue where the cells contain fat **Fettgewebe**; **connective tissue** = tissue which forms the main part of bones and cartilage, ligaments and tendons, in which a large amount of fibrous material surrounds the tissue cells **Bindegewebe**; **elastic tissue** = connective tissue as in the walls of arteries, which contains elastic fibres **elastisches Bindegewebe**; **epithelial tissue** = tissue which forms the skin **Epithelgewebe**; **fibrous tissue** = strong white tissue which makes tendons and ligaments and also scar tissue **Fasergewebe**; **lymphoid tissue** = tissue in the lymph nodes, the tonsils and the spleen, which forms lymphocytes and antibodies **lymphatisches Gewebe**; **muscle tissue** *or* **muscular tissue** = tissue which forms the muscles, and which can contract and expand **Muskelgewebe**; **nerve tissue** = tissue which forms nerves, and which is able to transmit nerve impulses **Nervengewebe**; **tissue culture** = live tissue grown in a culture in a laboratory

Gewebekultur; **tissue typing** = identifying various elements in tissue from a donor and comparing them to those of the recipient to see if a transplant is likely to be rejected (the two most important factors are the ABO blood grouping and the HLA antigen system) **Gewebetypisierung**
(NOTE: for other terms referring to tissue, see words beginning with **hist-, histo-**)

titanium *noun* light metallic element which does not corrode **Titan (Ti)** (NOTE: chemical symbol is **Ti**)

titration *noun* process of measuring the strength of a solution **Titration**
◇ **titre** *noun* measurement of the quantity of antibodies in a serum **Titer**

tobacco *noun* leaves of a plant which are dried and smoked, either in a pipe or as cigarettes or cigars **Tabak**

COMMENT: tobacco contains nicotine, which is an addictive stimulant. This is why it is difficult for a person who smokes a lot of cigarettes to give up the habit. Nicotine can enter the bloodstream and cause poisoning; tobacco smoking also causes cancer, especially of the lungs and throat

toco- *prefix* referring to childbirth **Toko-**
◇ **tocography** *noun* recording of the contractions of the uterus during childbirth **Tokographie**

Todd's paralysis *or* **Todd's palsy** *noun* temporary paralysis of part of the body which has been the starting point of focal epilepsy **Todd-Paralyse**

toe *noun* one of the five separate parts at the end of the foot (each toe is formed of three bones *or* phalanges, except the big toe, which only has two **Zehe**; **big toe** *or* **great toe and little toe** = biggest and smallest of the five toes **Großzehe; große und kleine Zehe**
◇ **toenail** *noun* thin hard growth covering the end of a toe **Zehennagel**

toilet *noun*
(a) cleaning of the body **Toilette;** *she was busy with her toilet*
(b) lavatory *or* place or room where a person can pass urine or faeces **Toilette**
◇ **toilet paper** *noun* special paper for wiping the anus after defecating **Toilettenpapier**
◇ **toilet roll** *noun* roll of toilet paper **Rolle Toilettenpapier**
◇ **toilet training** *noun* teaching a small child to pass urine *or* faeces in a toilet, and so no longer require nappies **Erziehung zur Sauberkeit**

tolerance *noun* ability of the body to tolerate a substance *or* an action **Toleranz;** *he has been taking the drug for so long that he has developed a tolerance to it* **drug tolerance** = condition where a drug has been given to a patient for so long that his body no longer reacts to it, and the dosage has to be increased **Arzneimitteltoleranz**; **glucose tolerance test** = test for diabetes mellitus, where the patient eats glucose and his blood and urine are tested regularly **Glukosetoleranztest**
◇ **tolerate** *verb* to accept *or* not to react to (a drug) **tolerieren**

QUOTE 26 patients were selected from the outpatient department on grounds of disabling breathlessness, severely limiting exercise tolerance and the performance of activities of normal daily living
Lancet

tomo- *prefix* meaning a cutting *or* section **Tomo-, Schicht-**
◇ **tomogram** *noun* picture of part of the body taken by tomography **Tomogramm**
◇ **tomography** *noun* scanning of a particular part of the body using X-rays *or* ultrasound **Tomographie**; **computerized axial tomography (CAT)** = system of scanning a patient's body, where a narrow X-ray beam, guided by a computer, can photograph a thin section of the body *or* of an organ from several angles, using the computer to build up an image of the section **Computertomographie (CT)**
◇ **tomotocia** *or* **Caesarean section** *noun* surgical operation to deliver a baby by cutting through the mother's abdominal wall into the uterus **Schnittentbindung, Kaiserschnitt**

-tomy *suffix* referring to a surgical operation **-tomie**

tone *or* **tonus** *noun* state of a healthy muscle when it is not fully relaxed **Tonus**

tongue *or* **glossa** *noun* long muscular organ inside the mouth which can move and is used for tasting, swallowing and speaking **Zunge, Lingua, Glossa;** *the doctor told him to stick out his tongue and say "Aah"* (NOTE: for other terms referring to the tongue, see **lingual** and words beginning with **gloss-**)

COMMENT: the top surface of the tongue is covered with papillae, some of which contain buds. The tongue is also necessary for speaking certain sounds such as "l", "d", "n" and "th"

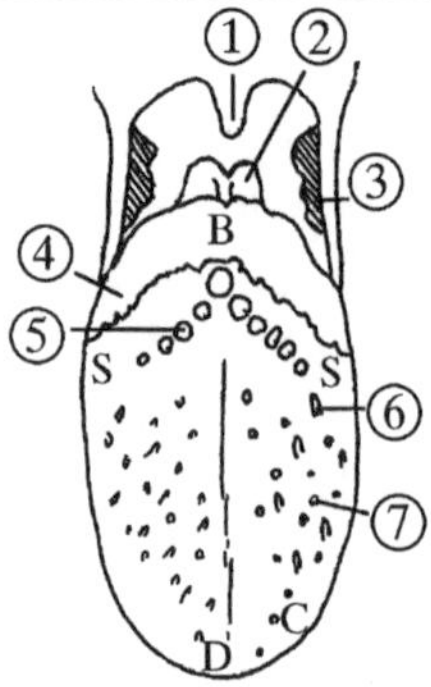

TONGUE	ZUNGE
1. uvula	1. Uvula
2. epiglottis	2. Epiglottis
3. tonsil	3. Tonsilla (palatina)
4. lingual tonsil	4. Tonsilla lingualis
5. circumvallate papilla	5. Papillae circumvallatae
6. filiform papilla	6. Papillae filiformes
7. fungiform papilla	7. Papillae fungiformes

tonic
1 *adjective* (muscle) which is contracted **tonisch**
2 *noun* substance which improves the patient's general health *or* which makes a tired person stronger **Tonikum;** *he is taking a course of iron tonic tablets; she asked the doctor to prescribe a tonic for her anaemia*

◇ **tonicity** *noun* normal state of a muscle which is not fully relaxed **Tonus, Spannungszustand**

tono- *prefix* referring to pressure **Tono-**

◇ **tonography** *noun* measurement of the pressure inside an eyeball **Tonographie**

◇ **tonometer** *noun* instrument which measures the pressure inside an organ, especially the eye **Tonometer**

◇ **tonometry** *noun* measurement of pressure inside an organ, especially the eye **Tonometrie**

tonsil *or* **palatine tonsil** *noun* area of lymphoid tissue at the back of the throat in which lymph circulates and protects the body against germs entering through the mouth **Tonsilla (palatina), Tonsille, Gaumenmandel;** *the doctor looked at her tonsils; they recommended that she should have her tonsils out; there are red spots on his tonsils* **lingual tonsil** = lymphoid tissue on the top surface of the back of the tongue **Tonsilla lingualis, Zungenmandel; pharyngeal tonsil** *or* **adenoidal tissue** = lymphoid tissue at the back of the throat where the passages from the nose join the pharynx **Tonsilla pharyngea, Rachenmandel** *see illustration* TONGUE

◇ **tonsillar** *adjective* referring to the tonsils **tonsillar, tonsillär**

◇ **tonsillectomy** *noun* surgical operation to remove the tonsils **Tonsillektomie**

◇ **tonsillitis** *noun* inflammation of the tonsils **Tonsillitis, Mandelentzündung**

◇ **tonsillotome** *noun* surgical instrument used in operations on the tonsils **Tonsillotom**

◇ **tonsillotomy** *noun* surgical operation to make an incision into the tonsils **Tonsillotomie**

COMMENT: the tonsils are larger in children than in adults, and are more liable to infection. When infected, the tonsils become enlarged and can interfere with breathing

tonus *or* **tone** *noun* state of a healthy muscle which is not fully relaxed **Tonus**

tooth *noun* one of a set of bones in the mouth which are used to chew food **Zahn;** *dental hygiene involves cleaning the teeth every day after meals; you will have to see the dentist if one of your teeth hurts* **he had to have a tooth out** = he had to have a tooth taken out by the dentist **er musste sich einen Zahn ziehen lassen; impacted tooth** = tooth which is pressed into the jawbone and so cannot grow normally **impaktierter Zahn; milk teeth** *or* **deciduous teeth** = a child's first twenty teeth, which are gradually replaced by the permanent teeth **Milchzähne; permanent teeth** = adult's teeth, which replace a child's teeth during late childhood **bleibende Zähne;** *see also* HUTCHINSON'S TOOTH (NOTE: plural is **teeth.** For terms referring to teeth, see words beginning with **dent-, odont-)**

◇ **toothache** *noun* pain in a tooth **Zahnschmerzen;** *he went to the dentist because he had toothache* (NOTE: no plural)

◇ **toothbrush** *noun* small brush which is used to clean the teeth **Zahnbürste**

◇ **toothpaste** *noun* soft cleaning material which is spread on a toothbrush and then used to brush the teeth **Zahnpasta, Zahncreme;** *he always brushes his teeth with fluoride toothpaste*

COMMENT: a tooth is formed of a soft core of pulp, covered with a layer of hard dentine. The top part of the tooth (the crown), which can be seen above the gum, is covered with hard shiny enamel which is very hard-wearing. The lower part of the tooth (the root), which attaches the tooth to the jaw, is covered with cement, also a hard substance, but which is slightly rough and holds the periodontal ligament which links the tooth to the jaw. The milk teeth in a child appear over the first two years of childhood and consist of incisors, canines and molars. The permanent teeth which replace them are formed of eight incisors, four canines, eight premolars and twelve molars, the last four molars (the third molars or wisdom teeth), are not always present, and do not appear much before the age of twenty. Permanent teeth start to appear about the age of 5 to 6. The order of eruption of the permanent teeth is: first molars, incisors, premolars, canines, second molars, wisdom teeth

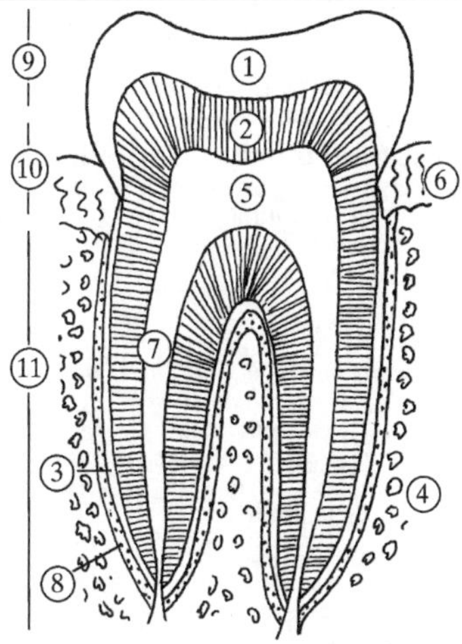

TOOTH (molar)	ZAHN (Molar)
1. enamel	1. Zahnschmelz
2. dentine	2. Dentin
3. cementum	3. Cementum
4. bone	4. Knochen
5. pulp cavity	5. Pulpahöhle
6. gingiva (gum)	6. Gingiva (Zahnfleisch)
7. root canal	7. Wurzelkanal
8. periodontal membrane	8. Periodontium
9. crown	9. Zahnkrone
10. neck	10. Zahnhals
11. root	11. Zahnwurzel

topagnosis *noun* being unable to tell which part of your body has been touched, caused by a disorder of the brain **Topagnosie**

tophus *noun* deposit of solid crystals in the skin, or in the joints, especially with gout **Tophus**
(NOTE: plural is **tophi**)

topical *adjective* referring to one particular part of the body **topisch, lokal, örtlich; topical drug** = drug which is applied to one part of the body only **topisch angewendetes Arzneimittel**

◇ **topically** *adverb* (applied) to one part of the body only **topisch, lokal, örtlich;** *the drug is applied topically*

> QUOTE one of the most common routes of neonatal poisoning is percutaneous absorption following topical administration
> Southern Medical Journal

topographical *adjective* referring to topography **topographisch**

◇ **topography** *noun* description of each particular part of the body **Topographie**

tormina *noun* colic *or* pain in the intestine **Tormina**

torpor *noun* condition where a patient seems sleepy *or* slow to react **Torpor**

torso *noun* main part of the body, not including the arms, legs and head **Torso, Rumpf**

torticollis *or* **wry neck** *noun* deformity of the neck, where the head is twisted to one side by contraction of the sternocleidomastoid muscle **Torticollis, Schiefhals**

total *adjective* complete *or* covering the whole body **total;** *he has total paralysis of the lower part of the body;* **total hip arthroplasty** *or* **replacement** = replacing both the head of the femur and the acetabulum with an artificial joint **Totalendoprothese (TEP)**

◇ **totally** *adverb* completely **völlig, total;** *she is totally paralysed; he will never totally regain the use of his left hand*

touch *noun* one of the five senses, where sensations are felt by part of the skin, especially by the fingers and lips **Tastsinn, Tastgefühl**

COMMENT: touch is sensed by receptors in the skin which send impulses back to the brain. The touch receptors can tell the difference between hot and cold, hard and soft, wet and dry, and rough and smooth

tough *adjective* solid *or* which cannot break or tear easily **hart, zäh, widerstandsfähig;** *the meninges are covered by a layer of tough tissue, the dura mater* **tough - tougher - toughest**

tourniquet *noun* instrument *or* tight bandage wrapped round a limb to constrict an artery, so reducing the flow of blood and stopping bleeding from a wound **Tourniquet, Stauschlauch**

towel *noun*
(a) piece of soft cloth which is used for drying **Handtuch**
(b) sanitary towel = wad of absorbent cotton placed over the vulva to absorb the menstrual flow **Damenbinde**

tox- *or* **toxo-** *prefix* meaning poison **Tox-, Toxo-**

◇ **toxaemia** *noun* blood poisoning *or* presence of poisonous substances in the blood **Toxämie**; **toxaemia of pregnancy** = condition which can affect pregnant women towards the end of pregnancy, where the patient develops high blood pressure and passes protein in the urine **Schwangerschaftstoxikose**

◇ **toxic** *adjective* poisonous **toxisch**; **toxic goitre** *or* **thyrotoxicosis** = type of goitre where the thyroid gland swells, the patient's limbs tremble and the eyes protrude **Thyreotoxikose**

◇ **toxicity** *noun* level to which a substance is poisonous *or* amount of poisonous material in a substance **Toxizität, Giftigkeit;** *scientists are measuring the toxicity of car exhaust fumes;* **acute toxicity** = level of concentration of a toxic substance which makes people seriously ill *or* or can cause death **akute Toxizität**; **chronic toxicity** = exposure to harmful levels of a toxic substance over a long period of time **chronische Toxizität**

◇ **toxico-** *prefix* meaning poison **Toxiko-**

◇ **toxicologist** *noun* scientist who specializes in the study of poisons **Toxikologe/Toxikologin**

◇ **toxicology** *noun* scientific study of poisons and their effects on the human body **Toxikologie**

◇ **toxicosis** *noun* poisoning **Toxikose**

◇ **toxin** *noun* poisonous substance produced in the body by germs or microorganisms, and which, if injected into an animal, stimulates the production of antitoxins **Toxin**

◇ **toxocariasis** *or* **visceral larva migrans** *noun* infestation of the intestine with worms from a dog or cat **Toxocariasis, Larva migrans visceralis**

◇ **toxoid** *noun* toxin which has been treated and is no longer poisonous, but which can still provoke the formation of antibodies **Toxoid**

> COMMENT: toxoids are used as vaccines, and are injected into a patient to give immunity against a disease

◇ **toxoid-antitoxin** *noun* mixture of toxoid and antitoxin, used as a vaccine **Toxoid-Antitoxin**

◇ **toxoplasmosis** *noun* disease caused by the parasite *Toxoplasma* which is carried by animals **Toxoplasmose**; **congenital toxoplasmosis** *or* **toxoplasma encephalitis** = condition of a baby which has been infected with toxoplasmosis by its mother while still in the womb **angeborene Toxoplasmose, konnatale Toxoplasmose, Toxoplasma-Enzephalitis**

> COMMENT: toxoplasmosis can cause encephalitis or hydrocephalus and can be fatal

trabecula *noun* thin strip of stiff tissue which divides an organ *or* bone tissue into sections **Trabecula, Trabekel, Bälkchen;** (NOTE: plural is **trabeculae)**

◇ **trabeculectomy** *or* **goniotomy** *noun* surgical operation to treat glaucoma by cutting a channel through trabeculae to link with Schlemm's canal **Trabekulotomie, Goniotomie**

trace *noun*
(a) very small amount **Spur;** *there are traces of the drug in the blood sample; the doctor found traces of alcohol in the patient's urine*
trace element = element which is essential to the human body, but only in very small quantities **Spurenelement**

> COMMENT: the trace elements are cobalt, chromium, copper, magnesium, manganese, molybdenum, selenium and zinc

◇ **tracer** *noun* substance (often radioactive) injected into a substance in the body, so that doctors can follow its passage round the body **Tracer**

trachea *or* **windpipe** *noun* main air passage which runs from the larynx to the lungs, where it divides into the two main bronchi **Trachea, Luftröhre** *see illustration* LUNGS, THROAT

> COMMENT: the trachea is about 10 centimetre long, and is formed of rings of cartilage and connective tissue

◇ **tracheal** *adjective* referring to the trachea **tracheal**; **tracheal tugging** = feeling that something is pulling on the windpipe when the patient breathes in, a symptom of aneurysm **Oliver-Cardarelli-Zeichen**

◇ **tracheitis** *noun* inflammation of the trachea due to an infection **Tracheitis, Luftröhrenentzündung**

trachelorrhaphy *noun* surgical operation to repair tears in the cervix of the uterus **Trachelorrhaphie, Zervixnaht**

tracheobronchitis *noun* inflammation of both the trachea and the bronchi **Tracheobronchitis**

◇ **tracheostomy** *or* **tracheotomy** *noun* surgical operation to make a hole through the throat into the windpipe, so as to allow air to get to the lungs in cases where the trachea is blocked, as in pneumonia, poliomyelitis or diphtheria **Tracheostomie, Tracheotomie**

> COMMENT: after the operation, a tube is inserted into the hole to keep it open. The tube may be permanent if it is to bypass an obstruction, but can be removed if the condition improves

trachoma *noun* contagious viral inflammation of the eyelids, common in tropical countries, which can cause blindness if the conjunctiva becomes scarred **Trachom**

tract *noun* (i) series of organs *or* tubes which allow something to pass from one part of the body to another; (ii) series *or* bundle of nerve fibres connecting two areas of the nervous system and transmitting nervous impulses in one or in both directions **(i) Trakt, Apparat, System; (ii) Tractus, Bahn, Strang**; **cerebrospinal tracts** = main motor pathways in the white columns of the spinal cord **Tractus corticospinales, Tractus pyramidales, Pyramidenbahnen**; **olfactory tract** = nerve tract which takes the olfactory nerve from the nose to the brain **Tractus olfactorius, Teil der Riechbahn**; **pyramidal tract** = tract in the brain and spinal cord carrying motor neurone fibres from the cerebral cortex **Pyramidenbahn**; *see also* DIGESTIVE TRACT

> QUOTE GI fistulae are frequently associated with infection because the effluent contains bowel organisms which initially contaminate the fistula tract
> Nursing Times

traction *noun* pulling applied to straighten a broken or deformed limb **Traktion, Zug, Extension;** *the patient was in traction for two weeks* (NOTE: no plural)

> COMMENT: a system of weights and pulleys is fixed over the patient's bed so that the limb can be pulled hard enough to counteract the tendency of the muscles to contract and pull it back to its original position. Traction can also be used for slipped discs and other dislocations. Other forms of traction include frames attached to the body

tractotomy *noun* surgical operation to cut the nerve pathway taking sensations of pain to the brain, as treatment for intractable pain **Traktotomie**

tragus *noun* piece of cartilage in the outer ear which projects forward over the entrance to the auditory canal **Tragus**

training *see* TOILET

trait *noun* characteristic which is particular to a person **Eigenschaft, Charakterzug**; **physical genetic trait** = characteristic of the body of a person (such as red hair *or* big feet) which is inherited **Phänotyp, Phän**

trance *noun* condition where a person is in a dream, but not asleep, and seems not to be aware of what is happening round him **Trance, Dämmerzustand;** *he walked round the room in a trance; the hypnotist waved his hand and she went into or came out of a trance*

tranquillizer *or* **tranquillizing drug** *noun* drug which calms a patient and helps him to stop worrying and to relieve anxiety **Tranquilizer, Beruhigungsmittel;** *she's taking tranquillizers to calm her nerves; he's been on tranquillizers ever since he started his new job*

trans- *prefix* meaning through *or* across **Trans-**; **transdiaphragmatic approach** = operation carried out through the diaphragm **Höhleneingriff in Bauch und Brustkorb**

◇ **transaminase** *noun* enzyme involved in the transamination of amino acids **Transaminase**

◇ **transamination** *noun* process by which amino acids are metabolized in the liver **Transaminierung**

◇ **transection** *noun* (i) cutting across part of the body; (ii) sample of tissue which has been taken by cutting across a part of the body **(i) & (ii) Querschnitt**

◇ **transfer** *verb* to pass from one place to another **übertragen, überführen;** *the hospital records have been transferred to the computer; the patient was transferred to a special burns unit*

◇ **transference** *noun (in psychiatry)* condition where the patient transfers to the psychoanalyst the characteristics belonging to a strong character from his past (such as a parent), and reacts to the analyst as if he were that person **Übertragung**

◇ **transferrin** *or* **siderophilin** *noun* substance found in the blood, which carries iron in the bloodstream **Transferrin, Siderophilin**

◇ **transfusion** *noun* transferring blood *or* saline fluids from a container into a patient's bloodstream **Transfusion; blood transfusion** = transferring blood which has been given by another person into a patient's vein **Bluttransfusion; exchange transfusion** = method of treating leukaemia *or* erythroblastosis where almost all the abnormal blood is removed from the body and replaced by normal blood **Austauschtransfusion**

transient *adjective* which does not last long **transient, transitorisch, vorübergehend; transient ischaemic attack (TIA)** = mild stroke caused by a short stoppage of blood supply **transitorische ischämische Attacke (TIA)**

transillumination *noun* examination of an organ by shining a bright light through it **Transillumination, Diaphanoskopie**

◇ **transitional** *adjective* which is in the process of developing into something **transitorisch, Übergangs-; transitional epithelium** = type of epithelium found in the urethra **Übergangsepithel**

◇ **translocation** *noun* moving of part of a chromosome to a different chromosome pair which causes abnormal development of the fetus **Translokation**

◇ **translumbar** *adjective* through the lumbar region **translumbal**

◇ **transmigration** *noun* movement of a cell through a membrane **Transmigration, Durchwanderung**

◇ **transmit** *verb* to pass (a message *or* a disease) **übertragen;** *impulses are transmitted along the neural pathways; the disease is transmitted by lice*

◇ **transparent** *adjective* which can be seen through **transparent;** *the cornea is a transparent tissue on the front of the eye*

◇ **transplacental** *adjective* through the placenta **transplazentar, diaplazentar**

transplant

1 *noun* (i) act of taking an organ (such as the heart *or* kidney) or tissue (such as skin) and grafting it into a patient to replace an organ *or* tissue which is diseased or not functioning properly; (ii) the organ or tissue which is grafted **(i) Transplantation; (ii) Transplantat;** *she had a heart-lung transplant; the kidney transplant was rejected*

2 *verb* to graft an organ *or* tissue onto a patient to replace an organ *or* tissue which is diseased or not functioning correctly **transplantieren**

◇ **transplantation** *noun* transplant *or* the act of transplanting **Transplantation**

> QUOTE unlike other transplant systems, bone marrow transplantation has the added complication of graft-versus-host disease
>
> Hospital Update

transport *verb* to carry to another place **transportieren;** *arterial blood transports oxygen to the tissues*

> QUOTE insulin's primary metabolic function is to transport glucose into muscle and fat cells, so that it can be used for energy
>
> Nursing 87

transposition *noun* congenital condition where the aorta and pulmonary artery are placed on the opposite side of the body to their normal position **Transposition**

◇ **transrectal** *adjective* through the rectum **transrektal**

◇ **transsexual** *noun & adjective* (person) who feels a desire to be a member of the opposite sex *or* (behaviour) showing that a person wants to be a member of the opposite sex **Transsexuelle(r); transsexuell**

◇ **transsexualism** *noun* sexual abnormality where a person wants to be a member of the opposite sex **Transsexualismus, Transsexualität**

◇ **transudation** *noun* passing of a fluid from the body's cells outside the body **Transudation**

◇ **transurethral** *adjective* through the urethra **transurethral; transurethral prostatectomy** *or* **transurethral resection (TUR)** = surgical operation to remove the prostate gland, where the operation is carried out through the urethra **transurethrale Prostatektomie, transurethrale Resektion (TUR)**

◇ **transverse** *adjective* across *or* at right angles to an organ **transversal, quer; transverse arch** = arched structure across the sole of the foot **Arcus pedis transversalis, Querwölbung des Fußes; transverse colon** = second section of the colon, which crosses the body below the stomach **Colon transversum** *see illustration* DIGESTIVE SYSTEM; **transverse fracture** = fracture where the bone is broken straight across **Querbruch, Querfraktur; transverse presentation** = position of a baby in the womb, where the baby's side will appear first **Querlage; transverse process** = part of a vertebra which protrudes at the side **Processus transversus, Querfortsatz**

◊ **transvesical prostatectomy** *noun* operation to remove the prostate gland, where the operation is carried out through the bladder **transvesikale Prostatektomie**

◊ **transvestite** *noun* person who dresses in the clothes of the opposite sex, as an expression of transsexualism **Transvestit**

trapezium *noun* one of the eight small carpal bones in the wrist **Os trapezium, großes Vieleckbein**

◊ **trapezius** *noun* triangular muscle in the upper part of the back and the neck, which moves the shoulder blade and pulls the head back **Musculus trapezius, Kappenmuskel**

◊ **trapezoid (bone)** *noun* one of the eight small carpal bones in the wrist **Os trapezoideum, kleines Vieleckbein** *see illustration* HAND

trauma *noun* (i) wound *or* injury; (ii) mental shock caused by a sudden happening which was not expected to take place **(i) & (ii) Trauma**

◊ **traumatic** *adjective* referring to trauma *or* caused by an injury **traumatisch**; **traumatic fever** = fever caused by an injury **Febris traumatica, Wundfieber**; **traumatic shock** = state of general weakness caused by an injury and loss of blood **traumatischer Schock**

◊ **traumatology** *noun* branch of surgery which deals with injuries received in accidents **Traumatologie**

travel sickness *or* **motion sickness** *noun* illness and nausea felt when travelling **Reisekrankheit, Kinetose**

> COMMENT: the movement of liquid inside the labyrinth of the middle ear causes motion sickness, which is particularly noticeable in vehicles which are closed, such as planes, coaches, hovercraft

treat *verb* to look after a sick or injured person *or* to try to cure a sick person **behandeln;** *after the accident the passengers were treated in hospital for cuts; she has been treated with a new antibiotic; she's being treated by a specialist for heart disease*

◊ **treatment** *noun* way of looking after a sick *or* injured person; way of trying to cure a disease **Behandlung;** *this is a new treatment for heart disease; he is receiving or undergoing treatment for a slipped disc; she's in hospital for treatment to her back; we are going to try some cortisone treatment*

trematode *noun* fluke *or* parasitic flatworm **Trematode, Saugwurm**

tremble *verb* to shake *or* shiver slightly **zittern;** *his hands are trembling with cold; her body trembled with fever*

◊ **trembling** *noun* making rapid small movements of a limb or muscles **Zittern, Tremor;** *trembling of the hands is a symptom of Parkinson's disease*

tremens *see* DELIRIUM

tremor *noun* shaking *or* making slight movements of a limb *or* muscle **Tremor, Zittern**; **coarse tremor** = severe trembling **grobschlägiger Tremor**; **essential tremor** = involuntary slow trembling movement of the hands often seen in old people **essenzieller Tremor**; **intention tremor** = trembling of the hands when a person suffering from certain brain disease makes a voluntary movement to try to touch something **Intentionstremor**; **physiological tremor** = normal small movements of limbs which take place when a person tries to remain still **physiologischer Tremor**

trench fever *noun* fever caused by Rickettsia bacteria, similar to typhus but recurring every five days **Wolhynisches Fieber, Fünftagefieber, Febris quintana**; **trench foot** *or* **immersion foot** = condition caused by exposure to cold and damp, where the skin of the foot becomes red and blistered, and in severe cases turns black when gangrene sets in. (The condition was common among soldiers serving in the trenches during the First World War) **Immersions-Kälte-Nässe-Schaden, Schützengrabenfuß**; **trench mouth** *see* GINGIVITIS

Trendelenburg's position *noun* position where the patient lies on a sloping bed, with the head lower than the feet, and the knees bent (used in surgical operations to the pelvis) **Trendelenburg-Lagerung**; **Trendelenburg's operation** = operation to tie a saphenous vein in the groin before removing varicose veins **Trendelenburg-Test, Trendelenburg-Versuch**; **Trendelenburg's sign** = symptom of congenital dislocation of the hip, where the patient's pelvis is lower on the opposite side to the dislocation **Trendelenburg-Zeichen**

trepan *verb (formerly)* to cut a hole in the skull, as a treatment for some diseases of the head **trepanieren**

trephine *noun* surgical instrument for making a round hole in the skull *or* for removing a round piece of tissue **Trephine, Trepan**

Treponema *noun* spirochaete which causes disease such as syphilis or yaws **Treponema**

◇ **treponematosis** *noun* yaws *or* infection by the bacterium *Treponema pertenue* **Treponematose**

TRH = THYROTROPHIN-RELEASING HORMONE

triad *noun* three organs *or* symptoms which are linked together in a group **Triade, Trias**

trial *noun* test **Test**; **clinical trial** = trial carried out in a medical laboratory on a patient or on tissue from a patient **klinischer Test**; **multicentric trial** = trial carried out in several centres at the same time **multizentrischer Test**

triangle *noun* flat shape which has three sides; part of the body with three sides **Triangulum, Trigonum, Dreieck**; **rectal triangle** *or* **anal triangle** = posterior part of the perineum **Rektaldreieck, Analdreieck**; *see also* FEMORAL, SCARPA

◇ **triangular** *adjective* with three sides **triangulär, dreieckig**; **triangular bandage** = bandages made of a triangular piece of cloth, used to make a sling for an arm **Dreieckstuch**; **triangular muscle** = muscle in the shape of a triangle **Musculus triangularis**

triceps *noun* muscle formed of three parts, which are joined to form one tendon **Musculus triceps, Trizeps, dreiköpfiger Muskel**; **triceps brachii** = muscle in the back part of the upper arm which makes the forearm stretch out **Musculus triceps brachii, dreiköpfiger Armstrecker**

trichiasis *noun* painful condition where the eyelashes grow in towards the eye and scratch the eyeball **Trichiasis**

◇ **trichinosis** *or* **trichiniasis** *noun* disease caused by infestation of the intestine by larvae of roundworms *or* nematodes, which pass round the body in the bloodstream and settle in muscles **Trichinose, Trichinellose, Trichinelliasis**

> COMMENT: the larvae enter the body from eating meat which has not been cooked, especially pork

◇ **trich(o)-** *prefix* (i) referring to hair; (ii) like hair **(i) & (ii) Trich(o)-**

◇ **Trichocephalus** *noun* whipworm *or* parasitic worm in the intestine **Trichocephalus, Trichuris trichiura, Peitschenwurm**

◇ **trichology** *noun* study of hair and the diseases which affect it **Trichologie**

◇ **Trichomonas** *noun* species of long thin parasite which infests the intestines **Trichomonas**; **Trichomonas vaginalis** = parasite which infests the vagina and causes an irritating discharge **Trichomonas vaginalis**

◇ **trichomoniasis** *noun* infestation of the intestine *or* vagina with Trichomonas **Trichomoniasis**

◇ **trichomycosis** *noun* disease of the hair caused by a corynebacterium **Trichomykose**

◇ **Trichophyton** *noun* fungus which affects the skin, hair and nails **Trichophyton**

◇ **trichophytosis** *noun* infection caused by Trichophyton **Trichophytie**

◇ **trichosis** *noun* abnormal condition of the hair **Trichosis**

◇ **trichotillomania** *noun* condition where a person pulls his hair out compulsively **Trichotillomanie**

trichromatic *adjective* (vision) which is normal, where the person can tell the difference between the three primary colours **trichromatisch**; *compare* DICHROMATIC

◇ **trichrome stain** *noun* stain in three colours used in histology **Trichromfärbung**

trichuriasis *noun* infestation of the intestine with whipworms **Trichuriasis**

◇ **Trichuris** *noun* whipworm *or* thin roundworm which infests the intestine **Trichuris trichiura**

tricuspid valve *noun* inlet valve with three cusps between the right atrium and the right ventricle in the heart **Trikuspidalklappe** *see illustration* HEART

trifocal lenses *or* **trifocals** *plural noun* type of glasses, where three lenses are combined in one piece of glass to give clear vision over different distances **Trifokalbrille**; *see also* BIFOCAL

trigeminal *adjective* in three parts **trigeminal**; **trigeminal nerve** = fifth cranial nerve (formed of the ophthalmic nerve, the maxillary nerve, and the mandibular nerve) which controls the sensory nerves in the forehead, face and chin, and the muscles in the jaw **Nervus trigeminus, Trigeminus, fünfter Hirnnerv**; **trigeminal neuralgia** *or* **tic douloureux** = pain in the trigeminal nerve, which sends intense pains shooting across the face **Trigeminusneuralgie, Tic douloureux**

trigeminy *noun* irregular heartbeat, where a normal beat is followed by two ectopic beats **Trigeminus, Trigeminie**

trigger *verb* to start something happening **triggern, auslösen;** *it is not known what triggers the development of shingles*

◇ **trigger finger** *noun* condition where a finger can bend but is difficult to straighten, probably because of a nodule on the flexor tendon **Triggerfinger, schnellender** *or* **schnappender Finger**

> QUOTE the endocrine system releases hormones in response to a change in the concentration of trigger substances in the blood or other body fluids
>
> Nursing 87

triglyceride *noun* substance (such as fat) which contains three fatty acids **Triglyzerid**

trigone *noun* triangular piece of the wall of the bladder, between the openings for the urethra and the two ureters **Trigonum vesicae, Lieutaud-Dreieck**

◇ **trigonitis** *noun* inflammation of the bottom part of the wall of the bladder **Trigonitis**

◇ **trigonocephalic** *adjective* (skull) which shows signs of trigonocephaly **trogonozephalisch**

◇ **trigonocephaly** *noun* condition where the skull is deformed in the shape of a triangle, with points on either side of the face in front of the ears **Trigonozephalie**

triiodothyronine *noun* hormone synthesized in the body from thyroxine secreted by the thyroid gland **Trijodthyronin**

trimester *noun* one of the three 3-month periods of a pregnancy **Trimenon**

trip
1 *noun*
(a) journey **Reise, Fahrt, Ausflug, Tour;** *he finds it too difficult to make the trip to the outpatients department twice a week*
(b) trance induced by drugs **Trip; bad trip** = trance induced by drugs, where the patient becomes ill **schlechter Trip**
2 *verb* to fall down because of knocking the foot on something **stolpern;** *he tripped over the piece of wood; she tripped up and fell down*

triphosphate *see* ADENOSINE TRIPHOSPHATE (ATP)

triplet *noun* one of three babies born to a mother at the same time **Drilling;** *see also* QUADRUPLET, QUINTUPLET, SEXTUPLET, TWIN

triploid *noun & adjective* (cell, organ, etc.) having 3N chromosomes *or* three times the haploid number **Triploid; triploid**

triquetral (bone) *or* **triquetrum** *noun* one of the eight small carpal bones in the wrist **Os triquetrum, Dreiecksbein** *see illustration* HAND

trismus *noun* lockjaw *or* spasm in the lower jaw, which makes it difficult to open the mouth, a symptom of tetanus **Trismus, Kieferklemme**

trisomic *adjective* referring to Down's syndrome **trisom**

◇ **trisomy** *noun* condition where a patient has three chromosomes instead of a pair **Trisomie; trisomy 21** = DOWN'S SYNDROME

tritanopia *noun* rare form of colour blindness, a defect in vision where the patient cannot see blue **Tritanopie, Blaublindheit;** *compare* DALTONISM, DEUTERANOPIA

trocar *noun* surgical instrument *or* pointed rod which slides inside a cannula to make a hole in tissue to drain off fluid **Trokar**

trochanter *noun* two bony lumps on either side of the top end of the femur where muscles are attached **Trochanter, Rollhügel**

> COMMENT: the lump on the outer side is the greater trochanter, and that on the inner side is the lesser trochanter

trochlea *noun* any part of the body shaped like a pulley, especially (i) part of the lower end of the humerus, which articulates with the ulna; (ii) curved bone in the frontal bone through which one of the eye muscles passes **(i) Trochlea (humeri); (ii) Trochlea musculi obliqui superioris**

◇ **trochlear** *adjective* referring to a ring in a bone **trochlear; trochlear nerve** = fourth cranial nerve, which controls the muscles of the eyeball **Nervus trochlearis, vierter Hirnnerv**

trochoid joint *or* **pivot joint** *noun* joint where a bone can rotate freely about a central axis as in the neck, where the atlas articulates with the axis **Articulatio trochoidea, Radgelenk**

trolley *noun* wheeled table *or* cupboard, which can be pushed from place to place **Transporttisch;** *she takes newspapers and books round the wards on a trolley; the*

patient was placed on a trolley to be taken to the operating theatre
(NOTE: the US English is **cart)**

troph(o)- *prefix* referring to food *or* nutrition **Troph(o)-**
◇ **trophoblast** *noun* tissue which forms the wall of a blastocyst **Trophoblast**
◇ **-trophy** *suffix* meaning (i) nourishment; (ii) development of an organ **(i) & (ii) -trophie**

-tropic *suffix* meaning (i) turning towards; (ii) which influences **(i) & (ii) - troph, -trop**
◇ **tropics** *or* **tropical countries** *plural noun* hot areas of the world *or* countries near the equator **Tropen, tropische Länder;** *he lives in the tropics; disease which is endemic in tropical countries*
◇ **tropical** *adjective* referring to the tropics **tropisch;** *the disease is carried by a tropical insect* **tropical disease** = disease which is found in tropical countries, such as malaria, dengue, Lassa fever **Tropenkrankheit**; **tropical medicine** = branch of medicine which deals with tropical diseases **Tropenmedizin**; **tropical ulcer** *or* **Naga sore** = large area of infection which forms round a wound, especially in tropical countries **Ulcus tropicum, Tropenulkus**

trouble *noun* any type of illness *or* disorder **Beschwerden;** *he has had stomach trouble for the last few months; she is undergoing treatment for back trouble; his bladder is giving him some trouble* **What seems to be the trouble?** = What are your symptoms *or* What are you suffering from? **Welche Beschwerden haben Sie denn? Wo fehlt's denn?**

Trousseau's sign *noun* spasm in the muscles in the forearm, causing the index and middle fingers to extend, when a tourniquet is applied to the upper arm, a sign of latent tetany, showing that the blood contains too little calcium **Trousseau-Zeichen**

true *adjective* correct *or* right **echt**; **true ribs** = top seven pairs of ribs which are attached to the breastbone **Costae verae, echte Rippen**

truncus *noun* main blood vessel in a fetus, which develops into the aorta and pulmonary artery **Truncus, Stamm**

trunk *noun* main part of the body, without the head, arms and legs **Rumpf, Stamm**; *see also* COELIAC

truss *noun* belt worn round the waist, with pads to hold a hernia in place **Bruchband**

trust *noun* **trust status** = position of a hospital which is a self-governing trust **Treuhandschaft**; **hospital trust** = self-governing hospital, a hospital which earns its revenue from services provided to the District Health Authorities and family doctors **staatliches, finanziell selbst verwaltendes Krankenhaus**

Trypanosoma *or* **trypanosome** *noun* genus of parasite which causes sleeping sickness and Chagas' disease **Trypanosoma, Trypanosom**
◇ **trypanocide** *noun* drug which kills trypanosomes **Trypanozid, Trypanosomenmittel**
◇ **trypanosomiasis** *noun* disease, spread by insect bites, where trypanosomes infest the blood **Trypanosomiasis**

> COMMENT: symptoms are pains in the head, general lethargy and long periods of sleep. In Africa, sleeping sickness, and in South America, Chagas' disease, are both caused by trypanosomes

trypsin *noun* enzyme converted from trypsinogen by the duodenum and secreted into the digestive system where it absorbs protein **Trypsin**
◇ **trypsinogen** *noun* enzyme secreted by the pancreas into the duodenum **Trypsinogen**

tryptophan *noun* essential amino acid **Tryptophan**

tsetse fly *noun* African insect which passes trypanosomes into the human bloodstream, causing sleeping sickness **Tsetse-Fliege**

TSH = THYROID-STIMULATING HORMONE

tsutsugamushi disease *or* **scrub typhus** *noun* form of typhus caused by the Rickettsia bacteria, passed to humans by mites (found in South East Asia) **Tsutsugamushi-Krankheit, Scrub typhus, Milbenfleckfieber**

tubal *adjective* referring to a tube **tubar**; **tubal pregnancy** = the most common form of ectopic pregnancy, where the fetus develops in a Fallopian tube instead of the uterus **Tubargravidität, Eileiterschwangerschaft**
◇ **tube** *noun*
(a) long hollow passage in the body, like a pipe **Tuba, Röhre**; *see also* EUSTACHIAN, FALLOPIAN
(b) soft, flexible pipe for carrying liquid or gas **Tubus, Sonde** *the tube leading to the colostomy bag had become detached*

(c) soft plastic *or* metal pipe, sealed at one end and with a lid at the other, used to dispense a paste *or* gel **Tube;** *a tube of eye ointment; an empty tube of toothpaste*

tuber *noun* swollen *or* raised area **Tuber, Knoten, Höcker, Vorsprung**; **tuber cinereum** = part of the brain to which the stalk of the pituitary gland is connected **Tuber cinereum, grauer Höcker**

◇ **tubercle** *noun*
(a) small bony projection (as on a rib) **Tuberkel, Tuberculum, Höckerchen**
(b) small infected lump characteristic of tuberculosis, where tissue is destroyed and pus forms **Tuberkel, Knötchen**; **primary tubercle** = first infected spot where tuberculosis starts to infect a lung **Primärtuberkel**

◇ **tubercular** *adjective* (i) which causes *or* refers to tuberculosis; (ii) (patient) suffering from tuberculosis; (iii) with small lumps, though not always due to tuberculosis **(i) & (ii) tuberkulös; (iii) höckrig**

◇ **tuberculid(e)** *noun* skin wound caused by tuberculosis **Tuberkulid**

◇ **tuberculin** *noun* substance which is derived from the culture of the tuberculosis bacillus and is used to test patients for the presence of tuberculosis **Tuberkulin**; **tuberculin test** *or* **Mantoux test** = test to see if someone has tuberculosis, where the patient is given an intracutaneous injection of tuberculin and the reaction of the skin is noted **Tuberkulintest, Mendel-Mantoux-Probe**; *see also* PATCH TEST

◇ **tuberculosis (TB)** *noun* infectious disease caused by the tuberculosis bacillus, where infected lumps form in the tissue **Tuberkulose (Tb, Tbc, Tbk)**; **miliary tuberculosis** = form of tuberculosis which occurs as little nodes in many parts of the body, including the meninges of the brain and spinal cord **Miliartuberkulose**; **post-primary tuberculosis** = reappearance of tuberculosis in a patient who has been infected before **postprimäre Tuberkulose**; **primary tuberculosis** = infection with tuberculosis for the first time **Primärtuberkulose**; **pulmonary tuberculosis** = tuberculosis in the lungs, which makes the patient lose weight, cough blood and have a fever **Lungentuberkulose**

◇ **tuberculous** *adjective* referring to tuberculosis **tuberkulös**

COMMENT: tuberculosis can take many forms: the commonest form is infection of the lungs (pulmonary tuberculosis), but it can also attack the bones (Pott's disease), the skin (lupus), or the lymph nodes (scrofula). Tuberculosis is caught by breathing in germs or by eating contaminated food, especially unpasteurized milk; it can be passed from one person to another, and the carrier usually shows no signs of the disease. Tuberculosis can be cured by treatment with antibiotics, and can be prevented by inoculation with BCG vaccine. The tests for the presence of TB are the Mantoux test and Patch test; it can also be detected by X-ray screening

tuberose *adjective* with lumps *or* nodules **tuberös, höckrig, knotig**; **tuberose sclerosis** *or* **epiloia** = hereditary disease of the brain, where a child is mentally retarded, suffers from epilepsy and many little tumours appear on the skin and on the brain **tuberöse Hirnsklerose, Epiloia**

◇ **tuberosity** *noun* large lump on a bone **Tuberositas, Rauigkeit**; **deltoid tuberosity** = raised part of the humerus to which the deltoid muscle is attached **Tuberositas deltoidea**

◇ **tuberous** *adjective* with lumps *or* nodules **tuberös, höckrig, knotig**

tubo- *prefix* referring to a Fallopian tube *or* the auditory meatus **Tubo-**

◇ **tuboabdominal** *adjective* referring to a Fallopian tube and the abdomen **tuboabdominal**

◇ **tubo-ovarian** *adjective* referring to a Fallopian tube and an ovary **tubo-ovarial**

◇ **tubotympanal** *adjective* referring to the Eustachian tube and the tympanum **tubotympanal**

◇ **tubular** *adjective* (i) shaped like a tube; (ii) referring to a tubule **(i) & (ii) tubulär**; **tubular bandage** = bandage made of a tube of elastic cloth **Schlauchverband**; **tubular reabsorption** = process where some substances filtered into the kidney are reabsorbed into the bloodstream **tubuläre Rückresorption**; **tubular secretion** = secretion of substances by the tubules of a kidney into the urine **tubuläre Sekretion**

◇ **tubule** *noun* small tube in the body **Tubulus, Röhrchen**; **renal tubule** = small tube in the kidney, part of the nephron **Tubulus renalis, Nierentubulus, Nierenkanälchen**

tuft *noun* small group of hairs *or* of blood vessels **Büschel, Knäuel**; **glomerular tuft** = group of blood vessels in the kidney which filters the blood **Glomerulus**

tugging *see* TRACHEAL

tularaemia *or* **rabbit fever** *noun* disease of rabbits, caused by the bacterium

Pasteurella or Brucella tularensis, which can be passed to humans **Tularämie, Hasenpest**

COMMENT: in humans, the symptoms are headaches, fever and swollen lymph nodes

tulle gras *noun* dressing made of open gauze covered with soft paraffin wax which prevents sticking **Tulle gras**

tumefaction *noun* swelling of tissue caused by liquid which accumulates underneath **Intumeszenz, Tumeszenz, Anschwellung**

◇ **tumescence** *noun* swollen tissue where liquid has accumulated underneath **Intumeszenz, Tumeszenz, Schwellung**

◇ **tumid** *adjective* swollen **geschwollen**

tumoral *or* **tumorous** *adjective* referring to a tumour **tumorös**

◇ **tumour** *or (US)* **tumor** *noun* abnormal swelling *or* growth of new cells **Tumor, Geschwulst;** *the X-ray showed a tumour in the breast; she died of a brain tumour; the doctors diagnosed a tumour in the liver* **benign tumour** = tumour which is not cancerous, and which will not grow again *or* spread to other parts of the body if is is removed surgically **benigner Tumor, gutartiger Tumor**; **malignant tumour** = tumour which is cancerous and can grow again *or* spread into other parts of the body, even if removed surgically **maligner Tumor, bösartiger Tumor**

(NOTE: for other terms referring to tumours, see words beginning with **onco-**)

tummy *noun (informal)* child's word for stomach *or* abdomen **Bauch**; **tummy ache** = child's expression for stomach pain **Bauchweh**; *see* GIPPY

tunica *noun* layer of tissue which covers an organ **Tunica, Hülle**; **tunica albuginea** = white fibrous membrane covering the testes and the ovaries **Tunica albuginea, Albuginea**; **tunica vaginalis** = membrane covering the testes and epididymis **Tunica vaginalis testis**

COMMENT: the wall of a blood vessel is made up of several layers: the outer layer (tunica adventitia); the inner layer (tunica intima), and in between the central layer (tunica media)

tuning fork *noun* special metal fork which, if hit, gives out a perfect note; used in hearing tests, such as Rinne's test **Stimmgabel**

tunnel vision *noun* field of vision which is restricted to the area directly in front of the eye **röhrenförmiges Gesichtsfeld**

TUR = TRANSURETHRAL RESECTION

turbinal bones *or* **turbinate bones** *or* **nasal conchae** *noun* three little bones which form the sides of the nasal cavity **Ossa turbinales, Conchae nasales, Nasenmuscheln**

◇ **turbinectomy** *noun* surgical operation to remove a turbinate bone **Turbinektomie, Konchektomie, Nasenmuschelresektion**

turbulent flow *noun* rushing *or* uneven flow of blood in a vessel **turbulente Strömung**

turcica *see* SELLA

turgescence *noun* swelling of tissue, when fluid accumulates underneath **Turgeszenz, Schwellung**

◇ **turgid** *adjective* swollen with blood **geschwollen**

◇ **turgor** *noun* being swollen **Turgor, Gewebespannung**

turn

1 *noun (informal)* slight illness *or* attack of dizziness **Anfall;** *she had one of her turns on the bus; he had a bad turn at the office and had to be taken to hospital*

2 *verb*

(a) to move the head *or* body to face in another direction **(um)drehen, wenden;** *he turned to look at the camera; she has difficulty in turning her head*

(b) to change into something different **verwandeln, umwandeln;** *the solution is turned blue by the reagent; his hair has turned grey*

◇ **turn away** *verb* to send people away **wegschicken, abweisen;** *the casualty ward is closed, so we have had to turn the accident victims away*

Turner's syndrome *noun* congenital condition of females, where sexual development is retarded and no ovaries develop **Turner-Syndrom**

COMMENT: the condition is caused by the absence of one of the pair of X chromosomes

turricephaly = OXYCEPHALY

tussis *noun* coughing **Tussis, Husten**

tutor *noun* teacher *or* person who teaches small groups of students **Tutor**; **nurse tutor** = experienced nurse who teaches student nurses **Unterrichtsschwester, Unterrichtspfleger/-in**

tweezers *noun* instrument shaped like small scissors, with ends which pinch, and do not cut, used to pull out or pick up small objects **Pinzette;** *she pulled out the splinter with her tweezers; he removed the swab with a pair of tweezers*

twenty-twenty vision *noun* perfect normal vision **normales Sehvermögen**

twilight *noun* time of day when the light is changing from daylight to night **Dämmerung**; **twilight myopia** = condition of the eyes, where the patient has difficulty in seeing in dim light **Dämmerungsmyopie, Nachtmyopie**; **twilight state** = condition (of epileptics and alcoholics) where the patient can do certain automatic actions, but is not conscious of what he is doing **Dämmerzustand**; **twilight sleep** = type of anaesthetic sleep, where the patient is semi-conscious but cannot feel any pain **Dämmerschlaf**

COMMENT: twilight state is induced at childbirth, by introducing anaesthetics into the rectum

twin *noun* one of two babies born to a mother at the same time **Zwilling**; **fraternal** *or* **dizygotic twins** = twins who are not identical because they come from two different ova fertilized at the same time **zweieiige Zwillinge**; **identical** *or* **monozygotic twins** = twins who are exactly the same in appearance because they developed from the same ovum **eineiige Zwillinge**; *see also* QUADRUPLET, QUINTUPLET, SEXTUPLET, SIAMESE, TRIPLET

COMMENT: twins are relatively frequent (about one birth in eighty) and are often found in the same family, where the tendency to have twins is passed through females

twinge *noun* sudden feeling of sharp pain **stechender Schmerz;** *he sometimes has a twinge in his right shoulder; she complained of having twinges in the knee*

twist *verb* to turn *or* bend a joint in a wrong way **verdrehen, umknicken**; **he twisted his ankle** = he hurt it by bending it in an odd direction **er hat sich den Knöchel verdreht**

twitch *verb* to make small movements of the muscles **zucken;** *the side of his face was twitching*

◊ **twitching** *noun* small movements of the muscles in the face *or* hands **Zucken**

tylosis *noun* development of a callus **Tylosis, Tylom(a)**

tympan(o)- *prefix* referring to the eardrum **Tympan(o)-**

◊ **tympanic** *adjective* referring to the eardrum **tympanal**; **tympanic cavity** *or* **middle ear** = section of the ear between the eardrum and the inner ear, containing the three ossicles **Paukenhöhle, Mittelohr**; **tympanic membrane** *or* **tympanum** *or* **eardrum** = membrane at the inner end of the external auditory meatus which vibrates with sound and passes the vibrations on to the ossicles in the middle ear **Membrana tympani, Trommelfell**

◊ **tympanites** *or* **meteorism** *noun* expansion of the stomach with gas **Meterorismus, Blähsucht**

◊ **tympanitis** *or* **otitis** *noun* middle ear infection **Tympanitis, Otitis media**

◊ **tympanoplasty** *or* **myringoplasty** *noun* surgical operation to correct a defect in the eardrum **Tympanoplastik, Myringoplastik, Trommelfellplastik**

◊ **tympanotomy** *or* **myringotomy** *noun* surgical operation to make an opening in the eardrum to allow fluid to escape **Myringotomie**

◊ **tympanum** *noun*
(a) eardrum *or* membrane at the inner end of the external auditory meatus leading from the outer ear, which vibrates with sound and passes the vibrations on to the ossicles in the middle ear **Trommelfell** *see illustration* EAR
(b) the tympanic cavity *or* section of the ear between the eardrum and the inner ear, containing the three ossicles **Tympanum, Paukenhöhle**

typhlitis *noun* inflammation of the caecum (large intestine) **Typhlitis**

typhoid fever *noun* infection of the intestine caused by *Salmonella typhi* in food and water **Typhus (abdominalis)**

COMMENT: typhoid fever gives a fever, diarrhoea and the patient may pass blood in the faeces. It can be fatal if not treated; patients who have had the disease may become carriers, and the Widal test is used to detect the presence of typhoid fever in the blood

typhus *noun* one of several fevers caused by the Rickettsia bacterium, transmitted by fleas and lice **Fleckfieber, Flecktyphus**; **endemic typhus** = fever transmitted by fleas from rats **endemisches Fleckfieber, murines Fleckfieber, Rattenfleckfieber**; **epidemic typhus** = fever with headaches, mental disturbance and a rash, caused by lice which come from other humans **epidemisches Fleckfieber, Läusefleckfieber**; *see also* SCRUB TYPHUS

COMMENT: typhus victims have a fever, feel extremely weak and develop a dark rash on the skin. The test for typhus is Weil-Felix reaction

typical *adjective* showing the usual symptoms of a condition **typisch;** *his gait was typical of a patient suffering from Parkinson's disease*

◇ **typically** *adverb* in a typical way **typisch;** *the anorexia patient is typically an adolescent or young woman, who is suffering from stress*

tyramine *noun* enzyme found in cheese, beans, tinned fish, red wine and yeast extract, which can cause high blood pressure if found in excessive quantities in the brain **Tyramin**; *see also* MONOAMINE OXIDASE

tyrosine *noun* amino acid in protein which is a component of thyroxine **Tyrosin**

◇ **tyrosinosis** *noun* condition caused by abnormal metabolism of tyrosine **Tyrosinose**

Uu

UKCC = UNITED KINGDOM CENTRAL COUNCIL

ulcer *noun* open sore in the skin *or* in mucous membrane, which is inflamed and difficult to heal **Ulkus, Geschwür;** *he is on a special diet because of his stomach ulcers* **aphthous ulcer** = little ulcer in the mouth **Aphthe**; **decubitus ulcer** *or* **bedsore** = inflamed patch of skin on a bony part of the body (usually found on the shoulder blades, buttocks, base of the back or heels), which develops into an ulcer, caused by pressure of the part of the body against the mattress **Dekubitalgeschwür, Dekubitus, Wundliegen**; **dendritic ulcer** = branching ulcer on the cornea, caused by herpesvirus **Ulcus dendriticum, Keratitis dendritica**; **duodenal ulcer** = ulcer in the duodenum **Ulcus duodeni, Zwölffingerdarmgeschwür**; **gastric ulcer** = ulcer in the stomach **Ulcus ventriculi, Magengeschwür**; **peptic ulcer** = benign ulcer in the stomach or duodenum **peptisches Ulkus**; **trophic ulcer** = ulcer caused by lack of blood (such as a bedsore) **trophisches Ulkus**; **varicose ulcer** = ulcer in the leg as a result of bad circulation and varicose veins **Ulcus varicosum (cruris)**; *see also* RODENT

◇ **ulcerated** *adjective* covered with ulcers **ulzerös**

◇ **ulcerating** *adjective* which is developing into an ulcer **ulzerierend**

◇ **ulceration** *noun* (i) condition where ulcers develop; (ii) the development of an ulcer **(i) & (ii) Ulzeration**

◇ **ulcerative** *adjective* referring to ulcers *or* characterized by ulcers **ulzerativ;** **ulcerative colitis** = severe pain in the colon, with diarrhoea and ulcers in the rectum (the cause is not known) **Colitis ulcerosa**

◇ **ulceromembranous gingivitis** *noun* inflammation of the gums, which can also affect the mucous membrane in the mouth **ulzeromembranöse Gingivitis**

◇ **ulcerous** *adjective* (i) referring to an ulcer; (ii) like an ulcer **(i) & (ii) ulzerös**

ulitis *noun* inflammation of the gums **Gingivitis, Zahnfleischentzündung**

ulna *noun* the longer and inner of the two bones in the forearm between the elbow and the wrist (the other, outer bone, is the radius) **Ulna, Elle** *see illustration* HAND

◇ **ulnar** *adjective* referring to the ulna **ulnar;** **ulnar artery** = artery which branches from the brachial artery at the elbow and runs down the inside of the forearm to join the radial artery in the palm of the hand **Arteria ulnaris, Ellenschlagader**; **ulnar nerve** = nerve which runs from the neck to the elbow and controls the muscles in the forearm and some of the fingers (and passes near the surface of the skin at the elbow, where it can easily be hit, giving the effect of the 'funny bone') **Nervus ulnaris, Ellennerv**; **ulnar pulse** = secondary pulse in the wrist, taken near the inner edge of the forearm **Ulnarispuls**

QUOTE the whole joint becomes disorganised, causing ulnar deviation of the fingers resulting in the typical deformity of the rheumatoid arthritic hand

Nursing Times

ultra- *prefix* meaning (i) further than; (ii) extremely **(i) & (ii) Ultra-**

◇ **ultrafiltration** *noun* filtering of the blood where tiny particles are removed, as when the blood is filtered by the kidney **Ultrafiltration, Diafiltration**

◇ **ultramicroscopic** *adjective* so small that it cannot be seen using a normal microscope **ultramikroskopisch**

◊ **ultrasonic** *adjective* referring to ultrasound **Ultraschall-**

◊ **ultrasonics** *noun* study of ultrasound and its use in medical treatments **Ultraschall**

◊ **ultrasonograph** *noun* machine which takes pictures of internal organs, using ultrasound **Ultraschallgerät**

◊ **ultrasonography** *noun* passing ultrasound waves through the body and recording echoes which show details of internal organs **Ultraschalldiagnostik, Sonographie**

◊ **ultrasonotomography** *noun* making pictures of organs which are placed at different depths inside the body, using ultrasound **Ultrasonotomographie, Ultraschalltomographie**

◊ **ultrasound** *or* **ultrasonic waves** *noun* very high frequency sound wave **Ultraschall, Ultraschallwellen;** *the nature of the tissue may be made clear on ultrasound examination; the ultrasound provides a picture of the ovary and the eggs inside it* (NOTE: no plural for **ultrasound)**

COMMENT: the very high frequency waves of ultrasound can be used to detect and record organs *or* growths inside the body (in a similar way to the use of X-rays), by recording the differences in echoes sent back from different tissues. Ultrasound is used to treat some conditions such as internal bruising and can also destroy bacteria and calculi

◊ **ultraviolet rays (UV rays)** *noun* invisible rays of light, which have very short wavelengths and are beyond the violet end of the spectrum, and form the tanning and burning element in sunlight **Ultraviolettstrahlen, UV-Strahlen**; **ultraviolet lamp** = lamp which gives off ultraviolet rays which tan the skin, help the skin produce Vitamin D, and kill bacteria **UV-Lampe**

umbilical *adjective* referring to the navel **umbilikal; umbilical circulation** = circulation of blood from the mother's bloodstream through the umbilical cord into the fetus **Umbilikalkreislauf**; **umbilical hernia** *or* **exomphalos** = hernia which bulges at the navel, mainly in young children **Nabelbruch, Exomphalos**; **umbilical region** = central part of the abdomen, lower than the epigastrium **Nabelgegend**

◊ **umbilical cord** *noun* cord containing two arteries and one vein which links the fetus inside the womb to the placenta **Nabelschnur**

COMMENT: the arteries carry the blood and nutrients from the placenta to the fetus and the vein carries the waste from the fetus back to the placenta. When the baby is born, the umbilical cord is cut and the end tied in a knot. After a few days, this drops off, leaving the navel marking the place where the cord was originally attached

◊ **umbilicated** *adjective* with a small depression, like a navel, in the centre **nabelartig, nabelförmig**

◊ **umbilicus** *or* **navel** *or* **omphalus** *noun* scar with a depression in the middle of the abdomen where the umbilical cord was attached to the fetus **Umbilicus, Nabel, Omphalos**

umbo *noun* projecting part in the middle of the outer side of the eardrum **Umbo membranae tympani, Trommelfellnabel**

un- *prefix* meaning not **un-**

◊ **unaided** *adjective* without any help **ohne fremde Hilfe; unbewaffnet**; *(Auge) two days after the operation, he was able to walk unaided across the ward*

◊ **unblock** *verb* to remove something which is blocking **frei machen;** *an operation to unblock an artery; if you swallow it will unblock your ears*

◊ **unboiled** *adjective* which has not been boiled **nicht abgekocht;** *in some areas, it is dangerous to drink unboiled water*

◊ **unborn** *adjective* not yet born **ungeboren;** *a pregnant woman and her unborn child*

unciform bone *or* **hamate bone** *noun* one of the eight small carpal bones in the wrist, shaped like a hook **Os hamatum, Hakenbein** *see illustration* HAND

uncinate *adjective* shaped like a hook **hakenförmig**; **uncinate epilepsy** = type of temporal lobe epilepsy, where the patient has hallucinations of smell and taste **Unzinatusepilepsie**

unconscious
1 *adjective* not conscious *or* not aware of what is happening **bewusstlos, besinnungslos; unbewusst, unbeabsichtigt;** *he was found unconscious in the street; the nurses tried to revive the unconscious accident victims; she was unconscious for two days after the accident*
2 *noun (in psychology)*; **the unconscious** = the part of the mind which stores feelings *or* memories *or* desires, which the patient cannot consciously call up, but which influence his actions **das Unbewusste**; *see also* SEMI-CONSCIOUS, SUBCONSCIOUS

◊ **unconsciousness** *noun* being unconscious (it may be the result of lack of oxygen or some other external cause such as a blow on the head) **Bewusstlosigkeit, Ohnmacht;** *he relapsed into unconsciousness, and never became conscious again*

uncontrollable *adjective* which cannot be controlled **unkontrollierbar, unstillbar;** *she has an uncontrollable desire to drink alcohol; the uncontrollable spread of the disease through the population*

◇ **uncoordinated** *adjective* not joined together *or* not working together **unkoordiniert;** *his finger movements are completely uncoordinated; the symptoms are uncoordinated movements of the arms and legs*

uncus *noun* projecting part of the cerebral hemisphere, shaped like a hook **Uncus**

under- *prefix* meaning less than *or* not as strong as **Unter-**; **underactivity** = less activity than usual **Hypoaktivität**; **underhydration** = having too little water in the body **Hypohydratation**; **undernourished** = having too little food **unterernährt**; **underproduction** = producing less than normal **Unterproduktion**

◇ **undergo (surgery)** *verb* to have (an operation) **sich (einer Operation) unterziehen;** *he underwent an appendicectomy; she will probably have to undergo another operation; there are six patients undergoing physiotherapy*

◇ **undertake** *verb* to carry out (a surgical operation) **durchführen, vornehmen;** *replacement of the joint is mainly undertaken to relieve pain*

◇ **underweight** *adjective* too thin *or* not heavy enough **Untergewicht (haben);** *he is several pounds underweight for his age*

undescended testis *noun* condition where a testis has not descended into the scrotum **Maldescensus testis, Hodenhochstand**

undigested *adjective* (food) which is not digested in the body **unverdaut**

undine *noun* glass container for a solution to bathe the eyes **Undine, Augenspülgläschen**

undress *verb* to take off all *or* most of your clothes **(sich) ausziehen, (sich) entkleiden, (sich) freimachen;** *the doctor asked the patient to undress or to get undressed*

undulant fever = BRUCELLOSIS

unfertilized *adjective* which has not been fertilized **unbefruchtet;** *unfertilized ova are produced in the ovaries and can be fertilized by spermatozoa*

◇ **unfit** *adjective* not fit *or* not healthy **nicht fit, schlecht in Form;** *she used to play a lot of tennis, but she became unfit during the winter*

ungual *adjective* referring to the fingernails *or* toenails **Nagel-**

unguent *noun* ointment *or* smooth oily medicinal substance which can be spread on the skin to soothe irritations **Salbe**

◇ **unguentum** *noun (in pharmacy)* ointment **Unguentum, Salbe**

unguis = NAIL

unhealthy *adjective* not healthy *or* which does not make someone healthy **ungesund;** *the children have a very unhealthy diet; not taking any exercise is an unhealthy way of living; the office is an unhealthy place, and everyone always feels ill there*

◇ **unhygienic** *adjective* which is not hygienic **unhygienisch;** *the conditions in the hospital laundry have been criticized as unhygienic*

uni- *prefix* meaning one **Uni-, Ein-**

◇ **unicellular** *adjective* (organism) formed of one cell **einzellig**

◇ **uniform**

1 *noun* special clothes worn by a group of people, such as the nurses in a hospital **Uniform;** *the nurses' uniform does not include a cap; he was wearing the uniform of the St John Ambulance Brigade*

2 *adjective* the same *or* similar **einheitlich, uniform;** *healthy red blood cells are of a uniform shape and size*

◇ **unigravida** = PRIMIGRAVIDA

◇ **unilateral** *adjective* affecting one side of the body only **unilateral, einseitig**; **unilateral oophorectomy** = surgical removal of one ovary **unilaterale Oophorektomie, unilaterale Ovariektomie**

union *noun* joining together of two parts of a fractured bone **Frakturheilung**; *see also* MALUNION

(NOTE: opposite is **non-union)**

uniovular twins *or* **monozygotic twins** *noun* twins who are identical in appearance because they developed from a single ovum **eineiige Zwillinge**

◇ **unipara** = PRIMIPARA

◇ **unipolar** *adjective* (neurone) with a single process **unipolar**; *compare with* BIPOLAR, MULTIPOLAR; **unipolar lead** =

electric lead to a single electrode **unipolare Ableitung**

unit *noun*
(a) single part (as of a series of numbers) **Einheit**; **SI units** = international system of measurement for physical properties **SI-Einheiten**; *lumen is the SI unit of illumination*
(b) specialized section of a hospital **Station, Abteilung**; *she is in the maternity unit; he was rushed to the intensive care unit; the burns unit was full after the plane accident*

> QUOTE the blood loss caused his haemoglobin to drop dangerously low, necessitating two units of RBCs and one unit of fresh frozen plasma
> RN Magazine

United Kingdom Central Council (for Nursing, Midwifery and Health Visiting) (UKCC) *noun* official body which regulates and registers nurses, midwives and health visitors **staatliche Zulassungsstelle für Krankenpflegekräfte, Hebammen und Sozialpfleger/Sozialpflegerinnen**

unmedicated dressing *noun* sterile dressing with no antiseptic or other medication on it **nicht imprägnierter Verband**
◊ **unpasteurized** *adjective* which has not been pasteurized **unpasteurisiert**; *unpasteurized milk can carry bacilli*
◊ **unprofessional conduct** *noun* action by a professional person (a doctor *or* nurse, etc.) which is considered wrong by the body which regulates the profession **standeswidriges Verhalten, Verstoß gegen das Berufsethos**

> QUOTE refusing to care for someone with HIV-related disease may well result in disciplinary procedure for unprofessional misconduct
> Nursing Times

unqualified *adjective* (person) who has no qualifications *or* who has no licence to practise **nicht qualifiziert, nicht ausgebildet**; *the hospital is employing unqualified nursing staff*
◊ **unsaturated fat** *noun* fat which does not have a large amount of hydrogen, and so can be broken down more easily **ungesättigtes Fett**; *see also* FAT, SATURATED
◊ **unstable** *adjective* not stable *or* which may change easily **instabil, labil, unbeständig**; *the patient was showing signs of an unstable mental condition* **unstable angina** = angina which has suddenly become worse **instabile Angina pectoris**
◊ **unsteady** *adjective* likely to fall down when walking **unsicher**; *he is still very unsteady on his legs*
◊ **unsterilized** *adjective* which has not been sterilized **unsterilisiert**; *he had to carry out the operation using unsterilized equipment*
◊ **unsuitable** *adjective* not suitable **ungeeignet**; *radiotherapy is unsuitable in this case*
◊ **untreated** *adjective* which has not been treated **unbehandelt**; *the disease is fatal if left untreated*
◊ **unwanted** *adjective* which is not wanted **unerwünscht**; *a cream to remove unwanted facial hair*
◊ **unwashed** *adjective* which has not been washed **ungewaschen**; *dysentery can be caused by eating unwashed fruit*

unwell *adjective* sick *or* not well **unwohl**; *she felt unwell and had to go home*
(NOTE: not used before a noun: **a sick woman** but **the woman was unwell**)

upper *adjective* at the top *or* higher **obere (r,s)**; **the upper limbs** = the arms **die oberen Extremitäten**; **upper arm** = part of the arm from the shoulder to the elbow **Oberarm**; *he had a rash on his right upper arm* **upper respiratory infection** = infection of the upper part of the respiratory system **Infektion der oberen Atemwege**; *see also* NEURONE
(NOTE: opposite is **lower**)

upright *adjective & adverb* in a vertical position *or* standing **aufrecht, stehend**; *he became dizzy as soon as he stood upright*

upset
1 *noun* slight illness **Störung**; **stomach upset** = slight infection of the stomach **Magenverstimmung**; *she is in bed with a stomach upset*
2 *adjective* slightly ill **verstimmt, verdorben**; *she is in bed with an upset stomach*

upside down *adverb* with the top turned to the bottom **verkehrt**; *(US)* **upside-down stomach** = DIAPHRAGMATIC HERNIA

uraemia *noun* disorder caused by kidney failure, where urea is retained in the blood, and the patient develops nausea, convulsions and in severe cases goes into a coma **Urämie**
◊ **uraemic** *adjective* referring to and suffering from uraemia **urämisch**

uran- *prefix* referring to the palate **Uran(o)-, Gaumen-**

◇ **uraniscorrhaphy** = PALATORRHAPHY

urataemia *noun* condition where urates are present in the blood, as in gout **Hyperurikämie**

◇ **urate** *noun* salt of uric acid found in urine **Urat**

◇ **uraturia** *noun* presence of excessive amounts of urates in the urine, as in gout **Uraturie**

urea *noun* substance produced in the liver from excess amino acids, and excreted by the kidneys into the urine **Harnstoff**

◇ **urease** *noun* enzyme which converts urea into ammonia and carbon dioxide **Urease**

◇ **urecchysis** *noun* condition where uric acid leaves the blood and enters connective tissue **Harninfiltration**

◇ **uresis** *noun* passing urine **Urese, Harnen**

ureter *noun* one of two tubes which take urine from the kidneys to the urinary bladder **Ureter, Harnleiter** *see illustration* KIDNEY

◇ **ureter-** *or* **uretero-** *prefix* referring to the ureters **Ureter-, Uretero-**

◇ **ureteral** *or* **ureteric** *adjective* referring to the ureters **ureterisch, Harnleiter-, Ureter-**; **ureteric calculus** = kidney stone in the ureter **Ureterstein, Harnleiterstein**; **ureteric catheter** = catheter passed through the ureter to the kidney, to inject an opaque solution into the kidney before taking an X-ray **Harnleiterkatheter**; *see also* IMPACTED

◇ **ureterectomy** *noun* surgical removal of a ureter **Ureterektomie**

◇ **ureteritis** *noun* inflammation of a ureter **Ureteritis, Harnleiterentzündung**

◇ **ureterocele** *noun* swelling in a ureter caused by narrowing of the opening where the ureter enters the bladder **Ureterozele**

◇ **ureterocolostomy** *noun* surgical operation to implant the ureter into the sigmoid colon, so as to bypass the bladder **Ureterokolostomie**

◇ **ureteroenterostomy** *noun* artificial tube placed between the ureter and the intestine **Ureteroenterostomie, Ureteroenteroanastomose**

◇ **ureterolith** *noun* calculus *or* stone in a ureter **Ureterolith, Ureterstein, Harnleiterstein**

◇ **ureterolithotomy** *noun* surgical removal of a stone from the ureter **Ureterolithotomie**

◇ **ureteronephrectomy** *or* **nephroureterectomy** *noun* surgical removal of a kidney and the ureter attached to it **Ureteronephrektomie, Nephroureterektomie**

◇ **ureteroplasty** *noun* surgical operation to repair a ureter **Ureteroplastik, Harnleiterplastik**

◇ **ureteropyelonephritis** *noun* inflammation of the ureter and the pelvis of the kidney to which it is attached **Ureteropyelonephritis**

◇ **ureterosigmoidostomy** = URETEROCOLOSTOMY

◇ **ureterostomy** *noun* surgical operation to make an artificial opening for the ureter into the abdominal wall, so that urine can be passed directly out of the body **Ureterostomie**

◇ **ureterotomy** *noun* surgical operation to make an incision into the ureter mainly to remove a stone **Ureterotomie**

◇ **ureterovaginal** *adjective* referring to the ureter and the vagina **ureterovaginal**

urethr- *or* **urethro-** *prefix* referring to the urethra **Urethr-, Urethro-**

◇ **urethra** *noun* tube which takes urine from the bladder to be passed out of the body **Urethra, Harnröhre** *see illustration* UROGENITAL SYSTEM; **penile urethra** = channel in the penis through which both urine and semen pass **Pars spongiosa urethrae (masculinae)**; **prostatic urethra** = section of the urethra which passes through the prostate **Pars prostatica urethrae (masculinae)**

> COMMENT: in males, the urethra serves two purposes: the discharge of both urine and semen. The male urethra is about 20cm long; in women it is shorter, about 3cm. The urethra has sphincter muscles at either end which help control the flow of urine

◇ **urethral** *adjective* referring to the urethra **urethral**; **urethral catheter** = catheter passed up the urethra to allow urine to flow out of the body **Harnröhrenkatheter**; **urethral stricture** = URETHROSTENOSIS

◇ **urethritis** *noun* inflammation of the urethra **Urethritis, Harnröhrenentzündung**; **specific urethritis** = inflammation of the urethra caused by gonorrhoea **Urethritis gonorrhoica, gonorrhoische Urethritis**; *see also* NON-SPECIFIC URETHRITIS

◇ **urethrocele** *noun* (i) swelling formed in a weak part of the wall of the urethra; (ii) prolapse of the urethra in a woman **(i) Urethrozele, Harnröhrendivertikel; (ii) Urethrozele, Harnröhrenprolaps (der Frau)**

◇ **urethrogram** *noun* X-ray photograph of the urethra **Urethrogramm**

◇ **urethrography** *noun* X-ray examination of the urethra after an opaque substance has been introduced into it **Urethrographie**

◇ **urethroplasty** *noun* surgical operation to repair a urethra **Urethroplastik, Harnröhrenplastik**

◇ **urethrorrhaphy** *noun* surgical operation to repair a torn urethra **Urethrorrhaphie, Harnröhrennaht**

◇ **urethrorrhoea** *noun* discharge of fluid from the urethra, usually associated with urethritis **Urethrorrhoe, Harnröhrenausfluss**

◇ **urethroscope** *noun* surgical instrument, used to examine the interior of a man's urethra **Urethroskop**

◇ **urethroscopy** *noun* examination of the inside of a man's urethra with a urethroscope **Urethroskopie**

◇ **urethrostenosis** *or* **urethral stricture** *noun* narrowing *or* blocking of the urethra by a growth **Harnröhrenstenose, Harnröhrenstriktur**

◇ **urethrostomy** *noun* surgical operation to make an opening for a man's urethra between the scrotum and the anus **Urethrostomie**

◇ **urethrotomy** *noun* surgical operation to open a blocked *or* narrowed urethra **Urethrotomie**

urge *noun* strong need to do something **Drang;** *he was given drugs to reduce his sexual urge*

urgent *adjective* which has to be done quickly **dringend;** *he had an urgent message to go to the hospital; urgent cases are referred to the accident unit; she had an urgent operation for strangulated hernia*

◇ **urgently** *adverb* immediately **dringend;** *the relief team urgently requires more medical supplies*

-uria *suffix* meaning (i) a condition of the urine; (ii) a disease characterized by a condition of the urine **(i) & (ii) -urie**

uric acid *noun* chemical compound which is formed from nitrogen in waste products from the body, and which also forms crystals in the joints of patients suffering from gout **Harnsäure**

◇ **uricosuric (drug)** *noun* drug which increases the amount of uric acid excreted in the urine **Urikosurikum**

uridrosis *noun* condition where excessive urea forms in the sweat **Urhidrosis**

urin- *or* **urino-** *prefix* referring to urine **Urin-, Urino-**

◇ **urinalysis** *noun* analysis of a patient's urine, to detect diseases such as diabetes mellitus **Urinstatus, Harnuntersuchung**

◇ **urinary** *adjective* referring to urine **Urin-, Harn-**; **urinary bladder** = sac where the urine collects from the kidneys through the ureters, before being passed out of the body through the urethra **Harnblase** *see illustration* KIDNEY, UROGENITAL SYSTEM; **urinary catheter** = catheter passed up the urethra to allow urine to flow out of the bladder **Harnblasenkatheter**; **urinary duct** *or* **ureter** = one of two tubes which take urine from the kidneys to the bladder **Harnleiter, Ureter**; **urinary obstruction** = blockage of the urethra which prevents urine being passed **Harnröhrenobstruktion**; **urinary system** = system of organs and ducts which separates waste liquids from the blood and excretes them as urine (including the kidneys, urinary bladder, ureters and urethra) **Harnapparat**; **urinary tract** = tubes down which the urine passes from the kidneys to the bladder and from the bladder out of the body **Harntrakt, Harnwege**; **urinary trouble** = disorder of the urinary tract **Harnwegebeschwerden**

◇ **urinate** *verb* to pass urine from the body **urinieren, Wasser lassen;** *the patient has difficulty in urinating; he urinated twice this morning*

◇ **urination** *or* **micturition** *noun* passing of urine out of the body **Urinieren, Miktion, Wasserlassen**

◇ **urine** *noun* yellowish liquid, containing water and waste products (mainly salt and urea), which is excreted by the kidneys and passed out of the body through the ureters, bladder and urethra **Urin, Harn**

◇ **uriniferous** *adjective* which carries urine **harnleitend**; **uriniferous tubule** *or* **renal tubule** = tiny tube which is part of a nephron **Nierenkanälchen, Tubulus renalis**

◇ **urinogenital** *or* **urogenital** *adjective* referring to the urinary and genital systems **urogenital**

◇ **urinometer** *noun* instrument which measures the specific gravity of urine **Urometer**

urobilin *noun* yellow pigment formed when urobilinogen comes into contact with air **Urobilin**

◇ **urobilinogen** *noun* colourless pigment formed when bilirubin is reduced to stercobilinogen in the intestines **Urobilinogen**

◇ **urocele** *noun* swelling in the scrotum which contains urine **Urozele**

◊ **urochesia** *noun* passing of urine through the rectum, due to injury of the urinary system **Urochezie**

◊ **urochrome** *adjective* pigment which colours the urine yellow **Urochrom**

urogenital *adjective* referring to the urinary and genital systems **urogenital**; **urogenital diaphragm** = layer of fibrous tissue beneath the prostate gland, through which the urethra passes **Diaphragma urogenitale**; **urogenital system** = the whole of the urinary tract and reproductive system **Urogenitaltrakt, Urogenitalapparat**

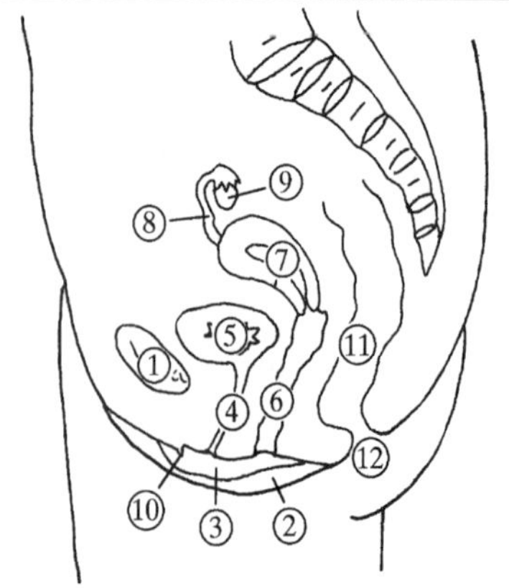

UROGENITAL SYSTEM (female)	UROGENITALTRAKT (weiblich)
1. pubic bone	1. Os pubis
2. labia majora	2. Labia majora (pudendi)
3. labia minora	3. Labia minora (pudendi)
4. urethra	4. Urethra
5. urinary bladder	5. Harnblase
6. vagina	6. Vagina
7. uterus	7. Uterus
8. Fallopian tube	8. Tuba uterina (Fallopii)
9. ovary	9. Ovarium
10. clitoris	10. Klitoris
11. rectum	11. Rektum
12. anus	12. Anus

urography *noun* X-ray examination of part of the urinary system after injection of radio-opaque dye **Urographie**

◊ **urokinase** *noun* enzyme formed in the kidneys, which begins the process of breaking down blood clots **Urokinase**

◊ **urolith** *noun* stone in the urinary system **Urolith, Harnstein**

◊ **urological** *adjective* referring to urology **urologisch**

◊ **urologist** *noun* doctor who specializes in urology **Urologe/Urologin**

◊ **urology** *noun* scientific study of the urinary system and its diseases **Urologie**

urticaria *or* **hives** *or* **nettlerash** *noun* allergic reaction (to injections *or* to certain foods) where the skin forms irritating reddish patches **Urtikaria, Nesselsucht, Quaddelsucht**

USP = UNITED STATES PHARMACOPOEIA

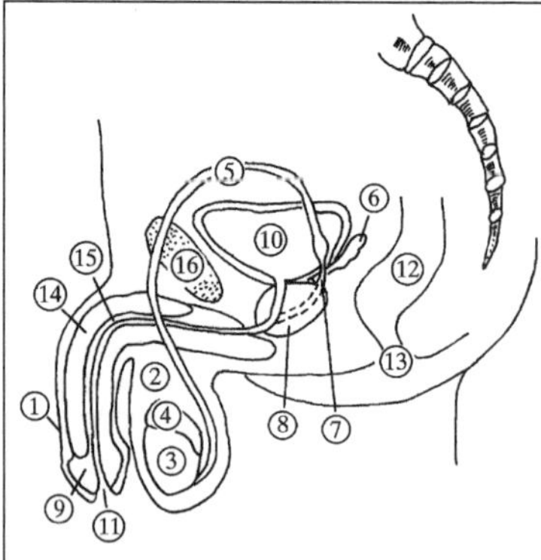

UROGENITAL SYSTEM (male)	UROGENITALTRAKT (männlich)
1. penis	1. Penis
2. scrotum	2. Skrotum
3. testis	3. Testis
4. epididymis	4. Epididymis
5. ductus deferens	5. Ductus deferens
6. seminal vesicle	6. Vesicula seminalis
7. ejaculatory duct	7. Ductus ejaculatorii
8. prostate gland	8. Prostata
9. glans	9. Glans penis
10. urinary bladder	10. Harnblase
11. urethra	11. Urethra
12. rectum	12. Rektum
13. anus	13. Anus
14. corpus cavernosum	14. Corpus cavernosum
15. corpus spongiosum	15. Corpus spongiosum penis
16. pubic bone	16. Os pubis

uter- *or* **utero-** *prefix* referring to the uterus **Uter-, Utero-, Uterus-**

◊ **uterine** *adjective* referring to the uterus **uterin;** *the fertilized ovum becomes implanted in the uterine wall* **uterine cavity** = the inside of the uterus **Cavitas uteri, Gebärmutterhöhle**; **uterine fibroma** *or* **fibroid** = benign tumour in the muscle fibres of the uterus **Gebärmutterleiomyom**; **uterine procidentia** *or* **uterine prolapse** = condition where part of the uterus has passed through the vagina (usually after childbirth) **Gebärmuttervorfall, Uterusprolaps**

COMMENT: uterine prolapse has three stages of severity: in the first the cervix descends into the vagina, in the second the cervix is outside the vagina, but part of the uterus is still inside, and in the third stage, the whole uterus passes outside the vagina

uterine subinvolution = condition where the uterus does not go back to its normal size after childbirth **Subinvolutio uteri, Uterussubinvolution**; **uterine tube** = FALLOPIAN TUBE *see also* INTRAUTERINE

◇ **uterocele** *or* **hysterocele** *noun* hernia of the uterus **Hysterozele**

◇ **uterogestation** *noun* normal pregnancy, where the fetus develops in the uterus **Intrauteringravidität, Gebärmutterschwangerschaft**

◇ **uterography** *noun* X-ray examination of the uterus **Uterographie, Hysterographie**

◇ **utero-ovarian** *adjective* referring to the uterus and the ovaries **utero-ovarial**

◇ **uterosalpingography** = HYSTEROSALPINGOGRAPHY

◇ **uterovesical** *adjective* referring to the uterus and the bladder **uterovesical**

◇ **uterus** *or* **womb** *noun* hollow organ in a woman's pelvic cavity, behind the bladder and in front of the rectum **Uterus, Gebärmutter** *see illustration* UROGENITAL SYSTEM (female); **double uterus** = condition where the uterus is divided into two sections by a membrane **doppelte Uterusanlage, Uterus didelphys**; *see also* DIMETRIA (NOTE: for other terms referring to the uterus, see words beginning with **hyster-, metr-**)

COMMENT: the top of the uterus is joined to the Fallopian tubes which link it to the ovaries, and the lower end (or cervix uteri *or* neck of the uterus) opens into the vagina. When an ovum is fertilized it becomes implanted in the wall of the uterus and develops into an embryo inside it. If fertilization and pregnancy do not take place, the lining of the uterus (endometrium) is shed during menstruation. At childbirth, strong contractions of the wall of the uterus (myometrium) help push the baby out through the vagina

utricle *or* **utriculus** *noun*
(a) large sac inside the vestibule of the ear, which relates information about the upright position of the head to the brain **Utriculus**
(b) prostatic utricle = sac branching off the urethra as it passes through the prostate gland **Utriculus prostaticus**

UV = ULTRAVIOLET

uvea *noun* layer of organs in the eye beneath the sclera, formed of the iris, the ciliary body and the choroid **Uvea, mittlere Augenhaut**

◇ **uveal** *adjective* referring to the uvea **uveal**; **uveal tract** = layer of organs in the eye beneath the sclera, containing the iris, the ciliary body and choroid **Tunica vasculosa bulbi, mittlere Augenhaut, Uvea**

◇ **uveitis** *noun* inflammation of any part of the uvea **Uveitis**

◇ **uveoparotid fever** *or* **syndrome** *noun* inflammation of the uvea and of the parotid gland **Febris uveoparotidea, Heerfordt-Syndrom**

uvula *noun* piece of soft tissue which hangs down from the back of the the soft palate **Uvula, Gaumenzäpfchen, Staphyle**

◇ **uvular** *adjective* referring to the uvula **uvulär**

◇ **uvulectomy** *noun* surgical removal of the uvula **Uvulektomie**

◇ **uvulitis** *noun* inflammation of the uvula **Uvulitis** *see illustration* TONGUE

Vv

vaccinate *verb* to use a vaccine to give a person immunization against a specific disease **impfen;** *she was vaccinated against smallpox as a child* (NOTE: you vaccinate someone **against** a disease)

◇ **vaccination** *noun* action of vaccinating **Impfung**

◇ **vaccine** *noun* substance which contains the germs of a disease, used to inoculate or vaccinate **Vakzine, Impfstoff;** *the hospital is waiting for a new batch of vaccine to come from the laboratory; new vaccines are being developed all the time; MMR vaccine is given to control measles, mumps and rubella; there is, as yet, no vaccine for meningococcal meningitis*

◇ **vaccinia** = COWPOX

◇ **vaccinotherapy** *noun* treatment of a disease with a vaccine **Vakzinetherapie;** (NOTE: Originally the words **vaccine** and **vaccination** applied only to smallpox immunization, but they are now used for immunization against any disease)

COMMENT: a vaccine contains the germs of the disease, sometimes alive and sometimes dead, and this is injected into the patient so that his body will develop immunity to the disease. The vaccine contains antigens, and these provoke the body to produce antibodies, some of which remain in the bloodstream for a very long time and react against the same antigens if they enter the body naturally at a later date when the patient is exposed to the disease. Vaccination is mainly given against cholera, diphtheri a, rabies, smallpox, tuberculosis, and typhoid

vacuole *noun* space in a fold of a cell membrane **Vakuole**

vacuum extractor *noun* surgical instrument formed of a rubber suction cup which is used in vacuum extraction *or* pulling on the head of the baby during childbirth **Vakuumextraktor, Saugglocke**

vagal *adjective* referring to the vagus nerve **vagal**; **vagal tone** = action of the vagus nerve to slow the beat of the SA node **Vagustonus**

vagin(o)- *prefix* referring to the vagina **Vagin(o)-**

◇ **vagina** *noun* passage in a woman's reproductive tract between the entrance to the uterus (the cervix) and the vulva, able to stretch enough to allow a baby to pass through during childbirth **Vagina, Scheide**

◇ **vaginal** *adjective* referring to the vagina **vaginal**; **vaginal bleeding** = bleeding from the vagina **Vaginalblutung, Scheidenblutung**; **vaginal diaphragm** = contraceptive device, inserted into the woman's vagina and placed over the neck of the uterus **Scheidendiaphragma, Scheidenpessar**; **vaginal discharge** = flow of liquid from the vagina **Fluor vaginalis, Scheidenausfluss**; **vaginal douche** = (i) washing out of the vagina; (ii) the device used to wash out the vagina **(i) Vaginalspülung, Scheidenspülung; (ii) Vaginaldusche, Scheidenirrigator**; *see also* DOUCHE; **vaginal examination** = checking the vagina for signs of disease or growth **Vaginaluntersuchung**; **vaginal orifice** = opening leading from the vulva to the uterus **Ostium vaginae, Scheidenöffnung** *see illustration* UROGENITAL SYSTEM (female); (NOTE: for other terms referring to the vagina, see words beginning with **colp-)**

◇ **vaginalis** *see* TRICHOMONAS, TUNICA

◇ **vaginectomy** *noun* surgical operation to remove the vagina or part of it **Vaginektomie, Kolpektomie, Scheidenexstirpation**

◇ **vaginismus** *noun* painful contraction of the vagina which prevents sexual intercourse **Vaginismus, Scheidenkrampf**

◇ **vaginitis** *noun* inflammation of the vagina which is mainly caused by the bacterium *Trichomonas vaginalis* or by a fungus *Candida albicans* **Vaginitis, Kolpitis**

◇ **vaginography** *noun* X-ray examination of the vagina **Vaginographie, Kolpographie**

◇ **vaginoplasty** *noun* surgical operation to graft tissue on to the vagina **Scheidenplastik, Kolpoplastik**

◇ **vaginoscope** *or* **colposcope** *noun* surgical instrument inserted into the vagina to inspect the inside of it **Scheidenspekulum, Kolposkop**

vago- *prefix* referring to the vagus nerve **Vago-**

◇ **vagotomy** *noun* surgical operation to cut through the vagus nerve which controls the nerves in the stomach, as a treatment for peptic ulcers **Vagotomie**

◇ **vagus nerve** *noun* tenth cranial nerve, which controls swallowing and the nerve fibres in the heart, stomach and lungs **Vagus (nerv), Nervus vagus**

valgus *noun* type of deformity where the foot *or* hand bends away from the centre of the body **Valgusstellung**; **genu valgum** = knock knee *or* state where the knees touch and the feet are apart when a person is standing straight **Genu valgum, X-Beine**; **hallux valgus** = condition of the foot, where the big toe turns towards the other toes and a bunion is formed **Hallux valgus**; *compare* VARUS

valine *noun* essential amino acid **Valin**

vallate papillae *noun* large papillae which form a line towards the back of the tongue and contain taste buds **Papillae (circum)vallatae, Wallpapillen** *see illustration* TONGUE

vallecula *noun* natural depression *or* fissure in an organ as between the hemispheres of the brain **Vallecula**

value *noun* quantity shown as a number **Wert**; **calorific value** = number of calories which a certain amount of a certain food contains **kalorischer Wert, Brennwert**; **energy value** = amount of energy produced by a certain amount of a certain food **Brennwert**

valve *noun* flap, mainly in the heart *or* blood vessels *or* lymphatic vessels but also in other organs, which opens and closes to allow liquid to pass in one direction only **Valva, Klappe**; **aortic valve** = valve with three flaps at the opening into the aorta **Aortenklappe**; **bicuspid (mitral) valve** = valve in the heart which allows blood to flow from the left atrium to the left ventricle but not in the opposite direction **Mitralklappe**; **ileocaecal valve** = valve at the end of the ileum, which allows food to pass from the ileum into the caecum **Valva ileocaecalis, Ileozäkalklappe, Bauhin-Klappe**; **pulmonary valve** = valve at the opening of the pulmonary artery **Pulmonalklappe**; **semilunar valve** = one of two valves in the heart, either the aortic valve or pulmonary valve **Semilunarklappe**; **tricuspid valve** = inlet valve with three cusps between the right atrium and the right ventricle in the heart **Trikuspidalklappe**

◇ **valvotomy** *or* **valvulotomy** *noun* surgical operation to cut into a valve to make it open wider **Valvulotomie**; **mitral valvotomy** = surgical operation to detach the cusps of the mitral valve in mitral stenosis **Mitralklappenvalvulotomie**

◇ **valvula** *noun* small valve **Valvula;** (NOTE: plural is **valvulae)**

◇ **valvular** *adjective* referring to a valve **valvulär**; **valvular disease of the heart (VDH)** = inflammation of the membrane which lines the valves of the heart **Endocarditis valvularis, Endokarditis der Herzklappen**

◇ **valvulitis** *noun* inflammation of a valve in the heart **Valvulitis, Herzklappenentzündung**

◇ **valvuloplasty** *noun* surgery to repair valves in the heart without opening the heart **Valvuloplastik, Herzklappenplastik**

> QUOTE in percutaneous balloon valvuloplasty a catheter introduced through the femoral vein is placed across the aortic valve and into the left ventricle; the catheter is removed and a valve-dilating catheter bearing a 15mm balloon is placed across the valve
>
> Journal of the American Medical Association

van den Bergh test *noun* test of blood serum to see if a case of jaundice is caused by an obstruction in the liver or by haemolysis of red blood cells **Van-den-Berg-Test**

vapour *noun* substance in the form of gas; medicinal oil in steam **Dampf**

◇ **vaporize** *verb* to turn a liquid into a vapour **verdampfen**

◇ **vaporizer** *noun* device which warms a liquid to which medicinal oil has been added, so that it provides a vapour which a patient can inhale **Verdampfer, Verdampfapparat**

Vaquez-Osler disease = POLYCYTHAEMIA VERA

vara *see* VARUS

variation *noun* change from one level to another **Variation, Veränderung, Schwankung;** *there is a noticeable variation in his pulse rate; the chart shows the variations in the patient's temperature over a twenty-four hour period*

varicectomy *noun* surgical operation to remove a vein *or* part of a vein **Varikektomie, Varizenexstirpation**

varicella = CHICKENPOX

varices *see* VARIX

varicocele *noun* swelling of a vein in the spermatic cord and which can be corrected by surgery **Varikozele, Krampfaderbruch**

◇ **varicose veins** *plural noun* veins, usually in the legs, which become twisted and swollen **Krampfadern, Varizen;** *she wears special stockings to support her varicose veins* **varicose eczema** = form of eczema which develops on the legs, caused by bad circulation **Ekzema varicosum, Stauungsekzem**; **varicose ulcer** = ulcer in the leg as a result of varicose veins **Ulcus varicosum**

◇ **varicosity** *noun (of veins)* being swollen and twisted **Varikosität, Varikose**

◇ **varicotomy** *noun* surgical operation to make a cut into a varicose vein **Varikotomie**

variola = SMALLPOX

◇ **varioloid** *noun* type of mild smallpox which affects patients who have already had smallpox *or* have been vaccinated against it **Variolois, Variola mitigata**

varix *noun* swollen blood vessel, especially a swollen vein in the leg **Varix, Varize** (NOTE: plural is **varices)**

varus *noun* deformity where the foot or hand bends in towards the centre of the body **Varusstellung**; **coxa vara** = deformity of the hip bone, making the legs bow **Coxa vara**; **genu varum** = bow legs *or* state where the ankles touch and the knees are apart when a person is standing straight **Genu varum, O-Beine**; *compare* VALGUS

vary *verb* to change *or* to try different actions **variieren, ändern;** *the dosage varies according to the age of the patient; the patient was recommended to change to a more varied diet*

vas- *prefix* referring to (i) a blood vessel; (ii) the vas deferens **(i) & (ii) Vas-**

vas *noun* tube in the body **Vas, Gefäß**; **vasa vasorum** = tiny blood vessels in the walls of larger blood vessels **Vasa vasorum**

◇ **vas deferens** *or* **ductus deferens** *or* **sperm duct** *noun* one of two tubes along which sperm passes from the epididymis to the prostate gland for ejaculation **Vas deferens, Ductus deferens, Samenleiter** *see illustration* UROGENITAL SYSTEM (male)

◇ **vas efferens** *noun* one of many tiny tubes which take the spermatozoa from the testis to the epididymis **Ductulus efferens testis**

(NOTE: plurals are **vasa, vasa deferentia, vasa efferentia)**

vascular *adjective* referring to blood vessels **vaskulär**; **vascular lesion** = damage to a blood vessel **Gefäßschädigung, Gefäßläsion**; **vascular system** = series of vessels such as veins, arteries and capillaries, carrying blood around the body **Gefäßsystem**

◇ **vascularization** *noun* development of new blood vessels **Vaskularisation, Vaskularisierung, Gefäßbildung**

◇ **vasculitis** *noun* inflammation of a blood vessel **Vaskulitis, Angiitis**

vasectomy *noun* surgical operation to cut a vas deferens, to prevent sperm travelling from the epididymis up the duct **Vasektomie, Vasoresektion**; **bilateral vasectomy** = cutting of both the vasa deferentia which makes a man sterile **bilaterale Vasektomie**

> COMMENT: bilateral vasectomy is a safe method of male contraception

vaso- *prefix* referring to (i) a blood vessel; (ii) the vas deferens **(i) & (ii) Vaso-**

◇ **vasoactive** *adjective* (agent) which has an effect on the blood vessels (especially one which constricts the arteries) **vasoaktiv**

◇ **vasoconstriction** *noun* contraction of blood vessels which makes them narrower **Vasokonstriktion**

◇ **vasoconstrictor** *noun* chemical substance which makes blood vessels become narrower, so that blood pressure rises **Vasokonstriktor, Vasokonstringens**

◇ **vasodilatation** *noun* relaxation of blood vessels which makes them wider **Vasodilatation**

◇ **vasodilator** *noun* chemical substance which makes blood vessels become wider, so that blood flows more easily and blood pressure falls **Vasodilatator, Vasodilatans**; **peripheral vasodilator** = chemical substance which acts to widen the blood vessels in the arms and legs, and so helps bad circulation as in Raynaud's disease **peripher wirkender Vasodilatator**

◇ **vasoligation** *noun* surgical operation to tie the vasa deferentia to prevent infection entering the epididymis from the urinary system **Vasoligatur**

◇ **vasomotion** *noun* vasoconstriction *or* vasodilatation **Vasomotorik**

◇ **vasomotor** *adjective* which makes blood vessels narrower *or* wider **vasomotorisch**; **vasomotor centre** = nerve centre in the brain which changes the rate of heartbeat and the diameter of blood vessels and so regulates blood pressure **vasomotorisches Zentrum**; **vasomotor nerve** = nerve in the wall of a blood vessel which affects the diameter of the vessel **Vasomotor, vasomotorischer Nerv**

◇ **vasopressin** *or* **antidiuretic hormone (ADH)** *noun* hormone secreted by the pituitary gland which acts on the kidneys to regulate the quantity of salt in body fluids and the amount of urine excreted by the kidneys **Vasopressin, antidiuretisches Hormon (ADH), Antidiuretin**

◇ **vasopressor** *noun* substance which increases blood pressure by narrowing the blood vessels **Vasopressor**

◇ **vasospasm** *or* **Raynaud's disease** *noun* condition where the fingers become cold, white and numb **Vasospasmus, Raynaud-Krankheit**

◇ **vasovagal** *adjective* referring to the vagus nerve and its effect on the heartbeat and blood circulation **vasovagal, vagovasal**; **vasovagal attack** = fainting fit (following a slowing down of the heartbeats caused by the vagus nerve) **vasovagale Synkope, vagovasale Synkope**

◇ **vasovasostomy** *noun* surgical operation to reverse a vasectomy **Vasovasostomie**

◇ **vasovesiculitis** *noun* inflammation of the seminal vesicles and a vas deferens **Vasovesikulitis**

vastus intermedius *or* **vastus medialis** *or* **vastus lateralis** *noun* three of the four parts of the quadriceps femoris *or* muscle of the thigh **Vastus intermedius/ medialis/lateralis, mittlerer/innerer/äußerer Schenkelmuskel**

VD = VENEREAL DISEASE; **VD clinic** = clinic specializing in the diagnosis and treatment of venereal diseases **Klinik für**

Geschlechtskrankheiten; *he is attending a VD clinic; the treatment for VD takes several weeks*

VDH = VALVULAR DISEASE OF THE HEART

vectis *noun* curved surgical instrument used in childbirth **Vectis**

vector *noun* insect *or* animal which carries a disease and can pass it to humans **Vektor;** *the tsetse fly is a vector of sleeping sickness*

vegan *noun & adjective* strict vegetarian *or* (person) who eats only vegetables and fruit, and does not eat milk, fish, eggs or any meat **Veganer/-in; vegan**

vegetable *noun* plant grown for food, not usually sweet **Gemüse;** *green vegetables are a source of dietary fibre*

◊ **vegetarian** *noun & adjective* (person) who does not eat meat, but eats mainly vegetables and fruit and sometimes dairy produce, eggs or fish **Vegetarier/-in; vegetarisch;** *he is on a vegetarian diet; she is a vegetarian; compare* LACTOVEGETARIAN, VEGAN

vegetation *noun* growth on a membrane (as on the cusps of valves in the heart) **Vegetation, Wucherung**

◊ **vegetative** *adjective* (i) referring to growth of tissue *or* organs; (ii) (state) after brain damage, where a person is alive and breathing but shows no responses **(i) & (ii) vegetativ; permanent vegetative state (PVS)** = condition where a patient is alive and breathes, but shows no brain activity, and will never recover consciousness **appallisches Syndrom**

vehicle *noun* liquid in which a dose of a drug is put **Vehikel**

vein *noun* blood vessel which takes deoxygenated blood containing waste carbon dioxide from the tissues back to the heart **Vene; azygos vein** = vein which brings blood back to the heart from the abdomen **Vena azygos, unpaare Vene; basilic vein** = vein in the arm, running from the hand along the forearm to the elbow **Vena basilica; deep vein** = vein which is deep in tissue, near the bones **tiefe Vene; hepatic vein** = vein which carries blood from the liver to the vena cava **Vena hepatica, Lebervene; lingual vein** = vein which takes blood away from the tongue **Vena lingualis, Zungenvene; portal vein** = vein which takes blood from the stomach, pancreas, intestines and spleen to the liver **Vena portae, Pfortader; pulmonary vein** = vein which carries oxygenated blood from the lungs back to the left atrium of the heart (it is the only vein which carries oxygenated blood) **Vena pulmonalis, Lungenvene; superficial vein** = vein which is near the surface of the skin **oberflächliche Vene**
(NOTE: for other terms referring to the veins, see words beginning with **phleb-)**

vena cava *noun* one of two large veins which take deoxygenated blood from all the other veins into the right atrium of the heart **Vena cava, Hohlvene** *see illustration* HEART, KIDNEY; (NOTE: plural is **venae cavae)**

> COMMENT: the superior vena cava brings blood from the head and the top part of the body, while the inferior vena cava brings blood from the abdomen and legs

vene- *or* **veno-** *prefix* referring to veins **Vene-, Veno-**

venene *noun* mixture of different venoms, used to produce antivenene **Mischung verschiedener Tiergifte**

venepuncture *or* **venipuncture** *noun* puncturing a vein either to inject a drug *or* to take a blood sample **Venenpunktion**

venereal disease (VD) *noun* disease which is passed from one person to another during sexual intercourse **venerische Krankheit, Geschlechtskrankheit**

> COMMENT: now usually called sexually transmitted diseases (STDs), the main types of venereal disease are syphilis, gonorrhoea, AIDS, non-specific urethritis, genital herpes and chancroid. The spread of sexually transmitted diseases can be limited by use of condoms. Other forms of contraceptive offer no protection against the spread of disease

◊ **venereology** *noun* scientific study of venereal diseases **Venerologie**

◊ **venereum** *see* LYMPHOGRANULOMA

◊ **veneris** *see* MONS

venesection = PHLEBOTOMY

venoclysis *noun* introducing slowly a saline *or* other solution into a vein **intravenöse Infusion**

◊ **venogram** = PHLEBOGRAM

◊ **venography** = PHLEBOGRAPHY

venom *noun* poison in the bite of a snake *or* insect **tierisches Gift, Tiergift**

> COMMENT: depending on the source of the bite, venom can have a wide range of effects, from a light irritating spot after a mosquito

sting, to death from a scorpion. Antivenene will counteract the effects of venom, but is only effective if the animal which gave the bite can be correctly identified

◇ **venomous** *adjective* (animal) which has poison in its bite **giftig;** *the cobra is a venomous snake; he was bitten by a venomous spider*

venosus *see* DUCTUS

venous *adjective* referring to the veins **venös; venous bleeding** = bleeding from a vein **venöse Blutung; venous blood** = deoxygenated blood, from which most of the oxygen has been removed by the tissues and is darker than oxygenated arterial blood (it is carried by all the veins except for the pulmonary vein which carries oxygenated blood) **venöses Blut; venous system** = system of veins which bring blood back to the heart from the tissues **venöses System; venous thrombosis** = blocking of a vein by a blood clot **Venenthrombose; venous ulcer** = ulcer in the leg, caused by varicose veins or by a blood clot **Ulcus venosum; central venous pressure** = blood pressure in the right atrium, which can be measured by means of a catheter **zentraler Venendruck (ZVD)**

QUOTE venous air embolism is a potentially fatal complication of percutaneous venous catheterization

Southern Medical Journal

QUOTE a pad was placed under the Achilles tendon to raise the legs, thus aiding venous return and preventing deep vein thrombosis

NATNews

ventilation *noun* breathing air in or out of the lungs, so removing waste products from the blood in exchange for oxygen **Ventilation, Belüftung;** *see also* DEAD SPACE; **artificial ventilation** = breathing which is assisted *or* controlled by a machine **künstliche Beatmung; mouth-to-mouth ventilation** = making a patient start to breathe again by blowing air through his mouth into his lungs **Mund-zu-Mund-Beatmung**

◇ **ventilator** *or* **respirator** *noun* machine which pumps air into and out of the lungs of a patient who has difficulty in breathing **Respirator, Beatmungsgerät;** *the newborn baby was put on a ventilator*

◇ **ventilatory failure** *noun* failure of the lungs to oxygenate the blood correctly **Ventilationsstörung**

ventral *adjective* referring to (i) the abdomen; (ii) the front of the body **(i) & (ii) ventral**

(NOTE: the opposite is **dorsal)**

ventricle *noun* cavity in an organ, especially in the heart or brain **Ventriculus, Ventrikel, Kammer** *see illustration* HEART

COMMENT: there are two ventricles in the heart: the left ventricle takes oxygenated blood from the pulmonary vein through the left atrium, and pumps it into the aorta to circulate round the body; the right ventricle takes blood from the veins through the right atrium, and pumps it into the pulmonary artery to be passed to the lungs to be oxygenated. There are four ventricles in the brain, each containing cerebrospinal fluid. The two lateral ventricles in the cerebral hemispheres contain the choroid proc esses which produce cerebrospinal fluid. The third ventricle lies in the midline between the two thalami. The fourth ventricle is part of the central canal of the hindbrain

◇ **ventricul(o)-** *prefix* referring to a ventricle in the brain *or* heart **Ventrikul(o)-**

◇ **ventricular** *adjective* referring to the ventricles **ventrikulär; ventricular fibrillation** = serious heart condition where the ventricular muscles flutter and the heart no longer beats **Kammerflimmern; ventricular folds** *or* **vocal cords** = two folds in the larynx which make sounds as air passes between them **Stimmbänder**

ventriculitis *noun* inflammation of the brain ventricles **Ventrikulitis**

◇ **ventriculoatriostomy** *noun* operation to relieve pressure caused by excessive quantities of cerebrospinal fluid in the brain ventricles **Ventrikuloaurikulostomie**

◇ **ventriculogram** *noun* X-ray picture of the brain ventricles **Ventrikulogramm**

◇ **ventriculography** *noun* method of taking X-ray pictures of the ventricles of the brain after air has been introduced to replace the cerebrospinal fluid **Ventrikulographie**

◇ **ventriculoscopy** *noun* examination of the brain using an endoscope **Ventrikuloskopie**

◇ **ventriculostomy** *noun* surgical operation to pass a hollow needle into a brain ventricle so as to reduce pressure *or* take a sample of fluid **Ventrikulostomie**

ventro- *prefix* (i) meaning ventral; (ii) referring to the abdomen **(i) & (ii) Ventro-, Ventri-**

◇ **ventrofixation** *noun* surgical operation to treat retroversion of the uterus by attaching the uterus to the wall of the abdomen **Ventrifixation**

◇ **ventrosuspension** *noun* surgical operation to treat retroversion of the uterus **Ventrifixation**

venule *noun* small vein, vessel leading from the tissue to a vein **Venula, Venole**

vera *see* DECIDUA

verbigeration *noun* condition seen in mental patients, where the patient keeps saying the same words over and over again **Verbigeration**

vermicide *noun* substance which will kill worms in the intestines **Vermizid, Wurmmittel, Anthelmintikum**

◇ **vermiform** *adjective* shaped like a worm **vermiform, wurmförmig; vermiform appendix** = small tube attached to the caecum which serves no function, but can become infected, causing appendicitis **Appendix vermiformis, Wurmfortsatz**

◇ **vermifuge** *noun & adjective* substance which will make worms leave the intestine **Vermifugum, Wurmmittel, Anthelmintikum; anthelmintisch**

◇ **vermix** *noun* vermiform appendix **Appendix vermiformis**

vermilion border *noun* red edge of the lips **Lippenrot**

vermis *noun* central part of the cerebellum, which forms the top of the fourth ventricle **Vermis cerebelli, Kleinhirnwurm**

vernix caseosa *noun* oily substance which covers a baby's skin at birth **Vernix caseosa, Fruchtschmiere, Käseschmiere**

verruca *noun* wart *or* small hard benign growth on the skin, caused by a virus **Verruca, Warze**
(NOTE: plural is **verrucae)**

version *noun* turning the fetus in a womb so as to put it in a better position for birth **Versio, Wendung; cephalic version** = turning a fetus in the womb so that the baby will be born head first **Wendung in die Schädellage; podalic version** = turning a fetus in the womb so that the baby will be born feet first **Wendung in die Steißlage; spontaneous version** = movement of a fetus to take up another position in the the womb, caused by the contractions of the womb during childbirth **spontane Wendung, Selbstwendung**

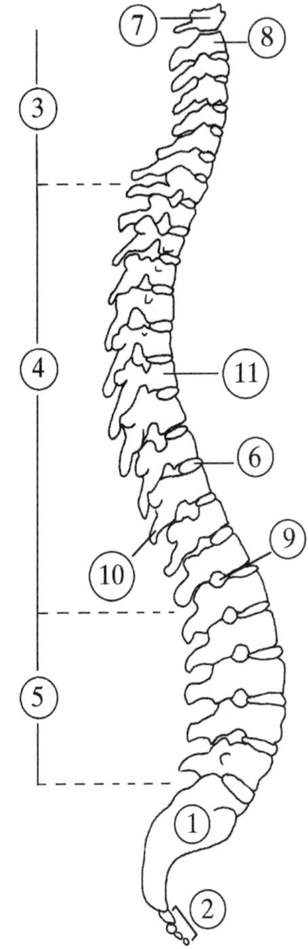

VERTEBRAL COLUMN (lateral view)	**WIRBELSÄULE (Seitenansicht)**
1. sacrum	1. Os sacrum
2. coccyx	2. Os coccygis
3. cervical vertebrae	3. Halswirbel
4. thoracic vertebrae	4. Vertebrae thoracicae
5. lumbar vertebrae	5. Vertebrae lumbales
6. intervertebral disc	6. Bandscheibe
7. atlas	7. Atlas
8. axis	8. Axis
9. intervertebral foramen	9. Foramen intervertebrale
10. spinous process	10. Processus spinosus
11. vertebra	11. Vertebra

vertebra *noun* one of twenty-four ring-shaped bones which link together to form the backbone **Vertebra, Wirbel;** (NOTE: plural is **vertebrae)**

◇ **vertebral** *adjective* referring to the vertebrae **vertebral**; **vertebral arteries** = two arteries which go up the back of the neck into the brain **Arteriae vertebrales, Wirbelschlagadern**; **vertebral canal** = channel formed of the holes in the centre of each vertebra, through which the spinal cord passes **Canalis vertebralis, Wirbelkanal**; **vertebral column** = backbone *or* series of bones and discs linked together to form a flexible column running from the base of the skull to the pelvis **Columna vertebralis, Wirbelsäule**; **vertebral disc** *or* **intervertebral disc** = thick piece of cartilage which lies between two vertebrae and acts as a cushion **Discus intervertebralis, Bandscheibe**; **vertebral foramen** = hole in the centre of a vertebra which links with others to form the vertebral canal **Foramen vertebrale, Wirbelloch**

(NOTE: the vertebrae are referred to by numbers and letters: **C6** = the sixth cervical vertebra; **T11** = the eleventh thoracic vertebra, and so on)

> COMMENT: the top vertebra (the atlas) supports the skull; the first seven vertebrae in the neck are the cervical vertebrae; then follow the twelve thoracic or dorsal vertebrae which are behind the chest and five lumbar vertebrae in the lower part of the back. The sacrum and coccyx are formed of five sacral vertebrae and four coccygeal vertebrae which have fused together

vertex *noun* top of the skull **Vertex, Scheitel**; **vertex delivery** = normal birth of a baby, where the head appears first **Geburt bei Schädellage**

vertigo *noun*
(a) dizziness *or* giddiness *or* loss of balance where the patient feels that everything is rushing round him, caused by a malfunction of the sense of balance **Vertigo, Schwindel**
(b) fear of heights *or* sensation of dizziness which is felt when high up (especially on a tall building) **Schwindel;** *he won't sit near the window - he suffers from vertigo*

vesical *adjective* referring to the bladder **vesikal**

◇ **vesicant** *or* **epispastic** *noun* substance which makes the skin blister **Vesicans, Epispastikum**

◇ **vesicle** *noun*
(a) small blister on the skin (such as those caused by eczema) **Vesicula, Vesikel, Bläschen**
(b) sac which contains liquid **Vesica, Blase**; **seminal vesicles** = two organs near the prostate gland which secrete seminal fluid into the vas deferens **Vesiculae seminales, Samenblasen** *see illustration* UROGENITAL SYSTEM (male)

◇ **vesico-** *prefix* referring to the urinary bladder **Vesiko-**

◇ **vesicofixation** *or* **cystopexy** *noun* surgical operation to fix the urinary bladder in a different position **Vesikofixation, Zystopexie**

◇ **vesicostomy** = CYSTOSTOMY

◇ **vesicotomy** = CYSTOTOMY

◇ **vesicoureteric reflux** *noun* flowing of urine back from the bladder up the ureters, which may carry infection from the bladder to the kidneys **vesiko-ureteraler Reflux**

◇ **vesicovaginal** *adjective* referring to the bladder and the vagina **vesikovaginal**; **vesicovaginal fistula** = abnormal opening which connects the bladder to the vagina **Vesikovaginalfistel, Blasen-Scheiden-Fistel**

◇ **vesicular** *adjective* referring to a vesicle **vesikulär**; **vesicular breathing sound** = faint breathing sound as the air enters the alveoli of the lung **vesikuläres Atemgeräusch, Vesikuläratmen, Bläschenatmen**

◇ **vesiculation** *noun* formation of blisters on the skin **Vesikulation, Blasenbildung**

◇ **vesiculectomy** *noun* surgical operation to remove a seminal vesicle **Vesikulektomie**

◇ **vesiculitis** *noun* inflammation of the seminal vesicles **Vesikulutis, Spermatozystitis**

◇ **vesiculography** *noun* X-ray examination of the seminal vesicles **Vesikulographie**

◇ **vesiculopapular** *adjective* (skin disorder) which has both blisters and papules **vesikulopapulös**

◇ **vesiculopustular** *adjective* (skin disorder) which has both blisters and pustules **vesikulopustulös**

vessel *noun* tube in the body along which liquid flows, especially a blood vessel **Gefäß**; **afferent vessel** = tube which brings lymph to a gland **Vas (lymphaticum) afferens, zuführendes/afferentes Lymphgefäß**; **blood vessel** = any tube (artery *or* vein *or* capillary) which carries blood round the body **Blutgefäß**; **efferent vessel** = tube which drains lymph from a gland **Vas efferens, abführendes/efferentes Lymphgefäß**; **lymphatic vessel** = tube which carries lymph round the body **Lymphgefäß**

(NOTE: for other terms referring to vessels, see words beginning with **vasc-, vaso-)**

vestibular *adjective* referring to a vestibule, especially the vestibule of the inner ear **vestibulär**; **vestibular folds** = folds in the larynx, above the vocal cords **Plicae vestibulares, Taschenfalten (des Kehlkopfs)**; **vestibular glands** = glands at the point where the vagina and vulva join, which secrete a lubricating liquid **Glandulae vestibulares, Scheidenvorhofdrüsen**; **greater vestibular gland** *or* **Bartholin's gland** = the more posterior of the vestibular glands **Glandula vestibularis major, große Scheidenvorhofdrüse, Bartholin-Drüse**; **lesser vestibular gland** = the more anterior of the vestibular glands **Glandula vestibularis minor, kleine Scheidenvorhofdrüse**; **vestibular nerve** = part of the auditory nerve which carries information about balance to the brain **Nervus vestibularis, Gleichgewichtsnerv**

◇ **vestibule** *noun* cavity in the body at the entrance to an organ, especially (i) the first cavity in the inner ear; (ii) the space in the larynx above the vocal cords; (iii) a nostril **(i)(ii)(iii) Vestibulum, Vorhof**

◇ **vestibuli** *see* FENESTRA

◇ **vestibulocochlear nerve** *or* **acoustic nerve** *or* **auditory nerve** *noun* eighth cranial nerve which governs hearing and balance **Nervus vestibulocochlearis, achter Hirnnerv, Hör- und Gleichgewichtsnerv**

vestigial *adjective* which exists in a rudimentary form **rudimentär;** *the coccyx is a vestigial tail*

viable *adjective* (fetus) which can survive if born **lebensfähig;** *a fetus is viable by about the 28th week of pregnancy*

◇ **viability** *noun* being viable **Lebensfähigkeit;** *the viability of the fetus before the 22nd week is doubtful*

vibrate *verb* to move rapidly and continuously **vibrieren, schwingen**

◇ **vibration** *noun* rapid and continuous movement **Vibration, Schwingung;** *speech is formed by the vibrations of the vocal cords; sounds make the eardrum vibrate, and the vibrations are sent to the brain as electric impulses* **vibration white finger** = condition caused by using a chain saw *or* pneumatic drill, which affects the circulation in the fingers **Leichenfinger**

◇ **vibrator** *noun* device to produce vibrations, which may be used for massages **Vibrator**

Vibrio *noun* genus of Gram-negative bacteria which are found in water and cause cholera **Vibrio**

vibrissae *noun* hairs in the nostrils *or* ears **Vibrissae**

vicarious *adjective* (done by one organ *or* agent) in place of another **vikariierend, stellvertretend**; **vicarious menstruation** = discharge of blood other than by the vagina during menstrual periods **vikariierende Blutung**

victim *noun* person who is injured in an accident *or* who has caught a disease **Opfer, Todesopfer;** *the victims of the rail crash were taken to the local hospital; half the people eating the restaurant fell victim to salmonella poisoning; the health authority is planning a special hospital for AIDS victims*

vigour *see* HYBRID

villus *noun* tiny projection like a finger on the surface of mucous membrane **Villus, Zotte**; **arachnoid villi** = villi in the arachnoid membrane which absorb cerebrospinal fluid **Arachnoidalzotten, Granulationes arachnoidales, Pacchioni-Granulationen**; **chorionic villi** = tiny folds in the membrane covering the fertilized ovum **Chorionzotten**; **intestinal villi** = projections on the walls of the intestine which help in the digestion of food **Darmzotten;** (NOTE: plural is **villi)**

◇ **villous** *adjective* shaped like a villus *or* formed of villi **villös**

Vincent's angina = ULCERATIVE GINGIVITIS

vinculum *noun* thin connecting band of tissue **Vinculum, Band, Fessel**
(NOTE: plural is **vincula)**

violet *noun* dark blue colour at the end of the visible spectrum **Violett**; *see also* CRYSTAL, GENTIAN

violent *adjective* very strong *or* very severe **heftig, stark;** *he had a violent headache; her reaction to the injection was violent*

◇ **violently** *adverb* in a strong way **heftig, stark;** *he reacted violently to the antihistamine*

viraemia *noun* virus in the blood **Virämie**

◇ **viral** *adjective* caused by a virus *or* referring to a virus **viral**; *he caught viral pneumonia on a plane*

virgin *noun* female who has not experienced sexual intercourse **Virgo, Jungfrau**

◊ **virginity** *noun* condition of a woman who is a virgin **Virginität, Jungfräulichkeit**

virile *adjective* like a man *or* with strong male characteristics **viril, männlich, maskulin**
◊ **virilism** *noun* male characteristics (such as body hair *or* deep voice) in a woman **Virilismus, Maskulinismus**
◊ **virilization** *noun* development of male characteristics in a woman, caused by a hormone defect *or* therapy **Virilisierung, Maskulinisierung, Vermännlichung**

virology *noun* scientific study of viruses **Virologie**

virulence *noun* (i) ability of a microbe to cause a disease; (ii) violent effect (of a disease) **(i) & (ii) Virulenz**
◊ **virulent** *adjective* (i) (microbe) which can cause a disease; (ii) (disease) which has violent effects and develops rapidly **(i) virulent, infektionskräftig; (ii) virulent, ansteckend**

virus *noun* tiny germ cell which can only develop in other cells, and often destroys them **Virus;** *scientists have isolated a new flu virus; shingles is caused by the same virus as chickenpox* **infectious virus hepatitis** = hepatitis transmitted by a carrier through food or drink **infektiöse Virushepatitis**; **virus pneumonia** = inflammation of the lungs caused by a virus **Viruspneumonie**

> COMMENT: many common diseases such as measles or the common cold are caused by viruses; viral diseases cannot be treated with antibiotics

viscera *plural noun* internal organs (such as the heart, lungs, stomach, intestines) **Viszera, Eingeweide**; **abdominal viscera** = the organs inside the abdomen **Baucheingeweide;** (NOTE: the singular (rarely used) is **viscus)**
◊ **visceral** *adjective* referring to the internal organs **viszeral**; **viscera larva migrans** = toxocariasis *or* infestation of the intestine with worms from a dog or cat **Larva migrans visceralis, Toxokariasis**; **visceral muscle** *or* **smooth muscle** = muscle in the wall of the intestine which makes the intestine contract **glatter Muskel**; **visceral pericardium** = inner layer of serous pericardium attached to the wall of the heart **viszerales Perikardblatt, Lamina visceralis des serösen Perikards**; **visceral peritoneum** = part of the peritoneum which covers the organs in the abdominal cavity **Peritoneum viscerale**; **visceral pleura** = inner pleura *or* membrane attached to the surface of a lung **Pleura visceralis, Lungenfell**; **visceral pouch** = PHARYNGEAL POUCH
◊ **visceromotor** *adjective* (reflex, etc) which controls the movement of viscera **viszeromotorisch**
◊ **visceroptosis** *noun* movement of an internal organ downwards from its usual position **Viszeroptose**
◊ **visceroreceptor** *noun* receptor cell which reacts to stimuli from organs such as the stomach, heart and lungs **Viszerorezeptor**

viscid *adjective* sticky *or* slow-moving (liquid) **viskös, klebrig, zähflüssig**
◊ **viscosity** *noun* state of a liquid which moves slowly **Viskosität**
◊ **viscous** *adjective* thick *or* slow-moving (liquid) **viskös, zähflüssig**

viscus *see* VISCERA

visible *adjective* which can be seen **sichtbar;** *there were no visible symptoms of the disease*

vision *noun* ability to see *or* eyesight **Sehvermögen, Sehen;** *after the age of 60, many people's vision begins to fail* **binocular vision** = ability to see with both eyes at the same time, which gives a stereoscopic effect and allows a person to judge distances **binokuläres Sehen**; **blurred vision** = condition where the patient does not see objects clearly **verschwommenes Sehen**; **field of vision** = area which can be seen without moving the eye **Gesichtsfeld**; **impaired vision** = eyesight which is not fully clear **eingeschränktes Sehvermögen**; **monocular vision** = seeing with one eye only, so that the sense of distance is absent **monokuläres Sehen**; **partial vision** = being able to see only part of the total field of vision **Gesichtsfeldeinschränkung**; **stereoscopic vision** = being able to judge how far something is from you, because of seeing it with both eyes at the same time **stereoskopisches Sehen**; **tunnel vision** = field of vision which is restricted to the area immediately in front of the eye **röhrenförmiges Gesichtsfeld**; **twenty-twenty vision** = perfect normal vision **normales Sehvermögen**
◊ **visual** *adjective* referring to sight *or* vision **visuell**; **visual acuity** = being able to see objects clearly **Sehschärfe**; **visual axis** = the line between the object on which the eye focuses, and the fovea **Sehachse**; **visual cortex** = part of the cerebral cortex which receives information about sight **Sehrinde**; **visual field** = field of vision *or* area which can

be seen without moving the eye **Gesichtsfeld**; **visual purple** *or* **rhodopsin** = purple pigment in the rods of the retina which makes it possible to see in bad light **Sehpurpur, Rhodopsin**

visit
1 *noun*
(a) short stay with someone (especially to comfort a patient) **Besuch;** *the patient is too weak to have any visits; he is allowed visits of ten minutes only*
(b) short stay with a professional person **Besuch;** *they had a visit from the district nurse; she paid a visit to the chiropodist; on the patient's last visit to the physiotherapy unit, nurses noticed a great improvement in her walking*
2 *verb* to stay a short time with someone **besuchen;** *I am going to visit my brother in hospital; she was visited by the health visitor* **visiting times** = times of day when friends are allowed into a hospital to visit patients **Besuchszeiten**

◇ **visitor** *noun* person who visits **Besucher/-in;** *visitors are allowed into the hospital on Sunday afternoons; how many visitors did you have this week?* **health visitor** = registered nurse with qualifications in midwifery or obstetrics and preventive medicine, who visits mothers and babies, and sick people in their homes and advises on treatment **Krankenschwester mit Qualifikation als Hebamme, die Hebammenhilfe und häusliche Krankenpflege anbietet**

vitae *see* ARBOR

vital *adjective* most important for life **vital, lebenswichtig;** *if circulation is stopped, vital nerve cells begin to die in a few minutes; oxygen is vital to the human system* **vital capacity** = largest amount of air which a person can exhale **Vitalkapazität**; **vital centre** = group of nerve cells in the brain which govern a particular function of the body (such as the five senses) **Nervenzentrum, Nervenkern**; **vital organs** = the most important organs in the body, without which a human being cannot live (such as the heart, lungs, brain) **lebenswichtige Organe**; **vital signs** = measurement of pulse, breathing and temperature **Vitalzeichen, Vitalfunktionen**; **vital statistics** = official statistics relating to the population of a place (such as the percentage of live births per thousand, the incidence of a certain disease, the numbers of births and deaths) **Bevölkerungsstatistik**

vitamin *noun* essential substance not synthesized in the body, but found in most foods, and needed for good health **Vitamin**; **vitamin deficiency** = lack of necessary vitamins **Vitaminmangel;** *he is suffering from Vitamin A deficiency; Vitamin C deficiency causes scurvy see also section on vitamins in the Supplement*

vitellus *noun* yolk of an egg (ovum) **Vitellus, Eidotter**

◇ **vitelline sac** *noun* sac attached to an embryo, where the blood cells first form **Dottersack**

vitiligo *or* **leucoderma** *noun* condition where white patches appear on the skin **Vitiligo, Leukoderm**

vitreous body *or* **vitreous humour** *noun* transparent jelly which fills the main cavity behind the lens in the eye **Corpus vitreum, Glaskörper (des Auges), Glaskörperflüssigkeit**

vitro *see* IN VITRO

Vitus *see* ST VITUS

viviparous *adjective* (animal) which bears live young (such as humans, as opposed to birds and reptiles which lay eggs) **vivipar, lebend gebärend**

◇ **vivisection** *noun* dissecting a living animal as an experiment **Vivisektion**

vocal *adjective* referring to the voice **vokal, Stimm-**; **vocal cords** *or* **vocal folds** *see* CORD; **vocal fremitus** = vibration of the chest as a patient speaks *or* coughs **Stimmfremitus**; **vocal ligament** = ligament in the centre of the vocal cords **Ligamentum vocale, Stimmband**; **vocal resonance** = sound heard by a doctor when he listens through a stethoscope while a patient is speaking **Stimmschall**

voice *noun* sound made when a person speaks *or* sings **Stimme;** *the doctor has a quiet and comforting voice; I didn't recognize your voice over the phone* **to lose one's voice** = not to be able to speak because of a throat infection **die Stimme verlieren**; **his voice has broken** = his voice has become deeper and adult, with the onset of puberty **er hat den Stimmbruch hinter sich**

◇ **voice box** *or* **larynx** *noun* organ at the back of the throat which produces sounds **Kehlkopf, Larynx**

COMMENT: the voice box is a hollow organ containing the vocal cords, situated behind the Adam's apple

volar *adjective* referring to the palm of the hand *or* sole of the foot **volar**

volatile *adjective* (liquid) which turns into gas at normal room temperature **flüchtig, ätherisch**; **volatile oils** = concentrated oils from plants used in cosmetics and as antiseptics **ätherische Öle**

volitantes *see* MUSCAE

volition *noun* ability to use the will **Wollen, Willenskraft**

Volkmann's canal *noun* canal running across compact bone, carrying blood to the Haversian systems **Volkmann-Kanal**

◊ **Volkmann's contracture** *see* CONTRACTURE

volsella *or* **vulsella** *noun* type of forceps with hooks at the end of each arm **Hakenzange, Knochenzange**

volume *noun* amount of a substance **Volumen**; **blood volume** = total amount of blood in the body **Blutvolumen**; **stroke volume** = amount of blood pumped out of a ventricle at each heartbeat **Schlagvolumen**

voluntary *adjective* not forced *or* (action) done because one wishes to do it **freiwillig, willkürlich**; **voluntary admission** = admitting a patient into a psychiatric hospital with the consent of the patient **Einweisung mit Einwilligung des Patienten**; **voluntary movement** = movement (such as walking *or* speaking) directed by the person's willpower, using voluntary muscles **willkürliche Bewegung, Willkürbewegung**; **voluntary muscles** = muscles which are moved by the willpower of the person acting through the brain **willkürliche Muskeln**

COMMENT: voluntary muscles work in pairs, where one contracts and pulls, while the other relaxes to allow the bone to move

◊ **volunteer**
1 *noun* person who offers to do something freely *or* without being paid **Freiwillige(r)**; *the hospital relies on volunteers to help with sports for handicapped children; they are asking for volunteers to test the new cold cure*
2 *verb* to offer to do something freely **sich bereit erklären, etwas zu tun; freiwillig etwas tun**; *the research team volunteered to test the new drug on themselves*

volvulus *noun* condition where a loop of intestine is twisted and blocked, so cutting off its blood supply **Volvulus**

vomer *noun* thin flat vertical bone in the septum of the nose **Vomer, Pflugscharbein**

vomica *noun*
(a) cavity in the lungs containing pus **Lungenkaverne**
(b) vomiting pus from the throat or lungs **Eitererbrechen**

vomit
1 *noun* vomitus *or* partly digested food which has been brought up into the mouth from the stomach **Erbrochenes**; *his bed was covered with vomit; she died after choking on her own vomit*
2 *verb* to bring up partly digested food from the stomach into the mouth **erbrechen, sich übergeben**; *he had a fever, and then started to vomit; she vomited her breakfast*

◊ **vomiting** *or* **emesis** *noun* being sick *or* bringing up vomit into the mouth **Vomitus, Erbrechen, Emesis**

◊ **vomitus** *noun* vomit **Erbrochenes, Vomitus**

von Hippel-Lindau syndrome *noun* disease in which angiomas of the brain are related to angiomas and cysts in other parts of the body **Hippel-Lindau-Krankheit, Netzhautangiomatose**

von Recklinghausen's disease *noun*
(a) = NEUROFIBROMATOSIS
(b) osteitis fibrosa *or* weakness of the bones caused by excessive activity of the thyroid gland **Recklinghausen-Krankheit**

von Willebrand's disease *noun* hereditary blood disease (occurring in both sexes) where the mucous membrane starts to bleed without any apparent reason (involving a deficiency of a clotting factor in the blood, called 'von Willebrand's factor') **Willebrand-Jürgens-Syndrom**

voyeurism *noun* condition where a person experiences sexual pleasure by watching others having intercourse **Voyeurismus**

vu *see* DEJA VU

vulgaris *see* ACNE, LUPUS

vulnerable *adjective* likely to catch (a disease) because of being in a weakened state

vulnerabel, verletzlich, anfällig; *premature babies are especially vulnerable to infection*

vulsella = VOLSELLA

vulv(o)- *prefix* referring to the vulva **Vulv(o)-**
◇ **vulva** *noun* a woman's external sexual organs, at the opening leading to the vagina **Vulva;** *see also* KRAUROSIS

> COMMENT: the vulva is formed of folds (the labia), surrounding the clitoris and the entrance to the vagina

◇ **vulvectomy** *noun* surgical operation to remove the vulva **Vulvektomie**
◇ **vulvitis** *noun* inflammation of the vulva, causing intense irritation **Vulvitis**
◇ **vulvovaginitis** *noun* inflammation of the vulva and vagina **Vulvovaginitis**
(NOTE: for other terms referring to the vulva, see words beginning with **episio-)**

Ww

wad *noun* pad of material used to put on a wound **Bausch, Polster;** *the nurse put a wad of absorbent cotton over the sore*
◇ **wadding** *noun* material used to make a wad **Watte, Polstermaterial;** *put a layer of cotton wadding over the eye*

waist *noun* narrow part of the body below the chest and above the buttocks **Taille;** *he measures 85 centimetres around the waist*

wait *verb* to stay somewhere until something happens *or* someone arrives **warten;** *he has been waiting for his operation for six months; there are ten patients waiting to see Dr Smith* **waiting list** = list of patients waiting for admission to hospital usually for treatment of non-urgent disorders **Warteliste;** *hospital waiting lists are getting longer because of the shortage of nurses* **waiting room** = room where patients wait at a doctor's *or* dentist's surgery **Wartezimmer;** *please sit in the waiting room - the doctor will see you in ten minutes* **waiting time** = period between the time when the name of a patient has been put on the waiting list and his admission into hospital **Wartezeit**

wake *verb* (i) to interrupt someone's sleep; (ii) to stop sleeping **(i) wecken; (ii) aufwachen;** *the nurse woke the patient or the patients was woken by the nurse; the patient had to be woken to have his injection* (NOTE: **wakes - waking - woke - has woken)**
◇ **wake up** *verb* to stop sleeping **aufwachen;** *the old man woke up in the middle of the night and started calling for the nurse*
◇ **wakeful** *adjective* being wide awake *or* not wanting to sleep **schlaflos; wachsam**
◇ **wakefulness** *noun* being wide awake **Schlaflosigkeit; Wachsamkeit**

Waldeyer's ring *noun* ring of lymphoid tissue made by the tonsils **Waldeyer-Ring**

walk *verb* to go on foot **gehen;** *the baby is learning to walk; he walked when he was only eleven months old; she can walk a few steps with a Zimmer*
◇ **walking frame** *or* **walker** *noun* metal frame which is used to support someone who has difficulty in walking **Gehhilfe, Laufgestell**

wall *noun* side part of an organ *or* a passage in the body **Wand;** *an ulcer formed in the wall of the duodenum; the doctor made an incision in the abdominal wall; they removed a fibroma from the wall of the uterus or from the uterine wall*
◇ **wall eye** *noun* (i) eye which is very pale; (ii) eye which is squinting so strongly that only the white sclera is visible **(i) Leukom; (ii) Exotropie, Strabismus divergens, Auswärtsschielen**

Wangensteen tube *noun* tube which is passed into the stomach to remove the stomach's contents by suction **Wangensteen-Tubus**

ward *noun* room or set of rooms in a hospital, with beds for the patients **Station, Abteilung;** *he is in Ward 8B; the children's ward is at the end of the corridor* **ward sister** = senior nurse in charge of a ward **Stationsschwester; accident ward** *or* **casualty ward** = ward for urgent accident victims **Unfallstation, Notfallstation; emergency ward** = ward for patients who require urgent attention **Notaufnahme; geriatric ward** = ward for the treatment of geriatric patients **geriatrische Abteilung; isolation ward** = special ward where patients suffering from dangerous infectious diseases can be kept isolated from other patients **Isolierstation; medical ward** = ward for patients who are not undergoing surgery **innere Abteilung; surgical ward** = ward for patients who have undergone surgery **Abteilung für Chirurgie**

warm *adjective* quite hot *or* pleasantly hot **warm;** *the patients need to be kept warm in cold weather* **warm - warmer - warmest**

warn *verb* to tell someone that a danger is possible **warnen;** *the children were warned about the dangers of solvent abuse; the doctors warned her that her husband would not live more than a few weeks*

◇ **warning** *noun* telling someone about a danger **Warnung;** *there's a warning on the bottle of medicine, saying that it should be kept away from children; each packet of cigarettes has a government health warning printed on it; the health department has given out warnings about the danger of hypothermia*

wart *or* **verruca** *noun* small hard benign growth on the skin **Warze, Verruca**; **common wart** = wart which appears mainly on the hands **Verruca vulgaris, gemeine Warze**; **plantar wart** = wart on the sole of the foot **Verruca plantaris, Sohlenwarze**; **venereal wart** = wart on the genitals or in the urogenital area **Kondylom, Condyloma acuminata, Feigwarze**

COMMENT: warts are caused by a virus, and usually occur on the hands, feet or face

washbasin *noun* bowl in a kitchen or bathroom where you can wash your hands **Waschbecken**

Wassermann reaction (WR) *or* **Wassermann test** *noun* blood serum test to see if a patient has syphilis **Wassermann-Reaktion (WR)**

waste
1 *adjective* useless *or* which has no use **unbrauchbar;** *the veins take blood containing waste carbon dioxide back into the lungs; waste matter is excreted in the faeces or urine* **waste product** = substance which is not needed in the body (and is excreted in urine *or* faeces) **Abbauprodukt, Schlacke**
2 *verb* to use more than is needed **verschwenden;** *the hospital kitchens waste a lot of food*

◇ **waste away** *verb* to become thinner *or* to lose flesh **auszehren, verfallen, dahinsiechen;** *when he caught the disease he simply wasted away*

◇ **wasting** *noun* condition where a person *or* a limb loses weight and becomes thin **Auszehrung, Schwund**; **wasting disease** = disease which causes severe loss of weight *or* reduction in size (of an organ) **auszehrende Krankheit**

water
1 *noun*
(a) common liquid which forms rain, rivers, the sea etc., and which makes up a large part of the body **Wasser;** *can I have a glass of water please? they suffered dehydration from lack of water* **water balance** = state where the water lost by the body (in urine *or* perspiration, etc.) is balanced by water absorbed from food and drink **Wasserhaushalt; water on the knee** = fluid in the knee joint under the kneecap, caused by a blow on the knee **Kniegelenkerguss**
(b) urine **Urin, Harn;** *he passed a lot of water during the night; she noticed blood streaks in her water; the nurse asked him to give a sample of his water*
(c) the waters = amniotic fluid *or* fluid in the amnion in which a fetus floats **Fruchtwasser**
2 *verb* to fill with tears *or* saliva **feucht werden, tränen; wässrig werden;** *onions made his eyes water; her mouth watered when she saw the ice cream* **watering eye** = eye which fills with tears because of an irritation **tränendes Auge**

◇ **water bed** *noun* mattress made of a large sack filled with water, used to avoid bedsores developing **Wasserbett**

◇ **waterbrash** *noun* condition caused by dyspepsia, where there is a burning feeling in the stomach and the mouth suddenly fills with acid saliva **Sodbrennen**

◇ **waterproof** *adjective* which will not let water through **wasserdicht;** *put a waterproof sheet on the baby's bed*

◇ **water sac** *or* **bag of waters** = AMNION

◇ **waterworks** *noun (informal)* the urinary system **Blase**; *(wörtlich: Wasserwerk; scherzhafte Bezeichnung für Harnapparat) there's nothing wrong with his waterworks*

◇ **watery** *adjective* liquid, like water **wässrig;** *he passed some watery stools* (NOTE: for other terms referring to water, see words beginning with **hydr-)**

COMMENT: since the body is formed of about 50% water, a normal adult needs to drink about 2.5 litres (5 pints) of fluid each day. Water taken into the body is passed out again as urine or sweat

Waterhouse-Friderichsen syndrome *noun* condition caused by blood poisoning with meningococci, where the tissues of the adrenal glands die and haemorrhage **Waterhouse-Friderichsen-Syndrom**

Waterston's operation *noun* surgical operation to treat Fallot's tetralogy, where the right pulmonary artery is joined to the ascending aorta **Waterston-Operation**

Watson knife *noun* type of very sharp surgical knife for skin transplants **Watson-Messer**

wax *noun*
(a) soft yellow substance produced by bees *or* made from petroleum **Wachs**; **hot wax treatment** = treatment for arthritis in which the joints are painted with hot liquid wax **Heißwachsbehandlung**
(b) ear wax *or* **cerumen** = wax which forms in the ear **Ohrenschmalz, Zerumen**

WBC = WHITE BLOOD CELL

weak *adjective* not strong **schwach;** *after his illness he was very weak; she is too weak to dress herself; he is allowed to drink weak tea or coffee* **weak pulse** = pulse which is not strong *or* which is not easy to feel **schwacher Puls; weak - weaker - weakest**
◇ **weaken** *verb* to make something *or* someone weak; to become weak **schwächen, schwach werden, nachlassen;** *he was weakened by the disease and could not resist further infection; the swelling is caused by a weakening of the wall of the artery*
◇ **weakness** *noun* not being strong **Schwäche;** *the doctor noticed the weakness of the patient's pulse*

weal *or* **wheal** *noun* small area of skin which swells because of a sharp blow *or* an insect bite **Quaddel**

wean *verb* (i) to make a baby start to eat solid food after having only had liquids to drink; (ii) to make a baby start to drink from a bottle and start eating solid food after having been only breastfed **(i) (der Flasche) entwöhnen, (von der Flasche) auf feste Nahrung umstellen; (ii) abstillen;** *the baby was breastfed for two months and then was gradually weaned onto the bottle*

wear *verb* to become damaged through being used **verschleißen, abnutzen;** *the cartilage of the knee was worn from too much exercise* (NOTE: **wears - wearing - wore - has worn)**
◇ **wear and tear** *noun* normal use which affects an organ **Abnutzung, Verschleiß;** *a heart has to stand a lot of wear and tear; the wear and tear of a strenuous job has begun to affect his heart*
◇ **wear off** *verb* to disappear gradually **nachlassen, abklingen;** *the effect of the pain killer will wear off after a few hours; he started to open his eyes, as the anaesthetic wore off*
◇ **worn out** *adjective* very tired **ausgelaugt, (völlig) erschöpft;** *he came home worn out after working all day in the hospital; she was worn out by looking after all the children*

Weber-Christian disease *noun* type of panniculitis where the liver and spleen become enlarged **Weber-Christian-Krankheit**

Weber's test *noun* test to see if both ears hear correctly, where a tuning fork is struck and the end placed on the head **Weber-Versuch**

Wegener's granulomatosis *noun* disease of connective tissue, where the nasal passages, lungs and kidneys are inflamed and ulcerated, with formation of granulomas; it is usually fatal **Wegener-Klinger-Granulomatose**

weigh *verb* (i) to measure how heavy something is; (ii) to have a certain weight **(i) & (ii) wiegen;** *the nurse weighed the baby on the scales; she weighed seven pounds (3.5 kilos) at birth; a woman weighs less than a man of similar height; the doctor asked him how much he weighed; I weigh 120 pounds or I weigh 54 kilos*
◇ **weight** *noun*
(a) how heavy a person is **Gewicht;** *what's the patient's weight?* **her weight is only 110 pounds** = she weighs only 110 pounds **sie wiegt nur 50 Kilo**; **to lose weight** = to get thinner **abnehmen;** *she's trying to lose weight before she goes on holiday* **to put on weight** = to become fatter **zunehmen;** *he's put on a lot of weight in the last few months* **weight gain** *or* **gain in weight** = becoming fatter *or* heavier **Gewichtszunahme**; **weight loss** = action of losing weight *or* of becoming thinner **Gewichtsverlust;** *weight loss can be a symptom of certain types of cancer*
(b) something which is heavy **schwere Last;** *don't lift heavy weights, you may hurt your back*
◇ **weightlessness** *noun* state where the body seems to weigh nothing (as experienced by astronauts) **Schwerelosigkeit**

Weil-Felix reaction *or* **Weil-Felix test** *noun* test to see if the patient has typhus, where the patient's serum is tested for antibodies against *Proteus vulgaris* **Weil-Felix-Reaktion**

Weil's disease = LEPTOSPIROSIS

welder's flash *noun* condition where the eye is badly damaged by very bright light **Schweißerophthalmopathie, Keratoconjunctivitis photoelectrica**

welfare *noun*
(a) good health *or* good living conditions **Wohl, Wohlergehen;** *they look after the welfare of the old people in the town*
(b) money paid by the government to people who need it **Fürsorge, Wohlfahrt;** *he exists on welfare payments*

well *adjective* healthy **gesund;** *he's not a well man; you're looking very well after your holiday; he's quite well again after his flu; he's not very well, and has had to stay in bed* **well-women clinic** = clinic which specializes in preventive medicine for women (such as screening) and giving advice on pregnancy, contraception and the menopause **Vorsorgeklinik für Frauen**

◇ **well-being** *noun* being in good health *or* in good living conditions **Wohlbefinden, Gesundheit;** *she is responsible for the well-being of the patients under her care*

wen *noun* cyst which forms in a sebaceous gland **Talgdrüsenzyste**

Wernicke's encephalopathy *noun* condition caused by lack of vitamin B (often in alcoholics), where the patient is delirious, moves his eyes about rapidly (nystagmus), walks unsteadily and is subject to constant vomiting **Wernicke-Enzephalopathie**

Wertheim's operation *noun* type of hysterectomy *or* surgical operation to remove the womb, the lymph nodes which are next to it, and most of the vagina, the ovaries and the tubes, as treatment for cancer of the womb **Wertheim-Operation**

wet
1 *adjective* not dry *or* covered in liquid **nass, feucht;** *he got wet waiting for the bus in the rain and caught a cold; the baby has nappy rash from wearing a wet nappy* **wet - wetter - wettest**
2 *verb* to urinate (in bed) **einnässen;** *he is eight years old and he still wets his bed every night* **bedwetting** = passing urine in bed at night **Bettnässen**

◇ **wet dressing** *noun see* COMPRESS

Wharton's duct *noun* duct which takes saliva into the mouth from the salivary glands under the lower jaw *or* submandibular salivary glands **Wharton-Gang, Ductus submandibularis**

Wharton's jelly *noun* jelly-like tissue in the umbilical cord **Wharton-Sulze**

wheal = WEAL

wheel *verb* to push along something which has wheels **rollen;** *the orderly wheeled the trolley into the operating theatre*

◇ **wheelchair** *noun* chair with wheels in which an invalid can sit and move around **Rollstuhl;** *he manages to get around in a wheelchair; she has been confined to a wheelchair since her accident*

Wheelhouse's operation *or* **urethrotomy** *noun* surgical operation to relieve blockage of the urethra by making an incision into the urethra **Wheelhouse-Operation, Urethrotomie**

wheeze
1 *noun* whistling noise in the bronchi **Keuchen, Giemen;** *the doctor listened to his wheezes*
2 *verb* to make a whistling sound when breathing **keuchen, pfeifend atmen;** *when she has an attack of asthma, she wheezes and has difficulty in breathing*

◇ **wheezing** *noun* whistling noise in the bronchi when breathing **Keuchen, Giemen, pfeifendes Atmen**

◇ **wheezy** *adjective* making a whistling sound when breathing **keuchend;** *he was quite wheezy when he stopped running*

> COMMENT: wheezing is often found in asthmatic patients and is also associated with bronchitis and heart disease

whiplash injury *noun* injury to the vertebrae in the neck, caused when the head jerks backwards, often occurring in a car crash **Schleudertrauma**

Whipple's disease *noun* disease where the patient has difficulty in absorbing nutrients and passes fat in the faeces, where the joints are inflamed and the lymph glands enlarged **Whipple-Krankheit**

Whipple's operation = PANCREATECTOMY

whipworm *or* **Trichocephalus** *or* **Trichuris** *noun* thin round parasitic worm which infests the caecum **Peitschenwurm, Trichuris trichiura, Trichocephalus**

whisper
1 *noun* speaking very quietly **Flüstern;** *she has a sore throat and can only speak in a whisper*
2 *verb* to speak in a very quiet voice **flüstern;** *he whispered to the nurse that he wanted something to drink*

white
1 *adjective & noun* (of a) colour like snow or milk **weiß; Weiß;** *white patches developed on his skin; her hair has turned quite white* **white blood cell (WBC)** *or* **leucocyte** = blood cell which contains a nucleus, is formed in bone marrow, and creates antibodies **weißes Blutkörperchen, Leukozyt**; **white commissure** = part of the white matter in the spinal cord near the central canal **Commissura alba**; **white leg** *or* **milk leg** *or* **phlegmasia alba dolens** = condition which affects women after childbirth, where a leg becomes pale and inflamed **Phlegmasia alba dolens**; **white matter** = nerve tissue in the central nervous system which contains more myelin than grey matter **Substantia alba, weiße Substanz; white - whiter - whitest**
2 *noun* main part of the eye which is white **Augenweiß, das Weiße im Auge;** *the whites of his eyes turned yellow when he developed jaundice see also* LEUCORRHOEA

whitlow *or* **felon** *noun* inflammation caused by infection, near the nail in the fleshy part of the tip of a finger **Nagelgeschwür, Paronychie, Umlauf, Panaritium**; *see also* PARONYCHIA

WHO = WORLD HEALTH ORGANIZATION

whoop *noun* loud noise made when inhaling by a person suffering from whooping cough **keuchen**
◇ **whooping cough** *or* **pertussis** *noun* infectious disease caused by *Bordetella pertussis* affecting the bronchial tubes, common in children, and sometimes very serious **Keuchhusten, Pertussis**

> COMMENT: the patient coughs very badly and makes a characteristic "whoop" when he breathes in after a coughing fit. Whooping cough can lead to pneumonia, and is treated with antibiotics. Vaccination against whooping cough is given to infants

Widal reaction *or* **Widal test** *noun* test to detect typhoid fever **(Gruber-)Widal-Reaktion**

> COMMENT: a sample of the patient's blood is put into a solution containing typhoid bacilli *or* anti-typhoid serum is added to a sample of bacilli from the patient's faeces. If the bacilli agglutinate (i.e. form into groups) this indicates that the patient is suffering from typhoid fever

widen *verb* to make wider **erweitern, dilatieren;** *an operation to widen the blood vessels near the heart*
◇ **widespread** *adjective* affecting a large area of a country *or* a large number of people **weit verbreitet;** *the government advised widespread immunization; glaucoma is widespread in the northern part of the country*

will *noun* power of the mind to decide to do something **Wille**
◇ **willpower** *noun* having a strong will **Willenskraft, Willensstärke;** *the patient showed the willpower to start walking again unaided*

Willis *see* CIRCLE OF WILLIS

Wilm's tumour = NEPHROBLASTOMA

Wilson's disease *or* **hepatolenticular degeneration** *noun* hereditary disease where copper deposits accumulate in the liver and the brain, causing cirrhosis **Wilson-Krankheit, hepatolentikuläre Degeneration**

wind *noun* (i) flatus *or* gas which forms in the digestive system; (ii) flatulence *or* accumulation of gas in the digestive system **(i) Darmgas, Wind, Flatus; (ii) Blähung, Flatulenz;** *the baby is suffering from wind; he has pains in the stomach caused by wind* **to break wind** = to bring up gas from the stomach *or* to let gas escape from the anus **einen Wind streichen lassen, Winde abgehen lassen**
◇ **windchill factor** *noun* way of calculating the risk of exposure in cold weather by adding the speed of the wind to the number of degrees of temperature below zero **Wind-Frost-Faktor**
◇ **windpipe** *or* **trachea** *noun* main air passage from the nose and mouth to the lungs **Luftröhre, Trachea**

window *noun* small opening in the ear **Fenster**; **oval window** *or* **fenestra ovalis** = oval-shaped opening between the middle ear and the inner ear, closed by a membrane and covered by the base of the stapes **ovales Fenster**; **round window** *or* **fenestra rotunda** = round opening closed by a membrane, between the middle ear and the cochlea **rundes Fenster** *see illustration* EAR

wink *verb* to close one eye and open it again rapidly **blinzeln, zwinkern**

wisdom tooth *or* **third molar** *noun* one of the four last molars in the back of the jaw (which only appear about the age of 20, and sometimes do not appear at all) **Weisheitszahn, dritter Molar**

witch hazel *or* **hamamelis** *noun* lotion made from the bark of a tree, used to check bleeding and harden inflamed tissue and bruises **Zaubernuss, Hamamelis**

withdraw *verb*
(a) to stop being interested in the world *or* to become isolated **sich zurückziehen;** *the patient withdrew into himself and refused to eat*
(b) to remove (a drug) *or* to stop (a treatment) **absetzen, entziehen;** *the doctor decided to withdraw the drug from the patient* (NOTE: **withdrawing - withdrew - has withdrawn)**

◇ **withdrawal** *noun* (i) removing of interest *or* becoming isolated; (ii) removal of a drug *or* treatment **(i) Rückzug; (ii) Absetzen, Entzug**; **withdrawal symptom** = unpleasant physical condition (vomiting *or* headaches *or* fever) which occurs when a patient stops taking an addictive drug **Entzugssymptom**

> QUOTE she was in the early stages of physical withdrawal from heroin and showed classic symptoms: sweating, fever, sleeplessness and anxiety
> Nursing Times

woman *noun* female adult person **Frau;** *it is a common disease of women of 45 to 60 years of age; on average, women live longer than men* **women's ward** *or* **women's hospital** = ward *or* hospital for female patients **Frauenstation; Frauenklinik**; *see also* WELL WOMEN CLINIC (NOTE: plural is **women.** For medical terms referring to women, see words beginning with **gyn-)**

womb *or* **uterus** *noun* hollow organ in a woman's pelvic cavity in which a fertilized ovum develops into a fetus **Gebärmutter, Uterus**
(NOTE: for other terms referring to the womb, see words beginning with **hyster-, hystero-, metr-, metro-, utero-)**

wood *noun* material that comes from trees **Holz**; **wood alcohol** = methyl alcohol, a poisonous alcohol used as fuel **Holzgeist, Methanol**

Wood's lamp *noun* lamp which allows a doctor to see fluorescence in the hair of a patient suffering from fungal infection **Wood-Lampe**

woolsorter's disease *noun* form of anthrax which affects the lungs **Weberhusten, Lungenmilzbrand**

word *noun* separate piece of language, in writing and speech, not joined to other separate pieces **Wort;** *there are seven words in this sentence*

◇ **word blindness** *see* ALEXIA

World Health Organization (WHO) *noun* organization (part of the United Nations Organization) which aims to improve health in the world by teaching *or* publishing information, etc. **Weltgesundheitsorganisation, WHO**

worm *noun* long thin animal with no legs or backbone, which can infest the human body, especially the intestines **Wurm**; *compare* RINGWORM *see also* FLATWORM, HOOKWORM, ROUNDWORM, TAPEWORM, WHIPWORM

wound
1 *noun* damage to external tissue which allows blood to escape **Wunde, Verletzung;** *he had a knife wound in his leg; the doctors sutured the wound in his chest* **contused wound** = wound caused by a blow, where the skin is bruised, torn and bleeding **Quetschwunde**; **gunshot wound** = wound caused by a pellet *or* bullet from a gun **Schusswunde**; **incised wound** = wound with clear edges, caused by a sharp knife or razor **Schnittwunde**; **lacerated wound** = wound where the skin is torn **Risswunde**; **puncture wound** = wound made by a sharp point which makes a hole in the flesh **Stichwunde**
2 *verb* to harm someone by making a hole in the tissue of the body **verwunden, verletzen;** *he was wounded three times in the head*

WR = WASSERMANN REACTION

wrinkle *noun* fold in the skin **Runzel, Hautfältchen;** *old people have wrinkles on the neck; she had a face lift to remove wrinkles*

◇ **wrinkled** *adjective* covered with wrinkles **runzlig, faltig**

wrist *noun* joint between the hand and forearm **Handgelenk;** *he sprained his wrist and can't play tennis tomorrow* **wrist drop** = paralysis of the wrist muscles, where the hand hangs limp, caused by damage to the radial nerve in the upper arm **Fallhand;** (NOTE: for other terms referring to the wrist, see words beginning with **carp-)** *see illustration* HAND

COMMENT: the wrist is formed of eight small bones in the hand which articulate with the bones in the forearm. The joint allows the hand to rotate and move downwards and sideways. The joint is easily fractured or sprained

writer's cramp *noun* painful spasm of the muscles in the forearm and hand which comes from writing too much **Schreibkrampf**

wry neck *or* **wryneck** *or* **torticollis** *noun* deformity of the neck, where the head is twisted to one side by contraction of the sternocleidomastoid muscle **Schiefhals, Torticollis**

Wuchereria *noun* type of tiny nematode worm which infests the lymph system, causing elephantiasis **Wuchereria**

Xx

xanth- *or* **xantho-** *prefix* meaning yellow **Xanth-, Xantho-**

◇ **xanthaemia** = CAROTENAEMIA

◇ **xanthelasma** *noun* formation of little yellow fatty tumours on the eyelids **Xanthelasma**

◇ **xanthochromia** *noun* yellow colour of the skin as in jaundice **Xanthochromie**

◇ **xanthoma** *noun* yellow fatty mass (often on the eyelids and hands), found in patients with a high level of cholesterol in the blood **Xanthom;** (NOTE: plural is **xanthomata)**

◇ **xanthomatosis** *noun* condition where several small masses of yellow fatty substance appear in the skin or some internal organs, caused by an excess of fat in the body **Xanthomatose**

◇ **xanthopsia** *noun* disorder of the eyes, making everything appear yellow **Xanthopsie, Gelbsehen**

◇ **xanthosis** *noun* yellow colouring of the skin, caused by eating too much food containing carotene **Xanthosis, Xanthodermie, Karotingelbsucht**

X chromosome *noun* sex chromosome **X-Chromosom**

COMMENT: every person has a series of pairs of chromosomes, one of which is always an X chromosome; a normal female has one pair of XX chromosomes, while a male has one XY pair. Defective chromosomes affect sexual development: a person with an XO chromosome pair (i.e. one X chromosome alone) has Turner's syndrome; a person with an extra X chromosome (making an XXY set) has Klinefelter's syndrome. Haemophilia is a disorder linked to the X chromosome

xeno- *prefix* meaning different **Xeno-**

◇ **xenograft** *or* **heterograft** *noun* tissue taken from an individual of one species and grafted on an individual of another species **Xenotransplantat, xenogenes Transplantat** (NOTE: the opposite is **homograft** *or* **allograft)**

xero- *prefix* meaning dry **Xero-**

◇ **xeroderma** *noun* skin disorder where dry scales form on the skin **Xeroderma, Xerodermie**

◇ **xerophthalmia** *noun* condition of the eye, where the cornea and conjunctiva become dry because of lack of Vitamin A **Xerophthalmie**

◇ **xeroradiography** *noun* X-ray technique used in producing mammograms on selenium plates **Xeroradiographie**

◇ **xerosis** *noun* abnormally dry condition (of skin *or* mucous membrane) **Xerosis, Xerose**

◇ **xerostomia** *noun* dryness of the mouth, caused by lack of saliva **Xerostomie, Mundtrockenheit**

xiphisternum *or* **xiphoid process** *or* **xiphoid cartilage** *or* **ensiform cartilage** *noun* bottom part of the breastbone *or* sternum, which in young people is formed of cartilage and becomes bone only by middle age **Processus xiphoideus, Schwertfortsatz (des Brustbeins)**

◇ **xiphisternal plane** *noun* imaginary horizontal line across the middle of the chest at the point where the xiphoid process starts **Planum sternoxiphoideum, Sternoxiphoidalebene**

X-ray
1 *noun*
(a) ray with a very short wavelength, which is invisible, but can go through soft tissue and register as a photograph on a film **Röntgenstrahl;** *the X-ray examination showed the presence of a tumour in the colon; the X-ray department is closed for lunch*
(b) photograph taken using X-rays **Röntgenaufnahme, Röntgenbild;** *the dentist took some X-rays of the patient's teeth; he*

pinned the X-rays to the light screen; all the staff had to have chest X-rays
2 *verb* to take an X-ray photograph of a patient **röntgen;** *there are six patients waiting to be X-rayed*

COMMENT: because X-rays go through soft tissue, it is sometimes necessary to make internal organs opaque so that they will show up on the film. In the case of stomach X-rays, patients take a barium meal before being photographed (contrast radiography); in other cases, such as kidney X-rays, radioactive substances are injected into the the bloodstream or into the organ itself. X-rays are used not only in radiography for diagnosis but as a treatment in radiotherapy. Excessive exposure to X-rays, either as a p atient being treated, or as a radiographer, can cause radiation sickness

xylose *noun* pentose which has not been metabolized **Xylose, Holzzucker**

Yy

yawn
1 *noun* reflex action when tired *or* sleepy, where the mouth is opened wide and after a deep intake of air, the breath exhaled slowly **Gähnen;** *his yawns made everyone feel sleepy*
2 *verb* to open the mouth wide and breathe in deeply and then breathe out slowly **gähnen**

COMMENT: yawning can be caused by tiredness as the body prepares for sleep, but it can have other causes, such as a hot room, or even can be started by unconsciously imitating someone who is yawning near you

yaws *or* **framboesia** *or* **pian** *plural noun* tropical disease caused by the spirochaete *Treponema pertenue* **Yaws, Frambösie, Framboesica tropica, Pian**

COMMENT: symptoms include fever with raspberry-like swellings on the skin, followed in later stages by bone deformation

Y chromosome *noun* male chromosome **Y-Chromosom**

COMMENT: the Y chromosome has male characteristics and does not form part of the female genetic structure. A normal male has an XY pair of chromosomes. See also the note at X CHROMOSOME

yeast *noun* fungus which is used in the fermentation of alcohol and in making bread **Hefe, Hefepilz**

COMMENT: yeast is a good source of Vitamin B, and can be taken in dried form in tablets

yellow *adjective & noun* (of a) colour like that of the sun or of gold **gelb; Gelb;** *his skin turned yellow when he had hepatitis; the whites of the eyes become yellow as a symptom of jaundice* **yellow atrophy** = old name for severe damage to the liver **gelbe Leberatrophie; yellow fibres** *or* **elastic fibres** = fibres made of elastin, which can expand easily and are found in the skin and in the walls of arteries or the lungs **elastische Fasern; yellow spot** *or* **macula lutea** = yellow patch on the retina of the eye around the fovea **gelber Fleck, Macula lutea**
◇ **yellow fever** *noun* infectious disease, found especially in Africa and South America, caused by an arbovirus carried by the mosquito *Aedes aegypti* **Gelbfieber**

COMMENT: the fever affects the liver and causes jaundice. There is no known cure for yellow fever and it can be fatal, but vaccination can prevent it

Yersinia pestis *noun* bacterium which causes plague **Yersinia pestis, Pasteurella pestis**

yolk sac = VITELLINE SAC

Zz

Zadik's operation *noun* surgical operation to remove the whole of an ingrowing toenail **Zadik-Operation**

zidovudine *noun* azidothymidine *or* AZT, a drug used in the treatment of AIDS **Zidovudin**

COMMENT: there is no cure for AIDS but this drug may help to slow its progress

Zimmer (frame) *noun* trade mark for a metal frame used by patients who have difficulty in walking **Zimmer-Gehhilfe;** *she managed to walk some steps with a Zimmer*

zinc *noun* white metallic trace element **Zink (Zn);** (NOTE: chemical symbol is **Zn)**

◇ **zinc ointment** *noun* soothing ointment made of zinc oxide and oil **Zinksalbe**
◇ **zinc oxide** *noun* compound of zinc and oxygen which forms a soft white soothing powder used in creams **Zinkoxid**

Z line *noun* part of the pattern of muscle tissue, a dark line seen in the light I band **Z-Streifen**

Zn *chemical symbol for* zinc **Zn**

Zollinger-Ellison syndrome *noun* condition where tumours are formed in the islet cells of the pancreas together with peptic ulcers **Zollinger-Ellison-Syndrom**

zona *noun*
(a) = HERPES ZOSTER
(b) zone *or* area **Zona, Gürtel, Bezirk**; **zona pellucida** = membrane which forms around an ovum **Zona pellucida, Oolemma, Eihülle**

zone *noun* area of the body **Zone**; **erogenous zone** = part of the body which, if stimulated, produces sexual arousal (such as the penis *or* clitoris *or* nipples) **erogene Zone**

zonula *or* **zonule** *noun* small area of the body **Zonula, kleiner Gürtel, Zone**; **zonule of Zinn** = suspensory ligament of the lens of the eye **Zonula ciliaris (Zinnii), Zinnzone**
◇ **zonulolysis** *noun* removal of a zonule by dissolving it **Zonulolyse**

zoonosis *noun* disease which a human can catch from an animal **Zoonose**
(NOTE: the plural is **zoonoses)**

zoster *see* HERPES ZOSTER

zygoma *noun* (i) zygomatic arch; (ii) zygomatic bone *or* cheek bone **(i) Zygoma, Jochbogen; (ii) Os zygomaticum, Jochbein**
(NOTE: the plural is **zygomata)**
◇ **zygomatic** *adjective* referring to the zygoma **zygomatisch**; **zygomatic arch** *or* **zygoma** = arch of bone in the temporal bone, running between the ear and the bottom of the eye socket **Arcus zygomaticus, Jochbogen**; **zygomatic bone** = cheekbone *or* malar bone *or* bone which forms the prominent part of the cheek and the lower part of the eye socket **Os zygomaticum, Jochbein**; **zygomatic process** = one of the bony projections which form the zygomatic arch **Processus zygomaticus, Jochfortsatz** *see illustration* SKULL

zygomycosis *noun* disease caused by a fungus which infests the blood vessels in the lungs **Zygomykose**

zygote *noun* fertilized ovum *or* the first stage of development of an embryo **Zygote**

zym(o)- *prefix* meaning (i) enzymes; (ii) fermentation **(i) & (ii) Zym(o)-**
◇ **zymogen** = PROENZYME
◇ **zymosis** *noun* fermentation *or* process where carbohydrates are broken down by enzymes and produce alcohol **Gärung, Fermentation**
◇ **zymotic** *adjective* referring to zymosis **zymotisch, gärend, fermentativ**

Deutsch-Englisches Register

Aa

abbauen *to break down*
Abbauprodukt *breakdown or waste product*
abbinden *to ligate*
Abbinden *ligation*
abblättern *to scale or flake off*
Abblättern *exfoliation*
Abdeckprobe *cover test*
Abdeckung *cover*
Abdomen *abdomen*
abdominal *abdominal*
abdominoperineale Exzision *abdominoperineal excision*
Abdruck *impression, die*
Abduktion *abduction*
Abduktionsstellung der Stimmlippen *vocal folds abducted*
Abduktor *abductor (muscle)*
abduzieren *to abduct*
Aberration *aberration*
aberrierend *aberrant*
Abfall *drop*
Abfluss *outlet*
abführen *to purge*
Abführen *catharsis, purgation*
abführend *aperient, cathartic, laxative, purgative*
Abführmittel *aperient, evacuant, laxative, purgative*
abgekürzt *abortive*
abgemagert *emaciated*
abgeschnürt *strangulated*
abgesetzt *discontinued*
abgestorben *dead*
abhängig *dependent*
abhängige(r) Angehörige(r) *dependent relative*
Abhängige(r) *dependant*
Abhängigkeit *dependence*
abklingen *to subside*
abklingen *to wear off*
abkühlen *to cool*
ablagern *to deposit*
Ablagerung *deposit*
Ablatio *ablation, amputation*
Ablatio retinae *detached retina or retinal detachment*
ablegen *to take off*
ableiten *to drain*
ableitend *deferent*
ablösen *to detach*
Abmagerung *emaciation*
Abnahme *decrease, drop, reduction*
abnehmen *to decrease, fall off, lose weight*
Abneigung *aversion, dislike*
abnorm(al) *abnormal*
abnutzen *to wear*
Abnutzung *detrition, wear and tear*
ABO-(Blutgruppen)system *ABO system*
Abort *abortion*
Abortifaciens *abortifacient*
abortiv *abortive, ecbolic*
abortive Poliomyelitis *abortive poliomyelitis*
Abortivum *ecbolic, abortifacient*
Abortus artificialis *induced abortion*
Abortus completus *complete abortion*
Abortus imminens *threatened abortion*
Abortus incompletus *incomplete abortion*
Abortus-Bang-Infektion *abortus fever or brucellosis*
Abrasio uteri *dilatation and curettage (D & C)*
abraten *to advise against*
Abreaktion *abreaction*
Abriss *avulsion*
abrufbereit *on call*
Absatz *heel*
Absaugen *suction*
Absaugen der Atemwege *airway clearing*
Absaugung *aspiration*
abschälen *to peel*
abschilfern *to scale off*
abschließen *to lock*
Abschnitt *phase, section, segment*
Abschnürung *strangulation*
Abschuppung *desquamation*
abschürfen *to graze*
Abschürfung *graze, excoriation*
Abschwellen *detumescence*
absetzen *to amputate; discontinue; withdraw*
Absetzen *withdrawal*
Absetzung im Gelenk *disarticulation*
Absetzung *amputation*
Absicht *intention*
absolut *absolutely*
absolute Taubheit *total deafness*
Absolvent/-in *graduate*
absondern *to discharge, secrete*
Absonderung *discharge, secretion*
absorbierbare Naht *absorbable suture*
absorbieren *to absorb*
absorbierend *absorbent*
Absorption *absorption*
Absorptionsgeschwindigkeit *absorption rate*
Abspreizung *abduction*
absteigen *to descend*
absteigende Aorta *descending aorta*
absteigende Bahn *descending tract*
absteigender Abschnitt des Kolons *descending colon*
absteigender Teil des Dickdarms *descending colon*
abstinent leben *to abstain*
Abstinenz *abstinence*
Abstinenzler *abstainer*
abstoßen *to reject; shed*
Abstoßung *rejection*
abstrahlen *to radiate*
Abstrich *smear*
Abstrichtupfer *swab*
Abstumpfung *hebetude*
Abszess *abscess*

Abtasten der Brust *breast palpation*
abtasten *to scan*
Abtastung *scan*
Abteilung *department, unit, ward*
Abteilung für Chirurgie *surgical ward*
Abtragung *ablation*
abtreiben *to abort*
Abtreibung *abortion*
Abtreibungsarzt/-ärztin *abortionist*
Abtreibungsmittel *abortifacient*
abtrennen *to sever*
abtupfen *to dab*
Abulie *abulia*
Abwasserleitung *drain*
Abwehr *defence*
abwehren *to repel*
Abwehrhaltung *defence*
Abwehrmechanismus *defence mechanism*
Abwehrspannung *muscular defence*
abweichend *aberrant, anomalous*
Abweichung *aberration, deviation*
abweisen *to turn away*
abziehender Muskel *abductor (muscle)*
abzweigen *to branch*
Acephalus *acephalus*
Acetabulum *acetabulum* or *cotyloid cavity*
Achalasie *achalasia*
Achillessehne *Achilles tendon* or *calcaneal tendon*
Achillessehnendurchtrennung *achillotomy*
Achillessehnennaht *achillorrhaphy*
Achillessehnenreflex (ASR) *ankle jerk*
Achillotenotomie *achillotomy*
Achlorhydrie *achlorhydria*
Acholie *acholia*
Acholurie *acholuria*
Achondroplasie *achondroplasia*
Achse *axis*
Achsel *armpit* or *axilla*
Achsel- *axillary*
Achsellymphknoten *axillary nodes*
Achselnerv *circumflex nerve*
Achselschlagader *axillary artery*
Achsen- *axial*
Achsenskelett *axial skeleton*
Achsenzylinder *axon*
achter Hirnnerv *vestibulocochlear* or *acoustic* or *auditory nerve*
Acne rosacea *rosacea*
Acne vulgaris *acne (vulgaris)*
Adamsapfel *Adam's apple, laryngeal prominence*
Adams-Stokes-Syndrom *Stokes-Adams syndrome*
Adaptation *adaptation*
Addison-Anämie *pernicious anaemia* or *Addison's anaemia*
Addison-Krankheit *Addison's disease*
Additiv *additive*
Adduktion *adduction*
Adduktionsstellung der Stimmlippen *vocal folds adducted*
Adduktor *adductor (muscle)*
adduziert *adducted*
Adenektomie *adenectomy*
Adenitis *adenitis*
Adenohypophyse *adenohypophysis*
adenoid *adenoid(al)*
adenoide Vegetationen *enlargement of the adenoids* or *adenoid vegetation*
Adenoide *adenoids*
adenoider Habitus *adenoidal expression*
Adenoidismus *adenoidism*
Adenokarzinom *adenocarcinoma*
Adenom *adenoma*
Adenomyom *adenomyoma*
Adenopathie *adenopathy*
Adenosintriphosphat or **Adenosintriphosphorsäure** *adenosine triphosphate (ATP)*
Adenosis *adenosis*
Adenosklerose *adenosclerosis*
Adenotomie *adenoidectomy*
Adenovirus *adenovirus*
Adergeflecht *choroid plexus*
Aderhaut *choroid*
Aderhautentzündung *choroiditis*
Aderlass *blood letting* or *venesection*
Adhäsion *accretion, adhesion*
adipös *adipose, obese*
Adipöse *(the) obese*
Adipositas *obesity*
Adipositas dolorosa *adiposis dolorosa* or *Dercum's disease*
Aditus *aditus*
Aditus laryngis *laryngeal inlet*
Adjuvans *adjuvant*
adjuvant *adjuvant*
Adlernase *aquiline nose*
Adnexe *adnexa*
Adoleszentenkyphose *Scheuermann's disease*
Adoleszenz *adolescence*
adoptieren *to adopt*
Adoption *adoption*
Adoptionsbeschluss *adoption order*
Adoptionsverfahren *adoption proceedings*
Adoptivkind *adoptive child*
Adoptivmutter/-vater *adoptive mother/father*
adrenal *adrenal*
Adrenalektomie *adrenalectomy*
Adrenalin *adrenaline, epinephrine*
adrenerge Rezeptoren *adrenergic receptors*
adrenogenitales Syndrom *adrenogenital syndrome*
adrenokortikal *adrenocortical*
adrenokortikale Hormone *(suprarenal) cortical hormones*
adrenokortikotropes Hormon (ACTH) *adrenocorticotrophic hormone (ACTH)* or *corticotrophin*
Adrenokortikotropin *adrenocorticotrophin*

adrenolytisch *adrenolytic*
adsorbierend *adsorbent*
Adsorption *adsorption*
Adstringens *astringent*
adstringierend *astringent*
Adventitia *(tunica) adventitia*
adventiv *adventitious*
adynamischer Ileus *adynamic ileus*
aerob *aerobic*
aerobe Atmung *aerobic respiration*
Aerobics *aerobics*
Aerobier *aeroba or aerobe*
aerogen *aerogenous*
Aerophagie *aerophagy or aerophagia*
Aerosol *aerosol*
afebril *afebrile*
Affekt *affection or affect*
affektive Störung *affective disorder*
Affektstörung *affective disorder*
afferent *afferent*
afferenter Nerv *sensory nerve or afferent nerve*
Affinität *affinity*
afrikanische Trypanosomiasis *sleeping sickness or African trypanosomiasis*
After *anus*
Afterjucken *pruritus ani*
Afterkanal *anal passage or back passage*
Afterschließmuskel *anal sphincter*
Agalaktie *agalactia*
Agammaglobulinämie *agammaglobulinaemia*
Agar *agar*
Agens *agent*
Agentur *agency*
Agglutination *agglutination*
Agglutinationstests *agglutination tests*
agglutinieren *to agglutinate*
Agglutinin *agglutinin*
Agglutinogen *agglutinogen*
Aggression *aggression*
agil *active*
agitiert *agitated*
Agnosie *agnosia*
Ägophonie *aegophony*
Agoraphob *agoraphobic*
agoraphob *agoraphobic*
Agoraphobie *agoraphobia*
Agoraphobiker/-in *agoraphobic*
agoraphobisch *agoraphobic*
Agranulozytose *agranulocytosis*
Agraphie *agraphia*
ägyptische Körnerkrankheit *Egyptian ophthalmia or trachoma*
Ahne *ancestor*
AIDS *AIDS or Aids*
AIDS Demenz *AIDS dementia*
Aidskranke(r) *PWA*
Ailurophobie *ailurophobia*
Akademiker/-in *graduate*
akademischer Grad *degree*
Akanthose *acanthosis*
Akarizid *acaricide*
Akatalasie *acatalasia*
Akinesie *akinesia*
akinetisch *akinetic*
Akkommodation *accommodation*
Akkommodationslähmung *cycloplegia*
Akkommodationsreflex *accommodation reflex*
akkommodatives Schielen *accommodative squint*
Akkumulation *accumulation*
akkumulieren *to accumulate*
Akne *acne (vulgaris)*
Akrodynie *acrodynia or erythroedema or pink disease*
Akromegalie *acromegaly*
akromial *acromial*
Akromion *acromion*
Akroparästhesie *acroparaesthesia*
Akrophobie *acrophobia*
Akrosklerose *acrosclerosis*
Akrozyanose *acrocyanosis*
Akte *record*
Aktin *actin*
Aktinomykose *actinomycosis*
aktiv *active, energetic*
aktive Bewegung *active movement*
aktive Immunität *active immunity*
aktivieren *to activate*
Aktomyosin *actomyosin*
aktuell *up-to-date*
Akupunkteur *acupuncturist*
Akupunktur *acupuncture*
Akustikusneurinom *acoustic neurofibroma or acoustic neuroma*
akustisch *acoustic*
akut *acute*
Akutbett *acute bed*
akute Bronchitis *acute bronchitis*
akute disseminierte Enzephalomyelitis *acute disseminated encephalomyelitis*
akute Pankreatitis *acute pancreatitis*
akute Perikarditis *acute pericarditis*
akute Toxizität *acute toxicity*
akutes Abdomen *acute abdomen*
akzessorisch *accessory*
akzessorisches Organ *accessory organ*
Akzessorius *spinal accessory nerve*
Alaktasie *alactasia*
Alanin *alanine*
Alaunstift *styptic pencil*
Albee-Operation *Albee's operation*
Albinismus *albinism*
Albino *albino*
Albuginea *albuginea*
Albuginea *tunica albuginea*
Albumin *albumin*
Albuminometer *albuminometer*
Albuminurie *albuminuria*
Albumose *albumose*
Aldosteron *aldosterone*
aleukämisch *aleukaemic*
Alexie *alexia or word blindness*

Algen *algae*
Algesimeter *algesimeter*
Alimentation *alimentation*
Alkalämie *alkalaemia*
Alkali *alkali*
Alkaliämie *alkalaemia*
Alkalinität *alkalinity*
alkalisch *alkaline*
Alkaloid *alkaloid*
alkaloid *alkaloid*
Alkalose *alkalosis*
Alkaptonurie *alkaptonuria*
Alkohol *alcohol*
alkoholabhängig *addicted to alcohol*
Alkoholabhängigkeit *alcohol addiction*
Alkoholabreibung *alcohol rub*
Alkoholabusus *alcohol abuse*
alkoholbeständig *alcohol-fast*
Alkoholdelir *delirium tremens (DTs) or delirium alcoholicum*
alkoholfest *alcohol-fast*
alkoholfreie Getränke *soft drinks*
alkoholhaltig *alcoholic*
Alkoholiker/-in *alcoholic*
alkoholisch *alcoholic*
Alkoholismus *alcoholism*
Alkoholmissbrauch *alcohol abuse*
Alkoholprobleme *problem drinking*
Alkoholsucht *alcohol addiction*
Alkoholurie *alcoholuria*
Alkoholvergiftung *alcohol poisoning*
Alkoholzirrhose *alcoholic cirrhosis*
Allantoin *allantoin*
Allantois *allantois*
Alleinerziehende(r) *single parent family*
Allergen *allergen*
allergen *allergenic*
Allergenerreger *allergenic agent*
Allergie *allergy*
Allergie-Erreger *allergic agent*
allergiefrei *non-allergenic*
Allergiker *allergic person*
allergisch *allergic*
allergische Reaktion *allergic reaction*
allergische Rhinopathie *hay fever or allergic rhinitis or pollinosis*
Allergologe *allergist*
Alles-oder-Nichts-Gesetz *all or none law*
allgemein *common, general, generalized*
Allgemeinanästhesie *general anaesthesia, narcosis*
allgemeines Krankenhaus *general hospital*
Allgemeinpraxis *general practice*
allgemeinsprachlich *non-medical*
Allheilmittel *panacea*
allmähliche Bildung *build-up*
Alloantikörper *isoantibody*
allogenes Transplantat *allograft or homograft*
Alloimmunisierung *isoimmunization*
Allopathie *allopathy*
Allotransplantat *allograft or homograft*
Alopezie *alopecia or baldness*
Alopecia areata *alopecia areata*
Alpha *alpha*
Alpha-Fetoprotein (AFP) *alpha-fetoprotein*
Alphazelle *alpha cell*
Alptraum *nightmare*
alt *old, aged*
alt werden *to grow old, to age*
Alter *age; old age*
Ältere *(the) elderly*
ältere(r,s) *elderly*
altern *to age*
Altern *ageing, senescence*
Alternans *pulsus alternans*
alternd *senescent*
Altersgruppe *age group*
Alterspsychiatrie *psychogeriatrics*
Altersschwatzhaftigkeit *leresis*
Altersschwerhörigkeit *presby(a)cusis*
Alterssichtigkeit *presbyopia*
Altersstar *senile cataract*
Alterungsprozess *ageing process*
Aluminiumhydroxid *aluminium hydroxide*
alveolär *alveolar*
Alveolarabszess *gumboil*
Alveolarfortsatz *alveolar bone*
Alveolarpyorrhoe *pyorrhoea alveolaris*
Alveole *air sac or alveolus*
Alveolitis *alveolitis*
Alzheimer-Krankheit *Alzheimer's disease*
Amalgam *amalgam*
Amaurose *amaurosis*
Amaurosis fugax *amaurosis fugax*
ambidexter *ambidextrous*
amblyop *amblyopic*
Amblyopie *amblyopia*
Amblyoskop *amblyoscope*
Amboss *anvil or incus*
ambulante Chirurgie *day surgery*
ambulanter Patient *outpatient*
Ambulanz *Outpatient(s') Department*
Ameisenlaufen *pins and needles, formication*
Amelie *amelia*
Ameloblastom *ameloblastoma*
Amenorrhoe *amenorrhoea*
Amentia *amentia*
Ametropie *ametropia*
Aminosäure *amino acid*
Aminosäuren sequenzieren *to sequence amino acids*
Amitose *amitosis*
Ammoniak *ammonia*
Ammonium *ammonium*
Amnesie *amnesia, loss of memory*
Amnion *amnion*
Amnionflüssigkeit *amniotic fluid*
Amnioskopie *amnioscopy*
amniotisch *amniotic*
Amniotomie *amniotomy*
Amniozentese *amniocentesis*
Amöbe *amoeba*

Amöben- *amoebic*
Amöbenmittel *amoebicide*
Amöbenruhr *amoebic dysentery*
Amöbiasis *amoebiasis*
Amöbiasis *amoebiasis*
Amöbizid *amoebicide*
amorph *amorphous*
Amphetamin *amphetamine*
Amphetaminabusus *or*
Amphetaminmissbrauch *amphetamine abuse*
Amphiarthrose *amphiarthrosis*
amphorisches Atmen *cavernous breathing or breath sounds*
Amphotericin B *amphotericin*
Ampicillin *ampicillin*
Ampulla *ampulla*
Ampulle *ampoule or ampule*
Amputation *ablation, amputation*
Amputationsstumpf *stump*
amputieren *to amputate*
Amputierte(r) *amputee*
Amt *authority*
amtlich *official(ly)*
amtliche Leichenschau *inquest*
amtliches Verzeichnis *register*
Amtsarzt/Amtsärztin *Medical Officer of Health (MOH)*
Amygdala *amygdala or amygdaloid body*
Amylase *amylase, diastase*
Amyloidose *amyloid disease or amyloidosis*
Amylose *amylose*
Amyotonie *amyotonia*
Amyotrophie *amyotrophia*
amyotrophische Lateralsklerose *amyotrophic lateral sclerosis or Gehrig's disease*
anabol *anabolic*
anabole Steroide *or* **Anabolika** *anabolic steroids*
Anabolismus *anabolism*
Anaemia splenica *splenic anaemia*
anaerobe Atmung *anaerobic respiration*
Anaerobier *anaerobe*
anal *anal(ly)*
Analatresie *proctatresia or imperforate anus*
Analdreieck *anal triangle or rectal triangle*
Analeptikum *analeptic*
Analfissur *anal fissure or rectal fissure or fissure in ano*
Analfistel *anal fistula or fistula in ano*
Analgesie *analgesia*
Analgetikum *analgesic*
Analgetikum *pain killer or pain-killing drug or pain-relieving drug or analgesic*
analgetisch *analgesic*
Analkanal *anal passage or back passage*
Analprolaps *rectal prolapse or prolapse of the rectum*
Analyse *analysis; assay*
Analysenautomat *or* **Analysengerät** *analyser*
analysieren *to analyse*
Analyzer *analyser*
Anämie *anaemia, erythropenia, hypaemia*
Anämie durch Mangelernährung *nutritional anaemia*
Anämie mit Milzbeteiligung *splenic anaemia*
anämisch *anaemic*
Anamnese *medical history, past history*
Anaphase *anaphase*
anaphylaktischer Schock *anaphylactic shock*
Anaphylaxie *anaphylaxis*
Anaplasie *anaplasia*
anaplastisch *anaplastic*
anaplastisches Neoplasma *anaplastic neoplasm*
Anasarca *anasarca*
Anästhesie *anesthesia*
anästhesieren *to anaesthetize*
Anästhesiologe *anaesthesiologist*
Anästhesiologie *anaesthesiology*
Anästhesist *anaesthetist*
Anästhetikum *anaesthetic induction*
anästhetisch *anaesthetic*
Anastomose *anastomosis*
Anastomosengeschwür *stomal ulcer*
anastomosieren *to anastomose*
Anatom *anatomist*
Anatomie *anatomy*
Anatomie des Nervensystems *neuroanatomy*
anatomisch *anatomical*
Anazidität *achlorhydria*
anbrechen *to crack*
ändern *to change*
androgen *androgenic*
Androgen *androgen*
Androsteron *androsterone*
anenzephal *anencephalous*
Anenzephalie *anencephaly*
Anergie *anergy*
anerkennen *to recognize*
Aneurysma *aneurysm*
Aneurysma cirsoideum *cirsoid aneurysm*
Aneurysma dissecans *dissecting aneurysm*
Anfall *attack, bout, paroxysm, seizure, spell, turn*
anfällig *delicate, sickly, susceptible, vulnerable*
anfällig für *liable to, subject to*
Anfälligkeit *susceptibility*
anfeuchten *to moisten*
angeboren *congenital, inborn, innate*
angeborene Defektbildung *birth defect or congenital defect*
angeborene Hüftgelenkluxation *congenital dislocation of the hip*
angeborene Missbildung *congenital malformation*
angeborene Syphilis *congenital syphilis*
angeborene Toxoplasmose *congenital toxoplasmosis or toxoplasma encephalitis*
angeborener zyanotischer Herzfehler *cyanotic congenital heart disease*
angeborenes Aneurysma *congenital aneurysm*
Angebot *supply*
Angefügtes *attachment*
angefüllt *congested*

Angehörige *kin*
angespannt *highly strung, overwrought, tense*
Angiektasie *angiectasis*
Angiitis *angiitis, vasculitis*
Angina Ludovici *Ludwig's angina*
Angina pectoris *angina (pectoris)*
Angina pectoris spuria/falsa *pseudoangina*
Angiogramm *angiogram*
Angiographie *angiography*
Angiokardiographie *angiocardiography*
Angiom *angioma*
Angiomyoneurom *glomangioma*
angioneurotisches Ödem *angioneurotic oedema*
Angioplastie *angioplasty*
Angiosarkom *angiosarcoma*
Angiospasmus *angiospasm*
Angiotensin *angiotensin*
Angliederung *attachment*
Angst *fear*
Angst einjagen *to frighten*
Angst haben *to be frightened*
Angstneurose *anxiety neurosis*
Angstpsychosen *anxiety disorders*
anguläre Kyphose *gibbosity or gibbus*
Angularissyndrom *Gerstmann's syndrome*
Angulus infectiosus oris *perlèche*
Angulus sterni *sternal angle*
anhaltend *persistent*
Anhang *appendage*
Anhänge *adnexa*
Anhangsgebilde *appendix*
Anhäufung *accumulation*
anheben *to raise*
anheften *to attach, pin*
Anhidrose *or* **Anhidrosis** *anhidrosis*
Anhidrotikum *anhidrotic*
anhidrotisch *anhidrotic*
Anhydrämie *anhydraemia*
Aniridie *aniridia*
Anisometropie *anisometropia*
Ankyloblepharon *ankyloblepharon*
Ankylose *ankylosis*
ankylosieren *to ankylose*
Ankylostoma duodenale *Ancylostoma or Ankylostoma or hookworm*
Ankylostomiasis *ancylostomiasis or ankylostomiasis or hookworm disease*
Anlagerung *accretion*
Anlegen einer Subkultur *subculturing*
anleiden *to suffer*
anleiten *to guide*
Anleitung *guide, instruction*
anokokzygeal *anococcygeal*
anomal *anomalous*
anomale Kindslage *malpresentation*
Anomalie *anomaly, abnormality*
Anonychie *anonychia*
Anonyme Alkoholiker (AA) *Alcoholics Anonymous (AA)*
anonymus *innominate*
Anopheles *Anopheles*
Anorchie *anorchism*
anordnen *to arrange*
Anordnung *arrangement*
anorektal *anorectal*
Anorektalfistel *anal fistula or fistula in ano*
anorektisch *anorexic*
Anorexie *anorexia, loss of appetite*
Anorexia nervosa *anorexia nervosa*
anorganisch *inorganic*
anorganische Säuren *inorganic acids*
Anosmie *anosmia*
anovulatorischer Zyklus *anovular bleeding*
Anoxämie *anoxaemia*
Anoxie *anoxia*
anoxisch *anoxic*
anpassen *to adapt; match*
Anpassung *adaptation*
anregen *to activate; promote; stimulate; suggest*
anregend *stimulant*
Anregung *stimulation; suggestion*
Anruf *call*
anrufen *to call*
ansammeln *to gather, collect*
Ansammlung *accumulation*
ansässig *resident*
Ansatz *origin*
Ansatz(stelle) *insertion*
Anschlag *notice*
Anschlagbrett *noticeboard*
anschlagen *to bump*
anschneiden *to nick*
Anschoppung *congestion; engorgement*
anschwellen *to bulge*
Anschwellung *(in)tumescence, tumefaction*
ansetzen *to attach*
Ansicht *opinion*
Anspannung *tension*
Ansprechbarkeit *responsiveness*
ansprechen auf etw *to respond or react to something*
Ansprechen *response*
Anstalt *institution*
Anstaltsarzt *resident doctor*
Anstaltsneurose *institutional neurosis*
Anstaltsschwester *resident nurse*
ansteckend *catching, contagious, infectious, virulent*
ansteckende Krankheit *communicable disease*
Ansteckung *contagion*
ansteigen *to increase*
Anstieg *increase*
anstoßen *to bump*
anstrengend *strenuous*
Anstrengung *effort, exertion*
Antagonismus *counteraction*
Antazidum *antacid*
ante cibum *a.c. or ante cibum*
ante mortem *antemortem*
ante partum *antepartum*
Anteflexio(n) *anteflexion or anteversion*

Anteil *percentage, proportion, rate*
anterior *anterior*
Anthelmintikum *anthelmintic vermifuge, vermicide*
anthelmintisch *anthelmintic, vermifuge*
Anthrakose *anthracosis*
Anthrax *anthrax*
antiallergen *antiallergenic*
antiarrythmisch *anti-arrhythmic*
antibakteriell *antibacterial*
antibakterielle Wirksamkeit *antibacterial activity*
Antibiogramm *antibiogram*
Antibiotikum *antibiotic*
antibiotisch *antibiotic*
antidepressiv *antidepressant*
Antidepressivum *antidepressant*
Antidiarrhoikum *costive*
Anti-D-Immunglobulin *anti D immunoglobulin*
Antidiuretin *vasopressin* or *antidiuretic hormone (ADH)*
antidiuretisch *antidiuretic*
antidiuretisches Hormon (ADH) *antidiuretic hormone (ADH)* or *vasopressin*
Antidot *antidote*
Antiemetikum *antiemetic*
antiemetisch *antiemetic*
Antigen *antigen*
antigen *antigenic*
Antiglobulin-Test *Coombs' test*
antihämophiler Faktor (AHF) *antihaemophilic factor*
antihämophiles Globulin (AHG) *antihaemophilic factor*
Antihistaminikum *antihistamine (drug)*
antihypertensiv *antihypertensive*
Antihypertensivum *antihypertensive*
Antihypertonikum *antihypertensive*
Antikoagulans *anticoagulant*
Antikonvulsivum *anti-convulsant*
Antikörper *antibody*
Antikörper-Suchtest *immunoassay*
Antilymphozytenserum (ALS) *antilymphocytic serum (ALS)*
Antimetabolit *antimetabolite*
antimitotisch *antimitotic*
antimykotisch *antimycotic, antifungal*
Antiperistaltik *antiperistalsis*
Antipruriginosum *antipruritic*
antipruritisch *antipruritic*
Antipsychotikum *neuroleptic* or *major tranquillizer*
Antipyretikum *antipyretic, febrifuge*
antipyretisch *antipyretic, febrifuge*
Anti-Rh *anti Rh body*
Antisepsis *antisepsis*
Antiseptikum *antiseptic*
antiseptisch *antiseptic*
Antiserum *antiserum*
antiskabiös *scabicide*
Antiskabiosum *scabicide*
Antispasmodikum *antispasmodic*
Antithrombin *antithrombin*
Antitoxin *antitoxin*
antitoxisches Serum *antitoxic serum*
Antitragus *antitragus*
Antitranspirant *antiperspirant*
Antituberkulotikum *antituberculous drug*
Antitussivum *antitussive*
Antivenenum *antivenene* or *antivenom (serum)*
antivirales Arzneimittel *antiviral drug*
antral *antral*
Antrektomie *antrectomy*
Antrotomie *antrostomy*
Antrum *antrum*
Antrum Highmori *antrum of Highmore*
Antrum mastoideum *mastoid antrum*
Antrum pyloricum *pyloric antrum*
Antrumdrainage *antrostomy*
Antrumpunktion *antral puncture*
Antwort *answer, response*
antworten *to answer*
Anulus *annulus*
Anurie *anuria*
Anus *anus*
Anus imperforatus *proctatresia* or *imperforate anus*
anweisen *to direct*
Anweisung *instruction*
anwenden *to apply, employ*
Anwendung *administration, application*
anwerben *to recruit*
anwesend sein *to attend*
Anzeige *indication*
anzeigen *to indicate; report*
anziehen *to attract*
Anziehungskraft *attraction*
anzüchten *to cultivate*
Aorta *aorta*
Aorta abdominalis *abdominal aorta*
Aorta ascendens *ascending aorta*
Aorta descendens *descending aorta*
Aorta thoracica *thoracic aorta*
aortal *aortic*
Aortenbogen *aortic arch*
Aortenisthmusstenose *coarctation of the aorta*
Aortenklappe *aortic valve*
Aorten(klappen)insuffizienz *aortic incompetence*
Aortenklappenstenose *aortic stenosis*
Aortenklappenstenose *aortic stenosis*
Aortenregurgitation *aortic regurgitation*
Aortenschlitz *aortic hiatus*
Aortenstenose *aortic stenosis*
Aortitis *aortitis*
Aortographie *aortography*
aparalytische Poliomyelitis *nonparalytic poliomyelitis*
Apathie *listlessness*
apathisch *apathetic, listless*
Aperistaltik *aperistalsis*
Apertur(a) *aperture*

Apertura mediana ventriculi quarti *Magendie's foramen*
Apex *apex*
Apgar-Index *Apgar score*
Aphagie *aphagia*
Aphakie *aphakia*
Aphasie *aphasia*
Aphemie *aphasia*
Aphonie *aphonia*
Aphrodisiakum *aphrodisiac, philtrum*
Aphthe *aphthous ulcer*
Aphthen *aphthae* or *aphthous ulcers*
apikaler Abszess *apical abscess*
Apikotomie *apicectomy*
Aplasie *aplasia*
Aplasie der Blase *acystia*
aplastische Anämie *aplastic anaemia*
Apnoe *apnoea*
apnoisch *apnoeic*
apokrine Drüsen *apocrine glands*
Aponeurose *aponeurosis*
apophysär *apophyseal*
Apophyse *apophysis*
Apophysitis *apophysitis*
apoplektisch *apoplectic*
Apoplexie *apoplexy, stroke*
Apotheke *chemist's, pharmacy, dispensary, drugstore*
Apotheker/-in *dispensing chemist, pharmacist*
Apothekergefäß *gallipot*
appallisches Syndrom *permanent vegetative state (PVS)*
Apparat *apparatus* or *appliance; tract*
Appendektomie *appendectomy*
Appendix *appendage*
Appendix- *appendiceal*
Appendix *appendix*
Appendix vermiformis *vermiform appendix, vermix*
Appendizitis *appendicitis*
Appetit *appetite*
appetitlos *anorexic*
Appetitlosigkeit or **Appetitverlust** *loss of appetite, anorexia*
Applikation *application, administration*
Applikator *applicator*
applizieren *to apply, administer*
Approbation *licence, registration*
approbieren *to license*
approbierter Arzt *licentiate*
Apraxie *apraxia*
Apyrexie *apyrexia*
Aqua *aqua*
Aquädukt *aqueduct*
Aquaeductus *aqueduct*
Aquaeductus cerebri *cerebral aqueduct*
Aquaeductus Sylvii *aqueduct of Silvius*
Arachidonsäure *arachidonic acid*
Arachnidismus *arachnidism*
Arachnodaktylie *arachnodactyly*
Arachnodaktylie-Syndrom *Marfan's syndrome*
Arachnoidalzotten *arachnoid villi*
Arachnoidea (mater) *arachnoid mater* or *arachnoid membrane*
Arachnoiditis *arachnoiditis*
Aräometer *hydrometer*
arbeiten *to function, perform*
Arbeitsschutzgesetz *Health and Safety at Work Act*
Arbeitstherapeut/-in *occupational therapist*
Arbeitstherapie *occupational therapy*
arbeitsunfähig *incapacitated*
Arbor vitae *arbor vitae*
Arborisation *arborization*
Arbovirus *arbovirus*
arcuatus *arcuate*
Arcus *arc, arch, arcus*
Arcus aortae *aortic arch*
Arcus palatoglossus *palatoglossal arch*
Arcus palatopharyngeus *palatopharyngeal arch*
Arcus palmaris *palmar arch*
Arcus pedis longitudinalis *longitudinal arch* or *plantar arch*
Arcus pedis transversalis *metatarsal arch* or *transverse arch*
Arcus plantaris profundus *deep plantar arch*
Arcus senilis corneae *arcus senilis*
Arcus superciliaris *supraorbital ridge*
Arcus zygomaticus *zygomatic arch* or *zygoma*
Area nuda *bare area of the liver*
Areal *area*
Areola mamma *areola*
areoläres Bindegewebe *areolar tissue*
Ärger *bother*
ärgern *to bother*
Arginin *arginine*
Argonlaser *argon laser*
Argyll-Robertson-Zeichen *Argyll Robertson pupil*
Arm *arm, brachium*
Arm- *brachial*
-arm *deficient*
armamputiert *limbless*
Armband *bracelet*
Armbeuger *brachialis muscle*
Armdruckpunkt *brachial pressure point*
Armgeflecht *brachial plexus*
Armknochen *arm bones*
Arm-Kopf-Schlagaderstamm *innominate artery* or *brachiocephalic artery*
Arm-Kopf-Venen *innominate veins* or *brachiocephalic veins*
Armplexus *brachial plexus*
Armschlagader *brachial artery*
Armtragetuch *arm sling, elevation sling*
Armvenen *brachial veins*
Arnold-Chiari-Syndrom *Arnold-Chiari malformation*
Aromatherapeut/-in *aromatherapist*
Aromatherapie *aromatherapy*
Arrangement *arrangement*

arrangieren *to arrange, fix*
Arrhythmie *arrhythmia*
Arsen *arsenic*
Art *manner, nature; species*
Artefakt *artefact*
Arteria *artery*
Arteria anonyma *innominate artery* or *brachiocephalic artery*
Arteria arcuata *arcuate artery*
Arteria axillaris *axillary artery*
Arteria basilaris *basilar artery*
Arteria brachialis *brachial artery*
Arteria carotis *carotid*
Arteria carotis communis *common carotid artery*
Arteria carotis interna *internal carotid*
Arteria centralis retinae *retinal artery*
Arteria circumflexa femoris lateralis und medialis *circumflex arteries*
Arteria colica dextra/media *right colic/middle colic*
Arteria cystica *cystic artery*
Arteria facialis *facial artery*
Arteria femoralis *femoral artery*
Arteria gastrica *gastric artery*
Arteria gastroduodenalis *gastroduodenal artery*
Arteria gastroepiploica *gastroepiploic artery*
Arteria glutaea superior/inferior *superior/inferior gluteal artery*
Arteria hepatica *hepatic artery*
Arteria ileocolica *ileocolic artery*
Arteria iliaca communis *common iliac artery*
Arteria interlobaris *interlobar artery*
Arteria lingualis *lingual artery*
Arteria lumbalis *lumbar artery*
Arteria mesenterica *mesenteric artery*
Arteria mesenterica superior/inferior *superior/inferior mesenteric arteries*
Arteria poplitea *popliteal artery*
Arteria radialis *radial artery*
Arteria recurrens radialis *radial recurrent*
Arteria spermatica (interna) *spermatic artery*
Arteria subclavia *subclavian artery*
Arteria testicularis *spermatic artery*
Arteria ulnaris *ulnar artery*
Arteriae coronariae *coronary arteries*
Arteriae iliacae communes *common iliac arteries*
Arteriae interlobares *interlobar arteries*
Arteriae interlobulares *interlobular arteries*
Arteriae lumbales *lumbar arteries*
Arteriae pulmonales *pulmonary arteries*
Arteriae renales *renal arteries*
Arteriae tibiales *tibial arteries*
Arteriae vertebrales *vertebral arteries*
Arterie *artery*
Arteriektomie *arteriectomy*
arteriell *arterial*
arterielle Blutung *arterial bleeding, arterial haemorrhage*
arterielles Blut *arterial blood*
Arterienklemme *haemostat*
Arteriennaht *arteriorrhaphy*
Arterienverkalkung *arteriosclerosis, hardened arteries* or *hardening of the arteries*
Arterienverschluss *arterial block*
Arteriitis *arteritis*
Arteriitis temporalis *temporal arteritis, giant-cell arteritis*
Arteriogramm *arteriogram*
Arteriographie *arteriography*
Arteriole *arteriole*
Arteriopathie *arteriopathy*
Arterioplastie *arterioplasty*
Arteriorrhaphie *arteriorrhaphy*
Arteriosklerose *arteriosclerosis*
Arteriotomie *arteriotomy*
arteriovenös *arteriovenous*
Arthralgie *arthralgia*
Arthrektomie *arthrectomy*
Arthritiker *arthritic*
Arthritis *arthritis*
arthritisch *arthritic*
Arthrodese *arthrodesis*
Arthrodynie *arthrodynia*
Arthrographie *arthrography*
Arthroklasie *arthroclasia*
Arthrologie *syndesmology*
Arthropathia psoriatica *psoriatic arthritis*
Arthropathie *arthropathy*
Arthroplastik *arthroplasty*
Arthrose *arthrosis*
Arthrosis deformans *osteoarthritis* or *osteoarthrosis*
Arthroskop *arthroscope*
Arthroskopie *arthroscopy*
Arthrotomie *arthrotomy*
articularis *articular*
Articulatio *articulation*
Articulatio fibrosa *fibrous joint*
Articulatio trochoidea *trochoid joint* or *pivot joint*
artifiziell *artificial(ly)*
artifizielle Insemination *artificial insemination*
artikulär *articular*
Artikulation *articulation*
artikulieren *to articulate*
artikulierende Knochen *articulating bones*
arytaenoideus *arytenoid*
Arzneibuch *pharmacopoeia*
Arzneiformel *formula*
Arzneiformelverzeichnis *formulary*
Arzneimittel *drug, medicine, pharmaceutical, physic*
Arzneimittelabhängigkeit *drug addiction* or *drug dependence*
Arzneimittelallergie *drug allergy*
Arzneimittelfläschchen *medicine bottle*
Arzneimittelgesetz *Pharmacy Act* or *Poisons Act*
Arzneimittelkunde *materia medica*

Arzneimittelmissbrauch *drug abuse*
Arzneimitteltoleranz *drug tolerance*
Arzneistoffträger *menstruum*
Arzt/Ärztin *doctor, medical doctor (MD), medico, physician*
Arzt für Allgemeinmedizin *general practitioner (GP)*
Arzt im Praktikum *or* **Arzt im praktischen Jahr (PJ)** *house officer or houseman, intern*
Ärztekommission *medical committee*
Ärzteregister *Medical Register*
Arzthelferin *practice nurse or nurse practitioner*
ärztlich *medical*
ärztliche Assistenz *medical assistance*
ärztliche Grundversorgung *primary health care or primary medical care*
ärztliche Hilfe *medical aid*
ärztliche Untersuchung *medical (examination), checkup, physical*
ärztlicher Kunstfehler *malpractice*
ärztliches Attest *medical certificate*
Arztsekretär/-in *medical secretary*
Asbestose *asbestosis*
Ascaris lumbricoides *Ascaris lumbricoides*
ascendens *ascending*
Aschoff-Knötchen *Aschoff nodules*
Aschoff-Tawara-Knoten *atrioventricular node or AV node*
Ascorbinsäure *vitamin C or ascorbic acid*
Asepsis *asepsis*
aseptisch *aseptic*
aseptische Meningitis *aseptic meningitis*
asexuell *asexual*
asexuelle Fortpflanzung *asexual reproduction*
asiatische Grippe *Asian flu*
Askariasis *ascariasis*
asozial *antisocial*
Asparagin *asparagine*
Asparaginsäure *aspartic acid*
Aspekt *aspect*
Aspergillose *aspergillosis*
Aspermie *aspermia*
Asphyxie *asphyxia*
Asphyxia neonatorum *asphyxia neonatorum*
Aspiration *aspiration*
Aspirationspneumonie *aspiration pneumonia*
Aspirator *aspirator*
Aspirin *aspirin*
Assimilation *assimilation*
assimilieren *to assimilate*
Assistent/-in *assistant, auxiliary*
Assistenz *assistance*
Assistenzarzt/-ärztin *intern, resident*
assistieren *to assist*
assistierte Beatmung *assisted respiration*
Assoziation *association*
Assoziationsbahnen *association tracts*
Assoziationsfeld *association area*
Assoziationsneuron *association neurone*
Ast *branch, ramus*
Ast eines Muskelnervs *muscular branch*
Äste der Luftröhre *bronchial tubes*
Aster *aster*
Asthenie *asthenia*
asthenisch *asthenic*
Asthenopie *eyestrain or asthenopia*
Asthma *asthma*
Asthma bronchiale *bronchial asthma*
Asthma cardiale *cardiac asthma*
Asthmatiker/-in *asthmatic bronchitis*
asthmatisch *asthmatic*
asthmatische Bronchitis *asthmatic bronchitis*
astigmatisch *astigmatic*
Astigmatismus *astigmatism*
Astragalus *astragalus*
A-Streifen *A band*
Astrozyt *astrocyte*
Astrozytom *astrocytoma*
Asymmetrie *asymmetry*
asymptomatisch *asymptomatic, quiescent, silent*
Asynergie *asynergia or dyssynergia*
Asynklitismus *asynclitism*
Asystolie *asystole*
Aszites *ascites*
ataktisch *ataxic*
ataraktisch *ataractic or ataraxic*
Ataraxie *ataraxia*
Atavismus *atavism*
Ataxie *ataxia, incoordination*
ataxischer Gang *ataxic gait*
Atelektase *atelectasis*
Atem *breath*
Atemfrequenz *breathing or respiration rate*
Atemgeräusche *breath sounds*
atemlos *breathless*
Atemlosigkeit *or* **Atemnot** *breathlessness*
Atemnotsyndrom *respiratory distress syndrome or hyaline membrane disease*
Atemspende *artificial respiration*
Atemstillstand *apnoea*
Atemtrakt *respiratory system or respiratory tract*
Atemweg *air passage or airway*
Atemzentrum *respiratory centre*
Äthanol *ethanol or ethyl alcohol or rubbing alcohol*
Äther *ether*
ätherisch *volatile*
ätherische Öle *essential oils or volatile oils*
atherogen *atherogenic*
Atherom *atheroma*
Atherosklerose *atherosclerosis*
atherosklerotisch *atherosclerotic*
atherosklerotische Plaque *atherosclerotic plaque*
atherosklerotische Plaque *atherosclerotic plaque*
Athetose *athetosis*
Äthylalkohol *ethyl alcohol or ethanol*
Äthylen *ethylene*
Ätiologie *etiology*
Atlas *atlas*
atmen *to breathe*

Atmung *breathing, respiration*
Atmungspigment *respiratory pigment*
Atonie *atony*
Atopen *atopen*
Atopie *atopy*
atopische Dermatitis *atopic eczema or atopic dermatitis*
atopisches Ekzem *atopic eczema or atopic dermatitis*
Atresie *atresia*
atretisch *atretic, imperforate*
atretischer Follikel *atretic follicle*
atrial *atrial*
atrioventrikulär *atrioventricular*
Atrioventrikularknoten *atrioventricular node or AV node*
Atrium *atrium*
Atropa belladonna *belladonna or deadly nightshade*
Atrophie *atrophy*
atrophieren *to atrophy*
atrophische Leberzirrhose *Laennec's cirrhosis or hobnail liver or atrophic cirrhosis*
Atropin *atropine*
ätzend *corrosive*
Ätzmittel *corrosive*
Audiogramm *audiogram*
Audiometer *audiometer*
Audiometrie *audiometry*
auditiv(us) *auditory*
auditorius *auditory*
Auerbach-Plexus *Auerbach's plexus*
Aufbau *anatomy; build-up*
aufbauen *to build up*
aufbauend *anabolic*
Aufbaustoffwechsel *anabolism*
aufbewahren *to keep*
Aufblähung *distension*
aufblasbar *inflatable*
aufblasen *to inflate*
aufbrechen *to burst*
aufdecken *to expose, reveal*
aufeinander folgend *successive*
Aufenthalt *stay*
auffälliges Verhalten *abnormal behaviour*
Auffälligkeit *abnormality*
auffinden *to locate*
auffällig *distinctive*
Auffrischungsimpfung *booster (injection)*
Aufgabe *duty*
aufgeben *to give up*
aufgeregt *excited, nervous*
aufgesprungen *chapped*
Aufguss *infusion*
Aufhängeband *suspensory ligament*
aufhängen *to hang*
Aufklärung *(the) facts of life*
auflisten *to list*
auflösen *to disintegrate, dissolve*
Auflösung *disintegration; resolution*
Aufnahme *admission, intake; scan*
aufnehmen *to admit*
aufputschen *to pep (up)*
aufrecht *erect, upright*
aufrechterhalten *to maintain*
aufschlitzen *to slash*
aufschneiden *to gash, slash*
Aufschrei *scream*
Aufschwemmung *suspension*
Aufseher/-in *supervisor*
Aufsicht *supervision*
aufspalten *to break down*
Aufspaltung *arborization*
Aufspringen *chapping*
aufstehen *to stand up, get up*
aufsteigen *to get on*
aufsteigend *afferent, ascending*
aufsteigende Aorta *ascending aorta*
aufsteigender Teil des Dickdarms *ascending colon*
aufstellen *to put up*
Aufstoßen *eructation, belch, burp*
aufstoßen *to belch, burp*
auftauen *to thaw*
Aufteilung *arborization*
auftragen *to apply*
auftreiben *to distend*
auftreten *to occur*
Auftreten *occurrence*
aufwachen *to (a)wake, wake up*
Aufwachraum *recovery room*
aufweichen *to macerate*
aufzeichnen *to record*
Aufzeichnung *record*
Aufzug *lift*
Augapfel *eyeball*
Auge *eye*
Augen bewegend *oculogyric*
Augenarzt/Augenärztin *oculist, ophthalmologist*
Augenbad *eye bath*
Augenbank *eye bank*
Augenbraue *brow*
Augenbraue *eyebrow*
Augenbrauen- *superciliary*
Augenbrauenbogen *supraorbital ridge*
Augenchirurg/-in *eye surgeon or ophthalmic surgeon*
Augenentzündung *ophthalmia*
Augenenukleation *ophthalmectomy*
Augenheilkunde *ophthalmology*
Augenhintergrund *optic fundus*
Augenhöhle *eye socket, orbit*
Augenlicht *eyesight*
Augenlid *eyelid or blepharon or palpebra*
Augenlinse *lens*
Augenmigräne *fortification figures*
Augennerv *ophthalmic nerve*
Augenoptiker/-in *ophthalmic optician, optometrist*
Augenspiegel *ophthalmoscope*
Augenspülgläschen *undine*

Augenüberanstrengung *eyestrain or asthenopia*
Augenwasser *collyrium*
Augenweiß *white matter*
Augenwimper *cilium*
Augenwinkel *canthus*
Augenzahn *eye tooth*
Augenzittern *nystagmus*
Äugigkeit *ocular dominance*
Aura *aura*
aural *aural*
Auricula *auricle*
aurikulär *auricular*
Auris *ear*
Auris externa *outer ear or pinna*
ausatmen *to exhale, expire*
Ausatmung *exhalation, expiration*
Ausatmungsluft *exhalation*
ausbilden *to develop*
ausbleibende Frakturheilung *non-union*
ausbluten *to exsanguinate*
Ausblutung *exsanguination*
ausbrechen *to erupt*
ausbreiten *to spread*
Ausbreitung *dissemination, expansion, propagation*
Ausbruch *onset, outbreak*
Ausbuchtung *recess*
Ausdehnung *expansion*
ausfällen *to precipitate*
Ausflug *trip*
Ausfluss *discharge, flux*
Ausführungsgang *efferent duct*
Ausgang *outlet*
ausgebildet *skilled*
ausgebildete Krankenschwester *staff nurse*
ausgefranst *lacerated*
ausgelaugt *worn out*
ausgemergelt *cadaveric or cadaverous*
ausgeprägt *pronounced*
ausgewogene Kost *balanced diet*
ausgezehrt *cadaveric or cadaverous, emaciated*
ausgleichen *to compensate, correct*
Aushebern or **Ausheberung** *siphonage*
Aushusten *expectoration*
aushusten *to bring up, cough up, expectorate*
auskleiden *to line*
Auskleidung *lining*
Auskultation *auscultation*
auskultatorisch *auscultatory*
Ausländer/-in *foreigner*
auslaufen *to leak*
to auslösen *elicit, provoke, trigger*
-auslösend *-facient*
ausmerzen *to stamp out*
ausräuchern *to fumigate*
Ausräucherung *fumigation*
ausreichend *adequate*
Ausreißen eines Nagels *nail avulsion*
Ausriss *avulsion*
ausrotten *to eradicate, stamp out*
Ausrottung *eradication*
Ausrüstung *kit*
Aussätzige(r) *leper*
Ausschälung *enucleation*
ausscheiden *to discharge, eliminate, excrete, pass*
Ausscheider *secretor*
Ausscheidung *elimination, excretion, secretion*
Ausscheidungspyelogramm *intravenous pyelogram (IVP)*
Ausscheidungspyelographie *intravenous pyelography*
Ausscheidungsurographie (AUG) *intravenous pyelography*
Ausschlag *rash*
ausschließen *to rule out*
ausschneiden *to excise*
Ausschneidung *excision*
Ausschwitzen *effusion*
Aussehen *appearance*
Außen- *adventitious*
Außen- und Innenrotation *lateral and medial rotation*
Außenknöchel *lateral malleolus*
Außenseitermedizin *fringe medicine*
Außenstelle *outreach*
außer Atem *breathless*
außer Form *off form*
äußere(r,s) *outer*
Äußere(s) *exterior*
äußere Atmung *external respiration*
äußere Erscheinung *habitus, appearance*
äußere Halsvene *external jugular*
äußere Hämorrhoiden *external haemorrhoids*
äußerer Gehörgang *external auditory canal or meatus*
äußerer Gehörgang *external auditory meatus*
äußerer Muskel *extrinsic muscle*
äußerer schräger Bauchmuskel *external oblique*
äußerer Wadenmuskel *gastrocnemius*
äußeres Band *extrinsic ligament*
äußeres Keimblatt *ectoderm or embryonic ectoderm*
äußeres Ohr *outer ear or external ear or pinna*
außergewöhnlich *exceptional*
außerhalb der Sprechstunden *out of hours*
äußerlich *external(ly)*
außerordentlich *greatly*
äußerst *excessively*
aussetzen *to expose*
ausspülen *to rinse out*
ausstatten *to equip*
Ausstattung *equipment*
ausstoßen *to eject, expel*
ausstrahlen *to radiate*
Ausstrahlung *irradiation*
ausstrecken *to extend*
Ausstrich *smear*
Ausstülpung *eversion*
Austausch *exchange, replacement*

austauschen *to exchange, replace*
Austauschtransfusion *replacement or exchange transfusion*
Austreibung *ejection, expression*
Austreibung(sphase) *bearing down*
austreten *to leak*
austrocknen *to dry out*
ausüben *to exert*
Auswahl *range, selection*
auswählen *to select*
auswärts drehen *to supinate*
Auswärtsdreher *supinator*
Auswärtsdrehung *eversion, supination*
Auswärtsschielen *divergent squint or strabismus, exotropia, wall eye*
Auswerfen *expectoration*
auswerfen *to cough up, eject*
auswerten *to evaluate*
Auswertung *evaluation*
Auswurf *ejection; phlegm or sputum*
auszehren *to waste away*
auszehrende Krankheit *wasting or debilitating disease*
Auszehrung *emaciation, tabes, wasting*
ausziehen *to take off*
Autismus *autism*
autistisch *autistic*
autistisches Kind *autistic child*
Autoantikörper *autoantibody*
autogenes Transplantat *autograft*
autoimmun *autoimmune*
Autoimmunität *autoimmunity*
Autoimmunkrankheit *autoimmune disease*
Autoinfektion *autoinfection*
Autointoxikation *autointoxication*
Autoklav *autoclave*
autoklavieren *to autoclave*
autokrank *carsick*
Autokrankheit *carsickness*
Autolyse *autolysis*
automatisch *automatic(ally)*
Automatismus *automatism*
autonom *autonomic*
autonomes Nervensystem *autonomic nervous system*
Autonomie *autonomy*
Autopsie *autopsy or post mortem*
Autorität *authority*
Autosom *autosome*
Autotransfusion *autotransfusion*
Autotransplantat *autograft*
avaskulär *avascular*
Aversion (gegen) *aversion (to)*
Aversionstherapie *aversion therapy*
Avitaminose *avitaminosis*
AV-Knoten *atrioventricular node or AV node*
Avulsio *avulsion*
axial(is) *axial*
Axilla *axilla*
axillar(is) *axillary*
Axis *axis*
Axodendrit *axodendrite*
Axon *axon*
Azeton *acetone*
Azetonurie *acetonuria*
Azetylcholin *acetylcholine*
Azetylsalizylsäure *salicylate or acetylsalicylic acid, aspirin*
Azidität *acidity*
Azidose *acidosis*
Azidothymidin (AZT) *azidothymidine (AZT)*
Azinus *acinus*
Azofarbstoffe *azo dyes*
Azoospermie *azoospermia*
Azotämie *azotaemia*
Azoturie *azoturia*
azygos *azygos*
Azystie *acystia*

Bb

Babinski-Zeichen, Babinski-Reflex *Babinski reflex or Babinski test*
Baby *baby*
Babyflasche *baby's (feeding) bottle*
Bacillus Calmette-Guérin (BCG) *bacille Calmette-Guérin (BCG)*
Backe *cheek*
Backenzahn *molar*
Bäckerdermatitis *or* **Bäckerekzem** *baker's dermatitis or baker's itch*
Baclofen *baclofen*
baden *to bath, bathe*
Bäderbehandlung *balneotherapy*
Badewanne *bath*
Badezimmer *bathroom*
Bahn *pathway, tract*
Bahnung *facilitation*
Baker-Zyste *Baker's cyst*
Bakteriämie *bacteraemia*
bakteriell *bacterial*
bakterielle Endokarditis *(subacute) bacterial or infective endocarditis*
bakterielle Enteritis *infective enteritis*
bakterielle Pneumonie *bacterial pneumonia*
Bakterien *bacteria*
Bakterienruhr *bacillary dysentery, Sonne dysentery*
Bakteriologe *bacteriologist*
Bakteriologie *bacteriology*
bakteriologisch *bacteriological*
Bakteriolyse *bacteriolysis*
Bakteriolysin *bacteriolysin*
Bakteriophage *bacteriophage*
Bakteriostase *bacteriostasis*
bakteriostatisch *bacteriostatic*
Bakteriurie *bacteriuria*
bakterizid *bactericidal*
Bakterizid *bactericide*
balancieren *to balance*
Balanitis *balanitis*

Balanoposthitis *balanoposthitis*
Balantidiasis *or* **Balantidiose** *balantidiasis*
Balkangrippe *Q fever*
Bälkchen *trabecula*
Balken (des Gehirns) *corpus callosum*
Ball *ball, globus*
Ballaststoffe *dietary or insoluble fibre, roughage*
ballaststoffreiche Ernährung *high fibre diet*
Ballen *ball*
Ballon *balloon*
Ballottement *ballottement*
Balneotherapie *balneotherapy*
Balsam *balsam*
Band *band; ligament; tape; vinculum*
Bandage *bandage*
bandagieren *to bandage, strap (up)*
Bändchen *frenulum or frenum*
Bandhaft *syndesmosis*
Bandl-Kontraktionsring *retraction ring or Bandl's ring*
Bandmaß *tape measure or measuring tape*
Bandscheibe *vertebral or intervertebral disc*
Bandscheibenvorfall *displaced or prolapsed intervertebral disc, slipped disc*
Bandwurm *cestode, tapeworm*
Bandwurmbefall *taeniasis*
Bandwurmkopf *scolex*
Bandwurmmittel *taeniacide, taeniafuge*
Bank *bank*
Bankart-Operation *Bankart's operation*
Banti-Syndrom *Banti's syndrome or disease, splenic anaemia*
Barbital *barbitone*
Barbitalismus *barbiturism*
Barbiturat *barbiturate*
Barbituratabhängigkeit *barbiturate dependence*
Barbituratabusus *or* **Barbituratmissbrauch** *barbiturate abuse*
Barbituratvergiftung *barbiturate poisoning*
Barbiturismus *barbiturism*
Barbotage *barbotage*
Barium *barium*
Bariumbrei *barium meal*
Bariumeinlauf *barium enema*
Bariumlösung *barium solution*
Bariumsulfat *barium sulphate*
Barlow-Syndrom *Barlow's disease*
Barorezeptor *baroreceptor*
Barotrauma *barotrauma*
Barriere *barrier*
Barr-Körper *sex chromatin or Barr body*
Bartflechte *sycosis barbae or barber's rash*
Bartholin-Drüse *Bartholin's gland or greater vestibular gland*
Bartholinitis *bartholinitis*
basal *basal*
basale Pleuritis *diaphragmatic pleurisy*
Basalganglien *basal ganglia, basal nuclei*
Basaliom *rodent ulcer or basal cell carcinoma*
Basalmembran *basement membrane*
Basedow-Krankheit *Basedow's disease or exophthalmic goitre or Graves' disease or thyrotoxicosis*
basilaris *basilar*
Basilarmembran *basilar membrane*
basilicus *basilic*
Basilika *basilic vein*
Basis *base, basis*
Basis cerebri *base of the brain*
Basisnarkose *basal narcosis*
basophiler Granulozyt/Leukozyt *basophilic granulocyte/leucocyte*
Basophiler *basophil*
Basophilie *basophilia*
Bastard *hybrid*
Batchelor-Gipsverband *Batchelor plaster*
Bauch *abdomen, belly, tummy*
Bauchaorta *abdominal aorta*
Bauchauftreibung *abdominal distension*
Bauchdecke *abdominal wall*
Baucheingeweide *abdominal viscera*
Bauchfell *peritoneum*
Bauchfellentzündung *peritonitis*
Bauchfellhöhle *peritoneal cavity*
Bauchhöhle *abdominal cavity, enterocoele*
bauchige Erweiterung *ampulla*
Bauchnabel *belly button*
Bauchschmerz(en) *abdominal pain, bellyache*
Bauchschwindsucht *tabes mesenterica*
Bauchspeicheldrüse *pancreas*
Bauchspeichelgang *pancreatic duct*
Bauchspiegelung *abdominoscopy*
Bauchwand *abdominal wall*
Bauchwassersucht *ascites*
Bauchweh *tummy ache*
Bauer *farmer*
Bauernhof *farm*
Bauhin-Klappe *ileocaecal valve*
Baumwolle *cotton*
Bausch *wad*
Bazillämie *bacillaemia*
Bazillen- *bacillary*
Bazillurie *bacilluria*
Bazillus *bacillus, bug*
Bazin-Krankheit *erythema induratum or Bazin's disease*
bearbeiten *to process*
Beatmungsgerät *ventilator or respirator*
beaufsichtigen *to supervise*
Becherzelle *goblet cell*
Becken *basin, bowl, pelvis*
Becken- *pelvic*
Beckenboden *pelvic floor*
Beckeneingang *pelvic brim*
Beckeneintritt *engagement*
Beckenfraktur *pelvic fracture*
Beckengips *frog plaster*
Beckengürtel *hip girdle or pelvic girdle*
Beckenhöhle *pelvic cavity*
Beckenmessung *pelvimetry*
Beckenraum *pelvic cavity*

Beckenzirkel *caliper*
Beckenzwerchfell *pelvic diaphragm*
Becquerel *becquerel*
Bedarf *requirement*
bedecken *to cover*
bedeutend *significant(ly)*
-bedingt *-related*
bedingter Reflex *conditioned reflex*
beeinflussen *to influence*
beenden *to end*
Beendigung *termination*
Beerengeschwulst *staphyloma*
Beer-Hornhautmesser, Beer-Starmesser *Beer's knife*
Befall *invasion*
befallen *to infest*
befestigen *to attach, fix*
befeuchten *to moisten*
Befinden *condition*
befolgen *to obey*
befruchten *to fertilize*
Befruchtung *fertilization, impregnation, insemination*
Befugnis *authority*
begeistert *excited*
begierig *anxious*
begierig *keen*
Beginn *onset*
beginnend *incipient*
begleiten *to accompany, escort*
Begleitschwester *escort nurse*
begraben *to bury*
begrenzen *to limit, restrict*
behaart *hairy*
behalten *to keep, retain*
behandeln *to attend, treat*
behandelnder Arzt *attending physician*
Behandlung *attention; course (of treatment); management; procedure; therapy; treatment*
Behandlungsmethode *procedure*
Behandlung(stermin) *session*
Behaviorismus *behaviourism*
Behaviorist *behaviourist*
Behçet-Krankheit *Behçet's syndrome*
beherbergen *to harbour*
behindern *to handicap*
behindert *handicapped, incapacitated*
Behinderte *(the) handicapped*
Behinderten(kraft)fahrzeug *invalid carriage*
Behinderung *disability, disablement, handicap*
Behörde *authority*
beidäugig *binocular*
beidhändig *ambidextrous, bimanual*
beidohrig *binaural*
beidseitig *bilateral*
beidseitige Lungenentzündung *double* or *bilateral pneumonia*
Bein *leg; os*
beinamputiert *limbless*
beinträchtigen *to impair*
Beinträchtigung *impairment*
beißen *to bite*
Beistand leisten *to comfort*
beitragen zu *to aid*
bejahrt *aged*
Bejel *bejel*
bekämpfen *to combat; control*
Bekanntmachung *notice*
beklopfen *to tap*
bekommen *to agree with; get, obtain*
bekömmlich sein *to agree with*
Belag *coating, covering*
Belastung *strain, stress, exertion, exercise*
Belastungsasthma *exercise-induced asthma (EIA)*
Belastungsfraktur *stress fracture*
Belegknochen *membrane bone*
Belegungsrate *occupancy rate*
Belegzelle *oxyntic cell* or *parietal cell*
Beleuchtung *lighting*
Bell-Delirium *Bell's mania*
belle indifférence *belle indifférence*
Bell-Lähmung *Bell's palsy* or *facial paralysis*
Bellocq-Röhrchen *Bellocq's cannula* or *sound*
Belüftung *ventilation*
belustigen *to amuse*
Belustigung *amusement*
benachrichtigen *to notify*
Benachrichtigung *notice*
Bence-Jones-Eiweißkörper *Bence Jones protein*
Benedict-Glukoseprobe *Benedict's test*
Benedict-Zuckerreagenz *Benedict's solution*
Benehmen *behaviour*
benigner Tumor *benign tumour*
Bennett-Luxationsfraktur *Bennett's fracture*
benommen *concussed, dazed*
Benommenheit *stupor*
Benorilat *benorylate*
benötigen *to require*
Benzoetinktur *friars' balsam*
Benzoin *benzoin*
Benzylpenicillin *benzyl penicillin*
beobachten *to observe*
Beobachtung *observation*
Berater *counsellor*
Beratung *counselling*
Beratungszentrum für Familienplanung *family planning clinic*
berauschen *to intoxicate*
Bereich *area, range*
bereitstellen *to provide*
Bereitstellung *provision*
Bergarbeiter *miner*
Bergkrankheit *mountain sickness*
Bergmannsellenbogen *miner's elbow*
Bergwachtkrankentrage *paraguard stretcher* or *Neil Robertson stretcher*
Beriberi *beriberi*
Bericht *report*
berichten *to report*
Beruf *occupation, profession*

berufen *to appoint*
beruflich *occupational, professional*
Berufsekzem *occupational dermatitis*
Berufskrankheit *occupational disease, industrial disease*
Berufsstand *profession*
Berufsverband *professional body*
Berufung *appointment*
beruhigen *to calm down, comfort, reassure*
beruhigend *sedative, soothing*
Beruhigung *reassurance*
Beruhigungsmittel *tranquillizer or tranquillizing drug*
Beruhigungssauger *dummy, pacifier*
Berührung *contact*
berührungsschmerzhaft *tender*
Berührungsschmerzhaftigkeit *tenderness*
Berührungsunempfindlichkeit *tactile anaesthesia*
Berylliose *berylliosis*
Beryllium *beryllium*
Berylliumkrankheit *berylliosis*
Beschaffung *provision*
beschäftigen *to employ*
Beschäftigungstherapeut/-in *occupational therapist*
Beschäftigungstherapie *occupational therapy*
Bescheid *notice*
bescheinigen *to certify*
Bescheinigung *certificate*
beschleunigen *to accelerate, precipitate*
Beschleunigung *acceleration*
beschmutzen *to soil*
beschneiden *to circumcise*
Beschneidung *circumcision, peritomy*
beschränken *to restrict*
beschränkt (auf) *confined or limited (to)*
beschreiben *to describe*
Beschreibung *description*
beschriften *to label*
Beschwerde *complaint*
Beschwerden *complaint, discomfort, pain, trouble*
beseitigen *to remove*
Beseitigung *removal*
besessen *obsessed*
besinnungslos *unconscious*
Besnier-Prurigo *Besnier's prurigo*
besonnener Dämmerzustand *belle indifférence*
Besorgnis *anxiety*
besorgt *anxious*
besser *better*
bessern *to improve*
Besserung *amelioration, improvement*
beständig *stable*
Bestandteil *component, constituent, ingredient*
bestätigen *to certify, confirm, determine*
Bestrahlung *irradiation*
bestrebt *anxious*
Besuch *visit*
besuchen *to attend, call, visit*
Besucher/-in *visitor*
Besuchszeiten *visiting times*
Beta *beta*
Betablocker *beta blocker*
betagt *aged*
Betamethason *betamethasone*
Betarezeptorenblocker *beta blocker*
betäuben *to dull; stun; overcome*
Betazelle *beta cell*
beteiligt an *instrumental in*
beteuern *to reassure*
Beteuerung *reassurance*
betragen *to amount to*
betreffen *to apply to; involve*
betreuen *to care for, nurse*
Betreuer/-in *carer*
Betreuung *care*
betrunken *drunk(en)*
Bett *bed*
Bettbarren *Balkan frame or Balkan beam*
Bettbogen *cradle*
Bettenbelegungsrate *bed occupancy rate*
Bettgeländer *side rails*
Bettjäckchen *bed jacket*
bettlägerig *bedridden*
Bettlaken *sheet*
Bettnässen *nocturnal enuresis or bedwetting*
Bettpfanne *bedpan*
Bettschüssel *bedpan*
Betttuch *sheet*
Bettzeug *bedclothes*
beugen *to bend, flex*
Beuger *flexor*
Beugung *flexion*
Beule *bump*
Beulenpest *bubonic plague*
Beutel *bag*
Bevölkerung *population*
Bevölkerungsstatistik *vital statistics*
Bevollmächtigte(r) *agent*
bewahren *to save, conserve, preserve*
beweglich *flexible, mobile, motile*
Beweglichkeit *mobility, motility*
Bewegung *motion, movement*
Bewegungsarmut *akinesia*
Bewegungslehre *kinematics or cinematics*
bewegungslos *motionless*
Bewerber/-in *candidate*
Bewerbung *application*
bewerten *to evaluate*
Bewertung *evaluation*
bewirken *to effect*
Bewohner/-in *resident*
bewölkt *cloudy*
bewusst *aware of, conscious(ly)*
bewusstlos *unconscious*
bewusstlos machen *to overcome*
bewusstlos schlagen *to knock out*
Bewusstlosigkeit *unconsciousness*
Bewusstsein *awareness, consciousness*

Bewusstseinslücke *blackout*
Beziehung *relationship*
Bezirk *district; zona*
Bezirkskrankenhaus *district general hospital*
bezwingen *to overcome*
Bichat-Wangenfettpfropf *buccal fat*
bicipitalis *bicipital*
bicornis *bicornuate*
bicuspidalis *bicuspid*
biegen *to curve*
biegsam *pliable, flexible*
Biegung *bend, curve, flexure*
Bienenstich *bee sting*
bifidus *bifid*
Bifokalgläser *bifocal lenses or bifocals*
Bifurkation *bifurcation*
Bigeminie *bigeminy or pulsus bigeminus*
bikonkav *biconcave*
bikonvex *biconvex*
Bikuspidat *bicuspid*
bilateral *bilateral*
bilaterale Adrenalektomie *bilateral adrenalectomy*
bilaterale Vasektomie *bilateral vasectomy*
Bild *image*
bilden *to build up, form*
bildgebende Diagnostik *diagnostic imaging*
bildgebendes Verfahren *imaging*
Bildgebung *imaging*
Bildung *formation*
Bilharzia *Bilharzia or Schistosoma*
Bilharziose *bilharziasis or schistosomiasis*
biliär *biliary*
biliös *bilious*
Bilirubin *bilirubin*
Bilirubinämie *bilirubinaemia*
Bilis *gall or bile*
Biliurie *biliuria*
Biliverdin *biliverdin*
billigen *to approve (of something)*
Billroth-Operationen *Billroth's operations*
bilobaris *bilobate*
Bimalleolarfraktur *Pott's fracture*
bimanuell *bimanual*
binär *binary*
binaural *binaural*
Binde *binder; bandage*
Bindegewebe *connective tissue*
bindegewebeartige Degeneration *fibroid degeneration*
bindegewebeartige Entartung *fibroid degeneration*
Bindegewebskapsel (der Niere) *fibrous capsule or renal capsule*
Bindehaut (des Auges) *conjunctiva*
Bindehautentzündung *conjunctivitis*
binden *to bind, tie*
Binet-Simon-Test *Binet's test*
Binnenband *intrinsic ligament*
Binnenverletzung des Kniegelenks *internal derangement of the knee (IDK)*
binokular *binocular*
Binokularsehen *binocular vision*
Biochemie *biochemistry*
Biochemiker/-in *biochemist*
biochemisch *biochemical*
Biofeedback *biofeedback*
Biogenese *biogenesis*
Biologe/Biologin *biologist*
Biologie *biology*
biologisch *biological*
biologische Prüfung *bioassay*
biologische Uhr *biological clock or circadian rhythm*
Biomaterial *biomaterial*
Bionik *bionics*
Biopsie *biopsy*
Biorhythmus *biorhythms*
Biostatistik *biostatistics*
Biotest *bioassay*
Biotin *biotin*
biparietal *biparietal*
bipennatus *bipennate*
bipolar *bipolar*
bipolare Nervenzelle *bipolar neurone*
bipolare Psychose *bipolar disorder*
Bisexualität *bisexuality*
bisexuell *ambisexual or bisexual*
Bismutum *bismuth*
Biss *bite, occlusion*
Bissanomalie *malocclusion*
Bissen *mouthful*
Bistouri *bistoury*
Bitot-Flecken *Bitot's spots*
bitter *bitter*
bitterer Saft *organic acids*
Bittersalz *Epsom salts*
Bittersalz *magnesium sulphate*
Bizeps *biceps*
Bizeps- *bicipital*
Blackout *blackout*
blähend *flatulent*
Blähsucht *meteorism or tympanites*
Blähung *abdominal distension, flatus, wind*
Blähungen *flatulence, gas pains*
Blalock-Taussig-Operation *Blalock's operation or Blalock-Taussig operation*
bland *bland*
blande Diät *bland diet*
Bläschen *blister, phlyctenule, vesicle, bleb*
Bläschenatmen *vesicular breathing sound*
Blase *bladder, bubble, bulla, vesicle, waterworks*
Blasen bekommen *to blister*
Blasenbildung *vesiculation*
blasendes Geräusch *souffle*
Blasenentzündung *cystitis*
Blasenkatheter *urinary or urethral catheter*
Blasenmole *hydatidiform mole*
Blasen-Scheiden-Fistel *vesicovaginal fistula*
Blasenschmerz *cystalgia*
Blasenschnitt *cystotomy or vesicotomy*
Blasensucht *pemphigus*

Blasenvorfall *cystocele*
Blasenwurm *bladder worm or cysticercus*
blass werden *to turn pale*
blassbläulich *livid*
Blässe *paleness or pallor*
Blastomyces dermatitidis *Blastomyces*
Blastomykose *blastomycosis*
Blastozöl *blastocoele*
Blastozyste *blastocyst*
Blastula *blastula*
Blatter *pock*
Blattern *pox, smallpox, variola*
blau *blue*
Blaublindheit *tritanopia*
blaue Flecken *bruising*
blaues Auge *black eye*
Blausäure *cyanide, prussic acid, hydrocyanic acid*
Blausucht *blueness or blue disease or cyanosis*
Blei *lead*
bleiben *to stay, lodge*
bleibend *constant, permanent*
bleibende Zähne *permanent teeth*
bleich *pale*
Bleichsucht *chlorosis*
bleifrei *lead-free*
Bleikolik *painter's colic*
Bleisaum *lead line*
Bleivergiftung *plumbism*
Bleivergiftung *lead poisoning or plumbism or saturnism*
blenden *to blind*
Blennorhagie *blennorrhagia*
Blennorrhö *blennorrhoea*
Blepharitis *blepharitis*
Blepharon *eyelid or blepharon or palpebra*
Blepharoptosis *blepharoptosis*
Blepharospasmus *blepharospasm*
blind *blind*
Blinddarmentzündung *appendicitis*
Blinde *(the) blind*
Blindenhund *guide dog*
Blindenregister *blind register*
Blindenschrift *Braille*
blinder Fleck *blind spot*
Blindheit *blindness*
Blind-loop-Syndrom *or* **Blindsacksyndrom** *blind loop syndrome or stagnant loop syndrome*
Blinzeln *nictation or nictitation*
blinzeln *to wink, blink*
Block *block*
Blockade *block*
Blocker *blocker*
blockieren *to block, lock*
blockiertes Knie *locked knee*
Blockierung *blockage*
blond *fair(-haired)*
Blue baby *blue baby*
Blut *blood*
Blutandrang *congestion*
blutarm *anaemic*
Blutarmut *anemia*
Blutbank *blood bank*
blutbefleckt *bloodstained*
Blutbestandteile *blood chemistry or chemistry of the blood*
Blutbild *blood count*
blutbildend *haemopoietic*
blutbildendes Mittel *haematinic*
Blutbildung *blood formation or haemopoiesis*
Blutbruch *haematocoele*
Blutdruck *blood pressure*
Blutdruckmessgerät *sphygmomanometer*
blutdrucksenkend *antihypertensive*
Blutegel *leech*
bluten *to bleed, haemorrhage*
Bluter *bleeder*
Bluterbrechen *haematemesis*
Bluterguss *bruise, haematoma*
Blutgefäß *blood vessel*
Blutgerinnsel *blood clot, thrombus, coagulum*
Blutgerinnung *blood clotting or blood coagulation*
Blutgruppe *blood group*
Blutgruppenbestimmung *blood grouping*
Blutharnen *haematuria*
Blutharnstoff *blood urea*
Blut-Hirn-Schranke *blood-brain barrier*
Bluthochdruck *high blood pressure, hypertension*
blutig *bloodstained, sanguineous*
Blutkoagulation *blood clotting or blood coagulation*
Blutkoagulum *blood clot or thrombus*
Blutkörperchen *blood corpuscle*
Blutkörperchensenkungsgeschwindigkeit (BSG) *erythrocyte sedimentation rate (ESR)*
Blutkreislauf *bloodstream, circulation (of the blood)*
Blutkultur *blood culture*
blutleer machen *to exsanguinate*
Blutparasit *haematozoon*
Blutplasma *blood plasma*
Blutplättchen *blood platelet, thrombocyte*
Blutschande *incest*
Blutschwamm *strawberry mark*
Blutserum *blood serum*
Blutspender *blood donor*
Blutstauung *congestion*
blutstillend *haemostatic*
blutstillend Styptikum *styptic*
Blutstillstift *styptic pencil*
Blutstillung *control of bleeding, haemostasis*
Blutsverwandtschaft *consanguinity*
Bluttest *blood test*
Bluttransfusion *blood transfusion*
Blutung *bleeding, haemorrhage*
Blutungsstelle *bleeding point or bleeding site*
Blutungszeit *bleeding time*
blutunterlaufen *bloodshot*
Blutuntersuchung *blood test*

Blutvergiftung *blood poisoning, sepsis, septicaemia*
Blutverlust *blood loss*
Blutvolumen *blood volume*
Blutwäsche *haemodialysis*
Blutzelle *blood cell*
Blutzuckerspiegel *blood sugar level, blood glucose level*
Blutzylinder *blood casts*
Blutzyste *haematocyst*
Boden *bottom, fundus, ground, soil*
Bodensatz *sediment*
Boeck-(Besnier-Schauman-)Krankheit *sarcoidosis* or *Boeck's disease*
Bogen *arc, arch, arcus*
bogenförmig *arcuate*
Bogenschlagader *arcuate artery*
Bohn-Drüsen *Bohn's nodules*
Bohnenkrankheit *favism*
Bohn-Perlen *Bohn's epithelial pearls*
bohren *to drill*
Bohrer *burr, drill*
Bolus *bolus*
Bonding *bonding*
Bonjour-Tröpfchen *gleet*
Bonney-Blau *Bonney's blue*
Borax *borax*
Borborygmus *borborygmus*
Bordetella *Bordetella*
Bornholmer Krankheit *epidemic pleurodynia* or *Bornholm disease*
Borsäure *boracic acid* or *boric acid*
bösartig *malignant*
bösartiger Tumor *malignant tumour*
Bösartigkeit *malignancy*
Bote *messenger*
Boten-RNS *messenger RNA*
Botulismus *botulism*
Bougie *bougie*
Bouillon *broth*
Bowman-Kapsel *Bowman's capsule* or *Malpighian glomerulus*
Boxerenzephalopathie *punch drunk syndrome*
Boxerohr *cauliflower ear*
brachialis *brachial*
Brachium *brachium*
Brachyzephalus *brachycephaly*
Bradford-Stützgerüst *Bradford's frame*
Bradykardie *bradycardia*
Bradykinesie *bradykinesia*
Bradypnoe *bradypnoea*
Braille-Schrift *Braille*
Brand *gangrene*
brauchen *to require*
braun *brown*
braun werden *to tan*
bräunen *to tan*
braunes Fett(gewebe) *brown fat*
Braunschiene *Braun's frame* or *splint*
brechen *to break, crack, fracture; refract*
Brechkraftbestimmung *refraction*
Brechmittel *emetic*
Brechreiz *nausea, sickness, illness*
Bregma *bregma*
breit *broad*
breitbasig *sessile*
breiter Rückenmuskel *latissimus dorsi*
breites Mutterband *broad ligament*
Breitspektrumantibiotika *broad spectrum antibiotics*
brennend *scalding*
Brennpunkt *focus*
Brennpunktlosigkeit *astigmatism*
Brennspiritus *methylated spirit*
Brennweite *focal distance* or *focal length*
Brennwert *energy value, calorific value*
Brenztraubensäure *pyruvic acid*
Bright-Krankheit *Bright's disease* or *(glomerulo)nephritis*
Brille *glasses, spectacles*
British Anti-Lewisit (BAL) *British anti-lewisite (BAL)*
Broadbent-Aneurysmazeichen *Broadbent's sign*
Broca-Aphasie *Broca's aphasia*
Broca-Sprachzentrum *Broca's area*
Brodie-Knochenabszess *Brodie's abscess*
Brom *bromine*
Bromhidrosis *bromhidrosis*
Bromide *bromides*
Bromismus *bromism* or *bromide poisoning*
Bronchi *bronchi*
Bronchi lobares *lobar bronchi* or *secondary bronchi*
Bronchi principales *main* or *primary bronchi*
Bronchi segmentales *segmental bronchi* or *tertiary bronchi*
bronchial *bronchial*
Bronchialasthma *bronchial asthma*
Bronchialatmen *bronchial breath sounds*
Bronchialbaum *bronchial tree*
bronchiales Atmen *bronchial breath sounds*
Bronchialstimme *bronchophony*
Bronchie *bronchus*
Bronchiektase *bronchiectasis*
Bronchien *bronchial tubes, bronchi*
bronchienverengendes Mittel *bronchoconstrictor*
bronchiolar *bronchiolar*
Bronchiole *bronchiole*
Bronchiolitis *bronchiolitis*
Bronchiolus respiratorius *respiratory bronchiole*
Bronchiolus *bronchiole*
Bronchitiker/-in *bronchitic*
Bronchitis *bronchitis*
bronchitisch *bronchitic*
Bronchodilatator *bronchodilator*
Bronchogramm *bronchogram*
Bronchographie *bronchography*
Bronchokonstriktor *bronchoconstrictor*
Bronchomykose *bronchomycosis*

Bronchophonie *bronchophony*
bronchopleural *bronchopleural*
Bronchopneumonie *bronchial pneumonia*
Bronchopneumonie *bronchopneumonia*
bronchopulmonal *bronchopulmonary*
Bronchoskop *bronchoscope*
Bronchoskopie *bronchoscopy*
Bronchospasmolytikum *bronchodilator*
Bronchospasmus *bronchospasm*
Bronchospirometer *bronchospirometer*
Bronchospirometrie *bronchospirometry*
Bronchostenose *bronchostenosis*
Bronchus *bronchus*
Bronzediabetes *bronze diabetes, haemochromatosis*
Bronzehautkrankheit *Addison's disease*
Brot *bread*
Brown-Séquard-Syndrom or **Brown-Séquard-Lähmung** *Brown-Séquard syndrome*
Brucella *Brucella*
Brucellose *brucellosis, abortus* or *Malta* or *mountain* or *undulant fever*
Bruch *break, fracture, hernia, rupture*
Bruchband *surgical belt, truss*
brüchig *fragile*
Brüchigkeit *fragilitas*
Bruchsack *hernial sac*
bruchsackartig *herniated*
Brücke *bridge, pons*
Bruder *brother*
brühheiß *scalding*
Bruit *bruit*
Brunner-Drüsen *Brunner's glands*
Brust *pectus, thorax, chest*
Brustaorta *thoracic aorta*
Brustbein *breastbone* or *sternum*
Brustbeinkörper *body of sternum*
Brustbein-Zungenbein-Muskel *sternohyoid muscle*
Brustdrüse *breast* or *mamma, mammary gland*
Brustfell *(outer) pleura*
Brustfellentzündung *pleurisy*
Brusthöhle *chest cavity, thoracic cavity*
Brustkorb *rib cage*
Brustkrebs *breast cancer*
Brustmuskel *chest muscle* or *pectoral muscle*
Brustpalpation *breast palpation*
Brustschmerzen *chest pains*
Brustwarze *nipple* or *mam(m)illa*
Brustwarzenhof *areola*
Brustwassersucht *hydrothorax*
Brustwirbel *dorsal vertebrae, thoracic vertebrae*
Brutkasten *incubator*
Brutkorb *chest* or *thorax*
Bubo *bubo*
Bubonenpest *bubonic plague*
buccalis *buccal*
Buchprüfung *audit*
Buckel *hunchback, kyphos*
Bucklige(r) *hunchback*
Budd-Chiari-Syndrom *Budd-Chiari syndrome*
Buerger-Krankheit *thromboangiitis obliterans* or *Buerger's disease*
bukkal *buccal*
bulbär *bulbar*
bulbäre Poliomyelitis *bulbar poliomyelitis*
Bulbärparalyse *bulbar paralysis* or *palsy*
bulbo-pontine Poliomyelitis *bulbar poliomyelitis*
Bulbourethraldrüsen *bulbourethral glands* or *Cowper's glands*
Bulbus olfaktorius *olfactory bulb*
Bulbus penis *bulb of the penis* or *glans penis*
Bulbusinzision *ophthalmotomy*
Bulimia nervosa *bulimia (nervosa)*
Bulla *bulla*
Bums *bump*
Bündel *bundle, fasciculus*
Buphthalmus *buphthalmos*
Burkitt-Tumor, Burkitt-Lymphom *Burkitt's tumour* or *lymphoma*
Bursa *bursa*
Bursitis *bursitis*
Bursitis praepatellaris *prepatellar bursitis* or *housemaid's knee*
Bürste *brush*
bürsten *to brush*
Büschel *tuft*
Butter *butter*
Bypass *bypass*
Bypassoperation am Herzen *heart bypass operation* or *coronary bypass surgery*
B-Zelle *beta cell*

Cc

Cachet *cachet*
Caecum *caecum*
Caissonkrankheit *caisson disease* or *decompression sickness* or *compressed air sickness* or *the bends*
Calamina *calamine (lotion)*
Calcaneus *calcaneus, heel bone*
calcaneus *calcaneal*
Calciferol *calciferol*
Calcium *calcium*
Calculosis *calculosis*
Calculus *calculus, stone*
Calculus biliaris *gallstone*
Calculus renalis *renal calculus*
Caldwell-Luc-Operation *Caldwell-Luc operation*
Calix *calyx*
Calor *calor*
Calva or **Calvaria** *calvaria* or *calvarium*
Calx *heel*
Canales semicirculares ossei *semicircular canals*
Canaliculus *canaliculus*
Canaliculus lacrimalis *lacrimal canaliculus*
Canalis analis *anal canal*

Canalis centralis (des Rückenmarks) *central canal*
Canalis inguinalis *inguinal canal*
Canalis musculotubarius *osseus Eustachian canal*
Canalis vertebralis *vertebral canal*
Cancer aquaticus *cancrum oris or noma*
Candida *Candida or Monilia*
Candida albicans *Candida albicans*
Candidamykose *or* **Candidiasis** *or* **Candidose** *candidiasis or candidosis or moniliasis*
Canicola-Fieber *canicola fever*
Canities *canities*
Cannabis *cannabis*
Canthus *canthus*
Capitulum *capitulum*
Capsula *capsule*
Capsula fibrosa (renis) *fibrous capsule or renal capsule*
Capsula interna *internal capsule*
Capsulae glomeruli *glomerular capsules or Bowman's capsules*
Caput *caput*
Carate *pinta*
Carcinoma *carcinoma*
Carcinoma in situ *carcinoma-in-situ*
Carcinoma medullare *encephaloid*
Cardia *cardia*
Carina *carina*
Caro luxurians *proud flesh*
Carotin *carotene*
Carpus *carpus*
Cartilago *cartilage*
Cartilago cricoidea *cricoid cartilage*
Cartilago epiphysialis *epiphyseal cartilage*
Cartilago thyreoidea *thyroid cartilage*
Caruncula *caruncle*
Caruncula lacrimalis *lacrimal caruncle*
Cascara sagrada *cascara (sagrada)*
Cäsium *caesium*
Cataracta *cataract*
Cataracta diabetica *diabetic cataract*
Cataracta senilis *senile cataract*
Cauda equina *cauda equina*
Cavitas *cavity*
Cavitas glenoidalis *glenoid cavity or glenoid fossa*
Cavitas uteri *uterine cavity*
Cavum *cavity*
Cavum medullare *medullary cavity*
Cellulae mastoideae *mastoid (air) cells*
Celsius *Celsius, centigrade*
Cementum *cementum*
centralis *central*
Centrum *centrum*
Centrum tendineum perinei *perineal body*
Cerclage *Shirodkar's operation or Shirodkar pursestring*
Cerebellum *cerebellum*
Cerebrum *cerebrum*
Cerumen *cerumen*
Cervix *cervix*
Cervix uteri *cervix*
Chagas-Krankheit *Chagas' disease*
Chalazion *chalazion or meibomian cyst*
Chalon *chalone*
Charakter *character, personality*
charakterisieren *to characterize*
charakteristisch *characteristic, distinctive*
Charakterzug *trait*
Charcot-Gelenk *Charcot's joint*
Chauffard-Ramon-Still-Krankheit *Still's disease*
Cheilitis *cheilitis*
Cheiloplastik *labioplasty*
Cheiloschisis *harelip*
Cheilosis *cheilosis*
Chelatbildner *chelating agent*
Chemie *chemistry*
Chemikalie *chemical*
Chemiker/-in *chemist*
chemisch *chemical*
chemische Zusammensetzung *chemical composition*
chemisches Symbol *chemical symbol*
Chemorezeptor *chemoreceptor*
Chemosis *chemosis*
Chemotaxis *chemotaxis*
Chemotherapeutikum *chemotherapeutic agent*
Chemotherapie *chemotherapy*
Cheyne-Stokes-Atmung *Cheyne-Stokes respiration or breathing*
Chiasma *chiasm or chiasma*
Chiasma opticum *optic chiasma*
Chinarestaurant-Syndrom *Chinese restaurant syndrome*
Chinidin *quinidine*
Chinin *quinine*
Chininvergiftung *quinine poisoning, quininism or quinism*
Chiropraktiker/-in *chiropractor*
Chiropraxis *chiropractic*
Chirurg/-in *surgeon*
Chirurgie *surgery; surgical ward*
chirurgisch *surgical(ly)*
chirurgische Abteilung *surgical ward*
chirurgische Behandlung *surgical intervention, surgical procedure*
chirurgische Diathermie *surgical diathermy*
chirurgische Nadel *surgical needle*
chirurgischer Eingriff *operation*
Chlamydia *or* **Chlamydie** *Chlamydia*
Chloasma *chloasma*
Chlor *chlorine*
Chlorid *chloride*
Chloroform *chloroform*
Chlorom *chloroma*
Chlorophyll *chlorophyll*
Chloroquin *chloroquine*
Chlorose *chlorosis*
Chlorothiazid *chlorothiazide*
Chlorpromazin *chlorpromazine*

Chlorung *chlorination*
Choanae *internal nares or posterior nares or choanae*
Choane *choana*
Cholagogum *cholagogue*
Cholämie *cholaemia*
Cholangiographie *cholangiography*
Cholangiolitis *cholangiolitis*
Cholangitis *cholangitis*
Choledocholithiasis *cholelithiasis or choledocholithiasis*
Choledochotomie *choledochotomy*
Choledochus *common bile duct*
Cholekinetikum *cholagogue*
Cholelith *gallstone or calculus*
Cholelithiasis *cholelithiasis or choledocholithiasis*
Cholera *cholera*
Cholerese *choleresis*
choleretisch *choleretic*
Cholestase *cholestasis*
Cholesteatom *cholesteatoma*
Cholesteatose *cholesterosis*
Cholesterin *cholesterol*
Cholezystektomie *cholecystectomy*
Cholezystitis *cholecystitis*
Cholezystoduodenostomie *cholecystoduodenostomy*
Cholezystogramm *cholecystogram*
Cholezystographie *cholecystography*
Cholezystolithotomie *cholelithotomy*
Cholezystotomie *cholecystotomy*
Cholin *choline*
Cholinesterase *cholinesterase*
Cholsäure *cholic acid*
Cholurie *choluria*
Chondritis *chondritis*
Chondroblast *chondroblast*
Chondrodysplasie *chondrodysplasia*
Chondrodystrophie *chondrodystrophy*
Chondrokalzinose *chondrocalcinosis*
Chondrom *chondroma*
Chondromalazie *chondromalacia*
Chondrosarkom *chondrosarcoma*
Chondrozyt *chondrocyte*
Chorda *chorda*
Chordae tendineae *chordae tendineae*
Chordektomie *chordotomy, cordectomy*
Chorditis *chorditis*
Chorea *chorea*
Chorea Huntington *Huntington's chorea*
Chorea minor (Sydenham) *Sydenham's chorea*
Chorion *chorion*
Chorionzotten *chorionic villi*
Choroidea *choroid*
Choroiditis *choroiditis*
Christmas-Faktor *Christmas factor or Factor IX*
Christmas-Krankheit *Christmas disease or haemophilia B*
Christmas-Krankheit *haemophilia B or Christmas disease*
Chrom *chromium*
Chromatid *chromatid*
Chromatin *chromatin*
Chromatographie *chromatography*
Chromatophor *chromatophore*
chromiertes Katgut *or* **Chromkatgut** *chromicized catgut*
Chromosom *chromosome*
chromosomal *chromosomal*
chromozytische Pigmentzelle *chromatophore*
chronisch *chronic; perennial*
chronische Appendizitis *grumbling appendix*
chronische Bronchitis *chronic bronchitis*
chronische Pankreatitis *chronic pancreatitis*
chronische Perikarditis *chronic or constrictive pericarditis*
chronische Polyarthritis *rheumatoid arthritis*
chronische Quecksilbervergiftung *mercurialism*
chronische Rhinitis *chronic catarrhal rhinitis*
chronische Toxizität *chronic toxicity*
chronischer Harnröhrenausfluss *gleet*
chronischer Schnupfen *snuffles*
chronisches Trophödem *Milroy's disease*
chronisch-rezidivierende Pankreatitis *relapsing pancreatitis*
Chylomikron *chylomicron*
chylös *lacteal*
Chylurie *chyluria*
Chylus *chyle*
Chymotrypsin *chymotrypsin*
Chymus *chyme*
Cicatrix *cicatrix*
Cilium *cilium*
Cingulum *cingulum, girdle*
Circulus arteriosus Willisii *or* **cerebri** *circle of Willis*
circumflexus *circumflex*
cirsoideus *cirsoid*
Cisterna *cistern or cisterna*
Cisterna cerebellomedullaris *cisterna magna*
Cisterna interpeduncularis *interpeduncular cistern*
Cisterna lumbaris *lumbar cistern*
Cisterna pontis *pontine cistern*
Claudicatio *claudication*
Claudicatio intermittens *intermittent claudication*
Clavicula *clavicle or collar bone*
Clavus *clavus, corn, heloma*
Clavus hystericus *clavus*
Climacterium virile *climacteric, male menopause*
Clip *clip*
Clonorchiasis *clonorchiasis*
Clostridium *Clostridium*
Clunes *nates*
Cluster-Kopfschmerz *cluster headache*
Clutton-Hydrarthrose *Clutton's joint*
Coarctatio *coarctation*
Coarctatio aortae *coarctation of the aorta*

Coccus *coccus*
Cochlea *cochlea*
cochlearis *cochlear*
Code *code*
Codein *codeine*
codieren *to code*
Codon *codon*
CO-Hämoglobin *carboxyhaemoglobin*
Coitus interruptus *coitus interruptus*
Cold Cream *cold cream*
Colica mucosa *mucous colic*
Colitis *colitis*
Colitis ulcerosa *ulcerative colitis*
College *college*
Colles-Fraktur *Colles' fracture*
Colliculus *colliculus*
Collum chirurgicum humeri *surgical neck*
Colon *colon*
Colon ascendens/descendens *ascending/descending colon*
Colon irritabile *mucous colitis or irritable bowel syndrome or irritable colon or spastic colon*
Colon sigmoideum *sigmoid or sigmoid colon or sigmoid flexure*
Colon transversum *transverse colon*
Columna *column*
Columna vertebralis *spinal column or vertebral column*
Coma *coma*
Coma diabeticum *diabetic coma*
Commissura *commissure*
Commissura alba/grisea *white/grey commissure*
Commotio *concussion*
Commotio cerebri *concussion*
Compressio cerebri *compression syndrome*
Computer *computer*
Computertomogramm (CT) *CAT scan*
Computertomograph *CT scanner*
Computertomographie (CT) *computerized axial tomography (CAT)*
computertomographische Aufnahme *CAT scan*
Conceptus *conceptus*
Concha *concha*
Concha auriculae *concha auriculae*
Conchae nasales *nasal conchae, turbinal or turbinate bones*
Concussio *concussion*
Conduit *conduit*
Condyloma acuminata *venereal wart*
Condylus occipitalis *occipital condyle*
Conjugata *conjugate*
Conjugata vera *true conjugate*
Conjunctiva *conjunctiva*
Conjunctivitis epidemica *pink eye or epidemic conjunctivitis*
Conn-Syndrom *Conn's syndrome*
Contrecoup *contrecoup*
Conus *conus*
Cooley-Anämie *thalassaemia or Cooley's anaemia*
Coombs-Test *Coombs' test*
Cor *cor*
Cor pulmonale *cor pulmonale*
Corium *corium or dermis*
Cornea *cornea*
Cornu *cornu, horn*
Cornua cartilaginis thyroideae *cornua of the thyroid*
Corona *corona*
Corona capitis *corona capitis*
Coronavirus *coronavirus*
Corpus *corpus*
Corpus adiposum buccae *buccal fat*
Corpus albicans *corpus albicans*
Corpus amygdaloideum *amygdala or amygdaloid body*
Corpus atreticum *atretic follicle*
Corpus callosum *corpus callosum*
Corpus cavernosum *corpus cavernosum*
Corpus ciliare *ciliary body*
Corpus haemorrhagicum *corpus haemorrhagicum*
Corpus luteum *corpus luteum*
Corpus pineale *pineal (body) or pineal gland, epiphysis cerebri*
Corpus spongiosum penis *corpus spongiosum*
Corpus sterni *body of sternum, gladiolus*
Corpus striatum *corpus striatum*
Corpus vitreum *vitreous body or vitreous humour*
Corpusculum *corpuscle*
Corrigan-Puls *Corrigan's pulse*
Cortex cerebri *cerebral cortex*
Cortex renis *renal cortex*
Corti-Organ *organ of Corti or spiral organ*
Corynebacterium diphtheriae *Klebs-Loeffler bacillus*
Corynebakterium *Corynebacterium*
Coryza *common cold or coryza or cold in the head*
Costae fluitantes *floating ribs*
Costae spuriae *false ribs*
Costae verae *true ribs*
Cotrimoxazol *co-trimoxazole*
Cotyledo *cotyledon*
Cover-Test *cover test*
Cowper-Drüsen *Cowper's glands or bulbourethral glands*
Coxa *coxa*
Coxa vara *coxa vara*
Coxsackie-Virus *Coxsackie virus*
Cranium *cranium or skull*
Craurosis *kraurosis*
Craurosis penis *kraurosis penis*
Craurosis vulvae *kraurosis vulvae*
Credé-Handgriff *or* **Credé-Prophylaxe** *Credé's method*
Creeping eruption *creeping eruption*
Creme *cream*
Crepitatio *crepitation or rale*

Crepitus *crepitus*
Creutzfeldt-Jakob-Krankheit *Creutzfeldt-Jakob disease (CJD)*
Crista *crest, crista, ridge*
Crista galli *crista galli*
Crista iliaca *iliac crest*
Crohn-Krankheit *regional ileitis or regional enteritis or Crohn's disease*
Crotamiton *crotamiton*
Crus *crus*
Crus cerebri *crus cerebri*
Crus penis *crus of penis*
Crush-Syndrom *crush or compression syndrome*
Cryptococcus *Cryptococcus*
CT-Aufnahme *CAT scan*
Cuirass-Respirator *cuirass respirator*
Cupula cristae ampullaris *cupola*
Curare *curare*
Curie *curie*
Curschmann-Batten-Steinert-Syndrom *dystrophia myotonica*
Curschmann-Batten-Steinert-Syndrom *myotonic dystrophy or dystrophia myotonica*
Curvatura ventriculi major/minor *greater/lesser curvature of the stomach*
cushingartig *or* **cushingoid** *cushingoid*
Cushing-Syndrom *Cushing's disease or Cushing's syndrome*
Cutis *cutis*
Cutis anserina *goose flesh or goose pimples or cutis anserina*
Cyanocobalamin *Vitamin* B_{12} *or cyanocobalamin*
Cyclandelat *cyclandelate*
Cyclizin *cyclizine*
Cystadenoma *cystadenoma*
Cysticercus *cysticercus or bladder worm*
Cystin *cystine*
Cytarabin *cytarabine*
Cytomegalovirus (CMV) *cytomegalovirus (CMV)*
Cytosin *cytosine*

Dd

Dach *roof, tegmen*
DaCosta-Syndrom *da Costa's syndrome, disordered action of the heart, cardiac neurosis, effort syndrome*
dahinsiechen *to waste away*
Dakryo(zysto)rhinostomie *dacryocystorhinostomy*
Dakryoadenitis *dacryoadenitis*
Dakryolith *dacryolith*
Dakryoma *dacryoma*
Dakryozystitis *dacryocystitis*
Dakryozystographie *dacryocystography*
Daktylitis *dactylitis*
Daktylologie *dactylology*
Daktylologie *deaf and dumb language or sign language or dactylology*
Daltonismus *Daltonism or protanopia*
Damenbinde *sanitary napkin or sanitary towel*
Damm *perineum*
Dämmerschlaf *twilight sleep*
Dämmerung *twilight*
Dämmerungsmyopie *twilight myopia*
Dämmerzustand *twilight state, trance*
Damm-Muskeln *perineal muscles*
Dammnaht *perineorrhaphy*
Dammschnitt *episiotomy*
Dampf *vapour*
Dämpfe *fumes*
dämpfen *to dull*
Dampfinhalation *steam inhalation*
Dana-Putnam-Syndrom *subacute combined degeneration (of the spinal cord)*
Darm *bowel or bowels*
Darmanastomose *intestinal anastomosis*
Darmbein *ilium*
Darmbeingrube *iliac fossa*
Darmbeinkamm *crest of ilium or iliac crest*
Darmbeinmuskel *iliacus*
Darmbeinstachel *iliac spine*
Darmbruch *enterocele*
Darmeinlauf *enema*
Darmflora *intestinal flora*
Darmgas *gas, wind*
Darminfektion *intestinal infection*
Darmkrampf *enterospasm*
Darmlymphgefäß *lacteal*
Darmnaht *enterorrhaphy*
Darmparasit *enterozoon*
Darmpunktion *enterocentesis*
Darmresektion *enterectomy*
Darmsaft *intestinal juice, succus entericus*
Darmsenkung *enteroptosis*
Darmspülung *colonic irrigation*
Darmverschluss *ileus, intestinal obstruction*
Darmwand *intestinal wall*
Darmzotten *intestinal villi*
darreichen *to administer*
Daten *data*
Datenbank *data bank or bank of data*
Datum *date*
Dauer *term*
dauernd *constant(ly), continual(ly)*
Dauerpatient/-in *long-stay patient*
Daumen *thumb*
Daumenballen *thenar eminence*
Daumenlutschen *thumb-sucking*
Débridement *débridement or debridement*
Decke *blanket, tegmen*
Deckel *cap, cover, lid*
Deckknochen *membrane bone*
Deckmembran *tectorial membrane*
Deckschicht *operculum*
Decussatio *decussation*
Defäkation *bowel movement, defaecation*
Defekt *defect*

deferent *deferent*
Deferveszenz *defervescence*
Defibrillation *defibrillation or cardioversion*
Defibrillator *defibrillator*
Defibrinierung *defibrination*
Defizienz *deficiency*
Defloration *defloration*
Deformation *deformation*
deformiert *deformed*
Deformierung *deformation*
Deformität *deformity*
Degeneration *degeneration, retrogression*
degenerativ *degenerative*
degenerieren *to degenerate*
Deglutition *deglutition or swallowing*
Dehiszenz *dehiscence*
dehisziert *dehisced*
dehnbar *ductile*
dehnen *to distend, stretch*
Dehnen *extension*
Dehnkatheter *calibrator*
Dehnsonde *bougie, calibrator, dilator*
Dehnung *distension*
Dehnungsreflex *stretch reflex*
Dehydratation *dehydration*
dehydr(atis)ieren *to dehydrate*
Déjà-vu-Erlebnis *déjà vu*
Dekapsulation *decapsulation*
Dekompensation *decompensation*
Dekompression *decompression*
Dekompressionskrankheit *caisson disease or decompression sickness or compressed air sickness or the bends*
Dekongestionsmittel *decongestant*
Dekortikation *decortication*
Dekortikation der Lunge *decortication of a lung or pleurectomy*
Dekubitalgeschwür *decubitus ulcer or bedsore*
Dekubitus *decubitus*
Dekubitusbett *ripple bed*
delirant *delirious*
deliriös *delirious*
Delirium *delirium*
Delirium alcoholicum *delirium tremens (DTs) or delirium alcoholicum*
Delirium tremens *delirium tremens (DTs) or delirium alcoholicum*
Dellenbildung *pitting*
Dellwarze *molluscum contagiosum*
Delta *delta*
Deltahepatitis *delta hepatitis or hepatitis delta*
Deltamuskel *deltoid (muscle)*
Deltavirus *delta virus*
dement *dementing*
Dementia *dementia*
Dementia paralytica *dementia paralytica*
Dementia praecox *dementia praecox*
Demenz *dementia*
demografisch *demographic*
demografische Vorhersagen *demographic forecasts*
Demographie *demography*
demonstrativer Selbstmordversuch *parasuicide*
demonstrieren *to demonstrate*
Demulcens *demulcent*
Demyelinisierung *demyelination or demyelinating*
denaturierter Alkohol *denatured alcohol, methylated spirits*
Dendrit *dendrite*
dendritisch *dendritic*
Denervierung *denervation*
Dengue-Fieber *dengue or breakbone fever*
Denis-Browne-Schiene *Denis Browne splint*
Dens *dens*
Dens caninus *canine (tooth)*
dental *dental*
Dentes decidui *deciduous teeth or milk teeth*
Dentin *dentine*
Dentition *eruption*
Deodorant *deodorant*
Depersonalisation *depersonalization*
Depletion *depletion*
Depolarisation *depolarization*
Depressio *depression*
Depressio cataractae *couching*
Depression *depression*
depressiv *depressive*
Depressivum *depressant*
Depressor *depressor*
depressorischer Nerv *inhibitory nerve*
deprimiert *depressed*
Deprivation *deprivation*
Deprivationssyndrom *maternal deprivation*
Dérangement interne *internal derangement of the knee (IDK)*
Dercum-Krankheit *adiposis dolorosa or Dercum's disease*
Derealisation *derealization*
Derivat *derivative*
dermal *dermal*
Dermatitis *dermatitis*
Dermatitis artefacta *dermatitis artefacta*
Dermatitis exfoliativa *exfoliative dermatitis*
Dermatitis herpetiformis *dermatitis herpetiformis*
Dermatologe *dermatologist*
Dermatologie *dermatology*
dermatologisch *dermatological*
Dermatom *dermatome*
Dermatomykose *dermatomycosis*
Dermatomyositis *dermatomyositis*
Dermatophyt *dermatophyte*
Dermatophytie *dermatophytosis*
Dermatose *dermatosis*
Dermis *dermis or corium*
Dermographie *or* **Dermographismus** *derm(at)ographia*
dermoid *dermoid*
Dermoidzyste *dermoid cyst*
desaminieren *to deaminate*

Desaminieren *deamination*
Descemet-Membran *Descemet's membrane*
desensibilisieren *to desensitize*
Desensibilisierung *desensitization*
Desinfektion *disinfection*
Desinfektionsmittel *disinfectant*
desinfizieren *to disinfect*
desodorierend *deodorant*
desorientiert *disorientated*
Desorientiertheit *disorientation*
desoxygenieren *to deoxygenate*
Desoxyribonuklease *deoxyribonuclease*
Desoxyribonukleinsäure (DNS) *deoxyribonucleic acid (DNA)*
Desquamation *desquamation*
Destillation *distillation*
destillieren *to distil*
destilliertes Wasser *distilled water or purified water*
Detergens *detergent*
Detritus *detritus*
Detrusor vesicae *detrusor muscle*
Detumeszenz *detumescence*
Deuteranopie *deuteranopia*
deutlich *clear(ly)*
Devianz *deviance*
Deviation *deviation*
Devic-Krankheit *neuromyelitis optica or Devic's disease*
Dextrokardie *dextrocardia*
Dextrose *dextrose*
Dezibel *decibel*
Dezidua *decidua*
Dezimalkomma *or* **Dezimalpunkt** *decimal point*
Dhobie itch *dhobie itch*
Di Guglielmo-Krankheit *erythraemia or polycythaemia vera*
Diabetes *diabetes*
Diabetes insipidus/mellitus *diabetes insipidus/mellitus*
Diabeteskost *diabetic diet*
Diabetesstar *diabetic cataract*
Diabetiker *diabetic*
diabetisch *diabetic*
diabetische Glomerulosklerose *Kimmelstiel-Wilson disease or syndrome*
diabetische Retinopathie *diabetic retinopathy*
diabetisches Koma *diabetic coma*
Diadochokinese *diadochokinesis*
Diafiltration *ultrafiltration*
Diagnose *diagnosis*
Diagnostik *diagnostic process*
diagnostisch *diagnostic*
diagnostischer Test *diagnostic test*
diagnostizieren *to diagnose*
diagonal *diagonal(ly)*
Diagramm *chart, graph*
Dialysator *dialyser*
Dialyse *dialysis*
Diameter conjugata *conjugate diameter*
Diapedese *diapedesis*
Diaphanoskopie *transillumination*
Diaphorese *diaphoresis*
Diaphoretikum *sudorific*
diaphoretisch *diaphoretic*
Diaphragma *Dutch cap*
Diaphragma *midriff or diaphragm*
Diaphragma pelvis *pelvic diaphragm*
Diaphragma urogenitale *urogenital diaphragm*
diaphragmatisch *phrenic, diaphragmatic*
Diaphyse *diaphysis*
Diaphysitis *diaphysitis*
diaphysär *diaphyseal*
diaplazentar *transplacental*
Diarrhöe *diarrhoea*
diarrhöisch *diarrhoeal*
Diarthrose *or* **Diarthrosis** *diarthrosis or synovial joint*
Diastase *diastase*
Diastole *diastasis or diastole*
diastolischer (Blut)druck *diastolic pressure*
Diät *diet*
Diätetik *dietetics*
diätetisch *dietary or dietetic*
Diathermie *diathermy*
Diathermiemesser *diathermy knife*
Diathermienadel *diathermy needle*
Diathermieschlinge *diathermy snare*
Diathese *diathesis*
Diätmaßnahmen *dieting*
Diätplan *diet sheet, dietary*
Diätspezialist/-in *or* **Diätetiker/-in** *dietitian*
Diätvorschrift *diet sheet*
Dichlordiphenyltrichloräthan (DDT) *dichlorodiphenyltrichloroethane (DDT)*
dichromatisch *dichromatic*
dicht *dense*
Dichteabnahme *rarefaction*
dick *fat*
Dickdarm *large intestine*
Dickdarm *colon*
Dickdarmamöbe *Entamoeba coli*
Dickdarmgekröse *mesocolon*
Dickdarmspülung *colonic irrigation*
dicker werden *to thicken*
Dick-Probe *or* **Dick-Scharlachtest** *Dick test*
Dienst *service*
Dienstmädchenknie *housemaid's knee or prepatellar bursitis*
Dienzephalon *diencephalon*
Dietl-Krankheit *Dietl's crisis*
Differentialdiagnose (DD) *differential diagnosis*
Differenz *difference*
Differenzialblutbild *differential blood count*
Differenzialdiagnose *differential diagnosis*
differenzieren *to differentiate*
Differenzierung *differentiation*
diffundieren *to diffuse*
diffus *diffuse*
Diffusion *diffusion*
Digestion *digestion*

digestiv *digestive*
digital *digital*
Digitalis *digitalis*
Digitalrechner *digital computer*
Digitus *digit*
dikrote Welle *dicrotic wave*
dikroter Puls *dicrotic pulse*
Dikrotie *dicrotism*
Dilatation und Kürettage *dilatation and curettage (D & C)*
Dilatation *dilatation or dilation*
Dilatator *dilator, divulsor*
dilatieren *to dilate, widen*
Dimercaprol *British anti-lewisite (BAL)*
Dioptrie *diopter*
Diphtherie *diphtheria*
Diphtheriebakterium *Klebs-Loeffler bacillus*
diphtheroid *diphtheroid*
Diplakusis *diplacusis*
Diplegie *diplegia*
diplegisch *diplegic*
Diplococcus *diplococcus*
Diploe *diploë*
diploid *diploid*
Diplokokke *diplococcus*
Diplom *diploma*
Diplopie *diplopia*
Dipsomanie *dipsomania*
direkt *direct(ly)*
direkte Kernteilung *amitosis*
Direktkontakt *direct contact*
Direktor/-in *director*
Discus intercalaris *intercalated disc*
Discus intervertebralis *vertebral disc or intervertebral disc*
Discus nervi optici *optic papilla or optic disc*
Discus nervi optici *optic disc*
Diskus *disk*
Disproportion *disproportion*
Dissemination *dissemination*
disseminiert *disseminated*
disseminiertes Exanthem *discrete rash*
Dissoziation *dissociation*
dissoziieren *to dissociate*
dissoziierte Sensibilitätsstörung *dissociated anaesthesia*
distal *distal(ly)*
distale Radiusfraktur *Colles' fracture*
distales gewundenes Nierenkanälchen *distal convoluted tubule*
distales Interphalangealgelenk *distal interphalangeal joint (DIP)*
Distorsion *distortion*
Distrikt *district*
Diurese *diuresis*
Diuretikum *diuretic*
diuretisch *diuretic*
diurnus *diurnal*
Diverticulum *diverticulum*
Divertikel *diverticulum*
Divertikulitis *diverticulitis*
Divertikulose *diverticulosis, diverticular disease*
Döderlein-Stäbchen *Döderlein's bacillus*
Doktor *doctor*
Doléris-Gilliam-Operation *Gilliam's operation*
dolichozephal *dolichocephalic*
Dolichozephalie *dolichocephaly*
Dolor *dolor*
dominant *dominant*
Dominante *or* **dominante Eigenschaft** *dominant*
Dominanz *dominance*
Donovanosis *granuloma inguinale*
Dopamin *dopamine*
doppelblind *double-blind*
Doppelhören *diplacusis*
doppelseitige Lähmung *diplegia*
doppelseitige Lungenentzündung *double pneumonia*
doppelt *double*
doppelt gefiedert *bipennate*
doppelte Uterusanlage *double uterus, uterus didelphys*
Doppeltsehen *diplopia*
Doppeluterus *dimetria*
Dorn *spicule, spine*
Dornfortsatz *spinous process*
Dornwarze *plantar wart*
dorsal *dorsal*
Dorsalflexion *dorsiflexion*
dorsoventral *dorsoventral*
Dorsum *dorsum, back*
dösen *to doze*
Dosierung *dosage*
Dosimeter *dosimeter*
Dosimetrie *dosimetry*
Dosis *dosage, dose*
Dottersack *vitelline sac*
Douglas-Sack *Douglas bag*
Down-Syndrom *Down's syndrome, mongolism*
DPT-Impfstoff *DPT vaccine*
DPT-Immunisierung *DPT immunization*
Drachme *drachm*
Dracunculus medinensis *Dracunculus or guinea worm*
Dracunculus oculi *Loa loa*
Dragee *dragée, caplet*
Drahtextension *sliding traction*
Drain *drain*
Drainage *drainage*
drainieren *to drain, tap*
Drakontiase *dracontiasis*
Drakunkulose *dracunculiasis*
Drang *desire, urge*
drehen *to rotate, turn*
Dreher *or* **Drehmuskel** *rotator*
Drehung *rotation*
Dreieck *triangle*
dreieckig *triangular*
Dreiecksbein *triquetral (bone) or triquetrum*
Dreieckstuch *triangular bandage*
dreiköpfiger Armstrecker *triceps brachii*
dreiköpfiger Muskel *triceps*

Dreitagefieberexanthem *roseola infantum or exanthem subitum*
Drepanozyt *sickle cell or drepanocyte*
Drepanozytose *sickle-cell anaemia or drepanocytosis*
Drilling *triplet*
dringend *urgent(ly)*
Drink *drink*
Drinker-Respirator *Drinker respirator or iron lung*
dritter Hirnnerv *oculomotor nerve*
dritter Molar *wisdom tooth or third molar*
Droge *drug*
drogenabhängig *addicted to drugs*
Drogenabhängige(r) *drug addict*
Drogenabhängigkeit *drug dependence or drug addiction*
Drogenmissbrauch *drug abuse*
Drogensucht *drug addiction or drug dependence*
Drogensüchtige(r) *drug addict*
Drogerie *drugstore or chemist's*
drohender Abort *threatened abortion*
Drop-Anfall *drop attack*
Drosselvene *jugular vein or jugular*
Druck *compression, pressure*
Druckabfall *drop in pressure*
drücken *to express; pinch; press*
Druckfallkrankheit *decompression sickness or the bends*
Druckgeschwür *pressure sore*
Druckluftkrankheit *compressed air sickness*
Druckpunkt *pressure point*
druckschmerzhaft *tender*
Druckschmerzhaftigkeit *tenderness*
Druckstelle *pressure area*
Druckwelle *blast*
Drüse *gland*
drüsenähnlich *adenoid*
Drüsenausführungsgang *efferent duct*
Drüsenentzündung *adenitis*
Drüsenerkrankung *adenopathy, adenosis*
Drüsenexstirpation *adenectomy*
Drüsenfieber *monocytosis or mononucleosis or glandular fever*
Drüsenkrebs *adenocarcinoma*
Duchenne-Muskeldystrophie *Duchenne muscular dystrophy*
Ducrey-Streptobakterium *Ducrey's bacillus*
Ductulus *ductule*
Ductulus efferens testis *vas efferens*
Ductus *duct or ductus*
Ductus Arantii *ductus venosus*
Ductus (arteriosus) Botalli *ductus arteriosus*
Ductus choledochus *(common) bile duct*
Ductus cochlearis *cochlear duct*
Ductus cysticus *cystic duct*
Ductus deferens *ductus deferens or vas deferens or sperm duct*
Ductus ejaculatorii *ejaculatory ducts*
Ductus endolymphaticus *endolymphatic duct*
Ductus hepaticus communis *common hepatic duct*
Ductus hepaticus *hepatic duct*
Ductus lactiferus *lactiferous duct*
Ductus lymphaticus *lymphatic duct*
Ductus lymphaticus dexter *right lymph duct*
Ductus nasolacrimalis *lacrimal duct or tear duct or nasolacrimal duct*
Ductus pancreaticus *pancreatic duct*
Ductus paramesonephricus *paramesonephric duct or Müllerian duct*
Ductus parotideus *Stensen's duct*
Ductus semicirculares *semicircular ducts*
Ductus spermaticus *vas deferens or ductus deferens or sperm duct*
Ductus submandibularis *Wharton's duct*
Ductus thoracicus *thoracic duct*
Ductus venosus *ductus venosus*
Duft *scent*
dumpf *dull, nagging*
Dumping-Syndrom *dumping syndrome*
dunkel *dark*
Dunkeladaptation *dark adaptation*
dunkelhaarig *dark(-haired)*
Dunkelheit *dark*
Dunkelkammer *darkroom*
Dunkelwerden *darkening*
dünn *skinny, thin*
Dünndarm *small intestine*
Dünndarmgekröse *mesentery*
Dünndarmmuskulatur *myenteron*
duodenal *duodenal*
Duodenalulkus *duodenal ulcer*
Duodenoskop *duodenoscope*
Duodenostomie *duodenostomy*
Duodenum *duodenum*
Duplay-Schultersteife *frozen shoulder*
Dupuytrenfraktur *Pott's fracture*
Dupuytren-Kontraktur *Dupuytren's contracture*
Dura mater *dura mater*
Dura mater encephali *pachymeninx*
dural *dural*
Durchbluten *strike-through*
Durchblutung *perfusion*
durchbrechen *to erupt*
Durchbruch *eruption; rupture*
durchdringen *to penetrate*
Durchfall *diarrhoea, gippy tummy*
Durchflussmessgerät *flowmeter*
durchfluten *to suffuse*
durchführen *to carry out, perform, undertake*
durchgängig *patent*
Durchgängigkeit *patency*
durchkommen *to pull through*
Durchleuchtung *radioscopy*
Durchmesser *diameter*
durchsichtig *clear*
durchsickern *to ooze*
Durchströmung *perfusion*
durchtränken *to soak*

Durchwanderung *transmigration*
dürr *skinny*
Durst *thirst*
durstig *thirsty*
Dusche *douche*
Dynamometer *dynamometer*
Dysarthrie *dysarthria*
Dysästhesie *dysaesthesia*
Dysbarismus *dysbarism*
Dysbasie *dysbasia*
Dyschezie *dyschezia*
Dyschondroplasie *dyschondroplasia*
Dysdiadochokinese *dysdiadochokinesia*
Dysenterie *dysentery*
dysenterisch *dysenteric*
Dysfunktion *dysfunction or malfunction*
dysfunktionelle Uterusblutung *dysfunctional uterine bleeding*
Dysgenesie *dysgenesis*
Dysgerminom *dysgerminoma*
Dysgraphie *dysgraphia*
Dyskinesie *dyskinesia*
Dyskorie *dyscoria*
Dyskrasie *dyscrasia*
Dyslalie *dyslalia*
Dyslogie *dyslogia*
Dysmenorrhoe *dysmenorrhoea, menstrual cramp(s)*
Dysostose *dysostosis*
Dyspareunie *dyspareunia*
Dyspepsie *dyspepsia or indigestion*
dyspeptisch *dyspeptic*
Dysphagie *dysphagia*
Dysphasie *dysphasia*
Dysphemie *dysphemia, stammering*
Dysphonie *dysphonia*
Dysplasie *dysplasia*
Dyspnoe *dyspnoea*
Dyspraxie *dyspraxia*
Dysrhythmie *dysrhythmia*
Dyssynergie *dyssynergia*
Dystokie *dystocia*
Dystonie *dystonia*
Dystopie *heterotopia*
Dystrophia *dystrophia*
Dystrophia adiposogenitalis *Fröhlich's syndrome or dystrophia adiposogenitalis*
Dystrophia myotonica *dystrophia myotonica*
Dystrophie *dystrophy*
Dysurie *dysuria*

Ee

eben *level, flat*
Ebene *plane*
Eburnifikation *eburnation*
Echinococcus granulosus *Echinococcus granulosus*
Echinokokkose *echinococciasis*
Echoenzephalographie *echoencephalography*
Echographie *echography*
Echokardiogramm *echocardiogram*
Echokardiographie *echocardiography*
Echokinese *echokinesis*
Echolalie *echolalia*
Echophrasie *echolalia*
Echopraxie *echopraxia*
ECHO-Virus *echovirus*
echt *true*
echte Rippen *true ribs*
Eckzahn *cuspid or canine (tooth)*
Economo-Enzephalitis or **Economo-Krankheit** *encephalitis lethargica or lethargic encephalitis or sleepy sickness*
Ecraseur *écraseur*
Ecstasy *ecstasy*
Ectopia pupillae *corectopia*
effektiv *effective*
Effektor *effector*
efferent *efferent*
efferenter Nerv *motor nerve or efferent nerve*
efferentes Gefäß *efferent vessel*
effizient *efficient(ly)*
Effleurage *effleurage*
Effort-Sydrom *effort syndrome*
Ego *ego*
Ei *egg, ovum*
Eichel *glans (penis), balanus*
eidetische Anschauungsbilder *eidetic imagery*
Eidotter *vitellus*
Eierstock *oophoron or ovary*
Eierstockentzündung *ovaritis or oophoritis*
Eigenblut-Therapie *adoptive immunotherapy*
Eigenschaft *characteristic, trait*
eigentlich *actual*
Eihäute *embryonic membranes*
Eihülle *zona pellucida*
Eile *hurry*
Eileiter *Fallopian tube or oviduct or salpinx or uterine tube*
Eileiterentzündung *salpingitis*
Eileiterschwangerschaft *tubal pregnancy*
Eimutterzelle *oocyte*
einatmen *to inhale*
Einatmung *inhalation, inspiration*
einäugiges Sehen *monocular vision*
einbalsamieren *to embalm*
Einbildung *fantasy, imagination*
Einbildungskraft *imagination*
eindämmen *to control*
Eindellung *impression*
Eindickung *inspissation*
Eindringen *invasion*
Eindruck *impression*
eineiige Zwillinge *identical or monozygotic or uniovular or twins*
einengen *to constrict*
Einengung *constriction*
einfach *simple*
einfache Fraktur *simple or closed fracture*

Einfluss *influence*
Einfühlungsvermögen *empathy*
einführen *to insert, introduce*
Einführen *passage*
Einführung *introduction*
Eingang *aditus, ostium*
eingebildet *imaginary*
eingedickt *inspissated*
eingekapselt *encapsulated, encysted*
eingekeilt *impacted*
eingeklemmt *incarcerated, impacted, strangulated*
eingeklemmte Hernie *strangulated hernia*
eingeklemmter Harnleiterstein *impacted ureteric calculus*
eingerissen *lacerated*
eingeschnitten *incised*
eingeschränktes Sehvermögen *impaired* or *partial vision*
eingeschrieben *enrolled*
eingesperrt *confined*
eingewachsener Nagel *acronyx*
Eingeweide *bowel(s), gut(s), insides, intestines, viscera*
Eingeweidemuskel *smooth* or *involuntary* or *visceral muscle*
Eingeweidenerv *splanchnic nerve*
eingezogen *indrawn*
Eingriff *intervention*
einheimische Sprue *(adult) coeliac disease, gluten enteropathy*
Einheit *unit*
einheitlich *uniform*
einhergehen mit *to accompany, associate*
Einhüllmittel *demulcent*
Einkeilung *gomphosis*
Einkerbung *notch*
einkernig *mononuclear*
Einklemmung *herniation, impaction, strangulation*
Einlage *inlay*
Einlagerung *inclusion*
Einlass *admission*
einlassen *to admit*
Einlaufbeutel *enema bag*
Einmalwindel *disposable nappy*
einmassieren *to rub in(to)*
Einnahme *ingestion*
einnässen *to wet*
einnässend *enuretic*
einnicken *to drop off* or *nod off*
Einnisten *implantation*
Einnistung *nidation*
einpinseln *to paint*
Einreibemittel *embrocation* or *rub*
einreiben *to rub in(to)*
Einreibungsmittel *liniment*
einrenken *to reduce; replace*
Einrenkung *reduction*
einrichten *to reduce; replace; set*
Einrichtung *institution; reduction*
Einrichtungen *facilities*
einschichtiges Epithel *simple epithelium*
einschlafen *to fall asleep, go to sleep, drop off*
einschläfernd *soporific*
einschließen *to enclose, include*
Einschluss *inclusion*
Einschlusskörperchen *inclusion bodies*
Einschneiden *crowning*
einschneiden *to lance*
Einschnitt *incision, notch*
einschnüren *to constrict*
Einschnürung *constriction*
einschränken *to restrict*
einschränkend *restrictive*
einschreiben *to register*
einseitig *unilateral*
einseitige Fazialislähmung *Bell's palsy* or *facial paralysis*
Einsenkung *depression*
Einsicht *insight*
einspringen (für) *to cover (for)*
Einspritzung *jab*
einsteigen *to get on*
einstellen *to appoint; present; recruit*
Einstellung *appointment; presentation*
Einstich *puncture*
Einstülpung der Gebärmutter *inversion of the uterus*
Eintragung *clerking*
einträufeln *to instil* or *instill*
Einträufelung *instillation*
Einverständnis *consent*
Einverständniserklärung *consent form*
einwachsender Zehennagel *ingrowing toenail*
Einwärtsdreher *pronator*
Einwärtsdrehung *inversion, pronation*
Einwärtsschielen *convergent strabismus* or *squint, esotropia, cross eye*
Einweg- *disposable*
einweichen *to soak*
Einweisung in ein Krankenhaus *hospitalization*
Einweisung mit Einwilligung des Patienten *voluntary admission*
Einwilligung *consent*
Einzapfung *gomphosis*
einzeitiger Abort *complete abortion*
einzellig *unicellular*
einzeln *discrete*
Einziehen *indrawing*
Einzugsbereich *catchment area*
Eireifung *oogenesis*
Eis *ice*
Eisbeutel *icebag*
Eiscreme *ice cream*
Eisen *iron*
Eisenmangelanämie *iron-deficiency anaemia*
Eisenmenger-Syndrom *Eisenmenger syndrome*
Eisenstaublunge *siderosis*
eiserne Lunge *iron lung*
Eispackung *ice pack*

Eisprung *ovulation*
Eiter *pus, (infected) matter*
Eiter bildend *pyogenic*
Eiterbildung *pyosis*
Eitererbrechen *vomica*
Eiterfluss *pyorrhoea*
Eitergeschwür *running sore*
eitern *to fester, suppurate*
Eiterung *suppuration, pyosis*
eitrig *suppurating or purulent*
eitrige Perikarditis *pyopericarditis*
eitrig-seröses Exsudat *seropus*
Eiweißmangel *protein deficiency*
Eizelle *egg cell*
Ejaculatio praecox *ejaculatio praecox or premature ejaculation*
Ejakulation *ejaculation*
ejakulieren *to ejaculate*
Ejektion *ejection*
Ekchondrom *ecchondroma*
Ekchymose *ecchymosis or bruise or contusion*
ekelhaft *nasty*
ekkrin *eccrine*
Eklampsie *eclampsia*
Ekmnesie *ecmnesia*
Ekstase *ecstasy*
Ekstrophie *extroversion*
Ektasie *ectasia*
Ekthym *ecthyma*
Ektoderm *ectoderm*
ektodermal *ectodermal*
ektomorph *ectomorphic*
Ektomorpher *ectomorph*
ektop(isch) *ectopic*
Ektoparasit *ectoparasite*
ektoper Schrittmacher *ectopic pacemaker*
Ektopie *ectopia, heterotopia*
ektopische Schwangerschaft *ectopic pregnancy or extrauterine pregnancy or eccyesis*
Ektoplasma *ectoplasm*
Ektrodaktylie *ectrodactyly*
Ektrogenie *ectrogeny*
Ektromelie *ectromelia*
Ektropium *or* **Ektropion** *ectropion*
Ekzem *eczema, eczematous dermatitis*
Ekzema varicosum *varicose eczema*
ekzematös *eczematous*
Elastin *elastin*
elastisch *elastic; double-jointed*
elastische Binde *elastic bandage*
elastische Fasern *elastic fibres or yellow fibres*
elastische Stützbandage *surgical stocking*
elastischer Faserknorpel *yellow elastic fibrocartilage*
elastischer Knorpel *elastic cartilage*
elastisches Bindegewebe *elastic tissue*
Elastizität *elasticity*
elektiv *elective*
elektive Therapie *elective treatment*
elektiver Eingriff *elective or non-emergency or non-urgent surgery*
Elektrakomplex *Electra complex*
elektrisch *electric*
elektrischer Schlag *electric shock*
Elektrizität *electricity*
elektrochemisch *electrochemical*
Elektrode *electrode*
Elektrodesikkation *electrodesiccation*
Elektroenzephalogramm *electroencephalogram (EEG)*
Elektroenzephalograph *electroencephalograph*
Elektroenzephalographie *electroencephalography*
Elektrokardiogramm (EKG) *electrocardiogram (ECG)*
Elektrokardiograph *electrocardiograph*
Elektrokardiographie *electrocardiography*
Elektrokauterisation *electrocautery*
Elektrokoagulation *electrocoagulation*
Elektrokrampftherapie (EKT) *electroconvulsive therapy (ECT) or electroplexy*
Elektrolyse *electrolysis*
Elektrolyt *electrolyte*
elektrolytisch *electrolytic*
Elektromyogramm (EMG) *electromyogram (EMG)*
Elektromyographie *electromyography*
Elektron *electron*
Elektronenmikroskop (EM) *electron microscope (EM)*
elektronisch *electronic*
elektronisches Stethoskop *electronic stethoscope*
Elektrookulographie (EOG) *electro-oculography*
Elektrophorese *electrophoresis*
Elektroretinographie *electroretinography*
Elektroschock *electric shock*
Elektroschocktherapie *electric shock treatment or electroshock therapy or treatment*
Elektrotherapie *electrotherapy*
Element *element*
elementar *basic*
elend *poorly*
Elephantiasis *elephantiasis*
Elephantiasis tropica *Barbados leg*
Elevation *elevation*
Elevatorium *elevator, levator*
elfter Hirnnerv *(spinal) accessory nerve*
Elimination *elimination*
eliminieren *to eliminate*
Elixier *elixir*
Elle *ulna*
Ellenbogen *elbow*
Ellenbogengrube *cubital fossa*
Ellennerv *ulnar nerve*
Ellenschlagader *ulnar artery*
ellenseitige Hautvene des Arms *basilic vein*
Elliptozytose *elliptocytosis*
Elternschaft *parenthood*
Elternteil *parent*

Embolektomie *embolectomy*
Embolie *embolism*
Embolisation *embolization*
Embolus *embolus*
Embryo *embryo*
Embryologie *embryology*
embryologisch *embryological*
embryonal *embryonic*
Embryonalstellung *fetal position*
Emesis *emesis, vomiting*
Emetikum *emetic*
emetisch *emetic*
Eminentia iliopubica *iliopectineal or iliopubic eminence*
Eminentia *eminence*
Emission *emission*
Emmenagogum *emmenagogue*
Emmetropie *emmetropia*
Emotion *emotion*
emotional *emotional*
emotionale Störung *emotional disorder*
Empathie *empathy*
empfangen *to conceive*
Empfänger/-in *recipient*
empfänglich *susceptible*
Empfänglichkeit *susceptibility*
Empfängnis *conception*
empfängnisverhütend *contraceptive*
Empfängnisverhütung *contraception*
empfehlen *to advise, recommend*
Empfehlung *advice*
empfinden *to experience, sense*
empfindlich *delicate, sensitive, susceptible; raw, sore, tender*
Empfindlichkeit *sensitivity, susceptibility; tenderness*
Emphysem *emphysema*
Empyem *empyema*
Emulsion *emulsion*
Enanthem *enanthema*
Enarthrosis *enarthrosis*
Encephalitis lethargica *encephalitis lethargica or lethargic encephalitis or sleepy sickness*
enchondral *endochondral*
Enchondrom *enchondroma*
Encountergruppe *encounter group*
Endarterie *end artery*
Endarteriektomie *endarterectomy*
Endarteriitis *endarteritis*
Endarteriitis obliterans *endarteritis obliterans*
Endaufzweigung *terminal branch*
Endbronchiole *respiratory bronchiole*
Enddarm *hindgut*
Ende *end, ending*
Endemiologie *endemiology*
endemisch *endemic*
endemische Hämoptoe *endemic haemoptysis*
endemische Struma *or* **endemischer Kropf** *Derbyshire neck*
endemische Syphilis *endemic syphilis*
endemisches Fleckfieber *endemic typhus*
Endglieder *distal phalanges*
Endhirn *telencephalon*
Endigung *ending, terminal*
Endocarditis valvularis *valvular disease of the heart (VDH)*
endochondral *endochondral*
Endodontie *endodontia*
endogen *endogenous*
endogene Depression *endogenous depression, melancholia*
endogenes Ekzem *endogenous eczema*
Endokard *endocardium*
endokardial *endocardial*
endokardialer Schrittmacher *endocardial pacemaker*
Endokarditis *endocarditis*
Endokardschrittmacher *endocardial pacemaker*
endokrine Drüse *endocrine gland*
endokrines System *endocrine system*
Endokrinium *endocrine system*
Endokrinologe *endocrinologist*
Endokrinologie *endocrinology*
endoluminale Gefäßprothese *stent*
Endolymphe *endolymph*
Endolymphgang *endolymphatic duct*
Endolysin *endolysin*
endometrial *endometrial*
Endometriose *endometriosis*
Endometritis *endometritis*
Endometritis cervicis (uteri) *endocervicitis*
Endometrium *endometrium*
endomorph *endomorphic*
Endomorpher *endomorph*
Endomyokarditis *endomyocarditis*
Endomysium *endomysium*
Endoneurium *endoneurium*
Endoparasit *endoparasite*
Endophthalmitis *endophthalmitis*
Endoplasma *endoplasm*
endoplasmatisches Retikulum (ER) *endoplasmic reticulum (ER)*
Endorgan *end organ*
Endorphin *endorphin*
Endoskelett *endoskeleton*
Endoskop *endoscope*
Endoskopie *endoscopy*
endoskopische retrograde Cholangiopankreatikographie (ERCP) *endoscopic retrograde cholangiopancreatography (ERCP)*
Endospore *endospore*
Endost *endosteum*
Endothel *endothelium*
endothelial *endothelial*
Endotheliom *endothelioma*
Endothelium *endothelium*
Endotoxin *endotoxin*
endotracheal *endotracheal*
Endotrachealtubus *endotracheal tube*
Endozervix *endocervix*

Endplatte *end plate*
Endstück *end piece, terminal*
Energie *energy*
Energielosigkeit *anergy*
enervieren *to enervate*
Enervierung *enervation*
eng *narrow, tight*
Enkel *grandson*
Enkelin *granddaughter*
Enkelkind *grandchild*
Enkopresis *encopresis*
Enophthalmus *enophthalmos*
Enostose *enostosis*
ensiformis *ensiform*
Entamoeba *or* **Entamöbe** *Entamoeba*
Entamoeba coli *Entamoeba coli*
Entamoeba dysenteriae *Entamoeba histolytica*
Entamoeba gingivalis *Entamoeba gingivalis*
Entamoeba histolytica *Entamoeba histolytica*
entarten *to degenerate*
Entartung *degeneration*
entbinden *to deliver a baby*
Entbindung *childbirth, delivery, parturition*
Entbindungsklinik *maternity hospital*
Entbindungsstation *maternity ward or maternity unit*
entdecken *to detect, discover*
Entdecker *discoverer*
Entdeckung *detection, discovery*
enteral *enteral or enteric*
Enteritis *enteritis, enteric fever*
Enteritis actinica *post-irradiation enteritis*
Enteritis regionalis Crohn *regional ileitis or regional enteritis or Crohn's disease*
Enterobacteriaceae *Enterobacteria*
Enterobakterien *Enterobacteria*
Enterobiasis *enterobiasis*
Enterobius *Enterobius*
Enterobius vermicularis *pinworm*
Enterogastron *enterogastrone*
enterogen *enterogenous*
Enterokinase *enteropeptidase*
Enterokokke *enterococcus*
Enterokolitis *enterocolitis*
Enterolith *enterolith*
Enteron *enteron*
Enteropathie *enteropathy*
Enteropeptidase *enteropeptidase*
Enteroptose *enteroptosis*
Enterospasmus *enterospasm*
Enterostomie *enterostomy*
Enterotomie *enterotomy*
Enterotoxin *enterotoxin*
Enterovirus *enterovirus*
Enterozele *enterocele*
Enterozoon *enterozoon*
entfernen *to remove*
Entfernung *removal*
Entfieberung *defervescence*
Entfleckung *emaculation*
entfärben *to discolour*
Entfärbung *discolouration*
entgegenwirken *to counteract*
Entgiftung *detoxication or detoxification*
enthaarend *depilatory*
Enthaarungsmittel *depilatory*
enthalten *to harbour*
Enthaltsamkeit *abstinence*
enthüllen *to expose*
Entkalkung *decalcification*
entkräften *to debilitate*
Entladung *discharge*
entlassen *to discharge*
Entlassung *discharge*
Entlassungsrate *discharge rate*
entleeren *to deplete, evacuate*
Entleerung *depletion, emission, evacuation*
Entmannung *emasculation*
Entmarkung *demyelination or demyelinating*
entnerven *to enervate*
Entoblast *or* **Entoderm** *entoderm or endoderm*
entodermal *endodermal or entodermal*
entop(isch) *entopic*
Entropium *entropion*
entschlafen *to pass away or pass on*
entspannen *to relax*
entspannend *relaxant*
Entspannung *relaxation*
Entspannungstherapie *relaxation therapy*
entspringen *to arise, originate*
entstehen *to arise, derive (from), originate*
entstellen *to disfigure*
entstellt *deformed*
Entwässerung *dehydration*
entwickeln *to develop*
Entwicklung *development*
entziehen *to dry out; withdraw*
Entzug *withdrawal*
Entzugssymptom *withdrawal symptom*
entzünden *to inflame*
entzündet *sore*
entzündlich *inflammatory*
entzündliche Darmkrankheit *inflammatory bowel disease*
entzündliche Reaktion *inflammatory response or reaction*
Entzündung *inflammation*
Entzündung der Halslymphknoten *deradenitis*
Enukleation *enucleation*
Enuresis *enuresis*
Enuresis nocturna *nocturnal enuresis*
enuretisch *enuretic*
Envenomation *envenomation*
Enzephalin *encephalin*
Enzephalitis *encephalitis*
Enzephalogramm *encephalogram or encephalograph*
Enzephalom *encephaloma*
Enzephalomalazie *encephalomalacia*
Enzephalomeningozele *meningoencephalocele*
Enzephalomyelitis *encephalomyelitis*

Enzephalomyelopathie *encephalomyelopathy*
Enzephalon *encephalon*
Enzephalopathie *encephalopathy*
Enzephalozele *encephalocele*
Enzym *enzyme*
enzymatisch *enzymatic*
Eosin *eosin*
Eosinopenie *eosinopenia*
eosinophiler Granulozyt *or* **Eosinophiler** *eosinophil*
Eosinophilie *eosinophilia*
ep(i)arteriell *eparterial*
Ependym *ependyma*
ependymal *ependymal*
Ependymom *ependymoma*
Ependymzelle *ependymal cell*
Epiblepharon *epiblepharon*
Epidemie *epidemic*
Epidemiologie *epidemiology*
epidemisch *epidemic*
epidemische Genickstarre *cerebrospinal fever or meningococcal meningitis or spotted fever*
epidemisches Fleckfieber *epidemic typhus*
epidermal *epidermal*
Epidermis *epidermis, cuticle*
Epidermolysis *epidermolysis*
Epidermophyt(on) *Epidermophyton*
Epidermophytie *epidermophytosis*
epididymal *epididymal*
Epididymis *epididymis*
Epididymitis *epididymitis*
Epididymoorchitis *epididymo-orchitis*
epidural *epidural*
Epiduralanästhesie *epidural block*
epidurales Hämatom *extradural haematoma*
Epiduralraum *epidural space*
epigastrisch *epigastric*
Epigastrium *epigastrium*
Epigastrium *epigastrium*
Epigastrozele *epigastrocele*
Epiglottitis *epiglottitis*
Epikanthus *epicanthus or epicanthic fold*
Epikard *epicardium*
epikardial *epicardial*
epikardialer Schrittmacher *or* **Epikardschrittmacher** *epicardial pacemaker*
Epikondylus *epicondyle*
Epikranium *epicranium*
epikritisch *epicritic*
Epilation *depilation, epilation*
Epilepsia infantilis *infantile convulsions or spasms*
Epilepsie mit psychomotorischen Anfällen *psychomotor epilepsy or temporal lobe epilepsy*
Epilepsie *epilepsy*
epileptiform *epileptiform*
Epileptiker/-in *epileptic*
epileptisch *epileptic*
epileptischer Anfall *epileptic fit*
epileptogen *epileptogenic*
epilierend *depilatory*
Epiloia *epiloia*
Epimenorrhagie *epimenorrhagia*
Epimenorrhoe *epimenorrhoea*
Epimysium *epimysium*
Epinephrin *epinephrine*
Epineurium *epineurium*
Epiphänomen *epiphenomenon*
Epiphora *epiphora*
epiphysär *epiphyseal*
Epiphyse *epiphysis, pineal body or pineal gland*
Epiphysenfuge *epiphyseal line*
Epiphysenfugenknorpel *epiphyseal cartilage*
Epiphysenlinie *epiphyseal line*
Epiphysis cerebri *epiphysis cerebri*
Epiphysitis *epiphysitis*
epiploisch *epiploic*
Epiploon *omentum or epiploon*
Epiplozele *epiplocele*
Episiorrhaphie *episiorrhaphy*
Episiotomie *episiotomy*
Episkleritis *episcleritis*
Episode *episode*
episodisch *episodic*
Epispadie *epispadias*
Epispastikum *vesicant or epispastic*
Epistaxis *epistaxis*
Epithalamus *epithalamus*
Epithel *epithelial layer, epithelium*
Epithelbildung *epithelialization*
Epithelgewebe *epithelial tissue, epithelium*
epithelial *epithelial*
Epitheliom *epithelioma*
Epithelioma basocellulare exulcerans *rodent ulcer or basal cell carcinoma*
Epithelisation *epithelialization*
Epithelisierung
Epituberkulose *epituberculosis*
Eponym *eponym*
Eponym- *eponymous*
Epstein-Barr-Virus, EBV *Epstein-Barr virus or EB virus*
Epulis *epulis*
eradieren *to eradicate*
Eradikation *eradication*
Erb-(Duchenne-)Lähmung *Erb's palsy*
erben *to inherit*
Erbgrind *favus*
erbleichen *to turn pale*
erblich *hereditary*
erbrechen *to bring up, throw up, vomit*
Erbrechen *vomiting or emesis*
Erbrochenes *vomit(us)*
Erbsenbein *pisiform (bone)*
Erde *soil*
Erdgas *natural gas*
Erdheim-Tumor *craniopharyngioma*
erdrosseln *to strangle*
erektil *erectile*
Erektion *erection*
Erepsin *erepsin*
Erethismus *erethism*

erfahren *to experience; hear; experienced, expert*
Erfahrung *experience*
erfinden *to invent*
Erfindung *invention*
Erfolg *success*
Erfolg haben *or* **erfolgreich sein** *to succeed*
erfolgreich *successful*
erfordern *to require*
Erfordernis *requirement*
erforschen *to investigate*
Erforschung *investigation*
erfreuen *to amuse*
Erfrierung *frostbite*
erfroren *frostbitten*
erfüllen *to suffuse*
erfundene Spielkameraden *imaginary playmates*
Erg *erg*
Ergebnis *product, result*
Ergograph *ergograph*
Ergometrin *ergometrine*
Ergonomie *ergonomics*
Ergotismus *ergotism*
Ergrauen *canities*
Erguss *effusion*
erhaben *prominent*
erhalten *to conserve; obtain, receive*
erhältlich *available*
erhärten *to harden*
Erhebung *elevation*
erhitzen *to heat*
erhöhen *to raise, step up*
Erhöhung *eminence*
Erholung *recuperation, rest*
erigierbar *erectile*
erigiert *erect*
Erinnerung *recall*
Erkältung *common cold or coryza or cold in the head*
erkennbar *identifiable, noticeable*
erkennen *to recognize*
Erkennungsarmband *identity bracelet*
Erkennungsmarke *identity label*
erklären *to explain*
Erklärung *explanation*
erkrankt *diseased; disordered*
Erkrankung *condition; disease; sickness or illness*
Erkundigungen einziehen *to inquire*
erlauben *to allow*
erleben *to experience*
Erlebnis *experience*
erleichtern *to alleviate, ease, facilitate, relieve*
Erleichterung *relief*
Ermittlung(en) *inquiry*
ermorden *to murder*
ermüden *to fatigue*
ermüdend *strenuous*
Ermüdung *fatigue*
ermutigen *to encourage*
ernähren *to feed, nourish*
Ernährung *alimentation, diet, feeding, nourishment, nutrition*
Ernährungs- *dietary or dietetic*
Ernährungsgrundsätze *dietetic principles*
Ernährungsstörung *failure to thrive; nutritional disorder*
Ernährungswissenschaftler *nutritionist*
ernennen *to appoint*
Ernennung *appointment*
ernst *serious(ly)*
Erntemilbe *harvest mite or chigger*
erodieren *to erode*
erogen *erogenous*
erogene Zone *erogenous zone*
Erosion *erosion*
errechneter Geburtstermin *expected date of delivery*
erregen *to excite*
erregend *excitatory*
Erreger *germ, aetiological agent*
Erregerreservoire *fomites*
erregt *agitated, excited*
Erregung *excitation, excitement*
Erregungsphase *excitement*
erreichen *to reach*
erröten *to blush, flush*
Erröten *blush*
Ersatz *replacement, substitution*
Ersatzmutter *surrogate mother*
erscheinen *to appear*
Erscheinungsform *manifestation*
erschlaffen *to relax*
erschlaffend *relaxant*
Erschlaffung *relaxation*
erschöpfen *to deplete, exhaust*
erschöpft *worn out*
Erschöpfung *exhaustion*
erschrecken *to frighten*
erschüttern *to jar*
Erschütterung *concussion*
ersetzen *to replace*
erstarren *to congeal, solidify*
erstaunen *to astonish*
Erstaunen *astonishment*
erstaunlich *astonishing*
erste Hilfe *first aid*
erste(r,s) *first*
Erste-Hilfe-Station *first-aid post or station*
erster Halswirbel *atlas*
erster Schlaganfall *first-ever stroke*
erstes motorisches Neuron *upper motor neurone*
Erstgebärende *primipara or unipara*
Ersthelfer/-in *first-aider*
ersticken *to asphyxiate, choke, suffocate*
Ersticken *choking, suffocation*
Erstickung *asphyxiation, asphyxia*
Erstinsult *first-ever stroke*
Erstschwangere *primigravida or unigravida*
ertauben *to deafen*
ertrinken *to drown*

Ertrinken *drowning*
E-Ruhr *Sonne dysentery*
Eruktation *eructation*
Eruption *eruption*
erwachen *to awake*
erwachsen *adult*
Erwachsene(r) *adult, grown-up*
erwähnen *to refer to*
erwärmen *to heat*
erwarten *to expect*
erwecken *to awake(n)*
erweichen *to soften*
erweichend Emmollientium *or*
erweichendes Mittel *emollient*
Erweichung *malacia*
erweitern *to dilate, enlarge, widen*
Erweiterung *dilatation or dilation, enlargement*
erworben *acquired*
erworbene Immunität *acquired immunity*
erwürgen *to strangle*
Erysipel *erysipelas*
Erysipeloid *erysipeloid*
Erythem *erythema*
Erythema ab igne *erythema ab igne*
Erythema exsudativum multiforme *erythema multiforme*
Erythema induratum *erythema induratum or Bazin's disease*
Erythema migrans *erythema serpens*
Erythema nodosum *erythema nodosum*
Erythema pernio *erythema pernio or chilblain*
Erythrämie *erythraemia or polycythaemia vera*
Erythrasma *erythrasma*
Erythroblast *erythroblast*
Erythroblastose *erythroblastosis*
Erythroblastosis neonatorum *haemolytic disease of the newborn*
Erythrodermie *erythroderma*
Erythromelalgie *erythromelalgia*
Erythromycin *erythromycin*
Erythropoese *erythrogenesis or erythropoiesis*
Erythropoetin *erythropoietin*
Erythropsie *erythropsia*
Erythrozyanose *erythrocyanosis*
Erythrozyt *erythrocyte, red corpuscle*
Erythrozytenzylinder *blood casts*
Erythrozytopenie *erythropenia*
Erythrozytose *erythrocytosis*
-erzeugend *-facient*
erziehen *to bring up*
Erziehung zur Sauberkeit *toilet training*
Erziehungspsychologe/-psychologin *educational psychologist*
Es *id*
Esbach-Albuminometer *Esbach's albuminometer*
Escherichia *Escherichia*
Escherichia coli *Escherichia coli*
eskortieren *to escort*
Esmarch-Binde *Esmarch's bandage*
Esotropie *convergent squint*
essbar *edible*
essbare Pilze *edible fungi*
essen *to eat*
Essenz *essence*
essenziell *essential*
essenzielle Aminosäure *essential amino acid*
essenzielle Dysmenorrhoe *primary or essential dysmenorrhoea*
essenzielle Fettsäure *essential fatty acid (EFA)*
essenzielle Hyperkinesie *essential hyperkinesia*
essenzielle Hypertonie *essential hypertension*
essenzielle Nährelemente *essential elements*
essenzielle Uterusblutung *essential uterine haemorrhage*
essenzieller Tremor *essential tremor*
Essgewohnheiten *eating habits*
Essigsäure *acetic acid*
Essstörungen *eating disorders*
Esszwang *compulsive eating*
Ethik *ethics*
Ethikkommission *ethical committee*
ethisch *ethical*
ethmoidal *ethmoidal*
Ethmoiditis *ethmoiditis*
Etikett *label*
etikettieren *to label*
Eubakterien *eubacteria*
Eugenik *eugenics*
Eukalyptol *eucalyptol*
Eukalyptus *eucalyptus*
Eunuch *eunuch*
Eupepsie *eupepsia*
Euphorie *euphoria*
Euplastik *euplastic*
Europäische Schlafkrankheit *encephalitis lethargica or lethargic encephalitis or sleepy sickness*
Eustachio-Röhre *Eustachian tube or syrinx or pharyngotympanic tube*
Euthanasie *euthanasia, mercy killing*
Euthyreose *euthyroidism or euthyroid state*
Eutokie *eutocia*
Evakuation *evacuation*
Evakuator *evacuator*
Eversion *eversion*
Eviszeration *evisceration*
Eviszeration des Augapfels *evisceration of the eye*
Evolution *evolution*
Ewing-Sarkom *Ewing's tumour or Ewing's sarcoma*
exakt *accurate*
Exaltation *exaltation*
Exanthem *exanthem, rash*
Exanthema subitum *roseola infantum or exanthem subitum*
exanthematös *exanthematous*
Exartikulation *disarticulation*
Exazerbation *exacerbation*
Exfoliation *exfoliation*

exfoliativ *exfoliative*
exfoliative Dermatitis *exfoliative dermatitis*
Exhalation *exhalation*
Exhibitionismus *exhibitionism*
Exkavator *excavator*
Exkoriation *excoriation*
Exkrement *excrement*
Exkreszenz *excrescence*
Exkret *excreta*
Exkretion *excretion*
exogen *exogenous*
exogen-allergische Alveolitis *extrinsic allergic alveolitis*
exokrine Drüse *exocrine gland*
exokrine Pankreassekrete *exocrine secretions of the pancreas*
Exomphalos *umbilical hernia or exomphalos*
Exophthalmus *exophthalmos, proptosis*
Exostase *exostosis*
exotisch *exotic*
Exotoxin *exotoxin*
Exotropie *exotropia, divergent squint or strabismus, wall eye*
expandieren *to expand*
Expektorans *expectorant*
Expektoration *expectoration*
expektorieren *to expectorate, bring up*
Experiment *experiment*
Experte/Expertin *expert*
Explantat *explant*
Explantation *explantation*
Exploration *exploration*
explorativ *exploratory*
explorativer Eingriff *exploratory or investigative surgery*
Explosionstrauma *blast injury*
exponieren *to expose*
Exposition *exposure*
Expression *expression*
Exsanguination *exsanguination*
Exspiration *expiration*
Exstirpation *extirpation*
exstirpieren *to extirpate*
Exsudat *exudate*
Exsudation *exudation*
Exsufflation *exsufflation*
Extension *extension, traction*
Extensionsapparat *caliper*
Extensor *extensor (muscle)*
extern *external*
Exterozeptor *exteroceptor*
extradural *extradural*
extradurales Hämatom *extradural haematoma*
extraembryonal *extraembryonic*
extrahepatischer Ikterus *posthepatic or obstructive jaundice*
extrahieren *to extract*
extrakapsulär *extracapsular*
extrakapsuläre Fraktur *extracapsular fracture*
extrakorporale Dialyse *kidney dialysis or haemodialysis*
extrakorporaler Kreislauf *cardiopulmonary bypass*
Extrakt *extract*
Extraktion *extraction*
extrapleural *extrapleural*
extrapyramidal *extrapyramidal*
extrapyramidales System *extrapyramidal system or tracts*
Extrasystole *extrasystole, ectopic beat, premature beat*
Extrauteringravidität *extrauterine or ectopic pregnancy, eccyesis*
Extravasation *extravasation*
extrazellulär *extracellular*
Extrazellulärflüssigkeit *extracellular fluid*
extrem *extreme*
Extremität *limb*
Extremitäten *extremities*
Extremitätenableitung *limb lead*
Extremitätenskelett *appendicular skeleton*
Extrinsic-Faktor *extrinsic factor*
extrinsisch *extrinsic*
Extroversion *extroversion*
extrovertiert *extroverted*
Extrovertierte(r) *extrovert*
exzidieren *to excise*
Exzision *excision*
Exzitationsstadium *excitement*
exzitatorisch *excitatory*

Ff

Facelifting *face lift or face-lifting operation*
Facette *facet*
Facettensyndrom *facet syndrome*
Facharzt/Fachärztin *specialist, consultant*
Facharzt/-ärztin für Geriatrie *geriatrician*
fachärztliche Betreuung *secondary medical care*
fachärztlicher Berater *consultant*
Fachgebiet *speciality, specialization*
Fachkrankenschwester *clinical nurse specialist*
fachkundig *expert*
Fachmann/Fachfrau *expert*
-faciens *-facient*
Facies *facies or face*
Facies adenoides *adenoidal expression*
Facies articularis costae *articular facet of a rib*
Faden *ligature, filum, thread*
Fadenpapillen *filiform papillae*
Fadenwurm *threadworm or pinworm*
fähig *able, capable*
Fähigkeit *ability, capacity, faculty, skill*
fahl *livid*
Fahrenheit *Fahrenheit*
Fahrrad *cycle*
Fahrt *trip*
Fairbank-Schiene *Fairbanks' splint*

fäkal *faecal*
Faktor *factor*
Faktor IX *Christmas factor* or *Factor IX*
Faktor VIII *Factor VIII*
Faktum *fact*
Fakultät *school*
Falciparum-Malaria *subtertian fever*
Fall *candidate, case; fall*
Fallbericht *case history*
fallen *to decrease, drop, fall, subside*
fallen lassen *to drop*
Fallfuß *drop foot*
Fallhand *drop wrist* or *wrist drop*
Fallot-Tetralogie *tetralogy of Fallot* or *Fallot's tetralogy*
falsch *false, incorrect*
falsche Rippen *false ribs*
falsche Zähne *false teeth* or *dentures*
Falte *fold, plica, ruga*
Fältelung *plication*
falten *to fold*
faltig *wrinkled*
Falx cerebri *falx (cerebri)*
familiär *familial*
familiäre adenomatöse Polyposis *familial adenomatous polyposis (FAP)*
familiärer hämolytischer Ikterus *acholuric jaundice*
familiäres Leiden *familial disorder*
Familie *family, kin*
familienfeindliche Arbeitszeit *antisocial hours*
Familienkrankheit *familial disorder*
Familienplanung *family planning, planned parenthood*
Fanconi-Syndrom *Fanconi syndrome*
Fantasie *fantasy, imagination*
fantasieren *to fantasize*
Farbe *colour*
Färben *staining*
färben *to colour, stain*
farbenblind *colour-blind*
Farbenblindheit *colour blindness*
farblos *colourless*
Farbstoff *colouring (matter), stain*
Färbung *staining*
Farm *farm*
Farmer *farmer*
Farmerlunge *farmer's lung*
Fascia *fascia*
Fascia lata *fascia lata*
Fascia superficialis *superficial fascia*
Fasciculus *fasciculus*
Fasciculus thalamocorticalis *thalamocortical tract*
Fasciolopsis *Fasciolopsis*
Faser *fiber*
faserartig *fibroid*
Fasergeschwulst *fibroid*
Fasergewebe *fibrous tissue*
Faserknorpel *fibrocartilage*
Faserknorpelentzündung *fibrochondritis*
Faserkrebs *scirrhus*
Faseroptik *fibre optics* or *fibreoptics*
Fassungsvermögen *capacity*
Fasten *fast*
fasten *to fast*
Fastigium *fastigium*
Faszie *fascia*
Faszikel *fasciculus*
faszikuläre Zuckungen *fasciculation*
Faszikulation *fasciculation*
Fauces *fauces*
faul *lazy*
Fäulnis *putrefaction*
Faust *fist*
Favismus *favism*
Favus *favus*
Fäzes *faeces* or *faecal matter, stools, bowel movements*
fazial *facial*
Febricula *febricula*
febril *febrile*
Febris intermittelens *intermittent fever*
Febris ondulans *brucellosis* or *undulant fever* or *Malta fever* or *mountain fever*
Febris quartana *quartan fever*
Febris quintana *trench fever*
Febris quotidiana *quotidian fever*
Febris recurrens *recurrent* or *relapsing fever*
Febris remittens *remittent fever*
Febris traumatica *traumatic fever*
Febris uveoparotidea *uveoparotid fever* or *syndrome*
Feedback *feedback*
Feer-(Selter-Swift-)Krankheit *pink disease* or *erythroedema* or *acrodynia*
Fehlbehandlung *malpractice*
Fehlbildung *malformation*
Fehlen *absence*
fehlen *to lack*
fehlend *absent*
fehlgebären *to abort*
fehlgebildet *malformed*
Fehlgeburt *miscarriage* or *spontaneous abortion*
Fehling-Lösung *Fehling's solution*
Fehlstellung *malposition*
Fehlverhalten *misconduct*
Feigwarze *condyloma, venereal wart*
Feld *area, field*
Felsenbein (des Schläfenbeins) *petrous bone*
Felty-Syndrom *Felty's syndrome*
Feminisierung *feminization*
femoral *femoral*
Femur *thighbone* or *femur*
Femurkopf *head of femur*
Fenchel *fennel*
Fenestra *fenestra*
Fenestra cochleae *fenestra cochleae*
Fenestra ovalis *oval window* or *fenestra ovalis*
Fenestra rotunda *round window* or *fenestra rotunda*
Fenestra vestibuli *fenestra vestibuli*

Fenster *window*
Fensterung *fenestration*
Fermentation *fermentation or zymosis*
Ferse *heel*
Fersenbein *heel bone or calcaneus*
Fertigkeit *skill*
Fertilisation *fertilization*
Fertilität *fertility*
Fertilitätsrate *fertility rate*
Fessel *vinculum*
fesseln *to bind*
fest *solid(ly), tight(ly)*
fest schlafen, fest eingeschlafen sein *to be fast asleep*
fest werden *to solidify*
feste Nahrung *solid food or solids*
festhaken *to hook*
Festigung *consolidation*
Festination *festination*
festklammern *to clamp*
festlegen *to fix*
festschnallen *to strap (up)*
feststecken *to pin*
feststellen *to determine*
fetal *fetal or foetal*
fetale Dystokie *fetal dystocia*
fetale Erythroblastose *erythroblastosis fetalis*
Fetischismus *fetichism*
Fetischist *fetichist*
Fetoskopie *fetoscopy*
Fett *fat*
fett *fat*
fettähnlich *lipoid*
fettarme Kost *low-fat diet*
fettes Öl *fixed oil*
Fettgewebe *body fat or adipose tissue*
fettig *adipose, fatty*
fettige Degeneration *adipose or fatty degeneration*
fettleibig *adipose*
Fettleibigkeit *obesity*
fettlöslich *fat-soluble*
Fettpolster *pad*
fettreich *adipose*
Fettsäure *fatty acid*
Fettstoffwechsel *lipid metabolism*
Fetus *fetus or foetus*
feucht *damp, moist, wet*
feuchte Beriberi *wet beriberi*
feuchte Gangrän *moist gangrene*
feuchte Packung *poultice or fomentation*
Feuchtigkeit *moisture*
Feuchtigkeitsgehalt *moisture content*
Feuermal *port wine stain*
Fibrillation *fibrillation*
Fibrille *fibril*
fibrillierend *fibrillating*
Fibrin *fibrin*
Fibrinogen *fibrinogen*
Fibrinolyse *fibrinolysis*
Fibrinolysin *fibrinolysin or plasmin*
Fibrinschaum *fibrin foam*
Fibro(leio)myom des Uterus *fibroid (tumour) or fibromyoma or uterine fibroma*
Fibroadenom *fibroadenoma*
Fibroblast *fibroblast*
Fibrochondritis *fibrochondritis*
Fibroelastosis (endocardiaca) *fibroelastosis*
fibroid *fibroid*
Fibroid *fibroid*
Fibrom(a) *fibroma*
Fibroma molluscum *molluscum fibrosum*
Fibroma molluscum multiplex *neurofibromatosis (NF) or von Recklinghausen's disease*
fibromuskulär *fibromuscular*
Fibromyom *fibromyoma*
fibrös *fibrous*
Fibrosarkom *fibrosarcoma*
Fibrose *fibrosis*
fibröses Perikard *fibrous pericardium*
Fibrositis *fibrositis*
Fibroskop *fibrescope*
Fibrozyste *fibrocyst*
fibrozystisch *fibrocystic*
Fibrozyt *fibrocyte*
Fibula *fibula*
fibular *fibular*
Fieber *fever, pyrexia, temperature*
Fieberbläschen *fever sore or fever blister, herpes simplex (Type I) or cold sore*
fieberfrei *afebrile*
fieberhaft *febrile, feverish*
fieberhafte Erkrankung *febrile disease*
Fieberkraut *feverfew*
Fieberkurve *temperature chart or graph*
Fieberlosigkeit *apyrexia*
Fiebermittel *febrifuge*
Fieberschauer *chill*
fiebersenkend *antipyretic, febrifuge*
fiebersenkendes Mittel *antipyretic*
Fieberthermometer *clinical thermometer*
fiebrig *febrile, feverish*
Filament *filament*
filamentär *filamentous*
Filaria or **Filarie** *Filaria*
Filaria loa *Loa loa*
Filariose *filariasis*
filiform *filiform*
Filipunktur *filipuncture*
Film *film*
Filter *filter*
filtern *to filter*
Filtrat *filtrate*
Filtration *filtration*
filtrieren *to filter*
Filum *filum*
Filum terminale *filum terminale*
Filzlaus *crab (louse) or pubic louse, Pediculus pubis*
Fimbria *fimbria*
Fimbrie *fimbria, pilus*

final *final*
Finger *dactyl, digit, finger*
Fingerabdruck *fingerprint*
Fingerglied *phalanx*
Fingerknöchel *knuckles*
Fingerling *fingerstall*
Fingernagel *fingernail*
Finger-Nasen-Versuch (FNV) *finger-nose test*
Fingersprache *deaf and dumb language* or *sign language* or *dactylology*
Fingervenen *digital veins*
Fisch *fish*
Fissur *fissure*
Fissura *fissure*
Fissura lateralis *lateral fissure*
Fissura longitudinalis cerebri *longitudinal fissure*
Fissura obliqua (pulmonis) *oblique fissure*
Fistel *fistula*
Fistelgang *sinus*
Fistula *fistula*
Fistula ani *anal fistula* or *fistula in ano*
fit *fit*
Fitness *fitness*
fixieren *to fix*
Fixiermittel *fixative*
fixiert *fixated*
Fixierung *fixation*
flach *flat*
flache Knötchenflechte *lichen planus*
Fläche *area, surface*
Flagellat *flagellate*
Flagellum *flagellum*
Flare *flare*
Fläschchen *phial*
Flasche *bottle*
Flaschenernährung *bottle feeding*
Flaschenkind *bottle-fed baby*
Flattern *flutter* or *fluttering*
flatulent *flatulent*
Flatulenz *flatulence*
Flatus *flatus*
Flechte *lichen*
Fleck *macule, plaque, spot*
Flecken bekommen *to break out* or *come out in spots*
Fleckfieber *typhus*
fleckig *spotty*
Flecktyphus *typhus*
Fleisch *flesh, meat*
Fleischbrühe *broth*
fleischig *fleshy*
Fleischwunde *flesh wound*
Flexibilitas cerea *flexibilitas cerea*
Flexion *flexion*
Flexner-Bakterium *Flexner's bacillus*
Flexor *flexor*
Flexur *flexure*
Flexura *flexure*
Flexura coli dextra *hepatic flexure*
Flexura coli sinistra *splenic flexure*
Flexura sigmoidea *sigmoid flexure*
Fliege *fly*
fliegende Rippen *floating ribs*
fließen *to flow*
Flimmerepithel *ciliated epithelium*
Flimmerhaar *cilium*
Flimmern *fibrillation*
flimmernd *fibrillating*
Flimmerskotom *fortification figures*
Flocke *flake*
Flockenlesen *carphology* or *floccitation*
Floh *flea*
Flora *flora*
flottieren *to float*
Flowmeter *flowmeter*
flüchtig *volatile*
Flügelfell *pterygium*
Flügelfortsatz (des Keilbeins) *pterygoid process*
Flügel-Gaumen-Grube *pterygopalatine fossa*
Flügelplatte *pterygoid plate*
Fluktuation *fluctuation*
Fluor *fluorine*
Fluor albus *leucorrhoea* or *whites*
Fluor vaginalis *vaginal discharge*
Fluoreszenz *fluorescence*
fluoreszierend *fluorescent*
Fluorid *fluoride*
Fluoridierung *fluoridation*
Fluorose *fluorosis*
Fluoroskop *fluoroscope*
Fluoroskopie *fluoroscopy*
Flush *flush*
Fluss *flux, flow*
Flussblindheit *river blindness*
flüssig *liquid*
flüssiges Nährmedium *broth*
flüssiges Paraffin *liquid paraffin*
Flüssigkeit *fluid, humour, juice, liquid, liquor*
Flüstern *whisper*
flüstern *to whisper*
Flut *flood*
Foetor *fetor* or *foetor*
Foetor ex ore *halitosis*
fokal *focal*
fokale Muskelschädigung *focal myopathy*
fokaler Anfall *focal epilepsy*
Fokus *focus*
fokussieren *to focus*
Folge *succession*
Folgeerscheinungen *sequelae*
Folgen *sequelae*
folgend *successive*
Folie à deux *folie à deux*
Follikel *follicle*
Follikelatresie *atretic follicle*
follikelstimulierendes Hormon (FSH) *follicle-stimulating hormone (FSH)*
follikulär *follicular*
Follikulitis *folliculitis*
Folsäure *folic acid*

Fonds *fund*
Fontanelle *fontanelle*
Fonticulus *fontanelle*
Fonticulus anterior (major) *anterior fontanelle*
Fonticulus posterior (minor) *posterior fontanelle*
Foramen *foramen*
Foramen interventriculare Monroi *interventricular foramen*
Foramen Magendii *Magendie's foramen*
Foramen magnum *foramen magnum*
Foramen obturatum *obturator foramen*
Foramen ovale *foramen ovale*
Foramen vertebrale *vertebral foramen*
Foramina intervertebralia *intervertebral foramina*
Foramina sacralia *sacral foramina*
Foramina vertebralia *vertebral foramina*
Forceps *forceps*
forcierte Ausatmung *exsufflation*
fördern *to promote*
Form *form*
Formaldehyd *formaldehyde*
Formalin *formalin*
formbar *pliable*
Formel *formula*
Formicatio *formication*
Formular *form*
Fornix *fornix*
Fornix cerebri *fornix cerebri*
Fornix vaginae *fornix of the vagina*
Forschung *research*
fortbestehen *to continue*
Fortbewegung *locomotion*
fortfahren *to continue*
fortgeleiteter Schmerz *synalgia or referred pain*
fortgeschritten *advanced*
Fortpflanzung *propagation, reproduction*
Fortpflanzungsapparat *reproductive system*
Fortpflanzungsorgane *reproductive organs*
Fortpflanzungstrakt *reproductive tract*
Fortsatz *appendage; process*
fortschreiten *to progress*
Fortschreiten *progression*
fortschreitend *progressive*
fortschreitende Schwerhörigkeit *progressive deafness*
Fortschritt *progress*
Fortschritte machen *to progress*
fortsetzen *to continue*
Fortsetzung *continuation*
Fossa *fossa, pit*
Fossa cubitalis *cubital fossa*
Fossa hypophysialis *pituitary fossa or sella turcica*
Fossa iliaca *iliac fossa*
Fossa ischiorectalis *ischiorectal fossa*
Fossa ovalis *saphenous opening*
Fossa pituitaria *pituitary fossa or sella turcica*
Fossa poplitea *popliteal fossa or popliteal space*
Fossa pterygopalatina *pterygopalatine fossa*
Fossa temporalis *temporal fossa*
Fossae mandibulares *mandibular fossae*
Fothergill-Operation *Fothergill's operation*
Foto *photograph*
Fotodermatose *photodermatosis*
fotogen *photogenic*
Fotografie *photograph; photography*
fotografieren *to photograph*
Fotokoagulation *Fotocoagulation*
Fotoophthalmie *photophthalmia*
Fotophobie *photophobia*
fotopisches Sehen *photopic vision*
Fotoretinitis *photoretinitis or sun blindness*
Fotorezeptor *photoreceptor neurone*
Fototherapie *phototherapy*
Foturie *photuria*
Fötus *fetus or foetus*
foudroyant *fulminant or fulminating*
Fovea *fovea*
Foveola gastrica *gastric pit*
Fractura non sanata *pseudoarthrosis*
Fragile-X-Syndrom *fragile-X syndrome*
Fragilitas *fragilitas*
Fragilitas ossium *fragilitas ossium, osteogenesis imperfecta*
Fraktur *break, fracture*
Frakturheilung *union*
Frakturheilung in Fehlstellung *malunion*
Framboesica tropica *or* **Frambösie** *yaws or framboesia or pian*
Franse *fimbria*
Frauenarzt/Frauenärztin *gynaecologist*
Frauenheilkunde *gynaecology*
Frauenklinik *women's hospital*
Frauenkondom *female condom*
Frauenstation *women's ward*
frei (von) *clear of; loose*
frei machen *to unblock*
Freiberg-Köhler-Syndrom *Freiberg's disease*
freie Besuchszeit *open visiting*
freie Gelenkkörper *joint mice*
Frei-Hauttest *Frei test*
freilegen *to expose*
Freiname *generic*
freisetzen *to release*
Freisetzung *release*
freiwillig *voluntary*
Freiwillige(r) *volunteer*
fremd *exotic, foreign*
Fremde(r) *foreigner*
Fremdkörper *foreign body*
Fremitus *fremitus*
Fremitus bronchialis *friction fremitus*
Frenkel-Übungsbehandlung *Frenkel's exercises*
Frenulum *frenulum or frenum*
Frenulum labiorum pudendi *fourchette*
Frequenz *rate*
Frequenzstimulation *pacing*
Freude *amusement*

freudige Erregung *elation*
Friedländer-Bakterium *Friedländer's bacillus*
Friedman-Laphan-Reaktion *Friedman's test*
Friedreich-Ataxie *Friedreich's ataxia*
frieren *to freeze*
Frieselausschlag *miliaria or prickly heat or heat rash*
frigide *frigid*
Frigidität *frigidity*
Friktion *friction*
frisch *fresh*
frische Luft *fresh air*
frischgefrorenes Humanplasma (FFP) *fresh frozen plasma*
Fröhlich-Syndrom *Fröhlich's syndrome or dystrophia adiposogenitalis*
Front *front*
frontal *frontal*
frontale Lobotomie *frontal lobotomy, leucotomy*
Frontalebene *coronal plane*
Frontallappen *frontal lobe*
Frosch *frog*
Froschgeschwulst *ranula*
Frost *frost*
Frostbeule *chilblain, frostbite, erythema pernio*
Frucht *fruit*
fruchtbar *fertile*
Fruchtbarkeit *fertility*
Fruchtblase *amniotic sac, bag of waters*
Fruchtblasenpunktion *amniocentesis*
Fruchtblasensprengung *amniotomy*
Fruchtschmiere *vernix caseosa*
Fruchtwasser *amniotic fluid, the waters*
Fruchtwasserspiegelung *amnioscopy*
Fructose *fructose*
Frühchen *preemie*
frühe Präeklampsie *early onset pre-eclampsia*
Frühgeborenes *premature baby*
Frühgeburt *premature birth*
Frühmobilisation *early ambulation*
frühreif *precocious*
Frühreife *precocity*
Frühstück *breakfast*
Fruktose *fructose*
Fruktosurie *fructosuria*
Fugue *fugue*
führen *to head, guide*
Führer *guide*
Führungsinstrument *director*
Fulguration *fulguration or electrodesiccation*
füllen *to fill*
Füllung *filling*
fulminant *fulminant or fulminating*
Fundus (gastricus) *fundus*
Fundus oculi *optic fundus*
Fünfling *quintuplet or quin*
Fünftagefieber *trench fever*
fünfter Hirnnerv *trigeminal nerve*
fungieren *to act as*
fungizid *fungicide*
Fungizid *fungicide*
fungoid *fungoid*
Fungus *fungus*
Funiculus (medullae spinalis) *funiculus*
Funiculus spermaticus *spermatic cord*
Funiculus umbilicalis *funis*
funikuläre Myelose *subacute combined degeneration (of the spinal cord)*
funikuläre Spinalerkrankung *subacute combined degeneration (of the spinal cord)*
Funikulitis *funiculitis*
Funktablette *radio pill*
Funktion *function; performance*
funktionell *functional*
funktionelle Enuresis *functional enuresis*
funktionieren *to function; perform*
Funktionsstörung *dysfunction, malfunction, impediment*
Furche *fissure, groove, sulcus*
Furcht *fear*
Furley-Krankentrage *Furley stretcher or standard stretcher*
Furor *furor*
Fürsorge *welfare*
Furunkel *furuncle or boil*
Furunkulose *furunculosis*
fusiform(is) *fusiform*
Fusion *fusion*
Fuß *foot, pes*
Fußballenentzündung *bunion*
Fußgelenk(e) *ankle joint*
Fußknöchel *ankle*
Fußpflege *chiropody, podiatry*
Fußpfleger/-in *chiropodist, podiatrist*
Fußpilz *athlete's foot*
Fußsohle *planta, plantar region or surface, sole*
Fußwendung *podalic version*
Fußwurzel *tarsus*
Fußwurzelknochen *tarsal bones, the tarsals*
füttern *to feed*
Füttern *feeding*

Gg

Gabelung *bifurcation*
Gähnen *yawn*
to gähnen *yawn*
Galaktagogum *galactagogue*
Galaktorrhoe *galactorrhoea*
Galaktosämie *galactosaemia*
Galaktose *galactose*
Galaktoseintoleranz *galactosaemia*
Galaktozele *galactocele*
Galea *galea*
Galle *gall or bile*
Gallenblase *gall bladder*
Gallenblasenarterie *cystic artery*
Gallenblasengang *cystic duct*
Gallenblasenvene *cystic vein*
Gallenfarbstoff *bile pigment*
Gallenfistel *biliary fistula*

Gallengang *bile canal or bile duct*
Gallengangs- *choledoch-*
Gallenkolik *biliary colic*
Gallenkonkrement *gallstone or calculus*
Gallensäuren *bile acids*
Gallensäurensalze *bile salts*
Gallenstauung *cholestasis*
Gallenstein *gallstone or calculus*
gallertig *gelatinous*
Gallertkern *nucleus pulposus*
Gallie-Operation *Gallie's operation*
gallig *bilious*
Gallone *gallon*
Galopprhythmus *gallop rhythm*
Galvanokaustik *galvanocautery*
Galvanotherapie *galvanism*
Gamet *gamete*
Gametogenese *gametogenesis*
gametozide Substanz *gametocide*
Gametozyt *gametocyte*
gametozytenschädigende Substanz *gametocide*
Gamgeeverband *gamgee tissue*
Gamma *gamma*
Gamma-Aminobuttersäure (GABA) *gamma aminobutyric acid (GABA)*
Gammaglobulin *gamma globulin*
Gammakamera *gamma camera*
Gammastrahlen *gamma rays*
Gang *duct or ductus, meatus, passage; gait*
Ganglion *ganglion*
Ganglion cervicothoracicum *stellate ganglion*
Ganglion ciliare *ciliary ganglion*
Ganglion coeliacum *coeliac ganglion*
Ganglion Gasseri *Gasserian ganglion*
Ganglion mesentericum *mesenteric ganglion*
Ganglion oticum *otic ganglion*
Ganglion pterygopalatinum *pterygopalatine ganglion*
Ganglion semilunare *trigeminal or Gasserian ganglion*
Ganglion sphenopalatinum *sphenopalatine ganglion*
Ganglion (spirale) cochleae *spiral ganglion*
Ganglion stellatum *stellate ganglion*
Ganglion submandibulare *submandibular ganglion*
Ganglion superius *superior ganglion*
Ganglion trigeminale *trigeminal ganglion*
Ganglion vertebrale *vertebral ganglion*
ganglionär *ganglionic*
Ganglionektomie *ganglionectomy*
Gangrän *gangrene*
Gänsehaut *goose flesh or goose pimples or cutis anserina*
ganzheitlich *holistic*
Ganzkörperbestrahlung *total body irradiation*
Ganzkörperscanner *body scanner*
Ganzkörperwaschung (im Bett) *sponge bath*
Ganzkörperwaschung *sponge bath*
Gargoylismus *gargoylism or Hurler's syndrome*
Gärung *fermentation or zymosis*
Gas *gas*
Gas bildend *aerogenous*
Gasaustausch *gas exchange*
Gasbrand or **Gasgangrän** *gas gangrene*
Gasser-Ganglion *Gasserian ganglion*
gastral *gastric*
Gastralgie *gastralgia*
Gastrektomie *gastrectomy*
Gastrin *gastrin*
gastrisch *gastric*
Gastritis *gastritis*
gastroduodenal *gastroduodenal*
Gastroduodenostomie *gastroduodenostomy*
Gastroenteritis *gastroenteritis*
Gastroenteroanastomose *gastroenterostomy*
Gastroenterologe *gastroenterologist*
Gastroenterologie *gastroenterology*
Gastroenterostomie *gastroenterostomy*
gastroepiploisch *gastroepiploic*
Gastroilealreflex *gastroileac reflex*
gastrointestinal *gastrointestinal*
Gastrojejunostomie *gastrojejunostomy*
Gastroknemius *gastrocnemius*
gastrokolischer Reflex *gastrocolic reflex*
Gastrolith *gastrolith*
gastroösophagealer Reflex *gastro-oesophageal reflux*
Gastropexie *gastropexy*
Gastroptose *gastroptosis*
Gastroskop *gastroscope*
Gastroskopie *gastroscopy*
Gastrostomie *gastrostomy*
Gastrotomie *gastrotomy*
Gastrozele *gastrocele*
Gastrula *gastrula*
Gasvergiftung *gas poisoning*
Gattung *genus*
Gaucher-Krankheit *Gaucher's disease*
Gaumen *palate, roof of the mouth*
Gaumenbein *palate bone or palatine bone*
Gaumenbogen *palatine arch*
Gaumenlähmung *palatoplegia*
Gaumenmandel *(palatine) tonsil*
Gaumenplastik *palatoplasty*
Gaumen-Schlund-Bogen *palatopharyngeal arch*
Gaumensegellähmung *palatoplegia*
Gaumenspalte *cleft palate*
Gaumen(spalten)naht *palatorrhaphy*
Gaumenzäpfchen *uvula*
Gaumenzäpfchenresektion *staphylectomy*
Gaumen-Zungen-Bogen *palatoglossal arch*
Gaze *gauze*
Gebärbett *delivery bed*
Gebären *childbearing*
gebären *to give birth*
gebärend *parturient*
Gebärmutter *womb or uterus*
Gebärmutterfibrom *fibroid (tumour) or fibromyoma or uterine fibroma*

Gebärmutterhals *cervix*
Gebärmutterhalsausstülpung *eversion of the cervix*
Gebärmutterhalskanal *cervical or cervicouterine canal*
Gebärmutterhalskrebs *cervical cancer*
Gebärmutterhöhle *uterine cavity*
Gebärmutterleiomyom *uterine fibroma or fibroid*
Gebärmutterschleimhaut *endometrium*
Gebärmutterschwangerschaft *uterogestation*
Gebärmuttersenkung *or* **Gebärmuttervorfall** *prolapsed womb or prolapse of the uterus or uterine prolapse*
Gebärstuhl *birthing chair*
Gebiet *area, field*
Gebiss *dentition, denture(s), false teeth*
geblockt *occluded*
geblähte Blase *distended bladder*
gebogen *circumflex, curved*
geboren habend *parous*
geboren werden *to be born*
Gebrauchsanweisung *instructions*
Gebrechen *infirmity*
gebrechlich *infirm*
Gebrechlichkeit *infirmity*
gebrochen *fractured*
Geburt bei Gesichtslage *face delivery*
Geburt bei Schädellage *vertex delivery*
Geburt *birth, childbirth, parturition, delivery, labour*
Geburtenkontrolle *or* **Geburtenregelung** *birth control*
Geburtenrate *birth rate*
Geburtenziffer *birth rate*
Geburtsdatum *date of birth*
Geburtseinleitung *induction of labour*
Geburtshelfer *obstetrician*
Geburtshilfe *obstetrics; midwifery*
geburtshilflich *obstetric(al)*
Geburtskanal *birth canal*
Geburtsrate *birth rate*
Geburtsurkunde *birth certificate*
Geburtsverletzung *birth injury*
Geburtszange *obstetrical forceps*
Gedächtnis *memory; mind*
Gedächtnisverlust *loss of memory*
Gedankenstop *blocking*
gedeihen *to thrive*
Gedeihstörung *failure to thrive, marasmus*
geduldig *patient(ly)*
Gefahr *danger*
gefährden *to endanger*
gefährdend *or* **gefährlich** *dangerous*
gefahrlos *safely*
gefaltet *plicate*
Gefäß *vas, vessel*
Gefäßachse *axis*
Gefäßausräumung *or* **Gefäßausschälung** *rebore*
Gefäßbildung *vascularization*
Gefäßentzündung *angiitis*
gefäßfrei *avascular*
Gefäßklemme *haemostat*
Gefäßkrampf *angiospasm*
Gefäßläsion *or* **Gefäßschädigung** *vascular lesion*
Gefäßstamm *axis*
Gefäßsystem *circulatory or vascular system*
gefiedert *bipennate*
Geflecht *network; plexus*
gefleckt *mottled*
gefrieren *to congeal*
gefriertrocknen *to lyophilize*
Gefriertrocknung *lyophilization, freeze drying*
Gefühl *feeling*
gefühllos *dead, numb*
Gegenanzeige *contraindication*
Gegend *region*
Gegenextension *counterextension*
gegenfärben *to counterstain*
Gegenfärbung *counterstain*
Gegenmittel *antidote*
Gegenreizmittel *counterirritant, blister*
Gegenreizung *counterirritation*
Gegenstand *subject*
Gegensteller *opponens*
gegenüberliegen *to face*
Gegenwart *presence*
Gegenwirkung *counteraction*
Gegenzug *counterextension*
Gehalt *content*
gehaltvoll *rich in*
Gehapparat *caliper*
gehen *to walk*
gehfähig *ambulant, ambulatory*
Gehhilfe *walking frame or walker*
Gehilfe/Gehilfin *helper*
Gehirn *brain or encephalon*
Gehirnblutung *brain haemorrhage*
Gehirnerschütterung *concussion*
Gehirn-Rückenmark-Flüssigkeit *cerebrospinal fluid (CSF)*
Gehirnschädel *neurocranium*
gehirnverletzt *brain-damaged*
Gehirnverletzung *brain damage*
Gehör *hearing*
gehorchen *to obey*
Gehörgang *ear canal, auditory canal*
Gehörknöchelchen *ear ossicle, auditory ossicle*
Gehstörung *dysbasia*
Geigerzähler *Geiger counter*
Geißel *flagellum*
Geißeltier *flagellate*
Geißfuß *elevator*
Geist *mind*
geistesgestört *insane*
Geisteskräfte *mental faculties*
geisteskrank *insane, mentally deranged*
Geisteskranke(r) *mental patient*
Geisteskrankheit *insanity, mental illness*
geistesschwach *feebleminded*
Geistesschwäche *feeblemindedness*
Geistesverwirrung *mental aberration*

Geisteszustand *state of mind*
geistig *mental(ly)*
geistig zurückgeblieben *retarded*
geistige Aktivität *cerebration*
geistige Behinderung *mental handicap*
geistige Entwicklung *mental development*
geistige Fähigkeiten *mental faculties*
geistige Retardierung *mental retardation*
Gekröseschlagader *mesenteric artery*
Gekrösevene *mesenteric vein*
gekrümmt *circumflex, curved, bent double*
Gel *gel, jelly*
gelähmt *palsied*
Gelatine *gelatin*
gelatinös *gelatinous*
gelb *yellow*
Gelb *yellow*
gelbe Leberatrophie *yellow atrophy*
gelber Fleck *yellow spot or macula lutea*
Gelbfieber *yellow fever*
Gelbkörper *corpus luteum*
Gelbsehen *xanthopsia*
Gelbsucht *jaundice or icterus*
Geldrolle *rouleau*
gelegen *situated*
Gelenk *articulation, joint*
Gelenkentzündung *arthritis*
Gelenkerkrankung *arthropathy*
Gelenkfläche einer Rippe *articular facet of a rib*
Gelenkflüssigkeit *synovial fluid*
Gelenkfortsatz *articulating process*
gelenkig *(double-)jointed*
Gelenkinnenhaut *synovial membrane*
Gelenkkapsel *joint capsule*
Gelenkknorpel *articular cartilage*
Gelenkkopf *condyle*
Gelenkmäuse *joint mice*
Gelenkpfanne *socket*
Gelenkschmerz *arthralgia, arthrodynia*
Gelenkschmiere *synovia or synovial fluid*
gelingen *to succeed*
gelöster Stoff *solute*
gelten für *to apply to*
gelungen *successful*
gemäß *according to*
gemein *common*
Gemeinde *community*
Gemeindehebamme *community midwife*
Gemeinderat *town council*
Gemeindeschwester *district nurse or home nurse*
gemeine Warze *common wart*
gemeinsam *(in) common*
gemeinsame Endstrecke *final common pathway*
gemeinsame Hüftschlagader *common iliac artery*
gemeinsame Hüftvene *common iliac vein*
gemeinsame Kopfschlagader *common carotid artery*
gemeinsamer Lebergallengang *common hepatic duct*
Gemeinschaft *community*
Gemeinschaftspraxis *group practice*
Gemellus *gemellus*
Gemetenbildung *gametogenesis*
gemildert *abortive*
Gemüse *vegetable*
Gemütsbewegung *emotion*
Gemütsstörung *mental aberration*
Gen *gene*
genau *exact(ly), accurate(ly), precise(ly)*
genehmigen *to approve (of)*
generalisiert *generalized*
Generation *generation*
generisch *generic*
genesen *to recuperate, convalesce, recover*
genesend *convalescent*
Genesende(r) *convalescent*
Genesung *convalescence, recovery, recuperation*
Genesungsheim *convalescent home*
Genesungskarte *get well card*
Genetik *genetics*
Genetiker/-in *geneticist*
genetisch *genetic*
genetische Selektion *genetic selection*
genetischer Code *genetic code*
genital *genital*
Genitalapparat *reproductive system*
Genitalien *genital organs or genitals or genitalia*
Genom *genome*
Genotyp *genotype*
Gentechnik *bioengineering, genetic engineering*
Gentianaviolett *gentian violet*
Genträger *carrier*
Genu *genu*
Genu valgum *genu valgum, knock knee*
Genu varum *genu varum, bow legs*
genuine Epilepsie *idiopathic epilepsy*
Genus *genus*
gerade *straight*
gerader Bauchmuskel *rectus abdominis*
gerader Schenkelmuskel *rectus femoris*
Gerät *apparatus, appliance, device*
Geräte *equipment*
Geräusch *bruit, murmur, sound*
Gerbsäure *tannin or tannic acid*
gereinigtes Tuberkulin *purified protein derivative (PPD)*
Geriatrie *geriatrics*
geriatrisch *geriatric*
geriatrische Abteilung *or* **Station** *geriatric unit or ward*
geriatrisches Krankenhaus *geriatric hospital*
Gericht *court*
gerichtliche Untersuchung der Todesursache *inquest*
gerichtliche Verfügung *court order*
Gerichtsbeschluss *court order*
Gerichtsmedizin *forensic medicine*
geringer *minor*

geringgradig *mild*
gerinnen *to clot, coagulate, congeal; curdle*
Gerinnung *clotting, coagulation*
Gerinnungsfaktoren *clotting or coagulation factors*
gerinnungshemmend *anticoagulant*
Gerinnungshemmer *anticoagulant*
Gerinnungsmittel *coagulant*
Gerinnungszeit *clotting or coagulation time*
germinal or **germinativ** *germinal*
germizid *germicide*
Germizid *germicide*
Gerontologie *gerontology*
gerötet *flushed*
Gerstenkorn *stye or hordeolum*
Gerstmann-Syndrom *Gerstmann's syndrome*
Geruch *odour, scent, smell*
geruchlos *odourless*
Geruchsnerv *olfactory nerve*
Geruchssinn *olfaction, (sense of) smell*
Geruchstäuschung *parosmia*
Gerüst *frame*
Gesamtorganismus *system*
Gesäß *bottom, breech, ischium*
Gesäßbacken *buttocks, nates*
Gesäßmuskel *gluteus*
Gesäßmuskeln *gluteal muscles*
gesättigtes Fett *saturated fat*
geschehen *to happen*
Geschichte *history*
Geschlecht *sex*
Geschlechtsakt *sex(ual) act*
Geschlechtsbestimmung *sex determination*
Geschlechtschromatin *sex chromatin or Barr body*
Geschlechtschromosom *sex chromosome*
geschlechtsgebunden *sex-linked*
Geschlechtshormon *sex hormone*
Geschlechtskrankheit *sexually transmitted disease (STD), venereal disease (VD), social disease*
geschlechtslos *neuter*
Geschlechtsorgane *sex organs, reproductive organs*
Geschlechtstrieb *libido*
Geschlechtsverbindung *sex-linkage*
Geschlechtsverkehr *(sexual) intercourse*
geschlossene Fraktur *simple or closed fracture*
Geschmack(sinn) *taste, gustation*
Geschmacksknospe *taste bud*
geschuppt *scaly*
geschützter Geschlechtsverkehr *safe sex*
Geschwisterteil *sibling*
geschwollen *engorged, tumid, turgid*
Geschwulst *growth, tumor, canker, sore, ulcer*
gesellschaftlich *social*
gesellschaftsfeindlich *antisocial*
gesetzlich geschützt *proprietary*
Gesicht *facies or face*
Gesichtsausdruck *expression*
Gesichtsfarbe *complexion*
Gesichtsfeld *field of vision, visual field*
Gesichtsfeldausfall *scotoma*
Gesichtsfeldeinschränkung *partial vision*
Gesichtshautstraffung *face lift or face-lifting operation*
Gesichtslage *face presentation*
Gesichtsmaske *mask*
Gesichtsnerv *facial nerve*
Gesichtsröte *flush*
Gesichtsschlagader *facial artery*
Gesichtsvene *facial vein*
Gesichtszüge *features*
gespaltene Persönlichkeit *split personality*
gespannt *tense*
Gespräch *call*
Gestagen *progestogen*
gestaltlos *amorphous*
Gestation *gestation or pregnancy*
gestatten *to allow*
gestaut *congested*
gesteigerte Magensaftsekretion *gastrorrhoea*
Gestell *frame*
gestielt *pedunculate*
gestillt *breastfed*
gestört *disordered, defective*
gestörtes psychisches Gleichgewicht *disturbed balance of mind*
gestreift *striated*
gesund *fit, healthy, sound, well*
gesund werden *to get better or well*
Gesundheit *fitness, health, well-being*
Gesundheitsbeauftragte(r) *Medical Officer of Health (MOH)*
Gesundheitsbewusstsein *self-care*
Gesundheitsdienst *health service*
Gesundheitserziehung *health education*
gesundheitsgefährdende Drogen *dangerous drugs*
Gesundheitsminister/-in *health minister*
Gesundheitsministerium *Ministry or Department of Health*
Gesundheitspflege *self-care*
Gesundheitssteuer *health tax*
Gesundheitsverwaltung *medical administration*
Gesundheitszentrum *health centre*
Getränk *drink*
Getreide(flocken) *cereal*
Gewebe *tissue*
Gewebeerweichung *maceration*
Gewebekultur *tissue culture*
Gewebeschnitt *cross-section*
Gewebeschädigung *tissue damage*
Gewebespannung *turgor*
Gewebetypisierung *tissue typing*
Gewebeverträglichkeit *histocompatibility*
gewebsartig *histoid*
Gewebsentstehung *histogenesis*
Gewebsfalte *frenulum or frenum*
Gewebspolster *pad*

gewebsschädigend *histotoxic*
Gewebsschicht *panniculus*
Gewebswassersucht *edema*
Gewicht *weight*
Gewichtsverlust *loss of weight or weight loss*
Gewichtszunahme *weight gain or gain in weight*
Gewohnheit *habit*
gewohnheitsmäßig *habitual*
gewöhnlich *common(ly), normal(ly)*
gewöhnlicher Schnupfen *acute rhinitis*
Gewöhnung *habituation*
Gewölbe *fornix*
gewunden *convoluted*
gewundene Nierenkanälchen *convoluted tubules*
gewünschte Wirkung *required effect*
gezackt *serrated*
gezackter Rand *serration*
Ghon-Herd *Ghon's focus*
Giardia intestinalis or **Giardia lamblia** *Giardia*
Giardiasis *giardiasis or lambliasis*
Gibbus *gibbosity or gibbus*
Gicht *gout or podagra*
Giemen *wheeze, wheezing*
gierig *greedy*
gießbeckenartig *arytenoid*
Gift *poison*
Giftefeu *poison ivy*
Gifteiche *poison oak*
Giftgas *poisonous gas*
giftig *noxious, poisonous, toxic, venomous*
giftige Dämpfe *toxic fumes*
Giftigkeit *toxicity*
Gigantismus *gigantism*
Gingiva *gingiva*
Gingivektomie *gingivectomy*
Gingivitis *gingivitis, ulitis*
Ginglymus *ginglymus*
Gipfel *fastigium*
Gips *plaster (of Paris)*
Gipsverband *plaster cast*
Girdlestone-Operation *Girdlestone's operation*
Glabella *glabella*
Gladiolus *gladiolus*
Glandula *gland*
Glandula lacrimalis *tear gland or lacrimal gland*
Glandula lactifera or **Glandula mammaria** *mammary gland*
Glandula parathyreoidea *parathyroid (gland)*
Glandula parotidea *parotid gland*
Glandula parotis *parotid gland*
Glandula pinealis *pineal (gland), epiphysis cerebri*
Glandula pituitaria *pituitary gland or hypophysis cerebri*
Glandula sublingualis *sublingual gland*
Glandula submandibularis *submandibular gland*
Glandula submaxillaris *submaxillary gland*
Glandula tarsalis *tarsal gland or meibomian gland*
Glandula thyreoidea *thyroid (gland)*
Glandula vestibularis major *greater vestibular gland or Bartholin's gland*
Glandulae areolares (mammae) *Montgomery's glands*
Glandulae bulbourethrales *Cowper's glands or bulbourethral glands*
Glandulae ceruminosae *ceruminous glands*
Glandulae intestinales *intestinal glands or glands of Lieberkühn*
Glandulae parathyreoideae *parathyroid glands*
Glandulae suprarenales *suprarenal glands or suprarenals*
Glandulae vestibulares *vestibular glands*
glandulär *glandular*
Glans *balanus*
Glans Penis *glans penis, bulb of the penis*
Glanzstreifen *intercalated disc*
Glas *glass; jar; lens*
Glaskörper (des Auges) *vitreous body*
Glaskörperflüssigkeit *vitreous humour*
Glaskörpermembran *hyaloid membrane*
Glaskörperverflüssigung *synchysis*
glatt *smooth*
glätten *to smooth*
glatter Muskel *smooth or involuntary or unstriated or visceral muscle*
Glätzchen *glabella*
Glaukom *glaucoma*
gleich *equal*
gleichbleibend *constant; level*
gleichen *to equal*
Gleichgewicht *equilibrium, balance*
Gleichgewichtsnerv *vestibular nerve*
Gleichgewichtssinn *sense of balance*
Gleichgewichts- und Hörnerv *acoustic nerve or auditory nerve or vestibulocochlear nerve*
Gleichstrombehandlung *galvanism*
gleiten *to slide*
gleitfähig machen *to lubricate*
Gleitgel *lubricating jelly*
Gleitmittel *lubricant*
glenohumeral *glenohumeral*
Glia *glia or neuroglia*
Gliazellen *glial cells*
Glied(maße) *limb*
Gliedmaßen *extremities*
Glioblastom *glioblastoma*
Gliom *glioma*
Glioma retinae *retinoblastoma*
Gliomyom *gliomyoma*
Globin *globin*
Globulin *globulin*
Globulinurie *globulinuria*
Globulus *globule*
Globus *globus*
Globus hystericus or **Globus-Syndrom** *globus hystericus*
Glomangiom *glomangioma*
glomerulär *glomerular*

Glomerulitis *glomerulitis*
Glomerulonephritis *glomerulonephritis*
Glomerulus *glomerulus, glomerular tuft*
Glomerulus renis *Malpighian glomerulus*
Glomus caroticum *carotid body*
Glomustumor *glomangioma*
Glossa *glossa*
Glossalgie *glossodynia*
Glossektomie *glossectomy*
Glossina *Glossina*
Glossitis *glossitis*
Glossodynie *glossodynia*
Glossoplegie *glossoplegia*
Glottis *glottis*
Glotzaugen *popeyes*
Glückshaube *caul*
Glukagon *glucagon*
Glukokortikoid *glucocorticoid*
Glukose *glucose*
Glukosetoleranztest *glucose tolerance test*
Glukosurie *glycosuria*
Glukuronsäure *glucuronic acid*
Glutamin *glutamine*
Glutaminase *glutaminase*
Glutaminsäure *glutamic acid*
gluteal *gluteal*
Gluten *gluten*
Glutenenteropathie *gluten enteropathy*
Gluteus *gluteus*
Glykämie *glycaemia*
Glykocholsäure *glycocholic acid*
Glykogen *glycogen*
Glykogenabbau *or* **Glykogenolyse** *glycogenolysis*
Glykogenaufbau *or* **Glykogenese** *glycogenesis*
Glykokoll *glycine*
Glykosurie *glycosuria*
Glyzerin *glycerin(e) or glycerol*
Glyzin *glycine*
Gold *gold*
golden *golden*
Goldinjektionen *gold injections*
Goldsolreaktion *Lange test*
Golgi-Apparat *Golgi apparatus*
Golgi-Zelle *Golgi cell*
Gomphosis *gomphosis*
Gonade *gonad*
gonadotrope Hormone *gonadotrophic hormones*
Gonadotropin *gonadotrophin*
Gonagra *gonagra*
Goniopunktur *goniopuncture*
Gonioskop *gonioscope*
Goniotomie *goniotomy*
Gonoblennorrhö *blennorrhoea, blennorrhagia*
Gonococcus *or* **Gonokokke** *gonococcus*
Gonorrhoe *gonorrhoea*
gonorrhoisch *gonorrhoeal*
gonorrhoische Urethritis *specific urethritis*
Gonozyt *gonocyte*
Goodpasture-Syndrom *Goodpasture's syndrome*
Gordh-Kanüle *Gordh needle*
Gorlin-Herzsyndrom *hyperkinetic heart syndrome*
Goundou-Syndrom *goundou*
Graaf-Follikel *Graafian follicle*
Grab *grave*
Grad *degree*
Grad der Verbrennung *degree of burn*
graduieren *to graduate*
graduiert *graduated*
Graefe-Starmesser *Graefe's knife*
Gram-Färbung *Gram's stain*
Gramm *gram*
Grammkalorie *calorie or small calorie*
gramnegatives Bakterium *Gram-negative bacterium*
grampositives Bakterium *Gram-positive bacterium*
Gran *grain*
Grand mal *grand mal*
Grand-mal-Epilepsie *grand mal or major epilepsy*
granulär *granular*
Granulation *granulation*
Granulationes arachnoidales *arachnoid villi*
Granulationsgewebe *granulation tissue or granulations, proud flesh*
granulierter Zylinder *granular cast*
Granulom *granuloma, granule*
Granuloma inguinale *granuloma inguinale*
Granuloma venereum *granuloma inguinale*
Granulomatose *granulomatosis*
Granulozyt *granulocyte, granular leucocyte*
Granulozytopenie *granulocytopenia*
Granulozytopoese *granulopoiesis*
grau *grey*
Grau *grey*
Graubrot *brown bread*
graue Substanz *grey matter*
grauer Höcker *tuber cinereum*
grauer Star *cataract*
Graves disease *Graves' disease*
gravide *gravid, pregnant*
Gravides multiparae *gravides multiparae*
Gravidität *pregnancy, cyesis*
Grawitz-Tumor *Grawitz tumour*
Gray (Gy) *gray*
Grazilis *gracilis*
Greisenbogen *arcus senilis*
Grenze *limit*
griesgrämig *cranky*
Griff *lift*
griffelförmig *styloid*
Griffelfortsatz (des Schläfenbeins) *styloid process*
Griffel-Zungen-Muskel *styloglossus*
Griffith-Gruppen *Griffith's types*
Grippe *flu, grippe, influenza*
grob *coarse*

grobschlägiger Tremor *coarse tremor*
groß *big, great, large, tall*
große Chirurgie *major surgery*
große Großhirnvene *great cerebral vein*
Größe Höhe *height*
große Kalorie *Calorie or large calorie*
große Magenkrümmung *greater curvature*
große Schamlippen *labia majora*
große Scheidenvorhofdrüse *greater vestibular gland*
große/kleine Magenkrümmung *greater or lesser curvature of the stomach*
Großeltern *grandparents*
großer Brustmuskel *pectoralis major*
großer Eingriff *major surgery*
großer epileptischer Anfall *grand mal*
großer Kreislauf *systemic circulation*
großer Lendenmuskel *psoas major*
größer *greater, major*
großes Hinterhauptloch *foramen magnum*
großes Vieleckbein *trapezium*
Großhirn *cerebrum*
Großhirnhemisphäre *cerebral hemisphere*
Großhirnrinde *cerebral cortex*
Großhirnsichel *falx cerebri*
Großmutter *grandmother*
Großvater *grandfather*
Großzehe *big toe, great toe, hallux*
großziehen *to bring up*
Grübchenbildung *pitting*
Grube *crypt, fossa, pit*
Gruber-Widal-Reaktion *Widal reaction or Widal test*
grün *green*
Grün *green*
Grünblindheit *deuteranopia*
Grund *basis, fundus; reason*
Grundfläche *base*
Grundlage *basis*
Grundstruktur der Haut *basic structure of the skin*
Grundsubstanz *ground substance or matrix*
Grundumsatz (GU) *basal metabolism or basal metabolic rate (BMR)*
Grundumsatz-Test *BMR test*
grüner Star *glaucoma*
Grünholzfraktur *greenstick fracture*
Gruppe *cluster, group, team*
Gruppentherapie *group therapy*
gruppieren *to group*
Gryposis Penis *chordee*
Guanin *guanine*
Gubernaculum *gubernaculum*
Guillain-Barré-Syndrom *Guillain-Barré syndrome*
Guillotine *guillotine*
Guineawurm *guinea worm*
Gumma *or* **Gummiknoten** *gumma*
Gummi *rubber*
Gummiunterlage *rubber sheet*
Gurgel *throat*
gurgeln *to gargle*
Gürtel *belt, cingulum, girdle, zona*
Gürtelrose *herpes zoster or shingles or zona*
Gustatio *gustation*
gustatorisch *gustatory*
Gutachten *opinion*
gutartig *innocent, benign*
gutartiger Tumor *benign tumour*
gutheißen *to approve (of)*
Guthrie-Hemmtest *Guthrie test*
Gutta *gutta*
Gynäkologe/Gynäkologin *gynaecologist*
Gynäkologie *gynaecology*
gynäkologisch *gynaecological*
Gynäkomastie *gynaecomastia*
Gyrus *gyrus*
Gyrus postcentralis *postcentral gyrus*
Gyrus praecentralis *precentral gyrus*

Hh

Haar *hair, pilus*
Haarbalgmuskel *arrector pili muscle*
Haarfollikel *hair follicle*
haarig *hairy*
Haarpapille *hair papilla*
Haarzelle *hair cell*
Haarzellenleukämie *hairy cell leukaemia*
Habit *habit*
habituell *habitual*
habitueller Abort *habitual or recurrent abortion*
Habitus *habitus*
Haemangioma tubero-nodosum *strawberry mark*
Haemophilus *Haemophilus*
Haemophilus ducreyi *Ducrey's bacillus*
Haemophilus influenzae *Haemophilus influenzae*
Haemophthalmus *haemophthalmia*
haftend *adhesive*
Hagelkorn *meibomian cyst or chalazion*
Hahn *tap*
Häkchen *tenaculum*
Haken *hook*
Hakenbein *hamate (bone) or unciform bone*
hakenförmig *uncinate*
Hakenfortsatz der Elle *olecranon (process)*
Hakenwurm *hookworm*
Hakenwurmkrankheit *hookworm disease*
Hakenzange *volsella or vulsella*
halb bewusstlos *semi-conscious*
halb taub *partially deaf*
halbfest *semi-solid*
halbflüssig *semi-liquid*
halbkreisförmig *semicircular*
Halbseitenblindheit *hemianopia*
Halbseitenlähmung *hemiplegia*
halbseitig gelähmt *hemiplegic*
Halitose *halitosis*
Hallux *hallux, great toe*

Hallux valgus *hallux valgus*
Halluzination *hallucination*
halluzinatorisch *hallucinatory*
halluzinieren *to hallucinate*
Halluzinogen *hallucinogen*
halluzinogen *hallucinogenic*
Hals *cervix, neck, throat*
Halsentzündung *sore throat*
Halsganglion *cervical ganglion*
Halsgeflecht *cervical plexus*
Halskrause *orthopaedic collar*
Halskrawatte *neck collar*
Halslymphknoten *cervical (lymph) node*
Halslymphstamm *jugular trunk*
Hals-Nasen-Ohren-Arzt/-Ärztin *otorhinolaryngologist or ENT specialist*
Hals-Nasen-Ohren-Heilkunde (HNO) *otorhinolaryngology (ENT)*
Halsnerven *cervical nerves*
Halsrippe *cervical rib*
Halsschlagader *common carotid artery*
Halsschmerzen *sore throat*
Halsspezialist/-in *laryngologist*
Halswirbel *cervical vertebrae*
Halteband *retinaculum*
halten *to keep, retain, sustain*
Haltevorrichtung *support*
Häm *haem*
Hamamelis *witch hazel or hamamelis*
Hämangiom *haemangioma*
Hämarthrose *haemarthrosis*
Hämatemesis *haematemesis*
Hämatin *haematin*
Hämatinikum *haematinic*
hämatogen *haematogenous*
Hämatokolpos *haematocolpos*
Hämatokrit *haematocrit*
Hämatokritzentrifuge *haematocrit*
Hämatologe/Hämatologin *haematologist*
Hämatologie *haematology*
hämatologisch *haematological*
Hämatom *haematoma*
Hämatometra *haematometra*
Hämatomyelie *haematomyelia*
Hämatopneumothorax *pneumohaemothorax or haemopneumothorax*
Hämatopoese *haemopoiesis*
hämatopoetisch *haemopoietic*
Hämatoporphyrin *haematoporphyrin*
Hämatosalpinx *haemosalpinx*
Hämatothorax *haemothorax*
Hämatozele *haematocoele*
Hämatozoon *haematozoon*
Hämatozyste *haematocyst*
Hämaturie *haematuria*
Hammer *hammer, malleus*
Hammerfinger *mallet finger*
Hammerzehe *hammer toe*
Hämochromatose *haemochromatosis*
Hämodialyse *haemodialysis*
Hämodilution *haemodilution*
Hämoglobin (Hb) *haemoglobin (Hb)*
Hämoglobinämie *haemoglobinaemia*
Hämoglobinopathie *haemoglobinopathy*
Hämoglobinurie *haemoglobinuria*
Hämogramm *haemogram*
Hämokonzentration *haemoconcentration*
Hämolyse *haemolysis*
Hämolysin *haemolysin*
hämolytisch *haemolytic*
hämolytische Anämie *haemolytic anaemia*
hämolytischer Ikterus *haemolytic jaundice*
hämolytisch-urämisches Syndrom *haemolytic uraemic syndrome*
Hämoperikard *haemopericardium*
Hämoperitoneum *haemoperitoneum*
hämophil *haemophilic*
Hämophile(r) *haemophiliac*
Hämophilie A *haemophilia A*
Hämophilie B *haemophilia B or Christmas disease*
Hämoptyse *haemoptysis*
Hämorrhagie *haemorrhage*
hämorrhagisch *haemorrhagic*
hämorrhagische Metropathie *metropathia haemorrhagica or essential uterine haemorrhage*
hämorrhagischer Insult *haemorrhagic stroke*
Hämorrhoidektomie *haemorrhoidectomy*
Hämorrhoiden *haemorrhoids or piles*
Hämorrhoiden ersten/zweiten/dritten Grades *first-/second-/third-degree haemorrhoids*
Hämosiderose *haemosiderosis*
Hämostase *haemostasis*
Hämostatikum *haemostatic*
hämostatisch *haemostatic*
Hämostyptikum *styptic*
Hämozytoblast *haemocytoblast*
Hämozytometer *haemocytometer*
Hand *hand*
Handekzem *grocer's itch*
handeln *to act (up)on*
Handelsname *proprietary name*
Handfläche *palm, palmar region*
Handgelenk *wrist (joint)*
Handlung *action*
Handschuh *glove*
Hand-Schüller-Christian-Krankheit *Hand-Schüller-Christian disease or xanthomatosis*
Handtuch *towel*
Handwurzel *carpus*
Handwurzelknochen *carpal bones or carpals*
Handwurzel-Mittelhand-Gelenke *carpometacarpal joints (CM joints)*
Hanf *hemp*
Hängefuß *drop foot or foot drop*
hängen *to hang*
hängend *dependent; suspensory*
Hansen-Bazillus *Hansen's bacillus or Mycobacterium leprae*
haploid *haploid*
Happen *mouthful*
Hapten *hapten*

harmlos *harmless*
harmlose Erkrankung *minor illness*
Harn *urine, water*
Harnapparat *urinary system*
Harnblase *urinary bladder*
Harnblasenauspresser *detrusor muscle*
Harnblasenkatheter *urinary catheter*
Harnen *uresis*
Harngrieß *gravel*
Harngrießabgang *lithuresis*
Harninfiltration *urecchysis*
harnleitend *uriniferous*
Harnleiter *urinary duct or ureter*
Harnleiterentzündung *ureteritis*
Harnleiterkatheter *ureteric catheter*
Harnleiterplastik *ureteroplasty*
Harnleiterstein *ureteric calculus, ureterolith*
Harnröhre *urethra*
Harnröhrenausfluss *urethrorrhoea*
Harnröhrendivertikel *urethrocele*
Harnröhrenentzündung *urethritis*
Harnröhrenkatheter *urethral catheter*
Harnröhrennaht *urethrorrhaphy*
Harnröhrenobstruktion *urinary obstruction*
Harnröhrenplastik *urethroplasty*
Harnröhrenprolaps (der Frau) *urethrocele*
Harnröhrenschwellkörper *corpus spongiosum*
Harnröhrenstenose *urethrostenosis*
Harnröhrenstriktur *urethral stricture*
Harnsäure *uric acid*
Harnstauungsniere *hydronephrosis*
Harnstein *urolith*
Harnstoff *urea*
Harntrakt *urinary system, urinary tract*
Harnträufeln *dribbling*
Harnuntersuchung *urinalysis*
Harnverhaltung *retention of urine*
Harnwege *urinary tract*
Harnwegebeschwerden *urinary trouble*
Harnzwang *strangury*
Harrison-Furche *Harrison's sulcus*
Harris-Operation *Harris's operation*
hart *hard, tough*
harte Hirn-/Rückenmarkhaut *dura mater, pachymeninx*
härten *to harden*
harter Gaumen *hard palate*
harter Kotballen *scybalum*
hartes Wasser *hard water*
Hartmann-Lösung *Hartmann's solution*
hartnäckig *recalcitrant*
Hartnup-Krankheit *Hartnup disease*
Harz *resin*
Haschisch *hashish*
Hasenpest *tularaemia or rabbit fever*
Hasenscharte *harelip*
Hashimoto-Thyreoiditis *Hashimoto's disease*
Haube *cap, galea*
Haufen *cluster*
häufig *common*
Häufigkeit *incidence, rate*
Hauptfarbe *primary colour*
Hauptgallengang *common bile duct*
Hauptschlagader *aorta*
Haus *house*
Hausarzt/Hausärztin *family doctor*
Haushaltshilfe *home help*
häuslich *domiciliary*
häusliche Pflegedienste *domiciliary services*
Hausstaubmilbe *house mite*
Haustrum *haustrum*
Haut *cutis, skin*
Hautabschürfung *abrasion*
hautartig *dermoid*
Hautausschlag *eruption*
Hautbläschen *bleb*
Hautblase *blister*
Hautblutung *ecchymosis or bruise or contusion*
Häutchen *pellicle*
Hautemphysem *surgical emphysema*
Hautfältchen *wrinkle*
häutig *membranous*
häutige Bogengänge *semicircular ducts*
häutiger Schneckengang *cochlear duct*
häutiges Labyrinth *membranous labyrinth*
Hautjucken *itch, pruritus*
Hautleishmaniase *Baghdad or Delhi boil, Baghdad or oriental sore, cutaneous leishmaniasis*
Hautmaulwurf *creeping eruption*
Hautödem *subcutaneous oedema*
Hautpanzer *exoskeleton*
Hautplastik *dermatoplasty or skin graft*
Hautresorption *percutaneous absorption*
Hautröte *flare*
Hautrotz *farcy*
Haut-Schleimhaut-Leishmaniase *mucocutaneous leishmaniasis*
Hautschutzcreme *barrier cream*
Hautskelett *exoskeleton*
Hauttransplantat(ion) *dermatoplasty or skin graft*
Häutung *ecdysis or desquamation*
Havers-Kanal *Haversian canal*
Havers-Lamellensystem *Haversian system*
H-Band *H band*
Hebamme *midwife*
Hebamme für Hausgeburten *domiciliary midwife*
Hebammenausbildung *midwifery course*
Hebeinstrument *levator*
heben *to raise, elevate, lift*
hebephrene Schizophrenie *hebephrenic schizophrenia*
Hebephrenie *hebephrenia*
Heber *elevator, levator*
Heberden-Knoten *Heberden's node*
Hebezeug *hoist*
Hebung *elevation*
hecheln *to pant*
Heerfordt-Syndrom *uveoparotid fever or syndrome*
Hefe(pilz) *yeast*

heftig *acute, intense, severe, sharp, violent*
Heftigkeit *intensity*
heftigste Kopfschmerzen *clavus*
Heftpflaster *adhesive dressing or plaster, sticking plaster*
Heftpflasterverband *adhesive strapping*
Hegar-Zeichen *Hegar's sign*
Heilbad *medicinal bath*
heilbar *curable*
Heilbehandlung *cure*
heilen *to cure, heal, set*
heilend *curative, remedial*
Heilmittel *cure, remedy*
heilsam *remedial*
Heilung *healing*
Heim *home*
Heimtrainer *exercise cycle*
heiser *hoarse, husky*
Heiserkeit *hoarseness*
heiß *hot*
heißer Abszess *acute abscess*
Heißwachsbehandlung *hot wax treatment*
hektisch *hectic*
hektisches Fieber *hectic fever*
helfen *to aid, assist, help*
Helfer/-in *helper, aider, auxiliary*
Heliotherapie *heliotherapy*
Helium *helium*
Helix *helix*
Helkoplastik *helcoplasty*
hell *light, fair*
Hell-Adaptation *light adaptation*
Heller-Ringprobe *Heller's test*
Helm *galea*
Helminthes *helminth*
Helminthiasis *helminthiasis*
Heloma *heloma*
Hemeralopie *hemeralopia or day blindness*
Hemianopsie *hemianopia*
Hemiatrophie *hemiatrophy*
Hemiballismus *hemiballismus*
Hemikolektomie *hemicolectomy*
Hemikranie *hemicrania*
Hemimelie *hemimelia*
Hemiparese *hemiparesis*
Hemiplegie *hemiplegia*
Hemisphäre *hemisphere*
hemmen *to inhibit, stunt, suppress*
hemmender Nerv *inhibitory nerve*
Hemmer *or* **Hemmstoff** *inhibitor*
Hemmung *inhibition, suppression*
Henle-Schleife *loop of Henle*
Henoch-Purpura *Henoch's purpura*
Heparin *heparin*
Hepatalgie *hepatalgia*
Hepatektomie *hepatectomy*
Hepatikostomie *hepaticostomy*
Hepatisation *consolidation*
hepatisch *hepatic*
Hepatitis *hepatitis*
Hepatitis A *infectious or infective hepatitis or hepatitis A*
Hepatitis B *serum hepatitis or hepatitis B*
Hepatitis D(elta) *delta hepatitis or hepatitis delta*
Hepatoblastom *hepatoblastoma*
hepatolentikuläre Degeneration *Wilson's disease or hepatolenticular degeneration*
Hepatom *hepatoma*
Hepatomegalie *hepatomegaly*
hepatoportale Enzephalopathie *portosystemic encephalopathy*
hepatotoxisch *hepatotoxic*
Hepatozele *hepatocele*
hepatozellulär *hepatocellular*
hepatozellulärer Ikterus *hepatocellular jaundice*
Hepatozyt *hepatocyte*
herabsetzen *to lower*
Herabsetzung *reduction*
Heranführen (zur Medianebene des Körpers) *adduction*
Heranwachsende(r) *adolescent*
herausdrücken *to express*
heraussuchen *to pick*
Herba *herb*
herbal *herbal*
herbeiführen *to induce*
Herd *centre, focus*
Herdanfall *or* **Herdepilepsie** *focal epilepsy*
hereditär *hereditary*
hereditäre Sphärozytose *acholuric jaundice*
Hering-Breuer-Reflex *Hering-Breuer reflex*
Herkunft *source*
Hermaphrodit *hermaphrodite*
Hermaphroditismus *hermaphroditism*
Hernia epigastrica *epigastrocele*
Hernia femoralis *femoral hernia*
Herniation *herniation*
Hernie *hernia, rupture*
Hernienoperation *herniorrhaphy*
Hernioplastik *hernioplasty*
Herniorrhaphie *herniorrhaphy*
Herniotomie *herniotomy*
Heroin *heroin*
Herpangina *herpangina*
Herpes *herpes*
Herpes febrilis *or* **Herpes labialis** *herpes simplex (Type I) or cold sore*
Herpes genitalis *herpes simplex (Type II) or genital herpes*
Herpes simplex (Typ I) *herpes simplex (Type I) or cold sore*
Herpes simplex (Typ II) *herpes simplex (Type II) or genital herpes*
Herpes zoster *herpes zoster or shingles or zona*
Herpesvirus *herpesvirus*
herpetisch *herpetic*
hervorragen *to project*
hervorrufen *to induce, produce, provoke*
hervorstehen *to project, protrude*
Herz *heart, cardia, cor*

Herzanfall *heart attack, coronary*
Herzasthma *cardiac asthma*
Herzautomatismus *cardiac reflex*
Herzbeutel *serous pericardium or pericardial sac*
Herzbeuteltamponade *cardiac tamponade*
Herzbeutelwassersucht *hydropericardium*
Herzblock *heart block*
Herzbuchten *cardiac impressions*
Herzchirurg/-in *heart surgeon*
Herzdekompression *cardiac decompression*
Herzeinschnitt (der linken Lunge) *cardiac notch*
Herzfrequenz *heart rate*
Herzgeräusch *cardiac murmur or heart murmur*
Herzimpression *cardiac impression*
Herzinfarkt *cardiac or myocardial infarction, coronary*
Herzinsuffizienz *cardiac failure or heart failure*
Herzkammern *chambers of the heart*
Herzkatheter *cardiac catheter*
Herzkatheterisierung *cardiac catheterization*
Herzklappenentzündung *valvulitis*
Herzklappenplastik *valvuloplasty*
Herzklopfen *palpitation*
Herzkompression *cardiac compression*
Herzkranke(r) *cardiac cripple*
Herzkrankheit *cardiopathy*
Herzkrankheit *heart disease*
Herz-Kreislauf-Erkrankung *cardiovascular disease*
Herz-Kreislauf-System *cardiovascular system*
Herz-Lungen-Maschine *heart-lung machine or cardiopulmonary bypass*
Herz-Lungen-Transplantation *heart-lung transplant*
Herzmassage *cardiac massage or heart massage*
Herzmonitor *cardiac monitor*
Herzmuskel *cardiac muscle*
Herzneurose *cardiac neurosis or da Costa's syndrome*
Herzohr *auricle*
Herzoperation *heart surgery*
Herzpatient/-in *cardiac patient*
Herzschlag *heartbeat*
Herzschrittmacher *(cardiac) pacemaker*
Herzspezialist/-in *cardiologist or heart specialist*
Herzspitzenstoß *apex beat*
Herzstillstand *heart stoppage or cardiac arrest*
Herztamponade *cardiac tamponade*
Herztöne *heart sounds*
Herztransplantation *heart transplant*
Herzvenen *cardiac veins*
Herzvergrößerung *cardiomegaly*
Herzversagen *heart failure*
Herzzyklus *cardiac cycle*
Heterochromie *heterochromia*
heterogametisch *heterogametic*
heterogen *heterogeneous*
heterogenetisch *heterogenous*
Heterophorie *heterophoria*
Heteropsie *heteropsia*
Heterosexualität *heterosexuality*
heterosexuell *heterosexual*
Heterosexuelle(r) *heterosexual*
Heterosis *heterosis or hybrid vigour*
Heterotaxie *situs inversus viscerum*
Heterotopie *heterotopia*
Heterotransplantat *heterograft*
Heuschnupfen *hay fever or allergic rhinitis or pollinosis*
Hiatus *hiatus*
Hiatus aorticus *aortic hiatus*
Hiatus oesophageus *oesophageal hiatus*
Hiatus saphenus *saphenous opening*
Hiatushernie *hiatus or hiatal hernia*
hicksen *to hiccup or hiccough*
Hidradenitis *hidradenitis*
Hidroa *hydroa or hidroa*
Hidrotikum *hidrotic*
hidrotisch *hidrotic*
Higginson-Spritze *Higginson's syringe*
High-density-Lipoprotein (HDL) *high-density lipoprotein (HDL)*
Highmore-Höhle *maxillary air sinus or maxillary antrum or antrum of Highmore*
hilär *hilar*
Hilfe *aid, assistance, help*
Hilfeleistende(r) *aider*
hilflos *helpless, incapable*
hilfreich *helpful*
Hilfskraft *orderly*
Hilfsmittel *aid*
Hilfspersonal *ancillary staff*
Hilfsstoff *excipient*
Hilum *or* **Hilus** *hilum*
Hindernis *obstruction*
hinken *to limp*
Hinken *limp, claudication*
hintere(r,s) *posterior*
hintere Augenkammer *posterior chamber (of the eye)*
hintere Nasenöffnungen *internal nares or posterior nares or choanae*
hintere Zentralwindung *postcentral gyrus*
hinterer Gaumenbogen *palatopharyngeal arch*
hinteres Scheidenhäutchen *fourchette*
Hinterhaupt *occiput*
Hinterhauptbein *occipital (bone)*
Hinterhauptlappen *occipital lobe*
Hintern *bottom*
hinwegkommen über *to get over*
hinweisen auf *to indicate*
Hippel-Lindau-Krankheit *von Hippel-Lindau syndrome*
Hippocampus *hippocampus*
Hippokampusformation *hippocampal formation*
hippokratischer Eid *Hippocratic oath*
Hippus pupillae *hippus*
Hirn- und Rückenmarkhäute *meninges*

Hirnanhangsdrüse *pituitary gland* or *hypophysis cerebri*
Hirnarterien *cerebral arteries*
hirnartig *encephaloid*
Hirnbasis *base of the brain*
Hirnblutung *brain haemorrhage* or *cerebral haemorrhage*
Hirndurchblutung *arterial supply to the brain*
Hirngewölbe *fornix cerebri*
Hirnhäute *brain covering*
Hirnhautentzündung *brain fever* or *meningitis*
Hirninfarkt *cerebral infarction, cerebral thrombosis, occlusive stroke*
Hirnkammer *cerebral cavity*
Hirnnerv *cranial nerve*
Hirnscanner *brain scanner*
Hirnschenkel *crus cerebri*
Hirnsichel *falx (cerebri)*
Hirnstamm *brain stem*
Hirnstiele *cerebral peduncles*
Hirntätigkeit *cerebration*
Hirntod *brain death*
Hirntrauma *brain damage*
Hirntumor *brain tumour*
Hirnventrikel *cerebral cavity*
Hirnwindung *gyrus*
Hirschsprung-Krankheit *Hirschprung's disease*
Hirsutismus *hirsutism*
Hirudin *hirudin*
Hirudo medicinalis *medicinal leech*
His-Bündel *bundle of His* or *atrioventricular bundle*
Histamin *histamine*
Histaminkopfschmerz *histaminic headache* or *Horton's disease*
Histamintest *histamine test*
Histidin *histidine*
Histiozyt *histiocyte*
Histiozytom *histiocytoma*
Histiozytose *histiocytosis*
Histochemie *histochemistry*
Histogenese *histogenesis*
histoid *histoid*
histokompatibel *histocompatible*
Histokompatibilität *histocompatibility*
Histologie *histology*
histologisch *histological*
Histolyse *histolysis*
Histoplasmose *histoplasmosis*
histotoxisch *histotoxic*
Hitze *heat*
Hitzebläschen *heat spots*
Hitzeerschöpfung *heat exhaustion*
Hitzekrampf *heat cramp*
Hitzewallung *hot flush*
Hitzschlag *heat stroke*
HIV-Antikörper *anti-HIV antibodies*
HIV-negativ *HIV-negative*
HIV-positiv *HIV-positive*
HLA-System *HLA system*
HNO-Arzt/-Ärztin *otorhinolaryngologist* or *ENT specialist*
hoch *high*
Hochdruckkopfschmerz *hypertensive headache*
Hochschulabsolvent/-in *graduate*
Hochschule *college*
Hochstimmung *elation*
Höcker *protuberance, tuber*
Höckerchen *tubercle*
höckrig *tuberous* or *tuberose, tubercular*
Hoden *orchis, testicle* or *testis*
Hodenentzündung *orchitis*
Hodenhochstand *undescended testis*
Hodenhormon *testicular hormone*
Hodenkanälchen *seminiferous tubule*
Hodennetz *rete testis*
Hodenneuralgie *orchidalgia*
Hodensack *scrotum*
Hodenschlagader *spermatic artery*
Hodgkin-Krankheit *Hodgkin's disease*
Höhe *height*
Höhenangst *acrophobia, mountain sickness* or *altitude sickness*
hohes Alter *old age*
hohl *hollow*
Höhle *antrum, cavity, hollow, pocket, sinus*
Höhlen-Atmen *cavernous breathing* or *breath sounds*
Höhlenbildung *cavitation*
Höhleneingriff in Bauch und Brustkorb *transdiaphragmatic approach*
Hohlhand *palm*
Hohlhandbogen *palmar arch*
Hohlmeisel *gouge*
Hohlnagel *koilonychia* or *spoon nail*
Hohlraum *antrum, pocket*
Hohlvene *vena cava*
holokrin *holocrine*
Holz *wood*
Holzgeist *wood alcohol*
Holzkohle *charcoal*
Holzzucker *xylose*
Homans-Zeichen *Homans' sign*
homogenisieren *to homogenize*
homogenisierte Milch *homogenized milk*
Homoioplastik *homoplasty*
homoiotherm *homoiothermic*
homolog *homologous*
homonym *homonymous*
homonyme Hemianopsie *homonymous hemianopia*
Homöopath/-in *homeopathist* or *homoeopathist*
Homöopathie *homeopathy* or *homoeopathy*
Homöopathikum *homeopathic* or *homoeopathic*
homöopathisch *homeopathic* or *homoeopathic*
Homöostase *homeostasis*
Homophobie *homophobia*
Homoplastik *homoplasty*
Homosexualität *homosexuality*
homosexuell *homosexual*

Homosexuelle(r) *homosexual*
Homotransplantat *homograft or allograft*
Hör- und Gleichgewichtsnerv *vestibulocochlear nerve*
hörbar *audible*
horchen *to listen*
Hordoleum *hordeolum or stye*
hören *to hear, listen*
Hören *hearing*
Hörgerät or **Hörhilfe** *hearing aid*
horizontal *horizontal*
horizontaler Überbiss *overjet*
Hormon *hormone*
hormonal or **hormonell** *hormonal*
Hormontherapie *hormone therapy*
Horn *horn, cornu*
hornartig *horny*
Horner-Syndrom *Horner's syndrome*
Hörnerv *cochlear nerve*
Hornhaut *cornea*
Hornhautbank *corneal bank*
Hornhautexzision *keratectomy*
Hornhautkegel *keratoconus*
Hornhautläsion *corneal abrasion*
Hornhautlöffel *spud*
Hornhauttransplantat *corneal graft or keratoplasty*
hornig *horny*
Hornschwiele *callosity or callus*
Hornstoff *keratin*
Hörschwellen *audible limits*
Horton-Riesenzellarteriitis *temporal arteritis*
Horton-Syndrom *Horton's disease or Horton's headache*
Hörvermögen *hearing*
Hospital *infirmary*
Hospitalbrand *hospital gangrene*
Hospiz *hospice*
Hufeisenniere *horseshoe kidney*
Hüftbein *hip bone or innominate bone*
Hüfte *hip, coxa*
Hüftfraktur *hip fracture*
Hüftgelenk *hip joint*
Hüftgelenkersatz *hip replacement*
Hüftgelenkpfanne *cotyloid cavity or acetabulum*
Hüftgipsverband *frog plaster*
Hüftlendenmuskel *iliopsoas*
Hüftlochmuskel *obturator*
Hüftpfannenplastik *acetabuloplasty*
Hüftpfannenplastik bei angeborener Hüftluxation *shelf operation*
Hüftschmerz *coxalgia*
Hügelchen *colliculus*
Huhner-(Sims-)Test *Huhner's test*
Hühnerauge *corn, clavus, heloma*
Hühnerbrust *pigeon chest*
Hühnerei *hen's egg*
Hülle *coat, covering, integuma, theca, tunica*
Hülsenfrüchte *pulses*
human *human*
Humananatomie *human anatomy*
humanes Choriongonadotropin (hCG) *human chorionic gonadotrophin (hCG)*
humanes Immundefekt-Virus (HIV) *human immunodeficiency virus (HIV)*
humanes Leukozyt-Antigen (HLA) *human leucocyte antigen (HLA)*
Humanökologie *human ecology*
Humanphysiologie *human physiology*
Humeroulnargelenk *humeroulnar joint*
Humerus *humerus*
Humor aquaeus *aqueous (humour)*
Hunger *hunger*
Hungerkur *starvation diet*
Hungern *starvation*
hungern *to starve*
Hungerschmerz *hunger pains*
hungrig *hungry*
Husten *cough*
husten *to cough*
Hustenanfall *coughing fit*
Husten(leck)saft *cough medicine or mixture or linctus*
Hustenmittel *antitussive, pectoral*
Hutchinson-Gilford-Syndrom *Hutchinson-Gilford syndrome*
Hutchinson-Zahn *Hutchinson's tooth*
hyalin *hyaline*
hyaliner Knorpel *hyaline cartilage*
Hyalitis *hyalitis*
Hyaloiditis *hyalitis*
Hyaluronidase *hyaluronidase*
Hyaluronsäure *hyaluronic acid*
hybrid Hybrid *hybrid*
Hydatid(zyste) *hydatid (cyst)*
Hydatidenmole *hydatidiform mole*
Hydatidose *hydatid disease or hydatidosis*
Hydragogum *hydragogue*
Hydrämie *hydraemia*
Hydrarthrose *hydrarthrosis*
Hydrazingelb *tartrazine*
Hydriatrie *hydrotherapy*
Hydrocolpos *hydrocolpos*
Hydrokardie *hydropericardium*
Hydrokortison *cortisol or hydrocortisone*
Hydromyelie *hydromyelia*
Hydronephrose *hydronephrosis*
Hydroperikard *hydropericardium*
Hydroperikarditis *hydropericarditis*
Hydrophobie *hydrophobia or rabies*
Hydrophthalmus *buphthalmos*
Hydrops *dropsy*
Hydrorrhoe *hydrorrhoea*
Hydrotherapie *hydrotherapy*
Hydrothorax *hydrothorax*
Hydroxid *hydroxide*
Hydrozele *hydrocele*
Hydrozephalus *hydrocephalus*
Hygiene *hygiene, sanitation*
Hygieniker/-in *hygienist*
hygienisch *hygienic, sanitary*
Hymen *maidenhead*

Hymen imperforatus *imperforate hymen*
Hymenalatresie *imperforate hymen*
Hymenexzision *hymenectomy*
Hymeninzision *hymenotomy*
Hyoglossus *hyoglossus*
Hyoscin *hyoscine*
Hypalgesie *hypalgesia*
Hypästhesie *hypoaesthesia*
hyperaktiv *hyperactive*
hyperaktives Syndrom *hyperactivity syndrome*
Hyperaktivität *hyperactivity*
Hyperakusis *hyperacusis or hyperacousia*
Hyperalgesie *hyperalgesia*
Hyperämie *hyperaemia*
hyperämisches Gesicht *congested face*
Hyperästhesie *hyperaesthesia*
Hyperazidität *hyperacidity*
hyperbar *hyperbaric*
Hyperchlorhydrie *hyperchlorhydria*
Hyperdaktylie *hyperdactylism*
Hyperemesis gravidarum *hyperemesis gravidarum*
Hyperglykämie *hyperglycaemia*
Hyperhidrose *hidrosis*
Hyperinsulinismus *hyperinsulinism*
Hyperkalzämie *hypercalcaemia*
Hyperkarotinämie *carotenaemia or xanthaemia*
Hyperkines(i)e *hyperkinesia*
hyperkinetisches Herzsyndrom *hyperkinetic heart syndrome*
Hypermastie *macromastia*
Hypermenorrhoe *hypermenorrhoea*
Hypermetropie *hypertropia*
Hypernephrom *Grawitz tumour*
Hyperopie *hypertropia*
Hyperostose *hyperostosis*
Hyperplasie *hyperplasia*
Hyperpyrexie *hyperpyrexia*
Hypersensibilität *hypersensitivity*
Hypertension *hypertension*
Hyperthermie *hyperthermia*
Hyperthyreose *hyperthyroidism*
Hypertonie *hypertonia, high blood pressure, hypertension, hyperpiesis*
Hypertrichosis *hypertrichosis, pilosis or pilosism*
hypertroph *hypertrophic*
Hypertrophie *hypertrophy*
Hyperurikämie *lithaemia or uricacidaemia, urataemia*
Hyperventilation *hyperventilation*
hyperventilieren *to hyperventilate*
Hypervitaminose *hypervitaminosis*
Hyphaema *hyphaema*
Hypnose *hypnosis, hypnotism*
Hypnosezustand *somnolism*
Hypnotherapie *hypnotherapy*
hypnotisch *hypnotic*
hypnotischer Trancezustand *somnolism*
Hypnotiseur *hypnotist*
hypnotisieren *to hypnotize*
Hypoaktivität *underactivity*
Hypochonder *hypochondriac*
Hypochondrie *hypochondria*
Hypochondrium *hypochondrium*
hypochrome Anämie *hypochromic anaemia*
Hypodaktylie *oligodactylism*
Hypogastrium *hypogastrium*
Hypoglykämie *hypoglycaemia*
hypoglykämisch *hypoglycaemic*
hypoglykämisches Koma *hypoglycaemic coma*
Hypohidrosis *hypohidrosis or hypoidrosis*
Hypohydratation *underhydration*
Hypokaliämie *hypokalaemia*
Hypokalzämie *hypocalcaemia*
Hypomenorrhoe *hypomenorrhoea*
Hyponatriämie *hyponatraemia*
hypophysär *hypophyseal*
Hypophyse *hypophysis cerebri or pituitary gland*
Hypophysengrube *pituitary fossa or sella turcica*
Hypophysenhinterlappen (HHL) *neurohypophysis*
Hypophysenhormon *pituitrin*
Hypophysenstiel *hypophyseal stalk*
Hypopituitarismus *Simmonds' disease*
Hypoplasie *hypoplasia*
Hypopyon *hypopyon*
hyposensibel *hyposensitive*
hyposensibilisieren *to desensitize*
Hyposensibilisierung *desensitization*
Hypospadie *hypospadias*
Hypostase *hypostasis*
hypostatisch *hypostatic*
hypostatische Pneumonie *hypostatic pneumonia*
hypothalamisch *hypothalamic*
hypothalamische Releasinghormone *hypothalamic hormones or releasing factors*
Hypothalamus *hypothalamus*
hypothenar *hypothenar*
Hypothenar *hypothenar eminence*
Hypothermie *hypothermia*
hypothermisch *hypothermic*
hypothermische Perfusion *hypothermic perfusion*
Hypothyreose *hypothyroidism*
hypoton *hypotonic*
Hypotonie *hypotonia, low blood pressure, hypotension*
Hypotropie *hypotropia*
Hypoventilation *hypoventilation*
Hypovitaminose *hypovitaminosis*
Hypovolämie *oligaemia*
Hypoxie *hypoxia*
Hysteralgie *hysteralgia*
Hysterektomie *hysterectomy*
Hysterie *hysteria, hysterics*
hysterisch *hysterical(ly)*
hysterische Persönlichkeitsstruktur *hysterical personality*
hysterischer Anfall *hysterics*
Hysterodynie *hysteralgia*

Hysterographie *uterography*
Hysteroptose *hysteroptosis*
Hysterosalpingographie *hysterosalpingography or uterosalpingography*
Hysteroskop *hysteroscope*
Hysterozele *hysterocele or uterocele*

Ii

iatrogen *iatrogenic*
Ich *ego*
Ich-Störung *depersonalization*
Ichthyosis *ichthyosis*
Icterus gravis neonatorum *icterus gravis neonatorum*
Ictus *ictus*
ideal *ideal*
Identifikation *identification*
identifizierbar *identifiable*
identifizieren *to identify*
Identifizierung *identification*
identisch *identical*
Identität *identity*
idiopathisch *idiopathic*
idiopathische Epilepsie *idiopathic epilepsy*
idiopathische Erkrankung *idiopathy*
Idiosynkrasie *idiosyncrasy*
Idiot *idiot*
Idiot savant *idiot savant*
Idiotie *idiocy*
Ikterus *jaundice or icterus*
Iktus *ictus*
ileal *ileal*
Ileitis *ileitis*
Ileitis regionalis *regional ileitis*
ileokolisch *ileocolic*
Ileokolitis *ileocolitis*
Ileokolostomie *ileocolostomy*
Ileoproktostomie *ileoproctostomy*
ileorektal *ileorectal*
Ileosigmoidostomie *ileosigmoidostomy*
Ileostomie *ileostomy*
ileozäkal *ileocaecal*
Ileozäkalklappe *ileocaecal valve*
Ileum *ileum*
Ileumblase *ileal bladder*
Ileum-Conduit *ileal conduit*
Ileumresektion *ileectomy*
Ileus *ileus*
iliakal *iliac*
iliokokzygeal *iliococcygeal*
iliolumbal *iliolumbar*
iliopektinal *iliopectineal*
iliopubisch *iliopubic*
iliotibial *iliotibial*
Ilium *ilium*
illegal *illegal*
Illusion *illusion*
imaginär *imaginary*
Imbezile(r) *imbecile*
Imbezillität *imbecility*
imitieren *to imitate*
Immersions-Kälte-Nässe-Schaden *immersion foot or trench foot*
immerwährend *perennial*
immobil *immobile*
immobilisieren *to immobilize*
Immobilisierung *immobilization*
immun *immune*
Immunagglutinin *agglutinin*
Immunantwort *immune response*
Immundefekt or **Immundefizienz** *immune deficiency or immunodeficiency*
Immunelektrophorese *immunoelectrophoresis*
immungeschwächt *immunodeficient*
Immunglobulin (Ig) *immunoglobulin (Ig)*
immunisieren *to immunize*
Immunisierung *immunization*
Immunität *immunity*
immunkompetent *immunocompetent*
immunkomprimiert *immunocompromised*
Immunologie *immunology*
immunologisch *immunological*
immunologische Toleranz *immunological tolerance*
Immunreaktion *immune reaction*
Immunsuppression *immunosuppression*
immunsuppressiv *immunosuppressive*
Immunsuppressivum *immunosuppressive*
Immunsystem *immune system*
Immuntoleranz *immunological tolerance*
Immuntransfusion *immunotransfusion*
impaktiert *impacted*
impaktierter Zahn *impacted tooth*
Impaktion *impaction*
Imperforatio ani *imperforate anus*
imperforatus *imperforate*
Impetigo *impetigo*
impfen *to inoculate, vaccinate*
Impfstoff *vaccine*
Impfung *inoculation, jab, vaccination*
Implantat *implant*
Implantation *implantation*
implantieren *to implant*
impotent *impotent*
Impotenz *impotence*
imprägnieren *to impregnate*
Imprägnierung *impregnation*
Impressio cardiaca hepatis or **pulmonis** *cardiac impression*
Impression *impression*
Impressioni cardiacae *cardiac impressions*
Impuls *impulse*
imstande *capable*
in articulo mortis *in articulo mortis*
in extremis *in extremis*
in situ *in situ*
in vitro *in vitro*
in vivo *in vivo*
inaktiv *inactive, dormant, quiescent*
Inaktivität *inactivity*

incipiens *incipient*
Incisura cardiaca (ventriculi) *cardiac notch*
Incisura praeoccipitalis *preoccipital notch*
Incus *incus*
Indikan *indican*
Indikation *indication*
Indikator *indicator*
indirekt *indirect*
indirekter Kontakt *indirect contact*
indischer Hanf *Indian hemp*
individuell *individual*
Individuum *individual*
indizieren *to indicate*
indizierter Abort *therapeutic abortion*
indolent *indolent, painless*
Induratio penis plastica *Peyronie's disease*
Induration *induration*
industriell *industrial*
induzieren *to induce*
induzierter Abort *induced abortion*
induziertes Irresein *folie à deux*
Inertia *inertia*
infantil *infantile*
infantile amaurotische Idiotie *Tay-Sachs disease or amaurotic familial idiocy*
infantile Epilepsie *infantile convulsions or spasms*
Infantilismus *infantilism*
Infarkt *infarct, infarction*
Infektion *infection*
Infektion der oberen Atemwege *upper respiratory infection*
Infektionsherd *nidus, pocket of infection*
infektionskräftig *virulent*
infektiös *contagious, infectious, infective*
infektiöse Enteritis *infective enteritis*
infektiöse Gelbsucht *infective jaundice*
infektiöse Hepatitis *infectious hepatitis or hepatitis A*
infektiöse Hepatitis *infectious or infective hepatitis or hepatitis A*
infektiöse Mononukleose *infectious mononucleosis or glandular fever*
infektiöse Virushepatitis *infectious virus hepatitis*
Infektiosität *infectivity*
inferior *inferior*
Inferiorität *inferiority*
Infertilität *infertility*
Infestation *infestation*
Infiltrat *infiltrate*
Infiltration *infiltration*
infiltrieren *to infiltrate*
infizieren *to infect*
infizierte Wunde *infected wound*
Influenza *flu or influenza*
Information *information*
informell *informal*
informieren *to inform*
Infrarotstrahlen *infrared rays or infrared radiation*
Infundibulum *infundibulum*
Infundibulum hypothalami *hypophyseal stalk*
Infusion *infusion*
Ingestion *ingestion*
Ingredienz *ingredient*
inguinal *inguinal*
Inhalans *inhalant*
Inhalation *inhalation*
Inhalationsmittel *inhalant*
Inhalator *inhaler*
inhalieren *to inhale*
inhärent *inherent*
inhibieren *to inhibit*
Inhibition *inhibition*
Inhibitor *inhibitor*
Injektion *injection, shot*
injizieren *to inject*
inkarzeriert *incarcerated*
inkarzerierte Hernie *strangulated hernia*
inkohärent *incoherent*
inkompatibel *incompatible*
Inkompatibilität *incompatibility*
inkompetent *incompetent*
Inkompetenz *incompetence*
inkontinent *incontinent*
Inkontinenz *incontinence*
Inkoordination *incoordination*
Inkubationszeit *incubation period*
Inkubator *incubator*
Inlay *inlay*
innen *interior*
Innenknöchel *medial malleolus*
Innenohr *inner or internal ear*
Innenohrentzündung *labyrinthitis or otitis interna*
Innenohrschwerhörigkeit *perceptive deafness or sensorineural deafness*
innere(r,s) *internal*
innere Abteilung *medical ward*
innerer gerader Augenmuskel *internus*
innerer Muskel *intrinsic muscle*
inneres Bogenband *medial arcuate ligament*
inneres Keimblatt *entoderm or endoderm*
Inneres *interior*
innerlich *internal(ly)*
innerste(r,s) *innermost*
Innervation *innervation*
Innervationsbezirk *dermatome*
inoffiziell *informal*
Inokulation *inoculation*
inokulieren *to inoculate*
Inokulum *inoculum*
inoperabel *inoperable*
inotrop *inotropic*
Insasse/Insassin *resident*
Insekt *insect*
Insektenstich *insect bite*
Insektizid *insecticide*
Insel *insula*
Inselzelladenom *insulinoma or insuloma*
Inselzellen *islets of Langerhans or islet cells*

Insemination *insemination*
Insertion *insertion*
Insomnie *insomnia, sleeplessness*
Inspekteur *inspector*
Inspektion *inspection*
Inspiration *inspiration*
instabil *labile, unstable*
instabile Angina pectoris *unstable angina*
instabiler Thorax *flail chest*
Instillation *instillation*
instillieren *to instil or instill*
Instinkt *instinct*
instinktiv *instinctive*
Institut *school*
Institutionalismus *institutionalization or institutional neurosis*
Instrument *instrument*
instrumentell *instrumental*
insuffizient *incompetent*
Insuffizienz *incompetence*
Insuffizienz *insufficiency*
Insufflation *insufflation*
Insufflationsprobe *Rubin's test*
Insula *insula*
Insulin *insulin*
Insulinase *insulinase*
Insulinom *insulinoma or insuloma*
Inszisions- *incisional*
Integration *integration*
Integument(um) *integument*
intelligent *intelligent*
Intelligenz *intelligence*
Intelligenzalter *mental age*
Intelligenzdefekt *mental deficiency or defect or handicap or retardation or subnormality*
Intelligenzquotient (IQ) *intelligence quotient (IQ)*
Intelligenztest *intelligence test*
Intensität *intensity*
intensiv *intense*
Intensivpflege *intensive care*
Intensivstation *intensive care unit (ICU), intensive care*
Intention *intention*
Intentionstremor *intention tremor*
interdigital *interdigital*
interessant *interesting*
Interesse *interest*
interessieren *to interest*
Interferenz *interference*
interferieren *to interfere*
Interferon *interferon*
interkalar *intercalated*
interkostal *intercostal*
Interkostalmuskeln *intercostal muscles or (the) intercostals*
interkurrente Erkrankung/Infektion *intercurrent disease/infection*
Interleukin *interleukin*
interlobär *interlobar*
interlobulär *interlobular*
intermediär *intermediate*
intermenstruell *intermenstrual*
intermittierend *intermittent*
intermittierendes Fieber *intermittent fever*
intermittierendes Hinken *intermittent claudication*
internationale Einheit *international unit (IU)*
Interneuron *interneurone*
Internist/-in *internist*
internistisch *medical*
internistisch und chirurgisch *medicochirurgical*
internodal *internodal*
interossär *interosseous*
Interozeptor *interoceptor*
Interphalangealgelenk *interphalangeal joint or IP joint*
Interphase *interphase*
Intersexualität *intersexuality*
interstitiell *interstitial*
interstitielle Drüsen *interstitial cells or Leydig cells*
Interstitien *interstices*
Intertrigo *intertrigo*
Intertuberkularebene *intertubercular plane*
Intervention *intervention*
interventrikulär *interventricular*
intervertebral *intervertebral*
interzellulär *intercellular*
intestinal *intestinal*
intestinaler Infantilismus *coeliac disease or gluten enteropathy or malabsorption syndrome*
Intestinum crassum *large intestine*
Intestinum tenue *small intestine*
Intima *(tunica) intima*
Intoxikation *intoxication*
intra vitam *intra vitam*
intraabdominal *or* **intraabdominell** *intra-abdominal*
intraartikulär *intra-articular*
intradermal *intradermal*
intradural *intradural*
intrakraniell *intracranial*
intrakutan *intracutaneous*
intrakutane Injektion *intracutaneous injection*
intramedullär *intramedullary*
intramural *intramural*
intramuskulär *intramuscular*
intramuskuläre Injektion *intramuscular injection*
intraokular *intraocular*
intraokulärer Druck *intraocular pressure*
intraokuläres Linsenimplantat *intraocular lens (IOL)*
intrathekal *intrathecal*
intrauterin *intrauterine*
Intrauteringravidität *uterogestation*
Intrauterinpessar (IUP) *intrauterine device (IUD), coil*
intravenös (i.v.) *intravenous(ly) (IV)*
intravenöse Infusion *venoclysis*

intravenöse Injektion *intravenous injection*
intravenöse Pyelographie *intravenous pyelography*
intravenöse Tropfinfusion *intravenous drip*
intravenöses Pyelogramm (IVP) *intravenous pyelogram (IVP)*
intrazellulär *intracellular*
intrazerebrales Hämatom *intracerebral haematoma*
Intrinsic-Faktor *intrinsic factor*
intrinsisch *intrinsic*
Introitus *introitus*
Introversion *introversion*
Introvertierte(r) *introvert*
Intubation *intubation*
intubieren *to intubate*
Intumescentia lumbalis *lumbar enlargement*
Intumeszenz *intumescence, tumefaction, tumescence*
Intussuszeption *intussusception*
Invagination *invagination*
Invalide(r) *invalid*
invalide *invalid*
Invalidität *invalidity*
Invaliditätsrente *invalidity benefit*
Invasion *invasion*
Invasionsstadium *stadium invasioni*
invasiv *invasive*
Inversio uteri *inversion of the uterus*
Inversion *inversion*
Invertase *invertase*
In-vitro-Fertilisation (IVF) *in vitro fertilization (IVF)*
In-vitro-Versuch *in vitro experiment*
In-vivo-Versuch *in vivo experiment*
Involution *involution*
Involutionsmelancholie *or* **Involutionspsychose** *involutional melancholia*
involutiv *involutional*
Inzest *incest*
inzestuös *incestuous*
Inzidenz *incidence*
Inzidenzrate *incidence rate, inception rate*
inzidieren *to lance*
inzipient *incipient*
Inzision *incision*
Inzisur *notch*
Inzucht *inbreeding*
Ion *ion*
Ionisator *ionizer or negative ion generator*
ionisieren *to ionize*
Ipecacuanha *ipecac*
ipsolateral *ipsilateral*
Iridektomie *iridectomy*
Iridenkleisis *iridencleisis*
Iridodialysis *iridodialysis*
Iridoplegie *iridoplegia*
Iridotomie *iridotomy*
Iridozyklitis *iridocyclitis*
Iris *iris*
Iritis *iritis*
Irradiation *irradiation*
irreduktibel *irreducible*
irreponibel *irreducible*
irreponible Hernie *irreducible hernia*
Irrigation *irrigation*
Irrigator *douche*
irritabel *irritable*
Irritabilität *irritability*
Irritans *irritant*
Irritation *irritation*
Ischämie *ischaemia*
ischämisch *ischaemic, avascular*
ischämische Herzkrankheit *ischaemic heart disease (IHD)*
ischämische Nekrose *avascular necrosis*
ischial *sciatic*
Ischias *or* **Ischiassyndrom** *sciatica*
Ischiasnerv *sciatic nerve*
ischiorektal *ischiorectal*
ischiorektaler Abszess *ischiorectal abscess*
Ischium *ischium*
Ischurie *ischuria*
Isihara-Farbsehtest *Ishihara test*
Isoantikörper *isoantibody*
Isoimmunisierung *isoimmunization*
Isolation *isolation*
Isoleuzin *isoleucine*
isolieren *to isolate, quarantine*
Isolierkrankenhaus *isolation hospital*
Isolierstation *isolation ward*
Isolierung *barrier nursing*
isometrische Übungen *isometric exercises*
Isoniazid *isoniazid*
isoton *isotonic*
Isotop *isotope*
Isotopennephrographie *renography*
Isotransplantat *isograft or syngraft*
Isthmus *isthmus*
I-Streifen *I band*

Jj

Jacke *jacket*
Jackson-Epilepsie *Jacksonian epilepsy*
Jacquemier-Zeichen *Jacquemier's sign*
je *per*
jejunal *jejunal*
Jejunalgeschwür *jejunal ulcer*
Jejunalulkus *jejunal ulcer*
Jejunoileostomie *jejunoileostomy*
Jejunostomie *jejunostomy*
Jejunum *jejunum*
Jejunumresektion *jejunectomy*
Jetlag *jet lag*
Jochbein *cheekbone, malar bone, zygomatic bone, zygoma*
Jochbogen *zygomatic arch, zygoma*
Jochfortsatz *zygomatic process*
Jod *iodine*
Jodtinktur *tincture of iodine*

Joule *joule*
jucken *to itch*
juckend *itchy*
Juckreiz *itching or pruritus*
juckreizlindernd *antipruritic*
Jugend *adolescence*
Jugendfürsorge *child care*
jugendlich *juvenile*
Jugendliche(r) *adolescent*
jugular *jugular*
Junctura *junction*
Junctura fibrosa *fibrous joint*
Junge *boy*
Jungfernhäutchen *hymen*
Jungfrau *virgin*
Jungfräulichkeit *virginity*
juvenil *juvenile*

Kk

Kachexie *cachexia*
Kadmium *cadmium*
Kaffeesatzerbrechen *coffee ground vomit*
kahl *bald*
Kahlheit *baldness or alopecia*
kahlköpfig *bald*
Kahnbein *navicular bone, scaphoid (bone)*
Kahnbeinentzündung *scaphoiditis*
Kahn-Reaktion *Kahn test*
Kahnschädel *scaphocephaly*
Kaiserschnitt *Caesarean section or caesarean*
Kala-Azar *kala-azar*
Kalium *potassium*
Kaliumpermanganat *potassium permanganate*
Kalkablagerung *calcareous degeneration*
Kalkinfiltration *calcareous degeneration*
Kallus *callosity or callus*
Kalomel *calomel*
Kalorie *calorie*
kalorienarme Nahrungsmittel *slimming food*
kalorienreduzierte Kost *low-calorie diet*
kalorienreiche Nahrungsmittel *high-energy food*
kalorischer Wert *calorific value*
kalt *cold, algid*
kalte Packung *cold pack*
kalte Verbrennung *cold burn*
Kältebehandlung *cryotherapy*
Kälteempfindung *cryaesthesia*
Kälteexposition *exposure*
Kältegefühl *chill*
kalter Abszess *chronic abscess*
kalter Umschlag *cold compress*
Kälteschaden *perniosis*
Kalzifikation *or* **Kalzifizierung** *calcification*
Kalzitonin *calcitonin*
Kalzium *calcium*
Kamm *ridge, crest or crista*
kammartig *pectineal*
Kammer *chamber, ventricle*
Kammereigenrhythmus *idioventricular rhythm*
Kammerflimmern *ventricular fibrillation*
Kammerscheidewand *interventricular septum*
Kammerwasser *aqueous (humour)*
kammförmig *pectineal*
Kampfer *camphor*
Kampferöl *camphor oil or camphorated oil*
Kanal *canal, channel, passage*
Kanalikulotomie *canaliculotomy*
Kanalisation *drain*
Kandidat/-in *candidate*
Kanüle *cannula, needle*
Kanzerophobie *cancerophobia*
kanzerös *cancerous*
Kaolin *kaolin*
Kapazität *capacity*
Kapillarblutung *capillary bleeding*
Kapillare *or* **Kapillargefäß** *capillary*
Kapitatum *capitate (bone)*
Kaposi-Sarkom *Kaposi's sarcoma*
Kappe *cap*
Kappenmuskel *trapezius*
Kapsel *capsule, cachet, theca*
Kapselentfernung *decapsulation*
Kapselentzündung *capsulitis*
kapsulär *capsular*
Kapsulektomie *capsulectomy*
Kapsulitis *capsulitis*
Karbolsäure *carbolic acid*
Karbunkel *carbuncle*
Kardia *cardia*
Kardiaachalasie *cardiac achalasia*
kardial *cardiac*
kardiale Leberzirrhose *cardiac cirrhosis*
Kardialgie *cardialgia*
Kardiaverengung *cardiac notch*
Kardiogramm *cardiogram*
Kardiograph *cardiograph*
Kardiologe/Kardiologin *cardiologist or heart specialist*
Kardiologie *cardiology*
kardiologische Intensivstation *coronary care unit*
Kardiomegalie *cardiomegaly*
Kardiomyopathie *cardiomyopathy*
Kardiomyotomie *cardiomyotomy*
Kardiopathie *cardiopathy*
Kardiophon *cardiophone*
kardiopulmonale Reanimation *or* **Wiederbelebung** *cardiopulmonary resuscitation (CPR)*
kardiopulmonaler Bypass *cardiopulmonary bypass*
Kardioskop *cardioscope*
Kardiospasmus *cardiac achalasia*
kardiothorakal *cardiothoracic*
Kardiotokographie *cardiotocography*
kardiovaskulär *cardiovascular*
Kardioversion *cardioversion*
Karditis *carditis*
Karies *caries*

Karies fördernd *cariogenic*
kariogen *cariogenic*
kariöser Zahn *bad tooth*
karminativ *carminative*
Karminativum *carminative*
Karotin *carotene*
Karotingelbsucht *xanthosis*
Karotis *carotid*
Karotisdrüse *carotid body*
Karotispuls *carotid pulse*
Karotissinus *carotid sinus*
karpal *carpal*
Karpaltunnelsyndrom *carpal tunnel syndrome*
Karphologie *carphology*
Karpometakarpalgelenke *carpometacarpal joints (CM joints)*
Karpopedalspasmus *carpopedal spasm*
Karte *card*
Kartei *card index*
Karteikarte *filing card, index card*
Karunkel *caruncle*
Karyotyp *karyotype*
Karzinogen *carcinogen*
karzinogen *carcinogenic*
Karzinogenese *carcinogenesis*
Karzinoid *carcinoid (tumour)*
Karzinoidsyndrom *carcinoid syndrome*
Karzinom *carcinoma*
karzinomatös *carcinomatous*
Karzinomatose *carcinomatosis*
karzinös *cancerous*
Karzinose *carcinomatosis*
Kasein *casein*
Käseschmiere *vernix caseosa*
Kastration *castration*
kastrieren *to castrate*
Kasuistik *case history*
katabol *catabolic*
Katabolismus *catabolism*
Katalase *catalase*
Katalepsie *catalepsy*
Katalogdatei *card-index file*
katalogisieren *to card-index*
Katalysator *catalyst*
Katalyse *catalysis*
katalysieren *to catalyze*
katalytisch *catalytic*
katalytische Reaktion *catalytic reaction*
Katamenien *catamenia*
Kataplexie *cataplexy*
Katarakt *cataract*
Katarrh *catarrh*
katarrhalisch *catarrhal*
kataton *catatonic*
katatone Schizophrenie *catatonic schizophrenia*
Katatonie *catatonia*
Katecholamine *catecholamines*
Kategorie *category*
Kater *hangover*
Katgut *catgut*
Katharsis *catharsis*
kathartisch *cathartic*
Katheter *catheter*
katheterisieren *to catheterize*
Katheterisierung *catheterization*
Katzenkratzkrankheit *cat scratch fever*
kaudal *caudal*
Kaudalanalgesie *caudal analgesia*
Kaudalanästhesie *caudal anaesthetic, caudal block*
Kauen *mastication*
kauen *to chew, masticate*
Kaugummi *chewing gum*
Kaumuskel *masseter (muscle)*
Kausalgie *causalgia*
Kauter *cautery*
Kauterisation *cauterization*
kauterisieren *to cauterize*
kavernös *cavernous*
kavernöses Hämangiom *cavernous haemangioma*
Kavität *cavity*
Kayser-Fleischer-Ring *Kayser-Fleischer ring*
kcal *Cal*
kegelförmiges Ausschneiden *conization*
Kehldeckel *epiglottis*
Kehle *throat*
Kehlkopf *larynx or voice box*
Kehlkopfeingang *laryngeal inlet*
Kehlkopfentzündung *laryngitis*
Kehlkopfreflex *laryngeal reflex*
Kehlkopfverengung *laryngostenosis*
Keilbein *sphenoid bone*
Keilbeine *cuneiform bones or cuneiforms*
Keilbeinhöhle *sphenoidal sinus*
Keim *germ*
Keimblätter *germ layers*
Keimdrüse *gonad*
Keimepithel *germinal epithelium*
keimfrei *aseptic, sterile*
Keimfreiheit *sterility*
keimtötend *germicide, antiseptic*
keimtötendes Mittel *germicide*
Keimträger *carrier*
Keimzelle *germ cell or gonocyte*
Kelch *calyx*
Keller-Operation *Keller's operation*
Keloid *keloid*
Kennzeichen *label, stigma*
kennzeichnen *to characterize*
Kephalhämatom *cephalhaematoma*
Kephalogramm *cephalogram*
Kephalometrie *cephalometry*
Kephalozele *cephalocele*
Keratektasie *keratectasia*
Keratektomie *keratectomy*
Keratin *keratin*
Keratinisation *keratinization or cornification*
Keratitis *keratitis*
Keratitis dendritica *dendritic ulcer*
Keratoakanthom *keratoacanthoma*

Keratoconjunctivitis photoelectrica *welder's flash*
Keratoglobus *keratoglobus*
Keratokonjunktivitis *keratoconjunctivitis*
Keratokonus *keratoconus*
Keratom *keratoma or keratome*
Keratomalazie *keratomalacia*
Keratometer *keratometer*
Keratometrie *keratometry*
Keratoplastik *keratoplasty or corneal graft*
Keratose *keratosis*
Keratoskop *keratoscope or Placido's disc*
Keratotomie *keratotomy*
Kerbe *nick*
Kerckring-Falte *circular fold*
Kerion *kerion*
Kern *core, nucleus*
Kernig-Zeichen *Kernig's sign*
Kernikterus *kernicterus*
Kernkörperchen *nucleolus*
kernlos *non-nucleated*
Kernspintomographie *magnetic resonance imaging (MRI), nuclear magnetic resonance (NMR)*
Kerntemperatur *central temperature*
Ketoazidose *ketoacidosis*
ketogene Kost *ketogenic diet*
Ketogenese *ketogenesis*
Keton *ketone*
Ketonämie *ketonaemia*
Ketonkörper *ketone bodies*
Ketonurie *ketonuria*
Ketose *ketosis*
Kette *chain, succession*
Kettenreaktion *chain reaction*
keuchen *to gasp, pant, wheeze, whoop*
keuchend *wheezy*
Keuchhusten *whooping cough or pertussis*
kg *kg*
Kiefer *jaw*
Kieferchirurg/-in *dental surgeon*
Kieferchirurgie *dental surgery*
Kiefergelenkpfannen *mandibular fossae*
Kieferhöhle *maxillary air sinus or maxillary antrum or antrum of Highmore*
Kieferklemme *trismus*
Kieferknochen *jawbone*
Kieferköpfchen *condyloid process*
Kieferorthopäde/-orthopädin *orthodontist*
Kieferorthopädie *orthodontia*
kieferorthopädisch *orthodontic*
Kieferplastik *gnathoplasty*
Kiel *carina*
Kiemengangfistel *branchial fistula*
Kiemengangzyste *branchial cyst*
Kiementasche *branchial pouch, pharyngeal pouch, visceral pouch*
Kieselerde *silica*
Killer *killer*
Killian-Operation *Killian's operation*
Kilo(gramm) *kilo(gram)*
Kilojoule *kilojoule*
Kilokalorie *kilocalorie, Cal, Calorie, large calorie*
Kimmelstiel-Wilson-Syndrom *Kimmelstiel-Wilson disease or syndrome*
Kinanästhesie *kinanaesthesia*
Kinästhesie *kinaesthesia*
Kind *child*
Kindbett *puerperium*
Kindbettfieber *puerperal fever*
Kinderarzt/-ärztin *paediatrician or pediatrician*
Kindergarten *nursery school*
Kindergesundheitszentrum *child health clinic (CHC) or child development clinic*
Kinderheilkunde *pediatrics*
Kinderheim *children's home*
Kinderklinik *baby clinic; children's hospital*
Kinderkrankheiten *childhood illnesses or disorders*
Kinderkriegen *childbearing*
Kinderlähmung *infantile paralysis, polio*
Kinderpflege *child care*
kindersicher *child-proof*
kindersicherer Verschluss *child-proof cap*
Kindertagesstätte *day nursery*
Kinderzahnarzt/-zahnärztin *pediodontist*
Kinderzahnheilkunde *pediodontia*
Kindesmisshandlung *child abuse*
Kindheit *childhood*
kindliche Akrodynie *pink disease or erythroedema or acrodynia*
Kindspech *meconium*
Kinematik *kinematics or cinematics*
Kineplastik *kineplasty or cineplasty*
Kineradiographie *cineradiography*
Kinesiologie *kinesiology or cinesiology*
Kinetochor *centromere or kinetochore*
Kinetose *carsickness, seasickness, travel sickness, motion sickness*
Kinn *chin, mentum*
Kinnerv *mental nerve*
Kinnmuskel *mentalis muscle*
Kirschner-Draht *Kirschner wire*
Kissen *pad*
Kittel *gown*
kJ *kJ*
klaffende Schnittwunde *gash*
Klage *complaint*
klagen (über) *to complain*
Klammer *brace, clamp, clip, staple*
klammern *to clip*
Klammernahtapparat *stapler*
Klappe *valve*
Klappenstenose *stenosed valve*
klar *clear, lucid*
Klassifikation *classification*
klassifizieren *to classify*
klassisch *classic*
klauben *to pick*
Klauenfuß *claw foot or pes cavus*
Klauenhand *claw hand*

Klauennagel *onychogryphosis*
klaustrophob *claustrophobic*
Klaustrophobie *claustrophobia*
klavikular *clavicular*
kleben *to glue, stick*
klebend *adhesive*
klebrig *sticky, viscid*
Klebsiella *Klebsiella*
Klebsiella pneumoniae *Friedländer's bacillus*
Klebstoff *glue*
Kleiderlaus *Pediculus corporis*
Kleidung *clothes*
Kleienflechte *pityriasis*
klein *little, small*
kleine Chirurgie *minor surgery*
kleine Kalorie *calorie or small calorie*
kleine Kinder *small children*
kleine Öffnung *osculum*
kleine Schamlippen *labia minora or nymphae*
kleine Zehe *little toe*
kleiner Brustmuskel *pectoralis minor*
kleiner epileptischer Anfall *petit mal*
kleiner Finger *little finger*
kleiner Gang *ductule*
kleiner Gürtel *zonula or zonule*
kleiner Kanal *canaliculus*
kleiner Kreislauf *pulmonary circulation or lesser circulation*
kleiner Lendenmuskel *psoas minor*
kleiner Magen *small stomach*
kleiner Rollhügel *lesser trochanter*
kleinere Operation *minor surgery*
kleines Vieleckbein *trapezoid (bone)*
Kleinfingerballen *hypothenar eminence*
kleinflächiger Ausschlag *discrete rash*
Kleinhirn *cerebellum*
Kleinhirnrinde *cerebellar cortex*
Kleinhirnseitenstrangbahnen *spinocerebellar tracts*
Kleinhirnstiel *cerebellar peduncle*
Kleinhirnwurm *vermis*
Kleinhirnzelt *tentorium cerebelli*
Kleinkind *baby, infant*
kleinknotige Leberzirrhose *hobnail liver or atrophic cirrhosis*
kleinköpfig *microcephalic*
kleinzelliges Bronchialkarzinom *oat cell carcinoma*
Kleinzotte *microvillus*
Klemme *clamp, clip*
klemmen *to clamp, clip*
Kleptomane/Kleptomanin *kleptomaniac*
Kleptomanie *kleptomania*
Klient *client*
Klimakterium *menopause or climacteric or change of life*
Klinefelter-Syndrom *Klinefelter's syndrome*
Klinge *blade*
Klinik *clinic, hospital*
Klinik für Geschlechtskrankheiten *VD clinic*
Klinik für Physiotherapie *physiotherapy clinic*
Kliniker/-in *clinician*
klinisch *clinical(ly)*
klinische Medizin *clinical medicine*
klinische Pathologie *clinical pathology*
klinischer Psychologe/klinische Psychologin *clinical psychologist*
klinischer Test *clinical trial*
klinischer Unterricht *clinic*
Klistier *enema*
Klitoris *clitoris*
Kloake *cloaca*
Klon *clone*
Klonen *cloning*
klonen *to clone*
Klonierung *cloning*
klonisch *clonic*
klonische Krämpfe *clonic spasms*
Klonus *clonus*
Klopfen *or* **Klopfgeräusch** *knock*
Klopfmassage *tapotement*
Klotz *block*
Klumpfuß *club foot or talipes*
Klumpke-Lähmung *Klumpke's paralysis or Déjerine-Klumpke's syndrome*
knapp *short*
Knäuel *convolution, tuft*
knäuelförmig *convoluted*
knäuelig *coiled*
kneifen *to pinch*
Kneifen *pinch*
Knie *knee, genu*
Knie-Brust-Lage *genupectoral position*
knieförmig *genual*
Kniegelenk *knee joint*
Kniegelenkerguss *water on the knee*
Knie(gelenk)sperre *locked knee*
Kniegicht *gonagra*
Kniekehle *popliteal fossa or popliteal space*
Kniekehlenmuskel *popliteus or popliteal muscle*
Kniekehlenschlagader *popliteal artery*
Kniescheibe *kneecap or patella*
Kniesehne *hamstring, patellar tendon*
Kniesehnenreflex *knee jerk*
Kniesperre *locking of the knee*
Knisterrasseln *crepitation or rale*
Knöchel *knuckle, malleolus*
Knöchelchen *ossicle*
Knöchelfraktur *ankle fracture*
Knochen des Gesichtsschädels *facial bones*
Knochen *bone, os*
knochenartig *bony*
Knochenaufbau *anatomy of a bone*
Knochenbau *bone structure*
Knochenbildung *ossification or osteogenesis*
Knochenentzündung *osteitis*
Knochenfraß *caries*
Knochengerüst *skeleton*
Knochengewebe *bone*
Knochenhaut *periosteum*
Knochenhautabheber *periosteum elevator*
Knochenhautentzündung *periostitis*

Knochenhautmesser *periosteotome*
Knochenkallus *callus*
Knochenleitung *bone conduction or osteophony*
Knochenmark *bone marrow, medulla*
Knochenmarkentzündung *osteomyelitis*
Knochenmarktransplantation *bone marrow transplant*
Knochenmasse *mass*
Knochennagel *safety pin*
Knochennekrose des Kahnbeins *Köhler's disease or scaphoiditis*
Knochenschaber *raspatory*
Knochenschädigung *bone damage*
Knochenstruktur *bone structure*
Knochentransplantat *bone graft*
Knochenwucherung *lipping*
Knochenzange *rongeur, volsella or vulsella*
knöchern *bony, osseous*
knöcherne Bogengänge *semicircular canals*
knöchernes Labyrinth *bony or osseous labyrinth*
knochig *bony*
Knolle *bulb*
Knollennase *rhinophyma*
Knorpel *gristle, cartilage*
Knorpelentzündung *chondritis*
Knorpelgelenk *(primary) cartilaginous joint*
Knorpelhaut *perichondrium*
knorpelig *cartilaginous*
Knorrenmuskel *anconeus*
Knospe *bud*
Knötchen *nodule, tubercle*
Knoten *knot, lump, node, tuber*
knoten *to knot*
knotenförmig *nodular*
Knotenrose *erythema nodosum*
knotig *tuberous or tuberose*
Koagulans *coagulant*
Koagulase *coagulase*
Koagulation *coagulation*
koagulieren *to coagulate, clot*
Koagulum *coagulum*
Koarktation *coarctation*
Kobalt *cobalt*
Koch-Bazillus *Koch's bacillus*
kochen *to boil*
kochlear *cochlear*
Kochsalz *sodium chloride*
Kochsalzlösung *saline solution*
Koch-Weeks-Bakterium *Koch-Weeks bacillus*
Koffein *caffeine*
koffeinfrei *decaffeinated*
kognitiv *cognitive*
Kohlendioxid *carbon dioxide*
Kohlenhydrate *carbohydrates*
kohlenhydratreich *starchy*
Kohlenmonoxid *carbon monoxide*
Kohlenmonoxid-Hämoglobin *carboxyhaemoglobin*
Kohlenmonoxidvergiftung *carbon monoxide poisoning*
kohlensäurehaltig *carbonated*
Kohlensäureschnee *carbon dioxide snow*
Kohlenstaublunge *anthracosis*
Kohlenstoff *carbon*
Köhler-II-Krankheit *Freiberg's disease*
Köhler-Krankheit *Köhler's disease or scaphoiditis*
Koilonychie *koilonychia or spoon nail*
koital *coital*
Koitus *coitus, coition*
Kokain *cocaine*
Kokardenzelle *target cell*
Kokke *coccus*
Kokzidioidomykose *coccidioidomycosis*
Kokzygodynie *coccydynia or coccygodynia*
Kolben *plunger*
Kolektomie *colectomy*
koliforme Bakterien *coliform bacteria*
Kolik *colic or enteralgia, gripe*
kolikartig *colicky*
Kolikmittel *gripe water*
Kolitis *colitis*
kollabieren *to break down, collapse*
Kollagen *collagen*
kollagen *collagenous*
kollagene Faser *or* **Kollagenfaser** *collagen fibre*
Kollagenose *collagen disease*
Kollaps *collapse*
kollateral *collateral*
Kollateralkreislauf *collateral circulation*
Kollektiv *population*
Kollern *rumbling*
Kollodium *collodion*
Kolobom *coloboma*
Kolon *colon*
Kolonie *colony*
Kolonoskopie *colonoscopy*
Koloskop *colonoscope*
Koloskopie *colonoscopy*
Kolostomie *colostomy*
Kolostomiebeutel *colostomy bag*
Kolostrum *colostrum*
Kolpektomie *vaginectomy*
Kolpitis *vaginitis*
Kolpographie *vaginography*
Kolpopexie *colpopexy*
Kolpoplastik *colpoplasty, vaginoplasty*
Kolporrhaphie *colporrhaphy*
Kolposkop *colposcope, vaginoscope*
Kolposkopie *colposcopy*
Kolpotomie *colpotomy*
Kolpozystopexie *colpocystopexy*
Koma *coma*
komatös *comatose*
Kombination *combination*
Komedo *blackhead or comedo*
komisch *funny*
kommensal *commensal*
Kommensale *commensal*
Komminutivfraktur *comminuted fracture*
Kommissur *commissure*

kommunizieren *to communicate*
kompakt *dense*
Kompakta *dense bone*
kompatibel *compatible*
Kompatibilität *compatibility*
kompensieren *to compensate*
Komplement *complement*
Komplementbindungsreaktion (KBR) *complement fixation test (CFT)*
komplette Proktokolektomie *panproctocolectomy*
Komplex *complex*
komplex *complex*
Komplexion *complexion*
Komplikation *complication*
kompliziert *complex*
komplizierter Bruch *compound fracture, complicated fracture*
Komponente *component*
Kompresse *compress, pad*
Kompression *compression*
Kompressionsatmen *aegophony*
Kompressionsstrumpf *surgical or elastic hose, surgical stocking*
Kompressionssyndrom *compression syndrome*
komprimieren *to compress*
kompulsiv *compulsive*
Konchektomie *turbinectomy*
kondensiert *condensed*
Kondom *condom, (contraceptive) sheath, protective cap*
Kondylom *condyloma, venereal wart*
Kondylus *condyle*
kongenital *congenital(ly)*
kongenitale Herzerkrankung *congenital heart disease*
kongenitale Schädigung *congenital or birth defect*
kongenitales Megakolon *Hirschprung's disease*
Kongestion *congestion*
kongestionslösend *decongestant*
kongestiv *congestive*
Konisation *conization*
Konjunktiva *conjunctiva*
konjunktival *conjunctival*
Konjunktivitis *conjunctivitis*
konkav *concave*
Konkrement *concretion, calculus, stone*
konkret *actual*
konnatale Toxoplasmose *congenital toxoplasmosis*
konservieren *to preserve*
Konservierung *preservation*
Konsiliarius *consultant*
Konsilium *consultation*
Konsolidierung *consolidation*
konstant *constant*
Konstitution *constitution, habitus*
konstitutionell *constitutional(ly)*
Konstriktion *constriction*
Konstriktor *constrictor*
konstriktorisch *constrictive*
Konsultation *consultation*
konsultieren *to consult*
Konsum *consumption*
Kontagion *contagion*
kontagiös *contagious*
Kontakt *contact*
Kontaktdermatitis *contact or irritant dermatitis*
Kontaktlinse *contact lens*
Kontaktperson *contact*
Kontamination *contamination*
kontaminieren *to contaminate*
kontinuierlich *continuous*
kontrahieren *to contract*
Kontraindikation *contraindication*
kontraktiles Gewebe *contractile tissue*
Kontraktion *contraction*
Kontraktur *contracture*
kontralateral *contralateral*
Kontrasteinlauf *barium enema*
Kontrastfärbung *counterstain*
Kontrastmittel *contrast medium*
Kontrazeption *contraception*
kontrazeptiv *contraceptive*
Kontrazeptivum *contraceptive*
Kontrolle *control, inspection*
Kontrolleur *inspector*
Kontrollgruppe *control group*
kontrollieren *to control, inspect, manage*
kontrollierte Beatmung *controlled respiration*
Kontusion *contusion or bruise*
Konus *conus*
Konvergenzschielen *convergent strabismus or squint*
konvergieren *to converge*
Konversion *conversion*
konvex *convex*
Konvolut *convolution*
Konvulsion *convulsion*
konvulsiv *convulsive*
Konzentrat *concentrate*
Konzentration *concentrate*
Konzeption *conception*
Koordination *coordination*
koordinieren *to coordinate*
Kopenhagener Methode *Holger-Nielsen method*
Kopf *head, caput*
Kopfbein *capitate (bone)*
Köpfchen *capitulum*
Kopfgrind *favus*
Kopfhaubenmuskel *epicranius*
Kopfhaut *scalp*
Kopfhautverletzung *scalp wound*
Kopfkissen *pillow*
Kopflage *cephalic presentation*
Kopflaus *Pediculus capitis*
Kopfschlagader *carotid*
Kopfschmerz *headache, cephalalgia*

Kopfschuppen *dandruff or scurf or pityriasis capitis*
Kopfschwarte *epicranium*
Kopfverband *galea*
Kopfwender *sternocleidomastoid muscle*
Kopfwendergeschwulst *sternomastoid tumour*
Koplik-Flecken *Koplik's spots*
Koprolith *coprolith, stercolith*
Koproporphyrin *coproporphyrin*
Kopulation *copulation*
kopulieren *to copulate*
korakoakromial *coraco-acromial*
Korektopie *corectopia*
Kornährenverband *spica*
Körnchen *granule*
korneal *corneal*
Körnerkrankheit *Egyptian ophthalmia or trachoma*
koronal *coronal*
koronar *coronary*
Koronararterien *coronary arteries*
Koronararterienverschluss *coronary obstruction or coronary occlusion*
koronare Bypassoperation *heart bypass operation or coronary bypass surgery*
koronare Herzkrankheit (KHK) *coronary heart disease (CHD)*
Koronarkreislauf *coronary circulation*
Koronarsinus *coronary sinus*
Koronarstenose *coronary obstruction or coronary occlusion*
Koronarthrombose *coronary thrombosis*
Körper *body, corpus, soma*
Körperbau *build*
Körperchen *corpuscle*
Körperfett *body fat or adipose tissue*
Körperflüssigkeit *humour*
Körperflüssigkeiten *body fluids*
Körpergeruch *body odour*
Körperhaltung *posture*
Körperkreislauf *systemic or greater circulation*
körperlich *physical(ly)*
körperliche Bewegung *exercise*
körperliche Untersuchung *physical examination*
körperliche Verfassung *condition*
Körperschema *body image or body schema*
Körpertemperatur *body temperature*
korpulent *fleshy*
Korpus *body*
Korrektur *correction*
Korrigens *corrective*
korrigieren *to correct*
korrosiv *corrosive*
Korsakow-Syndrom, Korsakow-Psychose *Korsakoff's syndrome*
Korsett *corset*
Kortex *cortex*
kortikal *cortical*
kortikospinal *corticospinal*
Kortikosteroid *corticosteroid*
Kortikosteron *corticosterone*
Kortikotropin *corticotrophin or adrenocorticotrophic hormone (ACTH)*
Kortisol *cortisol*
Kortison *cortisone*
Koryza *coryza*
kosmetische Chirurgie *cosmetic surgery*
Kost *diet*
kostal *costal*
kostodiaphragmatisch *costodiaphragmatic*
Kostovertebralgelenke *costovertebral joints*
Kot *excrement, faecal matter, faeces, stools*
Koteinklemmung *faecal impaction*
Kotstein *coprolith, enterolith, stercolith*
Kotyledon *cotyledon*
kotzen *to puke*
Koxalgie *coxalgia*
Kraft *force, strength*
kräftig *sound*
kräftigen *to strengthen*
kraftlos *asthenic, feeble*
Kraftlosigkeit *asthenia*
Kragen *collar*
Krallenfuß *claw foot or pes cavus*
Krallenhand *claw hand*
Krämerkrätze *grocer's itch*
Krampf *cramp, convulsion, seizure, spasm*
Krampfaderbruch *varicocele*
Krampfadern *varicose veins*
krampfartig *jerky*
krampflösend *anti-convulsant*
krampflösendes Mittel *anti-convulsant*
kranial *cranial*
Kraniometrie *craniometry*
Kraniopharyngeom *craniopharyngioma*
Kraniostenose *craniostenosis*
Kraniosynostose *craniosynostosis*
Kraniotabes *craniotabes*
Kraniotomie *craniotomy*
krank werden *to fall ill, sicken for*
krank *ill, poorly, sick*
Krankenbesuch *call*
Krankenbett *sickbed*
Krankengeschichte *medical history*
Krankenhaus *hospital, infirmary*
Krankenhausaufnahme *admission to hospital*
Krankenhausbett *hospital bed*
Krankenhaushebamme *staff midwife*
Krankenhauspfarrer *hospital chaplain*
Krankenhausstatistik *Hospital Activity Analysis*
Krankenkost *diet*
Krankenpflege *nursing, nursing practice*
Krankenpflegehelfer/-in *hospital orderly, nursing auxiliary*
Krankenschwester *nurse, nurse practitioner, nursing sister*
Krankenstand *sicklist*
Krankenstation *infirmary, sickbay*
Krankentrage *stretcher*
Krankenträger *stretcher bearer*

Krankenunterlagen *medical records*
Krankenversicherung *health insurance*
Krankenwagen *ambulance*
Krankenzimmer *infirmary, sickroom*
krankhafte Furcht vor Katzen *ailurophobia*
krankhafte Willenlosigkeit *abulia*
Krankheit *ailment, disease, disorder, illness, infirmity, mal, sickness*
Krankheitserreger *aetiological agent, pathogen*
Krankheitsverlauf *progression of a disease*
Krankheitszeichen *physical sign, symptom*
kränklich *ailing, sickly*
Kranz *corona*
Kranzfurche (des Herzens) *atrioventricular groove*
Kranznaht *coronal suture*
Kranzschlagadern des Herzens *coronary arteries*
Krätze *the itch*
Krätzemittel *scabicide*
kratzen *to scrape, scratch*
Kratzer *scratch*
Kraurose *kraurosis*
Krause-Körperchen, Krause-Endkolben *Krause corpuscles*
Kraut *herb*
Kräuterheilmittel *herbal remedies*
Kräutertee *herb tea*
Kreatin *creatine*
Kreatinase *creatinase*
Kreatinin *creatinine*
Kreatinphosphat *creatine phosphate*
Kreatinurie *creatinuria*
Kreatorrhoe *creatorrhoea*
Krebs erzeugend *carcinogenic*
Krebs *cancer*
Krebsangst *cancerophobia*
krebsartig *cancerous*
Krebsentstehung *carcinogenesis*
krebsig *carcinomatous*
Krebsmedikament *anti-cancer drug*
Krebszyklus *Krebs cycle*
kreisende Bewegung *circumduction*
kreisförmig *circular*
Kreiskrankenhaus *district general hospital*
Kreislauf *circulation, cycle*
Kreisnaht *Shirodkar's operation* or *Shirodkar pursestring*
kreisrunder Haarausfall *alopecia areata*
kreißend *parturient*
Krepitation *crepitation, rale, crepitus*
Kretin *cretin*
Kretinismus *cretinism*
Kreuz *cross, small of the back*
Kreuzband *cruciate ligament*
Kreuzbein *sacrum*
Kreuzbeingeflecht *sacral plexus*
Kreuzbeinlöcher *sacral foramina*
Kreuzbeinnervengeflecht *sacral plexus*
Kreuzbeinwirbel *sacral vertebrae*
Kreuzinfektion *cross-infection*
Kreuznerven *sacral nerves*
Kreuzung *cross, decussation*
Kribbelgefühl *formication*
Kribbeln *pins and needles*
kribbeln *to tingle*
kriechend *serpiginous*
Krippentod *cot* or *crib death, sudden infant death syndrome (SIDS)*
Krise *crisis*
Kristall *crystal*
kristallartig *crystalline*
kristallin *crystalline*
Kristallviolett *crystal violet*
kritisch *critical(ly)*
kritisieren *to criticize*
Krone *crown, corona*
Kronenfortsatz *coronoid process*
Kropf *goitre, struma, thyrocele*
kropferzeugende Substanz *goitrogen*
Krücke *crutch*
Krug *jar*
Krugatmen *cavernous breathing* or *breath sounds*
Krukenberg-Tumor *Krukenberg tumour*
Krummdarm *ileum*
Krummdarm-Dickdarm-Schlagader *ileocolic artery*
krümmen *to bend, curve*
Krümmung *bend, curvature, curve*
Krupp *croup*
Krüppel *cripple*
krural *crural*
Kruste *scab*
Kryästhesie *cryaesthesia*
Kryochirurgie *cryosurgery*
Kryokauterisation *cold cautery*
Kryopräzipitat *cryoprecipitate*
Kryosonde *cryoprobe*
Kryotherapie *cryotherapy*
Krypte *crypt*
Kryptokokke *Cryptococcus*
Kryptomenorrhoe *cryptomenorrhoea*
Kryptorchismus *cryptorch(id)ism*
kubital *cubital*
Kuboidzelle *cuboidal cell*
Kugel *ball, globus*
Kügelchen *pellet, globule*
Kugelgelenk *ball and socket joint*
Kugelzelle *spherocyte*
Kugelzellenanämie *spherocytosis, acholuric jaundice*
kühl *algid, cool*
kühlen *to refrigerate*
Kühlsalbe *cold cream*
Kühlschrank *refrigerator*
Kühlung *refrigeration*
Kuhpocken *cowpox* or *vaccinia*
Kuldoskop *culdoscope*
Kuldoskopie *culdoscopy*
kultivieren *to cultivate*
Kultur *culture*
Kulturmedium *culture medium*

kumulativ *cumulative*
kumulative Wirkung *cumulative action*
Kunstfehler *malpractice*
künstlich *artificial(ly), synthetic(ally)*
künstliche Beatmung *artificial respiration or ventilation*
künstliche Befruchtung *or* **Insemination** *artificial insemination*
künstliche Lunge *artificial lung*
künstliche Niere *kidney machine*
künstlicher Darmausgang *stoma*
künstlicher Pneumothorax *artificial pneumothorax*
künstliches Gebiss *false teeth or dentures*
Kunststoff *plastic*
Küntscher-Nagel *Kuntscher or Küntscher nail*
Kupfer *copper*
Kupferfinnen *rosacea*
Kupffer-Sternzellen *Kupffer's cells*
Kuppel *cupola*
Kur *course (of treatment), regimen*
kurativ *curative*
Kürettage *curettage or curettement*
Kürette *curet*
kürettieren *to curet*
Kurs *course*
Kurvatur *curvature*
Kurve *curve, graph*
Kurzatmigkeit *shortness of breath*
kurzsichtig *myopic or shortsighted or nearsighted*
Kurzsichtigkeit *myopia or shortsightedness or nearsightedness*
Kurzzeiterhitzung *high temperature short time (HTST) method*
kutan *cutaneous*
kutane Leishmaniase *cutaneous leishmaniasis, oriental sore*
Kveim-Nickerson-Hauttest *Kveim test*
Kwashiorkor *kwashiorkor*
Kyphose *kyphosis, hunchback*
Kyphoskoliose *kyphoscoliosis*
Kystadenom *cystadenoma*

Ll

Labferment *rennin*
Labia majora *labia majora*
Labia minora *labia minora*
labial *labial*
labil *labile, unstable*
Labium *labium, lip*
Labor *laboratory*
Laboranalytiker/-in *analyst*
Laborant/-in *laboratory technician*
Laboratorium *laboratory*
Laborleiter/-in *laboratory officer*
Labortechniker/-in *laboratory technician*
Laborverfahren *laboratory techniques*
Labyrinth *labyrinth*
Labyrinthitis *labyrinthitis or otitis interna*
Labyrinthkapsel *bony labyrinth*
Labyrinthus osseus *bony labyrinth*
lachen *to laugh*
Lachen *laugh*
Lachgas *laughing gas*
Lackmus *litmus*
Lackmuspapier *litmus paper*
Lactobacillus *Lactobacillus*
Lactobacillus acidophilus *Döderlein's bacillus*
Lacuna *lacuna*
Laennec-Zirrhose *Laennec's cirrhosis*
Lage *layer, lie, position, presentation*
Lageanomalie *malpresentation*
Lagerungsdrainage *postural drainage*
lahm *lame*
lähmen *to paralyse*
Lahmheit *lameness*
Lähmung *palsy, paralysis*
Laienhelfer/-in *first-aider*
Laktagogum *galactagogue*
Laktase *lactase*
Laktation(speriode) *lactation*
laktifer *lactiferous*
Laktobakterium *Lactobacillus*
Laktose *lactose*
Laktoseintoleranz *or* **Laktosemalabsorption** *lactose intolerance*
Laktosurie *lactosuria*
Laktovegetarier/-in *lactovegetarian*
laktovegetarisch *lactovegetarian*
Lambda *lambda*
Lambdanaht *lambdoidal suture*
Lambliasis *lambliasis*
Lamelle *lamella*
Lamina (arcus vertebrae) *lamina*
Lamina cribrosa *cribriform plate*
Lamina propria mucosa *lamina propria*
Laminektomie *laminectomy*
Lampe *lamp*
Landry-Paralyse *Landry's paralysis*
Landwirt *farmer*
lang wirkend *long-acting*
Länge *length*
Langerhans-Inseln *islets of Langerhans*
langköpfig *dolichocephalic*
Langköpfigkeit *dolichocephaly*
länglich *longitudinal*
Längswölbung des Fußes *longitudinal arch, plantar arch*
Langzeitpatient/-in *long-stay patient*
Langzeitstation *long-stay ward*
Lanolin *lanolin*
Lanugo *lanugo*
Lanzette *lancet*
lanzinieren *to lancinate*
lanzinierend *lancinating*
lanzinierende Schmerzen *lightning pains*
Laparoskop *laparoscope, peritoneoscope*
Laparoskopie *laparoscopy, peritoneoscopy, abdominoscopy, coelioscopy*
Laparotomie *laparotomy*

Läppchen *lobule*
Läppchenprobe *patch test*
Lappen *flap, lobe*
Lappenbronchien *lobar bronchi* or *secondary bronchi*
Larva migrans *creeping eruption*
Larva migrans visceralis *viscera larva migrans, toxocariasis*
Larve *larva*
laryngeal *laryngeal*
Laryngektomie *laryngectomy*
Laryngismus stridulus *laryngismus (stridulus)*
Laryngitis *laryngitis*
Laryngofissur *laryngofissure*
Laryngologe/Laryngologin *laryngologist*
Laryngologie *laryngology*
Laryngopharynx *laryngopharynx*
Laryngoskop *laryngoscope*
Laryngospasmus *laryngospasm*
Laryngostenose *laryngostenosis*
Laryngotomie *laryngotomy*
Laryngotracheobronchitis *laryngotracheobronchitis*
Larynx *larynx* or *voice box*
Larynxstenose *laryngostenosis*
Laser *laser*
Laserchirurgie *laser surgery*
Lasersonde *laser probe*
Läsion *lesion*
Lassa-Fieber *Lassa fever*
Lassar-Zinkpaste *Lassar's paste*
latent *dormant, latent, silent*
latentes Schielen *heterophoria*
lateral *lateral*
laterale und mediale Epikondylen *lateral and medial epicondyles*
Lateroversion *lateroversion*
Latissimus *latissimus dorsi*
Lauf *course*
laufen *to run*
Laufgestell *walking frame* or *walker*
launisch *cranky*
Laus *louse*
Lausbefall *pediculosis, phthiriasis*
Läusefleckfieber *epidemic typhus*
Laut *sound*
laut *according to*
lauter sprechen *to speak up*
Lavage *lavage*
Lävokardie *laevocardia*
Laxans *laxative*
Laxans or **Laxativum** *laxative* or *purgative*
laxativ or **laxierend** *laxative* or *purgative*
L-Dopa *L-dopa*
Leben *life*
leben *to live*
lebend *alive, live, intra vitam*
lebend gebärend *viviparous*
lebendig *active, alive, live*
lebensbedrohliche Krankheit *life-threatening disease*
Lebenserwartung *life expectancy*
lebensfähig *viable*
Lebensfähigkeit *viability*
Lebensmittel *food*
Lebensmittelhändler *grocer*
Lebensmittelvergiftung *food poisoning*
Lebensmittelvergiftung durch Staphylokokken *staphylococcal poisoning*
Lebensversicherung *life insurance*
lebenswichtig *vital*
lebenswichtige Organe *vital organs*
Leber *liver*
Leber-Dickdarm-Band *hepatocolic ligament*
Leberegel *liver fluke*
Leberextrakt *liver extract*
Leberfleck *liver spot, lentigo*
Lebergallengang *hepatic duct*
Leberpforte *porta hepatis*
Leberschlagader *hepatic artery*
Leberschmerz *hepatalgia*
Lebertran *cod liver oil*
Lebervene *hepatic vein*
Leberzelle *hepatocyte, hepatic cell*
Leberzirrhose *cirrhosis of the liver* or *hepatocirrhosis*
lecken *to leak; lick*
Lecksaft *linctus*
Lederhaut *corium* or *dermis*
Lederhaut des Auges *sclera* or *sclerotic (coat), albuginea oculi*
leer *blank, empty*
Leerdarm *jejunum*
leeren *to empty*
legal *legal*
legaler Schwangerschaftsabbruch *legal abortion*
Legasthenie *dyslexia* or *word blindness*
Legastheniker/-in *dyslexic*
legasthenisch *dyslexic*
legen *to position, site*
Legg-Calvé-Perthes-Krankheit *Legg-Calvé-Perthes disease*
Legionärskrankheit *legionnaires' disease*
Lehrbuch *textbook*
lehren *to teach*
Lehrkrankenhaus *teaching hospital*
Leibeserziehung *physical education*
Leichdorn *clavus*
Leiche *corpse*
Leichenfinger *vibration white finger*
Leichengift *ptomaine*
Leichenhalle *mortuary*
Leichenschau *inquest*
Leichnam *cadaver*
leicht *faint(ly), light(ly), mild(ly), slight(ly)*
leichte Verbrennung *superficial burn*
leichter Schnupfen *sniffles*
leichtes Unwohlsein *indisposition*
leiden *to suffer*
Leiden *ailment, condition, disorder, distress, mal, suffering*

leidend *ailing*
Leidende(r) *sufferer*
Leihmutter *surrogate mother*
Leim *glue*
Leim-Schnüffeln *glue sniffing*
Leiomyom *leiomyoma*
Leiomyosarkom *leiomyosarcoma*
Leishmania *Leishmania*
Leishmaniase *leishmaniasis*
Leiste *crest or crista; groin*
Leistenband *inguinal ligament or Poupart's ligament*
Leistenbeuge *crotch, groin*
Leistengegenden *iliac regions*
Leistenhernie *inguinal hernia*
Leistenkanal *inguinal canal*
Leistenregion *inguinal region*
Leistung *performance*
Leitband *gubernaculum*
leiten *to direct, manage*
leitend *senior; conductive*
leitende Krankenschwester *nurse manager*
leitende(r) Mitarbeiter/-in *senior*
Leiter *conduit*
Leiter/-in *director, head*
Leitsonde *director*
Leitung *conduction; conduit; supervision*
Leitungsanästhesie *nerve block*
Lembert-Naht *Lembert's suture*
Lempert-Operation *Lempert operation*
Lende *loin*
Lendengeflecht *lumbar plexus*
Lendenmarkverdickung *lumbar enlargement*
Lendenschlagader *lumbar artery*
Lendenwirbel *lumbar vertebrae*
Lentigo *lentigo*
lentikulär *lenticular*
Lepidosis *lepidosis*
Lepra *leprosy or Hansen's disease*
Lepraknoten *leproma*
Leprakranke(r) *leper*
Leproma *leproma*
Leprōse(r) *leper*
Leptomeningen *leptomeninges*
Leptomeningitis *leptomeningitis*
Leptospirose *leptospirosis or Weil's disease*
Leptozyt *leptocyte*
Lesbierin *lesbian*
lesbisch *lesbian*
lesbische Liebe *lesbianism*
Lese- und Rechtschreibschwäche (LRS) *dyslexia*
Leseunfähigkeit *alexia or word blindness*
letal *lethal, fatal*
Letalfaktor *lethal gene*
Lethargie *lethargy*
lethargisch *lethargic*
letzte(r,s) *final*
Leucin *leucine*
Leukämie *leukaemia*
Leukoderm *leucoderma or vitiligo*
Leukolysin *leucolysin*
Leukom *leucoma, wall eye*
Leukonychie *leuconychia*
Leukopenie *leucopenia*
Leukophlegmasie *milk leg or white leg or phlegmasia alba dolens*
Leukoplakie *leucoplakia*
Leukopoese *leucopoiesis*
Leukorrhoe *leucorrhoea or whites*
Leukotomie *leucotomy or frontal lobotomy*
Leukozyt *leucocyte or leukocyte, white blood cell (WBC) or white corpuscle*
leukozytenarm *aleukaemic*
Leukozytolyse *leucocytolysis*
Leukozytopenie *leucopenia*
Leukozytose *leucocytosis*
Leuzin *leucine*
Levator *levator*
Levodopa *levodopa*
Leydig-Zwischenzellen *Leydig cells or interstitial cells*
LE-Zellen *LE cells*
Lezithine *lecithins*
Libido *libido*
Lichen *lichen*
Lichen ruber planus *lichen planus*
lichenähnlich *lichenoid*
Lichenifikation *lichenification*
lichenoid *lichenoid*
Licht *light*
Lichtbehandlung *light treatment*
Lichtbrechung *refraction*
Lichtdermatose *photodermatosis*
lichte Weite *lumen*
lichtempfindlich *photosensitive*
Lichtempfindlichkeit *photosensitivity*
Lichtkoagulation *Fotocoagulation*
Lichtleiter *optical fibres*
Lichtreflex *light reflex*
Lichttherapie *light therapy*
Lichtwellen *light waves*
Lidknorpel *tarsus*
Lidkrampf *blepharospasm*
Lidocain *lidocaine*
Lidwinkel *canthus*
Lidwinkel- *canthal*
Lieberkühn-Drüsen *Lieberkühn's glands*
Lieberkühn-Krypten *Lieberkühn's glands*
liefern *to deliver, provide, supply*
liegen *to lie; locate*
liegend *recumbent*
Lien *spleen*
lienal *splenic*
Lienterie *lientery or lienteric diarrhoea*
Lieutaud-Dreieck *trigone*
Lift *lift*
Ligamentum *ligament*
Ligamentum arcuatum mediale *medial arcuate ligament*
Ligamentum coronarium hepatis *coronary ligament*

Ligamentum cruciatum *cruciate ligament*
Ligamentum falciforme hepatis *falciform ligament*
Ligamentum hepatocolicum *hepatocolic ligament*
Ligamentum inguinale *inguinal ligament or Poupart's ligament*
Ligamentum latum uteri *broad ligament*
Ligamentum sacrotuberale *sacrotuberous ligament*
Ligamentum suspensorium *suspensory ligament*
Ligamentum teres uteri *round ligament*
Ligamentum vocale *vocal ligament*
Ligatur *ligature, ligation*
limbisches System *limbic system*
Limbus *limbus*
Linctus *linctus*
lindern *to alleviate, ease, relieve, soothe*
Linderung *relief*
Linea *linea*
Linea alba *linea alba*
Linea mylohyoidea *mylohyoid line*
Linea nigra *linea nigra*
Lingua *glossa*
lingual *lingual*
Linie *line, linea*
Liniment(um) *liniment, embrocation, rub*
linke Kolonflexur *splenic flexure*
linke(r,s) *left(-hand)*
linkshändig *left-handed*
Linkshändigkeit *left-handedness*
Linolensäure *linolenic acid*
Linolsäure *linoleic acid*
Linse *lens*
Linsenextraktion *cataract extraction*
Linsenfleck *lentigo*
linsenförmig *lenticular*
Linsenpunktion (bei Staroperation) *needling*
Linsentrübung *cataract*
Liothyronin *liothyronine*
Lipämie *lipaemia*
Lipase *lipase*
Lipid *lipid*
Lipidose *lipidosis*
Lipidstoffwechsel *lipid metabolism*
Lipidurie *adiposuria*
Lipochondrodystrophie *lipochondrodystrophy*
Lipodystrophie *lipodystrophy*
Lipogenese *lipogenesis*
Lipoid *lipoid*
lipoid *lipoid*
Lipoidose *lipoidosis*
Lipolyse *lipolysis*
Lipom *lipoma*
Lipomatose *lipomatosis*
Lipoprotein *lipoprotein*
Liposarkom *liposarcoma*
lipotrop *lipotrophic*
Lippe *lip*
Lippenentzündung *cheilitis*
Lippeneversion *eclabium*
Lippenplastik *labioplasty*
Lippenrot *vermillion border*
Lippensalbe *lip salve*
Lippenspalte *harelip*
Lippes-Schleife *Lippes loop*
Lipurie *lipuria, adiposuria*
Liquor *liquor*
Liquor cerebrospinalis *cerebrospinal fluid (CSF)*
lispeln *to lisp*
Lispeln *lisp*
Liste *list*
Listeria *Listeria*
Liter *litre*
Lithiasis *lithiasis*
Litholapaxie *litholapaxy or lithotrity*
Lithotomführungsinstrument *gorget*
Lithotomie *lithotomy*
Lithotripsie *lithotrity or litholapaxy*
Lithotriptor *lithotrite*
Lithurie *lithuria*
Little-Krankheit *spastic diplegia or Little's disease*
Livedo *livedo*
livid *livid*
Lizenz *license*
Loa loa *Loa loa*
Loa-loa-Infektion *loiasis*
lobär *lobar*
Lobärpneumonie *lobar pneumonia*
Lobektomie *lobectomy*
Lobotomie *lobotomy*
Lobulus *lobule*
Lobus *lobe*
Lobus quadratus *quadrate lobe*
Loch *hole, hollow, foramen, lacuna*
lochial *lochial*
Lochien *lochia*
Lochkarte *punched card*
locker *loose(ly)*
lockern *to loosen*
Loculus *loculus*
Löffel *spoon*
Löffelnagel *koilonychia or spoon nail*
Logopäde/Logopädin *speech therapist*
Logopädie *speech therapy*
Loiasis *loiasis*
lokal *local, topical*
Lokalanästhesie *local anesthesia*
Lokalanästhetikum *local anaesthetic*
lokalisieren *to localize, locate*
Lokomotion *locomotion*
Lokus *locus*
Lordose *lordosis*
lordotisch *lordotic*
Lösemittel *menstruum*
lösen *to dissolve; loosen; resolve*
löslich *soluble*
lösliche Pflanzenfaser *soluble fibre*
Lösung *paint; resolution; solution*

Lösungsmittel *solvent*
Lösungsmittelinhalation *solvent inhalation*
Lösungsmittelmissbrauch *solvent abuse*
Lotio(n) *lotion*
Low-density-Lipoprotein (LDL) *low-density lipoprotein (LDL)*
LSD *LSD*
Lücke *gap, lacuna*
Ludwig-Angina *Ludwig's angina*
Lues (venerea) *lues, syphilis*
Luft *air*
Luftbett *air bed*
Luftdruck *atmospheric pressure*
Luftembolie *air embolism*
lufthaltige Warzenfortsatzzellen *mastoid (air) cells*
Lufthunger *air hunger*
luftkrank *airsick*
Luftkrankheit *airsickness*
Luftleitung *air conduction*
Luftröhre *windpipe or trachea*
Luftröhrenentzündung *tracheitis*
Luftschlucken *aerophagy or aerophagia*
Luftverschmutzung *atmospheric pollution*
Luftweg *air passage, airway*
Lumbago *lumbago*
lumbal *lumbar*
Lumbalgegend *lumbar region*
Lumbalpunktion *lumbar or spinal puncture, spinal tap*
Lumbalregion *lumbar region*
Lumbalsack *lumbar cistern*
lumbosakral *lumbosacral*
Lumbosakralgelenk *lumbosacral joint*
Lumbricus *lumbricus*
Lumbus *loin*
Lumen *lumen*
Lunge *lung*
Lungenazinus *acinus*
Lungenbläschen *air sac or alveolus*
Lungenembolie *pulmonary embolism*
Lungenentzündung *pneumonia*
Lungenerkrankung *lung trouble*
Lungenfell *inner pleura, visceral pleura*
Lungenhernie *pneumatocele*
Lungeninsuffizienz *pulmonary insufficiency or incompetence*
Lungenkaverne *vomica*
Lungenkrebs *lung cancer*
Lungenkreislauf *pulmonary circulation or lesser circulation*
Lungenmilzbrand *woolsorter's disease*
Lungenmykose *pneumomycosis*
Lungenödem *pulmonary oedema*
Lungenpest *pneumonic plague*
Lungenschlagadern *pulmonary arteries*
Lungentuberkulose *consumption, pulmonary tuberculosis*
Lungenvene *pulmonary vein*
Lungenvenentransposition *anomalous pulmonary venous drainage*
Lunula (unguis) *lunula*
Lupp-dupp *lubb-dupp*
Lupus *lupus*
Lupus erythematodes (LE) *lupus erythematosus acutus (LE)*
Lupus vulgaris *lupus vulgaris*
lustig *amusing*
lustlos *listless*
Lustlosigkeit *listlessness*
Lutein *lutein*
luteinisierendes Hormon (LH) *luteinizing hormone (LH)*
lutschen *to suck*
Lux *lux*
Luxation *luxation, dislocation*
luxieren *to dislocate*
Luxurieren der Bastarde *hybrid vigour*
Lyme-Krankheit *Lyme disease*
Lymphadenektomie *lymphadenectomy*
Lymphadenitis *lymphadenitis*
Lymphadenom *lymphadenoma*
Lymphadenopathie *lymphadenopathy*
Lymphangiektasie *lymphangiectasis*
Lymphangiographie *lymphangiography*
Lymphangiom(a) *lymphangioma*
Lymphangioplastik *lymphangioplasty*
Lymphangiosarkom *lymphangiosarcoma*
Lymphangitis *lymphangitis*
lymphatisch *lymphatic*
lymphatische Diathese *status lymphaticus*
lymphatisches Gewebe *lymphoid tissue*
lymphatisches System *lymphatic system*
Lymphdrüsen *lymph(atic) glands*
Lymphe *lymph (fluid)*
Lymphgefäß *lymph(atic) vessel*
Lymphgefäßstamm *lymphatic duct*
Lymphkapillaren *lymphatic capillaries*
Lymphknötchen *lymphatic nodule*
Lymphknoten *lymph nodes*
Lymphknotenentzündung *lymphadenitis*
Lymphoblast *lymphoblast*
lymphoblastisch *lymphoblastic*
Lymphödem *lymphedema*
Lymphogranuloma inguinale *lymphogranuloma inguinale*
Lymphographie *lymphography*
Lymphom *lymphoma*
Lymphopathia venerea *lymphogranuloma venereum (l.g.v.)*
Lymphopenie *lymphopenia*
Lymphopoese *lymphopoiesis*
Lymphorrhagie *lymphorrhagia*
Lymphorrhoe *lymphorrhoea*
Lymphosarkom *lymphosarcoma*
Lymphozyt *lymphocyte*
Lymphozytopenie *lymphocytopenia*
Lymphozytopoese *lymphopoiesis*
Lymphozytose *lymphocytosis*
Lymphurie *lymphuria*
Lyophilisation *lyophilization*
lyophilisieren *to lyophilize*

Lyse *lysis*
Lysergsäurediäthylamid (LSD) *lysergic acid diethylamide (LSD)*
Lysin *lysin; lysine*
Lysis *lysis*
Lysol *lysol*
Lysosom *lysosome*

Mm

Macula *macula*
Macula lutea *macula lutea*
Madenfras *myiasis*
Madenkrankheit *myiasis*
Madenwurm *threadworm or pinworm*
Madurafuß *Madura foot*
Maduramykose *maduromycosis or maduromycetoma*
Magen *stomach*
Magenantrum *pyloric antrum*
Magen-Darm-Trakt *alimentary canal*
Magen-Dickdarm-Reflex *gastrocolic reflex*
Mageneingang *cardia*
Magenfixation *gastropexy*
Magengeschwür *gastric ulcer*
Magengrippe *gastric flu*
Magengrübchen *gastric pit*
Magengrube *pit of the stomach*
Magenhernie *gastrocele*
Magenkörper *body of the stomach*
Magenkrampf *stomach cramp*
Magenkuppel *fundus*
Magenmittel *stomachic*
Magen-Netz-Schlagader *gastroepiploic artery*
Magenpförtner *pylorus*
Magenpförtnerkrampf *pylorospasm*
Magenplastik *gastroplasty*
Magenpumpe *stomach pump*
Magensaft *gastric juice(s)*
Magensaft resistent *enteric-coated*
Magensäure *gastric acid*
Magenschlagader *gastric artery*
Magenschmerzen *stomach ache*
Magensenkung *gastroptosis*
Magensonde *stomach tube*
Magenspiegelung *gastroscopy*
Magenstein *gastrolith*
Magenteilresektion *partial gastrectomy*
Magenübersäuerung *acidity*
Magenulkus *gastric ulcer*
Magenvene *gastric vein*
Magenverstimmung *biliousness, stomach upset*
Magen-Zwölffingerdarm-Schlagader *gastroduodenal artery*
mager *skinny*
Magersucht *anorexia nervosa*
Magnesia(milch) *(Milk of) Magnesia*
Magnesium *magnesium*
Magnesiumsulfat *magnesium sulphate*
Magnesiumtrisilikat *magnesium trisilicate*
Magnetfeld *magnetic field*
magnetisch *magnetic*
Mahlzeit *meal*
Maissiatstreifen *iliotibial tract*
makrobiotisch *macrobiotic*
Makrocheilie *macrocheilia*
Makrodaktylie *macrodactyly*
Makrogenitalismus *macrogenitosoma*
Makrogenitosomie *macrogenitosoma*
Makroglobulin *macroglobulin*
Makroglossie *macroglossia*
Makrognathie *macrognathia*
Makromastie *macromastia*
Makromelie *macromelia*
Makrophage *macrophage*
Makropsie *macropsia*
makroskopisch *macroscopic*
makroskopische Anatomie *gross anatomy*
Makrozephalie *macrocephaly*
Makrozyt *macrocyte*
Makrozytose *macrocytosis or macrocythaemia*
Makula *macula, macule*
makulopapulös *maculopapular*
Mal *mark, mole, naevus*
Mal de Pinto *pinta*
Malabsorption *malabsorption*
Malabsorptionssyndrom *malabsorption syndrome*
Malacia *malacia*
malar *malar*
Malaria *malaria*
Malaria quartana *quartan fever*
Malaria tertiana *tertian fever*
Malariaerreger *malarial parasite*
Malariamittel *antimalarial*
Malazie *malacia*
Maldescensus testis *undescended testis*
Malformation *malformation*
maligne *malignant*
maligner Tumor *malignant tumour*
Malignität *malignancy*
Malleolus *malleolus*
Malleolus lateralis *lateral malleolus*
Malleolus medialis *medial malleolus*
Malleus *hammer; glanders*
Malleus farciminosus *farcy*
Mallory-Färbung *Mallory's stain*
Mallory-Weiss-Syndrom *Mallory-Weiss tears*
Malnutrition *malnutrition*
Malpighi-Knäuel *Malpighian glomerulus*
Malpighi-Körperchen *Malpighian corpuscle or body*
Malpighi-Schicht *Malpighian layer*
Malposition *malposition*
Maltafieber *Malta fever*
Maltase *maltase*
Maltose *or* **Malzzucker** *maltose*
Malum Potti *Pott's disease or Pott's caries*
Mamilla *mamilla or mammilla or nipple*
mamillar *mamillary or mammillary*
Mamillarkörper *mamillary bodies*

Mamille *mamilla* or *mammilla* or *nipple*
Mamma *mamma* or *breast*
Mammaamputation *mastectomy*
Mammaatrophie *mastatrophy*
Mammakarzinom *breast cancer*
Mammaplastik *mammoplasty*
mammär *mammary*
Mammogramm *mammogram*
Mammographie *mammography*
Mammothermographie *mammothermography*
Management *management*
Manchester-Operation *Fothergill's operation*
Mandelentzündung *tonsillitis*
Mandelkern *amygdala* or *amygdaloid body*
Mandibula *mandible*
mandibular *mandibular*
mane *mane*
Mangan *manganese*
Mangel *defect, deficiency, insufficiency, lack*
Mangelernährung *malnutrition*
mangelhaft *defective*
Mangelkrankheit *deficiency disease*
Manie *mania*
Manifestation *manifestation*
manifestieren *to present*
Manipulation *manipulation*
manipulieren *to manipulate*
manisch *manic*
manisch-depressive Psychose *manic-depressive psychosis*
Manischdepressive(r) *manic-depressive*
Mannit(ol) *mannitol*
männlich *male, virile*
männliche Geschlechtsorgane *male sex organs*
männliches Geschlechtshormon *male sex hormone*
Manschette *cuff*
Mantel *coat*
Manubrium (sterni) *manubrium (sterni)*
MAO-Hemmer *MAO inhibitor*
Marasmus *marasmus* or *failure to thrive*
Marburg-Virus-Krankheit *Marburg virus disease* or *green monkey disease*
Marfan-Syndrom *Marfan's syndrome*
Margarine *margarine*
Marihuana or **Marijuana** *marijuana*
Mark *(bone) marrow, medulla*
Marke *marker*
Markenarzneimittel or **Markenpräparat** *patent medicine, proprietary drug*
Marker *marker*
markhaltig *myelinated*
markhaltiger Nerv *medullated nerve*
Markhöhle *medullary cavity*
markieren *to mark*
Markraum *medullary cavity*
Markscheide *axon covering*
Markschwamm *encephaloid*
Markstrang *medullary cord*
Marmorknochenkrankheit *marble bone disease*
Marschfraktur *march fracture*
Martin-Bell-Syndrom *fragile-X syndrome*
Masern *measles* or *rubeola*
maskulin *masculine, virile*
Maskulinisierung *masculinization, virilization*
Maskulinismus *virilism*
Masochismus *masochism*
Masochist/-in *masochist*
masochistisch *masochistic*
Maß *degree, measure*
Massage *massage*
Maßband *tape measure*
Masse *mass*
Masseter *masseter (muscle)*
massieren *to massage*
massiv *massive*
Mastalgie *mastalgia*
Mastdarm *rectum*
Mastektomie *mastectomy*
Mastikation *mastication*
Mastitis *mastitis*
Mastodynie *mastalgia*
mastoid *mastoid*
Mastoid *mastoid process* or *mastoid*
Mastoidektomie *mastoidectomy*
mastoideus *mastoid*
Mastoiditis *mastoiditis*
Mastotomie *mastoidotomy*
Mastozyt *mast cell*
Masturbation *masturbation*
masturbieren *to masturbate*
Mastzelle *mast cell*
Materia medica *materia medica*
Material *material*
maternal *maternal*
Matratze *mattress*
Matratzennaht *mattress suture*
Matrix *matrix*
Maturation *maturation*
Maturität *maturity*
Maxilla *maxilla (bone)*
maxillär *maxillary*
Mazeration *maceration*
Mazeration des abgestorbenen Feten *neonatal maceration*
mazerieren *to macerate*
McBurney-Punkt *McBurney's point*
Meatus *meatus*
Meatus acusticus externus *external auditory meatus*
Meatus acusticus internus *internal auditory meatus*
Mechanismus *mechanism*
Meckel-Divertikel *Meckel's diverticulum*
Meckel-Ganglion *sphenopalatine ganglion*
Media *media*
medial *medial(ly)*
medialer gerader Augenmuskel *medial rectus*
mediales Bogenband *medial arcuate ligament*

median *median*
Medianebene *median plane*
Medianlinie *midline*
medianus *median*
Medianus *median nerve*
mediastinal *mediastinal*
Mediastinitis *mediastinitis*
Mediastinum *mediastinum*
Medikament *drug*
medikamentös *medical*
medikamentöse Behandlung *medical intervention*
Medikation *medication*
Medinawurm *Dracunculus or guinea worm*
mediokarpal *midcarpal*
mediotarsal *midtarsal*
Medium *medium*
Medizin *medicine, physic*
Medizinalshampoo *medicated shampoo*
medizinisch *medical, medicated, medicinal*
medizinische Fakultät *medical school*
medizinische Grundversorgung *primary health care or primary medical care*
medizinische(r) Dokumentar/-in *medical secretary*
medizinischer Blutegel *medicinal leech*
medizinisches Bad *medicinal bath*
medizinisches Informationsarmband *Medic-Alert bracelet*
medizinisches Zentrum *medical centre*
medizinisch-technische(r) Röntgenassistent/-in (MTRA) *radiographer*
medizinisch-technische(r) Notfallassistent/-in *emergency medical technician (EMT)*
Medizinschrank *medicine cabinet or medicine chest*
Medroxyprogesteron *medroxyprogesterone*
Medulla (ossium) *medulla, (bone) marrow*
Medulla glandulae suprarenalis *suprarenal medulla*
Medulla oblongata *medulla oblongata*
Medulla ossis rubra *myeloid tissue*
Medulla renis *renal medulla*
medullar *or* **medullär** *medullary*
Medulloblastom *medulloblastoma*
Meer *sea*
Megakaryozyt *megakaryocyte*
Megakolon *megacolon*
Megaloblast *megaloblast*
megaloblastisch *megaloblastic*
megaloblastische Anämie *megaloblastic anaemia*
Megalozephalie *megalocephaly*
Megalozyt *megalocyte*
mehlhaltig *farinaceous*
mehlig *farinaceous*
Mehlspeisen *farinaceous foods*
mehrfach *multiple*
mehrfach resistent *multiresistant*
mehrfach ungesättigte Fettsäure *polyunsaturated fat*
Mehrfachbruch *multiple fracture*
Mehrfachschreiber *polygraph*
Mehrfachsehen *polyopia or polyopsia or polyopy*
Mehrgebärende *gravides multiparae, multipara*
mehrkernig *multinucleated*
Mehrlingsgeburt *multiple birth*
Mehrlingsschwangerschaft *multiple pregnancy*
mehrschichtig *stratified*
mehrschichtiges Epithel *stratified epithelium*
Meibomdrüse *meibomian gland*
meiden *to avoid*
Meinung *opinion*
Meiose *miosis*
Meissner-Körperchen *Meissner's corpuscle*
Meissner-Plexus *Meissner's plexus*
Mekonium *meconium*
Melaena *melaena or melena*
Melancholie *melancholia*
Melanin *melanin*
Melaninurie *melanuria*
Melanoderma *or* **Melanodermie** *melanoderma*
Melanom *melanoma*
Melanophore *melanophore*
Melanoplakie *melanoplakia*
Melanose *or* **Melanosis** *melanism or melanosis*
Melanotropin *melanocyte-stimulating hormone (MSH)*
Melanozyt *melanocyte*
melanozytenstimulierendes Hormon (MSH) *melanocyte-stimulating hormone (MSH)*
Melanurie *melanuria*
Melasma *melasma*
Melasse *molasses*
Melatonin *melatonin*
melden *to notify, report*
meldepflichtige Krankheit *notifiable or reportable disease*
Membran *membrane*
Membrana hyaloidea *hyaloid membrane*
Membrana synovialis *synovial membrane or synovium*
Membrana tectoria *tectorial membrane*
Membrana tympani *tympanic membrane or tympanum or eardrum*
Membrana vitrea *hyaloid membrane*
membranös *membranous*
Membransyndrom *hyaline membrane disease*
Menarche *menarche*
Mendel-Gesetze *Mendel's laws*
Mendel-Mantoux-Probe *Mantoux test*
Mendelson-Syndrom *Mendelson's syndrome*
Menge *amount*
Ménière-Krankheit *Ménière's disease or syndrome*
meningeal *meningeal*
Meningen *meninges*
Meningeom *or* **Meningiom** *meningioma*

Meningiosarkom *meningeal sarcoma*
Meningismus *meningism*
Meningitis *meningitis*
Meningitis cerebrospinalis epidemica *cerebrospinal fever*
Meningoenzephalitis *meningoencephalitis*
Meningoenzephalozele *meningoencephalocele*
Meningokokke *meningococcus*
Meningokokkenmeningitis *meningococcal meningitis*
Meningomyelozele *meningomyelocele*
meningovaskulär *meningovascular*
Meningozele *meningocele*
Menisci tactus *Merkel's discs*
Meniskektomie *meniscectomy*
Meniskus *meniscus or semilunar cartilage*
menopausal *menopausal*
Menopause *menopause or climacteric or change of life*
Menorrhagie *menorrhagia*
Mensch *human*
Menschenfloh *Pulex*
Menschenlaus *Pediculus*
menschlich *human*
menschliche Stütze *human crutch*
Menses *menses*
menstrual *menstrual*
Menstruation *catamenia, menstruation, period*
Menstruationsbeschwerden *menstrual cramp*
menstruationsförderndes Mittel *emmenagogue*
Menstruationszyklus *menstrual cycle*
menstruieren *to menstruate*
mental(is) *mental*
mentale Sperre *mental block*
mentholhaltig *mentholated*
Menthol(um) *menthol*
Mentum *mentum*
Meralgia paraesthetica *meralgia (paraesthetica)*
Merkel-Tastscheiben *Merkel's discs*
Merkmal *characteristic, mark, stigma*
Merkurialismus *mercurialism*
Merkurochrom *mercurochrome*
merokrin *merocrine*
Mesaortitis *mesaortitis*
Mesarteriitis *mesarteritis*
mesenterial *mesenteric*
Mesenteriolum *mesoappendix*
Mesenterium *mesentery*
Mesenzephalon *mesencephalon or midbrain*
Mesoappendix *mesoappendix*
Mesoderm *mesoderm*
mesodermal *mesodermal*
Mesokolon *mesocolon*
Mesometrium *mesometrium*
mesomorph *mesomorphic*
Mesomorpher *mesomorph*
Mesonephros *mesonephros or Wolffian body*
Mesosalpinx *mesosalpinx*
Mesotendineum *mesotendon*
Mesotenon *mesotendon*
Mesothel *mesothelium*
Mesovarium *mesovarium*
messen *to measure*
Messenger-RNA *messenger RNA*
Messsonde *calibrator*
Messung *measurement*
Messwert *reading*
metabolisch *metabolic*
metabolische Alkalose *metabolic alkalosis*
metabolische Azidose *metabolic acidosis*
metabolisieren *to metabolize*
Metabolismus *metabolism*
Metabolit *metabolite*
Metacarpus *metacarpus*
Metakarpophalangealgelenk (MCP-MR-Gelenk) *metacarpophalangeal joint (MCP or MP joint)*
Metall *metal*
metallisch *metallic*
Metamorphopsie *metamorphopsia*
Metaphase *metaphase*
Metaphyse *metaphysis*
Metaplasie *metaplasia*
Metastase *metastasis*
metastasieren *to metastasize*
Metastasierung *metastasis*
metastatisch *metastatic*
metatarsal *metatarsal*
Metatarsalgie *metatarsalgia*
Metatarsophalangealgelenk *metatarsophalangeal joint*
Metatarsus *metatarsus*
Meteorismus *meteorism or tympanites*
Meter *metre*
Methämoglobin *methaemoglobin*
Methämoglobinämie *methaemoglobinaemia*
Methanol *methyl alcohol*
Methionin *methionine*
Methode *method, technique*
Methylalkohol *methyl alcohol*
Methylenblau *methylene blue*
Metralgie *metralgia*
Metritis *metritis*
Metrokolpozele *metrocolpocele*
Metropathia haemorrhagica *metropathia haemorrhagica*
Metroptose *metroptosis*
Metrorrhagie *metrorrhagia*
Michel-Klammer *Michel's clips*
Micrococcus *Micrococcus*
Microsporon or **Microsporum** *Microsporum*
Migräne *migraine (headache)*
Mikroaneurysma *microaneurysm*
Mikroangiopathie *microangiopathy*
Mikrobe *microbe*
mikrobiell *microbial*
Mikrobiologe/Mikrobiologin *microbiologist*
Mikrobiologie *microbiology*
mikrobiologisch *microbiological*
mikrobisch *microbial*

Mikrocheilie *microcheilia*
Mikrochirurgie *microsurgery*
Mikrodaktylie *microdactylia*
Mikrodontie *microdontism*
Mikroglia *microglia*
Mikroglossie *microglossia*
Mikrognathie *micrognathia*
Mikrokokke *Micrococcus*
Mikromastie *micromastia*
Mikromelie *micromelia*
Mikrometer *micrometer; micrometre*
Mikron *micron*
Mikroorganismus *microorganism*
Mikropsie *micropsia*
Mikroskop *microscope*
Mikroskopie *microscopy*
mikroskopisch *microscopic*
Mikrovillus *microvillus*
mikrozephal *microcephalic*
Mikrozephalie *microcephaly*
Mikrozyt *microcyte*
Mikrozytose *microcytosis or microcythaemia*
Miktion *micturition*
Milbe *mite*
Milbenfleckfieber *tsutsugamushi disease or scrub typhus*
Milbenmittel *acaricide*
Milch *milk*
Milch absondern *to lactate*
Milch bildend *or* **führend** *lactiferous*
Milchbrustgang *thoracic duct*
Milchfluss *galactorrhoea*
Milchformel *formula*
Milchgang *lactiferous duct*
Milchgangserweiterung *lactiferous sinus*
Milchgebiss *deciduous teeth or milk teeth*
milchig *lacteal*
Milchsaft *chyle*
Milchsäure *lactic acid*
Milchschorf *cradle cap*
Milchsekretion *lactation*
Milchzähne *milk teeth or deciduous teeth*
Milchzahngebiss *milk or deciduous dentition*
Milchzucker *milk sugar*
Milchzusammensetzung *formula*
Milchzyste *galactocele*
mild *bland, mild, slight*
mildern *to deaden, relieve, soothe*
miliar *miliary*
Miliaria *miliaria*
Miliartuberkulose *miliary tuberculosis*
Milieu *environment*
Milium *milium*
milkig *milky*
Milliarde *billion*
Milligramm *milligram*
Milliliter *millilitre*
Millimeter *millimetre*
Millimol *millimole*
Millisievert *millisievert*
Millisievert/Jahr (mSv/Jahr) *millisievert/year (mSv/year)*
Milz *spleen*
Milzbrand *anthrax*
Milzekstirpation *splenectomy*
Milzentzündung *splenitis*
Milzruptur *ruptured spleen*
Mimik *expression*
Minamata-Krankheit *Minamata disease*
Minderwertigkeitskomplex *inferiority complex*
Minderwuchs *dwarfism*
Mindest- *minimum*
Mineral *mineral*
Mineralwasser *mineral water*
Minim *minim*
minimal *minimal*
minimal invasive Chirurgie *keyhole surgery*
Minimum *minimum*
Ministerium *department*
Minute *minute*
Miosis *miosis or myosis*
miotisch *miotic*
mischen *to mix*
Mischung *mixture*
Mischung verschiedener Tiergifte *venene*
Missbildung *abnormality, deformity, malformation*
Missbrauch *abuse, misuse*
missbrauchen *to abuse, misuse*
Misserfolg *failure*
missgebildet *malformed*
Missgeburt *monster*
misshandeln *to abuse*
Misshandlung *abuse*
Misshandlungssyndrom *battered baby or battered child syndrome*
Missverhältnis *disproportion*
Mitella *arm sling*
Mitesser *blackhead or comedo*
mitochondrial *mitochondrial*
Mitochondrium *mitochondrion*
Mitose *mitosis*
mitral *mitral*
Mitralinsuffizienz *mitral incompetence*
Mitralklappe *mitral valve or bicuspid valve*
Mitralklappenstenose *mitral stenosis*
Mitralstenose *mitral stenosis*
Mitralvalvulotomie *mitral valvotomy*
mitrechnen *to count*
Mitte *middle*
Mitteilung *notice*
Mittel *agent, medium*
Mittel gegen Atemwegserkrankungen *pectoral*
Mitteldarm *midgut*
Mittelfellraum *mediastinum*
Mittelfinger *middle finger*
Mittelfleisch *perineum*
Mittelfuß *metatarsus*
Mittelfußknochen *metatarsal*
Mittelfußschmerz *metatarsalgia*

Mittelhand *metacarpus*
Mittelhandknochen *metacarpal bone or metacarpal*
Mittelhirn *midbrain or mesencephalon*
Mittellinie *midline*
Mittelohr *middle ear*
Mittelohrentzündung or **Mittelohrinfektion** *middle ear infection, otitis media, tympanitis*
Mittelpunkt *centre*
Mittelschmerz *mittelschmerz*
Mittelstrahlurin *midstream specimen or midstream urine*
mittlere Augenhaut *uvea, uveal tract*
mittlere Grimmdarmschlagader *middle colic*
mittlere Öffnung der vierten Hirnkammer *Magendie's foramen*
mittleren Alters *middle-aged*
mittlerer Schenkelmuskel *vastus intermedius*
mittleres Keimblatt *mesoderm or embryonic mesoderm*
mitzählen *to count*
Mixtur *mixture*
Mizelle *micelle*
mobil *ambulatory, mobile*
Mobilisation or **Mobilisierung** *mobilization*
Mobilität *mobility*
Modell *phantom*
Modiolus *modiolus*
Möglichkeiten *facilities*
Mol *mole*
molar *molar*
Molar *molar*
Molarität *molarity*
Molekül *molecule*
molekular *molecular*
Molekularbiologie *molecular biology*
Molekulargewicht *molecular weight*
Möller-Barlow-Krankheit *Barlow's disease*
Molluscum *molluscum*
Molluscum contagiosum *molluscum contagiosum*
Molluscum fibrosum *molluscum fibrosum*
Molluscum sebaceum *molluscum sebaceum*
Molybdän *molybdenum*
monatliche Regelblutung *menses*
Monatsblutung *menstrual flow*
monaural *monaural*
Mönckeberg-Sklerose *Mönckeberg's arteriosclerosis*
Mondbein *lunate (bone)*
Mongolenfalte *epicanthus or epicanthic fold*
Mongolismus *mongolism*
Mongoloide(r) *mongol*
Monitor *monitor*
Monitoring *monitoring*
Monoaminoxidase (MAO) *monoamine oxidase (MAO)*
Monoaminoxidasehemmer *monoamine oxidase inhibitor*
Monoblast *monoblast*
Monochromat *monochromat*
Monodaktylie *monodactylism*
monokular *monocular*
monokulare Dominanz *ocular dominance*
monokulares Sehen *monocular vision*
Monomanie *monomania*
Mononeuritis *mononeuritis*
mononukleär *mononuclear*
Mononukleose *mononucleosis*
Monoplegie *monoplegia*
Monorchidie *monorchism*
Monorchie *monorchism*
Monosomie *monosomy*
monosynaptisch *monosynaptic*
Monozyt *monocyte*
Monozytose *monocytosis*
Mons pubis *mons pubis*
Mons veneris *mons veneris*
Monstrositas or **Monstrum** *monster*
Montezumas Rache *Montezuma's revenge*
Montgomery-Drüsen *Montgomery's glands*
Mooren-Ulcus *Mooren's ulcer*
morbid *morbid*
Morbidität *morbidity*
Morbiditätsrate *morbidity rate*
Morbilli *morbilli*
morbilliform *morbilliform*
Morbus Basedow *exophthalmic goitre or Graves' disease*
Morbus haemolyticus meonatorum *haemolytic disease of the newborn*
Morbus haemorrhagicus neonatorum *haemorrhagic disease of the newborn*
Mord *murder*
Mörder *killer*
Morgen *morning*
morgendliche Übelkeit *morning sickness*
moribund *moribund*
Moro-Reflex *Moro reflex*
Morphaea *morphea or morphoea*
Morphin *morphine*
Morphologie *morphology*
Mortalität(srate) *mortality (rate)*
Morula *morula*
Moskito *mosquito*
Motilität *motility*
Motoneuron *motor neurone*
Motoneuronerkrankung *motor neurone disease*
motorisch *motor*
motorische Bahn *motor pathway*
motorische Endplatte *motor end plate*
motorischer Kortex *motor cortex*
motorischer Nerv *motor nerve*
motorisches Neuron *motor neurone*
motorisches Rindenfeld *motor area or motor cortex or pyramidal area*
Mouches volantes *muscae volitantes*
Moxabrennen or **Moxibustion** *moxybustion*
mRNA *messenger RNA*
MTRA *radiographer*
Mückensehen *muscae volitantes*
Mucus *mucus*

müde *sleepy, tired*
Müdigkeit *tiredness, fatigue*
Mühe *effort*
mukoid *mucoid*
mukokutan *mucocutaneous*
Mukokutane Leishmaniase *mucocutaneous leishmaniasis*
mukolytisch *mucolytic*
Mukoprotein *mucoprotein*
mukopurulent *mucopurulent*
Mukormykose *mucormycosis*
mukös *mucous*
Mukosa *mucosa, mucous membrane*
Mukoviszidose *mucoviscidosis*
Mukozele *mucocele*
Müller-Gang *Müllerian duct*
Mullverband *gauze dressing*
mulmig *funny*
multifokales Brillenglas *multifocal lens*
Multigravida *multigravida*
multinukleär *multinucleated*
Multipara *multipara*
multipel *multiple*
multiple Sklerose (MS) *multiple sclerosis (MS)*
multiples Myelom *multiple myeloma, myelomatosis*
multipolar *multipolar*
multizentrisch *multicentric*
multizentrischer Test *multicentric trial*
Mumps *mumps*
Münchhausen-Syndrom *Münchhausen's syndrome*
Mund *mouth*
Mundbodenphlegmone *Ludwig's angina*
Mundgeruch *bad breath, halitosis*
Mundhöhle *buccal cavity, oral cavity*
Mundschleimhautentzündung *stomatitis*
Mundsoor *thrush*
Mundsperrer *gag*
Mundthermometer *oral thermometer*
Mundtrockenheit *xerostomia*
Mundtuch *face mask*
Mündung *ostium*
Mundwasser *gargle, mouthwash*
Mund-zu-Mund-Beatmung *kiss of life, mouth-to-mouth breathing* or *ventilation*
Münzenzählen *pill-rolling*
murines Fleckfieber *endemic typhus*
Murphy-Zeichen *Murphy's sign*
Muscae volitantes *muscae volitantes*
Muschel *concha*
Musculi perinei *perineal muscles*
Musculus *muscle*
Musculus anconaeus *anconeus*
Musculus arrector pili *arrector pili muscle*
Musculus biceps *biceps*
Musculus biceps femoris *biceps femoris*
Musculus brachialis *brachialis muscle*
Musculus buccinator *buccinator*
Musculus bulbospongiosus *bulbospongiosus muscle*
Musculus constriktor *constrictor*
Musculus coracobrachialis *coracobrachialis*
Musculus corrigator *corrugator muscle*
Musculus deltoideus *deltoid (muscle)*
Musculus depressor *depressor*
Musculus dilatator pupillae *dilator pupillae muscle*
Musculus epicranius *epicranius*
Musculus erector spinae *erector spinae*
Musculus evertor *evertor*
Musculus flexor *flexor*
Musculus gastrocnemius *gastrocnemius*
Musculus gemellus superior/inferior *gemellus superior/inferior muscle*
Musculus glutaeus *gluteus*
Musculus gracilis *gracilis*
Musculus hyoglossus *hyoglossus*
Musculus iliacus *iliacus*
Musculus iliopsoas *iliopsoas*
Musculus interossei palmaris *palmar interosseus*
Musculus ischiocavernosus *ischiocavernosus muscle*
Musculus latissimus dorsi *latissimus dorsi*
Musculus levator *elevator, levator*
Musculus masseter *masseter (muscle)*
Musculus mentalis *mentalis muscle*
Musculus obliquus abdominis *oblique muscle*
Musculus obliquus bulbi *oblique muscle*
Musculus obliquus externus *external oblique*
Musculus obliquus internus *internal oblique*
Musculus obturatorius *obturator*
Musculus opponens *opponens*
Musculus orbicularis *orbicularis*
Musculus orbicularis oculi *orbicularis oculi*
Musculus pectoralis *pectoral muscle* or *pectoralis*
Musculus peronaeus *peroneal muscle* or *peroneus*
Musculus popliteus *popliteal muscle* or *popliteus*
Musculus pronator *pronator*
Musculus psoas major *psoas major*
Musculus psoas minor *psoas minor*
Musculus quadratus *quadratus*
Musculus quadratus femoris *quadratus femoris*
Musculus quadriceps femoris *quadriceps femoris*
Musculus rectus abdominis *rectus abdominis*
Musculus rectus femoris *rectus femoris*
Musculus rectus medialis *medial rectus, internus*
Musculus rhomboideus *rhomboid*
Musculus rotator *rotator*
Musculus sartorius *sartorius*
Musculus scalenus *scalenus* or *scalene*
Musculus soleus *soleus*
Musculus sphincter *sphincter (muscle)*
Musculus sphincter ani *anal sphincter*
Musculus sphincter pylori *pyloric sphincter*

Musculus sternocleidomastoideus *sternocleidomastoid muscle*
Musculus sternohyoideus *sternohyoid muscle*
Musculus styloglossus *styloglossus*
Musculus supinator *supinator*
Musculus temporalis *temporalis (muscle)*
Musculus tensor *tensor*
Musculus teres *teres*
Musculus tibialis *tibialis*
Musculus trapezius *trapezius*
Musculus triangularis *triangular muscle*
Musculus triceps *triceps*
Musculus triceps brachii *triceps brachii*
Musikantenknochen *funny bone*
Muskel *muscle*
Muskelatrophie *amyotrophia*
Muskelbauch *belly*
Muskelbeschwerden *muscular disorders*
Muskeldehnungsreflex *myotatic reflex*
Muskeldystrophie *muscular dystrophy*
Muskelentzündung *myositis*
Muskelerkrankung *myopathy*
Muskelermüdung *muscle or muscular fatigue*
Muskelfaser *muscle fibre*
Muskelgewebe *muscle or muscular tissue*
Muskelhernie *myocele*
Muskellehre *myology*
Muskelplastik *myoplasty*
Muskelrelaxans *muscle or muscular relaxant*
Muskelrheumatismus *muscular rheumatism*
Muskelschicht *muscularis*
Muskelschichten *muscle coats*
Muskelschmerz *myalgia, myodynia*
Muskelspindeln *muscle spindles*
Muskeltonus *myotonus*
Muskelwogen *myokymia*
Muskelzucken *subsultus*
muskulär *muscular*
Muskularis *muscularis*
Muskulatur *muscular system*
muskulokutan *musculocutaneous*
muskulös *muscular*
muskuloskelettal *musculoskeletal*
muskulotendinös *musculotendinous*
Muster *specimen*
Mutant(e) *mutant*
Mutation *mutation*
mutieren *to mutate*
mutiert *mutant*
mutiertes Gen *mutant*
Mutismus *mutism*
Mutter *mother*
Mutterboden *ground substance*
Mutterfixierung *mother-fixation*
Mutterinstinkte *maternal instincts*
Mutterkorn *ergot*
Mutterkuchen *placenta*
mütterlich *maternal*
mütterliche Dystokie *maternal dystocia*
mütterlicher Tod *maternal death*
Muttermal *birthmark, mole, naevus*
Mutterschaft *maternity*
Mutterzelle *mother cell or parent cell*
Muzin *mucin*
Myalgie *myalgia*
Myalgia epidemica *epidemic pleurodynia or Bornholm disease*
Myasthenia gravis *myasthenia (gravis)*
Myatonie *amyotonia*
Myatonia congenita Oppenheim *amyotonia congenita or floppy baby syndrome*
Mycetoma pedis *maduromycetoma*
Mycobacterium *Mycobacterium*
Mycobacterium leprae *Mycobacterium leprae*
Mycoplasma *Mycoplasma*
Mycosis fungoides *mycosis fungoides*
Mydriasis *mydriasis*
Mydriatikum *mydriatic*
Myektomie *myectomy*
Myelin *myelin*
Myelinisation *myelination*
Myelitis *myelitis*
Myeloblast *myeloblast*
Myelofibrose *myelofibrosis*
Myelogramm *myelogram*
Myelographie *myelography*
myeloid or **myeloisch** *myeloid*
myeloische Leukämie *myeloid leukaemia*
Myelom *myeloma*
Myelomalazie *myelomalacia*
Myelopathie *myelopathy*
Myelozele *myelocele*
Myelozyt *myelocyte*
Myiasis *myiasis*
Mykobakterium *Mycobacterium*
Mykologie *mycology*
Mykoplasma *Mycoplasma*
Mykose *mycosis*
mylohyoid *mylohyoid*
Myoblast *myoblast*
myoblastisch *myoblastic*
Myocardium *myocardium*
Myochrom *myoglobin*
Myodynie *myodynia*
Myofibrille *myofibril*
Myofibrose *myofibrosis*
myogen *myogenic*
Myoglobin *myoglobin*
Myoglobinurie *myoglobinuria*
Myogramm *myogram*
Myograph *myograph*
Myohämatin *myoglobin*
Myokard *myocardium*
myokardial *myocardial*
Myokardinfarkt *myocardial infarction*
Myokarditis *myocarditis*
myoklonisch *myoclonic*
myoklonische Epilepsie *myoclonic epilepsy*
Myoklonus *myoclonus*
Myoklonusepilepsie *myoclonic epilepsy*
Myokymie *myokymia*
Myologie *myology*

Myom(a) *myoma*
Myomektomie *myomectomy*
Myometritis *myometritis*
Myometrium *myometrium*
myop *myopic*
Myopathie *myopathy*
Myopie *myopia*
myopisch *myopic*
Myoplasma *myoplasm*
Myoplastik *myoplasty*
Myosarkom *myosarcoma*
Myosin *myosin*
Myositis *myositis*
Myositis purulenta *pyomyositis*
myotatisch *myotatic*
Myotomie *myotomy*
Myotonia *or* **Myotonie** *myotonia*
myotonisch *myotonic*
myotonische Dystrophie *myotonic dystrophy or dystrophia myotonica*
Myotonus *myotonus*
Myozele *myocele*
Myringitis *myringitis*
Myringoplastik *myringoplasty*
Myringotom *myringotome*
Myringotomie *myringotomy*
Myrinx *myringa*
Myxödem *myxoedema*
myxödematös *myxoedematous*
Myxom *myxoma*
Myxosarkom *myxosarcoma*
Myzel *mycelium*
Myzetom *maduromycetoma*

Nn

Nabel *navel*
nabelartig *umbilicated*
Nabelbruch *umbilical hernia*
Nabelentzündung *omphalitis*
nabelförmig *umbilicated*
Nabelgegend *umbilical region*
Nabelschnur *umbilical cord, funis*
Naboth-Ei *nabothian cyst or follicle or gland*
nachahmen *to imitate*
Nachbehandlung *or* **Nachbetreuung** *aftercare*
Nachbild *after-image*
Nachblutung *secondary haemorrhage*
Nachgeburt *afterbirth*
nachgeburtlich *postnatal*
Nachgeschmack *aftertaste*
nachlassen *to subside, weaken, wear off*
Nachsorge *aftercare*
nächste(r) Angehörige(r) *next of kin*
Nacht *night*
Nachtangst *night terror*
Nachtblindheit *night blindness*
Nachtdienst *night duty*
nachteilig *adverse*
nächtlich *nocturnal*
nächtliche Pollution *nocturnal emission*
Nachtmyopie *twilight myopia*
nachts *nocte*
Nachtschweiß *night sweat*
Nachtschwester *night nurse*
nachuntersuchen *to follow (up)*
Nachuntersuchung *follow-up*
Nachwehen *afterpains*
Nachweis *detection*
nachweisen *to detect*
Nachwirkungen *after-effects*
Nacken *nape or nucha*
Nackensteife *or* **Nackensteifigkeit** *stiff neck*
nackt *bare, naked*
Nadel *needle*
Nadel mit Anschlagring *stop needle*
Nadelstichverletzung *needlestick*
Naevus *naevus*
Naevus flammeus *port wine stain*
Nagel *nail or unguis*
Nagelerkrankung *onychosis*
Nagelgeschwür *whitlow or felon*
Nagelhaut *cuticle*
Nägelkauen *nail biting*
Nagelkeilexzision *segmental ablation*
Nagelmykose *onychomycosis*
nageln *to pin*
Nagelschere *nail scissors*
nähen *to stitch, suture*
näher kommen *to approach*
Nähren *feeding*
nahrhafte Lebensmittel *nourishing food*
Nährstoff *nutrient*
Nahrung *food, nourishment, nutrition*
Nahrungsaufnahme *ingestion*
Nahrungsmittelallergen *food allergen*
Nahrungsmittelallergien *food allergies*
Naht *raphe, stitch, suture*
Nahtdehiszenz *wound dehiscence*
Nahtmaterial *suture*
namenlos *innominate*
Nanismus *dwarfism*
Nanometer *nanometre*
Nanomol *nanomole*
Nanosekunde *nanosecond*
Nanosomie *dwarfism*
Narbe *scar*
Narbengewebe *scar tissue*
Narbenhernie *incisional hernia*
narbig *pitted*
Nares *nares*
Naris *naris*
Narkoanalyse *narcoanalysis*
Narkolepsie *narcolepsy*
Narkoleptiker/-in *narcoleptic*
narkoleptisch *narcoleptic*
Narkose *narcosis*
Narkoseeinleitung *anaesthetic induction*
Narkosemaske *face mask*
Narkoserisiko *anaesthetic risk*
Narkotikum *narcotic*

narkotisch *narcotic*
narkotisieren *to anaesthetize*
nasal *nasal*
Nase *nose*
Nasenbein *nasal bone*
Nasenbluten *nosebleed or epistaxis*
Nasenhöhle *nasal cavity*
Nasenkatarrh *coryza*
Nasenknorpel *nasal or alar cartilage*
Nasenloch *nostril*
Nasenmuscheln *nasal conchae, turbinal or turbinate bones*
Nasenmuschelresektion *turbinectomy*
Nasennebenhöhle *paranasal sinus*
Nasennebenhöhlenentzündung *sinusitis or sinus trouble*
Nasenöffnungen *nasal apertures*
Nasenplastik *rhinoplasty*
Nasenrachenraum *nasopharynx*
Nasenrücken *bridge*
Nasenscheidewand *nasal septum*
Nasenschleimhautentzündung *rhinitis*
Nasensekretstraße (im Rachen) *postnasal drip*
Nasenseptum *nasal septum*
nasogastrisch *nasogastric(ally)*
nasolakrimal *nasolacrimal*
nasopharyngeal *nasopharyngeal*
Nasopharyngitis *nasopharyngitis*
Nasopharynx *nasopharynx*
nass *wet*
nässen *to ooze*
Nates *nates*
Natrium *sodium*
Natriumbikarbonat *bicarbonate of soda or sodium bicarbonate*
Natriumchlorid *sodium chloride*
Natriumgleichgewicht *sodium balance*
Natriumglutamat *monosodium glutamate*
Natriumpumpe *sodium pump*
Natur *nature*
naturbelassene Lebensmittel *health food*
Naturell *temper*
Naturheilkunde *naturopathy, herbalism*
Naturheilkundige(r) *herbalist*
Naturkunde *nature study*
natürlich *natural*
natürliche Geburt *natural childbirth*
natürliche Immunität *natural immunity*
Naturwissenschaft *natural history*
Nausea *nausea*
Nausea gravidarum *morning sickness*
Nävus *naevus*
Nebelfleck *nebula*
Nebenhoden *epididymis*
Nebenhoden- *epididymal*
Nebennieren *suprarenal glands or suprarenals or adrenal glands*
Nebennierenmark *adrenal or suprarenal medulla*
Nebennierenrinde *adrenal cortex*
Nebenorgan *accessory organ*
Nebenschilddrüse *parathyroid gland*
Nebenschluss *shunt*
Nebenwirkung *side-effect*
Nebula *nebula*
Necator *Necator*
Necatoriasis *necatoriasis*
negativ *negative*
negative Rückkopplung *or* **negatives Feedback** *negative feedback*
Negativismus *negativism*
Negri-Körperchen *Negri bodies*
Neigung *tendency*
Neisseria *Neisseria*
Neisseria meningitidis *meningococcus*
Nekrobiose *necrobiosis*
Nekrologie *necrology*
Nekrophilie *necrophilia or necrophilism*
Nekrose *necrosis*
Nekrospermie *necrospermia*
nekrotisch *necrosed, necrotic*
Nekrotomie *necrotomy*
Nemathelminth *roundworm*
Nematode *nematode*
Neocerebellum *neocerebellum*
Neomycin *neomycin*
neonatal *neonatal*
Neoplasma *neoplasm*
Nephralgie *nephralgia*
Nephrektomie *nephrectomy*
Nephritis *nephritis*
Nephroblastom *nephroblastoma*
Nephrokalzinose *nephrocalcinosis*
Nephrolithiasis *nephrolithiasis*
Nephrolithotomie *nephrolithotomy, lithonephrotomy*
Nephrologe/Nephrologin *nephrologist*
Nephrologie *nephrology*
Nephrom *nephroma*
Nephron *nephron*
Nephropexie *nephropexy*
Nephroptose *nephroptosis*
Nephrose *nephrosis*
Nephrosklerose *nephrosclerosis*
Nephrostomie *nephrostomy*
nephrotisches Syndrom *nephrotic syndrome*
Nephrotomie *nephrotomy*
Nephroureterektomie *nephroureterectomy, ureteronephrectomy*
Nerv *nerve*
Nervenblockade *nerve block*
Nervendehnung *neurectasis*
Nervenendigung *nerve ending*
Nervenentzündung *neuritis*
Nervenfaser *nerve fibre*
Nervengas *nerve gas*
Nervengewebe *nerve tissue*
Nervenimpuls *nerve impulse*
Nervenkern *vital centre*
Nervenknoten *ganglion*
Nervennaht *neurorrhaphy*

Nervenplastik *neuroplasty*
Nervenquetschung *neurotripsy*
Nervenscheide *epineurium*
Nervenschwäche *enervation*
Nervensystem *nervous system*
Nervenwurzel *nerve root*
Nervenzelle *nerve cell*
Nervenzentrum *nerve centre, vital centre*
Nervenzusammenbruch *(nervous) breakdown*
Nervi sacrales *sacral nerves*
nervös *nervous, nervy, tense*
Nervosität *nervousness*
Nervus *nerve*
Nervus abducens *abducent nerve* or *abducens*
Nervus accessorius *accessory nerve*
Nervus axillaris *circumflex nerve*
Nervus cochlearis *cochlear nerve*
Nervus depressor *depressor*
Nervus facialis *facial nerve*
Nervus femoralis *femoral nerve*
Nervus glossopharyngeus *glossopharyngeal nerve*
Nervus hypoglossus *hypoglossal nerve*
Nervus infraorbitalis *infraorbital nerve*
Nervus ischiadicus *sciatic nerve*
Nervus jugularis *jugular nerve*
Nervus mandibularis *mandibular nerve*
Nervus medianus *median nerve*
Nervus mentalis *mental nerve*
Nervus musculocutaneus *musculocutaneous nerve (in the upper limb)*
Nervus oculomotorius *oculomotor nerve*
Nervus olfactorius *olfactory nerve*
Nervus ophthalmicus *ophthalmic nerve*
Nervus opticus *optic nerve*
Nervus phrenicus *phrenic nerve*
Nervus radialis *radial nerve*
Nervus saphenus *saphenous nerve*
Nervus splanchnicus *splanchnic nerve*
Nervus trigeminus *trigeminal nerve*
Nervus trochlearis *trochlear nerve*
Nervus ulnaris *ulnar nerve*
Nervus vagus *vagus nerve*
Nervus vestibularis *vestibular nerve*
Nervus vestibulocochlearis *vestibulocochlear nerve*
Nesselsucht *nettlerash*
Netz *network; rete*
Netzhaut *retina*
Netzhautablösung *detached retina* or *retinal detachment*
Netzhautangiomatose *von Hippel-Lindau syndrome*
Netzhautentzündung *retinitis*
Netzresektion *omentectomy*
Netzwerk *network*
Neubaukrankheit *sick building syndrome*
neugeboren *newborn, neonatal*
Neugeborenenasphyxie *asphyxia neonatorum*
Neugeborenenerythroblastose *haemolytic disease of the newborn*
Neugeborenenkonjunktivitis *sticky eye*
Neugeborenensterblichkeit *neonatal death rate*
Neugeborenes *newborn, neonate*
neunter Hirnnerv *glossopharyngeal nerve*
neural *neural*
Neuralgie *neuralgia*
Neuralleiste *neural crest*
Neuralplatte *neural plate*
Neuralrinne *neural groove*
Neuralrohr *neural tube*
Neuralrohrdefekt *neural tube defect*
Neurapraxie *neurapraxia*
Neurasthenie *neurasthenia*
Neurastheniker/-in *neurasthenic*
neurasthenisch *neurasthenic*
neurasthenisches Syndrom *neurasthenia*
Neurektasie *neurectasis*
Neurektomie *neurectomy*
Neurilemm(a) *neurilemma*
Neurinom *neurilemmoma* or *neurinoma*
Neuritis *neuritis*
Neuritis (nervi) optici *optic neuritis*
Neuritis optica retrobulbaris *retrobulbar neuritis*
Neuroanatomie *neuroanatomy*
Neuroangiomatosis encephalofacialis *Sturge-Weber syndrome*
Neuroblast *neuroblast*
Neuroblastom *neuroblastoma*
Neurochirurg/-in *neurosurgeon*
Neurochirurgie *neurosurgery*
Neurodermatose *neurodermatosis*
Neurodermitis *neurodermatitis*
Neurodermitis atopica *atopic eczema*
Neuroendokrinium *neuroendocrine system*
Neuroepithel *neuroepithelium*
neuroepithelial *neuroepithelial*
Neuroepitheliom *neuroepithelioma*
Neurofibrille *neurofibril*
Neurofibrom *neurofibroma*
Neurofibromatosis generalisata *neurofibromatosis (NF)*
neurogen *neurogenic*
neurogene Blase *neurogenic bladder*
neurogener Schock *neurogenic shock*
Neurogenese *neurogenesis*
neuroglanduläre Synapse *neuroglandular junction*
Neuroglia *neuroglia*
Neurohormon *neurohormone*
Neurohypophyse *neurohypophysis*
Neurokranium *neurocranium*
Neurolemm(a) *neurolemma*
Neuroleptikum *neuroleptic*
Neurologe/Neurologin *neurologist*
Neurologie *neurology*
neurologisch *neurological*
Neurolues *neurosyphilis*
Neurom *neuroma*
neuromuskulär *neuromuscular*

neuromuskuläre Synapse *neuromuscular or myoneural junction*
Neuromyelitis optica *neuromyelitis optica*
Neuron *neuron(e)*
Neuropathie *neuropathy*
Neuropathologie *neuropathology*
Neurophysiologe/Neurophysiologin *neurophysiologist*
Neurophysiologie *neurophysiology*
Neuroplastik *neuroplasty*
Neuropsychiater/-in *neuropsychiatrist*
Neuropsychiatrie *neuropsychiatry*
Neurorrhaphie *neurorrhaphy*
Neurose *neurosis*
Neurosekretion *neurosecretion*
Neurosyphilis *neurosyphilis*
Neurotiker/-in *neurotic*
neurotisch *neurotic(ally)*
Neurotmesis *neurotmesis*
Neurotomie *neurotomy*
neurotoxisch *neurotoxic*
Neurotransmitter *neurotransmitter*
Neurotripsie *neurotripsy*
neurotrop *neurotropic*
Neurowissenschaftler/-in *neuroscientist*
neurozirkulatorische Asthenie *effort syndrome or da Costa's syndrome or disordered action of the heart*
neutral *neutral*
neutralisieren *to neutralize, counteract*
Neutropenie *neutropenia*
neutrophil *neutrophil or polymorph*
Neutrophiler *neutrophil or polymorph*
Newton *newton*
Nexus *nexus*
Niacin *niacin*
Nichtausscheider *non-secretor*
nichtgranulierte Leukozyten *nongranular leucocytes*
Nichtraucher/-in *non-smoker*
Nichtraucherbereich *smokeless or smoke-free area*
Nichtreagieren auf Antigene *anergy*
Nichtsekretor *non-secretor*
nichtvenerische Krankheit *non-venereal disease*
Nickbewegung *nutation*
Nicken *nod*
nicken *to nod*
Nickkrampf *spasmus nutans*
Nidation *nidation, implantation*
Nidus *nidus*
niedergeschlagen *depressed*
Niederschlag *precipitate, sediment*
Niednagel *hangnail*
niedrig *low*
niedriger Blutdruck *low blood pressure*
Niemann-Pick-Krankheit *Pick's disease*
Niere *kidney*
Nierenbecken *renal pelvis*
Nierenbeckenplastik *pyeloplasty*
Nierenclearance *renal clearance*
Nierendekapsulation *nephrocapsulectomy*
Nierenentzündung *nephritis*
Niereninsuffizienz *kidney failure*
Nierenkanälchen *renal or uriniferous tubule*
Nierenkapsel *renal capsule*
Nierenkolik *renal colic*
Nierenkörperchen *renal corpuscle*
Nierenmark *renal medulla*
Nierenrinde *renal cortex*
Nierenschlagadern *renal arteries*
Nierenschmerz *nephralgia*
Nierensklerose *nephrosclerosis*
Nierenspender *kidney donor*
Nierenspezialist/-in *nephrologist*
Nierenstein *kidney stone, renal calculus*
Nierensteinleiden *nephrolithiasis*
Nierentransplantation *renal transplant*
Nierentubulus *renal or uriniferous tubule*
Nierenversagen *kidney failure*
Niesanfall *sneezing fit*
Niesen *sneeze*
niesen *to sneeze*
Nikotin *nicotine*
Nikotinismus *nicotinism*
Nikotinpflaster *nicotine patch*
Nikotinsäure *nicotinic acid*
Nikotinsucht *nicotine addiction*
Nikotinvergiftung *nicotine poisoning*
Nisse *nit*
Nissl-Körperchen *or* **Nissl-Schollen** *Nissl granules or Nissl bodies*
Nocardia *Nocardia*
nocte *nocte*
Nodi lymphatici axillares *axillary nodes*
nodulär *nodular*
Nodulus *nodule*
Nodus *node*
Nokardiose *nocardiosis or nocardiasis*
Noma *noma*
non compos mentis *non compos mentis*
Nonne-Milroy-Meige-Syndrom *Milroy's disease*
Non-REM-Schlaf *slow-wave sleep*
Noradrenalin *norepinephrine*
Norm *standard*
Norma *norma*
normal *normal, standard*
normale Entbindung *eutocia*
normale Schwangerschaftsdauer *(full) term*
normaler CO-Hämoglobin-Wert *background carboxyhaemoglobin level*
normalerweise *generally, normally*
normales Sehvermögen *twenty-twenty vision*
normalsichtig *phakic*
Normoblast *normoblast*
normoton *normotensive*
Normotonie *normotension*
Normozyt *normocyte*
normozytär *normocytic*
Normozytose *normocytosis*

nosokomial *nosocomial*
Nosokomialinfektion *nosocomial infection*
Nosologie *nosology*
Not *distress*
Notaufnahme *accident and emergency department (A & E)*
Notfall *emergency*
Notfallausrüstung *life-saving equipment*
Notfallstation *accident or casualty ward*
nozizeptiv *nociceptive*
Nozizeptor *nociceptor*
Nucha *nucha*
nuchal *nuchal*
nüchtern *NPO*
Nuclei basales *basal nuclei*
Nucleolus *nucleolus*
Nucleus *nucleus*
Nucleus pulposus *nucleus pulposus*
Nucleus supraopticus *supraoptic nucleus*
nukleär *nuclear*
Nuklearmedizin *nuclear medicine*
Nuklease *nuclease*
Nukleinsäuren *nucleic acids*
Nukleoprotein *nucleoprotein*
Nulldiät *starvation diet*
Nullipara *nullipara*
Nussgelenk *enarthrosis*
nützlich *helpful*
Nyktalopie *nyctalopia*
Nyktophobie *nyctophobia*
Nykturie *nocturia or nycturia*
Nymphae *nymphae*
Nymphomanie *nymphomania*
Nymphomanin *nymphomaniac*
Nystagmus *nystagmus*

Oo

Oat-cell-Karzinom *oat cell carcinoma*
Obduktion *autopsy, dissection, post mortem*
O-Beine *bow legs or genu varum*
O-beinig *bow-legged*
Oberarm *upper arm*
Oberarmknochen *humerus*
Oberarzt/Oberärztin *registrar*
Oberbauchgegend *epigastrium*
obere(r,s) *superior, upper*
obere Extremitäten *upper limbs*
obere Gesäßschlagader *superior gluteal artery*
obere Hohlvene *superior vena cava*
obere Thoraxapertur *thoracic inlet*
obere Gekröseschlagader *superior mesenteric arteries*
obere Gesäßvene *superior gluteal vein*
oberer Magenmund *cardiac orifice*
oberer Schambeinkamm *pecten*
oberer Zwillingsmuskel *gemellus superior muscle*
Oberfläche *surface*
oberflächlich *superficial*
oberflächliche Vene *superficial vein*
oberflächliche Verbrennung *superficial burn*
Oberhaut *cuticle, epidermis*
Oberkiefer *upper jaw*
Oberschenkel *thigh*
Oberschenkeldreieck *femoral triangle*
Oberschenkelfaszie *fascia lata*
Oberschenkelhernie *femoral hernia*
Oberschenkelknochen *thighbone or femur*
Oberschenkelmuskeln *hamstring muscles*
Oberschenkelnerv *femoral nerve*
Oberschenkelschlagader *femoral artery*
Oberschenkelvene *femoral vein*
Oberschwester *matron, sister*
Objektträger *slide*
obligat *obligate*
Obliquus *oblique*
Obliteration *obliteration*
obliterieren *to obliterate*
Obsession *obsession*
Obst *fruit*
Obstipation *constipation*
obstipiert *constipated, costive*
Obstruktion *obstruction*
Obstruktion der Atemwege *airway obstruction*
Obstruktionsileus *intestinal obstruction or obstruction of the bowels*
obstruktiv *obstructive*
obstruktive Atemwegserkrankung *obstructive lung disease*
Obturator *obturator*
Obtusion *obtusion*
Ochronosis *ochronosis*
Ochsenauge *buphthalmos*
Ödem *oedema*
ödematös *oedematous*
Ödipuskomplex *Oedipus complex*
Odontalgie *odontalgia*
Odontitis *odontitis*
Odontom *odontoma or odontome*
Odor *odour*
Odynophagie *odynophagia*
Oedema *oedema*
offen *open, patent, raw*
offene Fraktur or **offener Bruch** *open or compound fracture*
offener Ductus (arteriosus) Botalli *patent ductus arteriosus*
offensichtlich *overt*
offiziell *official(ly)*
offizinell *official*
Öffnung *aperture, opening, orifice, outlet*
ohne Öffnung *imperforate*
Ohnmacht *faint, unconsciousness*
Ohnmachtsanfall *blackout, fainting fit or fainting spell*
Ohr *ear*
Ohrblutung *otorrhagia*
Ohrenarzt/Ohrenärztin *otologist*
Ohrenfluss *otorrhoea*

Ohrenheilkunde *otology*
Ohrenklingen *tinnitus*
Ohrenschmalz *ear wax or cerumen*
Ohrenschmalzdrüsen *ceruminous glands*
Ohrenschmerz *earache or otalgia*
Ohrläppchen *lobe*
Ohrleiste *helix*
Ohrmuschel *outer ear, concha auriculae, pinna*
Ohroperation *aural surgery*
Ohrplastik *otoplasty*
Ohrpolyp *aural polyp*
Ohrspeicheldrüse *parotid gland*
Ohrtrompete *Eustachian tube or syrinx or pharyngotympanic tube*
Okklusion *occlusion*
Okklusionsstörung *malocclusion*
Okklusionstherapie *occlusive therapy*
okklusiv *occlusive*
okkult *occult*
okkultes Blut *occult blood*
Ökologe/Ökologin *ecologist*
Ökologie *ecology*
Ökologie der Kleinlebewesen *microbial ecology*
ökologisch *ecological*
okulär *ocular*
okuläre Onchozerkose *river blindness*
okulogyr *oculogyric*
okulomotorisch *oculomotor*
Okulomotorius *oculomotor nerve*
okulonasal *oculonasal*
okzipital *occipital*
Okzipitallappen *occipital lobe*
okzipitoanterior *occipito-anterior*
okzipitoposterior *occipito-posterior*
Okziput *occiput*
Öl *oil*
Oleinsäure *oleic acid*
Olekranon *olecranon (process)*
Ölessenzen *essential oils*
Oleum *oleum*
olfaktorisch *olfactory*
olfaktorischer Kortex *olfactory cortex*
ölhaltig *oleaginous*
ölig *oily, oleaginous*
Oligämie *oligaemia*
Oligodaktylie *oligodactylism*
Oligodipsie *oligodipsia*
Oligodontie *oligodontia*
Oligohydramnie *oligohydramnios*
Oligomenorrhoe *oligomenorrhoea*
Oligospermie *oligospermia*
Oligurie *oliguria*
Oliva *or* **Olive** *olive*
Oliver-Cardarelli-Zeichen *tracheal tugging*
Ölsäure *oleic acid*
omental *omental*
Omentektomie *omentectomy*
Omentopexie *omentopexy*
Omentum *omentum*
Omphalitis *omphalitis*
Omphalos *omphalus*
Omphalozele *omphalocele*
Onchocerca *Onchocerca*
Onchozerkose *onchocerciasis*
Onkogen *oncogene*
onkogen *oncogenic*
Onkogenese *oncogenesis*
Onkologie *oncology*
Onkolyse *oncolysis*
onkotisch *oncotic*
Ontogenie *or* **Ontogenese** *ontogeny*
Onychauxis *onychauxis*
Onychia *or* **Onychie** *onychia*
Onychogryphosis *onychogryphosis*
Onycholysis *onycholysis*
Onychomadesis *onychomadesis*
Onychomykose *onychomycosis*
Onychophagie *nail biting*
Onychose *onychosis*
O'nyong-nyong-Fieber *o'nyong-nyong fever or joint-breaker fever*
Oogenese *oogenesis*
oogenetisch *oogenetic*
Oogonium *oogonium*
Oolemma *zona pellucida*
Oophorektomie *oophorectomy*
Oophoritis *oophoritis*
Oophorom *oophoroma*
Oophoron *oophoron*
Oophoropexie *oophoropexy*
Oozyt *oocyte*
opak *opaque*
Opazität *opacity*
operabel *operable*
Operateur *operator*
Operation *operation, surgery*
Operation am offenen Herzen *open heart surgery*
Operation unter aseptischen Kautelen *aseptic surgery*
Operationsabdecktuch *drape*
Operationshandschuhe *surgical gloves*
Operationskittel *theatre gown*
Operationsmikroskop *operating microscope*
Operationsnachsorge *surgical care*
Operationssaal *operating theatre or operating room (OR)*
Operationsschwester *theatre nurse*
Operationstisch *operating table*
Operationsvorbereitung *preparation*
operativ *operative or peroperative*
operative Nervenquetschung *neurotripsy*
operativer Eingriff *surgery*
Operator-Gen *operating gene*
Operculum *operculum*
Operon *operon*
Opfer *victim*
Ophthalmektomie *ophthalmectomy*
Ophthalmia neonatorum *ophthalmia neonatorum*
Ophthalmie *ophthalmia, ophthalmitis*

ophthalmisch *ophthalmic*
Ophthalmologe/Ophthalmologin *ophthalmologist*
Ophthalmologie *ophthalmology*
ophthalmologisch *ophthalmological*
Ophthalmoplegie *ophthalmoplegia*
Ophthalmoskop *ophthalmoscope*
Ophthalmoskopie *ophthalmoscopy*
Ophthalmotomie *ophthalmotomy*
Ophthalmotonometer *ophthalmotonometer*
Opiat *opiate*
Opium *opium*
OP-Maske *face mask*
opportunistisch *opportunist(ic)*
Opposition *opposition*
OP-Schwester *scrub nurse*
Opsonin *opsonin*
opsonischer Index *or* **Opsonisierungsindex** *opsonic index*
Optik *optics*
Optikusneuritis *optic neuritis*
optisch *optic(al)*
optische Fasern *optical fibres*
optische Täuschung *optical illusion*
Optometer *optometer*
Optometrie *optometry*
OP-Vorbereitung *prep*
oral *oral(ly)*
oral verabreichen *to administer orally*
orale Medikation *oral medication*
orales Kontrazeptivum *oral contraceptive*
Orangen(schalen)haut *peau d'orange*
Orbikularis *orbicularis*
Orbita *orbit*
Orbitaausräumung *evisceration of the eye*
orbital *orbital*
Orchialgie *orchidalgia*
Orchi(d)ektomie *orchidectomy*
Orchidopexie *orchidopexy*
Orchiotomie *orchidotomy*
Orchipexie *orchiopexy*
Orchis *orchis*
Orchitis *orchitis*
ordnen *to arrange*
Organ *organ*
Organbehandlung *organotherapy*
Organersatzchirurgie *spare part surgery*
Organersatzoperation *spare part surgery*
Organextraktbehandlung *organotherapy*
organisch *organic(ally)*
organische Säuren *organic acids*
organische Störung *organic disorder*
Organismus *organism*
Organotherapie *organotherapy*
Organtransplantation *organ transplant*
Organum spirale *spiral organ*
Orgasmus *orgasm*
Orientbeule *Baghdad or Delhi boil, Baghdad or oriental sore*
Orifizium *orifice*
Ornithin *ornithine*
Ornithose *ornithosis*
Oropharynx *oropharynx*
Ort *locus*
Orthese *orthosis*
Orthetiker/-in *orthotist*
Orthodiagramm *orthodiagraph*
Orthodontie *orthodontia*
orthodontisch *orthodontic*
orthodoxer Schlaf *slow-wave sleep*
Orthopäde/Orthopädin *orthopaedic surgeon, orthopaedist*
Orthopädie *orthopaedics*
Orthopädie-Mechaniker/-in *prosthetist*
orthopädisch *orthopaedic*
orthopädische Klinik *orthopaedic hospital*
orthopädischer Schuh *surgical shoe or boot*
Orthopnoe *orthopnoea*
orthopnoisch *orthopnoeic*
Orthoptik *or* **orthoptische Übungsbehandlung** *orthoptics*
Orthoptist/-in *orthoptist*
orthostatisch *orthostatic*
orthostatische Dysregulation *orthostatic or postural hypotension*
örtlich *local, topical*
Ortolani-Zeichen *Ortolani's sign*
Os *os*
Os calcaneus *calcaneus*
Os capitatum *capitate (bone)*
Os coccygis *coccyx*
Os coxae *hip bone or innominate bone*
Os cuboideum *cuboid bone*
Os ethmoidale *ethmoid bone*
Os frontale *frontal bone*
Os hamatum *hamate (bone) or unciform bone*
Os hyoideum *hyoid bone*
Os ilium *ilium*
Os lunatum *lunate (bone)*
Os metacarpalis *metacarpal (bone)*
Os metatarsalis *metatarsal*
Os nasale *nasal bone*
Os naviculare *navicular bone*
Os occipitale *occipital (bone)*
Os palatinum *palate bone or palatine bone*
Os parietale *parietal (bone)*
Os pisiforme *pisiform (bone)*
Os pubis *pubic bone or pubis*
Os sacrum *sacrum*
Os scaphoideum *scaphoid (bone)*
Os sesamoideum *sesamoid bone*
Os sphenoidale *sphenoid bone*
Os temporale *temporal bone*
Os trapezium *trapezium*
Os trapezoideum *trapezoid (bone)*
Os triquetrum *triquetral (bone) or triquetrum*
Os zygomaticum *zygomatic or malar bone*
Osculum *osculum*
Osgood-Schlatter-Krankheit *Schlatter's disease*
Osler-Knötchen *Osler's nodes*
Osmorezeptor *osmoreceptor*

Osmose *osmosis*
osmotischer Druck *osmotic pressure*
ösophageal *oesophageal*
Ösophagektomie *oesophagectomy*
Ösophagitis *oesophagitis*
Ösophagoskop *oesophagoscope*
Ösophagoskopie *oesophagoscopy*
Ösophagostomie *oesophagostomy*
Ösophagotomie *oesophagotomy*
Ösophagozele *oesophagocele*
Ösophagus *oesophagus*
Ösophagusachalasie *cardiac achalasia or achalasia of the cardia*
Ösophagushernie *oesophagocele*
Ösophagussonde *probang*
Ösophagusulkus *oesophageal ulcer*
Ossa carpi *carpal bones or carpals*
Ossa cuneiformia *cuneiform bones or cuneiforms*
Ossa faciei *facial bones*
Ossa lacrimales *lacrimal bones*
Ossa metacarpalia *metacarpal bones*
Ossa tarsi *tarsal bones*
Ossa turbinales *turbinal or turbinate bones*
ossär *osseous*
Ossicula auditus *ear ossicle or auditory ossicle*
Ossiculum *ossicle*
Ossifikation *ossification*
Osteitis *osteitis*
Osteoarthropathie *osteoarthropathy*
Osteoarthrose *osteoarthritis or osteoarthrosis*
Osteoarthrotomie *osteoarthrotomy*
Osteoblast *osteoblast*
Osteochondritis dissecans *osteochondritis dissecans*
Osteochondritis *osteochondritis*
Osteochondrolyse *osteochondritis dissecans*
Osteochondrom *osteochondroma*
Osteochondropathia deformans coxae juvenilis *pseudocoxalgia or Legg-Calvé-Perthes disease*
Osteodystrophia *osteodystrophia*
Osteodystrophia deformans *Paget's disease*
Osteodystrophie *osteodystrophy*
osteogen *osteogenic*
Osteogenese *osteogenesis*
Osteogenesis imperfecta *osteogenesis imperfecta*
Osteoklasie *osteoclasia or osteoclasis*
Osteoklast *osteoclast*
Osteoklastom *osteoclastoma*
Osteologie *osteology*
Osteolyse *osteolysis*
osteolytisch *osteolytic*
Osteom *osteoma*
Osteomalazie *osteomalacia*
Osteomyelitis *osteomyelitis*
Osteomyelofibrose *myelofibrosis*
Osteopath/-in *osteopath*
Osteopathie *osteopathy*
Osteopetrose *osteopetrosis*
Osteophonie *osteophony*
Osteophyt *osteophyte*
Osteoplastik *or* **osteoplastische Operation** *osteoplasty*
Osteoporose *osteoporosis*
Osteosarkom *osteosarcoma*
Osteosklerose *osteosclerosis*
Osteotom *osteotome*
Osteotomie *osteotomy*
Osteozyt *osteocyte*
Ostitis *osteitis*
Ostitis deformans *osteitis deformans*
Ostitis fibrosa cystica *osteitis fibrosis cystica*
Ostium *ostium*
Ostium cardiacum *cardiac orifice*
Ostium ileocaecale *ileocaecal orifice*
Ostium pyloricum *pyloric orifice*
Ostium vaginae *vaginal orifice*
Östradiol *oestradiol*
Östriol *oestriol*
Östrogen *oestrogen*
östrogenes Hormon *oestrogenic hormone*
Östron *oestrone*
Otalgie *otalgia*
Otitis *otitis*
Otitis externa *otitis externa or external otitis*
Otitis interna *otitis interna or internal otitis*
Otitis media *otitis media or middle ear infection*
Otodynie *earache or otalgia*
Otolaryngologe/Otolaryngologin *otolaryngologist*
Otolaryngologie *otolaryngology*
Otolith *otolith*
Otolithenorgane *otolith organs*
Otologe/Otologin *otologist*
Otologie *otology*
Otomykose *otomycosis*
Otoplastik *otoplasty*
Otorhinolaryngologe/Otorhinolaryngologin *otorhinolaryngologist or ENT specialist*
Otorhinolaryngologie *otorhinolaryngology*
Otorrhagie *otorrhagia*
Otorrhoe *otorrhoea*
Otosklerose *otosclerosis*
Otoskop *auriscope or otoscope*
ovales Fenster *oval window or fenestra ovalis*
Ovar *ovary*
ovarial *ovarian*
Ovarialgie *ovar(i)algia, oophoralgia*
Ovarialschwangerschaft *oocyesis*
Ovarialzyste *ovarian cyst*
Ovariektomie *ovariectomy*
ovarieller Zyklus *ovarian cycle*
Ovariopexie *oophoropexy*
Ovariosalpingektomie *oophorosalpingectomy*
Ovariotomie *ovariotomy*
Ovariozele *ovariocele*
Ovarium *ovary*
Ovocytus *oocyte*
Ovulation *ovulation*
ovulieren *to ovulate*

Ovulum Nabothi *nabothian cyst or follicle or gland*
Ovum *ovum*
Oxid *oxide*
Oxidase *oxidase*
Oxidation *oxidation*
Oxygenation *oxygenation*
Oxygenator *oxygenator*
oxygenieren *to oxygenate*
Oxyhämoglobin *oxyhaemoglobin*
Oxytocin *or* **Oxytozin** *oxytocin*
Oxyuriasis *oxyuriasis*
Oxyzephalie *oxycephaly*
oxyzephalisch *oxycephalic*

Pp

Pacchioni-Granulationen *arachnoid villi*
Pachydaktylie *pachydactyly*
Pachydermia *or* **Pachydermie** *pachyderm(i)a*
Pachymeningitis *pachymeningitis*
Pachymeninx *pachymeninx*
Pachysomie *pachysomia*
Pacini-Körperchen *Pacinian corpuscle*
Packung *pack, packing*
Pädiater/-in *paediatrician*
Pädiatrie *paediatrics*
pädiatrisch *paediatric*
Pädodontie *pediodontia*
Paget-Karzinom *or* **Paget-Krankheit** *Paget's disease*
palatinal *palatine*
Palatoplastik *palatoplasty*
Palatoplegie *palatoplegia*
Palatorrhaphie *palatorrhaphy*
Palatum *palate*
Palilalie *palilalia*
palindromisch *palindromic*
palliativ *palliative*
Palliativum *palliative*
Pallor *paleness or pallor*
Palma manus *palm*
palmar *palmar*
palmarer Zwischenknochenmuskel *palmar interosseus*
palpabel *palpable*
Palpation *palpation*
Palpebra *palpebra*
palpebral *palpebral*
palpieren *to palpate*
Palpitation *palpitation*
palpitieren *to palpitate*
Paludismus *paludism*
Panaritium *whitlow or felon*
Panarthritis *panarthritis*
Pandemie *pandemic*
pandemisch *pandemic*
Panik *panic*
Panikanfall *panic attack*
panische Angst *panic*
Pankarditis *pancarditis*
Pankreas *pancreas*
Pankreasamylase *amylopsin*
Pankreasgang *pancreatic duct*
Pankreassaft *pancreatic juice or secretion*
Pankreatektomie *pancreatectomy*
Pankreatin *pancreatin*
pankreatisch *pancreatic*
Pankreatitis *pancreatitis*
Pankreatotomie *pancrea(to)tomy*
Panniculus *panniculus*
Panniculus adiposus *panniculus adiposus*
Pannikulitis *panniculitis*
Pannus *pannus*
Panophthalmie *panophthalmia*
Panophthalmitis *panophthalmitis*
Panostitis *panost(e)itis*
Panotitis *panotitis*
Pantothensäure *pantothenic acid*
pantrop *pan(to)tropic*
Panzytopenie *pancytopenia*
Pap *Pap test*
Pap-Abstrich *Pap smear*
Papageienkrankheit *parrot disease*
Papanicolaou-Färbung *Papanicolaou test*
Papel *papule, pimple*
Papilla *papilla*
Papilla nervi optici *optic papilla*
Papillae circumvallatae *circumvallate papillae*
Papillae duodeni *duodenal papillae*
Papillae filiformes *filiform papillae*
Papillae fungiformes *fungiform papillae*
Papillae vallatae *vallate papillae*
papillär *papillary*
Papille *papilla*
Papillenödem *papilloedema*
Papillitis *papillitis*
Papillom *papilloma*
Papillomatose *papillomatosis*
Papovavirus *papovavirus*
Pappataci-Fieber *sandfly fever*
Papula *papule*
papulopustulös *papulopustular*
papulös *papular*
papulosquamös *papulosquamous*
para *parous*
Paracetamol *paracetamol*
Paracusis *paracusis or paracousia*
paradoxe Atmung *paradoxical breathing or respiration*
paradoxer Puls *pulsus paradoxus*
Paraffin *paraffin*
Paraffingaze *or* **Paraffinmull** *paraffin gauze*
Paraffinum liquidum *liquid paraffin*
Parageusie *parageusia*
Paragonimiasis *paragonimiasis*
Paragraph *section*
Parainfluenzavirus *para-influenza virus*
Parakolpitis *pericolpitis or paracolpitis*
Paralyse *palsy, paralysis*
paralysieren *to paralyse*

paralytisch *paralytic*
paralytische Poliomyelitis *paralytic poliomyelitis*
paralytischer Ileus *paralytic or adynamic ileus*
paramedian *paramedian*
paramedizinisch *paramedical*
Parameter *parameter*
Parametritis *parametritis*
Parametrium *parametrium*
Paramnesie *paramnesia*
Paramyxovirus *paramyxovirus*
paranasal *paranasal*
Paranoia *paranoia*
paranoid *paranoid*
paranoide Schizophrenie *paranoid schizophrenia*
Paranoiker/-in *paranoiac*
Paraparese *paraparesis*
Paraphasie *paraphasia*
Paraphimose *paraphimosis*
Paraphrenie *paraphrenia*
Paraplegie *paraplegia*
Paraplegiker/-in *paraplegic*
paraplegisch *paraplegic*
Parapsoriasis *parapsoriasis*
parasagittal *parasagittal*
Parasagittalebene *parasagittal plane*
Parasit *parasite*
parasitär *parasitic*
parasitäre Zyste *parasitic cyst*
Parasitenbefall *infestation*
Parasitizid *parasiticide*
parasitizid *parasiticide*
Parasitologie *parasitology*
Parästhesie *paraesthesia*
Parasuizid *parasuicide*
parasympathisches Nervensystem *parasympathetic nervous system*
Parathormon *parathormone or parathyroid hormone*
parathyreoidal *parathyroid (gland)*
Parathyreoidektomie *parathyroidectomy*
Paratyphus *paratyphoid (fever)*
paravertebral *paravertebral*
Paravertebralanästhesie *paravertebral injection*
Parazentese *paracentesis*
Parenchym *parenchyma*
Parenchymikterus *hepatocellular jaundice*
parenteral *parenteral*
parenterale Ernährung *intravenous feeding, drip feed*
Parese *paresis*
Parfüm *scent*
parfümiert *scented*
Paries *paries*
parietal *parietal*
parietale Pleura *parietal pleura*
parietales Perikardblatt *parietal pericardium*
parietales Pleurablatt *outer pleura*
Parietallappen *parietal lobe*
Parietalzelle *parietal or oxyntic cell*
Parkinsonismus *parkinsonism*
Parkinson-Syndrom *Parkinson's disease*
Parodontitis marginalis *pyorrhoea alveolaris*
Parodontologe/Parodontologin *periodontist*
Paronychia *or* **Paronychie** *paronychia, perionychia, perionyxis*
Parosmie *parosmia*
Parotis *parotid (gland)*
Parotitis *parotitis*
Parotitis epidemica *infectious parotitis*
paroxysmal *paroxysmal*
paroxysmale (nächtliche) Dyspnoe *paroxysmal dyspnoea*
paroxysmale Tachykardie *paroxysmal tachycardia*
Paroxysmus *paroxysm*
Pars *pars, part*
Pars cardiaca ventriculi *cardia*
Pars petrosa ossis temporalis *petrous bone*
Pars prostatica urethrae (masculinae) *prostatic urethra*
Pars spongiosa urethrae (masculinae) *penile urethra*
Pars squamosa ossis temporalis *squamous bone*
partiell *partial(ly), partly*
partielle Amnesie *partial amnesia*
partielle Mastektomie *partial mastectomy*
partielle Pankreatektomie *partial pancreatectomy*
partielle Taubheit *partial deafness*
Partikel *particle*
partikulär *particulate*
Partus *parturition*
Parulis *gumboil*
Pascal *pascal*
Paschen-Körperchen *Paschen bodies*
Passage *passage*
passieren *to happen*
passiv *passive*
passive Bewegung *passive movement*
passive Immunität *passive immunity*
Paste *paste*
Pasteurella *Pasteurella*
Pasteurella pestis *Yersinia pestis*
Pasteur-Impfstoff *Pasteur's vaccine*
Pasteurisation *pasteurization*
pasteurisieren *to pasteurize*
Pastille *pastille, lozenge*
Patch *patch*
Patch-Test *patch test*
Patella *kneecap or patella*
patellar *patellar*
Patellarsehnenreflex *patellar reflex or knee jerk*
Patellektomie *patellectomy*
pathogen *pathogenic*
pathogener Keim *pathogen*
Pathogenese *pathogenesis*
pathogenetisch *pathogenetic*
Pathogenität *pathogenicity*

pathognomonisch *pathognomonic*
Pathologe/Pathologin *pathologist*
Pathologie *pathology*
pathologisch *morbid, pathological*
pathologische Anatomie *morbid anatomy or pathology*
pathologische Fraktur *pathological fracture*
pathologische Luxation *pathological dislocation*
pathologischer Bericht *pathology report*
Patient/-in *patient*
Patientenstatistik *audit*
Paukenhöhle *tympanic cavity*
Paukenröhrchen *grommet*
Paul-Bunnell-Reaktion *Paul-Bunnell reaction*
Paul-Mixter-Rohr *Paul's tube*
Pavor nocturnus *night terror*
PBI-Test *protein-bound iodine test (PBI test)*
Pearson-Bett *Pearson bed*
Peau d'orange *peau d'orange*
Pecten ani *pecten*
Pecten ossis pubis *pecten*
Pectus *pectus*
Pectus carinatum *pigeon chest*
Pectus excavatum *funnel chest or pectus excavatum*
Pediculus *pedicle*
Pediculus humanus *Pediculus*
Pediculus (humanus) capitis *Pediculus capitis*
Pediculus (humanus) corporis *or* **vestimentorum** *Pediculus corporis*
Pediculus pubis *Pediculus pubis*
Pedikulose *pediculosis*
Pediküre *chiropody*
Pedunculus *peduncle*
Pedunculus cerebellaris *cerebellar peduncle*
Pedunculus cerebris *cerebral peduncle*
Peitschenwurm *whipworm*
pektanginös *anginal*
pektineal *pectineal*
pektoral *pectoral*
Pektoralis *pectoralis*
Pektoralis major *pectoralis major*
Pektoralis minor *pectoralis minor*
Pel-Ebstein-Fieber *Pel-Ebstein fever*
Pellagra *pellagra*
pellen *to peel*
Pellet *pellet*
Pellicula *pellicle*
Pelvimeter *pelvimeter*
Pelvimetrie *pelvimetry*
pelvin *pelvic*
Pelvis *pelvis*
Pelvis renalis *renal pelvis or pelvis of the kidney*
pelzig *fur*
pemphigoid *pemphigoid*
Pemphigoid *pemphigoid*
Pemphigus *pemphigus*
Penetration *penetration*
penetrieren *to penetrate*
Penicillium *Penicillium*
penil *penile*
Penis *penis, phallus*
Penisplastik *phalloplasty*
Penizillin *penicillin*
Pentose *pentose*
Pentosurie *pentosuria*
Pepsin *pepsin*
Pepsinogen *pepsinogen*
Peptid *peptide*
Peptidase *peptidase*
peptisch *peptic*
peptisches Ulkus *peptic ulcer*
Pepton *peptone*
Peptonurie *peptonuria*
per diem *per diem*
per os *peroral*
Perforation *perforation*
perforieren *to perforate*
perforierendes Ulkus *perforated ulcer*
perforiertes Trommelfell *perforated eardrum*
Perfusion *perfusion*
Periadenitis *periadenitis*
perianal *perianal*
perianales Hämatom *perianal haematoma*
Periarteriitis *periarteritis*
Periarteriitis nodosa *periarteritis or polyarteritis nodosa*
Periarthritis *periarthritis*
Periarthritis *or* **Periarthropathia humeroscapularis** *chronic periarthritis or scapulohumeral arthritis or frozen shoulder*
Pericarditis constrictiva *chronic or constrictive pericarditis*
Pericarditis exsudativa *hydropericarditis*
Pericardium *pericardium*
Pericardium fibrosum *fibrous pericardium*
Perichondritis *perichondritis*
Perichondrium *perichondrium*
Pericranium *pericranium*
Periektomie *peritomy*
Perifollikulitis *perifolliculitis*
Perihepatitis *perihepatitis*
Perikard *pericardial sac or (serous) pericardium*
Perikardektomie *pericard(i)ectomy*
Perikarderguss *pericardial effusion*
perikardial *pericardial*
Perikardiostomie *pericardiostomy*
Perikardiotomie *pericard(i)otomy*
Perikarditis *pericarditis*
perikarditische Pseudoleberzirrhose *Pick's disease*
Perikardnaht *pericardiorrhaphy*
Perikardpunktion *pericardiocentesis*
Perikardreiben *pericardial friction, friction murmur*
Perilymphe *perilymph*
Perimeter *perimeter*
Perimetrie *perimetry*
Perimetritis *perimetritis*
Perimetrium *perimetrium*
Perimysium *perimysium*

perinatal *perinatal*
perinatale Sterblichkeit *perinatal mortality rate*
perineal *perineal*
Perineoplastik *perineoplasty*
Perineorrhaphie *perineorrhaphy*
Perinephritis *perinephritis*
perinephritisch *perinephric*
Perineum *perineum*
Perineurium *perineurium*
Periode *period*
periodisch *periodic*
periodische Lähmung *periodic paralysis*
periodisches Fieber *periodic fever*
Periodizität *periodicity*
periodontal *periodontal or periodontic*
Periodontitis *periodontitis*
Periodontium *periodontium, periodontal membrane or ligament*
Periodontologie *periodontics or periodontia*
perioperativ *perioperative*
Periost *periosteum*
periostal *periosteal*
Periostelevatorium *periosteum elevator*
Periosteotom *periosteotome*
Periosteum *periosteum*
Periostitis *periostitis*
peripher *peripheral*
peripher wirkender Vasodilatator *peripheral vasodilator*
periphere Nerven *peripheral nerves*
peripherer Widerstand *peripheral resistance*
peripheres Nervensystem (PNS) *peripheral nervous system (PNS)*
Periphlebitis *periphlebitis*
Perisalpingitis *perisalpingitis*
Perisplenitis *perisplenitis*
Peristaltik *peristalsis*
peristaltisch *peristaltic*
Peritendinitis *peritendinitis*
peritoneal *peritoneal*
Peritonealdialyse *peritoneal dialysis*
Peritoneoskop *peritoneoscope*
Peritoneoskopie *peritoneoscopy*
Peritoneum *peritoneum*
Peritoneum parietale *parietal peritoneum*
Peritoneum viscerale *visceral peritoneum*
Peritonitis *peritonitis*
peritonsillär *peritonsillar*
Peritonsillarabszess *quinsy or peritonsillar abscess*
peritrich *peritrichous*
periumbilikal *periumbilical*
Periureteritis *periureteritis*
periurethral *periurethral*
Perizystitis *pericystitis*
Perkussion *percussion*
Perkussionshammer *plessor or plexor*
perkutan *percutaneous*
perkutane Angioplastie *percutaneous angioplasty*
perkutieren *to tap*
Perlèche *perlèche*
permanent *permanent(ly)*
permanentes Gebiss *adult or permanent dentition*
Permeabilität *permeability*
permeable Membran *permeable membrane*
Pernio *erythema pernio*
Perniose *perniosis*
perniziös *pernicious*
perniziöse Anämie *pernicious anaemia or Addison's anaemia*
Peromelie *peromelia*
Peronäus *peroneal muscle or peroneus*
peroneal *peroneal*
peroral *peroral*
Perotomie *peritomy*
Persekution *persecution*
Perseveration *perseveration*
persistieren *to persist*
persistierend *persistent*
Person *person; subject*
Personal *personnel, staff*
persönlich *personal*
Persönlichkeit *character, personality*
Persönlichkeitsstörung *personality disorder*
Perspiratio sensibilis *sensible perspiration*
Perspiration *perspiration*
Perthes-Calvé-Legg-Krankheit *Legg-Calvé-Perthes disease or Perthes' disease or hip or pseudocoxalgia*
Pertubation *Rubin's test*
Pertussis *pertussis or whooping cough*
Perversion *perversion*
Pes *pes*
Pes adductus *pigeon toes*
Pes equinovarus *club foot or talipes*
Pes planus *pes planus or flat foot*
Pessar *Dutch cap*
Pest *plague*
Pestizid *pesticide*
Pestsepsis *septicaemic plague*
Petechie *petechia*
Petit mal *petit mal*
Petrischale *petri dish*
Petrositis *petrositis*
Peyer-Plaques *Peyer's patches*
Peyronie-Krankheit *Peyronie's disease*
Pfaundler-Hurler-Krankheit *Hurler's syndrome*
pfeifend *sibilant*
pfeifend atmen *to wheeze*
pfeifendes Atmen *wheezing*
Pfeiffer-Drüsenfieber *glandular fever or infectious mononucleosis*
Pfeilnaht *sagittal suture*
Pferderotz *glanders*
Pflaster *patch, sticking plaster*
Pflege *care*
Pflegeheim *nursing home*
pflegen *to care for, nurse*

Pflegeplan *care plan*
Pflegeprozess *nursing process*
Pfleger/-in *carer*
pflegerische Behandlung *nursing intervention*
Pflicht *duty*
Pflugscharbein *vomer*
Pfortader *portal vein*
Pfortaderhochdruck *portal hypertension*
Pfortadersystem *portal system*
Pfortader(wand)entzündung *pylephlebitis*
Pforte *porta*
Pförtner *porter*
Pfund *pound*
Pfundnase *rhinophyma*
pH *pH*
phagedänisches Geschwür *Naga sore or tropical ulcer*
Phagozyt *phagocyte*
phagozytär *phagocytic*
phagozytisch *phagocytic*
Phagozytose *phagocytosis*
phalangeal *phalangeal*
Phalangitis *phalangitis*
Phalanx *phalanx*
Phalloplastik *phalloplasty*
Phallus *phallus*
Phän *physical genetic trait*
Phänotyp *phenotype*
Phantom *phantom*
Phantomglied *phantom limb*
Phäochromozytom *phaeochromocytoma*
Pharmaka *pharmaceuticals*
Pharmakologe/Pharmakologin *pharmacologist*
Pharmakologie *pharmacology*
pharmakologisch *pharmacological*
Pharmakopoe *pharmacopoeia*
Pharmazeutika *pharmaceutical products or pharmaceuticals*
pharmazeutisch *pharmaceutical*
Pharmazie *pharmacy*
pharyngeal *pharyngeal*
Pharyngektomie *pharyngectomy*
Pharyngismus *pharyngism(us)*
Pharyngitis *pharyngitis*
pharyngolaryngeal *pharyngolaryngeal*
Pharyngoskop *pharyngoscope*
Pharyngospasmus *pharyngism(us)*
Pharyngozele *pharyngocele*
Pharynx *pharynx*
Pharynxdivertikel *pharyngocele*
Pharynxhernie *pharyngocele*
Phase *phase*
Phenobarbital *phenobarbitone*
Phenol *phenol*
Phenylalanin *phenylalanine*
Phenylketonurie *phenylketonuria*
Philtrum *philtrum*
Phimose *phimosis*
Phiole *phial*
Phlebektomie *phlebectomy*
Phlebitis *phlebitis*
Phlebogramm *phlebogram*
Phlebographie *phlebography*
Phlebolith *phlebolith*
Phlebothrombose *phlebothrombosis*
Phlebotomie *phlebotomy or venesection*
Phlebotomus-Fieber *sandfly fever*
Phlegma *phlegm*
Phlegmasia alba dolens *phlegmasia alba dolens or milk leg or white leg*
Phlyktäne *phlyctenule*
Phobie *phobia*
phobisch *phobic*
phobische Angst *phobic anxiety*
Phokomelie *phocomelia or phocomely*
Phonationsstellung der Stimmlippen *vocal folds adducted*
Phonokardiogramm *phonocardiogram*
Phonokardiographie *phonocardiography, electrocardiophonography*
Phosphat *phosphate*
Phosphatämie *phosphataemia*
Phosphatase *phosphatase*
Phosphatid *phospholipid*
Phosphaturie *phosphaturia*
Phospholipid *phospholipid*
Phosphor *phosphorus*
phosphoreszierend *phosphorescent*
Phosphornekrose *phosphonecrosis*
Phosphornekrose des Kiefers *phossy jaw*
Phosphorsäure *phosphoric acid*
Photalgie *photalgia*
Photoretinitis *photoretinitis*
Phrenemphraxis *phrenemphraxis*
Phrenikotomie *phrenicotomy*
Phrenikus *phrenic nerve*
Phrenikusexhärese *phrenic avulsion*
Phrenikusquetschung *phreniclasia, phrenemphraxis*
Phrenikusresektion *phrenicectomy*
pH-Test *pH test*
Phthiriasis *phthiriasis*
Phthirius pubis *Phthirius pubis*
Phthise *or* **Phthisis** *phthisis*
pH-Wert *pH factor*
Phykomykose *phycomycosis*
physikalische Medizin *physical medicine*
physikalische Therapie *physical therapy*
Physiologe/Physiologin *physiologist*
physiologisch *physiological*
physiologische Kochsalzlösung *physiological saline or solution*
physiologische Psychologie *psychophysiology*
physiologischer Tremor *physiological tremor*
Physiotherapeut/-in *physiotherapist or physio*
Physiotherapie *physiotherapy or physical therapy or physio*
physisch *physical(ly)*
physische Abhängigkeit *physical dependence*
Pia mater *pia mater*
Pian *pian or framboesia or yaws*

Pica(-Syndrom) *pica*
Pickel *pimple, spot*
Pickel bekommen *to break out or come out in spots*
pickelig *pimply, spotty*
Picornavirus *picornavirus*
Pigment *pigment*
Pigmentepithel *pigmented epithelium or layer*
pigmentiert *pigmented*
Pigmentierung *pigmentation*
Pikazismus *pica*
Pikomol *picomole*
Pille *pill*
Pille danach *morning-after pill*
Pillendrehen *pill-rolling*
pilomotorischer Nerv *pilomotor nerve*
Pilonidalsinus *pilonidal sinus*
Pilonidalzyste *pilonidal cyst*
Pilosis *pilosis or pilosism*
Pilus *pilus*
Pilz *fungus*
pilzabtötend *fungicide*
pilzartig *fungal, fungoid*
Pilzerkrankung *fungus disease*
Pilzpapillen *fungiform papillae*
Pilzvergiftung *fungus poisoning*
Pinguecula *pinguecula or pinguicula*
Pink Disease *pink disease*
Pinozytose *pinocytosis*
Pinselschimmel *Penicillium*
Pinta(-Krankheit) *pinta*
Pinzette *forceps, tweezers*
Pipette *pipette*
Pithiatismus *pithiatism*
Pityriasis *pityriasis*
Pityriasis alba faciei *pityriasis alba*
Pityriasis capitis *pityriasis capitis*
Pityriasis rosea *pityriasis rosea*
Pityriasis rubra universalis *pityriasis rubra*
Placebo *placebo*
Placebo-Effekt *placebo effect*
Placenta praevia *placenta praevia*
Placido-Scheibe *Placido's disc*
Plagiozephalie *plagiocephaly*
Plan *plan*
planen *to plan*
Planta (pedis) *planta*
plantar *plantar*
Plantarflexion *plantar flexion*
Plantarreflex *plantar reflex or response*
Planum sternoxiphoideum *xiphisternal plane*
Planung *planning*
Plaque *plaque*
Plasma *plasma*
Plasmapherese *plasmapheresis*
Plasmaprotein *plasma protein*
Plasmazelle *plasma cell*
Plasmin *plasmin*
Plasminogen *plasminogen*
Plasmodium *Plasmodium*
Plasmolyse *plasmolysis*
Plasmozytom *myelomatosis*
Plasmozytom *plasmacytoma*
Plastik *plastic*
plastisch *plastic*
plastische Chirurgie *plastic surgery*
plastische(r) Chirurg/-in *plastic surgeon*
Plathelminthe *flatworm*
Plätschergeräusch *succussion*
Plättchen *lamella*
Platte *plate*
Plattenepithel *pavement epithelium or squamous epithelium*
Plattfuß *flat foot*
Plattwurm *flatworm*
Platysma *platysma*
Platzangst *agoraphobia*
platzen *to burst*
Plazenta *placenta*
Plazenta mit randständigem Nabelschnuransatz *battledore placenta*
Plazentainsuffizienz *placental insufficiency*
Plazentalappen *cotyledon*
plazentar *placental*
Plazentographie *placentography*
Pleoptik *pleoptics*
Pleozytose *pleocytosis*
Plethora *plethora*
plethorisch *plethoric*
Plethysmographie *plethysmography*
Pleura *pleura*
Pleura costalis *costal pleura*
Pleura diaphragmatica *diaphragmatic pleura*
Pleura parietalis *parietal or outer pleura*
Pleura visceralis *visceral or inner pleura*
Pleuraerguss *pleural effusion*
Pleuraflüssigkeit *pleural fluid*
Pleurahöhle *pleural cavity*
pleural *pleural*
Pleurapunktion *pleurocentesis or pleuracentesis*
Pleurektomie *pleurectomy*
Pleuritis *pleurisy*
Pleuritis diaphragmatica *diaphragmatic pleurisy*
Pleurodese *pleurodesis*
Pleurodynie *pleurodynia*
Pleuropneumonie *pleuropneumonia*
Pleurozele *pleurocele*
Plexus *plexus*
Plexus brachialis *brachial plexus*
Plexus cervicalis *cervical plexus*
Plexus choroideus *choroid plexus*
Plexus coeliacus *coeliac plexus*
Plexus lumbalis *lumbar plexus*
Plexus myentericus *Auerbach's plexus*
Plexus pterygoideus *pterygoid plexus*
Plexus sacralis *sacral plexus*
Plexus solaris *solar plexus*
Plexus submucosus *Meissner's plexus*
Plica *plica or fold*
Plica circularis *circular fold*
Plicae vestibulares *vestibular folds*

Plikation *plication*
Plombierung *plombage*
plötzlich *sudden(ly)*
plötzlicher Kindstod *sudden infant death syndrome*
Plummer-Vinson-Syndrom *Plummer-Vinson syndrome*
Plumps *bump*
Pneumatozele *pneumatocele*
Pneumatozephalus *pneumocephalus*
Pneumaturie *pneumaturia*
Pneumektomie *pneumonectomy*
Pneum(o)enzephalographie *encephalography or pneumoencephalography*
pneumogastrisch *pneumogastric*
Pneumograph *pneumograph*
Pneumokokke *pneumococcus*
Pneumokoniose *pneumoconiosis*
Pneumomykose *pneumomycosis*
Pneumonektomie *pneumonectomy*
Pneumonie *pneumonia*
Pneumonitis *pneumonitis*
Pneumoperitoneum *pneumoperitoneum*
Pneumoradiographie *or* **Pneumoröntgenographie** *pneumoradiography*
Pneumothorax *pneumothorax*
Pneumozele *pneumatocele*
Pneumozephalus *pneumocephalus*
Pocke *pock*
Pocken *pox*
Pockennarbe *pockmark*
pockennarbig *pockmarked*
Pockenvirus *poxvirus*
Podagra *podagra*
poikilotherm *poikilothermic*
Poikilozyt *poikilocyte*
Poikilozytose *poikilocytosis*
Pol *pole*
polar *polar*
Poliklinik *Outpatient or Outpatients' Department*
Polio *polio*
Polioenzephalitis *polioencephalitis*
Polioenzephalomyelitis *polioencephalomyelitis*
Poliomyelitis *poliomyelitis*
Poliovirus *poliovirus*
Politzer-Ballon *Politzer bag*
Polkörperchen *polar body*
Pollen *pollen*
Pollenallergie *hay fever or allergic rhinitis*
Pollenzahl *pollen count*
Pollex *pollex*
Pollinose *pollinosis*
Pollution *pollution*
Polster *pad, wad*
Polstermaterial *wadding*
Polyarthritis *polyarthritis*
Polycythaemia rubra vera *polycythaemia vera*
Polydaktylie *polydactylism*
Polydipsie *polydipsia*
Polygraph *polygraph*
Polymyalgia rheumatica *polymyalgia rheumatica*
Polyneuritis *polyneuritis*
Polyneuropathie *polyneuropathy*
Polyopie *polyopia or polyopsia or polyopy*
Polyp *polyp or polypus*
Polypeptid *polypeptide*
Polyphagie *polyphagia*
polyploid *polyploid*
Polypose *polyposis*
Polypragmasie *polypharmacy*
Polyradikulitis *polyradiculitis*
Polyradikuloneuritis *polyradiculitis*
Polysaccharid *polysaccharide*
Polyserositis *polyserositis*
Polyspermie *polyspermia or polyspermism or polyspermy*
Polyurie *polyuria*
polyzystisches Syndrom *polycystitis*
Polyzythämie *polycythaemia*
Pompholyx *pompholyx*
Pons *pons*
pontin *pontine*
popliteal *popliteal*
Poplitealzyste *Baker's cyst*
Popliteus *popliteus or popliteal muscle*
Population *population*
Pore *pore*
Porenzephalie *porencephaly or porencephalia or porencephalus*
Poriomanie *fugue*
porös *porous*
Porphyrie *porphyria*
Porphyrin *porphyrin*
Porphyrinurie *porphyrinuria*
Porta *porta*
Porta hepatis *porta hepatis*
portal *portal*
portale Hypertension *portal hypertension*
portale Pyämie *portal pyaemia*
Portalsystem *portal system*
Portioerosion *cervical erosion*
Portiokappe *Dutch cap*
portokaval *portocaval*
portokavale Anastomose *portocaval anastomosis*
portokavale Enzephalopathie *porto-systemic encephalopathy*
portokavaler Shunt *portocaval shunt*
Porus sudoriferus *sweat pore*
Position *position*
positionieren *to position*
positiv *positive(ly)*
positive Rückkopplung *positive feedback*
positiver endexspiratorischer Beatmungsdruck (PEEP) *positive end-expiratory pressure (PEEP)*
Posologie *posology*
Possum *Possum*
post concussionem *postconcussional*
post partum *postpartum*

postepileptisch *post-epileptic*
posterior *posterior(ly)*
postganglionär *postganglionic*
postganglionäre Faser *postganglionic fibre*
postganglionäres Neuron *postganglionic neurone*
postgonorrhoischer Katarrh *gleet*
posthepatisch *posthepatic*
posthepatischer Ikterus *posthepatic jaundice*
posthepatisches Bilirubin *posthepatic bilirubin*
Posthitis *posthitis*
posthum *posthumous*
postinfektiöse Erschöpfung *postviral fatigue syndrome*
Postkoitalpille *morning-after pill*
postkommotionell *postconcussional*
postmenopausal *postmenopausal*
postnasal *postnasal*
Postnasal drip *postnasal drip*
postnatal *postnatal*
postnekrotische Leberzirrhose *postnecrotic cirrhosis*
postoperativ *postoperative*
postoperative Schmerzen *postoperative pain*
postpartal *postpartum*
postpartale Blutung *postpartum haemorrhage (PPH)*
postprandial *postprandial, post-cibal*
postprimäre Tuberkulose *post-primary tuberculosis*
postsynaptisch *postsynaptic*
postsynaptisches Axon *postsynaptic axon*
posttraumatisch *post-traumatic*
posttraumatische Amnesie *post-traumatic amnesia*
posttraumatischer Pneumothorax *traumatic pneumothorax*
postviral *postviral*
Pott-Fraktur *Pott's fracture*
Poupart-Band *Poupart's ligament*
prädiktiv *predictive*
prädisponiert für *predisposed to*
Prädisposition *predisposition*
Praecordium *precordium*
Präeklampsie *pre-eclampsia*
präfrontal *prefrontal*
präfrontale Leukotomie *prefrontal leucotomy*
präganglionär *preganglionic*
präganglionäre Faser *preganglionic fibre*
präganglionäres Neuron *preganglionic neurone*
prähepatisch *prehepatic*
prähepatischer Ikterus *prehepatic jaundice*
prähepatisches Bilirubin *prehepatic bilirubin*
präkanzerös *precancerous*
Präkanzerose *precancer*
präklinisch *preclinical*
präkordial *precordial*
Präkordialgegend *precordium*
Praktiker/-in *practitioner*
praktische(r) Arzt/Ärztin *family doctor, (medical) practitioner*
praktisches Jahr *internship*
praktizieren *to practise*
prall *engorged*
Prämedikation *premedication* or *premed, preoperative medication*
prämenstruell *premenstrual*
prämenstruelles Syndrom (PMS) *premenstrual tension (PMT)*
Prämolar *premolar*
prämortal *antemortem*
Pränarkose *basal narcosis*
pränatal *antenatal* or *prenatal*
Pränataldiagnostik *antenatal* or *prenatal diagnosis*
Pränatalklinik *antenatal* or *maternity clinic*
präoperativ *preoperative*
Präparat *preparation*
präparieren *to dissect*
präpartal *antepartum*
präpuber(t)al or **präpubertär** *prepubertal*
Präputium *prepuce* or *foreskin*
präsenil *presenile*
präsenile Demenz *presenile dementia*
Präsenilität *presenility*
Präservativ *condom, protective cap, (contraceptive) sheath*
präsynaptisch *presynaptic*
präsynaptisches Axon *presynaptic axon*
Präsystole *presystole*
prävalent *prevalent*
Prävalenz *prevalence*
Prävention *prevention*
präventiv *preventive*
präventive Maßnahme *preventive measure*
Präventivmedizin *preventive medicine*
prävertebral *prevertebral*
Praxis *practice*
Praxisinformationsblatt *practice leaflet*
Praxisschwester *practice nurse* or *nurse practitioner*
Praxisvertreter *locum (tenens)*
Präzipitat *precipitate*
Präzipitation *precipitation*
Präzipitatsalbe *golden eye ointment*
präzipitieren *to precipitate*
Präzipitin *precipitin*
präzise *precise*
Prellung *bruise*
Prellungen *bruising*
Presbyakusis *presby(a)cusis*
Presbyopie *presbyopia*
Pressen *bearing down*
pressen *to press*
Pressor *pressor*
Priapismus *priapism*
prickeln *to tingle*
prima vista *overt*
primär *primary*

primär chronische Pankreatitis *benign pancreatic disease*
primäre Amenorrhoe *primary amenorrhoea*
primäre biliäre Zirrhose *primary biliary cirrhosis*
primäre Peritonitis *primary peritonitis*
primärer Hyperaldosteronismus *Conn's syndrome*
primärer Keimstrang *medullary cord*
Primärheilung *(healing by) first intention*
Primärknötchen *primary tubercle*
Primärkomplex *primary complex*
Primärplaque *herald patch*
Primärtuberkel *primary tubercle*
Primärtuberkulose *primary tuberculosis*
Primigravida *primigravida or unigravida*
Primipara *primipara or unipara*
primordial *primordial*
Primordialfollikel *primordial follicle*
primäre Dysmenorrhoe *primary or essential dysmenorrhoea*
Prinzip *principle*
Prise *pinch*
privat *private(ly)*
Privatbett *amenity bed, pay bed*
private Krankenversicherung *medical insurance*
Privatklinik *private hospital*
Privatpatient/-in *private patient*
Privatpraxis *private practice*
Proband *subject*
Probe- *exploratory*
Probe *sample, specimen*
Probemahlzeit *test meal*
Problem *problem*
Problemkind *problem child*
Processus *process*
Processus articularis *articulating process*
Processus ciliares *ciliary processes*
Processus condylaris mandibulae *condyloid process*
Processus coracoideus *coracoid process*
Processus coronoideus mandibulae *coronoid process*
Processus coronoideus ulnae *coronoid process*
Processus mastoideus *mastoid process*
Processus pterygoideus *pterygoid process*
Processus spinosus *spinous process*
Processus styloideus *styloid process*
Processus transversus *transverse process*
Processus xiphoideus *xiphoid process*
Processus zygomaticus *zygomatic process*
Proctalgia fugax *proctalgia fugax*
Prodrom *prodrome or prodroma*
prodromal *prodromal*
Prodromalexanthem *prodromal rash*
Produkt *product*
produktive Lymphe *plastic or inflammatory lymph*
produzieren *to produce*
Proenzym *proenzyme*
progener Kiefer *prognathic jaw*
Progenie *prognathism*
Progeria infantilis *progeria*
Progesteron *progesterone*
Prognathie *prognathism*
prognathischer Kiefer *prognathic jaw*
Prognose *prognosis*
prognostisch *prognostic*
prognostischer Test *prognostic test*
Programm *programme*
progredient *progressive*
progredient chronische Polyarthritis *rheumatoid arthritis*
Progredienz *or* **Progression** *progression*
progressiv *progressive*
progressive Muskeldystrophie *progressive muscular atrophy*
progressive Paralyse (PP) *general paralysis of the insane (GPI), dementia paralytica*
Proinsulin *proinsulin*
Projektion *projection*
Projektionsbahn *projection tract*
Proktalgie *proctalgia*
Proktektasie *proctectasia*
Proktektomie *proctectomy*
Proktitis *proctitis*
Proktodynie *proctodynia*
Proktokolektomie *proctocolectomy*
Proktokolitis *proctocolitis*
Proktologie *proctology*
Proktosigmoiditis *proctosigmoiditis*
Proktoskop *proctoscope*
Proktoskopie *proctoscopy*
Proktotomie *proctotomy*
Proktozele *(vaginal) proctocele*
Prolaktin *prolactin or lactogenic hormone*
Prolaps *procidentia, prolapse*
Proliferation *proliferation*
proliferativ *proliferative*
proliferative Phase *proliferative phase*
proliferieren *to proliferate*
Prolin *proline*
Prominentia *prominence*
Prominentia laryngea *laryngeal prominence*
Promontorium *promontory*
Pronation *pronation*
Pronator *pronator*
Properdin *properdin*
Prophase *prophase*
Prophylaktikum *prophylactic*
prophylaktisch *prophylactic*
Prophylaxe *prophylaxis*
Propriozeption *proprioception*
propriozeptiv *proprioceptive*
Propriozeptor *proprioceptor*
Propulsion *festination*
Prosektor *demonstrator*
Prosenzephalon *forebrain*
Prostaglandine *prostaglandins*
Prostata *prostate (gland)*

Prostatahypertrophie *prostatic hypertrophy*
Prostatamassage *prostatic massage*
Prostatektomie *prostatectomy*
prostatisch *prostatic*
Prostatitis *prostatitis*
Prostatorrhoe *prostatorrhoea*
Prostatozystitis *prostatocystitis*
Prostration *prostration*
Protamin *protamine*
Protanopie *protanopia*
Protease *protease*
Protein *protein*
proteingebundenes Jod *protein-bound iodine*
Proteingleichgewicht *protein balance*
Proteinurie *proteinuria*
protektiv *protective*
Proteolyse *proteolysis*
proteolytisch *proteolytic*
proteolytisches Enzym *proteolytic enzyme*
Proteus *Proteus*
Prothese *prosthesis*
Prothesenherstellung *prosthetics*
Prothetik *prosthetics*
Prothetiker/-in *prosthetist*
prothetisch *prosthetic*
Prothrombin *prothrombin*
Prothrombinzeit *prothrombin time*
protopathisch *protopathic*
Protoplasma *protoplasm*
Protoplasmaauflösung *plasmolysis*
protoplasmatisch *protoplasmic*
Protoporphyrin IX *protoporphyrin IX*
Protozoen *Protozoa*
protozoisch *protozoan*
protrahiert *prolonged*
Protrusio bulbi *proptosis*
Protuberanz *protuberance*
provisorisch *provisional, temporary*
proximal *proximal(ly)*
proximales gewundenes Nierenkanälchen *proximal convoluted tubule*
proximales Interphalangealgelenk *proximal interphalangeal joint (PIP)*
Prozent *per cent*
prozentig *per cent*
Prozentsatz *percentage*
Prozess *process*
prüfen *to inspect, test*
Prüfer *inspector*
Prüfimpfstoff *candidate vaccine*
Prüfung *examination, inspection*
Prüfvakzine *candidate vaccine*
Prurigo *prurigo*
Pruritis *pruritis, itch(ing)*
Pruritus ani *pruritus ani*
Pruritus vulvae *pruritus vulvae*
Pseudarthrose *pseudoarthrosis*
Pseudoangina *pseudoangina*
Pseudodemenz *pseudodementia*
Pseudoelephantiasis neuroarthritica *Milroy's disease*
Pseudogicht *chondrocalcinosis*
pseudohypertrophe Muskeldystrophie *pseudohypertrophic muscular dystrophy*
Pseudohypertrophie *pseudohypertrophy*
Pseudokrise *pseudocrisis*
Pseudokrupp *pseudocroup*
Pseudokyesis *pseudocyesis*
Pseudomyxoma *pseudomyxoma*
Pseudoparalyse *pseudoparalysis*
Pseudoplegie *pseudoplegia*
Pseudopolypose *pseudopolyposis*
Pseudoschwangerschaft *phantom pregnancy*
Pseudotumor *phantom tumour*
Pseudozyste *pseudocyst*
Psittakose *psittacosis*
Psoas major *psoas major*
Psoas minor *psoas minor*
Psoriasis (vulgaris) *psoriasis*
Psoriasis arthropathica *psoriatic arthritis*
psoriatisch *psoriatic*
Psychasthenie *psychasthenia*
Psyche *mind, psyche*
psychedelisch *psychedelic*
Psychiater/-in *psychiatrist*
Psychiatrie *psychiatry*
psychiatrisch *psychiatric*
psychiatrisches Krankenhaus *psychiatric hospital*
psychisch *mental(ly)*
psychisch Kranke(r) *mental patient*
psychische Abhängigkeit *psychological dependence*
psychische Störung *mental aberration*
psychische Verfassung *state of mind*
psychisches Gleichgewicht *balance of mind*
Psychoanalyse *psychoanalysis*
Psychoanalytiker/-in *psychoanalyst*
Psychochirurgie *psychosurgery*
psychochirurgisch *psychosurgical*
psychogen *psychogen(et)ic or psychogenous*
Psychologe/Psychologin *psychologist*
Psychologie *psychology*
psychologisch *psychological(ly)*
Psychometrie *psychometrics*
psychomotorisch *psychomotor*
psychomotorische Epilepsie *psychomotor epilepsy*
psychomotorische Störung *psychomotor disturbance*
psychomotorischer Entwicklungsrückstand *psychomotor retardation*
Psychoneurose *psychoneurosis*
Psychopath/-in *psychopath*
Psychopathie *psychopathy*
psychopathisch *psychopathic*
Psychopathologie *psychopathology*
psychopathologisch *psychopathological*
Psychopharmakologie *psychopharmacology*
Psychophysiologie *psychophysiology*
psychophysiologisch *psychophysiological*

Psychose *psychosis*
psychosomatisch *psychosomatic*
psychosozial *psychosocial*
Psychotherapeut/-in *psychotherapist*
psychotherapeutisch *psychotherapeutic*
Psychotherapie *psychotherapy*
psychotisch *psychotic*
psychotrop *psychotropic*
Pterion *pterion*
Pterygium *pterygium*
pterygomandibular *pterygomandibular*
Ptomain *ptomaine*
Ptosis *ptosis*
Ptyalin *ptyalin*
Ptyalismus *ptyalism*
Ptyalith *ptyalith*
puberal *puberal*
pubertär *pubertal*
Pubertät *adolescence, puberty*
Pubes *pubes*
pubisch *pubic*
Pudendum femininum *pudendum*
Pudendusblock *or* **Pudendusanästhesie** *pudendal block*
Puder *powder*
Puerpera *puerpera*
puerperal *puerperal or puerperous*
Puerperalfieber *puerperal fever*
Puerperium *puerperium*
Puffer *buffer*
Pulex irritans *Pulex*
pulmonal *pulmonary*
Pulmonalarterien *pulmonary arteries*
pulmonale Hypertonie *pulmonary hypertension*
Pulmonalklappe *pulmonary valve*
Pulmonal(klappen)stenose *pulmonary stenosis*
Pulmonalvene *pulmonary vein*
Pulpa *pulp*
Pulpahöhle *pulp cavity*
pulpös *pulpy*
Puls *pulse*
Pulsation *pulsation*
Pulsdruck *pulse pressure*
Pulsfrequenz *pulse rate*
pulsieren *to throb*
pulsierend *throbbing*
pulsierender Schmerz *throbbing pain*
pulslos *pulseless*
Pulspunkt *pulse point*
Pulsus *pulsus*
Pulsus alternans *pulsus alternans*
Pulsus bigeminus *pulsus bigeminus*
Pulsus paradoxus *pulsus paradoxus*
Pulver *powder*
pulverisiert *powdered*
Pulvis *pulvis*
Pumpe *pump*
pumpen *to pump*
Pumpkammern *pumping chambers*
Punch drunk syndrome *punch drunk syndrome*
Puncta lacrimales *lacrimal puncta or puncta lacrimalia*
Punctum *punctum*
Punkt *point*
punktieren *to puncture, tap*
Punktion *puncture, tapping, paracentesis*
pupillar *or* **pupillär** *pupillary*
Pupillarsaum *areola*
Pupille *pupil*
Pupillenerweiterer *dilator pupillae muscle*
Pupillenreaktion *pupillary reaction*
Pupillenreflex *light reflex*
Pupillenverengerer *sphincter pupillae muscle*
Purkinje-Fasern *Purkinje fibres*
Purkinje-Phänomen *Purkinje shift*
Purkinje-Zellen *Purkinje cells*
Purpura *purpura*
Purpura nervosa *Henoch's purpura*
Purpura Schönlein-Henoch *Henoch's/ Schönlein's purpura*
purulent *purulent or suppurating*
Pus *pus*
Pustel *pimple*
Pustel *or* **Pustula** *pustule*
pustulös *pustular*
Putreszenz *putrefaction*
putzen *to clean*
Pyämie *pyaemia*
Pyarthrose *pyarthrosis*
Pyelitis *pyelitis*
Pyelogramm *pyelogram*
Pyelographie *pyelography*
Pyelolithotomie *pyelolithotomy*
Pyelonephritis *pyelonephritis*
Pyeloplastik *pyeloplasty*
Pyelotomie *pyelotomy*
Pyelozystitis *pyelocystitis*
Pyknolepsie *pyknolepsy*
Pylephlebitis *pylephlebitis*
Pylethrombose *pylethrombosis*
Pylorektomie *pylorectomy*
pylorisch *pyloric*
Pyloromyotomie *pyloromyotomy*
Pyloroplastik *pyloroplasty*
Pylorospasmus *pylorospasm*
Pylorus *pylorus*
Pylorusresektion *pylorectomy*
Pylorusschließmuskel *pyloric sphincter*
Pylorusstenose *pyloric stenosis*
Pyodermie *pyoderma*
pyogen *pyogenic*
Pyokolpos *pyocolpos*
Pyometra *pyometra*
Pyomyositis *pyomyositis*
Pyonephrose *pyonephrosis*
Pyorrhoe *pyorrhoea*
Pyosalpinx *pyosalpinx*
Pyothorax *pyothorax*
Pyozele *pyocele*
pyramidal *pyramidal*
Pyramide *pyramid*

Pyramidenbahnen *pyramidal or cerebrospinal tracts*
Pyramidenzelle *pyramidal cell*
Pyrethrum *feverfew*
Pyrexie *pyrexia*
Pyridoxin *pyridoxine or Vitamin B_6*
pyrogen *pyrogenic*
Pyrogen *pyrogen*
Pyrosis *pyrosis*

Qq

Q-Fieber *Q fever*
Quaddel *weal or wheal*
Quaddelsucht *hives*
Quadrant *quadrant*
Quadranten(hemi)anopsie *quadrantanopia*
quadratischer Leberlappen *quadrate lobe*
Quadratus *quadratus*
quadrupulär *quadruple*
Qual *agony, distress*
quälend *excruciating*
Qualifikation *qualification*
qualvoll *excruciating*
qualvolle Schmerzen *agony*
Quäntchen *pinch*
Quarantäne *quarantine*
Quartana *quartan fever*
Quarzstaublunge *silicosis*
Queckenstedt-Versuch *Queckenstedt test*
Quecksilber *mercury*
Quecksilbervergiftung *mercury poisoning*
Quelle *source*
quer *transverse*
quer gestreifter Muskel *striated or striped muscle*
Querbruch *or* **Querfraktur** *transverse fracture*
Querfortsatz *transverse process*
Querlage *transverse lie, transverse presentation*
Querschnitt *cross-section, transection*
Querwölbung des Fußes *metatarsal or transverse arch*
quetschen *to crush*
Quetschung *contusion or bruise*
Quetschwunde *contused wound*
Quick-Test *Quick test*
Quincke-Ödem *angioneurotic oedema*
Quotidiana *quotidian fever*
Quotient *quotient, ratio*

Rr

Rabenschnabelfortsatz *coracoid process*
Rabenschnabelfortsatz-Oberarm-Muskel *coracobrachialis*
Rabies *rabies*
Rachen *pharynx, throat*
Rachenmandel *pharyngeal tonsil or adenoidal tissue*
Rachenmandelhyperplasie *enlargement of the adenoids or adenoid vegetation*
Rachischisis *rachischisis*
Rachitis *rickets or rachitis*
rachitisch *rachitic*
Rad *rad*
Radgelenk *pivot or trochoid joint*
radial *radial*
Radialis *radial nerve*
Radialispuls *radial pulse*
radiär *radial*
Radiatio optica *optic radiations*
Radiation *radiation*
Radicula *radicle*
radikal *radical*
Radikalbehandlung *radical treatment*
radikale Mastektomie *radical mastectomy*
radikulär *radicular*
Radikulitis *radiculitis*
Radikuloneuritis *Guillain-Barré syndrome*
radioaktiv *radioactive*
radioaktives Isotop *radioactive isotope*
Radioaktivität *radioactivity*
Radiobiologe/-biologin *radiobiologist*
Radiobiologie *radiobiology*
Radiographie *radiography*
Radioimmunoassay *radioimmunoassay*
Radioisotop *radioisotope, radioactive isotope*
Radiokarpalgelenk *radiocarpal joint*
Radiologe/Radiologin *radiologist*
Radiologie *radiology, roentgenology*
Radiopharmakon *radiopharmaceutical*
Radioskopie *radioscopy*
Radium *radium*
Radius *radius*
Radiusperiostreflex *radial reflex*
Radix *radix or root*
Radon *radon*
Rahmen *frame*
Ramstedt-(Weber-)Operation *Ramstedt's operation*
Ramus *ramus, branch*
Ramus mandibulae *ramus*
Ramus muscularis *muscular branch*
Rand *border, brim*
randomisiert *randomized*
Rankenaneurysma *cirsoid aneurysm*
Ranula *ranula*
Ranvier-Schnürring *node of Ranvier*
Raphe *raphe*
rarefizieren *to rarefy*
Rarefizierung *rarefaction*
Raserei *furor*
rasieren *to shave*
Raspatorium *raspatory*
Rasselgeräusch *rhonchus*
Rastgelenke *locking joints*
rastlos *restless*
Rasur *shave*
Rat *advice, council*
Rate *rate*

raten *to advise*
Rattenbisskrankheit *or* **Rattenbissfieber** *rat-bite fever*
Rattenfleckfieber *endemic typhus*
rau *rough, chapped; hoarse, husky*
Rauch *smoke, fumes*
rauchen *to smoke*
Raucher/-in *smoker*
Raucherhusten *smoker's cough*
rauchfrei *smokeless*
rauchfreie Zone *smokeless zone*
Rauchinhalation *smoke inhalation*
rauchloser Brennstoff *smokeless fuel*
Rauigkeit *tuberosity*
Raum *space*
räumliches Sehen *stereoscopic vision*
Rausch *intoxication*
Rauschgift *drug*
Rauschmittel *intoxicant; controlled or dangerous drugs*
Rauschzustand *intoxication*
Rautenhirn *hindbrain*
Rautenmuskel *rhomboid*
Rauwolfia *Rauwolfia*
Raynaud-Krankheit *Raynaud's disease or dead man's fingers*
Reagenz *reagent*
Reagenzglas *test tube*
Reagibilität *responsiveness*
reagieren auf *to react to, respond (to)*
reagieren mit *to react with*
Reagin *reagin*
Reaktion *reaction, response*
Reaktionsblutung *reactionary haemorrhage*
Reaktionsfähigkeit *responsiveness*
reaktiv *reactive or reactionary*
reaktive Hyperämie *reactive hyperaemia*
reaktivieren *to reactivate*
Reanimation *resuscitation*
reanimieren *to resuscitate or revive*
Receptaculum *receptaculum*
Recessus *recess*
Recessus piriformes *piriform fossae*
rechnen *to count*
Rechner *computer*
Rechnungsprüfung *audit*
Recht *right*
rechte(r,s) *right, right-hand*
rechte Grimmdarmschlagader *right colic*
rechte Kolonflexur *hepatic flexure*
rechteckiges Dragee *caplet*
rechter Hauptlympfgang *right lymphatic duct*
rechtshändig *right-handed*
Rechts-Links-Shunt *right-left shunt*
rechtswidriger Schwangerschaftsabbruch *criminal or illegal abortion*
Recklinghausen-Krankheit *von Recklinghausen's disease*
recurrens *recurrent*
Redesucht *leresis*
Reduktionsteilung *miosis*
Reduplikation *replication*
Reflex *reflex*
Reflexbogen *reflex arc*
Reflexhandlung *reflex action*
Reflexologe/Reflexologin *reflexologist*
Reflexologie *reflexology*
Reflexzonenmassage *reflexology*
Reflux *reflux*
Refluxösophagitis *reflux oesophagitis*
Reformkost *health food*
refraktär *refractory*
refraktäre Phase *refractory period*
Refraktion *refraction*
Refraktionsbestimmung *refraction*
Refraktometer *refractometer*
rege *alert*
Regelblutung *menstrual flow*
regelmäßig *regular(ly)*
regeln *to regulate*
Regenbogenhaut *iris*
Regeneration *regeneration*
regenerieren *to regenerate*
Regenwurm *lumbricus*
Regio *region*
Regio hypochondriaca *hypochondriac regions*
Region *region*
regionär *regional*
Regiones inguinales *iliac regions*
Register *register*
Registerbeamte(r)/-beamtin *registrar*
registrieren *to register; record; detect*
registriert *enrolled*
Registrierung *registration; detection*
Regression *regression, retrogression*
Regulation *regulation*
regulieren *to regulate*
Regurgitation *regurgitation*
Regurgitation bei Aorteninsuffizienz *aortic regurgitation*
regurgitieren *toregurgitate*
Rehabilitation *rehabilitation*
rehabilitieren *to rehabilitate*
Rehydratation *rehydration*
Reibegeräusch *friction murmur*
reiben *to rub*
Reibung *friction*
reich an *rich in*
reichen *to hand*
reichlich *profuse*
Reichweite *reach*
reif *mature*
Reife *maturity*
Reifenbahre *cradle*
reifend *maturing*
reifer Follikel *mature follicle*
Reifung *maturation*
Reihe *range*
Reihenuntersuchung *screen(ing)*
Reihenuntersuchungen durchführen *to screen*
rein *clean; pure*

reiner Alkohol *pure alcohol*
reinfizieren *to reinfect*
Reinigen der Atemwege *airway clearing*
reinigen *to clean, cleanse, purify*
Reiniger *or* **Reinigungsmittel** *cleanser, detergent*
Reis *rice*
Reise *trip*
reisekrank *carsick, travel sick*
Reisekrankheit *motion sickness or travel sickness*
reißen *to tear*
Reiswasserstuhl *ricewater stools*
Reiter-Krankheit *Reiter's disease*
Reiter-Syndrom *Reiter's syndrome*
Reiz *impulse, stimulus*
reizbar *irritable*
Reizbarkeit *irritability*
reizen *to excite, irritate*
Reizkolon *irritable colon*
Reizleitung *conduction*
Reizleitungsfasern *conduction fibres*
Reizleitungssystem *conducting system*
Reizleitungssystem des Herzens *cardiac conducting system*
reizlos *bland*
Reizmittel *irritant*
Reizung *irritation, stimulation*
Rekonvaleszent/-in *convalescent (patient)*
Rekonvaleszenz *convalescence, recuperation*
rekonvaleszieren *to convalesce*
rekrutieren *to recruit*
rektal *rectal(ly)*
Rektaldreieck *rectal triangle*
Rektaltemperatur *rectal temperature*
Rektalthermometer *rectal thermometer*
Rektopexie *rectopexy*
Rektosigmoidektomie *rectosigmoidectomy*
Rektovaginaluntersuchung *rectovaginal examination*
rektovesikal *rectovesical*
Rektozele *rectocele*
Rektum *rectum*
Rektumnaht *proctorrhaphy*
Rektumprolaps *rectal prolapse or prolapse of the rectum*
Rektumresektion *proctectomy*
rekurrent *recurrent*
relative Molekularmasse *molecular weight*
Relaxans *relaxative*
Relaxation *relaxation*
relaxieren *to relax*
relaxierend *relaxant*
Relaxin *relaxin*
Releasing-Hormone *release hormones*
Remission *remission*
remittierendes Fieber *remittent fever*
REM-Schlaf *rapid eye movement (REM) sleep*
renal *renal*
renale Hypertonie *renal hypertension*
renale Osterdystrophie *renal rickets*
renale Rachitis *renal rickets*
Renin *renin*
Rennin *rennin*
rentrolentale Fibroplasie *retrolental fibroplasia*
REO-Virus *reovirus*
Rep. *rep*
reparieren *to mend, repair*
Replikation *replication*
replizieren *to replicate*
reponibel *reducible*
reponierbare Hernie *reducible hernia*
reponieren *to reduce; replace; reset*
Reposition *reduction*
Repositionsinstrument *repositor*
Reproduktion *reproduction*
reproduktiv *reproductive*
reproduzieren *to reproduce*
Resektion *resection*
Resektoskop *resectoscope*
Reserpin *reserpine*
resezieren *to resect*
residual *residual*
Residualluft *residual air*
Residualvolumen *residual volume*
resistent *resistant*
resistenter Bakterienstamm *resistant strain*
Resistenz *resistance*
Resolution *resolution*
Resonanz *resonance*
Resorption *resorption*
Respiration *respiration*
Respirationstrakt *respiratory system or tract*
Respirator *respirator or ventilator*
respiratorisch *respiratory*
respiratorische Allergie *respiratory allergy*
respiratorische Erkrankung *respiratory illness*
respiratorische Insuffizienz *respiratory failure*
respiratorischer Quotient *respiratory quotient*
Respiratory syncytial virus *respiratory syncytial virus*
Restharn *residual urine*
restriktiv *restrictive*
Resultat *result*
resultieren *to result*
retardieren *to retard*
Retardierung *retardation*
Rete *rete*
Rete testis *rete testis*
Retention *retention*
Retentionszyste *retention cyst*
Reticulum *reticulum*
retikulär *reticular*
retikuläres Bindegewebe *reticular tissue*
Retikulin *reticulin*
Retikulinfasern *reticular fibres*
retikuloendotheliales System *reticuloendothelial system*
Retikuloendotheliose *reticuloendotheliosis*
Retikuloendothelzelle *reticuloendothelial cell*
Retikulose *reticulosis*
Retikulozyt *reticulocyte*

Retikulozytose *reticulocytosis*
Retina *retina*
Retinaculum *retinaculum*
retinal *retinal*
Retinitis *retinitis*
Retinitis pigmentosa *retinitis pigmentosa*
Retinoblastom *retinoblastoma*
Retinol *retinol*
Retinopathia *or* **Retinopathie** *retinopathy*
Retinopatia retinopathia *diabetic retinopathy*
Retinoskop *retinoscope*
Retortenbaby *test-tube baby*
Retraktion *retraction*
Retrobulbärneuritis *retrobulbar neuritis*
Retroflexio uteri *uterine retroflexion or retroflexion of the uterus*
Retroflexion *retroflexion*
retrograd *retrograde*
retrograde Pyelographie *retrograde pyelography*
retro-okulär *retro-ocular*
retroperitoneal *retroperitoneal*
retropharyngeal *retropharyngeal*
retropubisch *retropubic*
retropubische Prostatektomie *retropubic prostatectomy*
Retroversio uteri *uterine retroversion or retroversion of the uterus*
Retroversion *retroversion*
retrovertierter Uterus *retroverted uterus*
retten *to save*
Rettungsring *lifebelt*
Rettungssanitäter *ambulanceman*
Rettungsteam *stretcher party*
Revision *revision*
Reye-Syndrom *Reye's syndrome*
Rezept *formula; prescription*
rezeptfrei *OTC*
Rezeptor *receptor (cell)*
rezessiv *recessive*
rezessives Merkmal *recessive*
Rezidiv *recrudescence; recurrence; relapse*
rezidivieren *to recur; relapse*
rezidivierend *recurrent*
rezidivierende Pankreatitis *relapsing pancreatitis*
Rhabdovirus *rhabdovirus*
Rhachiotomie *rachiotomy*
Rhagaden *rhagades*
Rh-Antikörper *anti Rh body*
Rhesus-Baby *rhesus baby*
Rhesus-Faktor *rhesus factor*
Rheuma *rheumatism*
rheumatisch *rheumatic*
rheumatisches Fieber *rheumatic fever or acute rheumatism*
Rheumatismus *rheumatism*
rheumatoid *rheumatoid*
rheumatoide Arthritis *rheumatoid arthritis*
rheumatoide Degeneration *or* **rheumatoide Erosion** *rheumatoid erosion*
Rheumatologe/Rheumatologin *rheumatologist*
Rheumatologie *rheumatology*
Rh-Faktor *Rh factor*
Rhinitis *rhinitis*
Rhinitis acuta *acute rhinitis*
Rhinitis hyperplastica *or* **hypertrophicus** *hypertrophic rhinitis*
Rhinologie *rhinology*
Rhinomykose *rhinomycosis*
Rhinophym *rhinophyma*
Rhinoplastik *rhinoplasty*
Rhinorrhoe *rhinorrhoea*
Rhinoskopie *rhinoscopy*
Rhinosporidiose *rhinosporidiosis*
Rhinovirus *rhinovirus*
Rhizotomie *rhizotomy*
Rh-negativ *Rh-negative*
Rhodopsin *rhodopsin*
Rhombenzephalon *rhombencephalon*
Rhonchus *rhonchus*
Rh-positiv *Rh-positive*
rhythmisch *rhythmic*
Rhythmus *rhythm*
Rhythmusmethode *rhythm method*
Rhythmusstörung *arrhythmia*
Riboflavin *riboflavine*
Ribonuklease *ribonuclease*
Ribonukleinsäure (RNS) *ribonucleic acid (RNA)*
Ribose *ribose*
Ribosom *ribosome*
ribosomal *ribosomal*
richten auf *to aim*
Rickettsia *or* **Rickettsie** *Rickettsia*
Rickettsienpocken *rickettsial pox*
riechen *to smell*
Riechen *olfaction*
Riechkolben *olfactory bulb*
Riechnerv *olfactory nerve*
Riechsalze *smelling salts*
Riese *giant*
Riesenwuchs *gigantism*
Riesenzellarteriitis *giant-cell arteritis, giant hives*
Riesenzelle *giant cell*
rigide *rigid*
Rigidität *rigidity*
Rigor *rigor*
Rigor mortis *rigor mortis*
Rima *rima*
Rima glottidis *rima glottidis*
Rinde *cortex*
Ring *annulus, ring*
Ringfinger *ring finger or third finger*
ringförmig *annular*
Ringknorpel *cricoid cartilage*
Ringmuskel *orbicularis*
Ringmuskel des Mundes *orbicularis oris*
Rinne *groove, sulcus*
Rinnenschiene *gutter splint*

Rinne-Versuch *Rinne's test*
Rippe *rib*
Rippenbogengegend *hypochondriac regions*
Rippenfell *costal pleura*
Rippen-Hals-Schlagaderstamm *costocervical trunk*
Rippenhalter *scalenus or scalene*
Rippenknorpel *costal cartilage*
Rippenresektion *thoracectomy*
Rippenwirbelgelenke *costovertebral joints*
Risiko *risk*
Risikokinder *children at risk*
Risikopatient/-in *high-risk patient*
risikoreich *high-risk*
riskieren *to risk*
Riss *crack; tear*
Risswunde *lacerated wound, laceration*
Rist *instep*
Risus sardonicus *risus sardonicus*
Ritze *rima*
Rizin *ricin*
Rizinusöl *castor oil*
Robbengliedrigkeit *phocomelia or phocomely*
röchelnde Atmung *stertor*
Rocky-Mountain-Fleckfieber *Rocky Mountain spotted fever*
roh *raw*
Röhrchen *tubule*
Röhre *tube*
röhrenförmiges Gesichtsfeld *tunnel vision*
Rohrzucker *sucrose*
Rollbinde *rolled bandage or roller bandage*
Rolle *roll; pulley*
rollen *to roll; wheel*
Rollhügel *trochanter*
Rollstuhl *invalid chair or wheelchair*
Romberg-Zeichen *Romberg's sign*
Röntgen *roentgen*
röntgen *to X-ray*
Röntgenaufnahme *X-ray, radiograph, roentgenogram*
Röntgenaufnahme des Körpers *body scan*
Röntgenbild *roentgenogram, X-ray*
Röntgendiagnostik *X-ray imaging, radiography*
röntgendichter Farbstoff *radio-opaque dye*
Röntgendurchleuchtung *fluoroscopy*
Röntgenfernaufnahme(technik) *teleradiography*
Röntgenreihenuntersuchung *mass radiography*
Röntgenstrahlen *roentgen rays or X-rays*
Rorschach-(Behn-)Test *Rorschach test or ink blot test*
rosa *pink*
Rosacea *rosacea*
Rosenvene *saphenous vein or saphena*
Roseola *roseola*
Roseola infantum *roseola infantum*
rostral *rostral*
Rostrum *rostrum*
rot *red*
Rot *red*
Rotation *rotation*
Rotator(muskel) *rotator*
Rotavirus *rotavirus*
Rotblindheit *Daltonism or protanopia*
Röteln *German measles*
rötend *rubefacient*
Roter Halbmond *Red Crescent*
rotes Auge *pink eye or red eye*
rotes Blutkörperchen *red blood cell or red corpuscle*
rotes Knochenmark *myeloid tissue*
Rotes Kreuz *Red Cross*
Rotfinnen *rosacea*
Rothera-Probe *Rothera's test*
Roth-Fleck *Roth spot*
rotieren *to rotate*
Rotsehen *erythropsia*
Rötung *redness*
Rotz *snot*
Rouleau *rouleau*
Rovsing-Zeichen *Rovsing's sign*
RS-Virus *respiratory syncytial virus*
Rubefaziens *rubefacient*
Rubella *rubella*
Rubor *rubor*
Rückansicht *posterior aspect*
ruckartig *jerky*
Rückbildung *regression; involution*
Rückbildung eines Exanthems *deflorescence*
Rückblick *retrospection*
Rücken *back*
Rückenmark *spinal cord*
Rückenmarkerweichung *myelomalacia*
Rückenmarkkanal *spinal or vertebral canal*
Rückenmarksnerven *spinal nerves*
Rückenmarksschwindsucht *tabes dorsalis or locomotor ataxia*
Rückenmuskeln *back muscles*
Rückenschmerzen *back pain or backache*
Rückenstrecker *erector spinae*
Rückenzerrung *back strain*
Rückfall *recurrence, relapse*
Rückfallfieber *recurrent or relapsing fever*
Rückfluss *reflux*
Rückgang *decrease*
Rückgrat *backbone or rachis*
Rückhalt gebend *supportive*
Rückkopplung *feedback*
rückläufig *recurrent*
rückläufige Speichenschlagader *radial recurrent*
rückresorbieren *to reabsorb*
Rückresorption *reabsorption*
Rückseite *back*
Rückströmen *regurgitation*
Rückzug *withdrawal*
rudimentär *rudimentary; vestigial*
Ruffini-Körperchen *Ruffini corpuscles or Ruffini nerve endings*
Ruga *ruga*

Ruhe *rest; silence*
ruhen *to rest*
ruhend *quiescent*
Ruhestand *retirement*
Ruheumsatz *basal metabolic rate*
ruhig *calm; silent*
ruhig stellen *to immobilize*
Ruhr *dysentery*
Ruhramöbe *Entamoeba histolytica*
rülpsen *to belch, burp*
Rülpsen *belch, burp*
Rumpf *body, torso, trunk*
rund *round*
Runde *round*
rundes Fenster *round window*
rundes Mutterband *round ligament*
Rundmuskel *teres*
Rundrücken *hunchback*
Rundwurm *roundworm*
Runzel *wrinkle*
Runzler *corrugator muscle*
runzlig *wrinkled*
runzlig werden *to shrivel*
Ruptur *rupture, laceration*
rupturieren *to rupture*
rupturierte Milz *ruptured spleen*
Russel-Extension *Russell traction*
rutschen *to slide*

Ss

Sabbern *dribbling*
Sabin-Impfstoff *Sabin vaccine*
Saccharase *sucrase*
Saccharid *saccharide*
Saccharin *saccharin*
Saccharose *sucrose*
Sacculus *saccule or sacculus*
Saccus *sac*
sächlich *neuter*
Sachverständige(r) *expert*
Sack *pouch, sac*
Säckchen *saccule or sacculus*
Sadismus *sadism*
Sadist/-in *sadist*
sadistisch *sadistic*
Safe Sex *safe sex*
Saft *juice*
Saft *succus*
Säge *saw*
sägeartig *serrated*
sägen *to saw*
sagittal *sagittal*
Sagittalebene *sagittal plane*
Sagittalschnitt *sagittal section*
sakral *sacral*
Sakralanästhesie *caudal anaesthetic, caudal analgesia*
Sakralisation *sacralization*
Sakralnerven *sacral nerves*
sakroiliakal *sacroiliac*
Sakroiliakalgelenk *sacroiliac joint*
Sakroiliitis *sacroiliitis*
sakrokokzygeal *sacrococcygeal*
Sakrum *sacrum*
Salbe *salve, ointment, unguent*
Salbenspatel *applicator*
Salbentöpfchen *gallipot*
salinisch *saline*
Saliva *saliva*
Salivation *salivation*
Salizylsäure *salicylic acid*
Salk-Impfstoff *Salk vaccine*
Salmonella *Salmonella*
Salmonellenvergiftung *Salmonella poisoning*
Salmonellose *salmonellosis*
Salpingektomie *salpingectomy*
Salpingitis *salpingitis*
Salpingographie *salpingography*
Salpingo-Oophorektomie *oophorosalpingectomy*
Salpingo-Oophoritis *or* **Salpingo-Ovaritis** *salpingo-oophoritis or salpingo-oothecitis*
Salpingo-Oophorozele *or* **Salpingo-Ovariozele** *salpingo-oophorocele or salpingo-oothecocele*
Salpingostomie *salpingostomy*
Salpinx *salpinx or uterine tube*
Salz *(common) salt*
Salz der Blausäure *cyanide or prussic acid*
salzfreie Kost *salt-free diet*
salzhaltig *saline*
salzig *saline,salt(y)*
Salzsäure *hydrochloric acid*
Salzverlust *salt depletion*
Samen *semen*
Samenbank *sperm bank*
Samenblasen *seminal vesicles*
Samenbruch *spermatocele*
Samenerguss im Schlaf *nocturnal emission*
Samenfaden *sperm*
Samenflüssigkeit *seminal fluid*
Samenleiter *sperm duct*
Samenstrang *spermatic cord*
Samenstrangentzündung *funiculitis*
Sammelkammern *collection chambers*
sammeln *to collect, gather*
Sammelrohr *or* **Sammelröhrchen** *or* **Sammeltubus** *collecting duct*
Sammlung *collection*
Sanatio per primam *first intention*
Sanatorium *sanatorium*
Sandfliegenfieber *sandfly fever*
Sandfloh *sandflea or jigger*
Sanduhrkontraktion *or* **sanduhrförmige Kontraktion** *hourglass contraction*
sanft *gentle*
sanitär *sanitary*
sanitäre Einrichtung(en) *sanitation*
Saphenusnerv *saphenous nerve*
Saprämie *sapraemia*
Saprophyt *saprophyte*

saprophytär *or* **saprophytisch** *saprophytic*
Sarcoptes *sarcoptes*
sardonisches Lachen *risus sardonicus*
sarkoid *sarcoid*
Sarkoid *sarcoid*
Sarkoidose *sarcoidosis*
Sarkolemm *sarcolemma*
Sarkom *sarcoma*
sarkomatös *sarcomatous*
Sarkomatose *sarcomatosis*
Sarkomer *sarcomere*
Sarkoplasma *sarcoplasm*
sarkoplasmatisch *sarcoplasmic*
sarkoplasmatisches Retikulum *sarcoplasmic reticulum*
Sartorius *sartorius*
Sattelgelenk *saddle joint*
Sattelnase *saddle-nose*
Saturnismus *saturnism*
Satyriasis *satyriasis*
Satz *kit*
sauber *clean; pure*
Sauberkeit *cleanliness*
sauer *sour*
Sauerstoff *oxygen*
Sauerstoff entziehen *to deoxygenate*
sauerstoffarmes Blut *deoxygenated blood*
Sauerstoffatmung *aerobic respiration*
Sauerstoffbehälter *oxygen cylinder*
Sauerstoffmaske *oxygen mask*
Sauerstofftherapie *oxygen therapy*
Sauerstoffzelt *oxygen tent*
saugen *to suck*
Saugen *suction*
Sauger *aspirator; teat*
Säuger *or* **Säugetier** *mammal*
Saugflasche *baby's (feeding) bottle*
Saugglocke *vacuum extractor*
Säugling *baby, infant*
Säuglingsberatungsstelle *child health clinic or child development clinic*
Säuglings(intensiv)station *special care baby unit*
Säuglingspflege *baby care*
Säuglingssterblichkeit *infant mortality rate*
Saugwurm *trematode*
Säule *column*
säulenförmig *columnar*
Saum *limbus*
Säure *acid*
Säuregrad *acidity*
Sayre-Korsett *Sayre's jacket*
Scabies *scabies*
Scala *scala*
Scan *scan*
Scanner *scanner*
Scanner-Bediener/-in *scanner (operator)*
Scapula *scapula; shoulder blade*
Scarlatina *scarlatina*
Scarpa-Dreieck *Scarpa's triangle*
schaben *to scrape*
Schädel *cranium or skull*
Schädelbasisschlagader *basilar artery*
Schädel-Becken-Missverhältnis *cephalopelvic disproportion*
Schädeldach *calvaria or calvarium*
Schädeldekompression *cerebral decompression*
Schädelfraktur *skull fracture or fracture of the skull*
Schädelhöhle *cranial cavity*
Schädelindex *cephalic index*
Schädelknochen *cranial bone(s)*
Schädellage *cephalic presentation*
Schädel(ver)messung *craniometry*
Schaden *harm*
schadhaft *defective*
schädigen *to damage, impair*
Schädigung *damage; lesion*
schädlich *harmful; noxious*
Schädling *pest*
Schädlingsbekämpfungsmittel *pesticide*
Schadstoff *contaminant, pollutant*
schaffen *to create*
Schafshaut *amnion*
Schaft *shaft*
Schale *bowl*
schälen *to peel*
Schallempfindungsschwerhörigkeit *sensorineural deafness or perceptive deafness*
Schallleitungsschwerhörigkeit *conductive deafness*
Schambein *pubic bone or pubis*
Scham(bein)fuge *interpubic joint or pubic symphysis*
Schamberg *mons pubis*
Schamgegend *pubes*
Schamhaare *pubic hair*
Schamlaus *crab (louse) or pubic louse*
Schanker *chancre*
scharf *sharp; keen; pointed*
Schärfe *acuity*
Scharlach *scarlet fever*
Scharniergelenk *hinge joint*
schätzen *to appreciate*
Schaubild *graph*
Scheibe *disc; slice*
Scheide *sheath; vagina*
Scheidenausfluss *vaginal discharge*
Scheidenblutung *vaginal bleeding*
Scheidendiaphragma *vaginal diaphragm*
Scheidenexstirpation *vaginectomy*
Scheidengewölbe *fornix of the vagina*
Scheidenirrigator *vaginal douche*
Scheidenkrampf *vaginismus*
Scheidenöffnung *vaginal orifice*
Scheidenpessar *Dutch cap*
Scheidenplastik *vaginoplasty*
Scheidenprolaps *colpoptosis*
Scheidenspekulum *vaginoscope or colposcope*
Scheidenspülung *vaginal douche*
Scheidenvorhofdrüsen *vestibular glands*

Scheidewand *septum*
scheinkrank *malingering*
Scheinschwangerschaft *phantom pregnancy*
Scheitel *corona capitis, crown, vertex*
Scheitelbein *parietal (bone)*
Scheitellappen *parietal lobe*
scheitern *to fail*
Schenkel *crus*
Schenkelblock *bundle branch block*
Schenkelhernie *femoral hernia*
Schenkelkanal *femoral canal*
Schere *scissors*
Scherenbeine *or* **Scherengang** *scissor legs*
Scheuermann-Krankheit *Scheuermann's disease*
scheußlich *nasty*
Schicht *shift; film, layer, stratum*
Schick-Test *Schick test*
schieben *to slide*
Schiefhals *wry neck or wryneck*
schielen *to squint*
Schielen *squint, strabismus*
schielend *cross-eyed*
Schienbein *shin(bone), tibia*
Schienbeinmuskel *tibialis*
Schienbeinschlagadern *tibial arteries*
Schiene *brace, caliper, splint*
Schießscheibenerythrozyt *target cell or target organ*
Schilddrüse *thyroid gland*
Schilddrüsenentzündung *thyroiditis*
Schilddrüsenextrakt *thyroid extract*
Schilddrüsenhormon *thyroid hormone*
Schilddrüsenüberfunktion *hyperthyroidism*
Schildknorpel *thyroid cartilage*
Schildknorpelhörner *cornua of the thyroid*
Schilling-Test *Schilling test*
Schirmwand *screen*
Schistosoma *Schistosoma*
Schistosomiasis *schistosomiasis*
schizoid *schizoid*
Schizoide(r) *schizoid*
schizoider Charaktertyp *schizoid or split personality*
schizophren *schizophrenic*
Schizophrene(r) *schizophrenic*
Schizophrenie *schizophrenia*
Schlacke *waste product*
Schlaf *sleep*
Schläfe *temple*
schlafen *to sleep*
Schläfenbein *temporal bone*
schlafend *asleep*
Schläfengrube *temporal fossa*
Schläfenlappen *temporal lobe*
Schläfenmuskel *temporalis (muscle)*
Schlafenszeit *bedtime*
schlaff *flabby, flaccid*
Schlafkrankheit *sleeping sickness*
schlaflos *sleepless, wakeful*
Schlaflosigkeit *sleeplessness, wakefulness, insomnia*
Schlafmittel *soporific*
schläfrig *dozy, sleepy, somnolent*
Schlafsack *sleeping bag*
Schlaftablette *sleeping pill or tablet*
Schlafwandeln *sleepwalking*
Schlafwandler/-in *sleepwalker*
schlafwandlerisch *somnambulistic*
Schlafzimmer *bedroom*
Schlag *beat; knock*
Schlagader *artery*
Schlagaderentzündung *arteritis*
Schlaganfall *stroke*
Schlaganfall durch Hirnarterienthrombose *occlusive stroke*
schlagen *to beat, knock, throb*
Schlagvolumen *stroke volume*
Schlangenbiss *snake bite*
schlangenförmig *serpiginous*
schlank *slim*
Schlankheitsdiät *slimming diet*
Schlankmuskel *gracilis*
Schlauch *hose*
Schlauchbinde *or* **Schlauchverband** *tubular bandage*
schlecht *bad; poor; sick*
schlechter Gesundheitszustand *ill health*
schlechter Trip *bad trip*
schlechter Zahn *bad tooth*
Schleife *loop*
Schleim *mucus*
Schleimbeutel *bursa*
Schleimbeutelentzündung *bursitis*
Schleimhaut *mucous membrane*
Schleimhautbindegewebe *lamina propria*
schleimig-eitrig *mucopurulent*
schleimiger Eiter *mucopus*
Schleimpfropf *mucous plug*
Schleimzelle *mucous cell*
Schlemm-Kanal *Schlemm's canal*
Schleudertrauma *whiplash injury*
Schließmuskel *constrictor, sphincter (muscle)*
Schließmuskel des Magenpförtners *pyloric sphincter*
schlimm *bad*
Schlinge *loop; sling; snare*
Schluck *mouthful*
Schluckakt *swallowing*
Schluckauf *hiccup or hiccough*
schlucken *to swallow*
Schlucken *swallowing*
Schluckschmerz *odynophagia*
schlummern *to doze*
Schlund *fauces*
Schlundtasche *branchial pouch*
schlurfender Gang *shuffling walk or shuffling gait*
Schlüssel *key*
Schlüsselbein *collar bone or clavicle*
Schlüsselbeinbruch *collar bone fracture*

Schlüsselbeinschlagader *subclavian artery*
Schlüsselbeinvenen *subclavian veins*
Schlüssellochchirurgie *keyhole surgery*
schmal *narrow*
Schmecken *gustation*
schmecken *to taste*
schmelzen *to dissolve*
Schmerfluss *seborrhoea*
Schmerz *ache, hurt, pain*
Schmerzbahn *pain pathway*
schmerzen *to ache, hurt*
schmerzhaft *aching, painful, sore*
schmerzlindernd *analgesic, soothing*
schmerzlos *indolent, painless*
Schmerzmessung *dolorimetry*
Schmerzmittel *pain killer, pain-killing* or *pain-relieving drug, analgesic*
Schmerzrezeptor *pain receptor*
Schmerzschwelle *pain threshold*
schmerzstillend *analgesic*
schmieren *to lubricate*
Schmutz *dirt*
schmutzig *dirty*
Schnabel *rostrum*
Schnabeltasse *feeding cup*
schnappender Finger *trigger finger*
schnarchen *to snore*
Schnarchen *snore; snoring*
Schnecke *cochlea*
Schneckenfenster *fenestra cochleae*
Schneckenspindel *modiolus*
Schnee *snow*
Schneeblindheit *snow blindness*
schneiden *to cut; nick*
Schneidermuskel *sartorius*
Schneidezahn *incisor (tooth)*
schnell wirkend *rapid-acting*
schnellender Finger *trigger finger*
schniefen *to sniff*
Schniefen *sniff; snuffles*
Schnitt *cut; nick; section; slash*
Schnittentbindung *Caesarean section* or *caesarean*
Schnittverletzung *cut*
Schnittwunde *incised wound; cut*
schnüffeln *to sniff*
Schnüffeln *sniff*
Schnüffelsucht *glue-sniffing*
Schnuller *dummy* or *pacifier*
Schnupfen *coryza*
Schnupfen *common cold, cold in the head, sniffles, snuffles*
schnuppern *to sniff*
Schnur *cord*
Schnurren *thrill*
Schock *shock*
schockieren *to shock*
Schocklunge *shock lung*
Schocksyndrom *shock syndrome*
Schollenmuskel *soleus*
Schönheitsoperation *cosmetic surgery*
Schönlein-Henoch-Syndrom *Schönlein's purpura, Henoch's purpura*
Schorf *scab, eschar, slough*
schorfig *furfuraceous*
schräg *oblique*
Schrägbruch *oblique fracture*
schräge Lungenspalte *oblique fissure*
Schrägmuskel obliquus *oblique (muscle)*
Schramme *graze, scratch*
Schrank *cabinet*
Schranke *barrier*
Schrei *cry, scream*
Schreibkrampf *writer's cramp*
schreien *to scream*
Schritt *step*
Schrittmacher *pacemaker*
Schrittmachertherapie *pacing*
schrumpfen *to shrivel; atrophy*
Schrumpfung *retraction*
Schub *attack*
Schuh *shoe*
Schuhzweckenleber *hobnail liver*
Schule *school*
Schulgesundheitsdienst *school health service*
Schulter *shoulder*
Schulterblatt *shoulder blade* or *scapula*
Schulterblattgräte *spine of the scapula*
Schultergelenk *shoulder joint, glenohumeral joint*
Schultergelenkpfanne *glenoid cavity* or *glenoid fossa*
Schultergriff *shoulder lift*
Schultergürtel *shoulder girdle* or *pectoral girdle*
Schulterhöhe *acromion*
Schulterung *fireman's lift*
Schuppe *flake, scale, squama*
Schuppen *dandruff* or *scurf*
Schuppenbildung *lepidosis*
Schuppenflechte *psoriasis*
schuppenförmig *squamous*
schuppig *furfuraceous, scaly, squamous*
Schuppung *ecdysis* or *desquamation*
Schürfwunde *abrasion*
Schürze *apron*
Schuss *shot*
Schüssel *bowl*
Schusswunde *gunshot wound*
Schüttelfrost *chill*
Schüttelmixtur *lotion*
schütteln *to shake*
Schutz *protection*
schützen *to protect*
Schützengrabenfuß *immersion foot* or *trench foot*
schwach *faint, feeble, frail, infirm, mild, poor, weak*
schwach werden *to weaken*
Schwäche *asthenia, debility, infirmity, weakness*
schwächen *to weaken, debilitate*
schwacher Puls *weak pulse*
schwächlich *sickly, delicate*

Schwachsichtigkeit *asthenopia*
schwachsinnig *dementing, feebleminded*
Schwachsinnige(r) *defective*
Schwachsinnigkeit *feeblemindedness*
Schwamm *sponge*
schwammartig *spongy*
schwanger *gravid, pregnant*
Schwangere *maternity case, obstetric patient*
Schwangerenberatungsstelle *antenatal* or *maternity clinic*
schwängern *to impregnate*
Schwangerschaft *pregnancy*
Schwangerschaft mit termingerechter Geburt *full term*
Schwangerschaftsabbruch *termination of pregnancy, (induced) abortion*
Schwangerschaftsdiabetes *gestational diabetes*
Schwangerschaftshochdruck *pregnancy-associated hypertension*
Schwangerschaftsstreifen *stretch mark, striae gravidarum*
Schwangerschaftstest *pregnancy test*
Schwangerschaftstoxikose *toxaemia of pregnancy*
schwanken *to stagger*
Schwankung *variation*
Schwannom *schwannoma* or *neurofibroma*
Schwann-Scheide *neurilemma* or *neurolemma*
Schwann-Zellen *Schwann cells*
Schwartze-Mastoidektomie *Schwartze's operation*
schwarz *black*
Schwarz *black*
schwarzer Kaffee *black coffee*
schwarzer Tod *black death*
schwarzes Brett *noticeboard*
Schwarzharnen *melanuria*
Schwarzwasserfieber *blackwater fever*
Schwefel *sulphur*
Schweigen *silence*
schweigsam *silent*
Schweinerotlauf *erysipeloid*
Schweiß *perspiration, sweat*
Schweißbläschen *sudamen*
Schweißdrüse *sweat gland*
Schweißdrüsenausführungsgang *sweat duct*
Schweißdrüsenentzündung *hidradenitis*
Schweißerophthalmopathie *welder's flash*
Schweißfriesel *prickly heat* or *heat rash*
schweißhemmendes Mittel *antiperspirant*
Schweißpore *sweat pore*
schweißtreibend *diaphoretic*
schweißtreibendes Mittel *hidrotic, sudorific*
Schwelle *threshold*
schwellen *to swell*
Schwellkörper *corpus cavernosum*
Schwellkörpergewebe *erectile tissue*
Schwellkörperschenkel *crus of penis*
Schwellung *lump, swelling; tumescence, turgescence*
schwer *bad, hard, heavy, rich, serious, severe*
schwer geistig behindert *severely subnormal*
schwer krank *critically ill*
schwere Verbrennung *deep burn*
Schwere(grad) *severity*
Schwerelosigkeit *weightlessness*
schwerhörig *deaf*
Schwerhörigkeit *deafness*
schwermütig *depressed*
schwertförmig *ensiform*
Schwertfortsatz (des Brustbeins) *ensiform cartilage* or *xiphoid process*
schwerwiegend *bad*
Schwester *sister*
Schwesternschülerin *student nurse*
Schwiele *heloma*
schwielig *horny*
schwierig *awkward, difficult, hard*
Schwierigkeit *difficulty*
Schwierigkeiten *bother*
schwimmen *to float*
Schwimmkrampf *swimmer's cramp*
Schwindel *dizziness, giddiness*
schwindlig *dizzy, giddy*
Schwindsucht *consumption*
schwindsüchtig *consumptive*
schwingen *to vibrate*
Schwingung *vibration*
Schwirren *thrill*
Schwitzen *perspiration*
schwitzen *to perspire, sweat*
Schwitzpackung *hot pack*
Schwund *atrophy, wasting*
schwungvoll *energetic*
Scirrhus *scirrhus*
Scleromalacia perforans *scleromalacia (perforans)*
Scolex *scolex*
Scopolamin *hyoscine*
Screening *screening*
Scrub typhus *scrub typhus* or *tsutsugamushi disease*
Seborrhoe *seborrhoea*
seborrhoisch *seborrhoeic*
seborrhoische Dermatitis *seborrhoeic dermatitis*
seborrhoisches Ekzematoid *seborrhoeic eczema*
seborrhoisches Exanthem *seborrhoeic rash*
Sebum *sebum*
Secale cornutum *ergot*
Sechsling *sextuplet*
Secretin *secretin*
Sectio caesarea *Caesarean section* or *caesarean*
Sedation *sedation*
sedativ *sedative*
Sedativum *sedative, depressant*
sedieren *to sedate*
sedierend *sedative*
Sedierung *sedation*
Sediment *sediment*

Sedimentation *sedimentation*
See *sea*
seekrank *seasick*
Seekrankheit *seasickness*
Seele *mind*
Segment *segment*
segmental *segmental*
segmentär *segmental*
Segmentbronchien *segmental or tertiary bronchi*
segmentiert *segmented*
Segmentierung *segmentation*
Segmentresektion *segmental ablation*
Sehachse *visual axis*
Sehbehinderte *(the) partially sighted*
Sehen *sight, vision*
sehend *sighted*
Sehgrube *fovea (centralis)*
Sehkraft *eyesight*
Sehne *sinew, tendon*
Sehnenentzündung *tendinitis*
Sehnenfäden *chordae tendineae*
Sehnenhüpfen *subsultus*
Sehnennaht *tenorrhaphy*
Sehnenplastik *tenoplasty*
Sehnenplatte *aponeurosis*
Sehnenscheide *tendon sheath*
Sehnenscheidenentzündung *tendovaginitis*
Sehnerv *optic nerve*
Sehnervenkreuzung *optic chiasma*
Sehnervenpapille *optic papilla*
Sehnervenscheibe *optic disc*
Sehpurpur *visual purple*
Sehrinde *visual area, visual cortex*
Sehschärfe *visual acuity*
Sehstrahlung *optic radiations*
Sehstränge *optic tracts*
Sehvermögen *(eye)sight, vision*
Sehzentrum *vision centre*
Seite *side*
Seitenansicht *lateral aspect or view*
Seitendominanz *cerebral dominance*
Seitenstechen *stitch*
seitliche Großhirnfurche *lateral sulcus*
seitwärts wegführen *to abduct*
Seitwärtswendung *lateroversion*
Sekret *secretion*
Sekretin *secretin*
Sekretion *secretion*
Sekretor *secretor*
sekretorisch *secretory*
Sektion *dissection, section*
sekundär *secondary*
sekundäre Amenorrhoe *secondary amenorrhoea*
sekundäre biliäre Zirrhose *secondary biliary cirrhosis*
sekundäre Dysmenorrhoe *secondary dysmenorrhoea*
sekundäre Geschlechtsmerkmale *secondary sexual characteristics*
sekundäre Peritonitis *secondary peritonitis*
Sekundärheilung *(healing by) second intention*
Sekundärprävention *secondary prevention*
Sekunde *second*
Sekundipara *bipara*
Selbstbefriedigung *masturbation*
Selbstmord *suicide*
Selbstmord begehen *to commit suicide*
selbstmörderisch *suicidal*
Selbstmordversuch *attempted suicide*
Selbsttötung *suicide*
Selbstverdauung *autolysis*
Selbstverteidigung *self-defence*
selbstverwaltetes Krankenhaus *self-governing hospital*
Selbstwendung *spontaneous version*
Selektion *selection*
selektiv *selective*
Selen *selenium*
Sella turcica *sella turcica*
selten *rare*
Semen *semen*
semilunar *semilunar*
Semilunarklappe *semilunar valve*
Seminom *seminoma*
Semiologie *semeiology*
semipermeable Membran *semipermeable membrane*
Seneszenz *senescence*
Sengstaken-Blakemore-Sonde *Sengstaken tube*
senil *senile*
senile Demenz *senile dementia*
Senilität *senility*
senken *to reduce, cut, lower*
Senkfuß *fallen arches*
Senkniere *floating kidney*
Senkspindel *hydrometer*
Senkung *reduction*
Senkungswehen *false pains*
Senkwaage *hydrometer*
Senna *senna*
sensibel *sensitive*
Sensibilisator *sensitizing agent*
sensibilisieren *sensitize*
Sensibilisierte(r) *sensitized person*
Sensibilisierung *sensitization*
Sensibilität *sensibility*
Sensibilität *sensitivity*
Sensibilitätsverlust *loss of sensation*
sensibles Neuron *sensory neurone*
sensitiv *sensitive*
Sensitivität *sensitivity*
sensorisch *sensory*
sensorische Deprivation *sensory deprivation*
sensorischer Nerv *sensory nerve*
sensorischer Rezeptor *sensory receptor*
sensorisches Neuron *sensory neurone*
sensorisches Rindenareal *sensory cortex*
Sensus *sense*
separat *discrete*

Separation *separation*
separieren *to separate*
Sepsis *sepsis*
septal *septal*
septiert *septate*
Septikämie *septicaemia*
septikämisch *septicaemic*
septisch *septic*
Septum *septum*
Septum interatriale *interatrial septum*
Septum interventriculare *interventricular septum*
Septumdefekt *septum defect*
Sequenz *sequence*
sequenzieren *to sequence*
Sequester *sequestrum*
Sequestrektomie *or* **Sequestrotomie** *sequestrectomy, osteoplastic necrotomy*
Serie *succession*
Serin *serine*
Serologie *serology*
serologisch *serological*
seronegativ *seronegative*
seropositiv *seropositive*
seropurulentes Exsudat *seropus*
serös *serous*
Serosa *serosa*
seröse Haut *serous membrane*
seröse Otitis media *secretory otitis media*
Serositis *serositis*
Serotherapie *serotherapy*
Serotonin *serotonin*
Serotyp *serotype or serological type*
serotypisieren *to serotype*
serpiginös *serpiginous*
serpiginöses Hornhautgeschwür *Mooren's ulcer*
Sertoli-Zellen *Sertoli cells*
Serumalbumin *serum albumin*
Serumbilirubin *serum bilirubin*
Serumhepatitis *serum hepatitis*
Serumkrankheit *serum sickness*
Serumtherapie *serotherapy*
Serviette *napkin*
Sesambein *sesamoid bone*
sessil *sessile*
Seuche *plague*
Sexualhormon *sex hormone*
Sexualwissenschaft *sexology*
sexuell *sexual*
sexuelle Anziehung *sexual attraction*
sezernieren *to discharge, secrete*
sezieren *to dissect*
Shigella *or* **Shigellen** *Shigella*
Shigellose *shigellosis*
Shin splints *shin splints*
Shirodkar-Operation *Shirodkar's operation or Shirodkar pursestring*
Shunt *shunt*
shunten *to shunt*
Shunting *shunting*
Sialadenitis *sialadenitis or sialodenitis or sialitis*
Sialagogum *sialagogue or sialogogue*
Sialographie *sialography or ptyalography*
Sialolith *salivary calculus, sialolith, ptyalith*
Sialorrhoe *sialorrhoea*
siamesische Zwillinge *Siamese or conjoined twins*
sichelförmiges Leberband *falciform ligament*
Sichelfuß *pigeon toes*
Sichelzelle *sickle cell*
Sichelzellenanämie *sickle-cell anaemia*
Sichelzellen-Krankheit *sickle-cell disease*
Sichelzellen-Thoraxsyndrom *sickle-cell chest syndrome*
sicher *safe*
sichere Tage *safe period*
Sicherheit *safety*
Sicherheitsgurt *seat belt*
Sicherheitsnadel *safety pin*
Sicherheitsvorkehrungen treffen *to take safety precautions*
sichtbar *noticeable, visible*
Sichuan-Grippe *Sichuan flu*
Sick-Building-Syndrom *sick building syndrome*
sickern *to ooze*
Sideropenie *sideropenia*
Siderophilie *haemochromatosis or bronze diabetes*
Siderophilin *siderophilin*
Siderose *or* **Siderosis** *siderosis*
Siebbein *ethmoid bone*
Sieb(bein)platte *cribriform plate*
Siebbeinzellen *ethmoidal sinuses*
siedeln *to settle*
sieden *to boil*
siedendheiß *scalding*
SI-Einheiten *SI units*
Sigmatismus *lisp*
Sigmoid *sigmoid*
Sigmoidektomie *sigmoidectomy*
Sigmoidoskop *sigmoidoscope*
Sigmoidostomie *sigmoidostomy*
Signatur *signature*
signieren *to sign*
signifikant *significant*
Silber *silver*
Silbernitrat *silver nitrate*
Silicium *silicon*
Silikose *silicosis*
Silizium *silicon*
Silvester-Methode *Silvester method*
Simmonds-Krankheit *Simmonds' disease*
Sims-Lage *recovery position*
simulierend *malingering*
Singultus *singultus*
sinken *to go down, sink, subside*
Sinn *sense*
Sinnesempfindung *sensation*
Sinnesnerv *sensory nerve*
Sinnesorgan *sense organ*
Sinnestäuschung *illusion*

Sinneszelle *sensory receptor*
Sinoatrialknoten *sinoatrial node*
Sinogramm *sinogram*
Sinographie *sinography*
Sinus *sinus*
Sinus aortae *aortic sinuses*
Sinus caroticus *carotid sinus*
Sinus cavernosus *cavernous sinus*
Sinus coronarius *coronary sinus*
Sinus ethmoidales *ethmoidal sinuses*
Sinus frontalis *frontal sinus*
Sinus lactiferus *lactiferous sinus*
Sinus maxillaris *maxillary sinus*
Sinus paranasalis *paranasal sinus*
Sinus renalis *renal sinus*
Sinus sphenoidalis *sphenoid(al) sinus*
Sinus venosus *sinus venosus*
Sinusitis *sinusitis*
Sinusknoten *sinoatrial node*
Sinusknotentachykardie *nodal tachycardia*
Sinusnerv *sinus nerve*
Sinusoid *sinusoid*
Sinustachykardie *sinus tachycardia or simple tachycardia*
Sippy-Kur *or* **Sippy-Diät** *Sippy diet*
Situs *site*
Situs inversus viscerum *situs inversus viscerum*
Sitz *site*
Sitzbad *sitz bath, hip bath*
Sitzbein *ischium*
Sitzbeinhöcker *ischial tuberosity*
Sitzbein-Schwellkörper-Muskel *ischiocavernosus muscle*
sitzend *sedentary*
Sitzung *session*
Sjögren-Syndrom *Sjögren's syndrome*
Skabies *scabies*
Skalenus *scalenus or scalene*
Skalenussyndrom *scalenus syndrome*
Skalpell *scalpel*
Skandieren *staccato speech*
skandierende Sprache *scanning or staccato speech*
Skaphoiditis *scaphoiditis*
Skaphokephalie *or* **Skaphozephalie** *scaphocephaly*
skaphozephalisch *scaphocephalic*
Skapula *scapula*
skapular *scapular*
skapulohumeral *scapulohumeral*
Skarifikation *scarification*
Skatol *skatole or scatole*
Skelett *skeleton*
Skelettmuskel *skeletal or voluntary muscle*
Skene-Drüsen *Skene's glands*
Skiagramm *skiagram*
Skiaskop *retinoscope*
Sklera *sclera or sclerotic (coat)*
skleral *scleral*
Sklerallinse *scleral lens*
Skleritis *scleritis*
Sklerodaktylie *acrosclerosis*
Sklerodermie *scleroderma*
Sklerom *scleroma*
Skleromalazie *scleromalacia (perforans)*
Sklerose *sclerosis*
sklerosierend *sclerosing*
sklerosierendes Mittel *sclerosant or sclerosing agent*
Sklerotherapie *sclerotherapy*
sklerotisch *sclerotic*
Sklerotom *sclerotome*
Sklerotomie *sclerotomy*
Skoliose *scoliosis*
skoliotisch *scoliotic*
Skorbut *scorbutus or scurvy*
Skotom *scotoma*
Skotometer *scotometer*
skotopisch *scotopic*
skotopisches Sehen *scotopic vision*
Skotopsie *scotopia*
Skrofuloderm *scrofuloderma*
skrofulös *scrofulous*
Skrofulose *scrofula*
skrotal *scrotal*
Skrotum *scrotum*
Skybalum *scybalum*
Slow-Wave-Schlaf *slow-wave sleep*
Smegma *smegma*
Smith-Petersen-Nagel *Smith-Petersen nail*
Smog *smog*
Snellen-Sehproben *Snellen type*
Snellen-Sehprobentafel *Snellen chart*
Sodbrennen *heartburn, waterbrash*
Sodoku *sodokosis or sodoku*
Sodomie *sodomy*
sofort *direct(ly), immediate(ly), stat.*
Sofortblutung *primary haemorrhage*
Sohlenwarze *plantar wart*
Sohn *son*
Soja *soya*
Solarium *solarium*
Soleus *soleus*
Soma *soma*
somatisch *somatic*
somatische Nerven *somatic nerves*
somatotropes Hormon *somatotrophic hormone*
Somatotropin *somatotrophin*
Sommersprossen *freckles*
sommersprossig *freckled*
Somnambule *somnambulist*
Somnambulismus *somnambulism*
somnambulistisch *somnambulistic*
somnolent *somnolent*
Somnolismus *somnolism*
Sonde *probe; sound; tube*
Sondenernährung *gavage*
Sonderschule *special school*
sondieren *to probe*
Sonne *sun*
Sonnenbaden *sunbathing*

Sonnenblindheit *sun blindness*
Sonnenbrand *sunburn*
Sonnenbrille *sunglasses*
sonnengebräunt *sunburnt*
Sonnengeflecht *solar or coeliac plexus*
Sonnenlicht *sunlight*
Sonnenstich *sunstroke*
sonnenverbrannt *sunburnt*
Sonogramm *sonogram*
Sonographie *sonotopography, ultrasonography*
Soor *thrush*
Soormykose *candidiasis or candidosis or moniliasis*
Sordes *sordes*
Sorge *anxiety*
sorgen für *to provide for*
sozial *social*
Sozialbetreuer/-in *social worker*
Sozialhilfe *social security*
Sozialmedizin *community or social medicine*
Sozialmediziner/-in *community physician*
Sozialversicherung *National Insurance*
Spalt *hiatus*
spaltbar *fissile*
Spaltbildung *coloboma*
Spalte *fissure, gap, rima*
spalten *to dissociate, split*
Spalthauttransplantat *split-skin graft*
Spaltung *dissociation, fission*
Spaltwirbel *spina bifida or rachischisis*
Spange *brace*
spanische Wand *screen*
Spann *instep*
Spanner *tensor*
Spannung *tension*
Spannungskopfschmerz *tension headache or muscular contraction headache*
Spannungspneumothorax *tension pneumothorax or stove-in chest*
Spannungszustand *tonicity*
Sparganose *sparganosis*
spasmisch *spasmodic*
spasmodisch *spasmodic*
Spasmolytikum *antispasmodic, spasmolytic*
Spasmus *spasm*
Spasmus nutans *spasmus nutans*
Spastik *spasticity*
Spastiker/-in *spastic*
spastisch *spastic*
spastische Diplegie *spastic diplegia*
spastische Lähmung *spastic paralysis*
spastische Paraplegie *spastic paraplegia*
spastischer Gang *spastic gait*
Speck *flab*
Speiche *radius*
Speichel *saliva*
Speichel absondern *to salivate*
Speicheldrüse *salivary gland*
Speicheldrüsenentzündung *sialadenitis or sialodenitis or sialitis*
Speichelfluss *salivation*
Speichelstein *ptyalith, sialolith, salivary calculus*
Speichennerv *radial nerve*
Speichenschlagader *radial artery*
Speicherkrankheit *storage disease*
Speien *posseting*
Speiseröhre *gullet*
Spektrographie *spectrography*
Spektrometer *spectroscope*
Spektroskop *spectroscope*
Spektrum *range, spectrum*
Spekulum *speculum*
Spender *donor*
Spenderausweis *donor card*
Sperma *semen*
Spermatide *spermatid*
Spermatogenese *spermatogenesis*
Spermatogonium *spermatogonium*
Spermatorrhoe *spermatorrhoea*
Spermatozele *spermatocele*
Spermatozoon *spermatozoon*
Spermatozystitis *vesiculitis*
Spermatozyt *spermatocyte*
Spermaturie *spermaturia*
Spermie *sperm*
Spermienzahl *or* **Spermienzählung** *sperm count*
Spermiogenese *spermatogenesis*
Spermium *sperm*
spermizid *spermicidal*
Spermizid *spermicide*
Sperre *blockage, blocking*
sperren *to block; lock*
Spezialgebiet *speciality, specialization*
Spezialisierung *specialization*
Spezialist/-in *specialist*
speziell *special*
Spezies *species*
Spezifikum *specific*
spezifisch *specific*
spezifische Urethritis *specific urethritis*
spezifisches Heilmittel *specific*
Spezifität *specificity*
Sphärozyt *spherocyte*
Sphärozytose *spherocytosis*
Sphincter ani *anal sphincter*
Sphincter pupillae *sphincter pupillae muscle*
Sphincter pylori *pyloric sphincter*
Sphingomyelinose *Pick's disease*
Sphinkter *sphincter (muscle)*
Sphinkterektomie *sphincterectomy*
Sphinkterotomie *sphincterotomy*
Sphinkterplastik *sphincteroplasty*
Sphygmograph *sphygmograph*
Sphygmokardiograph *sphygmocardiograph*
Sphygmomanometer *sphygmomanometer*
Spica *spica*
Spicula *spicule*
Spiegel *speculum*
Spina *spine*
Spina bifida *spina bifida*
Spina iliaca *iliac spine*

Spina iliaca anterior superior *anterior superior iliac spine*
Spina scapulae *spine of the scapula*
spinal *spinal*
Spinalanästhesie *spinal anaesthesia or anaesthetic*
Spinalblock *spinal block*
Spinalganglion *spinal ganglion*
Spinalkanal *spinal or vertebral canal*
Spinalnerven *spinal nerves*
Spinalpunktion *spinal tap*
Spindel *spindle*
Spindelfaser *spindle fibre*
spindelförmig *fusiform*
Spinnenfingrigkeit *arachnodactyly*
Spinnwebenhaut *arachnoid mater or arachnoid membrane*
Spirale *coil*
spiralförmig *coiled, spiral*
Spiralganglion *spiral ganglion*
Spiralverband *spiral bandage*
Spirillum *Spirillum*
Spiritus *spirit*
Spiritus aethylicus *rubbing alcohol*
Spirochäte *spirochete*
Spirochätensepsis *spirochaetaemia*
Spirogramm *spirogram*
Spirograph *spirograph*
Spirographie *spirography*
Spirometer *spirometer*
Spirometrie *spirometry*
spitz *pointed*
Spitzbuckel *gibbosity or gibbus*
Spitze *apex, point, spicule*
Spitz-Holter-Ventil *Spitz-Holter valve*
Spitzschädel *oxycephaly or turricephaly*
Splanchnikus *splanchnic nerve*
Splanchnologie *splanchnology*
Splen *spleen*
Splenektomie *splenectomy*
splenisch *splenic*
Splenitis *splenitis*
splenogene Anämie *splenic anaemia*
Splenomegalie *splenomegaly*
Splenoportographie *splenovenography*
splenorenale Anastomose *splenorenal anastomosis*
Splitter *splinter*
Splitterbruch *or* **Splitterfraktur** *comminuted fracture*
Spondylitis *spondylitis*
Spondylitis ankylosans *ankylosing spondylitis*
Spondylodese *spinal fusion*
Spondylolisthesis *spondylolisthesis*
Spondylose *spondylosis*
Spondylus *spondyl*
Spongioblastom *spongioblastoma*
spongiös *spongy*
Spongiosa *cancellous or spongy bone*
spontan *spontaneous*
Spontanabort *miscarriage or spontaneous abortion*
Spontanblutung *primary haemorrhage*
spontane Wendung *spontaneous version*
Spontanfraktur *pathological fracture*
Spontanluxation *pathological dislocation*
Spontanpneumothorax *spontaneous pneumothorax*
sporadisch *sporadic*
Spore *spore*
Sporentierchen *Sporozoa*
sporentötend *or* **sporizid** *sporicidal*
Sporizid *sporicide*
Sporn *spur*
Sporotrichose *sporotrichosis*
Sporozoa *or* **Sporozoen** *Sporozoa*
Sport *sport*
Sportmedizin *sports medicine*
Sportunterricht *physical education*
Sportverletzungen *sports injuries*
Sprachblockade *speech block*
Sprache *speech*
Sprachstörung *speech impediment*
Sprachtherapeut/-in *speech therapist*
Sprachtherapie *speech therapy*
Spray *nebula; spray*
sprechen *to speak*
Sprechzimmer *consulting room; surgery*
Sprengel-Deformität *Sprengel's deformity or Sprengel's shoulder*
Spritze *syringe*
Spritzenschaden *needle myopathy*
Spritzkanäle *ejaculatory ducts*
spröde Lippen *cracked lips*
Sprödewerden *chapping*
Sprödigkeit *fragilitas*
sprühen *to spray*
Sprühnebel *spray*
Sprung *crack*
Sprungbein *ankle bone or talus*
Sprunggelenk *ankle joint*
Spucke *spit*
Spucken *posseting*
spucken *to spit; puke*
Spülung *douche, irrigation, lavage*
Spur *trace*
spüren *to experience, feel*
Spurenelement *trace element*
Sputum *sputum*
Squama *squama*
squamös *squamous*
Stab *staff*
Stäbchen *rod*
stabil *stable*
stabile Angina pectoris *stable angina*
stabile Seitenlage *recovery position*
stabilisieren *to stabilize*
Stab-Leinentuch-Krankentrage *pole and canvas stretcher*
Stachel *prickle; spine*
Stachelzelle *prickle cell*

Stacke-Operation *Stacke's operation*
Stadium *stage*
Stadium invasioni *stadium invasioni*
Stadtrat *town council*
Stadtteil *district*
Stamm *stem, strain, trunk*
Stammbronchien *main or primary bronchi*
Stammeln *dyslalia*
stammeln *to stammer*
stammen (aus) *to originate (from)*
Stammhirn *brain stem*
Stammkultur *stock culture*
Stammzelle *blast*
Standard *standard*
Standardkrankentrage *standard stretcher*
Standesbeamte(r)/-beamtin *Registrar of Births, Marriages and Deaths*
Standesvertretung *professional body*
standeswidriges Verhalten *professional misconduct, malpractice*
ständig *constant(ly), continual(ly)*
Stängel *stalk*
Stapedektomie *stapedectomy*
Stapedolyse *stapediolysis*
Stapes *stapes*
Stapesmobilisation *stapedial mobilization*
Staphyle *uvula*
Staphylektomie *staphylectomy*
Staphylococcus or **Staphylokokke** *Staphylococcus*
Staphylom(a) *staphyloma*
Staphylorrhaphie *palatorrhaphy*
stark *great, heavy, intense, profuse, severe, violent*
stark interessiert *keen*
starke Schmerzen haben *to be in great pain*
Stärke *starch; strength*
stärkehaltig *farinaceous, starchy*
stärken *to strengthen*
starker Raucher *heavy smoker*
Starling-Gesetz *Starling's Law*
Staroperation *cataract extraction*
starr *rigid*
Starstechen *couching*
Stase *stasis*
stat. *stat.*
Station *unit, ward*
Station für Brandverletzte *burns unit*
stationär *residential*
stationäre Pflege *residential care*
stationärer Patient *inpatient*
Stationsschwester *charge nurse, sister in charge, staff nurse, ward sister*
Statistik *statistics*
Statolith *otolith*
Status *state, status*
Status asthmaticus *status asthmaticus*
Status epilepticus *status epilepticus*
Status lymphaticus *status lymphaticus*
Stauchungsbruch *impacted fracture*
Stauschlauch *tourniquet*
Stauung *engorgement, stasis*
Stauungsekzem *varicose or hypostatic eczema*
Stauungspapille *papilloedema*
Steapsin *steapsin*
Stearinsäure *stearic acid*
Stearrhoe *steatorrhoea*
Steatom *steatoma*
Steatorrhoe *steatorrhoea*
stechen *to bite, prick, stab, sting*
stechend *acute, stabbing*
stechender Schmerz *pang, stab, twinge*
Stechmücke *mosquito*
steckenbleiben *to lodge*
Stecknadel *pin*
stehen *to stand*
stehend *upright*
steif *rigid, stiff*
steifer Hals *stiff neck*
Steifheit *rigidity, stiffness*
Steifigkeit *stiffness*
Steigbügel *stirrup or stapes*
steigen *to rise*
steigern *to step up*
Stein *stone, calculus*
Steinleiden *calculosis, lithiasis*
Stein-Leventhal-Syndrom *Stein-Leventhal syndrome*
Steinmann-Nagel *Steinmann's pin*
Steinschnitt *lithotomy*
Steinschnittlage *lithotomy position*
Steinzertrümmerer *lithotrite*
Steinzertrümmerung *litholapaxy or lithotrity*
Steiß *breech*
Steißbein *coccyx*
Steißgeburt *breech birth or breech delivery*
Steißlage *breech or cephalic presentation*
Steißwirbel *coccygeal vertebrae*
Stelle *locus, site*
Stellung *position, posture*
stellvertretend *vicarious*
Stellwag-Zeichen *Stellwag's sign*
Stellwehen *lightening*
Stenokardie *angina (pectoris)*
Stenon-Gang *Stensen's duct*
Stenose *stenosing condition, stenosis*
stenosieren *to stenose*
Stenostomie *stenostomia or stenostomy*
Stenozephalie *craniostenosis or craniosynostosis*
Stensen-Gang *Stensen's duct*
Stent *stent*
Sterbehilfe *mercy killing, euthanasia*
sterben *to die, expire*
Sterben *expiration*
sterbend *moribund*
Sterbende(r) *moribund*
sterbenskrank *terminally ill*
Sterbeziffer *death rate*
Sterblichkeit *mortality (rate)*
Stereognosie *stereognosis*
stereoskopisches Sehen *stereoscopic vision*
stereotaktische Operation *stereotaxic surgery*

Stereotaxie *stereotaxy*
Stereotypie *stereotypy*
steril *sterile*
steriler Verband *sterile dressing*
Sterilisation *sterilization*
Sterilisator *sterilizer*
sterilisieren *to sterilize*
Sterilität *sterility*
Sterin *sterol*
Sterkobilin *stercobilin*
Sterkobilinogen *stercobilinogen*
sterkoral *stercoraceous*
sternal *sternal*
Sternalpunktion *sternal puncture*
Sternchen (vor den Augen) *black spots (in front of the eyes)*
sternförmig *stellate*
Sternfraktur *stellate fracture*
Sternoklavikularwinkel *sternoclavicular angle*
Sternokleidomastoideus *sternocleidomastoid muscle*
Sternokostalgelenk *sternocostal joint*
sternomastoidal *sternomastoid*
Sternotomie *sternotomy*
Sternoxiphoidalebene *xiphisternal plane*
Sternum *sternum* or *breastbone*
Steroid *steroid*
Stertor *stertor*
Stethograph *stethograph*
Stethographie *stethography*
Stethometer *stethometer*
Stethoskop *stethoscope*
steuern *to regulate*
Steuerung *regulation*
Stevens-Johnson-Syndrom *Stevens-Johnson syndrome*
Stich *sting; stitch*
Stichprobe *sample*
Stichwunde *stab* or *puncture wound*
stickig *choking*
Stickoxydul *nitrous oxide*
Stickstoff *nitrogen*
Stieda-Pellegrini-Köhler-Syndrom *Pellegrini-Stieda's disease*
Stiefel *boot*
Stiel *stalk*
Stift *pivot; stylus*
Stigma *stigma*
Stilett *stilet* or *stilette*
still *silent*
Stille *silence*
Stillen *breast feeding*
stillende Mutter *nursing mother*
Stillstand *arrest, stoppage*
Still-Syndrom *Still's disease*
Stillzeit *lactation*
Stimmapparat *glottis*
Stimmband *vocal ligament*
Stimmbänder *ventricular folds* or *vocal cords*
Stimmbandresektion *cordectomy*
Stimme *voice*
Stimmfremitus *vocal fremitus*
Stimmgabel *tuning fork*
Stimmlosigkeit *aphonia*
Stimmritze *rima glottidis*
Stimmritzenkrampf *laryngismus (stridulus), laryngospasm*
Stimmschall *vocal resonance*
Stimmung *mood*
Stimulans *stimulant*
Stimulation *stimulation*
stimulieren *to excite, stimulate*
stimulierend *stimulant*
Stimulus *stimulus*
Stirn *brow, forehead*
Stirnbein *frontal bone*
Stirnhöhle *frontal sinus*
Stirnlappen *frontal lobe*
stocktaub *totally* or *completely* or *stone deaf*
Stoff *material, substance*
Stoffwechsel *metabolism*
stolpern *to trip*
Stoma *stoma, ostomy*
Stomabeutel *colostomy* or *ileostomy bag*
Stomachikum *stomachic*
Stomatitis *stomatitis*
Stomatologie *stomatology*
Stopfmittel *costive*
stören *to bother, disturb, interfere*
Störung *defect, derangement, disorder, disturbance, impairment, interference, upset*
Stoß *kick; knock*
Stoß(stangen)fraktur *bumper fracture*
stoßen *to knock*
Stotterer *stammerer*
Stottern *stammer(ing), stutter(ing)*
stottern *to stammer, stutter*
Strabismus *strabismus, squint, heterotropia*
Strabismus accommodativus *accommodative squint*
Strabismus convergens *convergent strabismus* or *squint, cross eye*
Strabismus divergens *divergent strabismus* or *squint, wall eye*
Strahl *beam, ray*
Strahlenbiologe/-biologin *radiobiologist*
Strahlenbiologie *radiobiology*
Strahlendermatitis *radiodermatitis*
strahlendicht *radio-opaque*
strahlenempfindlich *radiosensitive*
Strahlenenteritis *post-irradiation* or *radiation enteritis*
Strahlenkrankheit *radiation sickness*
Strahlenpilzkrankheit *actinomycosis*
Strahlentherapie *radiotherapy*
strahlenundurchlässig *radio-opaque*
Strahlenverbrennung *radiation burn*
Strahlung *radiation*
Strang *chorda, cord, tract*
Strangulation *strangulation*
strangulieren *to strangle*
strangulierte Hernie *strangulated hernia*

Strangurie *strangury*
stratifiziert *stratified*
Stratum *stratum*
Stratum basale *Malpighian layer*
Stratum pigmenti *pigmented epithelium or pigmented layer*
Strawberry mark *strawberry mark*
strecken *to extend; straighten; stretch*
Strecken *extension*
Streckmuskel *extensor (muscle)*
Streckreflex *myotatic reflex*
Streckung *extension*
streicheln *to stroke*
Streichmassage *effleurage*
Streifen *streak, strip*
Streifenhügel *or* **Streifenkörper** *corpus striatum*
Streifenverband *strapping*
streng *strict*
Streptobacillus *streptobacillus*
Streptococcus *streptococcus*
Streptococcus pneumoniae *pneumococcus*
Streptodornase *streptodornase*
Streptokinase *streptokinase*
Streptokokke *streptococcus*
Streptokokkenangina *strep throat*
Streptolysin *streptolysin*
Streptomyces *Streptomyces*
Streptomycin *or* **Streptomyzin** *streptomycin*
Stress *stress*
Stressinkontinenz *stress incontinence*
Stresskrankheit *stress disorder*
Stressreaktion *stress reaction*
Stria *stria*
Striae gravidarum *striae gravidarum*
striär *striated*
stricken *to knit*
Stridor *stridor*
Stridulus *stridulus*
Striktur *stricture*
Strom führend *live*
Stroma *stroma*
strömen *to flow*
Strömung *flow*
Strongyloides *Strongyloides*
Strongyloidiasis *or* **Strongyloidosis** *strongyloidiasis*
Strontium *strontium*
Struktur *anatomy, structure*
Struma *struma, goitre, thyrocele*
strumigene Substanz *goitrogen*
Strumpf *hose*
Strychnin *strychnine*
Student/-in *student*
Studie *study*
studieren *to study*
Stuhl *chair; faecal matter, faeces, stools, bowel movements*
Stuhlabgang *passage*
Stuhlanomalie *abnormal motion or stool*
Stuhlentleerung *defaecation*
Stuhlgang *bowel movement, defaecation, evacuation, motion*
Stuhlgang haben *to defaecate, evacuate*
Stuhlinkontinenz *faecal incontinence*
stumm *dumb; silent*
Stummheit *dumbness*
Stumpf *stump*
stumpf *blunt*
Stunde *hour*
stündlich *hourly*
Stupor *stupor*
Sturge-Weber-Syndrom *Sturge-Weber syndrome*
Sturz *fall*
stürzen *to fall*
Sturzentleerung des Magens *dumping syndrome*
Sturzhelm *crash helmet*
Stuttgarter Hundeseuche *canicola fever*
Stütze *support, sustentaculum*
stützen *to support; sustain*
stützend *supportive, sustentacular*
Stützgerüst *framework*
Stützkorsett *brace*
Stützstrumpf *surgical stocking*
Stützverband *suspensory bandage*
Stylus *stylus*
subakut *subacute*
subakute bakterielle Endokarditis *subacute bacterial endocarditis*
subarachnoidal *subarachnoid*
Subarachnoidalblutung *meningeal or subarachnoid haemorrhage*
Subarachnoidalraum *subarachnoid space*
subdural *subdural*
subdurales Hämatom *subdural haematoma*
Subinvolutio uteri *uterine subinvolution*
Subinvolution *subinvolution*
subjektiv *subjective*
subklavikulär *subclavian*
subklinisch *subclinical*
subkortikal *subcortical*
subkostal *subcostal*
Subkostalebene *subcostal plane*
Subkultur *subculture*
subkutan *hypodermic, subcutaneous*
subkutane Injektion *hypodermic or subcutaneous injection*
subkutanes Ödem *subcutaneous oedema*
Subkutannadel *hypodermic needle*
Subkutanspritze *hypodermic (syringe)*
Subkutis *subcutaneous tissue*
Sublimat *sublimate*
sublimieren *to sublimate*
Sublimierung *sublimation*
sublingual *sublingual*
Subluxation *subluxation*
submental *submental*
submukös *submucous*
Submukosa *submucosa*
submuköse Resektion *submucous resection*

subnormal *subnormal*
Subnormalität *subnormality*
subokzipital *suboccipital*
subphrenisch *subphrenic*
subphrenischer Abszess *subphrenic abscess*
Substantia alba *white matter*
Substantia compacta *compact or dense bone*
Substantia grisea *grey commissure, grey matter*
Substantia spongiosa *spongy or cancellous bone*
Substanz *material, matter, substance*
Substitution *substitution*
Substitutionstherapie *substitution therapy*
Substrat *substrate*
Subsultus *subsultus*
subtotal *subtotal*
subtotale Gastrektomie *subtotal gastrectomy*
subtotale Hysterektomie *subtotal hysterectomy*
subtotale Pankreatektomie *subtotal pancreatectomy*
subtotale Thyreoidektomie *subtotal thyroidectomy*
subungual *subungual*
Succussio *succussion*
suchterzeugend *addictive, habit-forming*
Suchtest *diagnostic test, screening*
Suchtmittel *controlled or dangerous drugs*
Sucus *succus*
Sucus entericus *succus entericus*
Sudamen *sudamen*
Sudeck-Syndrom *Sudeck's atrophy*
Sudor *sudor*
Sudorifikum *sudorific*
Suffusion *suffusion*
Suggestion *suggestion*
Suggestionstherapie *pithiatism*
Suggestivbehandlung *pithiatism*
Suizid *suicide*
suizidal *suicidal*
Suizidversuch *attempted suicide*
Sulcus *sulcus, groove*
Sulcus centralis *central sulcus*
Sulcus coronarius (cordis) *atrioventricular groove*
Sulcus lateralis *lateral sulcus*
Sulfat *sulphate*
Sulfonamid *sulphonamide or sulpha drug or sulpha compound*
Superego *superego*
Superfekundation *superfecundation*
superfiziell *superficial*
Superinfektion *superinfection*
superior *superior*
Superioritätskomplex *superiority complex*
superziliär *superciliary*
Supination *supination*
Supinator *supinator*
supinieren *to supinate*
Suppenschüssel *soup bowl*
Suppositorium *suppository*
Suppression *suppression*
Suppressionsamblyopie *lazy eye*
supprimieren *to suppress*
suppurativ *purulent or suppurating*
supraorbital *supraorbital*
suprapubisch *suprapubic*
suprapubische Blasenfistel *cystostomy or vesicostomy*
suprarenal *suprarenal*
Suprarenalgegend *suprarenal area*
suprazervikale Hysterektomie *subtotal hysterectomy*
Surfactant *surfactant*
Suspension *suspension*
süß *sweet*
Sustentaculum *sustentaculum*
Sutura *suture*
Sutura coronalis *coronal suture*
Sutura lambdoidea *lambdoid(al) suture*
Sutura sagittalis *sagittal suture*
Sycosis *or* **Sykose** *sycosis*
Sycosis barbae *sycosis barbae or barber's rash*
Symbiose *symbiosis*
Symblepharon *symblepharon*
Symbol *symbol*
Syme-Amputation *Syme's amputation*
Sympathektomie *sympathectomy*
sympathisches Nervensystem *sympathetic nervous system*
Sympatholytikum *sympatholytic*
sympathomimetisch *sympathomimetic*
Symphyse *symphysis*
Symphysenresektion *symphysiectomy*
Symphyseotomie *symphysiotomy*
Symphysis menti *symphysis menti*
Symphysis pubica *pubic symphysis or interpubic joint*
Symptom *symptom, physical sign*
symptomatisch *symptomatic*
Symptomatologie *symptomatology*
Synalgie *synalgia*
Synapse *synapse*
Synapsenverbindung *synaptic connection*
synaptisch verbinden *to synapse*
synaptisch *synaptic*
synaptische Verbindung *synaptic connection*
Synäresie *syneresis*
Synarthrose *synarthrosis*
Synchondrose *synchondrosis*
Synchysis *synchysis*
Syndaktylie *syndactyly*
Syndesmologie *syndesmology*
Syndesmose *syndesmosis*
Syndrom *syndrome*
Synechie *synechia*
Synergie *synergy*
Synergismus *synergism*
Synergist *synergist*
syngenes Transplantat *syngraft or isograft*
Synkope *syncope or fainting (fit)*
Synoptophor *synoptophore*

Synostose *synostosis*
synostotisch *synostosed*
Synovektomie *synovectomy*
Synovia *synovia*
synovial *synovial*
Synovialflüssigkeit *synovial fluid*
Synovialgelenk *synovial joint*
Synovialhaut *or* **Synovialis** *synovial membrane or synovium*
Synovialhöhle *synovial cavity*
Synov(ial)itis *synovitis*
Synovialom *synovioma*
synthetisch *synthetic(ally)*
synthetisieren *to synthesize*
Synzytium *syncytium*
Syphilid *syphilide*
Syphilis *syphilis, pox*
Syphilitiker/-in *syphilitic*
syphilitisch *syphilitic*
Syringobulbie *syringobulbia*
Syringom *syringoma*
Syringomyelie *syringomyelia*
Syringomyelozele *syringomyelocele*
Syringozystadenom *syringocystadenoma*
System *system, tract*
systemisch *systemic*
systemischer Lupus erythematodes *systemic or disseminated lupus erythematosus*
Systole *systole*
systolisch *systolic*
systolischer Druck *systolic pressure*
Szintigramm *scintiscan, scintigram*
Szintillator *scintillator*
Szintilloskop *scintillascope*
szirrhös *scirrhous*
Szirrhus *scirrhus*

Tt

Tabak *tobacco*
Tabelle *chart*
Tabes *tabes*
Tabes dorsalis *tabes dorsalis or locomotor ataxia*
Tabes mesaraica *or* **mesenterica** *tabes mesenterica*
TAB-Impfstoff *TAB vaccine*
tabisch *tabetic*
Tablette *tablet*
Taboparalyse *taboparesis*
Tachykardie *tachycardia*
Tachyphrasie *tachyphrasia*
Tachyphylaxie *tachyphyl(l)axis*
Tachypnoe *tachypnoea*
Taenia *Taenia; taenia*
Taenia coli *taenia coli*
Taeniasis *taeniasis*
Taenicidum *taeniacide*
Taenifugum *taeniafuge*
Tag *day*
Tagblindheit *day blindness*
Tagesaufwachraum *day recovery ward*
Tagesklinik *day hospital*
Tageslicht *daylight*
Tagespatient *day patient or day case*
Tagessehen *photopic vision*
täglich *daily; per diem; quotidian*
Taille *middle; waist*
taktil *tactile*
taktile Anästhesie *tactile anaesthesia*
Talcum *talc*
Talg *sebum*
Talgdrüse *sebaceous gland*
Talg(drüsen)zyste *sebaceous cyst or wen*
talgig *sebaceous*
Talipes *talipes*
Talkum *talc*
Talkumpulver *talcum powder*
Talus *talus*
Tampon *tampon; pack*
Tamponade *tamponade*
tamponieren *to pack*
Tänie *taenia*
Tannin *tannin or tannic acid*
Tantal *tantalum*
Tantalnetz *tantalum mesh*
Target-Zelle *target cell*
tarsal *tarsal*
Tarsalgie *tarsalgia*
Tarsektomie *tarsectomy*
Tarsitis *tarsitis*
Tarsorrhaphie *tarsorrhaphy*
Tarsus *tarsus*
Tartrazin *tartrazine*
Tasche *bag; pocket; pouch; recess; sac*
Taschenfalten (des Kehlkopfs) *vestibular folds*
Taschenklappe *semilunar valve*
tastbar *palpable*
Taste *key*
tasten *to feel*
Tastgefühl *or* **Tastsinn** *touch*
Tat *action*
Tätigkeit *activity*
tatkräftig *energetic*
Tatsache *fact*
tatsächlich *actual*
tätscheln *to pat*
taub *deaf; dead, numb*
taub machen *to deafen*
Taubheit *deafness*
Taubheitsgefühl *numbness*
taubstumm *deaf and dumb*
Taubstummensprache *dactylology*
taumeln *to stagger*
Taurin *taurine*
Taxis *taxis*
Tay-Sachs-Syndrom *Tay-Sachs disease*
t.d.s. *t.d.s. or TDS*
Team *team, firm*
Team von Krankenträgern *stretcher party*

Technik *technique*
Techniker/-in *technician*
Tee *tea*
Teerstuhl *melaena or melena*
Tegmen *tegmen*
Teil *part*
Teilchen *particle*
teilen *to divide*
teilnahmslos *apathetic, listless*
Teilnahmslosigkeit *listlessness*
Teilung *cleavage; division; fission*
teilungsfähig *fissile*
teilweise *partly or partially*
Teleangiektasie *telangiectasis*
Telenzephalon *telencephalon*
Teleradiotherapie *teleradiotherapy*
Telerezeptor *teleceptor*
Teller *plate*
Telophase *telophase*
Temperatur *temperature*
temporal *temporal*
Temporallappen *temporal lobe*
Temporallappenepilepsie *temporal lobe epilepsy*
temporär *temporary*
Temporomandibulargelenk *temporomandibular joint*
Tempus *temple*
Tendenz *tendency*
tendieren zu etwas *to have a tendency to something*
Tendinitis *tenonitis, tendinitis*
tendinös *tendinous*
Tendo *tendon*
Tendo calcaneus *tendo calcaneus*
Tendosynovitis *tenosynovitis*
Tendovaginitis *ten(d)ovaginitis*
Tenesmus *tenesmus*
Tennisellenbogen *tennis elbow, pitcher's elbow*
Tenon *tendon*
Tenon-Kapsel *Tenon's capsule*
Tenorrhaphie *tenorrhaphy*
Tenosynovitis *tenosynovitis*
Tenotomie *tenotomy*
Tensor *tensor*
Tentorium cerebelli *tentorium cerebelli*
Teratogen *teratogen*
Teratogenese *teratogenesis*
Teratologie *teratology*
Teratom *teratoma*
Termin *appointment, date*
terminal *terminal*
terminale Krankheit *terminal illness*
Tertiana *tertian fever*
tertiär *tertiary*
Test *test, trial*
testen *to test*
Testikel *testicle*
testikulär *testicular*
Testis *testis*
Testosteron *testosterone*
Tetanie *tetany*
tetanisch *tetanic*
Tetanus *tetanus*
Tetanusserum *antitetanus serum (ATS)*
Tetradaktylie *tetradactyly*
Tetraplegie *quadriplegia*
Tetraplegiker/-in *quadriplegic*
tetraplegisch *quadriplegic*
Tetrazyklin *tetracycline*
Thalamenzephalon *thalamencephalon*
Thalamotomie *thalamotomy*
Thalamus *thalamus*
Thalamussyndrom *thalamic syndrome*
Thalassämie *thalassaemia*
Theka *theca*
thenar *thenar*
Thenar *thenar eminence*
Theorie *theory*
Therapeut/-in *therapist*
Therapeutik *therapeutics*
therapeutisch *therapeutic*
therapeutische Droge *medicinal drug*
therapeutischer Abort *therapeutic abortion*
Therapie *therapy*
therapieresistent *recalcitrant*
Therapieschema *regimen*
thermal *thermal*
Thermanästhesie *thermal anaesthesia, thermoanaesthesia*
thermisch *thermal*
Thermogramm *thermogram*
Thermographie *thermography*
Thermokaustik *thermocautery*
Thermokoagulation *thermocoagulation*
Thermolyse *thermolysis*
Thermometer *thermometer*
thermophil *thermophilic*
Thermorezeptor *thermoreceptor*
Thermotaxis *thermotaxis*
Thiamin *thiamine, aneurine, Vitamin* B_1
Thiersch-Lappen *split-skin graft or Thiersch graft*
Thomas-Schiene *Thomas's splint*
Thoracic-outlet-Syndrom *thoracic outlet syndrome*
thorakal *thoracic*
thorakoabdominal *abdominothoracic*
Thorakoplastik *thoracoplasty*
Thorakoskop *thoracoscope*
Thorakoskopie *thoracoscopy*
Thorakotomie *thoracotomy*
Thorakozentese *thora(co)centesis*
Thorax *thorax or chest*
Thoraxapertur *thoracic outlet*
Thoraxinstabilität *flail chest*
Thoraxuntersuchung *chest examination*
Threonin *threonine*
Thrombarteriitis *thromboarteritis*
Thrombektomie *thrombectomy*
Thrombendarteriektomie *thromboendarterectomy*

Thrombendarteriitis *thromboendarteritis*
Thrombin *thrombin*
Thromboangiitis obliterans *thromboangiitis obliterans or Buerger's disease*
Thromboembolie *thromboembolism*
Thrombokinase *thrombokinase*
Thrombolyse *thrombolysis*
thrombolytisch *thrombolytic*
Thrombopenie *thrombocytopenia*
thrombopenisch *thrombocytopenic*
Thrombophlebitis *thrombophlebitis*
Thromboplastin *thromboplastin*
Thromboplastinzeit *prothrombin time*
Thrombopoese *thrombopoiesis*
Thrombose *thrombosis*
Thrombozyt *platelet or thrombocyte*
Thrombozythämie *thrombocythaemia*
Thrombozytopenie *thrombocytopenia*
thrombozytopenisch *thrombocytopenic*
Thrombozytopoese *thrombopoiesis*
Thrombozytose *thrombocytosis*
Thrombus *thrombus*
Thymektomie *thymectomy*
Thymitis *thymitis*
Thymom *thymoma*
Thymozyt *thymocyte*
Thymus(drüse) *thymus gland*
Thymus(drüsen)entzündung *thymitis*
Thyreoglobulin *thyroglobulin*
thyreoglossal *thyroglossal*
Thyreoglossuszyste *thyroglossal cyst*
thyreoidal *thyroid*
Thyreoidea-stimulierendes Hormon *thyroid-stimulating hormone*
Thyreoidektomie *thyroidectomy*
Thyreoiditis *thyroiditis*
Thyreokalzitonin *thyrocalcitonin*
Thyreostatikum *thyroid depressant*
Thyreotomie *thyrotomy*
Thyreotoxikose *thyrotoxicosis or Graves' disease or exophthalmic goitre or Basedow's disease or toxic goitre*
thyreotoxisch *thyrotoxic*
thyreotoxische Krise *thyrotoxic crisis*
thyreotoxische Struma *thyrotoxic goitre*
Thyreotropin *thyrotrophin*
Thyreotropin-Releasing-Hormon *thyrotrophin-releasing hormone*
Thyroxin *thyroxine*
Tibia *tibia*
tibial *tibial*
Tibialis *tibialis*
tibiofibular *tibiofibular*
Tic douloureux *tic douloureux*
Tic(k) *tic*
t.i.d. *t.i.d. or TID*
tief *deep, profound*
tief einatmen *to take a deep breath*
tief liegend *profunda*
tiefe Gesichtsvene *deep facial vein*
tiefe Halsvene *deep cervical vein*
tiefe Vene *deep vein*
tiefe Venenthrombose *deep vein thrombosis*
tiefer Sohlenbogen *deep plantar arch*
tief greifend *profound*
Tiegel *jar*
Tier *animal*
Tierbiss *animal bite*
Tiergift *venom*
tierisches Gift *venom*
Tinctura *tincture*
Tinctura Benzoes *friars' balsam*
Tinea *tinea or ringworm*
Tinea barbae *tinea barbae*
Tinea capitis *tinea capitis*
Tinea pedis *tinea pedis*
Tinktur *tincture; paint*
Tinnitus *tinnitus*
Tinte *ink*
Tisch *table*
Titan *titanium*
Titer *titre*
Titration *titration*
T-Lymphozyt *T-lymphocyte*
Tobsucht *furor*
Tochter *daughter*
Tochtergeschwulst *secondary*
Tochterzelle *daughter cell*
Tod *death, expiration*
Todd-Paralyse *Todd's paralysis or Todd's palsy*
Todesfall *fatality*
Todesopfer *fatality; victim*
Todesrate *death rate*
todkrank *terminally ill*
tödlich *deadly, fatal, lethal*
Toilette *lavatory, toilet*
Toilettenpapier *toilet paper*
Tokographie *tocography*
Toleranz *tolerance*
tolerieren *to tolerate*
Tollkirsche *belladonna or deadly nightshade*
Tollwut *rabies or hydrophobia*
Tollwutenzephalitis *rabid encephalitis*
tollwütig *rabid*
Tomogramm *tomogram*
Tomographie *tomography*
Ton *sound*
Tonikum *tonic*
tonisch *tonic*
Tonographie *tonography*
Tonometer *tonometer*
Tonometrie *tonometry*
Tonsilla lingualis *lingual tonsil*
Tonsilla palatina *palatine tonsil*
Tonsilla pharyngea *pharyngeal or adenoidal tissue*
tonsillar or **tonsillär** *tonsillar*
Tonsille *tonsil or palatine tonsil*
Tonsillektomie *tonsillectomy*
Tonsillitis *tonsillitis*
Tonsillotom *tonsillotome*
Tonsillotomie *tonsillotomy*

Tonus *tone, tonus, tonicity*
Topagnosie *topagnosis*
Topf *jar*
Tophus *tophus*
topisch *topical(ly)*
topisch angewendetes Arzneimittel *topical drug*
Topographie *topography*
topographisch *topographical*
Tormina *tormina*
Torpor *torpor*
Torso *torso*
Torticollis *torticollis*
tot *dead*
tot geboren *stillborn*
total *total(ly)*
totale Amnesie *general amnesia*
totale Hysterektomie *total hysterectomy, panhysterectomy*
totale Pankreatektomie *total pancreatectomy, Whipple's operation*
Totalendoprothese *total hip arthroplasty or replacement*
töten *to kill*
Totenlade *involucrum*
Totenschein *death certificate*
Totenstarre *rigor mortis*
Totgeburt *stillbirth*
Totraum *dead space*
Tour *trip*
Tourniquet *tourniquet*
Toxämie *toxaemia*
Toxikologe/Toxikologin *toxicologist*
Toxikologie *toxicology*
Toxikose *toxicosis*
Toxin *toxin*
toxisch *toxic*
Toxizität *toxicity*
Toxocariasis *toxocariasis or visceral larva migrans*
Toxoid *toxoid*
Toxoid-Antitoxin *toxoid-antitoxin*
Toxokariasis *toxocariasis or viscera larva migrans*
Toxoplasma-Enzephalitis *toxoplasma encephalitis*
Toxoplasmose *toxoplasmosis*
Trabecula or **Trabekel** *trabecula*
Trabekulotomie *trabeculectomy*
Tracer *tracer*
Trachea *trachea*
tracheal *tracheal*
Tracheitis *tracheitis*
Trachelorrhaphie *trachelorrhaphy*
tracheobronchial *bronchotracheal*
Tracheobronchitis *tracheobronchitis*
Tracheostomie *tracheostomy*
Tracheotomie *tracheotomy*
Trachom *trachoma*
Tracti optici *optic tracts*
Tractus *tract*
Tractus corticospinales *cerebrospinal tracts*
Tractus iliotibialis *iliotibial tract*
Tractus olfactorius *olfactory tract*
Tractus pyramidales *cerebrospinal tracts*
Tractus spinocerebellaris *spinocerebellar tracts*
Tractus tectospinalis *tectospinal tract*
Tractus thalamocorticalis *thalamocortical tract*
tragbar *portable*
tragen *to support*
Träger *carrier*
Trägheit *inertia*
Tragus *tragus*
trainieren *to exercise*
Trakt *tract, block*
Traktion *traction*
Traktotomie *tractotomy*
Trance *trance*
Träne *tear*
tränen *to water*
Tränenapparat *lacrimal apparatus*
Tränenbeine *lacrimal bones*
tränendes Auge *watering eye*
Tränendrüse *tear gland or lacrimal gland*
Tränendrüsenentzündung *dacryoadenitis*
Tränenfluss *lacrimation*
Tränenkanälchen *lacrimal canaliculus*
Tränennasengang *(naso)lacrimal duct or tear duct*
Tränenorgane *lacrimal system*
Tränenpunkte *lacrimal puncta*
Tränensack *lacrimal sac*
Tränensekretion *lacrimation*
Tränenträufeln *epiphora*
Tränenwärzchen *lacrimal caruncle*
tränken *to soak*
Tranquilizer *tranquillizer or tranquillizing drug*
Transaminase *transaminase*
Transaminierung *transamination*
Transferrin *transferrin*
Transfusion *transfusion*
transient *transient*
Transillumination *transillumination*
transitorisch *transient, transitional*
transitorische ischämische Attacke *transient ischaemic attack*
Translokation *translocation*
translumbal *translumbar*
Transmigration *transmigration*
transnasale Magensonde *nasogastric tube*
transparent *transparent*
Transpirat *sensible perspiration*
Transpiration *perspiration*
Transplantat *transplant, graft*
Transplantation *transplantation*
Transplantat-Wirt-Abstoßungsreaktion *graft versus host disease*
transplantieren *to graft, transplant*
transplazentar *transplacental*
transportieren *to transport*

Transporttisch *trolley*
Transposition *transposition*
transrektal *transrectal*
Transsexualismus *transsexualism*
Transsexualität *transsexualism*
transsexuell *transsexual*
Transsexuelle(r) *transsexual*
Transudation *transudation*
transurethral *transurethral*
transurethrale Prostatektomie *transurethral prostatectomy*
transurethrale Resektion *transurethral resection*
transversal *transverse*
Transversalbruch *transverse fracture*
transvesikale Prostatektomie *transvesical prostatectomy*
Transvestit *transvestite*
traubenartig *cirsoid*
Traubenmole *hydatidiform mole*
Traubenzucker *dextrose or glucose*
träufeln *to dribble*
Traum *dream*
Trauma *trauma; injury*
traumatisch *traumatic*
traumatischer Schock *traumatic shock*
Traumatologie *traumatology*
träumen *to dream*
Trematode *trematode, fluke*
Tremor *tremor, trembling*
Trendelenburg-Lagerung *Trendelenburg's position*
Trendelenburg-Test *or* **-Versuch** *Trendelenburg's operation*
Trendelenburg-Zeichen *Trendelenburg's sign*
trennen *to separate*
Trennung *separation*
Trepan *or* **Trephine** *trephine*
trepanieren *to trepan*
Treponema *Treponema*
Treponematose *treponematosis*
treten *to kick*
Triade *triad*
triangulär *triangular*
Triangulum *triangle*
Trias *triad*
Trichiasis *trichiasis*
Trichinelliasis *or* **Trichinellose** *or* **Trichinose** *trichinosis or trichiniasis*
Trichocephalus *Trichocephalus*
Trichologie *trichology*
Trichomonas *Trichomonas*
Trichomonas vaginalis *Trichomonas vaginalis*
Trichomoniasis *trichomoniasis*
Trichomykose *trichomycosis*
Trichophytie *trichophytosis*
Trichophyton *Trichophyton*
Trichosis *trichosis*
Trichotillomanie *trichotillomania*
trichromatisch *trichromatic*
Trichromfärbung *trichrome stain*
Trichter *infundibulum*
Trichterbrust *funnel chest*
Trichuriasis *trichuriasis*
Trichuris trichiura *Trichuris*
Trieb *instinct*
Trifokalbrille *trifocal lenses or trifocals*
trigeminal *trigeminal*
Trigeminie *or* **Trigeminus** *trigeminy*
Trigeminusnerv *trigeminal nerve*
Trigeminusneuralgie *trigeminal neuralgia*
Triggerfinger *trigger finger*
triggern *to trigger*
Triglyzerid *triglyceride*
Trigonitis *trigonitis*
Trigonozephalie *trigonocephaly*
Trigonum *triangle*
Trigonum femorale Scarpae *femoral triangle or Scarpa's triangle*
Trigonum vesicae *trigone*
Trijodthyronin *triiodothyronine*
Trikuspidalklappe *tricuspid valve*
Trimenon *trimester*
trinken *to drink*
Trip *trip*
Triploid *triploid*
triploid *triploid*
Trippelgang *festination*
Trismus *trismus*
trisom *trisomic*
Trisomie *trisomy*
Trisomie 21 *Down's syndrome*
Tritanopie *tritanopia*
Tritt *kick*
Trizeps *triceps*
Trochanter *trochanter*
Trochanter minor *lesser trochanter*
Trochlea (humeri) *trochlea*
trochlear *trochlear*
trocken *dry*
trocken werden *to dry out*
trockene Beriberi *dry beriberi*
trockene Gangrän *dry gangrene*
trockene Verbrennung *dry burn*
Trockeneis *dry ice*
trockenes Ertrinken *dry drowning*
Trockenheit *dryness*
trocknen *to dry*
trogonozephalisch *trigonocephalic*
Trokar *trocar*
Trombiculalarve *chigger or harvest mite larva*
Trommelfell *eardrum or myringa or tympanic membrane or tympanum or eardrum*
Trommelfellentzündung *myringitis*
Trommelfellnabel *umbo*
Trommelfellplastik *tympanoplasty or myringoplasty*
Trompetermuskel *buccinator*
Tropen *tropics*
Tropenkrankheit *tropical disease*
Tropenmedizin *tropical medicine*
Tropenulkus *tropical ulcer or Naga sore*

Tropf *drip*
Tröpfchen *droplet*
Tropfeinlauf *proctoclysis*
tröpfeln *to dribble*
Tropfen *drop, gutta*
Tropfinfusion (mit Salzlösung) *(saline) drip*
Tropfklistier *proctoclysis*
trophisches Ulkus *trophic ulcer*
Trophoblast *trophoblast*
tropisch *tropical*
tropische Länder *tropics*
tropische Sprue *psilosis or sprue*
Trousseau-Zeichen *Trousseau's sign*
trübe *cloudy*
Trübung *cloud; opacity*
Trugbild *phantom*
Trümmerbruch *comminuted fracture*
Truncus *truncus*
Truncus brachiocephalicus *brachiocephalic or innominate artery*
Truncus bronchomediastinalis *bronchomediastinal trunk*
Truncus cerebri *brain stem*
Truncus coeliacus *coeliac trunk*
Truncus costocervicalis *costocervical trunk*
Truncus jugularis *jugular trunk*
Trunkenheit *inebriation*
Trypanosom *trypanosome*
Trypanosoma *Trypanosoma*
Trypanosomenmittel *trypanocide*
Trypanosomiasis *trypanosomiasis*
Trypanozid *trypanocide*
Trypsin *trypsin*
Trypsinogen *trypsinogen*
Tryptophan *tryptophan*
Tsetse-Fliege *tsetse fly*
Tsutsugamushi-Krankheit *tsutsugamushi disease*
Tuba *tube*
Tuba auditiva Eustachii *Eustachian tube*
Tuba uterina (Fallopii) *Fallopian or uterine tube*
tubar *tubal*
Tubargravidität *tubal pregnancy*
Tube *tube*
Tuber *tuber*
Tuber cinereum *tuber cinereum*
Tuber ischiadicum *ischial tuberosity*
Tuberculosis cutis luposa *lupus vulgaris*
Tuberculum *or* **Tuberkel** *tubercle*
Tuberkulid *tuberculid(e)*
Tuberkulin *tuberculin*
Tuberkulintest *tuberculin test*
tuberkulös *tubercular, tuberculous*
Tuberkulose *tuberculosis*
tuberkulöse Spondylitis *Pott's disease or Pott's caries*
Tuberkulostatikum *antituberculous drug*
tuberös *tuberose, tuberous*
tuberöse Hirnsklerose *tuberose sclerosis*
Tuberositas *tuberosity*
Tuberositas deltoidea *deltoid tuberosity*
tuboabdominal *tuboabdominal*
tubo-ovarial *tubo-ovarian*
tubotympanal *tubotympanal*
tubulär *tubular*
tubuläre Rückresorption *tubular reabsorption*
tubuläre Sekretion *tubular secretion*
Tubuli renales contorti *convoluted tubules*
Tubulus *tubule*
Tubulus contortus distalis *distal convoluted tubule*
Tubulus contortus proximalis *proximal convoluted tubule*
Tubulus renalis *renal or uriniferous tubule*
Tubulus renalis colligens *collecting duct*
Tubulus seminiferus *seminiferous tubule*
Tubus *tube*
Tularämie *tularaemia*
Tulle gras *tulle gras*
Tumeszenz *tumefaction, tumescence*
Tumor *growth, tumour*
tumorös *tumoral, tumorous*
Tumorzerstörung *oncolysis*
Tunga penetrans *sandflea or jigger*
Tunica *tunica, coat*
Tunica albuginea *(tunica) albuginea*
Tunica externa (adventitia) *(tunica) adventitia*
Tunica intima *(tunica) intima*
Tunica media *(tunica) media*
Tunica muscularis *muscularis, myenteron*
Tunica serosa *serosa, serous membrane*
Tunica vaginalis testis *tunica vaginalis*
Tunica vasculosa bulbi *uveal tract*
Tupfer *swab*
Tupferträger *applicator*
Turbinektomie *turbinectomy*
turbulente Strömung *turbulent flow*
Turgeszenz *turgescence*
Turgor *turgor*
Türkensattel *pituitary fossa or sella turcica*
Turmschädel *oxycephaly or turricephaly*
Turner-Syndrom *Turner's syndrome*
Turrizephalus *turricephaly*
Tussis *tussis*
Tutor *tutor*
T-Verband *T bandage*
Tylom(a) *or* **Tylosis** *tylosis*
tympanal *tympanic*
Tympanitis *tympanitis*
Tympanoplastik *tympanoplasty*
Typhlitis *typhlitis*
Typhus (abdominalis) *typhoid fever*
Typhus ambulatorius *ambulatory fever*
typisch *characteristic; classic; typical*
Tyramin *tyramine*
Tyrosin *tyrosine*
T-Zelle *T-cell*

Uu

übel *sick*
Übelkeit *nausea; sickness or illness*
übelriechendes Wundsekret *sanies*
üben *to exercise*
überanstrengen *to strain*
überanstrengter Rücken *back strain*
Überanstrengung *overexertion*
Überarbeiten *overwork*
überarbeiten *to overwork*
Überbeanspruchung des Sehnen- und Bandapparates *repetitive strain injury or repetitive stress injury*
Überbefruchtung *superfetation*
Überbein *ganglion*
Überbiss *overbite*
Überdosis *overdose*
Überdruckbeatmung *positive pressure ventilation*
Überdruckrespirator *positive pressure respirator*
übereinstimmen mit *to agree with*
Übereinstimmung *agreement*
überempfindlich *hypersensitive*
Überempfindlichkeit *hypersensitivity; idiosyncrasy; intolerance*
Überessen *overeating*
überfluten *to flood*
überführen *to transfer*
überfüllt *congested*
Übergangsepithel *transitional epithelium*
Übergewicht (haben) *(to be) overweight*
Über-Ich *superego*
Überkappung *cap*
überkompensieren *to overcompensate*
überkronen *to crown*
Überkronung *crowning*
überlappen *to overlap*
Überlastung *stress*
Überlastungsbruch *stress fracture*
Überleben *survival*
überleben *to survive*
Überlebende(r) *survivor*
Überlegenheit *superiority*
Übermaß *excess*
übermäßig *excessive(ly)*
übermäßiges Schwangerschaftserbrechen *hyperemesis gravidarum*
übernähen *to oversew*
Überproduktion *overproduction*
Überreife *postmaturity*
überreifes Baby *postmature baby*
überreizt *overwrought*
Übersäuerung *hyperacidity*
überschreiten *to exceed*
Überschuss *excess*
Überschwängerung *superfecundation*
Überschwenglichkeit *exaltation*
übersteigen *to exceed*
übertragbare Krankheit *communicable disease*
übertragen *to pass on, transfer, transmit*
übertragenes Baby *postmature baby*
Übertragung *postmaturity; transference*
übertreiben *to overdo (things)*
übertreten *to shunt*
überwachen *to monitor, supervise*
überwachsen *to overgrow*
Überwachung *monitoring, supervision*
überweisen *to refer*
Überweisung *referral*
überwiegend *predominant*
überwinden *to overcome*
überwuchern *to overgrow*
Überwucherung *overgrowth*
überzählig *spare, supernumerary*
überziehen *to coat; cover; line; suffuse*
Überzug *coating; covering*
üblich *standard*
Übung *exercise*
Ulcus dendriticum *dendritic ulcer*
Ulcus duodeni *duodenal ulcer*
Ulcus pepticum *peptic ulcer*
Ulcus pepticum jejuni *stomal ulcer*
Ulcus rodens *rodent ulcer*
Ulcus tropicum *tropical ulcer*
Ulcus varicosum *varicose ulcer*
Ulcus venosum *venous ulcer*
Ulcus ventriculi *gastric ulcer*
Ulkus *sore, ulcer*
Ulna *ulna*
ulnar *ulnar*
Ulnaris *ulnar nerve*
Ulnarispuls *ulnar pulse*
Ultrafiltration *ultrafiltration*
ultramikroskopisch *ultramicroscopic*
Ultraschall *ultrasound, ultrasonics*
Ultraschallbild *sonogram*
Ultraschalldiagnostik *ultrasonography*
Ultraschallgerät *ultrasonograph*
Ultraschall-Plazentographie *sonoplacentography*
Ultraschallsonde *ultrasonic or ultrasound probe*
Ultraschalltomographie *ultrasonotomography*
Ultraschallwellen *ultrasonic waves*
Ultrasonotomographie *ultrasonotomography*
Ultraviolettstrahlen *ultraviolet rays*
Ulzeration *ulceration*
ulzerativ *ulcerative*
ulzerierend *ulcerating*
ulzerierende Gingivitis *ulcerative gingivitis*
ulzeromembranöse Gingivitis *ulceromembranous gingivitis*
ulzerös *ulcerous, ulcerated*
Umbilicus *umbilicus*
umbilikal *umbilical*
Umbilikalkreislauf *umbilical circulation*
Umbo membranae tympani *umbo*
umdrehen *to turn*
umfassen *to involve*

umfassend *full-scale*
umgeben *to surround*
Umgebung *environment, surroundings*
Umgebungstemperatur *environmental temperature*
Umgehungsanastomose *bypass*
Umhergehen *ambulation*
Umlagerung *logrolling*
Umlauf *whitlow or felon*
Umschlag *compress; pack; poultice or fomentation; stupe*
umschrieben *localized*
umschriebene Hautläsion *sore*
umwandeln *to convert, turn*
Umwandlung *conversion*
Umwelt- und Gesundheitsbeauftragte(r) *Environmental Health Officer or Public Health Inspector*
Umwelt *environment*
umwerfen *to knock down*
unabhängig *independent(ly)*
unangenehm *nasty*
unbeabsichtigt *involuntary, unconscious*
unbedenklich *safe*
unbedenkliche Dosis *safe dose*
Unbedenklichkeit *safety*
unbefruchtet *unfertilized*
Unbehagen *discomfort; malaise*
unbehandelbar *intractable*
unbehandelt *untreated*
unbesorgt *safely*
unbeständig *unstable*
unbeweglich *immovable, immobile*
unbewusst *unconscious*
unbrauchbar *waste*
Uncus *uncus*
Undine *undine*
undurchsichtig *opaque*
Unerträglichkeit *intolerance*
unerwünscht *unwanted*
unerwünschte Behaarung *superfluous or unwanted hair*
unfähig *incapable, incapacitated*
Unfähigkeit *incompetence; inability*
Unfall *accident, crash*
unfallgefährdet *accident-prone*
Unfallklinik *casualty hospital*
Unfallopfer *casualty*
Unfallstation *casualty (department), accident or casualty ward*
Unfallverhütung *accident prevention*
Unfallversicherung *accident insurance*
unfertig *abortive*
unfruchtbar *infertile, sterile*
Unfruchtbarkeit *infertility, sterility*
ungeboren *unborn*
ungeeignet *unsuitable*
ungeformter Stuhl *abnormal stool*
ungesättigtes Fett *unsaturated fat*
ungeschlechtliche Fortpflanzung *asexual reproduction*
ungestielt *sessile*
ungesund *unhealthy*
ungewaschen *unwashed*
ungewöhnlich *abnormally*
ungewollte Schwangerschaft *unwanted pregnancy*
ungezwungen *informal*
Unglück *accident*
ungranulierte Leukozyten *nongranular leucocytes*
Unguentum *ointment, unguentum*
Unguentum hydrargyri flavum *golden eye ointment*
Unguentum leniens *cold cream*
Unguis *unguis*
ungünstig *awkward(ly)*
unheilbar *incurable*
Unheilbare(r) *incurable*
unhygienisch *insanitary, unhygienic*
Uniform *uniform*
uniform *uniform*
unilateral *unilateral*
unilaterale Oophorektomie *unilateral oophorectomy*
unipolar *unipolar*
unipolare Ableitung *unipolar lead*
unipolares Neuron *unipolar neurone*
unkompliziert *simple*
unkomplizierter Bruch *simple fracture*
unkontrollierbar *uncontrollable*
unkoordiniert *uncoordinated*
unlöslich *insoluble*
unmittelbar *direct(ly), immediate(ly)*
unpaar *azygos*
unpaare Vene *azygos vein*
unpässlich *indisposed*
Unpässlichkeit *indisposition*
unpasteurisiert *unpasteurized*
unregelmäßig *irregular*
unreif *immature*
Unreife *prematurity*
unrein *impure*
unruhig *agitated, fretful, nervy, restless*
unsicher *unsteady*
unsichtbar *invisible*
unsozial *antisocial*
unspezifisch *non-specific*
unspezifische Urethritis *non-specific urethritis*
unsterilisiert *unsterilized*
unstillbar *uncontrollable*
untätig *inactive*
Unterarm *forearm*
Unterarmknochen *forearm bones*
Unterbauch *hypogastrium*
unterbewusst *subconscious*
Unterbewusstsein *subconscious*
unterbrechen *to discontinue*
Unterbrechung *stoppage*
unterdrücken *to repress, suppress*
Unterdrückung *repression, suppression*
unterdurchschnittlich *subnormal*

untere(r,s) *inferior*
untere Armplexuslähmung *Klumpke's paralysis or Déjerine-Klumpke's syndrome*
untere Extremitäten *lower limbs*
untere Gesäßschlagader *inferior gluteal artery*
untere Hohlvene *inferior vena cava*
untere Thoraxapertur *thoracic outlet*
unterernährt *malnourished, undernourished*
Untergewicht (haben) *(to be) underweight*
Unterhaltsberechtigte(r) *dependent relative*
Unterhautfettgewebe *panniculus adiposus*
Unterhautgewebe *subcutaneous tissue*
Unterkiefer *lower jaw, mandible*
Unterkieferdrüse *submandibular gland*
Unterkiefernerv *mandibular nerve*
Unterkühlung *exposure*
Unterlage *record*
Unterleib *abdomen*
unterleiden *to suffer*
Unterproduktion *underproduction*
unterrichten *to teach*
Unterrichtspfleger/-in *or*
Unterrichtsschwester *nurse tutor*
Unterschied *difference*
unterschiedlich *different*
Unterschlüsselbeinschlagader *subclavian artery*
unterschreiben *to sign*
Unterschrift *signature*
unterschwellig *subliminal*
unterstützen *to aid, support*
untersuchen *to examine, inquire, inspect, investigate, probe, process, study, test*
Untersucher/-in *scanner*
Untersuchung *examination, exploration, inquiry, inspection, investigation, study, test*
Untersuchung der Dermatoglyphen *dermatoglyphics*
Untersuchungsgericht *coroner's court*
Untersuchungsliege *couch*
unterzeichnen *to sign*
Unterziehtuch *draw-sheet*
Unterzungendrüse *sublingual gland*
ununterbrochen *continuous*
unverdaut *undigested*
unverdünnte Lösung *full strength solution*
unverkennbar *distinctive*
unvermischbar *immiscible*
unversehens *sharply*
unverträglich *incompatible*
unverträgliches Blut *incompatible blood*
Unverträglichkeit *incompatibility, intolerance*
unvollständig *incomplete*
unvollständiger Abort *incomplete abortion*
unwillkürlich *involuntary*
unwillkürliche Handlung *involuntary action*
unwillkürlicher Muskel *involuntary muscle*
unwirksam *inactive*
unwohl *indisposed, poorly, unwell*
Unwohlsein *discomfort, malaise*
Unzinatusepilepsie *uncinate epilepsy*
unzulänglich *inadequate*
unzurechnungsfähig *non compos mentis*
unzureichend *inadequate*
Urämie *uraemia*
urämisch *uraemic*
Uranorrhaphie *palatorrhaphy*
Urat *urate*
Uraturie *uraturia*
Urease *urease*
Urei *oogonium*
Urese *uresis*
Ureter *ureter*
Ureterektomie *ureterectomy*
ureterisch *ureteral or ureteric*
Ureteritis *ureteritis*
Ureteroenteroanastomose *or*
Ureteroenterostomie *ureteroenterostomy*
Ureterokolostomie *ureterocolostomy*
Ureterolith *ureterolith*
Ureterolithotomie *ureterolithotomy*
Ureteronephrektomie *ureteronephrectomy or nephroureterectomy*
Ureteroplastik *ureteroplasty*
Ureteropyelonephritis *ureteropyelonephritis*
Ureterostomie *ureterostomy*
Ureterotomie *ureterotomy*
ureterovaginal *ureterovaginal*
Ureterozele *ureterocele*
Ureterstein *ureteric calculus*
Urethra *urethra*
urethral *urethral*
Urethritis *urethritis*
Urethritis gonorrhoica *specific urethritis*
Urethritis non gonorrhoica *non-specific urethritis*
Urethrogramm *urethrogram*
Urethrographie *urethrography*
Urethroplastik *urethroplasty*
Urethrorrhaphie *urethrorrhaphy*
Urethrorrhoe *urethrorrhoea*
Urethroskop *urethroscope*
Urethroskopie *urethroscopy*
Urethrostomie *urethrostomy*
Urethrotomie *urethrotomy*
Urethrozele *urethrocele*
Urhidrosis *uridrosis*
Urikosurikum *uricosuric (drug)*
Urin *urine, water*
Urinexkretionstest *Schilling test*
Urinfluoreszenz *photuria*
urinieren *to urinate*
Urinieren *urination*
Urinstatus *urinalysis*
Urkunde *certificate*
Urniere *mesonephros or Wolffian body*
Urobilin *urobilin*
Urobilinogen *urobilinogen*
Urochezie *urochesia*
Urochrom *urochrome*
urogenital *genitourinary, ur(in)ogenital*

Urogenitalapparat *or* **-system** *or* **-trakt** *urogenital or genitourinary system*
Urogenitalzwerchfell *urogenital diaphragm*
Urogramm *pyelogram*
Urographie *urography*
Urokinase *urokinase*
Urolith *urolith*
Urologe/Urologin *urologist*
Urologie *urology*
urologisch *urological*
Urometer *urinometer*
Urozele *urocele*
Ursache *reason*
Ursprung *origin, source*
ursprünglich *original, primordial*
Urtikaria *urticaria*
uterin *uterine*
Uterographie *uterography*
utero-ovarial *utero-ovarian*
uterovesical *uterovesical*
Uterus *uterus or womb*
Uterus didelphys *uterus didelphys, double uterus*
Uterus duplex *dimetria*
Uterusprolaps *uterine procidentia or uterine prolapse*
Uterussubinvolution *uterine subinvolution*
Utriculus *utricle or utriculus*
Utriculus prostaticus *prostatic utricle*
UV-Blindheit *arc eye or snow blindness*
Uvea *uvea, uveal tract*
uveal *uveal*
Uveitis *uveitis*
UV-Lampe *ultraviolet lamp*
UV-Strahlen *ultraviolet rays*
Uvula *uvula*
uvulär *uvular*
Uvulektomie *uvulectomy*
Uvulitis *uvulitis*

Vv

Vaccinio *vaccinia*
vagal *vagal*
Vagina *vagina*
Vagina bulbi *Tenon's capsule*
vaginal *vaginal*
Vaginalausfluss *vaginal discharge*
Vaginalblutung *vaginal bleeding*
Vaginaldusche *or* **Vaginalspülung** *vaginal douche*
Vaginalsuppositorium *pessary*
Vaginaluntersuchung *vaginal examination*
Vaginektomie *vaginectomy*
Vaginismus *vaginismus*
Vaginitis *vaginitis*
Vaginographie *vaginography*
Vagotomie *vagotomy*
vagovasal *vasovagal*
vagovasale Synkope *vasovagal attack*
Vagus(nerv) *pneumogastric or vagus nerve*
Vagustonus *vagal tone*
Vakuole *vacuole*
Vakuumextraktion *vacuum extraction*
Vakuumextraktor *vacuum extractor*
Vakzine *vaccine*
Vakzinetherapie *vaccinotherapy*
Valgusstellung *valgus*
Valin *valine*
Vallecula *vallecula*
Valva *valve*
Valva ileocaecalis *ileocaecal valve*
Valvula *valvula*
valvulär *valvular*
Valvulitis *valvulitis*
Valvuloplastik *valvuloplasty*
Valvulotomie *valvotomy or valvulotomy*
Van-den-Berg-Test *van den Bergh test*
Variation *variation*
Variationsbreite *range*
variieren *to vary*
Varikektomie *varicectomy*
Varikose *or* **Varikosität** *varicosity*
Varikotomie *varicotomy*
Varikozele *varicocele*
Variola *variola*
Variola mitigata *varioloid*
Variolois *varioloid*
Varix *or* **Varize** *varix*
Varizellen *varicella*
Varizen *varicose veins*
Varizenexstirpation *varicectomy*
Varizenverödung *sclerotherapy*
Varusstellung *varus*
Vas *vas*
Vas afferens *afferent vessel*
Vas deferens *vas deferens*
Vas efferens *efferent vessel*
Vasa vasorum *vasa vasorum*
Vasektomie *vasectomy*
vaskulär *vascular*
Vaskularisation *or* **Vaskularisierung** *vascularization*
Vaskulitis *vasculitis*
vasoaktiv *vasoactive*
Vasodilatans *vasodilator*
Vasodilatation *vasodilatation*
Vasodilatator *vasodilator*
Vasokonstriktion *vasoconstriction*
Vasokonstriktor *vasoconstrictor*
Vasokonstringens *vasoconstrictor*
Vasoligatur *vasoligation*
Vasomotor *vasomotor nerve*
Vasomotorik *vasomotion*
vasomotorisch *vasomotor*
vasomotorischer Nerv *vasomotor nerve*
vasomotorisches Zentrum *vasomotor centre*
Vasopressin *vasopressin*
Vasopressor *vasopressor*
Vasoresektion *vasectomy*
Vasospasmus *vasospasm*

vasovagal *vasovagal*
vasovagale Synkope *vasovagal attack*
Vasovasostomie *vasovasostomy*
Vasovesikulitis *vasovesiculitis*
Vastus intermedius/medialis/lateralis *vastus intermedius/medialis/lateralis*
Vater *father*
Vectis *vectis*
vegan *vegan*
Veganer/-in *vegan*
Vegetarier/-in *vegetarian*
vegetarisch *vegetarian*
Vegetation *vegetation*
vegetativ *vegetative*
vegetatives Nervensystem *autonomic nervous system*
Vehikel *vehicle*
Veitstanz *St Vitus' dance*
Vektor *vector*
Vena angularis *angular vein*
Vena azygos *azygos vein*
Vena basilica *basilic vein*
Vena cava *vena cava*
Vena cava inferior/superior *inferior/superior vena cava*
Vena cerebri magna *great cerebral vein*
Vena cystica *cystic vein*
Vena facialis *facial vein*
Vena facialis profunda *deep facial vein*
Vena femoralis *femoral vein*
Vena gastrica *gastric vein*
Vena glutaea inferior/superior *inferior/superior gluteal vein*
Vena hepatica *hepatic vein*
Vena iliaca communis *common iliac vein*
Vena infraorbitalis *infraorbital vein*
Vena jugularis *jugular (vein)*
Vena jugularis anterior *anterior jugular*
Vena jugularis externa *external jugular*
Vena jugularis interna *internal jugular*
Vena lingualis *lingual vein*
Vena mesenterica *mesenteric vein*
Vena portae *portal vein*
Vena pulmonalis *pulmonary vein*
Vena saphena *saphenous vein or saphena*
Venae auriculares *auricular veins*
Venae brachiales *brachial veins*
Venae brachiocephalicae *innominate or brachiocephalic veins*
Venae digitales *digital veins*
Venae emissariae *emissary veins*
Venae iliacae communes *common iliac veins*
Venae praeauriculares *auricular veins*
Venae subclaviae *subclavian veins*
Venaesectio *venesection*
Vene *vein*
Venenentzündung *phlebitis*
Venenpunktion *venepuncture or venipuncture*
Venenresektion *phlebectomy*
Venenstein *phlebolith*
Venenthrombose *venous thrombosis*
venerische Krankheit *venereal disease*
Venerologie *venereology*
Venogramm *venogram*
Venographie *venography*
Venole *venule*
venös *venous*
venöse Blutung *venous bleeding, venous haemorrhage*
venöses Blut *venous blood*
venöses System *venous system*
Venter musculi *belly*
Ventilation *ventilation*
Ventilationsstörung *ventilatory failure*
Ventilpneumothorax *tension pneumothorax*
ventral *ventral*
Ventriculus *ventricle*
Ventrifixation *ventrofixation, ventrosuspension*
Ventrikel *ventricle*
Ventrikelseptum *interventricular septum*
Ventrikelseptumdefekt *hole in the heart*
ventrikulär *ventricular*
Ventrikulitis *ventriculitis*
Ventrikuloaurikulostomie *ventriculoatriostomy*
Ventrikulogramm *ventriculogram*
Ventrikulographie *ventriculography*
Ventrikuloskopie *ventriculoscopy*
Ventrikulostomie *ventriculostomy*
Venula *venule*
Venusberg *mons veneris*
Verabredung *appointment*
verabreichen *to administer; dose with*
Verabreichung *administration*
veraltet *out-of-date*
verändern *to change*
Veränderung *change, variation*
verantwortlich *responsible*
Verarmung *depletion*
Verästelung *arborization*
Verband *association; bandage, dressing*
Verbandmull *gauze, lint*
Verbandskasten *first-aid kit*
Verbandwatte *absorbent cotton*
verbessern *to improve*
Verbesserung *correction, improvement*
verbieten *to ban, forbid*
Verbigeration *verbigeration*
verbinden *to bandage, dress; combine, connect, join, link*
Verbindung *combination, commissure, compound, connection, junction, linkage, nexus*
Verbindungsschlagadern *communicating arteries*
Verbrauch *consumption*
verbreitet *prevalent*
verbrennen *to burn*
Verbrennung *burn*
Verbrennung ersten/zweiten/dritten/vierten Grades *first/second/third/fourth degree burn*
verbrühen *to scald*
Verbrühung *scald, wet burn*

Verdächtige(r) *suspect*
verdächtigen *to suspect*
Verdampfapparat *or* **Verdampfer** *vaporizer*
verdampfen *to evaporate, vaporize*
Verdampfung *evaporation*
verdauen *to digest*
verdaulich *digestible*
Verdauung *digestion*
Verdauungsenzyme *digestive enzymes*
Verdauungsstörung *indigestion*
Verdauungssystem *digestive system*
Verdauungstrakt *digestive or alimentary tract, food or alimentary canal*
verdichtet *condensed*
Verdichtung *consolidation*
verdorben *upset*
verdrängen *to displace; repress*
Verdrängung *displacement; repression*
verdrehen *to distort, twist*
Verdünnen *dilution*
verdünnen *to dilute*
verdünnt *dilute(d)*
Verdünnung *dilution*
Verdünnungsmittel *diluent*
vereinbaren *to arrange*
vereinigen *to join*
verengen *narrow, stenose*
verengend *constrictive*
Verengung *stenosis, stricture*
Vererbung *heredity*
Verfahren *method, procedure, process, technique*
verfallen *to waste away*
Verfassung *form*
verfaulen *to putrefy, rot*
verfettet *fatty*
verfolgen *to persecute*
Verfolgung *persecution*
verfärben *to discolour*
Verfärbung *discoloration*
verfügbar *available*
vergangen *past*
vergessen *to forget*
vergesslich *forgetful*
Vergesslichkeit *forgetfulness*
vergießen *to shed*
vergiften *to poison*
Vergiftung *intoxication, poisoning*
vergrößern *to enlarge*
Vergrößerung *enlargement*
Verhalten *behaviour*
verhaltensgestört *maladjusted*
Verhaltenstherapie *behaviour therapy*
Verhältnis *proportion, ratio; relationship*
Verhaltung *retention*
verharren *to lodge*
Verhärtung *induration*
verhindern *to prevent*
verhornen *to keratinize*
Verhornung *cornification or keratinization*
Verhütungsmittel *contraceptive*
verkalkt *calcified*
Verkalkung *calcification*
verkehrt *upside down*
Verklebung *adhesion*
verklumpen *to agglutinate*
Verklumpung *agglutination*
Verknüpfung *association*
verkrampfen *to go into spasm*
verkrüppeln *to cripple*
verkrüppelnd *crippling*
verkümmern *to atrophy*
verkümmern lassen *to stunt*
verlagern *to displace*
Verlagerung *displacement*
Verlagerung nach außen *exteriorization*
Verlangen *desire*
verlängern *to prolong*
verlängert *prolonged*
verlängertes Mark *medulla oblongata*
Verlauf *course*
Verlaufskontrolle *follow-up*
verlegen *to obstruct*
Verlegung *obstruction*
verletzen *to hurt, injure, wound*
verletzlich *vulnerable*
Verletzte(r) *casualty*
Verletzung *injury, wound*
Verletzung der Berufspflichten *malpractice*
verlieren *to lose, shed*
Verlust *loss*
Vermännlichung *masculinization, virilization*
Vermehrung *reproduction*
vermeiden *to avoid*
vermiform *vermiform*
Vermifugum *vermifuge*
vermindern *to lessen*
Vermis cerebelli *vermis*
vermischen *to mix*
Vermizid *vermicide*
Vermögen *faculty*
vermuten *to suspect*
vernarben *to scar*
Vernebler *atomizer or nebulizer*
Vernix caseosa *vernix caseosa*
verordnen *to prescribe*
Verordnung *prescription*
verpacken *to pack*
verpflanzen *to graft*
verrenken *to dislocate*
Verrenkung *dislocation or luxation*
verringern *to cut, lessen, reduce*
Verruca *verruca*
Verruca plantaris *plantar wart*
Verruca vulgaris *common wart*
verrückt *mad*
versagen *to fail*
Versagen *failure*
verscheiden *to pass away or pass on*
verschieben *to displace*
Verschiebung *displacement, shift*
verschieden *distinct*
Verschlechterung *deterioration*

Verschleiß *wear and tear*
verschleißen *to wear*
verschlimmern *to aggravate, exacerbate*
Verschlimmerung *deterioration, exacerbation*
verschlossen *occluded*
verschlucken *to swallow*
verschluckte Fremdkörper *swallowed foreign bodies*
Verschluss *blockage, obstruction, occlusion; cap*
Verschlussikterus *obstructive or posthepatic jaundice*
Verschlussprothese *obturator*
verschmelzen *to fuse*
Verschmelzung *fusion*
Verschmutzung *pollution*
verschnupft *stuffy or stuffed up*
verschorfen *to slough*
Verschorfungsmittel *escharotic*
verschreiben *to prescribe*
verschreibungspflichtig *available on prescription only, ethical*
verschwenden *to waste*
verschwommen *blurred*
verschwommenes Sehen *blurred vision*
versehren *to disable*
versichern *to insure; reassure*
Versicherung *insurance; reassurance*
Versio *version*
versorgen *to attend, care for, look after, take care of; supply*
Versorgung *attention, care; management; supply*
Versorgungsgebiet *catchment area*
Verstand *reason*
verständlich *clear*
verstärken *to accentuate*
verstauchen *to sprain*
Verstauchung *sprain*
versteifen *to ankylose*
versteift *stiff*
verstimmt *upset*
verstoffwechseln *to metabolize*
verstopfen *to block, obstruct*
verstopft *costive; stuffy or stuffed up*
Verstopfung *blockage; constipation*
Verstopfung der Nase *nasal congestion*
verstümmeln *to maim*
Versuch *attempt; experiment*
versuchen *to attempt*
Vertebra *vertebra*
Vertebrae coccygeae *coccygeal vertebrae*
Vertebrae lumbales *lumbar vertebrae*
Vertebrae sacrales *sacral vertebrae*
Vertebrae thoracicae/thoracales *dorsal or thoracic vertebrae*
vertebral *vertebral*
Vertex *vertex*
Vertiefung *impression*
Vertigo *vertigo*
verträglich *compatible*
vertragliche Zusammenarbeit *attachment*
Verträglichkeit *compatibility*
vertreten *to cover*
Vertreter *agent*
Vertreter eines Arztes *locum (tenens)*
Vertretung *cover*
verunreinigen *to contaminate, pollute*
Verunreinigung *contamination, pollution*
Verunreinigungen *impurities*
ververdaute Nahrung *predigested food*
verwachsen *to knit*
Verwachsung *accretion, adhesion*
verwalten *to manage*
Verwaltung *administration, authority, management*
Verwaltungsleiter/-in *administrator, manager*
verwaltungstechnisch *administrative*
verwandeln *to turn*
Verwandtschaft *kin; relationship*
Verweilkatheter *indwelling catheter*
verweisen *to refer*
verwesen *to rot*
verwirren *to confuse*
Verwirrung *confusion*
verwunden *to wound*
Verzeichnis *register*
verzerren *to distort*
Verzerrung *distortion*
verzögern *to retard*
Verzögerung *retardation*
verzweigen *to branch*
Verzweigung *arborization*
Vesica *vesicle*
Vesicans *vesicant*
Vesicula *vesicle*
Vesiculae seminales *seminal vesicles*
vesikal *vesical*
Vesikel *vesicle*
Vesikofixation *vesicofixation*
vesiko-ureteraler Reflux *vesicoureteric reflux*
vesikovaginal *vesicovaginal*
Vesikovaginalfistel *vesicovaginal fistula*
vesikulär *vesicular*
Vesikuläratmen *or* **vesikuläres Atemgeräusch** *vesicular breathing sound*
Vesikulation *vesiculation*
Vesikulektomie *vesiculectomy*
Vesikulographie *vesiculography*
vesikulopapulös *vesiculopapular*
vesikulopustulös *vesiculopustular*
Vesikulutis *vesiculitis*
vestibulär *vestibular*
Vestibulum *vestibule*
Vibration *vibration*
Vibrator *vibrator*
vibrieren *to vibrate*
Vibrio *Vibrio*
Vibrissae *vibrissae*
vielkernig *multinucleated*
vierfach *quadruple*
Vierfachimpfstoff *quadruple vaccine*
Vierling *quadruplet or quad*
vierter Hirnnerv *trochlear nerve*

vikariierend *vicarious*
vikariierende Blutung *vicarious menstruation*
villös *villous*
Villus *villus*
Vinculum *vinculum*
Violett *violet*
viral *viral*
Virämie *viraemia*
Virginität *virginity*
Virgo *virgin*
viril *virile*
Virilisierung *masculinization, virilization*
Virilismus *virilism*
Virologie *virology*
virulent *virulent*
Virulenz *virulence*
Virus *virus*
Virushepatitis *infectious virus hepatitis*
Viruspneumonie *viral or virus pneumonia*
viskös *viscous, viscid*
Viskosität *viscosity*
visuell *visual*
Viszera *viscera*
viszeral *visceral*
viszerale Leishmaniase *kala-azar*
viszerales Perikardblatt *visceral pericardium*
viszeromotorisch *visceromotor*
Viszeroptose *visceroptosis*
Viszerorezeptor *visceroreceptor*
vital *vital*
Vitalkapazität *vital capacity*
Vitalzeichen *vital signs*
Vitamin *vitamin*
Vitamin A *Vitamin A or retinol*
Vitamin B1 *Vitamin B_1 or thiamine or aneurine*
Vitamin B2 *Vitamin B_2 or riboflavine*
Vitamin B6 *Vitamin B_6 or pyridoxine*
Vitamin B12 *Vitamin B_{12} or cyanocobalamin*
Vitamin C *Vitamin C or ascorbic acid*
Vitamin D *Vitamin D*
Vitamin D2 *calciferol*
Vitamin E *Vitamin E*
Vitamin K *Vitamin K*
Vitamin-B-Komplex *Vitamin B complex*
Vitaminmangel *vitamin deficiency*
Vitellus *vitellus*
Vitiligo *vitiligo*
vivipar *viviparous*
Vivisektion *vivisection*
vokal *vocal*
volar *volar*
Volkmann-Kanal *Volkmann's canal*
Volkmann-Muskelkontraktur *Volkmann's contracture*
voll *full*
völlig *absolutely, fully, totally*
völlig erschöpft *tired out, worn out*
völlig Farbenblinde(r) *monochromat*
völlig taub *totally or completely or stone deaf*
vollkommen *absolutely*
Vollkornbrot *brown bread*
Vollnarkose *general anaesthesia*
vollständig *full-scale, fully*
vollständige Erinnerung *total recall*
Volumen *volume*
Volumenüberfüllung *plethora*
Volvulus *volvulus*
Vomer *vomer*
Vomitus *vomitus*
vorangehen *to precede*
vorangehender Teil *presenting part*
vorausgehen *to precede*
Voraussage *prediction*
vorbei *all over*
vorbereiten *to prepare*
Vorbereitung *preparation*
vorbeugende Maßnahme *preventive measure*
vorbeugende Psychiatrie *orthopsychiatry*
Vorbeugung *prevention*
Vorderansicht *anterior aspect*
Vorderdarm *foregut*
vordere(r,s) *anterior*
vordere Augenkammer *anterior chambers of the eye*
vordere (große) Fontanelle *anterior fontanelle*
vordere Halsvene *anterior jugular*
vordere Nasenöffnungen *anterior or external nares*
vordere Synechie *anterior synechia*
vordere Zentralwindung *precentral gyrus*
vorderer Gaumenbogen *palatoglossal arch*
vorderer oberer Darmbeinstachel *anterior superior iliac spine*
vorderer Stirnlappenbereich *prefrontal lobe*
Vorderhirn *forebrain*
Vorderseite *front*
Vordruck *form*
Vorfahr *ancestor*
Vorfall *prolapse*
Vorgang *process*
vorgeburtlich *antenatal*
vorhanden *present*
Vorhandensein *presence*
Vorhaut *prepuce or foreskin*
vorherrschend *predominant*
Vorhersage *prediction*
vorhersagen *to predict*
Vorhof *atrium, vestibule*
Vorhoffenster *oval window*
Vorhofflimmern *atrial fibrillation*
Vorhofseptum *interatrial septum*
Vorhofseptumdefekt *(atrial or ventricular) septal defect*
Vorklinikum *preclinical*
vorklinisch *preclinical*
vorkommen *to occur*
Vorkommen *occurrence*
vorläufig *provisional(ly)*
vorliegend *present*
Vormilch *colostrum*

vornehmen *to undertake*
Vorrichtung *appliance, device*
Vorschlag *suggestion*
vorschlagen *to suggest*
Vorsichtsmaßnahme *precaution*
Vorsorgeklinik für Frauen *well-women clinic*
Vorsorgemedizin *preventive medicine*
Vorsorgeuntersuchung *checkup*
vorspringen *to project*
vorspringend *prominent*
Vorsprung *eminence, projection, prominence, protuberance*
Vorstadium *precursor*
vorstehen *to protrude*
vorstehend *prominent*
Vorsteherdrüse *prostate (gland)*
vorstellen *to introduce*
vorstellen: sich ~ *to imagine*
Vorstellung(skraft) *imagination; imagery*
Vorstufe *precursor*
vorübergehend *temporary, transient*
Vorverdauung *predigestion*
Vorwasser *forewaters*
Vorwehen *false pains*
vorwölben *to protrude*
vorzeitig *premature; preterm*
vorzeitige Ejakulation *premature ejaculation*
Vorzeitigkeit *prematurity*
Voyeurismus *voyeurism*
vulnerabel *vulnerable*
Vulva *vulva*
Vulvektomie *vulvectomy*
Vulvitis *vulvitis*
Vulvovaginitis *vulvovaginitis*

Ww

Waage *balance, scales*
waagrecht *level*
wach *alert, awake*
Wachs *wax*
wachsam *wakeful*
Wachsamkeit *wakefulness*
wachsen *to grow, increase*
Wachstum *growth*
Wachstumsfaktor *growth factor*
Wachstumshormon *growth hormone*
Wachstumsschmerzen *growing pains*
Wade *calf*
Wadenbein *fibula*
Wahn *delusion*
wahnsinnig *mad*
Wahnvorstellung *delusion*
wahrnehmbar *noticeable; sensible*
wahrnehmen *to notice; sense*
Wahrnehmung *perception; sensation*
Waldeyer-Ring *Waldeyer's ring*
Wallpapillen *(circum)vallate papillae*
Wand *wall*
Wandel *change*
Wandertrieb *fugue*
Wange *cheek*
Wangen- *buccal*
Wangenbrand *cancrum oris or noma*
Wangensteen-Tubus *Wangensteen tube*
wanken *to stagger*
Wanze *bedbug*
warm *warm*
warmblütig *homoiothermic*
warme Packung *hot pack*
Wärme *heat, calor*
Wärmebehandlung *heat treatment*
Wärmestau mit allgemeiner Erschöpfung *heat exhaustion*
Wärmetherapie *heat therapy or thermotherapy*
warnen *to warn*
Warnung *warning*
Warteliste *waiting list*
warten *to wait*
Wartezeit *waiting time*
Wartezimmer *waiting room*
Warze *wart*
warzenförmig *mastoid*
Warzenfortsatz (des Schläfenbeins) *mastoid (process)*
Waschbecken *wash basin*
Wäsche *laundry*
waschen *to bathe*
Wäscherei *laundry*
Wäscherkrätze *dhobie itch*
Wasser *aqua, water*
Wasser lassen *to urinate*
Wasserbett *water bed*
Wasserbruch *hydrocele*
wasserdicht *waterproof*
wasserhaltig *aqueous*
Wasserhaushalt *water balance*
Wasserkopf *hydrocephalus*
Wasserkrebs *cancrum oris or noma*
Wasserlassen *micturition or urination*
Wassermann-Reaktion *Wassermann reaction*
Wasserstoff *hydrogen*
Wassersucht *dropsy*
wässrig *aqueous, watery*
Waterhouse-Friderichsen-Syndrom *Waterhouse-Friderichsen syndrome*
Waterston-Operation *Waterston's operation*
Watson-Messer *Watson knife*
Watte *cotton wool or absorbent cotton, wadding*
Weber-Christian-Krankheit *Weber-Christian disease*
Weberhusten *woolsorter's disease*
Weber-Versuch *Weber's test*
Wechsel *change*
Wechselfieber *intermittent fever*
Wechseljahre *menopause, climacteric, change of life*
wechseln *to change*
wechselwarm *poikilothermic*
Wechselwirkung *interaction*
wecken *to awake, awaken, wake*

Wegener-Klinger-Granulomatose *Wegener's granulomatosis*
wegschicken *to turn away*
weh tun *to hurt*
Wehen *labour (pains), contractions*
Wehen auslösend *ecbolic*
Wehenmittel *ecbolic*
Wehweh *hurt*
Weibchen *female*
weiblich *female*
weibliche Brust(drüse) *mamma or breast*
weibliche Homosexualität *lesbianism*
weich *soft; flaccid, flabby*
weich machen *to soften*
weicher Gaumen *soft palate*
weicher Schanker *soft chancre*
Weichteilverdickung *pachysomia*
Weile *spell*
Weil-Felix-Reaktion *Weil-Felix reaction*
Weil-Krankheit *Weil's disease*
weinen *to cry*
Weinfleck *port wine stain*
Weingeist *spirit*
Weise *manner*
Weisheitszahn *wisdom tooth*
weiß *white*
Weiß *white*
weiße Linie *linea alba*
weiße Substanz *white matter*
weißes Blutkörperchen *white blood cell or corpuscle*
Weißfluss *leucorrhoea or whites*
Weißkörper *corpus albicans*
weit offen *patulous*
weit verbreitet *common, widespread*
weitergeben *to pass on*
weitermachen *to keep on*
weitsichtig *longsighted*
Weitsichtigkeit *hypertropia*
Weltgesundheitsorganisation *World Health Organization*
wenden *to turn*
Wendung *version*
Wendung in die Schädellage *cephalic version*
Wendung in die Steißlage *podalic version*
wenig *little*
werben *to recruit*
werdende Mutter *expectant mother, maternity case*
Wernicke-Enzephalopathie *Wernicke's encephalopathy*
Wert *value; reading*
Wertheim-Operation *Wertheim's operation*
Wesen *character; nature; temper*
Wesensart *character*
wesentlich *essential*
wesentliche Elemente *essential elements*
westafrikanischer Augenwurm *Loa loa*
Wharton-Gang *Wharton's duct*
Wharton-Sulze *Wharton's jelly*
Wheelhouse-Operation *Wheelhouse's operation*
Whipple-Krankheit *Whipple's disease*
Whipple-Operation *Whipple's operation*
wichtig *significant*
Wickel *pack*
Widal-Reaktion *Widal reaction or test*
widerlich *nasty*
Widerstand *resistance*
widerstandsfähig *resistant, tough*
Widerstandsfähigkeit *resistance*
widerstehen *to resist*
wieder aufflammend *recrudescent*
wieder auftauchen *or* **herauskommen** *to re-emerge*
wieder auftreten *or* **erscheinen** *to reappear*
wieder umwandeln *to reconvert*
Wiederaufflammen *recrudescence*
Wiederauftauchen *re-emergence*
Wiederauftreten *reappearance*
wiederbeleben *to resuscitate or revive*
Wiederbelebung *resuscitation*
wiedererkennen *to recognize*
wiedererlangen *to recover, regain*
Wiedererscheinen *reappearance*
wiedergewinnen *to regain*
wiederherstellen *to rebuild, reconstruct, repair, restore*
Wiederherstellung *reconstruction, recovery*
Wiederherstellungschirurgie *plastic or reconstructive surgery*
wiederholen *to repeat*
Wiederholungsrezept *repeat prescription*
wiederkehren *to recur*
wiegen *to weigh*
wildes Fleisch *proud flesh*
Wille *will*
Willebrand-Jürgens-Syndrom *von Willebrand's disease*
Willenskraft *or* **Willensstärke** *willpower*
Willkürbewegung *voluntary movement*
willkürlich *voluntary*
willkürliche Bewegung *voluntary movement*
willkürliche Muskeln *voluntary muscles*
Wilms-Tumor *Wilms' tumour*
Wilson-Krankheit *Wilson's disease*
Wimper *eyelash*
Wind *wind*
Windel *nappy, diaper*
Windelausschlag *nappy rash*
Wind-Frost-Faktor *windchill factor*
Windpocken *chickenpox*
Windung *convolution*
Winkel *angle*
winzig *minute*
Wirbel *spondyl, vertebra*
Wirbelbogen *neural arch*
Wirbelbogenplatte *lamina*
Wirbelentzündung *spondylitis*
Wirbelgelenkfortsatz *articulating process*
Wirbelgleiten *spondylolisthesis*

Wirbelkanal *spinal or vertebral canal*
Wirbelkanal *vertebral canal*
Wirbelkörper *body of vertebra*
Wirbelloch *vertebral foramen*
Wirbelsäule *spinal or vertebral column, spine*
Wirbelsäulenverkrümmung *spinal curvature or curvature of the spine*
Wirbelsäulenversteifung *spinal fusion*
Wirbelschlagadern *vertebral arteries*
Wirbelspalt *spina bifida or rachischisis*
wirken *to act, act (up)on*
wirksam *active, effective, efficient*
Wirksamkeit *activity*
Wirkstoff *agent, active ingredient or principle*
Wirkung *action, activity, agency, effect*
Wirkungsmechanismus *operation*
Wirkungsweise *operation*
Wirt *host*
Wismut *bismuth*
Wismutsalze *bismuth salts*
Wissenschaft *science*
Wissenschaftler/-in *scientist*
wissenschaftlich *scientific*
Wochenbett *puerperium*
Wochenbettdepression *postnatal depression*
Wochenbetterkrankung *puerperalism*
Wochenbettfieber *puerperal fever*
Wochenfluss *lochia*
Wöchnerin *puerpera*
Wohlbefinden *well-being*
Wohl(ergehen) *or* **Wohlfahrt** *welfare*
wohltuend *soothing*
wohnhaft *resident*
Wohnsitz *domicile*
Wolhynisches Fieber *trench fever*
Wolke *cloud*
Wollen *volition*
Wollfett *lanolin*
Wollhaar *lanugo*
Wood-Lampe *Wood's lamp*
Wort *word*
Wucherung *excrescence, growth, vegetation*
Wulstnarbe *keloid*
wund *raw, sore*
wund reiben *or* **scheuern** *to chafe*
Wundalkohol *surgical spirit*
Wunde *wound*
Wundfieber *traumatic fever*
Wundhaken *retractor*
Wundheilung per primam/secundam intentionem *healing by first/second intention*
Wundinfektion *infected wound*
Wundliegen *bedsore or decubitus ulcer*
Wundmal *stigma*
Wundrose *erysipelas*
Wundsekret *ichor*
Wundspreizer *retractor*
Wundstarrkrampf *tetanus*
Wundtoilette *débridement or debridement*
Wunsch *desire*
Würfelbein *cuboid bone*
Würfelzelle *cuboidal cell*
Würgen *retching*
würgen *to gag, retch*
Wurm *worm*
wurmförmig *vermiform*
Wurmfortsatz (des Blinddarms) *(vermiform) appendix*
Wurmfortsatzentzündung *appendicitis*
Wurmfortsatzgekröse *mesoappendix*
Wurmmittel *anthelmintic, vermicide, vermifuge*
Wurzel *root or radix*
Wurzelhaut *periodontal membrane or ligament, periodontium*
Wurzelheber *elevator*
Wurzelkanal (des Zahns) *root canal*
Wurzelspitzenresektion *apicectomy*
Wut *temper*
Wutanfall *(temper) tantrum*

Xx

Xanthelasma *xanthelasma*
Xanthochromie *xanthochromia*
Xanthodermie *xanthosis*
Xanthom *xanthoma*
Xanthomatose *xanthomatosis*
Xanthopsie *xanthopsia*
Xanthosis *xanthosis*
X-Beine *knock knee or genu valgum*
x-beinig *knock-kneed*
X-Chromosom *X chromosome*
xenogenes Transplantat *xenograft or heterograft*
Xenotransplantat *xenograft or heterograft*
Xeroderma *or* **Xerodermie** *xeroderma*
Xerophthalmie *xerophthalmia*
Xeroradiographie *xeroradiography*
Xerose *or* **Xerosis** *xerosis*
Xerostomie *xerostomia*
xiphoideus *ensiform*
Xylose *xylose*

Yy

Yaws *yaws or framboesia or pian*
Y-Chromosom *Y chromosome*
Yersinia pestis *Yersinia pestis*

Zz

Zacke *serration*
Zadik-Operation *Zadik's operation*
zäh *tough*
zähflüssig *viscous, viscid*
zählen *to count*
Zählkammer *haemocytometer*
Zählung *count*
Zahn *dens, tooth*

Zahnabszess *gumboil*
Zahnarzt/Zahnärztin *dentist, dental surgeon*
Zahnarzthelfer/-in *dental auxiliary*
zahnärztlicher Behandlungsstuhl *dentist's chair*
Zahnarztpraxis *dental practice or surgery*
Zahnbelag *dental plaque, tartar*
Zahnbürste *toothbrush*
Zahncreme *dentifrice, toothpaste*
Zahnen *teething*
Zahnfleisch *gum or gingiva*
Zahnfleischentzündung *ulitis or gingivitis*
Zahnfleischresektion *gingivectomy*
Zahnformel *dentition*
Zahnfortsatz *odontoid process*
Zahnfüllung *inlay*
Zahnhals *neck of tooth*
Zahnheilkunde *dentistry, odontology*
Zahnhöcker *cusp, lobe*
Zahnkaries *dental caries or dental decay*
Zahnkrone *crown*
zahnlos *edentulous*
zahnärztlich *dental*
Zahnpasta *toothpaste*
Zahnpflege *dental care, dental hygiene*
Zahnpfleger/-in *dental hygienist*
Zahnprothese *denture, dental plate, dental prosthesis*
Zahnpulpa *dental pulp*
Zahnputzmittel *dentifrice*
Zahnreihenschluss *occlusion*
Zahnröntgenfilm *bite wing*
Zahnschmelz *enamel*
Zahnschmerz *odontalgia*
Zahnschmerzen *toothache*
Zahnseide *dental floss*
Zahnstein *tartar*
Zahnstein entfernen *to scale*
Zahnsteinentferner *scaler*
Zahntechniker/-in *dental technician*
Zahnteilprothese *partial denture*
Zahnzyste *dental cyst*
Zäkostomie *caecostomy*
Zäkum *caecum*
Zange *forceps*
Zangenentbindung *or* **Zangengeburt** *forceps or instrumental delivery*
Zäpfchen *suppository*
Zapfen *cone*
zart *frail; gentle*
Zaubernuss *witch hazel or hamamelis*
Zecke *tick*
Zecken(fleck)fieber *tick fever or Rocky Mountain spotted fever*
Zehe *digit, dactyl, toe*
Zehenglied *phalanx*
Zehennagel *toenail*
Zehenvenen *digital veins*
Zehrröteln *pityriasis rubra*
Zeichen *mark, sign, symbol*
Zeichensprache *sign language*
Zeichnen *show*
Zeigefinger *index finger, forefinger*
zeigen *to demonstrate, present, reveal, show*
Zeit *time*
Zeitabschnitt *period*
Zeitraum *term*
Zellabstrich *cytological smear*
Zelle *cell*
Zellgewebe *cellular tissue*
Zellkern *nucleus*
Zellkörper *cell body*
Zellmembran *cell membrane*
Zellteilung *cell division*
zellulär *cellular*
Zellulitis *cellulitis*
Zellulose *cellulose*
Zelt *tent*
Zement *cement(um)*
Zentimeter *centimetre*
zentral *central*
zentrale Lähmung *spastic paralysis or cerebral palsy*
zentrale Netzhautschlagader *retinal artery*
zentraler Venendruck *central venous pressure*
Zentralfurche *central sulcus*
Zentralkanal (des Rückenmarks) *central canal*
Zentralkörperchen *centriole*
Zentralnervensystem *central nervous system*
Zentralvene *central vein*
zentrifugal *centrifugal*
Zentrifuge *centrifuge*
Zentriol *centriole*
zentripetal *centripetal*
Zentromer *centromere*
Zentrosom *centrosome*
Zentrum *centre, centrum*
zephalisch *cephalic*
zerbrechlich *brittle, fragile, frail*
zerdrücken *to crush*
zerebellar *cerebellar*
zerebellare Ataxie *cerebellar ataxia*
zerebellarer Gang *cerebellar gait*
zerebral *cerebral*
zerebrale Lähmung *cerebral palsy*
zerebrale Thrombose *cerebral thrombosis or stroke*
Zerebrallähmung *cerebral palsy*
zerebrospinal *cerebrospinal*
zerebrovaskulär *cerebrovascular*
zerebrovaskuläre Erkrankung *cerebrovascular disease*
zerebrovaskulärer Insult *cerebrovascular accident or stroke*
Zerfall *decay, decomposition, disintegration*
zerfallen *to decay, decompose, disintegrate*
zerfressen *to erode*
zerkratzen *to scratch*
zerquetschen *to crush*
zerreißen *to tear*
Zerreißung *rupture*

zerren *to pull, strain*
Zerrung *strain*
zersetzen *to decay, decompose*
Zersetzung *decay, decomposition*
zerstäuben *to spray*
Zerstäuber *atomizer or nebulizer*
zerstören *to destroy*
Zerstörung *destruction*
Zerumen *cerumen*
zervikal *cervical*
zervikale Spondylose *cervical spondylosis*
Zervikalkanal *cervical or cervicouterine canal*
Zervix *cervix*
Zervixabstrich *cervical smear*
Zervixkanal *cervical or cervicouterine canal*
Zervixkarzinom *cervical cancer*
Zervixkatarrh *endocervicitis*
Zervixnaht *trachelorrhaphy*
Zervixresektion *cervicectomy*
Zervizitis *(endo)cervicitis*
Zestode *cestode*
Zidovudin *zidovudine*
Ziegenpeter *mumps or infectious parotitis*
ziehen *to extract*
Ziel *goal, target*
Zielorgan *target organ*
Zielzelle *target cell*
ziemlich *fairly*
Ziffer *digit*
ziliar *ciliary*
Ziliarfortsätze *ciliary processes*
Ziliarganglion *ciliary ganglion*
Ziliarkörper *ciliary body*
Ziliarmuskel *ciliary muscle*
Zilie *cilium*
Zimmer-Gehhilfe *Zimmer (frame)*
Zingulektomie *cingulectomy*
Zink *zinc*
Zinkoxid *zinc oxide*
Zinksalbe *zinc ointment*
Zinnzone *zonule of Zinn*
Zirbeldrüse *pineal gland, pineal body*
zirkadiane Dysrhythmie *jet lag*
zirkadianer Rhythmus *circadian rhythm*
zirkulär *circular*
zirkuläre Falte *circular fold*
Zirkulation *circulation (of the blood)*
zirkulieren *to circulate*
Zirkumduktion *circumduction*
Zirkumzision *circumcision*
zirrhotisch *cirrhotic*
zischend *sibilant*
Zisterne *cistern or cisterna*
Zitronensäure *citric acid*
Zitronensäurezyklus *citric acid cycle*
Zitrullinämie *citrullinaemia*
Zittern *shivering, trembling; tremor*
zittern *to shiver, tremble*
zöliakal *coeliac*
Zöliakie *coeliac disease*
Zollinger-Ellison-Syndrom *Zollinger-Ellison syndrome*
Zölom *coelom*
Zona or **Zone** *zone*
Zona pellucida *zona pellucida*
Zonula *zonula or zonule*
Zonula ciliaris (Zinnii) *zonule of Zinn*
Zonulolyse *zonulolysis*
Zoonose *zoonosis*
Zorn *temper*
Zosterneuralgie *post herpetic neuralgia*
Zotte *villus*
Zottenhaut *chorion*
Z-Streifen *Z line*
zubereiten *to prepare*
züchten *to breed*
Zucken *twitching*
zucken *to jerk, twitch*
Zucker *sugar*
Zuckergehalt *sugar content*
Zuckerintoleranz *sugar intolerance*
Zuckerkrankheit *diabetes mellitus*
Zuckung *convulsion, jerk, spasm*
Zufall *accident*
zufällig *accidentally*
Zufuhr *intake; supply*
zuführend *afferent*
zuführendes Lymphgefäß *afferent vessel*
Zug *traction*
Zugang *aditus, inlet*
zugehen auf *to head for*
Zuhause *home*
zuhören *to listen*
zulassen *to approve, license*
Zulassung *licence, licensure*
Zunahme *gain, increase*
zunehmen *to gain, increase, put on weight*
zunehmend *progressively*
Zunge *tongue or glossa*
Zungenbein *hyoid bone*
Zungenentzündung *glossitis*
Zungenfliege *Glossina*
Zungenlähmung *glossoplegia*
Zungenmandel *lingual tonsil*
Zungen-Rachen-Nerv *glossopharyngeal nerve*
Zungenschlagader *lingual artery*
Zungenschleimhautentzündung *glossitis*
Zungenspatel *tongue depressor*
Zungenvene *lingual vein*
zurechnungsfähig *compos mentis*
zurechtkommen *to cope with, get along, manage*
zurückgehen *to fall off; go down; resolve*
zurückkonvertieren *to reconvert*
zurückströmen *to regurgitate*
Zurückziehen *retraction*
zusammenbrechen *to break down, collapse*
zusammenhängen *to relate*
zusammensetzen *to compose*
Zusammensetzung *composition*
zusammenstoßen *to crash*

zusammenstreichen *to slash*
zusammenwachsen *to knit*
zusammenzählen *to count*
zusammenziehen *to contract*
Zusatz *additive*
zusätzlich *accessory*
zusätzliche Bursa *adventitious bursa*
Zusatzteil *attachment*
zuschließen *to lock*
Zustand *condition, state, status*
zusteuern auf *to head for*
zustimmen *to agree with*
Zustimmung *agreement*
zutreffen auf *to apply*
Zutritt *admission*
zuziehen *to consult*
zwanghaft *compulsive, obsessive*
zwanglos *informal*
Zwangshandlung *obsessive action*
Zwangsvorstellung *obsession*
zweieiig *binovular*
zweieiige Zwillinge *fraternal* or *dizygotic twins*
zweifach *double*
Zweig *branch*
zweigeteilt *bifid*
zweihörnig *bicornuate*
zweikernig *binucleate*
zweiklappig *bivalve*
zweiköpfig *bicipital*
zweiköpfiger Muskel *biceps*
zweiköpfiger Schenkelmuskel *biceps femoris*
zweilappig *bilobate*
zweipolig *bipolar*
Zweirad *cycle*
zweistellige Zahlen *double figures*
zweite(r,s) *second*
zweite Molaren *second molars*
zweiteilige Krankentrage *scoop stretcher*
Zweiteilung *binary fission*
zweiter Halswirbel *axis*
zweites motorisches Neuron *lower motor neurone*
Zweitgebärende *bipara*
zweizellig *bicellular*
zweizipfelig *bicuspid*
Zwerchfell *midriff* or *diaphragm*
Zwerchfellfläche der Pleura *diaphragmatic surface of pleura*
Zwerchfellhernie *diaphragmatic hernia*
Zwerchfellnerv *phrenic nerve*
Zwerchfellpleura *diaphragmatic pleura*
Zwerchfellschenkel *crura of the diaphragm*
Zwerg *dwarf*
Zwergwuchs *dwarfism*
zwicken *to pinch*
Zwicken *pinch*
Zwiebel *bulb*
Zwilling *twin*
Zwillinge gebärend *biparous*
zwingen *to force*
zwinkern *to wink*
zwischengeschaltet *intercalated*
Zwischenhirn *diencephalon*
Zwischenläppchenschlagadern *interlobular arteries*
Zwischenlappenschlagadern *interlobar arteries*
Zwischenneuron *interneurone, internuncial neurone*
Zwischenraum *space*
Zwischenrippenmuskeln *intercostal muscles* or *(the) intercostals*
Zwischenwirbellöcher *intervertebral foramina*
Zwölffingerdarm *duodenum*
Zwölffingerdarmgeschwür *duodenal ulcer*
Zwölffingerdarmpapillen *duodenal papillae*
zwölfter Hirnnerv *hypoglossal nerve*
Zyanid *cyanide* or *prussic acid*
Zyanose *blueness* or *blue disease* or *cyanosis*
zyanotisch *cyanosed, cyanotic*
zyanotischer Säugling *blue baby*
Zyanwasserstoff *hydrocyanic acid*
Zygoma *zygoma*
zygomatisch *zygomatic*
Zygomykose *zygomycosis*
Zygote *zygote*
zyklisch *cyclical*
zyklisches Erbrechen *cyclical vomiting*
Zyklitis *cyclitis*
Zyklodialyse *cyclodialysis*
Zykloplegie *cycloplegia*
Zyklothymie *cyclothymia*
Zyklotomie *cyclotomy*
Zyklus *cycle*
Zylinderepithel *columnar cell*
zylindrisch *columnar*
Zymogen *zymogen*
Zystalgie *cystalgia*
Zyste *cyst*
Zystektomie *cystectomy*
Zystin *cystine*
Zystinose *cystinosis*
Zystinurie *cystinuria*
zystisch *cystic*
zystische Fibrose *cystic fibrosis, fibrocystic disease*
Zystitis *cystitis*
Zystizerkose *cysticercosis*
Zystizerkus *cysticercus*
Zystogramm *cystogram*
Zystographie *cystography*
Zystolithiasis *cystolithiasis*
Zysto(mano)meter *cystometer*
Zystometrie *cystometry*
Zystopexie *cystopexy*
Zystopyelitis *pyelocystitis*
Zystoskop *cystoscope*
Zystoskopie *cystoscopy*
Zystostomie *cystostomy* or *vesicostomy*
Zystotomie *cystotomy* or *vesicotomy*
Zystozele *cystocele*
Zytochemie *cytochemistry*

Zytogenetik *cytogenetics*
Zytokinese *cytokinesis*
Zytologie *cytology*
Zytolyse *cytolysis*
Zytomegalie-Virus *cytomegalovirus*
Zytometer *cytometer*
Zytopenie *cytopenia*
Zytoplasma *cytoplasm*
zytoplasmatisch *cytoplasmic*
Zytosin *cytosine*
Zytosom *cytosome*
Zytostatikum *cytotoxic drug*
Zytotoxin *cytotoxin*

Anhang

ANATOMICAL TERMS

The body is always described as if standing upright with the palms of the hands facing forward. There is only one central vertical plane, termed the *median* or *sagittal* plane, and this passes through the body from front to back. Planes parallel to this on either side are *parasagittal* or *paramedian* planes. Vertical planes at right angles to the median are called *coronal* planes. The term *horizontal* (or *transverse*) plane speaks for itself. Two specific horizontal planes are (a) the *transpyloric*, midway between the suprasternal notch and the symphysis pubis, and (b) the *transtubercular* or *intra-tubercular* plane, which passes through the tubercles of the iliac crests. Many other planes are named from the structures they pass through.

Views of the body from some different points are shown on the diagram; a view of the body from above is called the *superior aspect*, and that from below is the *inferior aspect*.

Cephalic means toward the head; *caudal* refers to positions (or in a direction) towards the tail. *Proximal* and *distal* refer to positions respectively closer to and further from the centre of the body in any direction, while *lateral* and *medial* relate more specifically to relative sideways positions, and also refer to movements. *Ventral* refers to the abdomen, front or anterior, while *dorsal* relates to the back of a part or organ. The hand has a *dorsal* and a *palmar* surface, and the foot a *dorsal* and a *plantar* surface.

Note that *flexion of the thigh* moves it forward while *flexion of the leg* moves it backwards; the movements of *extension* are similarly reversed. Movement and rotation of limbs can be *medial*, which is with the front moving towards the centre line, or *lateral*, which is in the opposite direction. Specific terms for limb movements are *adduction*, towards the centre line, and *abduction*, which is away from the centre line. Other specific terms are *supination* and *pronation* for the hand, and *inversion* and *eversion* for the foot.

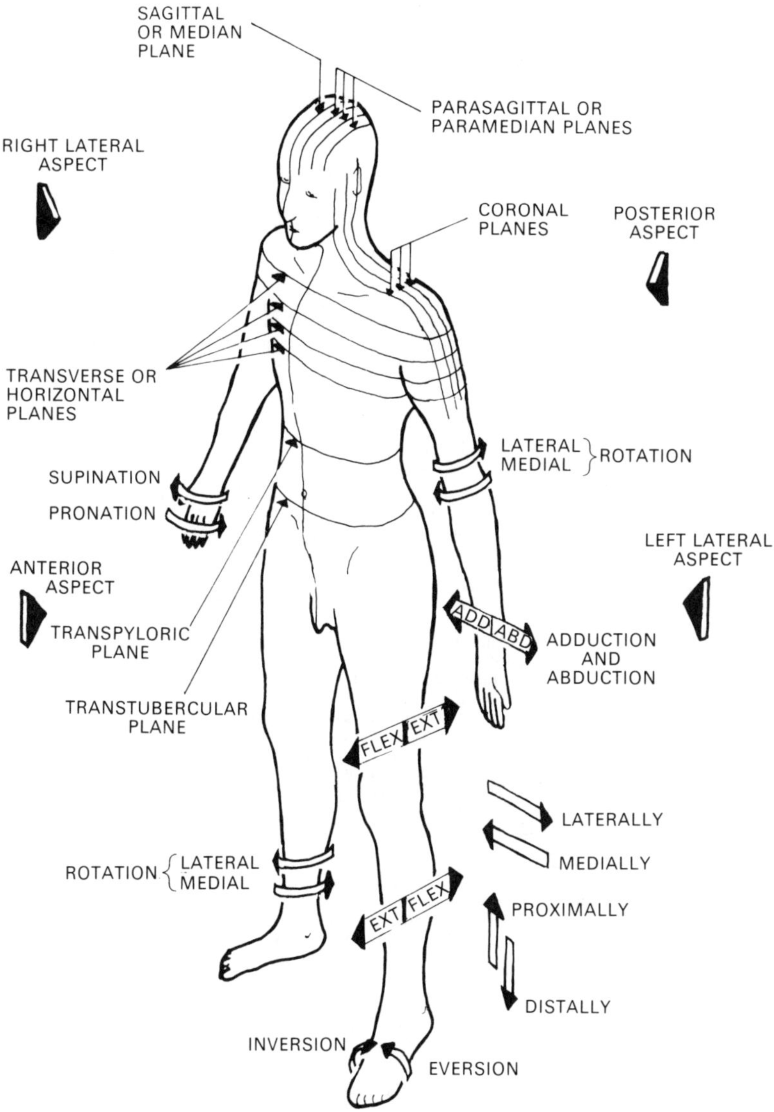

SAGITTAL OR MEDIAN PLANE
PARASAGITTAL OR PARAMEDIAN PLANES
RIGHT LATERAL ASPECT
CORONAL PLANES
POSTERIOR ASPECT
TRANSVERSE OR HORIZONTAL PLANES
LATERAL
MEDIAL
ROTATION
SUPINATION
PRONATION
LEFT LATERAL ASPECT
ANTERIOR ASPECT
ADD
ABD
TRANSPYLORIC PLANE
ADDUCTION AND ABDUCTION
TRANSTUBERCULAR PLANE
FLEX
EXT
LATERALLY
MEDIALLY
ROTATION
LATERAL
MEDIAL
EXT
FLEX
PROXIMALLY
DISTALLY
INVERSION
EVERSION

VITAMINS

Vitamins are substances which are required in tiny amounts in food. They promote the normal health and metabolism of the body, and can normally be obtained in a diet of natural foods. Although they are complex chemical substances, the structure and composition of most of them are known, most have been isolated, and some have been synthesized. As they are concerned with metabolism, it follows that absence or deficiency of certain vitamins can result in malnutrition and specific deficiency diseases. Almost all must be obtained preformed from external sources, the exceptions being vitamin A which is formed from its precursor carotene, vitamin D which is formed by the action of ultraviolet light on the skin, and vitamin K which is formed by the action of intestinal bacteria.

The following is a summary of the characteristics, actions, and sources of vitamins:

Vitamin A

This keeps mucous membranes healthy, is necessary for normal growth, formation of skin, glands and bone, and for properly functioning eyesight.
Sources. Liver, butter, margarine, milk, eggs, yellow and orange fruits, green vegetables, cod liver oil and halibut liver oil.
Characteristics. Fat soluble; not destroyed by normal cooking temperatures; is stored in the liver.
Recommended daily intake. Adults: 5000 IU (pregnancy: 6000IU; lactation: 8000IU); children: 2000–5000 IU; infants: 1500 IU.
Results of deficiency. Reduced resistance to infection; interference with normal growth; imperfect calcium metabolism and formation of bone, teeth, and cartilage; imbalance of the intestinal flora; night blindness.

Vitamin B complex

This is a large number of related vitamins: B_1 (thiamine); B_2 (riboflavine); niacin (nicotinic acid); B_6 (pyridoxine); biotin; pantothenic acid; B_{12} (cyanocobalamin); and folic acid. Many other factors are present in the B complex.
Sources. Thiamine (B_1): wheat germ, bread, pork, potatoes, liver, milk; Riboflavine (B_2): liver, eggs, milk; Nicotinic acid (niacin): yeast, liver, bread, wheat germ, milk, kidney; Pyridoxine (B_6): meat, fish, milk, yeast; Biotin: liver, yeast, milk, butter; Pantothenic acid: liver, yeast, eggs, and many other foods; Cyanocobalamin (B_{12}): liver, kidney, eggs, fish; Folic acid (also called vitamin B_c): green vegetables, liver, mushrooms, yeast.
Characteristics. Water soluble; not destroyed by normal cooking temperatures, but overcooking (and an alkaline environment) can damage them; B_1 can be stored by the body only in a limited way; B_2 is not stable to light.
Recommended daily intake. Thiamine: Adults: 1.0–1.6 mg (pregnancy: 1.3 mg; lactation: 1.7 mg); children: 0.7–1.8 mg; infants: 0.4–0.5 mg. Riboflavine: Adults: 1.4–2.5 mg (pregnancy: 2.0 mg; lactation: 2.5 mg); children: 1.0–2.0 mg; infants: 0.4–0.9 mg. Niacin: Adults: 17–21 mg (pregnancy: 15 mg; lactation: 15 mg); children: 8–21 mg; infants: 6–7 mg.
Results of deficiency. Generally, B complex vitamin deficiency results in loss of appetite, impaired digestion of starches, constipation and diarrhoea; severe deficiency results in various nervous disorders, loss of co-ordinating power of muscles, and beriberi. More specifically, B_2 deficiency results in cheilosis, weakness, and impaired growth; niacin deficiency results in pellagra, gastrointestinal disturbances, and mental disturbance. Cyanocobalamin deficiency results in anaemia (cyanocobalamin is used in the treatment of pernicious anaemia, sprue, nutritional anaemia, and macrocytic anaemias of infancy and pregnancy).

Vitamin C (Ascorbic acid)

This increases resistance to infection and keeps the skin in a healthy condition. It improves the circulation and the condition of the gums and other body tissues, and promotes healing of wounds.
Sources. Citrus fruits, rose-hip syrup, blackcurrants, fresh vegetables, tomatoes.
Characteristics. Water soluble; easily destroyed by overcooking; storage reduces efficacy unless canned or frozen; stored in the body only to a limited extent.
Recommended daily intake. Adults: 70 mg (pregnancy: 100 mg; lactation: 150 mg); children: 35–100 mg; infants: 30 mg.
Results of deficiency. Lowered vitality; joint tenderness; dental caries; lowered resistance to infection; fibrous tissue abnormalities. Severe deficiency results in haemorrhage, anaemia, and scurvy.

Vitamin D

This vitamin is essential for the proper utilization of calcium and phosphorus, and thus directly influences the structure of bones and teeth. It affects the blood chemistry.
Sources. Butter, egg yolk, fish liver oils and oily fish, yeast. As mentioned, the vitamin can be synthesized by the skin under the stimulus of sunlight or ultraviolet light.
Characteristics. Fat soluble; can be stored in the liver.
Recommended daily intake. The adult can generally synthesize sufficient of this vitamin, but deficiencies have occurred in dark-skinned individuals or elderly people who live in temperate areas where the sunlight they receive is insufficient. In pregnancy: 400 IU; lactation: 400 IU; children: 400 IU; infants: 400 IU.

Results of deficiency. Interference with calcium and phosphorous metabolism; weakness and irritability. Severe deficiency results in rickets in children and osteomalacia in adults.

Vitamin E

Little is known about the physiological activity of this vitamin, but animal experiments suggest that it is concerned with the reproductive cycle and fertility; it may also have an effect on the ageing process. It is present in most foods, particularly in green vegetables.

Vitamin K

This is responsible for the biosynthesis of prothrombin and for maintaining plasma prothrombin levels.
Sources. Green leafy vegetables, liver.
Characteristics. Fat soluble; not destroyed by cooking.
Recommended daily intake. Not known, but children should receive 1 microgram.

CALORIE REQUIREMENTS

The calorie requirements of the human body depend upon age and activity. Children need a greater energy input for their weight than adults, as they are building up their body tissues.

A 'calorie' is, in the context of dietetics, a 'kilocalorie' (kcal); it is a unit of energy, and is the amount of heat required to raise 1 000 g of water by 1° Celsius. The term kilojoule (kJ) is sometimes preferred; a kilocalorie is approximately 4.2 kilojoules.

The following is a list of approximate daily calorie requirements for varying ages and activities.

Children

Age (years)	*Daily kcal*	*(kJ)*
up to 1	800	3 360
1–2	1 200	5 040
2–3	1 400	5 880
3–5	1 600	6 720
5–7	1 800	7 560
7–9	2 100	8 820

Boys	*kcal*	*kJ*	*Girls*	*kcal*	*kJ*
9–12	2 500	10 500	9–12	2 300	9 660
12–15	2 800	11 760	12–15	2 300	9 660
15–18	3 000	12 600	15–18	2 300	9 660

Men

Age (years)	*Activity*	*kcal*	*kJ*
18–35	sedentary	2 700	11 340
	moderately active	3 000	12 600
	very active	3 600	15 120
35–65	sedentary	2 600	10 920
	moderately active	2 900	12 180
	very active	3 600	15 120
65–75	sedentary	2 300	9 660
over 75	sedentary	2 100	8 820

Women

Age (years)	*Activity*	*kcal*	*kJ*
18–35	moderately active	2 200	9 240
	very active	2 500	10 500
	pregnant	2 400	10 080
	lactating	2 700	11 340
35–65	moderately active	2 200	9 240
65–75	sedentary	2 050	8 610
over 75	sedentary	1 900	7 980

CALORIE CONTENT OF FOODS

Because the average portion of foods varies so much, both by custom and by personal preference, the following list shows the calorific value of various foods per 30 gram portion.

	per 30 gram portion	
Meat (cooked)	*kcal*	*kJ*
Bacon	160	672
Beef (roast)	108	454
(steak)	86	361
(corned)	66	277
Ham	125	525
Kidney	46	193
Liver (fried)	80	336
Lamb (chop)	36	151
(roast leg)	83	349
Luncheon meat	96	403
Pork (roast)	90	378
Sausages	90	378
Tripe	30	126
Veal (roast)	66	277
Poultry (cooked)		
Chicken (roast)	55	232
Duck (roast)	90	378
Turkey (roast)	56	236
Fish (cooked)		
Cod (steamed)	24	101
Haddock	28	118
Hake	30	126
Halibut	37	156
Herring	55	230
Kippers	57	239
Lemon sole	26	108
Mackerel	53	223
Plaice	26	108
Salmon (canned)	39	164
(fresh)	57	239
Sardines (canned)	83	350
Sole	25	105
Shellfish		
Crab	36	151
Lobster	34	143
Oysters	14	59
Prawns	30	126
Shrimps	32	134
Vegetables		
Beans (runner)	3	13
(broad)	12	50
(butter)	26	109
(haricot)	25	105
(French)	3	13
Beetroot	13	55
Broccoli	4	17
Brussels sprouts	5	21
Cabbage (raw)	7	29
(cooked)	2	8
Carrots (raw)	6	25
(cooked)	5	21
Cauliflower	3	13
Celery (raw)	3	13
Cucumber	3	13
Lettuce	3	13
Onions	4	17
Peas (raw)	18	76
(cooked)	28	118
Potatoes (new)	21	88

	per 30 gram portion	
Vegetables	*kcal*	*kJ*
(old)	23	97
(chips)	68	286
(crisps)	160	672
Spinach	7	29
Spring greens	3	13
Swedes	5	21
Tomatoes	4	17
Turnips	3	13
Watercress	4	17
Fruit		
Apples	13	55
Apricots (raw)	8	34
(dried)	52	218
Bananas	22	92
Blackcurrents	8	34
Grapes (black)	17	71
(white)	18	76
Grapefruit	6	25
Lemons	4	17
Melon	7	29
Oranges	10	42
Peaches	11	46
Pears	12	50
Plums	11	46
Prunes	46	193
Raisins	71	298
Raspberries	7	29
Rhubarb	1	4
Strawberries (raw)	5	21
Sultanas	72	302
Dairy Products		
Butter	225	945
Cheese (Cheddar)	118	496
(Cottage)	30	126
(Curd)	40	168
(Blue)	105	441
(Edam)	88	370
(Gruyere)	130	546
Cream (double)	130	546
(single)	62	260
Eggs	46	193
Margarine	225	946
Milk (whole fresh)	19	80
(skimmed)	10	42
(evaporated)	45	125
(condensed)	95	400
Oil (cooking)	250	1 050
Yoghurt (low fat)	15	63
Preserves and Sugar		
Chocolate (milk)	170	714
(plain)	156	655
Honey	95	399
Ice cream	56	235
Jam	74	311
Marmalade	75	315
Sugar (brown or white)	111	466
Syrup (golden)	90	378
Treacle	74	311
Cereals		
Bread (white, brown, or wholemeal)	70	294

Cereals	*per 30 gram portion* kcal	kJ
Cornflakes	105	441
Cornflour	100	420
Crispbread	100	420
Flour (white, wholemeal)	100	420
Macaroni (boiled)	30	126
Porridge (oatmeal)	14	59
Rice	35	147
Sago	100	420
Semolina	100	420
Spaghetti	106	445

Cereals	*per 30 gram portion* kcal	kJ
Tapioca	102	428
Nuts (shelled)		
Almonds	170	714
Brazils	182	764
Chestnuts	50	210
Coconut	180	756
Peanuts	170	714
Walnuts	154	647

INCUBATION PERIOD AND DURATION OF ISOLATION OF PATIENTS IN HOSPITAL

Disease	*Incubation period*	*Isolation of the infected person*
Chickenpox (Varicella)	10–21 days (14–15 days usually)	Until 6 days after the last crop of vesicles clear.
*Diphtheria	1–6 days	Until two consecutive negative swabs are obtained from the nose and throat
*Enteric group	3–23 days	Until three consecutive negative stools *off treatment* are obtained
*Infectious hepatitis (Hepatitis A)	15–40 days	7 days
*Measles (Morbilli)	12–14 days (8–11 days to catarrhal stage)	7 days from the date of appearance of the rash. (But the patient is infective even in the prodromal phase)
Meningococcal meningitis	2 days but frequently much more prolonged	3 days from commencement of antibacterial treatment
Mumps (Epidemic parotitis)	14–28 days (17–18 days usually)	9 days after appearance of the swelling
Paratyphoid fevers	About a week	Until the stools are negative
*Poliomyelitis	5–21 days (7–14 days is probably usual)	Until the stools are negative for poliovirus
Rubella	14–19 days (17–18 days usually)	7 days from onset of the rash
*Scarlet fever	2–5 days	For not less than 3 days following the start of chemotherapy
*Pertussis (whooping cough)	7–14 days to catarrhal stage A further 7–14 days to paroxysmal stage	For 3 weeks from the onset of paroxysmal cough, or until 14 days of chemotherapy
Tetanus	4 days to 3 weeks	None
Typhoid fever	Usually 1 to 3 weeks	Until cultures of faeces and urine are negative

* Notifiable disease in UK

SI Unit Conversions

The SI system (Système International d'Unités) has been introduced into many branches of science and technology. In medicine it has replaced older units of measurements (such as mg/100ml and mEq/l) but many textbooks still give both types of units.

The SI unit for chemical measurement of quantity where the molecular weight (MW) of the substance is known is the *mole*, or a fraction of a mole.

$$\text{Number of moles (mol)} = \frac{\text{weight (wt) in grams (g)}}{\text{MW}}$$

The normal subdivisions are millimoles (mmol, 10^{-3}), micromoles (μmol, 10^{-6}), nanomoles (nmol, 10^{-9}), and picomoles (pmol, 10^{-12})

The SI unit of volume is the cubic metre (m^3), but the *litre* (l) is now accepted as exactly equivalent to one cubic decimetre (dm^3), and in clinical medicine and biochemistry the *litre* is the unit of volume. Units of concentration are therefore millimoles per litre (mmol/l), micromoles per litre (μmol/l), nanomoles per litre (nmol/l) etc. There are, however, occasions where the molecular weight of a substance to be measured is not known, is uncertain or is of a mixed nature; in these instances the units will be grams or milligrams per litre (g/l, mg/l) (see 'Exceptions').

For results previously expressed as mEq/l (milliequivalents per litre):

$$\text{Number of equivalents} = \frac{\text{weight (wt) in grams (g)}}{\text{equivalent weight}}$$

$$= \frac{\text{wt in g} \times \text{valency}}{\text{MW}}$$

Thus, in the case of univalent ions such as sodium (Na) and potassium (K) the units will remain numerically the same, and a serum Na of 140 mEq/l becomes 140 mmol/l. For polyvalent ions such as calcium (Ca) or magnesium (Mg) (which are both divalent) the units are divided by the valency, and a serum Ca of 5.0 mEq/l becomes 2.5 mmol/l and an Mg of 2.0 mEq/l becomes 1.0 mmol/l.

For results previously expressed as mg/100ml, the method is to divide by the molecular weight (which converts from mg to mmol) and then to multiply by 10 (which converts from 100 ml to 1 litre). This conversion can therefore be made by dividing the old units by one tenth of the molecular weight. As an example, the molecular weight of glucose is 180 and of urea is 60. A glucose concentration of 180 mg/100 ml and a urea value of 60 mg/100 ml are both equivalent to 10 mmol/l.

Exceptions

For a variety of reasons there are exceptions to the above general notes.

Proteins. Body fluids contain a complex mixture of proteins of varying molecular weights. In these instances the litre is used, but the gram is retained. For example, total serum protein is measured in this manner, and a total serum protein of 7.0 g/100 ml becomes 70 g/l.

Units of pressure. In most cases these are measured in *Pascals* (Pa) (newtons per square metre), or *kilopascals* (kPa). Nevertheless, when blood pressure measurements are made with a mercury manometer, millimetres of mercury (mmHg) should be retained.

Enzyme units. The use of standard 'International Units' is still controversial. Results are expressed as *activities* rather than concentrations.

Some hormone concentrations are still expressed as 'International Units' or other special units.

Note that the expression '100 ml' should be shown as *decilitre* (dl).

There follows a list of some of the more important biochemical measurements and molecular weights, with approximate conversion factors to and from SI units.

CONVERSION FACTORS FOR SI UNITS

	MW	From SI Units	To SI Units
Amino-acid nitrogen	14.01		
plasma		mmol/l × 1.401 = mg/dl	mg/dl × 0.714 = mmol/l
urine		mmol/24 hr × 14.01 = mg/24 hr	mg/24 hr × 0.0714 = mmol/24 hr
Ammonium	17.03	μmol/l × 1.703 = μg/dl	μg/dl × 0.587 = μmol/l
Barbiturate	184.2	μmol/l × 0.0184 = mg/dl	mg/dl × 54.29 = μmol/l
Bilirubin	584.7	μmol/l × 0.0585 = mg/dl	mg/dl × 17.1 = μmol/l
Calcium	40.08		
plasma		mmol/l × 4.008 = mg/dl	mg/dl × 0.251 = mmol/l
urine		mmol/24 hr × 40.08 = mg/24 hr	mg/24 hr × 0.0251 = mmol/24 hr
Catecholamines (urine)	183.2	μmol/24 hr × 183 = μg/24 hr	μg/24 hr × 0.00546 = μmol/24 hr
Cholesterol	386.7	mmol/l × 38.7 = mg/dl	mg/dl × 0.0259 = mmol/l
Copper	63.54		
plasma		μmol/l × 6.35 = μg/dl	μg/dl × 0.157 = μmol/l
urine		μmol/24 hr × 63.5 = μg/24 hr	μg/24 hr × 0.0157 = μmol/24 hr
Cortisol (plasma)	362.5	nmol/l × 0.0362 = μg/dl	μg/dl × 27.62 = nmol/l
(urine)		nmol/24 hr × 0.362 = μg/24 hr	μg/24 hr × 2.76 = nmol/24 hr
Creatinine	113.1		
plasma		μmol/l × 0.0113 = mg/dl	mg/dl × 88.4 = μmol/l
urine		mmol/24 hr × 0.113 = g/24 hr	g/24 hr × 8.84 = mmol/24 hr
Ethanol (alcohol)	46.07	mmol/l × 4.607 = mg/dl	mg/dl × 0.217 = mmol/l
Fat (faecal)	284.5	mmol/24 hr × 0.284 = g/24 hr	g/24 hr × 3.52 = mmol/24 hr
Fibrinogen	Uncertain	g/l × 100 = mg/dl	mg/dl × 0.01 = g/l
Glucose	180.2		
blood or plasma		mmol/l × 18.02 = mg/dl	mg/dl × 0.0555 = mmol/l
urine		mmol/l × 0.018 = g/dl	g/dl × 55.5 = mmol/l
CSF		(as blood or plasma)	(as blood or plasma)
HMMA (or VMA) (urine)	198.2	μmol/24 hr × 0.198 = mg/24 hr	mg/24 hr × 5.05 = μmol/24 hr
Hydroxyproline (urine)	131.1	mmol/24 hr × 131.1 = mg/24 hr	mg/24 hr × 0.00763 = mmol/24 hr
Iron and TIBC	55.85	μmol/l × 5.59 = μg/dl	μg/dl × 0.179 = μmol/l

	MW	*From SI Units*	*To SI Units*
Lead	207.2		
blood		μmol/l × 20.7 = μg/dl	μg/dl × 0.0483 = μmol/l
urine		μmol/24 hr × 207 = μg/24 hr	μg/24 hr × 0.00483 = μmol/24 hr
Magnesium	24.31		
plasma		mmol/l × 2.43 = mg/dl	mg/dl × 0.411 = mmol/l
urine		mmol/24 hr × 24.3 = mg/24 hr	mg/24 hr × 0.0411 = mmol/24 hr
Oestriol (urine)	288.4	μmol/24 hr × 0.288 = mg/24 hr	mg/24 hr × 3.47 = μmol/24 hr
17-Oxosteroids (urine)	288.4	μmol/24 hr × 0.288 = mg/24 hr	mg/24 hr × 3.47 = μmol/24 hr
Phenylalanine	165.2	μmol/l × 0.0165 = mg/dl	mg/dl × 60.5 = μmol/l
Phosphate	30.97		
serum		mmol/l × 3.10 = mg/dl	mg/dl × 0.323 = mmol/l
urine		mmol/24 hr × 0.0310 = g/24 hr	g/24 hr × 32.3 = mmol/24 hr
Pregnanediol (urine)	320.5	μmol/24 hr × 0.320 = mg/24 hr	mg/24 hr × 3.12 = μmol/24 hr
Pregnanetriol (urine)	336.5	μmol/24 hr × 0.366 = mg/24 hr	mg/24 hr × 2.97 = μmol/24 hr
Protein	Uncertain	g/l × 0.1 = g/dl	g/dl × 10 = g/l
Serum Albumin	Uncertain	g/l × 0.1 = g/dl	g/dl × 10 = g/l
CSF Protein	Uncertain	g/l × 100 = mg/dl	mg/dl × 0.01 = g/l
Protein-bound Iodine	126.9	nmol/l × 0.0127 = μg/dl	μg/dl × 78.8 = nmol/l
Salicylate	138.1	mmol/l × 13.81 = mg/dl	mg/dl × 0.0724 = mmol/l
Thyroxine	776.9	nmol/l × 0.0777 = μg/dl	μg/dl × 12.87 = nmol/l
Triiodothyronine	651.01	nmol/l × 0.651 = ng/dl	ng/dl × 1.54 = nmol/l
Triglyceride	885.4	mmol/l × 88.5 = mg/dl	mg/dl × 0.0113 = mmol/l
Urate (uric acid)	168.1	mmol/l × 16.81 = mg/dl	mg/dl × 0.0595 = mmol/l
Urea	60.06	mmol/l × 6.01 = mg/dl	mg/dl × 0.166 = mmol/l
PO_2 } PCO_2 }	—	kPa × 7.52 = mmHg	mmHg × 0.133 = kPa
Units of Energy	—	Joules (kJ) × 0.238 = calories	calories × 4.2 = Joules (kJ)

LIST OF EPONYMOUS TERMS

An eponym, in medicine, is a disease, procedure or anatomical structure that bears a person's name or the name of a place. It is usually the name of the person who discovered or first described it. The following is a list of the *eponymous* terms in this dictionary.

Addison's disease Described 1849. Thomas Addison (1793–1860), from Northumberland, founder of the science of endocrinology. His name is also applied to **Addison's anaemia** (pernicious anaemia) described in 1849.

Albee's operation Frederick Houdlett Albee (1876–1945), New York surgeon.

Alzheimer's disease Described 1906. Alois Alzheimer (1864–1915), Bavarian physician.

Apgar score Described 1952. Virginia Apgar (1909–1974), American anaesthesiologist.

Arnold-Chiari malformation Described 1894. Julius A. Arnold (1835–1915), Professor of Pathological Anatomy at Heidelberg; Hans von Chiari (1851–1916), Viennese pathologist who was Professor of Pathological Anatomy at Strasbourg and later at Prague.

Auerbach's plexus Described 1862. Leopold Auerbach (1828–1897), Professor of Neuropathology at Breslau.

Babinski reflex *or* **test** Described 1896. Joseph François Felix Babinski (1857–1932), French-born son of Polish refugees. A pupil of Charcot, he was head of the Neurological clinic at Hôpital de La Pitié, 1890–1927.

Baker's cyst Described 1877. William Morrant Baker (1838–1896), member of the staff at St Bartholomew's Hospital, London.

Bankart's operation First performed 1923. Arthur Sydney Blundell Bankart (1879–1951), first orthopaedic surgeon at the Middlesex Hospital.

Banti's syndrome Described 1882. Guido Banti (1852–1925), Florentine pathologist and physician.

Barlow's disease Described 1882. Sir Thomas Barlow (1845–1945), Physician at various London hospitals; also physician to Queen Victoria, King Edward VII, and King George V.

Barr body Described 1949. Murray Llewellyn Barr (born 1908), Head of the Department of Anatomy at the University of Western Ontario, Canada.

Basedow's disease Described 1840. Carl Adolphe Basedow (1799–1854), General practitioner in Mersburg, Germany.

Bazin's disease Described 1861. Pierre Antoine Ernest Bazin (1807–1878), Dermatologist at Hôpital St Louis, Paris, he was an expert in parasitology associated with skin conditions.

Beer's knife George Joseph Beer (1763–1821), German ophthalmologist.

Behçet's syndrome Described 1937. Halushi Behçet (1889–1948), Turkish dermatologist.

Bellocq's cannula Jean Jacques Bellocq (1732–1807), French surgeon.

Bell's mania Luther Vose Bell (1806–1862), American physician.

Bell's palsy Described 1821. Sir Charles Bell (1774–1842), Scottish surgeon. He ran anatomy schools, first in Edinburgh and then in London. Professor of Anatomy at the Royal Academy.

Bence Jones protein Described 1848. Henry Bence Jones (1814–1873), Physician at St George's Hospital, London.

Benedict's test Described 1915. Stanley Rossiter Benedict (1884–1936), Physiological chemist at Cornell University, New York.

Bennett's fracture Described 1886. Edward Halloran Bennett (1837–1907), Irish anatomist, later Professor of Surgery at Trinity College, Dublin.

Besnier's prurigo Ernest Besnier (1831–1909), French dermatologist.

Billroth's operations Described 1881. Christian Albert Theodore Billroth (1829–1894), Prussian surgeon; studied at Griefswald, Göttingen, and Berlin.

Binet's test Originally described 1914 but later modified at Stanford University, California. Alfred Binet (1857–1911), French psychologist and physiologist.

Bitot's spots Described 1863. Pierre A. Bitot (1822-1888), Bordeaux physician.

Blalock's operation Described 1945. Alfred Blalock (1899–1964), Emeritus Professor of Surgery at Johns Hopkins University, Baltimore.

Boeck's sarcoid Described 1899. Caesar Peter Moeller Boeck (1845–1917), Professor of Dermatology at Oslo.

Bonney's blue William Francis Victor Bonney, (1872–1953), London gynaecologist.

Bowman's capsule Described 1842. Sir William Paget Bowman (1816–1892), surgeon in Birmingham and later in London. A pioneer in work on the kidney and also in ophthalmology.

Braille Introduced 1829–1830. Louis Braille (1809–1852), blind Frenchman and teacher of the blind; he introduced the system which had originally been proposed by Charles Barbier in 1820.

Braun's splint *or* **frame** Heinrich Friedrich Wilhelm Braun (b. 1862), German surgeon.

Bright's disease Described 1836. Richard Bright (1789–1858), physician at Guy's Hospital, London.

Broadbent's sign Sir William Henry Broadbent (1835–1907) English physician.

Broca's area Described 1861. Pierre Paul Broca (1824–1880), Paris surgeon and anthropologist. A pioneer of neurosurgery, he also invented various instruments, described muscular dystrophy before Duchenne, and recognized rickets as a nutritional disorder before Virchow.

Brodie's abscess Described 1832. Sir Benjamin Collins Brodie (1783–1862), English surgeon.

Brown-Séquard syndrome Described 1851. Charles Edouard Brown-Séquard (1817–1894), French physiologist.
Brunner's glands Described 1687. Johann Konrad Brunner (1653–1727), Swiss anatomist at Heidelberg, then at Strasbourg.
Budd-Chiari syndrome Described 1845. George Budd (1808–1882), Professor of Medicine at King's College Hospital, London. Hans von Chiari (1851–1916), Viennese pathologist, Professor of Pathological Anatomy at Strasbourg, then at Prague.
Buerger's disease Described 1908. Leo Buerger (1879–1943), New York physician of Viennese origins.
Burkitt's tumour Described 1958. Denis Parsons Burkitt (b. 1911), Formerly Senior Surgeon, Kampala, Uganda; later a member of the Medical Research Council (UK).
Caldwell-Luc operation Described 1893. George Walter Caldwell (1834–1918), American physician; Henry Luc (1855–1925), French laryngologist.
Celsius Described 1742. Anders Celsius (1701–1744), Swedish astronomer and scientist.
Chagas' disease Described 1909. Carlos Chagas (1879–1934), Brazilian scientist and physician.
Charcot's joints Described 1868. Jean-Martin Charcot (1825–1893), French neurologist.
Cheyne-Stokes respiration Described 1818 by Cheyne; 1854 by Stokes. John Cheyne (1777–1836), Scottish physician; William Stokes (1804–1878), Irish physician.
Christmas disease Named after Mr Christmas, the patient in whom the disease was first studied in detail.
Clutton's joints Described 1886. Henry Hugh Clutton (1850–1909), surgeon at St Thomas's Hospital, London.
Cooley's anaemia Described 1927. Thomas Benton Cooley (1871–1945), Professor of Paediatrics at Wayne College of Medicine, Detroit.
Coombs' test Robin Royston Amos Coombs (b. 1921), Quick Professor of Biology, and Fellow of Corpus Christi College, Cambridge.
Corti (organ of) Described 1851. Marquis Alfonso Corti (1822–1888), Italian anatomist and histologist.
Cowper's glands Described 1700. William Cowper (1666–1709), English surgeon.
Coxsackie virus Named after Coxsackie, New York, where the virus was first identified.
Credé's method Described 1860. Karl Sigmund Franz Credé (1819–1892), German gynaecologist.
Crohn's disease Described 1932. Burrill Bernard Crohn (b. 1884), New York physician.
Cushing's disease Described 1932. Harvey Williams Cushing (1869–1939), Boston, US, surgeon.
da Costa's syndrome Described 1871. Jacob Mendes da Costa (1833–1900), Philadelphia surgeon, who described this condition in soldiers in the American civil war.
Daltonism Described 1794. John Dalton (1766–1844), English chemist and physician. Founder of the atomic theory, he was himself colour-blind.
Denis Browne splint Described 1934. Sir Denis John Wolko Browne (1892–1967), Australian orthopaedic and general surgeon working in Britain.
Dercum's disease Described 1888. François Xavier Dercum (1856–1931), Professor of Neurology at Jefferson Medical College, Philadelphia.
Descemet's membrane Described 1785. Jean Descemet (1732–1810), French physician; Professor of Anatomy and Surgery in Paris.
Devic's disease Described 1894. Devic was a French physician who died in 1930.
Dick test Described 1924. George Frederick Dick (1881–1967), American physician who, in 1923 with Gladys Rowena Dick, identified streptococci as the cause of scarlet fever.
Dietl's crisis Joseph Dietl (1804–1878), Polish physician.
Döderlein's bacillus Albert Siegmund Gustav Döderlein (1860–1941), German obstetrician and gynaecologist.
Down's syndrome Described 1866. John Langdon Haydon Down (1828–1896), English physician.
Duchenne muscular dystrophy Described 1849. Guillaume Benjamin Arnaud Duchenne (1806–1875), French neurologist.
Ducrey's bacillus Described 1889. Augusto Ducrey (1860–1940), Professor of Dermatology in Pisa and then Rome.
Dupuytren's contracture Described 1831. Baron Guillaume Dupuytren (1775–1835), French surgeon.
Eisenmenger complex Described 1897. Victor Eisenmenger (1864–1932), German physician.
Epstein-Barr virus Michael Anthony Epstein, Bristol pathologist; Murray Llewellyn Barr (b. 1908), Canadian anatomist and cytologist.
Erb's palsy Described 1874. Wilhelm Erb (1840–1921), Professor of Medicine at Leipzig and later at Heidelberg.
Esmarch's bandage Described 1869. Johann Friedrich August von Esmarch (1823–1908), Professor of Surgery at Kiel.
Eustachian tube Described 1562, but actually named after Eustachio by Valsalva a century later. Bartolomeo Eustachio (1520–1574), Physician to the Pope and Professor of Anatomy in Rome.
Ewing's tumour Described 1922. James Ewing (1866–1943), Professor of Pathology at Cornell University, New York.
Fallopian tube Described 1561. Gabriele Fallopio (1523–1563), Italian man of medicine. He was Professor of Surgery and Anatomy at Padua, where he was also Professor of Botany.
Fallot's tetralogy Described 1888. Etienne-Louis Arthur Fallot (1850–1911), Professor of Hygiene and Legal Medicine at Marseilles.

Fanconi syndrome Described 1936. Guido Fanconi (b. 1892), Emeritus Professor of Paediatrics at the University of Zürich.
Fehling's solution Described 1848. Hermann Christian von Fehling (1812–1885), Professor of Chemistry at Stuttgart.
Felty's syndrome Described 1924. Augustus Roi Felty (1895–1963), Physician at Hartford Hospital, Connecticut.
Frei test Described 1925. Wilhelm Siegmund Frei (1885–1943), Professor of Dermatology at Berlin, he settled in New York.
Freiberg's disease Described 1914. Albert Henry Freiberg (1869–1940), Cincinnati surgeon.
Friedländer's bacillus Described 1882. (Now known as *Klebsiella pneumoniae*.) Carl Friedländer (1847–1887), pathologist at the Friederichshain Hospital, Berlin.
Friedreich's ataxia Described 1863. Nikolaus Friedreich (1825–1882), Professor of Pathological Anatomy at Würzburg, later Professor of Pathology and Therapy at Heidelberg.
Fröhlich's syndrome Described 1901. Alfred Fröhlich (1871–1953), Professor of Pharmacology at the University of Vienna.
Gallie's operation Described 1921. William Edward Gallie (1882–1959), Professor of Surgery at the University of Toronto, Canada.
Ganser's state Sigbert Joseph Maria Ganser (1853–1931), psychiatrist at Dresden and Munich.
Gasserian ganglion Johann Laurentius Gasser (1723–1765), Professor of Anatomy at Vienna. He left no writings, and the ganglion was given his name by Anton Hirsch, one of his students, in his thesis of 1765.
Gaucher's disease Described 1882. Philippe Charles Ernest Gaucher (1854–1918), French physician and dermatologist.
Geiger counter Described 1908. Hans Geiger (1882–1945), German physicist who worked with Rutherford at Manchester University.
Ghon's focus Described 1912. Anton Ghon (1866–1936), Professor of Pathological Anatomy at Prague.
Gilliam's operation David Tod Gilliam (1844–1923), Columbus, Ohio gynaecologist.
Girdlestone's operation Gathorne Robert Girdlestone (1881–1950), Nuffield Professor of Orthopaedics at Oxford.
Golgi apparatus Described 1898. Camillo Golgi (1843–1926), Professor of Histology and later Rector of the University of Pavia. In 1906 he shared the Nobel Prize with Santiago Ramon y Cajal for work on the nervous system.
Goodpasture's syndrome Described 1919. Ernest William Goodpasture (1886–1960), American pathologist.
Graefe's knife Friedrich Wilhelm Ernst Albrecht von Graefe (1828–1870), Professor of Ophthalmology in Berlin.
Gram stain Described 1884. Hans Christian Joachim Gram (1853–1938), Professor of Medicine in Copenhagen. He discovered the stain by accident while a student in Berlin.
Graves' disease Described 1835. Robert James Graves (1796–1853), Irish physician at the Meath Hospital, Dublin, where he was responsible for introducing clinical ward work for medical students.
Grawitz tumour Described 1883. Paul Albert Grawitz (1850–1932), Professor of Pathology at Griefswald.
Guillain-Barré syndrome Described 1916. Georges Guillain (1876–1961), Professor of Neurology at Paris; Jean Alexandre Barré (1880–1967), Professor of Neurology at Strasbourg.
Hand-Schüller-Christian disease Described 1893. (Described 1915 by Schüller and 1920 by Christian.) Alfred Hand Jr. (1868–1949), Philadelphia paediatrician; Artur Schüller (1874–1958), Vienna neurologist; Henry Asbury Christian (1876–1951), Harvard Professor of Medicine.
Hansen's bacillus (*Mycobacterium leprae*) Discovered 1873. Gerhard Henrik Armauer Hansen (1841–1912), Norwegian physician.
Harrison's sulcus Edward Harrison (1766–1838), Lincolnshire general practitioner. Also ascribed to Edwin Harrison (1779–1874), London physician.
Hartmann's solution Described 1932. Alexis Frank Hartmann (1898–1964), St Louis, Missouri paediatrician.
Hartnup disease Name of the family in whom this inherited disease was first recorded.
Hashimoto's disease Described 1912. Hakaru Hashimoto (1881–1934), Japanese surgeon.
Haversian canals Described 1689. Clopton Havers (1657–1702), English surgeon.
Heberden's nodes Described 1802. William Heberden (1710–1801), London physician.
Hegar's sign Alfred Hegar (1830–1914), Professor of Obstetrics and Gynaecology at Freiburg.
Henle (loop of) Described 1862. Friedrich Gustav Jakob Henle (1809–1885), Professor of Anatomy at Göttingen.
Henoch-Schönlein purpura Described 1832 by Schönlein and 1865 by Henoch. Eduard Heinrich Henoch (1820–1910), Professor of Paediatrics at Berlin; Johannes Lukas Schönlein (1793–1864), physician and pathologist at Würzburg, Zürich, and Berlin.
Hering-Breuer reflex Karl Ewald Konstantin Hering (1834–1918), physiologist in Vienna and Leipzig; Josef Breuer (1842–1925), Vienna psychiatrist.
Higginson's syringe Alfred Higginson (1808–1884), Liverpool surgeon.
Highmore (antrum of) Described 1651. Nathaniel Highmore (1613–1685), Dorset physician.
Hirschsprung's disease Described 1888. Harald Hirschsprung (1830–1916), Professor of Paediatrics in Copenhagen.

His (bundle of) Described 1893. Willhelm His Jr. (1863–1934), Professor of Anatomy successively at Leipzig, Basle, Göttingen, and Berlin.
Hodgkin's disease Described 1832. Thomas Hodgkin (1798–1866), London physician.
Homans' sign Described 1941. John Homans (1877–1954), Professor of Clinical Surgery at Harvard.
Horner's syndrome Described 1869. Johann Friedrich Horner (1831–1886), Professor of Ophthalmology at Zürich.
Horton's headache *or* **syndrome** Bayard Taylor Horton (b. 1895), Minnesota physician.
Huhner's test Max Huhner (1873–1947), New York urologist.
Huntington's chorea Described 1872. George Sumner Huntington (1850–1916), New York physician.
Hurler's syndrome Described 1920. Gertrud Hurler, Munich paediatrician.
Jacksonian epilepsy Described 1863. John Hughlings Jackson (1835–1911), English neurologist.
Jacquemier's sign Jean Marie Jacquemier (1806–1879), French obstetrician.
Kahn test Described 1922. Reuben Leon Kahn (b. 1887), Michigan serologist.
Kaposi's sarcoma Described 1872. Moritz Kohn Kaposi (1837–1902), Professor of Dermatology at Vienna.
Kayser-Fleischer rings Described 1902 by Kayser, 1903 by Fleischer. Bernhard Kayser (1869-1954), German ophthalmologist; Bruno Richard Fleischer (1848–1904), German physician.
Keller's operation Described 1904. William Lordan Keller (1874–1959), American surgeon.
Kernig's sign Described 1882. Vladimir Mikhailovich Kernig (1840–1917), St Petersburg neurologist.
Killian's operation Gustav Killian (1860–1921), Berlin laryngologist.
Kimmelstiel-Wilson disease Described 1936. Paul Kimmelstiel (1900-1970), Boston pathologist; Clifford Wilson (b. 1906), Emeritus Professor of Medicine, London University.
Kirschner wire Described 1909. Martin Kirschner (1879–1942), Professor of Surgery at Heidelberg.
Klebs-Loeffler bacillus (*Corynebacterium diphtheriae*) Theodor Albrecht Edwin Klebs (1834–1913), bacteriologist in Zürich and Chicago; Friedrich August Johannes Loeffler (1852–1915) Berlin bacteriologist.
Klinefelter's syndrome Described 1942. Harry Fitch Klinefelter Jr. (b. 1912), Associate Professor of Medicine, Johns Hopkins Medical School, Baltimore.
Klumpke's paralysis Described 1885. Auguste Klumpke (Madame Déjerine-Klumpke) (1859–1927), Paris neurologist, one of the first women doctors to qualify there in 1888.
Koch's bacillus (*Mycobacterium tuberculosis*) Described 1882. Robert Koch (1843–1910), Professor of Hygiene in Berlin, and later Director of the Institute for Infectious Diseases. (Nobel Prize 1905).
Köhler's disease Described 1908 and 1926. Alban Köhler (1874–1947), German radiologist.
Koplik's spots Described 1896. Henry Koplik (1858–1927), American paediatrician.
Korsakoff's syndrome *or* **psychosis** Described 1887. Sergei Sergeyevich Korsakoff (1854–1900), Russian psychiatrist.
Krause corpuscles Described 1860. Wilhelm Johann Friedrich Krause (1833–1910), Göttingen and Berlin anatomist.
Krebs cycle Sir Hans Adolf Krebs (b. 1900), British biochemist.
Krukenberg tumour Georg Peter Heinrich Krukenberg (1856–1899), Bonn gynaecologist.
Kuntscher nail Described 1940. Gerhard Kuntscher (1900–1972), Kiel surgeon.
Kupffer's cells Described 1876. Karl Wilhelm von Kupffer (1829–1902), German anatomist.
Kveim test Morten Ansgar Kveim (b. 1892), Oslo physician.
Laennec's cirrhosis Described 1819. René Théophile Hyacinthe Laennec (1781–1826), Professor of Medicine at the Collège de France, and inventor of the stethoscope.
Landry's paralysis Jean Baptiste Octave Landry (1826–1865), Paris physician.
Lange test Described 1912. Carl Friedrich August Lange (b. 1883), German physician.
Langerhans (islets of) Described 1869. Paul Langerhans (1847–1888), Professor of Pathological Anatomy at Freiburg.
Lassa fever Named after a village in northern Nigeria where the fever was first reported.
Lassar's paste Oskar Lassar (1849–1907), Berlin dermatologist.
Legge-Calvé-Perthes disease Described 1910 separately by all three workers. Arthur Thornton Legg (1874–1939), American orthopaedic surgeon; Jacques Calvé (1875–1954), French orthopaedic surgeon; Georg Clemens Perthes (1869–1927), Leipzig surgeon.
Lembert's suture Described 1826. Antoine Lembert (1802–1851), Paris surgeon.
Leydig cells Described 1850. Franz von Leydig (1821–1908), Professor of Histology successively at Würzburg, Tübingen, and Bonn.
Lieberkuhn's glands Described 1745. Johann Nathaniel Lieberkuhn (1711–1756), Berlin anatomist and physician.
Little's disease Described 1843. William John Little (1810–1894), Physician at the London Hospital.
Ludwig's angina Described 1836. Wilhelm Friedrich von Ludwig (1790–1865), Professor of Surgery and Midwifery at Tübingen, and Court Physician to King Frederick II.
Magendie (foramen of) Described 1828. François Magendie (1783–1855), Paris physician and physiologist.

Mallory-Weiss tears Described 1929. G. Kenneth Mallory (b. 1900), Professor of Pathology, Boston University.
Malpighian body Described 1666. Marcello Malpighi (1628–1694), Rome and Bologna anatomist and physiologist.
Mantoux test Described 1908. Charles Mantoux (1877–1947), Paris physician.
Marfan's syndrome Described 1896. Bernard Jean Antonin Marfan (1858-1942), Paris paediatrician.
McBurney's point Described 1899. Charles McBurney (1845–1913), New York surgeon.
Meckel's diverticulum Described 1809. Johann Friedrich Meckell (II) (1781–1833), Halle surgeon and anatomist.
Meissner's plexus Described 1853. Georg Meissner (1829–1905), German anatomist and physiologist.
Mendel's laws Described 1865. Gregor Johann Mendel (1822–1884), Austrian Augustinian monk and naturalist of Brno, whose work was rediscovered by de Vries in 1900.
Mendelson's syndrome Described 1954. Curtis L. Mendelson. Contemporary American obstetrician and gynaecologist.
Ménière's disease Described 1861. Prosper Ménière (1799–1862), Paris physician.
Merkel's disc Friedrich Siegmund Merkel (1845–1919), German anatomist.
Michel's clips Gaston Michel (1874–1937), Professor of Clinical Surgery at Nancy.
Milroy's disease Described 1892. William Forsyth Milroy (1855–1942), Professor of Clinical Medicine at Nebraska.
Mönckeberg's arteriosclerosis Described 1903. Johann Georg Mönckeberg (1877–1925), Bonn physician and pathologist.
Montgomery's glands William Fetherstone Montgomery (1797–1859), Dublin gynaecologist.
Mooren's ulcer Albert Mooren (1828–1899), ophthalmologist in Düsseldorf.
Moro reflex Ernst Moro (1874–1951), paediatrician in Heidelberg.
Müllerian duct Described 1825. Johannes Peter Müller (1801–1858), Professor of Anatomy at Bonn, later Professor of Anatomy and Physiology at Berlin.
Munchhausen's syndrome Described by Richard Asher in 1951 and named after Baron von Munchhausen, a 16th century traveller and inveterate liar.
Murphy's sign Described 1912. John Benjamin Murphy (1857–1916), Chicago surgeon.
Negri bodies Described 1903. Adelchi Negri (1876–1912), Professor of Bacteriology at Pavia.
Nissl bodies Described 1894. Franz Nissl (1860–1919), Heidelberg neuropathologist.
Ortolani's sign Described 1937. Marius Ortolani, contemporary Italian orthopaedic surgeon.
Osler's nodes Described 1885. Sir William Osler (1849–1919), Professor of Medicine successively in Montreal, Philadelphia, Baltimore, and Oxford.
Pacinian corpuscles Described 1835. Filippo Pacini (1812–1883), anatomist and physiologist in Pisa and Florence.
Paget's disease Described 1877. Sir James Paget (1814–1899), London surgeon.
Papanicolaou test Described 1933. George Nicolas Papanicolaou (1883–1962), Greek anatomist and physician who worked in USA.
Parkinson's disease Described 1817. James Parkinson (1755–1824), English physician.
Paschen body Enrique Paschen (1860–1936), Hamburg pathologist.
Pasteurization Louis Pasteur (1822–1895), Paris chemist and bacteriologist.
Paul-Bunnell reaction Described 1932. John Rodman Paul (b. 1893), New Haven physician; Walls Willard Bunnell (1902–1966), Connecticut physician.
Paul's tube Described 1891. Frank Thomas Paul (1851–1941), English surgeon.
Pel-Ebstein fever Described 1885. Pieter Klaases Pel (1852–1919), Professor of Medicine in Amsterdam; Wilhelm Ebstein (1836–1912), Professor of Medicine at Göttingen.
Pellegrini-Stieda disease Described 1905. Augusto Pellegrini, surgeon in Florence; Alfred Stieda (1869–1945), Professor of Surgery at Königsberg.
Peyer's patches Described 1677. Johann Conrad Peyer (1653–1712), Swiss anatomist.
Peyronie's disease Described 1743. François de la Peyronie (1678–1747), Surgeon to Louis XV in Paris.
Placido's disk A. Placido (fl. 1882), Portuguese oculist.
Plummer-Vinson syndrome Described 1912 by Plummer, 1919 by Vinson (also described in 1919 by Patterson and Brown Kelly, whose names are frequently associated with the syndrome). Henry Stanley Plummer (1874–1937), Minnesota physician; Porter Paisley Vinson (1890–1959), physician at the Mayo Clinic, Minnesota.
Politzer bag Described 1863. Adam Politzer (1835–1920), Professor of Otology in Vienna.
Pott's disease described 1779; **Pott's fracture**, described 1765. Sir Percivall Pott (1714–1788), London surgeon.
Poupart's ligament Described 1705. François Poupart (1616–1708), Paris surgeon and anatomist.
Purkinje cells described 1837; **Purkinje fibres,** described 1839. Johannes Evangelista Purkinje (1787–1869), Professor of Physiology at Breslau and later at Prague.
Queckenstedt's test Described 1916. Hans Heinrich Georg Queckenstedt (1876–1918), German physician.
Quick test Described 1935. Armand James Quick (b. 1894), Milwaukee physician and biochemist.
Ramstedt's operation Described 1912. Wilhelm Conrad Ramstedt (1867–1963), Münster surgeon.

Raynaud's disease Described 1862. Maurice Raynaud (1834–1881), Paris physician.
Reiter's syndrome Described 1916. Hans Conrad Reiter (1881–1969), German bacteriologist and hygienist.
Rinne's test Described 1855. Friedrich Heinrich Rinne (1819–1868), Otologist at Göttingen.
Roentgen Named after Wilhelm Konrad von Röntgen (1845–1923), physicist at Strasbourg, Geissen, Würzburg, and Munich, and then Director of the Physics Laboratory at Würzburg, where he discovered X-rays in 1895.
Romberg's sign Described 1846. Moritz Heinrich Romberg (1795–1873), Berlin physician and pioneer neurologist.
Rorschach test Described 1921. Hermann Rorschach (1884–1922), German-born psychiatrist who worked in Bern, Switzerland.
Roth spots Moritz Roth (1839–1914), Basle pathologist and physician.
Rothera's test Arthur Cecil Hamel Rothera (1880–1915), biochemist in Melbourne, Australia.
Rovsing's sign Described 1907. Nils Thorkild Rovsing (1862–1927), Professor of Surgery at Copenhagen.
Rubin's test Isador Clinton Rubin (b. 1883), New York gynaecologist.
Ruffini corpuscles Described 1893. Angelo Ruffini (1864–1929), histologist at Bologna.
Russell traction (Hamilton Russell traction). Described 1924. R. Hamilton Russell (1860–1933), Melbourne surgeon.
Ryle's tube Described 1921. John Alfred Ryle (1882–1950), physician at London, Cambridge, and Oxford.
Sabin vaccine Albert Bruce Sabin (b. 1906), New York bacteriologist.
Salk vaccine Jonas Edward Salk (b. 1914), virologist in Pittsburgh.
Sayre's jacket Lewis Albert Sayre (1820–1901), New York surgeon.
Scarpa's triangle Antonio Scarpa (1747–1832), Italian anatomist and surgeon.
Scheuermann's disease Described 1920. Holger Werfel Scheuermann (1877–1960), Danish orthopaedic surgeon and radiologist.
Schick test Described 1908. Bela Schick (1877–1967), paediatrician in Vienna and New York.
Schilling test Robert Frederick Schilling (b. 1919), Wisconsin physician.
Schlatter's disease Described 1903. Carl Schlatter (1864–1934), Professor of Surgery at Zürich.
Schlemm (canal of) Described 1830. Friedrich Schlemm (1795–1858), Professor of Anatomy at Berlin.
Schönlein-Henoch purpura See Henoch-Schönlein purpura.
Schwann cell Described 1839. Friedrich Theodor Schwann (1810–1882), German anatomist.
Schwartze's operation Hermann Schwartze (1837–1910), Halle otologist.
Sengstaken tube Robert William Sengstaken (b. 1923), New Jersey surgeon.
Sertoli cells Described 1865. Enrico Sertoli (1842–1910), Italian histologist, Professor of Experimental Physiology at Milan.
Simmonds' disease Described 1914. Morris Simmonds (1855–1925), German physician and pathologist.
Sippy diet Bertram Welton Sippy (1866–1924), physician in Chicago.
Skene's glands Described 1880. Alexander Johnston Chalmers Skene (1838–1900), Scottish-born New York gynaecologist.
Smith-Petersen nail Described 1931. Marius Nygaard Smith-Petersen (1886–1953), Norwegian-born Boston orthopaedic surgeon.
Snellen chart Described 1862. Hermann Snellen (1834–1908), Utrecht ophthalmologist.
Sonne dysentery Described 1915. Carl Olaf Sonne (1882–1948), Danish bacteriologist and physician.
Sprengel's deformity Described 1891. Otto Gerhard Karl Sprengel (1852–1915), German surgeon.
Stacke's operation Ludwig Stacke (1859–1918), German otologist.
Stein-Leventhal syndrome Described 1935. Irving F. Stein (b. 1887), American gynaecologist; Michael Leo Leventhal (b. 1901), American obstetrician and gynaecologist.
Steinmann's pin Described 1907. Fritz Steinmann (1872–1932), Berne surgeon.
Stellwag's sign Carl Stellwag von Carion (1823–1904), ophthalmologist in Vienna.
Stensen's duct Described 1661. Niels Stensen (1638–1686), Danish physician-priest, anatomist, physiologist and theologian.
Stevens-Johnson syndrome Described 1922. Albert Mason Stevens (1884–1945), Frank Chambliss Johnson (1894–1934), paediatricians in New York.
Still's disease Described 1896. Sir George Frederic Still (1868–1941), London paediatrician and Physician to the King.
Stokes-Adams syndrome William Stokes (1804–1878), Irish physician; Robert Adams (1791–1875), Irish surgeon.
Sudeck's atrophy Described 1900. Paul Hermann Martin Sudeck (1866–1938), Hamburg surgeon.
Sydenham's chorea Described 1686. Thomas Sydenham (1624–1689), English physician.
Syme's amputation Described 1842. James Syme (1799–1870), Edinburgh surgeon and teacher; one of the first to adopt antisepsis (Joseph Lister was his son-in-law) and also among the early users of anaesthesia.
Tay-Sachs disease Described 1881. Warren Tay (1843–1927), London ophthalmologist; Bernard Sachs (1858–1944), New York neurologist.

Tenon's capsule Jacques René Tenon (1724–1816), Paris surgeon.
Thiersch's graft Described 1874. Karl Thiersch (1822–1895), German surgeon.
Thomas's splint Described 1875. Hugh Owen Thomas (1834–1891), Liverpool surgeon and bone-setter.
Trendelenburg operation, position, sign Friedrich Trendelenburg (1844–1924), Leipzig surgeon.
Trousseau's signs Armand Trousseau (1801–1867), Paris physician.
Turner's syndrome Described 1938. Henry Hubert Turner (b. 1892) American endocrinologist; Clinical Professor of Medicine, Oklahoma University.
Vincent's angina Described 1898. Jean Hyacinthe Vincent (1862–1950), physician and bacteriologist in Paris.
von Recklinghausen's disease Described 1882. Friedrich Daniel von Recklinghausen (1833–1910), Professor of Pathology at Strasbourg.
von Willebrand's disease Described 1926. E. A. von Willebrand (1870–1949), Finnish physician.
Waldeyer's ring Described 1884. Heinrich Wilhelm Gottfried Waldeyer-Hartz (1836–1921), Berlin anatomist.
Wangensteen tube Described 1932. Owen Harding Wangensteen (1898–1980), Minneapolis surgeon.
Wassermann reaction/test Described 1906. August Paul von Wasserman (1866–1925), Berlin bacteriologist.
Waterhouse-Friderichsen syndrome Described 1911. Rupert Waterhouse (1873–1958), physician at Bath; described 1918 by Carl Friderichsen (b. 1886) Copenhagen physician.
Waterston's anastomosis David James Waterston (b. 1910), paediatric surgeon in London.
Weber-Christian disease Frederick Parkes Weber (1863–1962), London physician; Henry Asbury Christian (1876–1951), Boston physician.
Weber's test Friedrich Eugen Weber-Liel (1832–1891), German otologist.
Weil-Felix test, reaction Described 1916. Edmund Weil (1880–1922), Viennese physician and bacteriologist; Arthur Felix (1887–1956), London bacteriologist.
Weil's disease Described 1886. Adolf Weil (1848–1916), physician in Estonia who also practiced at Wiesbaden.
Wernicke's encephalopathy Described 1875. Karl Wernicke (1848–1904), Breslau psychiatrist and neurologist.
Wertheim's operation Described 1900. Ernst Wertheim (1864–1920), Vienna gynaecologist.
Wharton's duct; Wharton's jelly Thomas Wharton (1614–1673), English physician and anatomist at St Thomas's Hospital, London.
Wheelhouse's operation Claudius Galen Wheelhouse (1826–1909), Leeds surgeon.
Whipple's disease Described 1907. George Hoyt Whipple (1878–1976), American pathologist.
Widal reaction Described 1896. Georges Fernand Isidore Widal (1862–1929), Paris physician and teacher.
Willis, circle of Described 1664. Thomas Willis (1621–1675), English physician and anatomist.
Wilms' tumour Described 1899. Max Wilms (1867–1918), Professor of Surgery successively at Leipzig, Basle, and Heidelberg.
Wilson's disease Described 1912. Samuel Alexander Kinnier Wilson (1878–1937), London neurologist.
Wood's lamp Robert Williams Wood (1868–1945), Baltimore physicist.
Zollinger-Ellison syndrome Described 1955. Robert Milton Zollinger (b. 1903) Professor of Surgery at Ohio State University; Edwin H. Ellison (1918–1970), Associate Professor of Surgery at Ohio State University.